DICTIONNAIRE
HISTORIQUE
DE LA VILLE DE PARIS
ET DE SES ENVIRONS.

TOME II.

Hæc tantùm inter caput extulit Urbes,
Quantùm lenta folent viburna cupreſſi.
                              Virg. Eclog. I.

Sur les autres Cités cette Ville l'emporte,
Autant que du cyprès les ſuperbes rameaux
S'élèvent au-deſſus des foibles arbriſſeaux.

DICTIONNAIRE
HISTORIQUE
DE LA VILLE DE PARIS
ET DE SES ENVIRONS,

Dans lequel on trouve la Description des Monumens & Curiosités de cette Capitale ; l'établissement des Maisons Religieuses, celui des Communautés d'Artistes & d'Artisans ; le nombre des Rues & leur détail historique, tous les Colléges & les Bourses qui leur sont affectées, &c. &c. &c. avec le Plan nouveau de la Ville, & celui des Environs à quinze lieues au moins à la ronde. Dans ces derniers, on donne l'historique des Châteaux, la nature du Sol, les Patrons & Collateurs des Cures & Bénéfices, &c.

DÉDIÉ
A M. LE MARÉCHAL DUC DE BRISSAC,

Par MM. HURTAUT, *Maître-ès-Arts & de Pension de l'Université, ancien Professeur de l'École Royale Militaire ;* & MAGNY, *ancien Premier Commis des Fermes du Roi.*

TOME II.

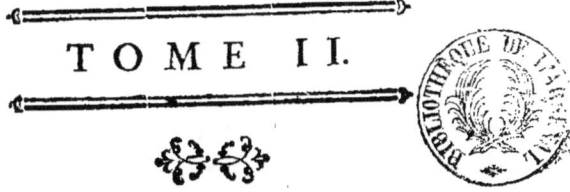

A PARIS,
Chez MOUTARD, Imprimeur-Libraire de la REINE, Hôtel de Cluny, rue des Mathurins.

M. DCC. LXXIX.
Avec Approbation & Privilége du Roi.

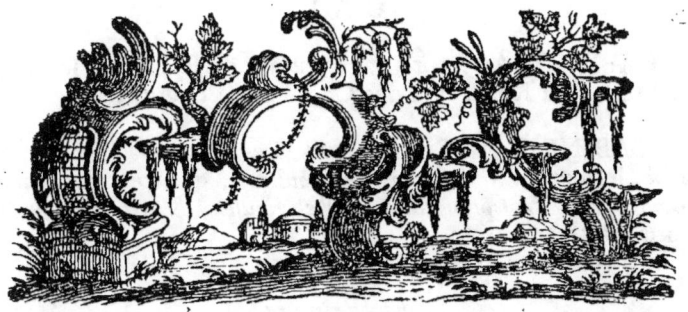

DICTIONNAIRE HISTORIQUE
DE LA VILLE DE PARIS
ET DE SES ENVIRONS.

CAB

CABARET. Logis où l'on donne à boire & à manger, devant lequel pend une enseigne, & qui est souvent accompagnée d'un bouchon de lierre.

Il y a dans Paris trois sortes de cabarets; les uns sont à pot & à pinte, & vendent en détail; les autres à pot & à assiette; & les troisièmes donnent à manger & logent, & s'appellent proprement *Auberges*.

Les Officiers de Police veillent exactement à ce que les Cabaretiers ne donnent point à boire les Dimanches & Fêtes pendant l'Office divin, conformément aux Ordonnances d'Orléans, *art. 25.* de Blois, *art. 39.*

Il y a 25 Cabaretiers suivant la Cour.

Pour être reçu Cabaretier à Paris, il faut avoir une lettre des Maîtres & Gardes de l'Hôtel-de-Ville, & du Procureur du Roi. Les Cabaretiers ont cinq Fêtes chaque année, pendant lesquelles ils n'ouvrent point, Pâques, la Pentecôte, la Notre-Dame d'août, la Toussaint & Noël. Les Cabaretiers à pot & à pinte ne ferment point; il n'y a que ceux qui sont à pot & à assiette.

Tome II.   A

CABINET. Au figuré & en parlant du Roi, c'est le Conseil secret du Roi. Il y a des Couriers du *Cabinet.*

CABINETS DE CURIOSITÉS. Les uns appartiennent au *Roi*, les autres à *différens Particuliers*, d'autres à *certaines Compagnies & Communautés Religieuses*, & d'autres enfin sont *mixtes.*

AU ROI. On voit au Louvre,

En Peinture.

Galerie d'Apollon : batailles d'Alexandre, par *le Brun.* Au plafond : le Point du jour, & le triomphe de Neptune & de Thétis, du même. Plusieurs Tableaux de MM. *Rigaud & Mignard...* Salles de l'Académie de Peinture & de Sculpture : Portraits des Académiciens & leurs Tableaux de réception... Académie des Belles-Lettres : plusieurs Tableaux, d'*Ant. Coypel*, & quatre Portraits, de *Rigaud.*

Saint-Louis du Louvre. Dans le chœur : trois Tableaux, de M. *Coypel.* Aux Chapelles : Saint Thomas de Cantorberi & le baptême de N. S. par M. *Pierre.* Saint Nicolas, de M. *Galloche.*

En Sculpture.

Caryatides du gros pavillon de l'ancien bâtiment du Louvre, par *Sarrasin.* Ornemens des frontons & de la frise de l'angle gauche en face, en entrant par le péristile, de *Goujeon...* Salle des Antiques : remplie de modèles en plâtre, des plus beaux morceaux qui nous restent de l'antiquité, entr'autres des bas-reliefs de la Colonne Trajane... Même salle : plusieurs ouvrages de Sculpteurs modernes... Galerie d'Apollon : décorée sur les dessins de *le Brun*, par *Girardon, Regnaudin* & les *Marsy* ... Salles de l'Académie de Peinture & de Sculpture : morceaux de réception des Sculpteurs.

Saint-Louis du Louvre. Chapelle du feu Cardinal *de Fleury* : M. *le Moyne* y a représenté l'Annonciation en bas-relief. Dans l'enfoncement opposé, le tombeau de son Eminence. Bas-relief du portail, par M. *Pigalle.*

L'*Oratoire* : tombeau du Cardinal de Bérule, par *Anguier.*

En Histoire Naturelle.

Au Jardin du Roi. Un des Cabinets de l'Europe le plus riche en Histoire Naturelle, dont la garde est confiée à M. le Comte *de Buffon*, Sur-intendant de la Maison, dont les

Ouvrages immortels sont fort au-dessus des louanges que nous pourrions leur donner, ainsi qu'à M. *Daubenton*, qui le seconde si bien dans l'exécution de la belle Histoire Naturelle qu'ils ont entreprise, & dont nous jouissons aujourd'hui.

En Dessins.

Une collection très-précieuse & très-nombreuse des dessins des plus grands Peintres, tant anciens que modernes. Ce dépôt est aux galeries du Louvre. La garde en a été donnée à M. *Cochin*, Sécrétaire & Historiographe de l'Académie de Peinture, & qui, joignant aux connoissances particulières à son art, celles de l'homme de Lettres & de l'homme de goût, remplit sa place avec beaucoup de distinction.

En Médailles.

Le magnifique Cabinet du Roi pour les *Médailles* & les *Antiques*, fait partie de la Bibliothèque de Sa Majesté, rue de Richelieu. Il est sous la garde de M. l'Abbé *Barthelemy*, digne successeur de M. *de Boze* dans cette place, & dans celle de l'Académie Royale des Inscriptions & Belles-Lettres.

En Estampes.

Une collection des plus complettes, des mieux arrangées & des mieux suivies, aussi à la Bibliothèque du Roi, sous la garde de M. *Joly*.

A DIFFÉRENS PARTICULIERS, dont il seroit à désirer que les Cabinets n'eussent point souffert, ou ne souffrissent jamais ni distraction ni partage, pour conserver à la postérité les monumens des différens génies qui les ont personnellement affectés.

En Histoire Naturelle.

Le Cabinet de Madame la Présidente de *Bandeville*, quai des Théatins; très-curieux en Histoire Naturelle, & principalement en *oiseaux*, & encore plus particulièrement en *coquilles*, dont la collection est une des plus complettes & des mieux choisies.

On y voit les coquilles les plus rares, comme la *scalata*, la *pourpre*, qu'on appelle le *Radix à ramages noirs*, & autres semblables, dont nous ferions avec grand plaisir la description, si nous ne nous étions pas fait une loi d'indiquer les objets intéressans, & non de les décrire.

M. *Bomare de Valmont*, Démonstrateur d'Histoire Naturelle, *vieille rue du Temple*.

Ce Cabinet comprend les *minéraux*, les *végétaux*, les *animaux*, & quelques productions, tant de la nature que de l'art. Cette collection réunit le double avantage de pouvoir amuser les Curieux instruits, & d'être utile aux autres.

M. l'Abbé *Aubry*, Curé de Saint-Louis, *dans l'Isle*.

Cette grande collection est une des plus belles de Paris, par la rareté & la beauté des oiseaux, & par l'adresse avec laquelle ils sont arrangés : presque tous sont des pays étrangers.

M. *Duhamel du Monceau*, *Isle Saint-Louis*, dont la principale partie est une belle suite de *coraux*, *madrépores*, & autres corps marins de cette nature.

Son Cabinet de marine est au *Louvre*.

Il est composé d'un modèle de presque tous les vaisseaux, barques, brigantins, galères, galiotes à bombes, &c. avec leurs agrêts ; les parties des principaux de ces vaisseaux sont séparées des coupes, pour en faire voir la construction intérieure : on y voit aussi des formes de bassins de construction & de lancement de vaisseau ; des machines pour écurer les ports, pour courber les bois, & autres qui ont rapport à la marine & à la navigation.

Madame *de Boisjourdain*, *rue Saint-Marc*.

Ce Cabinet est des plus intéressans. On y voit des *madrépores*, des *coraux* de toute couleur, des *mines* bien choisies, des *cryftaux* des plus variés : un morceau de *flos ferri*, fleur de fer, des plus beaux & des plus élégants pour la forme : un *coquillier* distingué sur-tout par un *Amiral* unique, (c'est un animal de Guinée) : une collection choisie de *corps marins* fossiles : un autre d'*habillemens Américains*, dont plusieurs sont singuliers pour la matière & la manière dont ils sont faits, &c.

M. d'*Avila*, *rue des Petits-Champs*.

On y voit un riche & magnifique *coquillier*, une grande suite de *pierres précieufes* & *d'agathes arborifées*, une collection de *mines* & de *minéraux* des plus riches & des plus savantes : plusieurs morceaux de *coraux*, *madrépores*, & autres corps de cette espèce : plusieurs sortes de *cervaux* & de *champignons*, dont un est, par sa grandeur, dans toutes les dimensions, au-dessus de tout ce que l'on a vu dans ce genre : une suite de *cryſtaux* de toute eſpèce, & le magnifique vaſe de cryſtal de roche, qui a appartenu au *Grand Dauphin*.

Nous devons citer, au moins, les Cabinets d'Hiſtoire Naturelle, mêlés quelquefois d'antiques rares & beaux tableaux de MM. le Duc *de Chaulnes*, le Duc *de Sully*, le Baron *d'Olbac*, le Marquis *de Courtanvaux*, le Chevalier *Menabuoni*; de *Juſſieu*, d'*Azencourt*, de *Savalette de Buchelay*, l'Abbé *Goubourt*, de M. le Chevalier *Turgot*, frere de M. *Turgot*, Contrôleur-général, auſſi ſavant qu'éclairé, & dont la modeſtie l'a empêché de ſe déclarer ouvertement l'Auteur du Mémoire inſtructif ſur la manière de raſſembler, de préparer, de conſerver, & d'envoyer les diverſes curioſités d'Hiſtoire Naturelle, imprimé à Lyon, en 1758.

En Peinture.

Rien n'eſt plus digne en ce genre, & relativement à chaque Ecole de Peinture, de la reconnoiſſance des Citoyens & de la curioſité des étrangers, que les agréables & riches collections, qui ne ſont ici qu'indiquées dans les Cabinets de Meſſieurs,

Le Duc *de Chevreuſe*; le Duc *de Saint-Agnan*; le Comte *de Vence*; le Marquis *de Choiſeul*; le Baron *de Thiers*; le Marquis *de Voyer*; le Comte *de Salvert*; le Chevalier *de Menabuoni*; *Blondel de Gagny*; *Bouret*; *de Julienne*, Chevalier de Saint-Michel; d'*Azencourt*; *l'Empereur*, ancien Echevin de Paris; *Prouſteau*; *de Gagnat*; *Pagnon*; *de la Live*, Introducteur des Ambaſſadeurs. Cette collection eſt d'autant plus curieuſe, que M. *de la Live*, Amateur éclairé, qui a lui-même pratiqué l'art, n'a cherché en bon Citoyen, qu'à honorer, par une diſtinction toute nouvelle, les fameux Peintres & Sculpteurs que la France a produits: il n'a épargné ni ſoins, ni dépenſes, pour raſſembler des chefs-d'œuvre des *Maîtres François* les plus célèbres, dont il a compoſé ſon principal Cabinet.

Il ſeroit à ſouhaiter que la plûpart de ces hommes immortels n'euſſent point été enlevés à la République des Lettres, par le ſort fatal que la nature humaine fait ſubir à chacun de ſes individus: nous jouirions encore du célèbre M. *Titon du Tillet*.

Indépendamment des *Tableaux*, des bronzes & des buſtes en marbre, qui ſe trouvoient raſſemblés dans ſa maiſon, rue de Montreuil, Fauxbourg Saint-Antoine, où tout reſpiroit l'homme de Lettres & de goût, la place que nous donnons ici à M. *du Tillet*, est justifiée par ce vers d'*Horace* si connu ; *ut Pictura Poesis erit*. La *Poésie* doit naturellement accompagner la *Peinture*, dont elle est la sœur.

Les Amateurs des Beaux-arts, Etrangers ou Citoyens, connoissent le *Parnasse François* de M. *Titon du Tillet*. C'est un monument bien louable & bien singulier, dont il est lui-même l'Architecte ; ce qui fait regretter à ceux qui ont admiré l'ouvrage & l'Auteur, que sa fortune ne lui ait pas permis de le faire en grand.

Il s'est du moins satisfait, en l'exécutant en bronze, à la gloire de la France, de Louis-le-Grand, de Louis XV, & des Poëtes & Musiciens, qui, depuis *François I*, se sont le plus distingués.

En Médailles.

On peut voir pour ces monumens, que l'on peut regarder comme des espèces d'archives de l'Histoire ancienne, les Cabinets de MM. le Chevalier *de Menabuoni*, *Duvau*, *de Clèves*, *d'Ennery*, *Pellerin*, &c.

En Machines.

Les Cabinets de MM. le Duc *de Chaulnes* & de M. *de la Reynière*. Ce dernier étoit possesseur d'un vaisseau en petit, de 70 pièces de canon, armé & équipé de toutes pièces, qui passe pour un chef-d'œuvre pour les proportions & pour la perfection de la construction. Nous n'avons point connoissance d'autres Cabinets en ce genre ; c'est malgré nous que nous n'indiquons point les autres, s'il en existe.

CABINETS DE CURIOSITÉS appartenans à certaines Compagnies & Communautés Religieuses.

CABINETS D'HISTOIRE NATURELLE.

Académie des Sciences.

Le Cabinet de feu M. *d'Ons-en-Bray* a été donné à l'Académie Royale des Sciences. Il est riche en machines de toutes espèces : on y admire une *pépite* d'or d'environ dix à douze mille francs, valeur intrinsèque, qui a été trouvée dans les mines du Potosy.

Le Cabinet de feu M. *de Reaumur* a été donné à la même Académie : c'est un des plus considérables que nous connoissions en oiseaux, reptiles, insectes, minéralogie, & autres parties de l'Histoire Naturelle. Il a été transporté au Jardin-Royal par ordre du Roi.

Abbaye de Sainte-Geneviève.

Pour l'Histoire Naturelle, pour les Médailles & Antiques de toutes les espèces: il y a une collection de vases étrusques, peut-être de celles qui existent, la plus précieuse par le nombre, la beauté & la perfection des vases. Ce Cabinet a été enrichi des Médailles de feu Mgr. le *Duc d'Orléans*, dont il y en a 800 en or. *Voy.* ABBAYE DE SAINTE-GENEVIEVE, *pag. 55 & suiv. Tome I.*

Bénédictins.

De l'Abbaye, pour l'Histoire Naturelle, les Médailles & les Antiques, & pour des Divinités Indiennes, dont la collection est considérable. *Voy.* ABBAYE DE ST.-GERMAIN-DES-PRÉS, *Tom. I, pag. 100.*

Célestins.

Pour l'Histoire Naturelle & autres curiosités.

Petits-Pères.

Pour l'Histoire Naturelle, les Médailles & les Antiques. *Voy.* AUGUSTINS DECHAUSSÉS. *Tom. I, pag. 369.*

Minimes de la Place Royale.

On admire dans l'une des galeries, au-dessus du Cloître, deux morceaux d'optique très-curieux: l'un est la Madeleine en contemplation dans une grotte; l'autre Saint-Jean l'Evangeliste, écrivant son Apocalypse dans l'Isle de *Pathmos*.

Séminaire de Saint-Sulpice.

Pour les Estampes & pour l'Histoire Naturelle, remarquable sur-tout par un *madrépore* des mieux conservés, le plus grand & le plus beau de cette espèce qui soit à Paris.

CURIOSITÉS MIXTES, c'est-à-dire, *objets divers de connoissances, de recherches, de collections, &c. qu'on remarque dans les* CABINETS MIXTES.

Celui de Monseigneur le Duc d'Orléans renferme une collection de *Tableaux* des plus curieuses, & des plus riches de l'Europe. *Voy.* PALAIS-ROYAL.

Celui pour les *Médailles* & les *pierres gravées*, sous la garde de M. l'Abbé *Bellay*, de l'Académie Royale des Belles-Lettres, aussi au Palais-Royal.

Un Cabinet d'Histoire Naturelle, singulier pour la minéralogie, sous la direction de M. *Guettard*, Médecin de Monseigneur le Duc d'Orléans. Les *mines* y sont en très-grand nombre ; les matières qui accompagnent ces mines, de toutes les espèces : les matières rejettées par les volcans dans plusieurs parties de l'Europe & des Indes, y sont conservées. La collection des *corps marins* fossiles est immense, & elle renferme des morceaux particuliers, & des pierres de toutes espèces : une suite rare de *granites* de France, &c.

Parmi les *animaux*, on y distingue le poisson *scie*, le plus grand qui soit à Paris ; & parmi les insectes, celui que les Hottentots adorent comme une Divinité.

Les Cabinets de MM. le Duc *de Saint-Agnan*, le Duc *de Chevreuse*, *de Choiseul*, du feu *Comte de Caylus*. Ce dernier est d'autant plus précieux, qu'il a fourni à M. le Comte *de Caylus* l'occasion de ces Ouvrages célèbres, dont il a enrichi la littérature Françoise, & par lesquels il a prouvé qu'il possédoit également la théorie & la pratique des Arts, qu'il honoroit & perfectionnoit tous les jours par ses leçons & par ses exemples. *Voyez* ABBAYE DE SAINTE-GENEVIEVE, Tom. I, pag. 58.

Les Cabinets de MM. *de Montulé*, *d'Argenville*, pour l'Histoire Naturelle, Dessins, Estampes & Tableaux ; *Pagnon*, *Mariette*, pour les Livres d'Art, les Estampes & les Dessins des grands Maîtres, dont cet Amateur possédoit & communiquoit les trésors dont il savoit connoître tout le prix ; *Adam*, l'aîné, pour les Antiques ; *Virmandy*, &c.

CABINETS SECRETS. Sorte de cabinet, dont la construction est telle, que la voix de celui qui parle à un bout de la voûte, est entendu à l'autre bout. On voit un cabinet ou chambre de cette espèce à l'Observatoire Royal de Paris. Tout l'artifice de ces sortes de chambres consiste en ce que la muraille, auprès de laquelle est placée la personne qui parle bas, soit unie & cintrée en ellipse ; l'arc circulaire pourroit aussi convenir, mais il seroit moins bon. Il y en a encore un à Meudon.

Les endroits fameux par cette propriété, étoient la prison de *Denys*, à Syracuse, qui changeoit en un bruit considérable, un simple chuchotement & un claquement de main, en un coup très-violent : l'aqueduc de *Claude*, qui portoit la voix, dit-on, jusqu'à 16 milles ; & divers autres rapportés par *Kircher* dans sa *Phonurgie*.

Ce qu'il y a de plus remarquable fur ce point en Angletetre, c'eſt le dôme de l'Egliſe de Saint-Paul de Londres, où le battement d'une montre ſe fait entendre d'un côté à l'autre, & où le moindre chuchotement ſemble faire le tour du dôme. M. *Derham* dit que cela ne ſe remarque pas ſeulement dans la galerie d'en bas, mais au-deſſus dans la charpente, où la voix d'une perſonne qui parle bas, eſt portée en rond au-deſſus de la tête juſqu'au ſommet de la voûte, quoique cette voûte ait une grande ouverture dans la partie ſupérieure du dôme, &c.

CABOCHIENS, (les) eſt un nom que l'on donna à un Corps de 500 hommes des plus déterminés, à cauſe de *Caboche*, un de leurs Chefs. La démence du Roi Charles VI fit prendre en 1393, l'adminiſtration des affaires de l'Etat aux Ducs de Bourgogne & de Berri, à l'excluſion du Duc d'Orléans, qui, en 1401, gouverna à ſon tour, au préjudice du Duc de Bourgogne, qui reprit bientôt le deſſus. En 1404, le Duc de Bourgogne, Philippe-le-Hardi, mourut en Brabant; Jean, dit *Sans-Peur*, ſon fils, lui ſuccéda, & ſe rendit maître de la régence du Royaume, à l'excluſion de la Reine & du Duc d'Orléans, auxquels il fit quitter Paris. Quelque tems après, les Ducs de Bourgogne & d'Orléans feignirent de ſe racommoder & de ſe réconcilier; & néantmoins le Duc de Bourgogne fit aſſaſſiner le Duc d'Orléans à Paris, rue Barbette, le 23 novembre 1407. La Cour, loin de venger cet aſſaſſinat, reçut la juſtification de Jean, qui, en ſe retirant en Flandres, chargea le Docteur Jean Petit de le défendre. La réconciliation des deux maiſons; qui ne fut que ſimulée, ſe fit enſuite dans la ville de Chartres.

Valentine de Milan, veuve du Duc d'Orléans, mourut de douleur, de voir la mort de ſon mari impunie. La paix ſe fit entre les deux partis en l'année 1411, au château de Bicêtre, près Paris, & les troubles recommencèrent auſſi-tôt. Le Comte de Saint-Pol, nommé Gouverneur de Paris, dans le deſſein de chaſſer de cette Ville tous ceux qui ne ſeroient pas pour le Duc de Bourgogne, s'appliqua à gagner la populace; il choiſit pluſieurs Bouchers, qu'il fit Chefs d'un Corps de 500 hommes, des plus déterminés, qu'on nomma *Cabochiens*, du nom de *Caboche*, un de ces Chefs, & qui exercèrent toutes ſortes de violences; entr'autres, ils brûlèrent le château de Bicêtre. Le Duc d'Orléans ſe voyant le plus foible, appella les Anglois à ſon ſecours; ce qui fit que le Roi arma contre lui. Les Pariſiens, échauffés par le Duc de

Bourgogne, empoisonnèrent Louis, Dauphin, ami du Duc d'Orléans : ce qui fit que le Roi se joignit au Duc d'Orléans, & fit la guerre au Duc de Bourgogne. Louis, Dauphin, après avoir langui quelque tems, mourut. Jean, son frère, second Dauphin, mourut aussi empoisonné. Il s'étoit lié avec le Duc de Bourgogne. Celui-ci se lia avec le Roi d'Angleterre, qui entra en Normandie & s'en empara.

Isabelle de Bavière, femme de Charles VI, se lia avec le Duc de Bourgogne, l'ennemi de son mari & de son fils Charles, troisième Dauphin : elle livra Tours & Paris, & força le Dauphin de se retirer à Poitiers. Le Duc de Bourgogne rentra dans Paris en 1418 ; & l'an suivant, voyant l'Anglois trop puissant, il écouta les propositions de paix que lui fit faire le Dauphin : ils se virent sur le pont de Montreau, où Jean Sans-Peur fut poignardé par Tanegui Duchâtel ; ainsi finit l'animosité entre les maisons de Bourgogne & d'Orléans ; & la réconcilation entre ces deux maisons fut entière en 1440, lorsque le Duc d'Orléans, prisonnier en Angleterre depuis la bataille d'Azincourt, donnée en 1415, obtint sa liberté, & que le Duc de Bourgogne lui aida à payer sa rançon.

CADRAN. C'est la description de certaines lignes sur un plan, ou sur la surface d'un corps donné, faire de telle manière, que l'ombre d'un stile, où les rayons du soleil passant à travers un trou pratiqué au stile, tombent sur de certains points à certaines heures.

La diversité des *cadrans solaires* vient de la différente situation des plans & de la différente figure des surfaces, sur lesquelles on les décrit ; c'est pourquoi il y a des cadrans *équinoxiaux*, *horisontaux*, *verticaux*, *polaires*, *directs*, *élevés*, *déclinans*, *inclinans*, *reclinans*, *cylindriques*, &c.

On peut voir tous ces sortes de cadrans à Paris, dans les Jardins publics, les Collèges, les Communautés, &c.

CAFÉS. Lieux où l'on prend du café, du thé, du chocolat ; où l'on boit de toutes sortes de liqueurs, & où l'on joue aux échecs, aux dames, au domino, &c. Ces endroits ne sont ordinairement fréquentés que par d'honnêtes-gens, qui vont s'y délasser le soir des travaux de la journée. On y apprend les nouvelles, soit par la conversation, soit par la lecture des papiers publics. On n'y souffre personne de suspect de mauvaises mœurs, nuls tapageurs, ni soldats, ni domestiques, ni qui que ce soit qui pourroit troubler la tranquillité de la Société. Il semble qu'on ait voulu, depuis quelques années, imiter les cafés Turcs, qu'ils appellent *Cavéhanes*, où l'on admet des Joueurs d'inſtrumens, que le Maître paye pour divertir ceux qui prennent du café, &c. Les Muſiciens ne ſont que paſſagers dans les cafés de la Ville ; mais ils ſont à la journée dans ceux des promenades, comme aux boulevards. On y exécute de bonnes ſymphonies, des Bouffons y chantent des ariettes, avec tout le burleſque dont elles ſont ſuſceptibles ; & des Cantatrices, des airs de l'Opéra-comique. Les voix ſont paſſablement bonnes. Ils font tous de leur mieux pour amuſer le public, mériter ſes ſuffrages, & en tirer quelque pièce de monnoie à la fin de chaque air : il eſt rare que l'on ne donne point à chaque Quêteuſe.

Il y a des cafés où s'aſſemblent les Etrangers ; d'autres, où il n'y a que des Juifs ; & d'autres, pour les Praticiens, les Marchands, Négocians, Artiſans, &c.

CALENDRE. Machine qui ſert à tabiſer & à moirer certaines étoffes, & à cacher les défauts des toiles & de quelques autres étoffes.

On entend par *moirer*, tracer ſur une étoffe ces ſillons de luſtre, qui ſemblent ſe ſuccéder comme des ondes qu'on remarque ſur certaines étoffes de ſoie & autres, & qui s'y conſervent plus ou moins de tems ; & il n'y a de différence entre *tabiſer* & *moirer*, que celle qui eſt occaſionnée par la groſſeur du grain de l'étoffe ; c'eſt-à-dire, que dans le *tabis*, le grain de l'étoffe n'étant pas conſidérable, les ondes ſe remarquent moins que dans le moiré, où le grain de l'étoffe eſt plus conſidérable.

L'opération de la *calendre* n'eſt pas entièrement la même pour toutes les étoffes, & l'on ne moire pas préciſement comme l'on tabiſe.

Il n'eſt permis qu'aux Maîtres Teinturiers d'avoir des *calendres*. On paye la moire deux ſols par aune ; les belſamines, un ſou ; les tabis, ſix blancs ou deux ſols ; les autres étoffes, à peine un liard ; les toiles communes, un liard.

Les rouleaux dont on ſe ſert, ſont de charme ; ils ont trois pieds huit pouces de long, y compris les pommes ou poignées, ſur ſix à ſept pouces de diamètre.

Il y a à Paris deux *calendres royales*, la grande & la petite. La grande a ſa table inférieure d'un marbre bien uni, & la ſupérieure, d'une plaque de cuivre bien poli : la petite a les deux tables de fer ou d'acier bien poli ; au lieu que les *calendres* ordinaires des Teinturiers n'ont que des tables de bois.

Avant M. *Colbert*, il n'y avoit point de *calendre* en France ; c'est à l'amour que ce grand Ministre avoit pour les Arts & pour les machines utiles, que nous devons les premières *calendres*.

On prétend que la *calendre à roue*, est meilleure que la *calendre à cheval*, parce qu'elle a le mouvement plus égal & plus uni ; reste à savoir si un peu d'irrégularité dans le mouvement, est un désavantage, quand il s'agit de former des ondes sur une étoffe.

CALVAIRE. Montagne située hors de Jérusalem, du côté du septentrion, où l'on exécutoit les criminels, & où l'Innocence même expira sur une croix.

CALVAIRE. Chez les Chrétiens, est une Chapelle de dévotion, où se trouve un Crucifix, & qui est élevée sur une terre proche d'une Ville, à l'imitation du *Calvaire* où J. C. fut mis en croix, proche de Jérusalem. Tel est le *Calvaire* du Mont-Valerien, près de Paris : dans chacune des sept Chapelles dont il est composé, est représenté quelqu'un des Mystères de la Passion. *Voy.* MONT-VALERIEN.

On dérive ce nom de *calvus*, chauve, parce que, dit-on, cette éminence à Jérusalem étoit nue & sans verdure ; & c'est en effet ce que signifie le mot hébreu *golgotha*, que les Interprêtes Latins ont rendu par *Calvariæ locus*.

CALVAIRE DU MARAIS, (le Couvent du) situé à l'extrêmité de la rue Saint-Louis. Le Père *Joseph*, Capucin, qui eut tant de part au ministère du Cardinal de Richelieu, pensant qu'il n'y avoit point encore d'Ordre, qui se fît un devoir spécial d'honorer, par une méditation perpétuelle, la Vierge, qui pleuroit son Fils mourant sur la Croix, en institua un sous le titre de *Notre-Dame du Calvaire*. Il fut aidé dans cette institution, par *Antoinette d'Orléans-Longueville*, qui, après la mort de *Charles de Gondi*, Marquis de Belle-Isle, son mari, se rendit Feuillantine à Toulouse en 1599. Elle eut ensuite l'administration de l'Abbaye de Fontevrault, & étoit dans le Monastère de l'Encloître, lorsque le Père *Joseph* l'en fit sortir, pour venir être Supérieure du Monastère qu'elle avoit fondé à Poitiers. Elle en prit possession le 25 d'octobre de l'an 1617, après avoir reçu un Bref du Pape, qui lui permettoit de sortir de la maison de l'Encloître, d'entrer dans celle qu'elle avoit fait bâtir à Poitiers, de quitter l'Abbaye & l'habit de Fontevrault, de prendre celui qu'elle avoit imaginé pour les Religieuses du Calvaire, d'y mener tel nombre de filles qu'il lui plairoit, & d'établir des Monastères de cette nouvelle Congrégation dans toutes les Villes qui en demanderoient.

Madame d'*Orléans* mourut le 25 d'avril 1618; mais sa nouvelle Congrégation n'en fit pas moins de progrès. Le Père Joseph en établit un Couvent à Angers, dont la Reine-mère, qui étoit alors en cette Ville, voulut être la Fondatrice. Cette Princesse ne s'en tint pas-là; elle donna dans Paris un Monastère à ces filles, & c'est celui qui fut bâti dans l'enceinte du Palais d'Orléans ou du Luxembourg. Peu de tems après, le P. *Joseph* obtint des Bulles du Pape Grégoire XV, datées du 21 mars 1621, qui érigeoient les Monastères de Paris, d'Angers, de Poitiers, & tous les autres fondés & à fonder, en Congrégation de Saint-Benoît, sous le titre de *Notre-Dame du Calvaire*. Cette Bulle fut confirmée par une autre du 28 juillet 1622.

Le Père *Joseph* établit ce second Couvent à Paris, dans le marais du Temple, pour être le chef-lieu de la Congrégation, la résidence ordinaire de la Directrice générale, le centre & le rendez-vous de tous les autres Couvens de cette Congrégation.

L'emplacement fut acheté 37000 liv. des deniers communs de la Congrégation, & le bâtiment fut élevé par les libéralités du Roi, du Cardinal *de Richelieu*, & de Madame *de Combalet*, depuis Duchesse d'*Aiguillon*. Le P. Joseph voulut que ce Couvent-ci portât le nom de *Crucifixion*, pour le distinguer de celui qui tient au Palais du Luxembourg, lequel est établi pour honorer & imiter le Mystère de la compassion de la Vierge, aux douleurs de son adorable Fils; qu'à cet effet, il y eût un assez grand nombre de filles, pour faire, à leur tour & sans aucune intermission, une prière continuelle, jour & nuit au pied de la Croix.

On posa les fondemens de ce Couvent en 1635. Le Père Joseph pria le Cardinal de Richelieu de vouloir bien y poser la première pierre, ce qu'il ne put faire; mais il en donna la commission à la Duchesse d'Aiguillon, sa nièce, qui la fit poser avec beaucoup de cérémonie. Ce Couvent ayant été achevé & béni, douze Religieuses & leur Supérieure, qui avoient été tirées du Monastère de Luxembourg, & qui attendoient, dans un hospice près de ce lieu, que ce Monastère fût logeable, y furent introduites le 10 d'avril 1637, par

Madame la Duchesse d'Aiguillon, & autres Dames de piété & de distinction.

Le Père Joseph étant mort à Ruel, le samedi 18 décembre 1638, son corps fut porté aux Capucins de la rue Saint-Honoré, où l'on l'ouvrit pour en tirer le cœur. Le 20, son corps fut inhumé dans l'Eglise de ces Pères. Quant au cœur, le Général des Capucins l'ayant accordé aux instantes prières des Religieuses du Calvaire, le Père *Ange de Joyeuse*, qui avoit été Compagnon du Père *Joseph*, le porta dans un des carrosses du Cardinal de Richelieu, au Couvent du Calvaire du marais. Ces Religieuses gardent aussi très-précieusement le manteau du Père Joseph, & le regardent avec autant de respect & de vénération, que si c'étoit celui qu'Elie laissa à Elisée.

Le *Calvaire* est le plus ancien des deux Couvens situés sur la paroisse de Saint-Gervais.

CALVAIRE, (Religieuses Bénédictines du) *rue de Vaugirard.*

Le Père *Joseph le Clerc*, qui n'est pas moins connu dans le monde, que dans l'Ordre des Capucins, ayant institué une Congrégation de Filles de l'Ordre de Saint-Benoît, sous le nom de Congrégation de *Notre-Dame du Calvaire*; & la Reine *Marie de Médicis* s'étant trouvée à Angers, dans le tems que le Père *Joseph* travailloit à y établir un Couvent de cette Congrégation, non seulement cette Princesse voulut en être la Fondatrice, & planter elle-même la croix au lieu que ces Filles avoient acquis pour bâtir, mais encore résolut de leur donner un Monastère à Paris, dans l'enceinte du Palais d'Orléans, (le Luxembourg.) qu'elle venoit de faire élever. Le Père *Joseph* de son côté avoit déjà pris des mesures, pour établir un Couvent de ces Filles à Paris.

Il avoit communiqué son projet à Madame *de Lauzon*, veuve d'un Conseiller au Parlement de Paris, laquelle l'avoit assuré qu'elle donneroit dix-huit mille livres en argent, & douze cents livres de rente pour l'établissement de ce Couvent. Six de ces Religieuses, à la tête desquelles étoit la mère *Gabrielle de Saint-Benoît*, dite de l'*Espéronière*, partirent de Poitiers, le 14 d'octobre de l'an 1620, & arrivèrent à Paris le 22 dudit mois & an. Elles y furent reçues par Madame *de Lauzon*, dans un hospice qu'elle leur avoit fait préparer auprès de la porte de Saint-Michel.

La Reine *Marie de Médicis* songeoit à leur faire bâtir un

Couvent auprès de son Palais de Luxembourg, & pour cet effet leur donna cinq arpents de terre & mille livres de rente, à prendre sur son domaine du Comté de Dourdan ; mais à peine ces Religieuses commençoient-elles a faire bâtir sur ce terrein, que les Architectes de la Reine lui représentèrent que ce Monastère offusqueroit les vues de son Palais, & sur cela il fallut chercher un autre terrein ; elles achetèrent pour lors, c'est-à-dire, le 19 mars 1622, quelques maisons voisines, & les payèrent des dix-huit mille livres que leur avoit données Madame *de Lauzon*, & firent travailler avec tant de diligence, que le 28 du mois de juillet suivant, elles y furent transférées & introduites par Madame *de Lauzon*, qui les meubla de tout ce qui leur étoit nécessaire.

Quelques années après, la Reine leur fit bâtir une Chapelle ou Eglise, en la place d'un corps de logis qu'elle leur avoit donné. La première pierre en fut posée en son absence, par *Marie de Bragelongue*, femme de *Claude Bouthillier*, Chancelier de ladite Reine, au mois de mai de l'an 1625. On encastra dans cette pierre une Médaille d'argent, sur laquelle est cette inscription :

A LA GLOIRE DE DIEU,

Et de la Très-Sainte Vierge, sa Mere.

Marie de Médicis a posé la première pierre de cette Eglise & Monastère, afin que comme elle reconnoît cette Mère du Roi des Rois pour la Conservatrice de son Royaume & de sa royale lignée, & pour le modèle & exemplaire de sa vie & de son nom, aussi elle la puisse avoir dans le Ciel pour Médiatrice de son salut éternel, l'an de notre redemption 1625.

Cette Chapelle ou Eglise étant achevée, fut bénite par l'Evêque de Léon, qui y célébra la Messe le Jeudi Saint, de l'an 1631. La Reine fit construire aussi tout à neuf le chœur, la tribune, le cloître, l'appartement du Prédicateur, les parloirs, & une Chapelle dans l'intérieur, qu'on nomme encore la Chapelle de la Reine. Dès le 3 juillet 1630, la Reine qui étoit pour lors à Lyon, accorda à ce Monastère un demi-pouce d'eau des fontaines de son Palais. La cloche fut bénite le 13 d'avril 1631, & nommée *Marie*, du nom de la Reine Fondatrice, qui l'avoit donnée.

Comme le Père *Joseph* voulut que ce Couvent fût établi pour honorer & imiter le *Mystère de la compassion de la Vierge, aux douleurs de son adorable Fils*, on a sculpté sur la porte de l'Eglise une Notre-Dame de Pitié, qui est d'une bonne exécution. Les chiffres de la Reine Marie de Médicis, & les autres ornements de sculpture, dont cette façade est d'ailleurs décorée, n'ont rien que de fort ordinaire.

Il n'y a dans l'Eglise de ces Religieuses qu'une tombe qui mérite quelqu'attention ; c'est celle de *Patris*, dont voici l'épitaphe :

C Y G I S T

Maître Pierre de Patris, *premier Maréchal des Logis de* S. A. R. MONSIEUR, *frère unique du feu Roi* LOUIS XIII, *d'heureuse mémoire, Capitaine & Gouverneur du Comté & Château de Limours, Montlhery, & premier Ecuyer de feu son Altesse Royale* Madame Douairiere, *lequel est décédé au Palais d'Orléans, le 6 d'octobre 1671, âgé de 88 ans.*

La qualité de *Maître* qu'on a donnée à Patris dans cette épitaphe, est si déplacée, qu'on ne se souvient pas de l'avoir jamais vû donner à un homme d'épée. Cette qualité est affectée aux Docteurs des Facultés des Universités, & à ceux des Avocats & Procureurs qui s'en font honneur ; car *Ménage*, qui, à son entrée dans le monde, avoit été reçu Avocat au Parlement, & puis avoit pris le petit collet, ayant été qualifié par le Père *Bouhours*, de Maître *Gilles Ménage*, il en fut très-piqué & s'en plaignit.

Pierre Patris (c'est ainsi qu'il faut écrire ce nom & non pas *Patrix*, comme on le trouve dans *Scarron*, dans *la Monnoye* & dans *Moreri*) étoit né à Caen en 1583, mais il étoit originaire du Languedoc. *Etienne Patris*, son ayeul, étoit de Beaucaire ; & se trouvant à Caen en 1521, lorsque le Parlement de Rouen y envoya des Députés pour en réformer l'Université, ils le choisirent pour être un des Professeurs de Droit, & quelque tems après il devint Conseiller au même Parlement.

Claude Patris, son fils, porta son ambition moins haut, & se contenta d'être Conseiller au Bailliage de Caen, & eut de son mariage *Pierre Patris*, qui donne lieu à cet article. Il l'éleva dans l'étude des Loix ; mais l'aménité & l'enjouement de son esprit, le dégoûtèrent de l'étude épineuse de la Jurisprudence, & il ne songea qu'à rire & à s'amuser.

Il avoit déjà 40 ans, quand il préféra le séjour de la Cour, & qu'il entra au service de *Gaston de France*, Duc d'Orléans. Il y acquit une estime universelle, non-seulement pour son esprit, mais encore pour sa probité, pour son courage &
pour

pour sa fidélité ; le caractère & les agrémens de son esprit, lui acquirent l'amitié des *Voiture*, des *Chaudebonne*, des *la Rivière*, des *Blot*, des *Ségrais*, &c. Il avoit apporté de Caen, dit *M. Huet*, une niaiserie affectée qui y est fort familière, & comme on a dit de *Voiture*, qu'il avoit l'extérieur niais : *Patris* disoit souvent qu'il avoit enseigné la niaiserie à *Voiture*. Le caractère de ses vers, dit le même *M. Huet*, est tout-à-fait original & presqu'inimitable. Sous cet air de niaiserie, l'on trouve un sel d'un goût exquis. S'étant mis dans la dévotion, il fit imprimer un recueil de ses Poësies dévotes, l'an 1660, sous le titre de la *Miséricorde de Dieu*, *sur la conduite d'un Pécheur pénitent*.

Quoique les vers de ce Recueil soient fort négligés, languissans, sentant le terroir Normand & le déclin de l'âge, l'on y voit néanmoins briller cet esprit original d'où ils sont partis, & l'on y reconnoît un cœur touché d'une piété sincère. *Patris* avoit peu de bien lorsqu'il quitta Caen, & n'en avoit guère davantage quand il mourut : ce n'est pas toujours avec de l'esprit & de la probité, qu'on fait fortune à la Cour.

On voit à l'autel un Christ, avec la Vierge ; S. Jean & la Madeleine aux deux côtés, Notre-Seigneur au Jardin, & sa Résurrection. Tout en haut est le Père Éternel, entouré d'Anges. Ces quatre Tableaux sont de *Ph. de Champagne*.

CAMALDULES, (les) A quelque distance de Brunoi, & dans la forêt de Sénart, est un Monastère de Religieux, qui se consacrent à la vie Hérémitique. Ils furent institués au commencement de l'onzième siècle, par *S. Romuald*, & furent appellés *Romualdins*: dans la suite, on les nomma *Camaldules*, de *Camaldoli*, en Toscane, où ils furent d'abord établis, & qui est encore le chef-lieu de cet Ordre.

En 1634, Louis XIII leur accorda des Lettres-patentes, pour leur permettre de demeurer en France ; & en 1640, ils vinrent au nombre de quatre ou cinq s'établir dans la Brie, & se placèrent sur une montagne appellée *Mont-Ety*, qui est du diocèse de Paris, dans l'Archidiaconé de Brie. Ce fut le Duc d'Angoulême, alors Seigneur de Grosbois & d'autres lieux circonvoisins, qui leur accorda cette retraite. Il n'y restèrent qu'environ un an, & passèrent ensuite sur le territoire de la paroisse d'Hière, où ils sont encore aujourd'hui. Cette retraite est dans la forêt de Bouron.

Le Duc d'Angoulême ayant résolu d'unir à son parc le Village & l'Eglise même de Grosbois, avoit commencé par faire bâtir une Eglise, dont il comptoit faire une Paroisse pour Grosbois : ce fut pour cela qu'il la fit construire sous le titre de *Saint Jean-Baptiste*, qui étoit le Patron de l'Eglise qu'il vouloit détruire. Ce Prince ne put réussir dans son projet ; il détruisit, à la vérité, l'Eglise paroissiale de Grosbois ; mais il trouva tant d'oppositions pour la nouvelle Paroisse qu'il vouloit ériger, qu'enfin il y renonça. Ce fut alors qu'il proposa aux Camaldules de quitter Mont-Ety, pour se transporter dans la forêt de Bouron, où ils trouveroient un terrein suffisant pour s'établir, & une Eglise bien bâtie, & qui leur conviendroit d'autant mieux, qu'elle étoit sous l'invocation de Saint Jean-Baptiste, Patron des Religieux solitaires. La proposition fut acceptée, au consentement de l'Archevêque de Paris ; qui, par sa Lettre du 18 mars 1642, permit aux Camaldules de s'établir dans ce nouvel endroit.

Ces Religieux menent une vie assez austère. Ils ont chacun leur cellule, qui forment autant de maisons séparées les unes des autres. Dans chaque cellule est une Chapelle pour dire la Messe, lorsqu'ils le jugent à propos. Ils disent Matines à une heure après minuit ; Tierce, avant la Messe de la Communauté ; Sexte, avant le dîner immédiatement ; None, à deux heures après midi ; Vêpres, immédiatement avant souper ; & Complies, en se couchant.

On voit par quelques monumens, que différentes personnes de considération, animées de l'esprit de retraite, se sont retirées dans cette solitude, pour s'y édifier par la vie exemplaire de ces Saints Religieux.

En 1691, M. *de Fieubet*, Conseiller d'Etat, & Chancelier de *Marie-Therese d'Autriche*, femme de Louis XIV., se retira dans une maison de l'enclos des Camaldules, & y mourut en 1694. Voici son épitaphe : elle est du célèbre Abbé *Anselme*, Prédicateur du Roi :

JUSTITIAS   JUDICANTI.

A.   Ω.

Expectat hîc donec veniat immutatio sua illustrissimus vir D. D. *Gaspard de Fieubet*, Consistorianus Comes Theresiæ Austriacæ, Ludovici Magni conjugis Cancellarius, quo non habuit patria cariorem civem, toga præclarius lumen, sæculum præstantius ingenium, optimus quisque paratiorem amicum qui natus in magnis divitiis, Vagatus per varia oblectamenta erectus ad multos honores, dum in Republica magna obtineret, maxima sperare posset, dixit : vanitas vanitatum & omnia *vanitas, utque vera post vana quæreret, hanc in solitudinem, ubi veritas loquitur ad cor sumptis columbæ pennis advolavit, ibique piorum Ascetarum exemplis excitatus, turmis pauperum quos liberis carens, pro liberis habuit cinctus, per multos labores doloresque bajulans sibi crucem in studio pœnitentiæ giganteo passu cucurrit. Quo cursu consummato bravium accepturus, obiit IV idûs septembris, anno salutis* M.D.C. XCIV, *ætatis* LXVIII. *Manus amica publicis votis, non modestissimi viri voluntati obsequens, id enim vetuerat, posuit.*

M. *Bachelier*, Gentilhomme attaché au Roi de Pologne Sobieski, & employé par ce Prince dans différentes affaires, tant politiques que militaires, choisit le Couvent des Camaldules pour sa retraite, & y mourut en 1707, après 14 ans passés dans les exercices de la pénitence la plus austère. Son épitaphe est énoncée en ces termes :

ÆTERNÆ MEMORIÆ.

Lucæ Bachelier, *Equitis*
Domini in Clotomont Joannis
Sobieski, *Polonorum Regis,*
Bellicis expeditionibus Comes
Assiduus, & ab ipso ad summum
Pontificem Innocentium undecimum,
Et ad Republicam Venetam
Extra ordinem Legatus ; tandem
Hunc in Eremum transfugit,
In quo cùm quatuordecim annis
Quasi unus ex solitariis vixisset,
Etiam voluit tumulari.
Obiit die 28 *Aprilis, anno salutis* 1707.

M. *de la Bourdonnaye*, Magistrat distingué par sa naissance, son mérite, & les emplois de confiance dont il fut honoré par le Roi, voulut aussi terminer ses jours dans cette sainte retraite, où il mourut le 27 août de l'année 1726. On lit sur sa tombe, l'épitaphe suivante :

HIC

Quicquid habuit mortale, deponi voluit Yvo-Maria de la Bourdonnaye.
Gente satus apud Armoricos antiquâ nobilitate Ecclesiæ, Militiæ, Togæ honoribus decoratâ, magni vir ingenii, majoris

animi, quem nec spes unquàm nec metus inflexit primum in Armorica Curia cum Patre Senator; deindè Libellorum supplicum Magister ad Pictones, ad Normanos Superiores, ad Aquitanos, ad Aurelianenses Missus Dominicus Regias rationes sic curavit, ut Regi & Plebi satisfaceret, egenorum pater, vexatorum hostis, sui desiderium discedens ubique reliquit, nil retulit præter populorum amorem & vota. Denique Consistorianus Comes postquàm cum familiis justitiæ inclitis, Ormessonibus, Talonibus affinitates optatas contraxisset, sibi & Deo in hoc secessu unicè vacans, fidei quàm illabatam retinuerat, pietatis à qua nec inter sæculi illecebras unquàm recesserat, patientiâ, visu deficiente, exercitæ præmium obtinuit, felicem ad Deum transitum anno millesimo septingentesimo vigesimo sexto, die vigesimâ septimâ mensis augusti. Anno natus septuaginta tres de la Bourdonnaye, *Libellorum supplicum Magister, filius.* D'Ormesson, *Comes Consistorianus, & rei ærariæ, Præfectus, gener, parenti optimo mœrentes posuére.*

On voit dans le cimetière de cette Communauté, un monument élevé à la mémoire de François-Léopold de Ragotski, Prince de Transilvanie.

Le nom de Ragotski s'est rendu redoutable en Allemagne, par les mouvemens que les Princes de cette Maison excitèrent en Hongrie dans le XVIIe. siècle. La crainte que l'on eût que le Prince dont il s'agit ici, ne suivît les traces de ses Ancêtres, détermina l'Empereur à le faire arrêter.

Il fut mis en prison à Neustad, en 1701 : on l'accusoit alors d'avoir voulu soulever la Hongrie contre l'Empereur. Il se sauva de prison quelques mois après, & se retira d'abord en Pologne, d'où il alla se mettre à la tête des mécontens de Hongrie. Cette démarche lui attira de nouveau l'indignation de l'Empereur, qui lui fit faire son procès : par un jugement prononcé par le Conseil Impérial, du mois d'avril 1703, Ragotski fut condamné à avoir la tête tranchée, & en même tems déclaré déchu de tous ses titres, & privé de ses biens.

Ragotski, loin de paroître s'inquiéter de ce rigoureux jugement, continua ses hostilités contre l'Empereur, & lui fit la guerre avec quelques succès. Les Hongrois, pour reconnoître ses services, le proclamèrent Protecteur de la Hongrie & Prince de Transilvanie. Cela se passa en 1704 : ces mêmes titres lui furent confirmés de nouveau par les Etats de Hongrie, en 1707.

Quelques années après, les affaires changèrent de face. Les

Hongrois s'étant accommodés avec l'Empereur, le Prince Ragotski se réfugia en France, sous le nom de Comte *de Saaron*, & eut l'honneur de saluer Louis XIV, le 13 février 1713. Ce fut alors qu'il se mit en retraite aux Camaldules, où il passa quelques années dans une profonde retraite, paroissant ne s'occuper que de la grande affaire de son salut : mais dans le tems qu'on le regardoit comme un homme absolument détaché de toute idée de fortune, il partit subitement, & se rendit à Marseille, où il s'embarqua le 14 septembre 1717. Il alla mouiller aux Isles d'Hières, où il avoit un rendez-vous avec l'Ambassadeur du Grand-Seigneur. Il mit à la voile dès le lendemain de son arrivée, & se rendit à Gallipoli, où il arriva le 10 octobre : il fut reçu par-tout en Prince Souverain, par ordre du Grand-Seigneur, & fit une entrée solemnelle à Andrinople, le 18 du même mois. Il méditoit sans doute encore quelques grands projets; mais les conjonctures ne lui permettant pas de les exécuter, il se retira à Rodoste, Ville située sur les bords de la mer de Marmora, entre les Dardanelles & Constantinople, & y vécut paisiblement pendant plusieurs années, estimé généralement de tous ceux qui avoient occasion de le pratiquer. Il y mourut le 8 avril 1735, âgé d'environ 56 ans.

Ce Prince, quoiqu'éloigné de France pendant plusieurs années, se ressouvenoit toujours avec plaisir du séjour qu'il avoit fait dans la maison des Camaldules, & il en donna des preuves, en ordonnant que son cœur leur fût envoyé, pour y être inhumé dans le cimetière de ces saints Religieux. Ses ordres furent exécutés, & ce gage de son amitié fut remis entre les mains de Dom *Machaire Pen*, Majeur ou Général de cet Ordre. Il l'étoit déjà dans le tems que le Prince avoit demeuré aux Camaldules, & ils s'étoient liés ensemble de l'amitié la plus tendre, fondée sur l'estime réciproque qu'ils avoient l'un pour l'autre. Le pieux Solitaire avoit eu dessein dès-lors de faire élever une espèce de monument, pour conserver à la postérité la mémoire du séjour que le Prince avoit fait dans cette retraite, & de la conduite édifiante qu'il y avoit tenue; mais ce Prince s'y opposa fortement, & il fallut renoncer à ce projet. La mort de Ragotski leva, dans la suite, cet obstacle; & lorsque son cœur eût été déposé aux Camaldules, Dom *Machaire* eût la liberté de donner des preuves solemnelles & permanentes de son attachement pour cet illustre ami. Il fit donc élever le monument que l'on voit dans le cimetière de cette maison, & il y fit graver l'inscription suivante:

In hujus cænobii cœmeterio jacet cor sanctissimi Francisci II. *D. G. Sa. Rom. Imp. & Transilvaniæ Principis* RAGOTSKI, *Partium Regni Hungariæ Domini, Siculorumque Comitis, &c. Qui miro divinæ Providentiæ ordine, per varia vitæ discrimina ductus, in Domino requievit Rodostii ad Propontidem, anno salutis mundi 1735, die 8 mensis aprilis, ætatis suæ 59. Pro grati animi monumento, ipsi, dum viveret nolenti serenissimo, repugnantique præ modestia Principi, post mortem R. P. Macarius Pen, Camaldulensium Major, Eremique hujus Prior, hunc posuit lapidem. Anno Domini millesimo septingentesimo trigesimo septimo.*

CANON. Pièce d'artillerie creuse, en forme de tuyau, qui porte environ dix pieds & demi de long, & six pouces quatre lignes de calibre.

On commença vers le milieu du XIIIe. siècle à faire usage de la poudre à canon ; mais on ignore le tems où elle fut précisément inventée. *Berthold Schwarts*, Cordelier, natif de Fribourg en Allemagne, autrement dit le *Moine noir*, ou *Constantin Ancklitzen*, découvrit, dit-on, cet infernal secret. Il avoit renfermé dans un mortier un mélange de soufre, de salpêtre, de charbon, pour une préparation chymique. Une étincelle de feu ayant pénétré, fit éclater le mortier par la violence de l'explosion subite. Le Moine artiste, qui malheureusement ne fut pas foudroyé par ce tonnerre factice, revenu de sa frayeur, fit sur cet accident imprévu des épreuves qui le conduisirent à rectifier le terrible effet que le hasard venoit de lui révéler. Telle est l'opinion, presque généralement suivie par les Historiens modernes, dont cependant la certitude peut être facilement contestée. L'existence d'une pièce d'artillerie, fondue en 1301, renverse tous les systêmes, & nous force de convenir que la connoissance de ce secret est beaucoup plus ancienne qu'on ne l'a cru jusqu'à présent. Si l'on n'en fit pas d'abord usage pour la guerre, c'est que la plûpart des hommes accoutumés à suivre des routes battues, ne changent que difficilement l'uniformité de leur marche. Les engins, balistes & autres instrumens produisoient l'effet nécessaire pour l'attaque des places. On se servoit de machines d'une force prodigieuse, qui lançoient des quartiers de rocher d'une grosseur énorme. Les premiers canons que l'on fondit, étoient moins propres à renverser des remparts, que ces terribles bombardes, dont le bruit retentiffoit à fix lieues à la ronde. Ce ne fut qu'à l'aide de l'induftrie & du tems, qu'on parvint à perfectionner l'artillerie, & à la rendre plus commode pour le tranfport, & plus meurtriere par les effets. On peut voir fous le règne de Charles VI, l'invention des moufquets, carabines, & autres armes portatives, connues d'abord fous le nom de canon à main; nouveauté qui porta le coup mortel à la Chevalerie, & changea, pour ainfi dire, la nature du courage.

C'eft à l'Arfenal où fe fondent les canons & les mortiers. *Voy.* ARSENAL.

Les canons de Paris font placés à la Baftille, à l'Hôtel des Invalides & à l'Hôtel-de-Ville. Les derniers fe tranfportent dans les fêtes publiques, ou à la grève, ou à la place de Louis XV, &c.

CAPITATION. A peine LOUIS XVI fut-il monté fur le trône, que defirant faire ufage des moyens les plus prompts, pour jouir de la fatisfaction de foulager fes peuples, S. M. n'en trouva pas de plus propre à hâter le fuccès de fes vues, que de fupprimer dans l'adminiftration & la perception des revenus de l'Etat, les frais qui, n'étant pas indifpenfables, en diminuent d'autant le produit fans néceffité.

S. M. conduite par ces principes d'une jufte économie, qu'elle ne ceffera de fe prefcrire dans la perception & l'emploi des deniers publics, s'eft fait rendre compte de l'ordre établi dans l'adminiftration & le recouvrement des impofitions, qui fe levent fur les habitans de fa bonne ville de Paris. Elle a reconnu qu'en faifant faire la perception des différentes impofitions par les Receveurs, commis aujourd'hui pour recouvrer feulement la capitation des Bourgeois, en érigeant ces commiffions en charges, en employant les finances qu'ils remettront à S. M. au remboursement de l'office de Receveur-général de la capitation & des vingtièmes de la ville de Paris, elle diminuera les frais d'adminiftration & de perception des différentes impofitions, elle accélerera la rentrée des deniers, elle éteindra une charge devenue onéreufe par les gages & taxations qui y ont été attribués; en forte que la perception entière étant réunie dans les mêmes mains, les Receveurs trouveront dans les taxations ordinaires, les émolumens qui doivent être la feule récompenfe de leur travail, fans que Sa Majefté foit encore affujettie à payer des intérêts de finances, qui retombent définitivement sur ses peuples.

En conséquence, le Roi, dans son Edit perpétuel & irrévocable, donné à Versailles au mois de janvier 1775, & regiſtré en Parlement le 23 février de la même année, ordonne ce qui ſuit :

Article Premier.

Nous avons créé & érigé, créons & érigeons en titre d'Offices formés & héréditaires, six Offices de Receveurs des impoſitions de notre bonne ville de Paris, dont feront pourvus ceux qui sont chargés aujourd'hui par commiſſion du recouvrement de la capitation des Bourgeois ſeulement, à l'effet, par leſdits Receveurs préſentement créés, de faire le recouvrement de toutes les impoſitions à percevoir dans ladite Ville.

II.

La finance deſdits ſix Offices ſera de ſix cent mille livres; elle ſera diviſée entre chacun deſdits ſix Receveurs, en proportion du recouvrement qui leur ſera aſſigné par les départemens dont nous avons fait former l'état ci-annexé : chacun deſdits Receveurs ſera tenu de payer le montant de ſa finance entre les mains du Receveur de nos revenus caſuels, dans trois mois, à compter du préſent mois de janvier; & au moyen du payement de cette finance, nous les avons déchargés, eux & leurs ſucceſſeurs auxdits Offices, de l'obligation de donner caution pour raiſon de leur recette.

III.

Ceux qui prêteront leurs deniers pour l'acquiſition deſdits Offices, auront hypothèque & privilège ſpécial ſur iceux, par préférence à tous autres créanciers, duquel privilège il ſera fait mention dans les quittances de finances qui ſeront expédiées.

IV.

Avons attribué & attribuons quatre deniers pour livre de taxations auxdits Receveurs ſur chacune des impoſitions dont ils feront le recouvrement, à l'exception néanmoins de celles qui ſe perçoivent & continueront d'être perçues en la forme ordinaire ſur les Corps & Communautés de notre bonne ville de Paris, par les Gardes, Syndics ou Jurés deſdits Corps, pour être verſées enſuite par leſdits Gardes, Syndics ou Jurés, dans les termes preſcrits, dans la caiſſe de celui des Receveurs, qui, suivant l'état ci-annexé, devra en faire le recouvrement, sur lesquelles sommes lesdits Receveurs n'auront que deux deniers pour livre de taxations.

V.

A compter de la présente année 1775, lesdits Receveurs feront le recouvrement de toutes les impositions qui se levent dans notre bonne ville de Paris; ils en rendront compte dans les délais prescrits, & suivant les règles & formes établies pour la comptabilité de chacune des différentes impositions, dont ils feront la recette.

VI.

Avons dispensé & dispensons lesdits six Receveurs du payement du droit de marc-d'or ou mutation, pour les premières provisions seulement, & sans tirer à conséquence pour l'avenir.

VII.

Comme la perception des vingtièmes sur les Offices & droits, faisant partie du recouvrement à faire par les Receveurs présentement créés, ne peut se diviser par département, nous nous réservons de commettre, pour le recouvrement desdits vingtièmes sur les Offices & droits, celui d'entr'eux qu'il nous plaira choisir, sans que, pour raison de la commission que nous lui ferons expédier, il soit tenu de nous fournir de caution, dont nous l'avons dispensé, ainsi que de nous fournir autre finance que celle qu'il nous aura payée pour raison de son Office, ni de prêter autre serment que celui de sa réception en celui des six Offices présentement créés, dont il aura été pourvu, à la charge néanmoins de faire regiftrer ladite commission en notre Chambre des Comptes.

VIII.

Eteignons & supprimons l'Office de notre Conseiller-Receveur-général des vingtièmes & capitation de la ville de Paris, créé par Edit du mois d'août 1772, & dont le sieur le Normand avoit été pourvu; lui enjoignons en conséquence de remettre, dans le délai d'un mois, au sieur Contrôleur-général de nos Finances, les provisions & quittances de finances qui lui ont été expédiées, pour être procédé à la liquidation dudit Office, & pourvu à son remboursement des deniers provenans des six Offices créés par l'article Ier. du présent Edit, à la charge toutefois de rendre préalablement compte & d'apurer, dans les termes prescrits, les exercices dont il a eu la gestion. Les intérêts de la somme à laquelle montera la liquidation dudit Office, lui seront payés, à raison de cinq pour cent, jusqu'au remboursement, qui ne pourra être effectué qu'après la reddition, apurement & correction des comptes de ses exercices.

Ensuite de cet Edit, est joint l'*état des Départemens*, distribués aux six Receveurs des impositions, avec les quartiers & les Corps & Communautés d'Arts & Métiers de la ville de Paris qui en dépendent, le nom des Receveurs de chaque département, & la répartition de la somme de 600000 liv. de finance, à payer au prorata de leur recouvrement.

Le PREMIER DÉPARTEMENT, dont la finance est de 124000 liv. comprend les quartiers de la Cité, du Louvre & du Palais-Royal.

Corps & Communautés d'Arts & Métiers.

Les Apothicaires, Pelletiers, Bouchers, Limonadiers, Papetiers, Peaussiers, Perruquiers.

Privilégiés de l'Hôtel.

Boulangers, Brodeurs, Chaircuitiers, Cordonniers, Eperonniers, Epiciers, Tailleurs, & les Privilégiés des différens Corps & Communautés d'Arts & Métiers.

Le SECOND DÉPARTEMENT, dont la finance est de 112000 liv. comprend les quartiers de Saint-Eustache, les Halles & SS. Innocens.

Corps & Communautés d'Arts & Métiers.

Les Bonnetiers, Amidonniers, Batteurs-d'or, Boisseliers, Chapeliers, Cuisiniers-Traiteurs, Couturières, Fayanciers, Passementiers, Patenôtriers.

Vendeurs, Inspecteurs, Contrôleurs, Commis.

Aux cuirs, à la marée, aux suifs, à la volaille, aux foins, aux toiles, emballeurs, de police, au nettoyement, de marée, de volaille, Porteurs de grains, Trésoriers de Police.

Le TROISIÈME DÉPARTEMENT, dont la finance est de 98000 liv. comprend les quartiers Saint-Denis, Saint-Martin, le Marais.

Corps & Communautés d'Arts & Métiers.

Epiciers, Boulangers, Bourreliers, Boursiers, Brasseurs, Brossiers, Cartiers, Chaircuitiers, Chandeliers, Cloutiers, Coffretiers, Corroyeurs, Couteliers, Couvreurs, Crieurs de vieux fers, Epingliers, Eventaillistes, Fabriquans d'étoffes, Faiseurs d'instrumens, Fondeurs, Fourbisseurs, Fruitiers-orangers, Gantiers, Grainiers, Horlogers, Imprimeurs en Taille-douce, Lapidaires, Layetiers, Lainiers-Filassiers, Maîtres d'armes, Maréchaux, Mégissiers, Menuisiers, Pâtissiers.

Le QUATRIÈME DÉPARTEMENT, dont la finance est de 90000 liv. comprend les quartiers de la Place-Royale, le fauxbourg Saint-Antoine, l'Hôtel-de-Ville.

Corps & Communautés d'Arts & Métiers.

Les Orfèvres, Bouquetières, Brodeurs, Cardeurs, Ceinturiers, Charrons, Charpentiers, Chaudronniers, Cordiers, Découpeurs, Doreurs, Ecrivains, Fripiers, Jardiniers, Lingères, Maçons, Maîtres à danser, Marchands de vin, Parcheminiers, Paveurs, Paulmiers, Peintres, Potiers d'étain, Rotisseurs, Rubanniers, Savetiers, Tabletiers, Vuidangeurs.

Le CINQUIÈME DÉPARTEMENT, dont la finance est de 78000 liv. comprend les quartiers de l'Isle Notre-Dame, le fauxbourg Saint-Marcel & la Sorbonne.

Corps & Communautés d'Arts & Métiers.

Les Communautés dépendantes de l'Hôtel-de-Ville. Les Chirurgiens.

Les Merciers, Boyaudiers, Eperonniers, Fouleurs de draps, Graveurs, Gainiers, Oiseleurs, Pain-d'Epiciers, Plombiers, Selliers, Serruriers, Taillandiers, Tailleurs, Tanneurs, Tapissiers, Teinturiers du grand teint, *idem* en soie, *idem* du petit teint, Tisserands, Tonneliers, Tourneurs, Vanniers.

Le SIXIÈME DÉPARTEMENT, dont la finance est de 98000 liv. comprend les quartiers du Luxembourg, fauxbourg Saint-Germain, première partie ; fauxbourg Saint-Germain, deuxième partie.

Corps & Communautés d'Arts & Métiers.

Drapiers, Arquebusiers, Balanciers, Cordonniers, Libraires, Marchands Tapissiers, Miroitiers, Natiers, Pannachers, Potiers de terre, Relieurs, Tireurs d'or, Tondeurs de draps, Vinaigriers, Vitriers.

CAPUCINES. Ce Couvent est situé dans la rue neuve des Petits-Champs, en face de la place de Louis-le-Grand ou de Vendôme. La Reine *Louise de Lorraine*, veuve d'*Henri III*, Roi de France, par son testament fait à Moulins le 28 de janvier 1601, institua son héritier universel le Prince *Philippe-Emanuel de Lorraine*, Duc de Mercœur, son frère, & le chargea d'employer la somme de soixante mille livres à la fondation d'un Couvent de Capucines dans la ville de Bourges. La Reine *Louise* étant morte le lendemain 29 janvier, & le Duc de Mercœur, son frère, en 1602, *Marie de Luxembourg*, veuve du Duc de Mercœur, se chargea de l'exécution du testament de la Reine, sa belle-sœur, & suppléa à la somme de soixante mille livres, qui n'étoit pas suffisante pour la fondation de ce Couvent.

L'Histoire ne nous a point conservé les raisons qui empêchèrent que ces Religieuses ne fussent établies à Bourges, ainsi que la Reine l'avoit ordonné. Les Lettres-patentes du Roi *Henri IV*, pour la construction de ce Couvent dans la ville de Paris, sont du mois d'octobre de l'an 1602, & disent que telle avoit été l'ordonnance de dernière volonté de ladite Reine; cependant le 8 du même mois & de la même année, Madame *Mercœur*, qui devoit être instruite des dernières intentions de la Reine, sa belle-sœur, donna sa procuration à Maître *César Martin*, Prêtre, Prieur du Collège des Lombards, résidant en l'Université de Paris, pour & au nom de ladite Dame, se transporter en la ville de Bourges, & savoir, sur ce sujet, la volonté de l'Archevêque, du Maire & des Echevins de cette Ville. Cette procuration paroît prouver que la Reine *Louise* n'avoit point changé de volonté, mais apparemment qu'il s'y rencontra quelqu'autre empêchement.

La Duchesse de Mercœur ayant tout l'empressement possible pour faire exécuter les intentions de la Reine, sa belle-sœur, disposa de toutes choses, pour fonder à Paris le Couvent des Capucines. Une des premières difficultés qu'elle y rencontra, fut de la part des Capucins, qui s'opposoient à Rome à cet établissement, ne voulant en aucune manière se charger de confesser & gouverner ces Religieuses; mais le Pape Clément VIII le leur ordonna par son Bref de l'an 1603; & ces Moines s'y étant soumis, il n'y eût plus d'obstacle.

La Duchesse de Mercœur acheta pour lors l'hôtel de Retz, appellé l'hôtel du Perron, situé dans le fauxbourg Saint-Honoré, (c'est ainsi que se nommoit alors le quartier où sont établies les Capucines) vis-à-vis les Capucins, & elle fit incessamment travailler pour en faire un Monastère, dont elle posa la première pierre le 29 de juin 1604; & pour ne point perdre de tems à l'établissement des Capucines, elle se retira en une grande maison, située au fauxbourg Saint-Antoine, nommée *la Roquette*, qui consistoit en deux corps-de-logis, nommés *la grande & la petite Roquette*, & qui étoient accompagnés de basse-cour, de prés & de terres labourables. Elle se logea dans l'un de ces corps-de-logis avec ses domestiques, & mit dans l'autre douze filles, qui, souhaitant d'embrasser la règle des Capucines, en prirent l'habit de Novice, le 14 de juillet de cette même année.

Pendant les deux années suivantes, on travailla sans relâche à bâtir l'hôtel de Vendôme & le Couvent des Capucines, sur l'emplacement de l'hôtel du Perron. Les lieux réguliers s'étant trouvés en état de recevoir cette Communauté, & la Chapelle ayant été consacrée le 18 juin 1606, par *Claude Coquelay*, Evêque de Digne, la Duchesse de Mercœur fit venir les Religieuses qui la composoient, dans l'hôtel de Vendôme, où, sur la fin du mois de juillet 1606, les Capucins, au nombre de 80, les allèrent prendre en procession, pour les conduire en l'Eglise de leur Couvent. Le Cardinal *Pierre de Gondi*, assisté de l'Evêque de Paris, son neveu, les y attendoit, revêtu de ses habits Pontificaux. Après quelques prières, ce Cardinal leur mit à chacune une couronne d'épines sur la tête, & la Duchesse de Mercœur présenta à chacune des Dames les plus qualifiées qui assistoient à cette cérémonie, une Religieuse à conduire au nouveau Monastère. Les Capucins continuèrent à marcher en procession. Les Religieuses les suivoient, & après elles marchoit le Cardinal de Gondi, accompagné du Provincial des Capucins & du Père *Ange de Joyeuse*, pour lors Gardien du Couvent du fauxbourg Saint-Honoré. Lorsqu'on fut arrivé en l'Eglise destinée aux Capucines, le Cardinal y célébra la Messe pontificalement; & après le Sermon qu'y fit le P. Ange, les Religieuses furent introduites dans leur Couvent, où elles firent profession le 21 de juillet de l'année suivante 1607. Leur règle est sans doute la plus austère qu'il y ait. Elles ne vivent que d'aumônes, marchant toujours nuds pieds, sans socques, ni sandales, excepté dans la cuisine & dans le jardin; n'usent jamais de chair, même dans les maladies mortelles, &c. aussi est-ce le seul Couvent de cet Ordre qu'il y ait en France. Ce sont les Capucins qui non-seulement dirigent ces Religieuses, mais qui leur fournissent aussi des Frères quêteurs.

Elles demeurèrent dans le Couvent que la Duchesse de Mercœur leur avoit fait bâtir, jusqu'au 19 d'avril 1688, qu'elles vinrent prendre possession de celui où elles sont aujourd'hui, & que Louis XIV leur fit bâtir, lorsqu'il fut question de l'édification de la place de Louis-le-Grand, ou de Vendôme. (voyez l'article de cette Place) Cette maison a été bâtie sur les desseins, & sous la conduite de *François d'Orbay*, Architecte. La première pierre en fut posée au mois de mai de l'an 1686, & en deux ans elle fut entièrement bâtie. Toutes les cellules des Religieuses sont boisées, & les cloîtres sont vitrés par-tout. Ce bâtiment a coûté au Roi près d'un million.

Le portail de l'Eglise, qui est en face d'une des ouvertures de la place de Louis-le-Grand, est orné d'un corps d'architecture d'ordre composite, formé par deux colonnes, qui, sous un grand arc, soutiennent un entablement & un fronton. Toute cette composition est d'un goût fort médiocre. La construction de ce portail a été faite avec si peu de soin, que l'on a déjà été obligé de le reprendre trois fois sous œuvre, & depuis les fondemens jusqu'à 8 & 10 pieds de hauteur au-dessus du palier du Perron.

En 1756, non-seulement il a fallu reprendre ce portail, mais encore toute l'Eglise, & démolir entièrement les superbes mausolées des Chapelles. Ils ne sauroient jamais être rétablis dans la perfection de leur premier état, quelqu'attention que l'on puisse avoir de remettre exactement chaque pièce dans sa même place, attention qui est toujours fort légère de la part des Ouvriers à qui l'on confie ces rétablissemens. Leur intérêt seul qu'ils ont en vue, est infiniment opposé à celui des célèbres Sculpteurs, qui en ont imaginé la belle ordonnance.

Sur le milieu de la corniche de ce portail, est une croix, au pied de laquelle sont deux Anges en adoration. Au-dessous du cintre, est un grand cartouche, dans lequel est écrit en lettres d'or, *pavete ad Sanctuarium meum, ego Dominus*. Ce cartouche est environné de trois Anges, qui, par leur position & leur attitude, se contrastent d'une manière également naturelle & agréable. L'un montre l'inscription; un autre, qui est au-dessus du cartouche, le soutient, & celui qui est au-dessous, aide aussi à le soutenir. Le tout est environné de Chérubins, & porté par des nuées. Toute cette sculpture est de *Vassé*.

L'Eglise n'est pas grande, mais bien éclairée & propre. Elle a même des Chapelles d'une grande magnificence, & enrichies des ornemens qu'on y voit par les familles de ceux qui y ont leur sépulture. Le maître-autel est orné d'une descente de Croix, qui est un tableau des plus estimés, de *Jouvenet*. Le Duc de *Créqui*, qui affectionnoit ce Couvent & qui a voulu être inhumé dans cette Eglise, donna aux Capucines un Corps Saint, tiré des catacombes, & honoré du nom de *S. Ovide*, Martyr, dont le Pape *Alexandre VII* avoit fait présent à ce Seigneur, l'an 1665. Tous les ans, les Religieuses font la fête de ce Saint, le 31 août, avec octave, pendant laquelle il vient un concours extraordinaire de peuple.

Louise de Lorraine, Reine de France, ayant ordonné par son testament qu'on inhumât son corps dans l'Eglise des Capucines du Couvent dont elle ordonnoit l'établissement, ses pieuses intentions ont été suivies, & ses cendres reposent dans un tombeau, couvert d'une simple tombe de marbre noir, qui est au milieu du chœur de ces Religieuses. L'épitaphe qu'on y lit, est aussi modeste que le tombeau :

Cy gist Louise de Lorraine, *Reine de France & de Pologne, qui déceda à Moulins, 1601, & laissa vingt mille écus pour la construction de ce Couvent, que* Marie de Luxembourg, *Duchesse de Mercœur, sa belle-sœur, a fait bâtir, l'an 1605. Priez Dieu pour elle.*

Le cœur de *Philippe-Emanuel de Lorraine*, Duc de Mercœur, frère de la Reine Louise, fut inhumé dans l'Eglise des Capucines, où il fut apporté de Lorraine le même jour que ces Religieuses furent introduites dans leur ancien Couvent.

Le corps de *Françoise de Lorraine*, Duchesse de Mercœur & de Vendôme, fut enterré dans l'Eglise des Capucines. Elle mourut à Paris le 8 septembre de l'an 1669, âgée de 77 ans.

Il y a dans cette Eglise trois Chapelles, qui, par les beaux monumens qu'elles renferment, sont dignes des regards & même de l'attention des curieux. D'un côté, est celle de *S. Ovide*, laquelle renferme le tombeau de *Charles, Duc de*

Créqui, Pair de France, &c. qui eſt auſſi celui d'*Armande de Saint-Gelais-Luſignan*, ſa veuve. Le vrai ſurnom de ce Seigneur étoit *Blanchefort*; mais *Antoine de Blanchefort*, un de ſes ancêtres, ayant été inſtitué héritier de tous les biens de la branche aînée de la maiſon de Créqui, par le Cardinal *de Créqui*, ſon oncle maternel, à condition que lui & ſes ſucceſſeurs porteroient le nom & les armes *de Créqui*: tous les Blanchefort qui ſont deſcendus dudit Antoine, les ont toujours portés depuis.

Cette Chapelle eſt d'une grande magnificence. Elle eſt toute incruſtée de marbre de différentes couleurs. L'autel eſt décoré d'un ordre d'architecture d'ordre corinthien, de marbre de Barbançon. Au milieu eſt un beau tableau, où *Jouvenet* a repréſenté le Martyre de S. Ovide.

Vis-à-vis cet autel, ſous une eſpèce d'arc ou de ceintre, enrichi de roſons de bronze doré, & d'autres ornemens heureuſement imaginés, eſt un tombeau de marbre noir, ſur lequel eſt une ſtatue de marbre blanc, qui repréſente le Duc de Créqui en grand habit de l'Ordre du Saint-Eſprit, & à demi couché, ayant l'eſpérance qui lui ſoutient la tête, & un génie à ſes pieds, qui pleure ſa mort. A chaque angle du grand ſoubaſſement, il y a une figure de marbre, qui repréſente une des Vertus. Au bas ſont les armes du Duc de Créqui, & celles de la Ducheſſe, ſa femme. De tous côtés on ne voit que lampes ſépulchrales, têtes de morts ailes de chauves-ſouris, faiſceaux de plantes funèbres, clepſydres, & autres ornemens ſymboliques. Toute cette ſculpture eſt de *Pierre Mazeline* & de *Simon Hurtelle*, l'un & l'autre de l'Académie Royale de Sculpture. Sur la baſe de ce monument, eſt l'inſcription qu'on va lire:

A LA GLOIRE DE DIEU,

Et pour perpétuelle mémoire à la Poſtérité.

Cy giſt Charles, Duc de Créqui, *Pair de France, Chevalier des Ordres du Roi, premier Gentilhomme de ſa Chambre, & Gouverneur de Paris. Il commença à porter les armes dès l'âge de 17 ans, ſous le règne de Louis XIII; & après avoir paſſé toutes les charges de la guerre, il fut fait Lieutenant-général des armées par Louis-le-Grand, pour lequel il a toujours eu un attachement, & une fidélité inviolable durant tout le cours de ſa vie. Il a été regardé de toute la Cour, comme un de ſes principaux ornemens; & dans les grands emplois du dehors,*

en

en Angleterre, à Rome & en Bavière, il a soutenu par-tout avec dignité, la gloire de son Maître & l'honneur de sa Nation. Mais de quoi sert à l'homme de se distinguer sur la Terre, si Dieu ne le choisit pour le Ciel? La Providence qui l'y destinoit, le prépara à une mort Chrétienne, par une maladie de 15 mois, pendant laquelle il donna de continuelles marques d'une résignation entière. Enfin, le 13 de février 1687, muni de tous les Sacremens de l'Eglise, & plein de confiance en la miséricorde divine, il rendit son ame à Dieu dans la 64 année de son âge.

Armande de Lusignan, *Duchesse de Créqui, Dame d'honneur de la Reine* Marie-Thérèse d'Autriche, *a fait ériger ce monument à la mémoire de son mari, avec lequel elle a voulu être enterrée, afin d'être rejointe avec lui dans le tombeau, en attendant qu'il plaise à Dieu de les rejoindre dans le Ciel. Elle a passé de cette vie en l'autre, le 11 d'août 1709, âgée de 72 ans 4 mois.*

De l'autre côté, vis-à-vis la Chapelle qu'on vient de décrire, est celle de la famille des *le Tellier Louvois*. Elle ne cède point en magnificence à celle du Duc de Créqui, mais elle est différemment décorée. Sur l'autel est un grand bas-relief, de bronze doré d'or moulu, dans lequel on voit Jesus-Christ qu'on met au tombeau. Au-dessus est un tableau d'*Antoine Coypel*. Vis-à-vis cet autel, est le tombeau du Marquis *de Louvois*, Sécretaire & Ministre d'Etat, ayant le Département de la guerre, Sur-intendant des Bâtimens & Jardins de Sa Majesté, Arts & Manufactures de France, &c. un des plus fameux Ministres que la France ait eus. Ce Marquis est ici représenté par une figure de marbre, en habit d'Officier de l'Ordre du Saint-Esprit, dont il a été Chancelier, appuyée sur le bras droit, & couchée sur un grand sarcophage, ou tombeau de marbre verd d'Egypte: cette figure est de *Girardon*. Anne de Souvré de Courtenvaux, sa femme, est à ses pieds, assise, désolée, & levant les yeux au Ciel, pour implorer son secours, & en obtenir la consolation qui lui est nécessaire dans la douleur & l'affection dont elle est pénétrée. Cette figure est bien imaginée, & bien exécutée. Elle fut modelée & presque achevée par Martin *des Jardins*, qui mourut avant que de l'avoir finie; on chargea le nommé *Vanclève* de ce qui restoit à faire. A chaque angle du grand socle, qui soutient ce tombeau, est une Vertu de bronze, de grandeur naturelle. Minerve ayant le casque en tête, & tenant son égide, représente la Prudence. De l'autre côté, la Vigi-

TOME II.   C

lance est figurée par une statue, qui a une grue à ses pieds. La première est de *Girardon*, & l'autre de *des Jardins*. Tous les ornemens qui accompagnent ce mausolée, & ceux qui décorent cette Chapelle, sont de l'invention de *Girardon*, & d'un goût admirable. Sur le devant de ce tombeau est gravée en lettres d'or, sur un marbre noir, l'épitaphe ci-après.

Ici repose *haut & puissant Seigneur*, Messire François le Tellier, Chevalier, Marquis de Louvois & de Courtenvaux, *Conseiller du Roi en tous ses Conseils, Commandeur & Chancelier de ses Ordres, Ministre & Sécrétaire d'Etat, Général des Postes & relais de France, Sur-intendant & Ordonnateur général des Bâtimens & Jardins de Sa Majesté, Arts & Manufactures de France, &c.*

Avant sa vingtième année, LOUIS-LE-GRAND lui donna la survivance de la charge de Sécrétaire d'Etat, avec le Département de la guerre, dont pour lors le Chancelier le Tellier, son père, étoit pourvu. L'exemple & les instructions de ce grand homme, le rendirent bientôt capable d'exercer cette importante place, au gré du Roi : avec un génie également étendu, prudent & solide, il embrassa en peu de tems tout ce qui renferme la science difficile de la guerre, & le vaste détail des troupes. A peine avoit-il atteint la trentième année de son âge, que, devenu capable des plus grandes affaires, il fut appellé par Sa Majesté dans ses Conseils les plus secrets, & honoré de sa confiance. Appliqué, vigilant, infatigable, prêt en toutes les saisons à exécuter les ordres du Roi, dans les entreprises les plus difficiles de Sa Majesté. Juste & heureux dans ses mesures, il servit son Maître avec une ardeur toujours nouvelle jusqu'à la fin de sa vie, qui fut terminée par une mort subite, à Versailles, le seizième jour du mois de juillet 1691. Il a vécu 50 ans, 6 mois & 16 jours.

Dans ce même tombeau, ont été aussi inhumés les corps de Madame *de Louvois*, sa femme, du Marquis *de Barbezieux*, & de l'Abbé *de Louvois*, leurs enfans. Il est à propos de faire connoître ici leurs noms, leurs qualités, & le tems de leur mort.

Feue Madame de Louvois se nommoit *Anne de Souvré*, & étoit fille unique & heritière de *Charles de Souvré*, Marquis de Courtenvaux, premier Gentilhomme de la Chambre du Roi, & *de Marguerite Barentin*. Elle avoit épousé le Marquis de Louvois, le 19 mars 1662, & mourut le 2 décembre 1715, âgée de 69 ans un jour.

Louis-François-Marie le Tellier, Marquis de *Barbezieux*, étoit né le 23 juin 1668, du Marquis & de la Marquise *de Louvois*, dont on vient de parler. Il fut pourvu en survivance de la charge de Secrétaire d'Etat, le 13 novembre 1685, & de la charge de Chancelier, Garde des Sceaux des ordres du Roi, le 19 août 1691. Il mourut le 5 janvier 1701, âgé de 32 ans & 6 mois.

Camille le Tellier, connu sous le nom d'*Abbé de Louvois*, étoit né en 1670, & Abbé de Bourgueil & de Vauluisant, Garde de la Bibliothèque du Roi, & un des Membres de l'Académie Françoise, des Sciences & des Inscriptions & Belles-Lettres. Il fut nommé à l'Evêché de Clermont par le Duc d'Orléans, Régent du Royaume, mais il ne l'accepta pas. Il mourut le 5 de novembre 1718, âgé de 44 ans.

Dans la Chapelle suivante, du même côté, est un grand cartouche de marbre blanc, dans une bordure de marbre noir. On y lit l'épitaphe de feu M. *de Saint-Pouanges*, fils de *Jean-Baptiste Colbert*, Seigneur de Saint-Pouanges & de Villacerf, & de *Claude le Tellier*, sœur de *Michel le Tellier*, Chancelier de France. M. de Saint-Pouanges étoit cousin-germain de M. de Louvois, dont il fut aussi premier Commis; mais avec tant de capacité & tant de distinction, qu'il travailloit avec LOUIS-LE-GRAND, en l'absence de M. *de Louvois*.

Ici repose, *en attendant une heureuse résurrection, haut & puissant Seigneur, Messire* Gilbert Colbert, *Chevalier, Seigneur de Saint-Pouanges, de la Principauté de Chabanois & autres lieux, Secrétaire du Cabinet du Roi, & auparavant des Commandemens de la feue Reine* Marie-Thérèse d'Autriche, *Conseiller d'Etat, Commandeur & grand Trésorier des Ordres de Sa Majesté. Il fut élevé & employé dès sa plus tendre jeunesse aux affaires de la guerre, sous feu M. le Chancelier le Tellier, son oncle, alors Ministre & Secrétaire d'Etat. Les instructions & l'exemple de ce grand homme secondèrent en lui cet amour pour la personne du Roi, & ce zèle pour le bien de l'Etat, héréditaire dans sa famille, & qui ont toujours paru pendant 44 ans de services dans les fonctions ordinaires, & dans plusieurs emplois de confiance importans & distingués, dont Sa Majesté l'a honoré. Il fut généreux, sincère, libéral, obligeant, sans ostentation, ardent pour ses amis, charitable pour les pauvres, bienfaisant pour tout le monde, ayant toujours préféré le mérite à la faveur, & l'honneur à l'intérêt. L'estime générale de la Cour & de la Ville, les regrets & les pleurs de tous les Officiers de* guerre, sa réputation chez les *Etrangers*, & la voix du peuple, font mieux son eloge que tout ce qu'on en pourroit dire. Il passa de cette vie à une meilleure le 22 d'octobre 1706, âgé de 64 ans & 7 jours, par une mort chrétienne & édifiante, après s'être préparé à ce passage pendant les quatre dernières années de sa retraite & de sa vie, par de fréquentes méditations, suivies d'une pratique continuelle d'actions de piété & de charité.

Marie-Renée de Berthemet, veuve de *Gilbert Colbert de Saint-Pouanges*, dont on vient de lire l'épitaphe, mourut le 28 février 1732, âgée de 85 ans, ou environ, & fut inhumée dans cette Chapelle, auprès de son mari.

Les Princes & Princesses de la maison de Lorraine, résidens en France, ont leur sépulture dans cette Eglise, &c.

La Marquise *de Pompadour*, &c. étant morte à Versailles le 15 avril 1764, son corps fut apporté & inhumé en cette Eglise, le lendemain 16, à côté de celui de Demoiselle *Alexandrine le Normand d'Etiole*, sa fille, dans la Chapelle que cette Dame y avoit acquise, & qu'elle avoit fait revêtir de marbre.

CAPUCINS. (Champs des) Entre l'Abbaye Royale du Val-de-Grace & le Couvent des Capucins de Saint-Jacques, est une espèce de nouveau cours, qui a été planté d'arbres en conséquence d'un Arrêt du Conseil d'Etat, du 18 octobre 1704, & conduit depuis les Capucins jusqu'à la rue de Bourgogne. A côté de ce cours est un grand terrein vuide, qu'on nomme *le champ des Capucins*. Au bout de ce champ, est une croix de pierre, faite en forme de pyramide, & qu'on nomme la *Croix de la Sainte Hostie*. Voici à quelle occasion elle fut erigée, & ce qui lui a fait donner le nom qu'elle porte.

En 1668, trois voleurs étant entrés de nuit dans l'Eglise de Saint-Martin, cloître de Saint-Marcel, rompirent le Tabernacle, & emportèrent le S. Ciboire. Ils furent pris & brûlés vifs ; mais avant leur supplice, ils découvrirent qu'ils avoient enveloppé une des hosties dans un mouchoir, & l'avoient jettée contre les murs de l'Abbaye du Val-de-Grace. On la chercha & on la trouva en cet endroit. Ce fut pour réparation de ce sacrilège, qu'on fit une procession générale, où l'Archevêque de Paris, nuds pieds, & ayant l'étole derrière le dos, porta le S. Sacrement, qui fut posé & adoré sur un autel qu'on avoit dressé en cet endroit, & paré magnifiquement. C'est donc en mémoire de cette réparation, que cette croix fut dressée, & qu'on lui donna le nom qu'elle porte.

Tous les ans, le premier Dimanche de juillet, le Curé & le Clergé de Saint-Martin font une procession du S. Sacrement en cet endroit.

En 1768, M. *de Beaumont*, Archevêque de Paris, accompagné du Clergé des Paroisses de Saint-Martin & de Saint-Hypolite, assista à la procession solemnelle & générale de la centième année de ce sacrilège, avec les cérémonies qui furent observées en 1668.

C'est dans cette place, près du Couvent, que les Déserteurs des Soldats Gardes-Françoises passent par les armes. Cette exécution se faisoit auparavant sur la place de l'Estrapade.

CAPUCINS. Religieux habillés d'un gros drap gris ou brun, avec un manteau de même couleur, & un long capuce, à cause duquel ils ont été appellés Capucins. Ils portent une longue barbe *, une ceinture de crin, avec des gros

---

* Ordinairement le François jusqu'à l'âge de 40 ans, ne portoit que des moustaches, à moins qu'il ne fût revêtu de quelque charge ou dignité ; alors il laissoit croître sa barbe (*barbe* signifioit en Celtique, & signifie encore en Breton, *viril*), & la portoit arrondie & longue de cinq ou six doigts. Alaric, Roi des Visigots, craignant d'être attaqué par Clovis, & cherchant à l'amuser par de belles espérances, lui fit demander une entrevue pour lui *toucher la barbe*, c'est-à-dire, pour l'adopter : on prenoit par la barbe ou la moustache, celui qu'on adoptoit. Il n'étoit permis qu'aux Princes de la Famille Royale de porter leurs cheveux dans toute leur longueur, épars & flottans sur leurs épaules; on croit qu'il n'étoit permis qu'à eux de laisser croître entièrement leur barbe, & de la porter aussi longue qu'elle pouvoit l'être, pour marques de la Royauté: *Crine profuso, barbâ submissâ, folio restiteret & speciem dominantis effingeret*, dit Eginard dans la vie de Charlemagne. Cet usage continua sous les premiers Rois de la troisième race. Hugues, Comte de Châlons, ayant été vaincu par Richard, Duc de Normandie, alla se jetter à ses pieds avec une selle de cheval sur le dos, pour marquer qu'il se soumettoit entièrement à lui : *Avec sa grande barbe*, dit la Chronique, *il avoit plutôt l'air d'une chevre que d'un cheval*. Louis VII raccourcit ses cheveux & se rasa la barbe, ce qui dura jusqu'au règne de Henri II, de François II, de Charles IX & de Henri III, que la barbe redevint à la mode. Deux exemples prouvent qu'excepté les Ecclésiastiques & les Magistrats, tout le monde en France portoit alors une longue barbe. En 1536, *François Olivier*, qui

nœuds, sur leur robe, & marchent avec des sandales. Ils ont été réformés de l'Ordre de S. François.

CAPUCINS *de Saint-Honoré.* Ce Couvent est regardé comme le plus ancien, & le plus considérable que les Capucins aient en France. Le Cardinal *Charles de Lorraine* ayant connu quelques-uns de ces Religieux pendant qu'il étoit au Concile de Trente, en amena quatre à Paris, & les établit dans le parc de son Château de Meudon; mais ce Cardinal étant mort en 1564, ces quatre Religieux Italiens s'en retournèrent dans leur patrie. *Pierre Deschamps*, Cordelier, natif d'Amiens, ayant quitté les Cordeliers pour prendre la réforme des Capucins en 1572, fut le premier Capucin François. Il établit un petit Couvent de cet Ordre à Piquepuce en 1574, avec la permission du Roi *Charles IX* & du Pape *Grégoire XIII*. Peu de tems après vint à Paris le Père *Pacifique de Venise*, en qualité de Commissaire-général de son Ordre en France, avec douze de ses Confrères, Prêtres, & deux Frères Laïques, qui allerent descendre, en arrivant, au Couvent des Piquepuces, d'où la Reine *Catherine de Médicis* les tira tous, pour les établir dans le fauxbourg Saint-Honoré,

---

fut depuis Chancelier, ne put être reçu au Parlement Maître des Requêtes, qu'à condition de faire couper sa longue barbe, *s'il vouloit assister au Plaidoyé*. *Pierre Lescot*, en 1556, ayant été pourvu d'un Canonicat à Notre-Dame, le Chapitre insista long-tems contre sa longue barbe, & consentit enfin qu'il fût reçu, sans l'obliger à la couper, *quoique ce fût déroger aux Statuts de l'Eglise*. Sous Henri IV on diminua la barbe, on ne la portoit que de la longueur de trois doigts sous le menton, en eventail, arrondie & accompagnée de deux moustaches longues & roides, en forme de barbe de chat. Ensuite on ne retint que ces deux moustaches, avec un petit toupet de poil au milieu, & tout le long de la levre inférieure. Le Maréchal de Bassompierre disoit que tout le changement qu'il avoit trouvé dans le monde, après douze ans de prison, étoit que les hommes n'avoient plus de barbe, & les chevaux plus de queue. La royale devint & fut long-temps à la mode, sous le regne de Louis XIV. Dans le tems des *barbes à l'éventail*, on les faisoit tenir en cet état avec des cires préparées, qui donnoient au poil une bonne odeur, & la couleur qu'on vouloit. On accommodoit sa barbe le soir, & pour qu'elle ne se dérangeât pas la nuit, on l'enfermoit dans une *bigotelle*, espèce de bourse faite exprès. On appelloit aussi *bigotelle*, la bourse que les Dévotes pendoient à leur ceinture, pour faire leurs aumônes. M. de *Saint-Foix*, *Ess. Hist. sur Paris*, tom. 2. pag. 203.

au même lieu où ils sont aujourd'hui. Comme le Couvent que ces Religieux ont à Meudon, ne fut fondé par le Cardinal *de Guise*, neveu du Cardinal de Lorraine, qu'en 1576, celui de la rue Saint-Honoré est regardé par les Capucins, comme le plus ancien qu'ils aient en France, & celui de Meudon, immédiatement après.

Le Couvent qui est aujourd'hui dans la Ville, est fort spacieux ; car, lorsqu'il fut bâti, ce quartier n'étoit qu'un Fauxbourg. Les bâtimens réguliers sont moins simples que les autres Couvens de Capucins : ils sont d'ailleurs si vastes, qu'ils peuvent contenir une Communauté d'environ 150 Religieux. En 1731, ils ont fait rebâtir le portail & le mur du cloître, qui sont sur la rue Saint-Honoré ; & en 1735, ils ont fait rebâtir le chœur de leur Église.

On peut dire que dans ce morceau d'architecture, ainsi que dans la construction du portail, qui est sur la rue Saint-Honoré, ces Pères sont sortis de l'uniformité, qui règne ordinairement dans les bâtimens des Couvens de leur Ordre. Leur Église fut dédiée sous le titre de l'Assomption de la Sainte Vierge, le jour de la Toussaint de l'an 1610, par le Cardinal *de Joyeuse*. Le tableau du maître-autel est de *le Brun*, & représente l'Assomption. La représentation de la Vierge est si délicate, qu'elle semble voler. Sa draperie est noble & élégante, & les têtes des Apôtres sont d'une grande beauté ; celle de Saint Pierre, sur-tout, est parfaite. La Présentation, par le même Peintre, est aussi un beau tableau. L'architecture en est grande & regulière. Le visage de la Vierge est si pur, si beau & si humilié, qu'on ne peut se lasser de la contempler. La tête du vieillard est admirable.

Les Religieux de ce Couvent exposèrent dans cette Église le 24 de décembre 1730, un grand tableau, qui représente le martyre de *S. Fidele de Simeringue*, Religieux de leur Ordre : ce tableau est de *Robert*, Peintre du feu Cardinal de Rohan.

Dans la nef est la tombe du P. *Ange de Joyeuse*. Il se nommoit *Henri de Joyeuse*, & porta, en entrant dans le monde, le nom de *Marquis d'Arques*, qu'il quitta pour prendre celui de *Comte du Bouchage*. Il servit avec distinction jusqu'au mois de septembre de l'an 1587, que sa femme *Catherine de la Valette*, sœur de *Jean-Louis de la Valette*, Duc d'Epernon, mourut à 21 ans, pour avoir fait trop d'austérités : ce Seigneur désolé, & ne trouvant plus rien qui le pût retenir dans le monde, le quitta le 4 de ce mois, 26 jours après la mort de sa femme, se fit Capucin, & fut nommé le Père *Ange*.

C iv

Anne, Duc de Joyeuse, & Claude, Seigneur de Saint-Sauveur, deux de ses frères, ayant été tués à la bataille de Coutras, & Antoine-Scipion de Joyeuse, Grand Prieur de Toulouse, qui étoit le troisième, & qui commandoit pour la Ligue en Languedoc, s'étant noyé dans le Tarn à Villemur, les habitans de Toulouse & la Noblesse des environs sollicitèrent le Père Ange à sortir du cloître, pour venir se mettre à la tête des troupes révoltées, qu'ils mirent sur pied. Ils en obtinrent pour lui la dispense du Pape, & pour lors le Père Ange quitta le froc, pour reprendre le casque. Il soutint la révolte dans cette Province en grand politique, & en grand homme de guerre ; mais le Roi *Henri-le-Grand* s'étant fait Catholique, & ayant obtenu du Pape son absolution, le Duc *de Joyeuse* commença à capituler avec le Roi son maître, & en obtint le bâton de Maréchal de France, en 1596. Il maria une fille unique qu'il avoit, à *Henri de Bourbon*, Duc de Montpensier, l'an 1599. Pour lors pressé par sa conscience, & par les sollicitations de sa mère, qui étoit très-dévote, & piqué aussi par les railleries du Roi, qui s'égayoit quelquefois aux dépens du Capucin-Maréchal de France, il reprit brusquement l'habit & la vie de Capucin, le 15 mars de cette même année. Dans la suite, revenu de Rome en vrai Capucin, c'est-à-dire, à pieds, & les pieds nuds, il lui prit une fièvre violente, dont il mourut à Rivoli, près de Turin, le 27 de septembre de l'an 1608, âgé de 41 ans. Son corps fut apporté à Paris, & inhumé avec pompe dans le Sanctuaire, devant le maître-autel de l'Eglise de ce Couvent, sous une tombe couverte d'une table de marbre noir. Mais comme en 1734 & 1735, les Capucins ont agrandi leur Eglise, & ont fait bâtir un nouveau chœur, les tombes du Père *Ange de Joyeuse* & du Père *Joseph*, dont on va parler, se trouvent aujourd'hui dans la nef. Sur celle du P. *Ange*, est cette épitaphe :

Hoc tumulo condita sunt ossa
Reverendi Patris Angeli
 De Joyeuse,
Olim Ducis, Paris, ac Marescalli
 Franciæ :
Et in Provincia Auxitana Proregis,
Qui in ipso ætatis flore,
Ut totum se Christo addiceret,
Tot honores, tot opes abjecit,
Et Ordinem Capucinorum ingressus ;
In illo reliquum vitæ transegit.

Singulari pietatis & humilitatis exemplo,
In quo tandem obiit,
Cum pro secunda vice esset Provincialis
Provinciæ Franciæ, & Definitor
Capituli Generalis; anno Christi 1608.
HENRICIA CATHARINA,
Henrici Montispensarii Ducis vidua,
Patri charissimo mœrens posuit.

Auprès de cette tombe est celle du Père *Joseph le Clerc*, autre Capucin célèbre. Il étoit fils aîné de *Jean le Clerc du Tremblay*, Ambassadeur à Venise, Chancelier du Duc d'Alençon, Président aux Requêtes du Parlement de Paris; & de *Marie de la Fayette*, petite-nièce de *Gilbert de la Fayette*, Maréchal de France. Il naquit à Paris le 4 de novembre de l'an 1577, & fut nommé au Baptême *François*, par le Duc d'Alençon, frère des Rois *François II, Charles IX & Henri III*, le 2 février 1599. Il entra au Noviciat que les Capucins avoient pour lors à Orléans, & il quitta le nom de *François*, pour prendre celui de *Joseph*. Un an après il vint à Paris pour sa profession qu'il fit dans ce Couvent le 3 février 1600, entre les mains du Père *Ange de Joyeuse*. Ses talens & sur-tout son esprit d'intrigue, l'introduisirent auprès du Cardinal de Richelieu, & le lui rendirent même nécessaire. Il en devint le Confident & le principal Ministre. Il fut nommé par le Roi au Cardinalat, mais sa mort arrivée à Ruel le 18 décembre de l'an 1638, l'empêcha de recevoir du Pape cette éminente dignité. Son corps fut porté & inhumé avec beaucoup de pompe dans l'Eglise de ce Couvent, auprès de celui du P. *Ange de Joyeuse* : le Cardinal de Richelieu fit mettre sur sa tombe une pierre de marbre, avec cette épitaphe :

D. O. M.

ÆTERNÆ MEMORIÆ

R. P. Joseph le Clerc, *Capucini. Hîc jacet cujus virtus nunquàm jacebit, qui ut jugum Domini ab adolescentiâ portaret, nobilis prosapiæ titulos & opes, invitis parentibus reliquit. In pauperrimo ordine, pauperrimus semper extitit; Ecclesiam scriptis & concionibus illustravit. Provincialis officio in Ordine tam sanctè quàm prudenter functus, ad publica negotia, sic ità disponente Deo, à Christianissimo* LUDOVICO *verè justo vocatur: quo munere Deo, Regi & Patriæ feliciter inserviens, summi ingenii prudentiam & curam, cum seraphica devotione, & mira spiritus tranquillitate composuit, integram promissæ regulæ observantiam à tribus licèt Pontificibus pro totius Ecclesiæ bono legitimè dispensatus, ad ultimum vitæ retinuit. Hæresim Consiliis & Missionibus in Gallia & Anglia oppugnavit. Orientis Christianos erexit. Inter Curiæ delicias & opes austerus & pauper vixit & mortuus est, Cardinalis designatus* XIV. *kal. jan. Anno Dom.* M.D.C. XXXVIII.

Il a paru au commencement de ce siècle, deux vies du P. *Joseph*, dont l'une est de l'Abbé *Richard*, Chanoine de Sainte-Opportune, & l'autre est anonyme ; mais on soupçonne avec raison, qu'elle est aussi du même Auteur. La première représente le P. Joseph tel qu'il auroit dû être, & l'autre tel qu'il étoit.

Outre ces deux hommes illustres, les Capucins en ont eus plusieurs autres, qui leur ont fait honneur dans Paris, parmi lesquels on compte le Père *Athanase Molé*, frère de *Matthieu Molé*, premier Président du Parlement de Paris, & Garde des Sceaux ; le Père *Jean-Baptiste Brulard*, frère du Chancelier de ce nom, & Commissaire-général des Capucins en France ; le Père *Michel de Marillac*, fils du Garde des Sceaux de ce nom, nommé à l'Evêché de Saint-Malo, & mort le 29 juillet 1631, le Père *Bernardin de Crevecœur*, de la famille des *Gouffier*, de la branche de *Thois*, Chevalier de S. Jean de Jérusalem, Abbé de Valloires, puis Capucin, qui préféra les austérités de la profession qu'il avoit embrassée, à l'Evêché d'Amiens, auquel il fut nommé ; le Père *Séraphin de Paris*, l'un des Prédicateurs ordinaires du Roi *Louis XIV*, & celui qu'un des fameux critiques (la Bruyère) des mœurs du dernier siècle, attendoit impatiemment ; & qu'il ne daignoit pas espérer de son siècle, mais qui cependant parut ; & l'on vit alors, dit-il, un *Prédicateur qui, avec un style nourri des saintes Ecritures, expliquoit la parole divine uniment & familièrement*. La plûpart des Homélies de ce Prédicateur Evangelique ont été imprimées. Il mourut dans ce Couvent le 10 de septembre 1713, âgé d'environ 77 ans.

Depuis quelques années, plusieurs jeunes Religieux de cet Ordre se sont adonnés à l'étude des Langues savantes, & y ont fait des progrès admirables, au moyen des secours qu'ils ont trouvés dans la charité de quelques Savans, qui ont bien voulu les aider de leurs lumières. La Langue Grecque leur est devenue familière : ils ont sur-tout fait beaucoup de progrès dans la Langue Hébraïque, si nécessaire pour l'intelligence des Saintes Ecritures. M. l'Abbé *de Villefroi*, Abbé de Blasimont, Lecteur & Professeur en Hébreu au Collège-Royal, s'est fait un devoir en particulier de les instruire. Il s'est même donné la peine de se transporter chez eux, pour leur donner des leçons.

CAPUCINS *de Saint-Jacques.* (ou le Noviciat des) Ce Couvent est situé au Fauxbourg & dans la grande rue Saint-Jacques, auprès de l'Abbaye Royale du Val-de-Grace, & du même côté. *François Godefroi de la Tour* étant malade en sa maison de la Tour, située au fauxbourg Saint-Jacques, donna aux Capucins, par son testament du 27 avril 1613, cette maison avec toutes ses appartenances & dépendances. *Matthieu Molé*. qui n'étoit encore que Président au Parlement de Paris, & qui étoit Syndic des Pères Capucins, se transporta en cette maison, & en prit possession en cette qualité, le 11 de septembre suivant. Ces Religieux s'étant établis dans cette maison, en arrangèrent la grange à leur commodité, & y dressèrent un autel, pour leur servir de Chapelle, jusqu'à ce qu'il se présentât quelque personne charitable, qui leur donnât les moyens d'y bâtir une Eglise. *Pierre de Gondi*, Evêque de Paris, & Cardinal de l'Eglise Romaine, voulut bien contribuer à ce pieux établissement, & donna de quoi construire le dortoir & l'Eglise. Ce fut *Jean-François de Gondi*, son neveu, qui n'étoit encore que Doyen de Notre-Dame, & Abbé de Saint-Aubin, qui, au nom du Cardinal, son oncle, bénit & posa la première pierre de cette Eglise, qui fut ensuite dédiée sous le titre de l'Annonciation, par *François de Harlay*, Archevêque de Rouen. Il n'y a rien de remarquable dans cette Eglise, que deux tableaux de le Brun, dont l'un est une Présentation au Temple, & l'autre une Annonciation. Le Couvent est aussi bâti fort simplement, & n'a rien qui le distingue des autres Couvens de cet Ordre. Il est le Noviciat des Capucins de la Province de Paris. Le Roi Louis XIII accorda à ce Couvent en 1617, un demi-pouce d'eau, & cette concession fut confirmée en 1635.

Entre l'Abbaye du Val-de-Grace & le Couvent des Capucins, étoit un nouveau cours, qui avoit été planté d'arbres en conséquence d'un Arrêt du Conseil du 18 octobre 1704, & qui conduisoit depuis les Capucins jusqu'au bord de la rivière ; mais qui a été supprimé depuis qu'un autre, qui commence au bord de cette même rivière, du côté de la porte Saint-Bernard, a été construit & continué, jusqu'à celui du fauxbourg Saint-Jacques, ainsi qu'il est détaillé à l'article *Boulevards*. A côté, où étoit ce premier cours, est un grand terrein vuide, qu'on nomme le *Champ des Capucins*. Voyez ci-dessus.

CAPUCINS *du Marais*. Ce Couvent est le troisième que les Capucins ont à Paris. Il est situé dans la rue d'Orléans, & fut fondé en 1623. Le Père *Athanase Molé*, Capucin, frère de *Matthieu Molé*, depuis premier Président au Parlement de Paris, & Garde des Sceaux de France, contribua le plus à cet établissement par ses mouvemens & par ses ressources. Ce Couvent n'a rien qui le distingue des autres de cet Ordre. L'Eglise n'a été achevée que par la protection de feu M. d'*Argenson*, père, Lieutenant-général de Police, puis Président du Conseil des Finances, & Garde des Sceaux de France. Les tableaux qu'on voit dans la nef, & qui représentent des sujets de la vie de la Sainte Vierge, ont été peints par un nommé *Robert*, Peintre de son Eminence le Cardinal *de Rohan*. Ce Peintre étoit assez habile ; mais il auroit été le premier Peintre du monde, si ses talens eussent répondu à la bonne opinion qu'il avoit de lui-même.

CARDEURS. Ce sont les Ouvriers qui cardent le coton, la laine, la bourre, & qui réparent le drap en sortant du foulon.

Les Maîtres de cette Communauté ont des statuts aussi anciens que ceux des Marchands Drapiers, confirmés par Louis XI en 1467, augmentés & confirmés par Louis XIV en 1688, & registrés au Parlement en 1691, qui les qualifient de *Maîtres Cardeurs, Fouleurs, Peigneurs, Arçonneurs de laine & coton, Drapiers drapans, Coupeurs de poil, & Fileurs de lumignons*.

L'apprentissage est de trois ans, & trois ans de compagnonage. Le brevet coûte 15 liv. & la maîtrise 150 liv. avec chef-d'œuvre. Bureau, rue de la Vannerie.

CARDIERS. Ce sont les Ouvriers qui ont le droit de faire les outils dont on se sert pour carder les laines, coton, bourre, &c.

En 1727, le Roi donna à cette Communauté un Arrêt en forme de Réglement, sur la longueur & largeur que doivent avoir les cardes, relativement à la qualité des laines qu'elles doivent carder.

CARMELITES, (les Religieuses) *de la grande rue du fauxbourg Saint-Jacques, & presque vis-à-vis le Val-de-Grace.*

Ce Monastère étoit auparavant un Prieuré de l'Ordre de S. Benoît, qui dépendoit de l'Abbaye de Marmoutier. On le nommoit *Notre-Dame des Champs*, & *Notre-Dame des Vignes*, parce qu'il étoit dans des champs & entouré de vignes. On a prétendu qu'anciennement il y avoit en ce lieu un Temple consacré à *Cérès*. Une statue qui est au haut du pignon de cette Eglise, a établi cette opinion, parce qu'on l'a prise pendant long-temps pour une statue de cette Déesse. En l'examinant attentivement avec une lunette de longue vue, on voit distinctement qu'elle a le visage d'un jeune homme sans barbe, & qu'elle est vêtue d'une draperie depuis le col jusqu'aux pieds. Sa tête est nue, avec des cheveux fort courts, & est panchée sur l'épaule gauche. Elle tient de la main gauche une balance, dans chacun des bassins de laquelle est une tête d'enfant. Certaines pointes de fer, qui ont été mises sur le haut de cette statue, pour empêcher les oiseaux de s'approcher & la garantir de leurs ordures, ont fait croire à *Charles Patin* & à *Moreau de Mautour*, que c'étoient des épis de bled, symboles de Cérès; mais *André Favin*, & plusieurs autres après lui, ont pensé avec raison que cette statue représente *S. Michel*, qui, en général, est considéré comme le Protecteur de l'Eglise militante, & en particulier, comme un de ceux de la France.

Les Pères *Félibien* & *Lobineau* ont fort bien remarqué, qu'en matière de découvertes, la grande règle, mais peu observée par quantité d'Aventuriers qui fatiguent le public de leurs visions, est de s'assurer, avant toutes choses, des faits; car, d'abord que le fait n'est pas vrai, tout le bâtiment écroule. On pourroit citer beaucoup d'autres exemples postérieurs à celui de la prétendue Cérès; mais la démangeaison de se faire valoir dans le public par ces sortes de productions, est un mal incurable.

Le bâtiment de cette Eglise, tel qu'il est encore aujourd'hui, est du moins du tems de *Robert*; nous trouvons même que dès la huitième année du règne de *Hugues Capet*, laquelle répond à l'an 995, les Religieux de Marmoutier étoient établis à Notre-Dame des Champs. Ce Prieuré a été desservi par ces Religieux jusqu'en 1604, que l'Eglise & le Monastère furent cédés aux Religieuses Carmelites de la réforme de Sainte-Thérèse, dont le Cardinal *de Bérulle* en avoit amené six. Le titre & le reste des biens du Prieuré ont été unis au Séminaire d'Orléans, par Lettres-patentes du mois d'août 1671, obtenues par Messire *Pierre du Cambout*, Evêque d'Orléans, premier Aumônier du Roi, Prieur Commandataire du Prieuré de Notre-Dame des Champs. Les Abbé & Religieux de Marmoutier donnèrent leur consentement à cette union le 22 avril 1672.

En 1604, M. *de Bérulle* établit en ce lieu six Religieuses Carmelites qu'il avoit amenées d'Espagne, après avoir obtenu un Bref du Pape Clément VIII, & des Lettres-patentes du Roi *Henri-le-Grand*.

Ce Couvent est le plus ancien des soixante-dix que cet Ordre a aujourd'hui en France. Quoique la règle de ces Filles soit très-austère, la Communauté est toujours des plus nombreuses. C'est dans ce Monastère, où de nos jours *Louise-Françoise de la Baume-le-Blanc*, Duchesse *de la Valière*, aima mieux vivre en Servante de J. C. que d'être dans le siècle la Maîtresse du plus grand Roi du monde. Elle y a pratiqué, pendant 36 ans, toutes les austérités de la règle d'une manière très-édifiante. Elle étoit connue dans la Religion sous le nom de *Sœur Louise de la Miséricorde*, & mourut l'an 1710.

L'Eglise de ce Couvent a été bâtie, ainsi qu'on l'a dit, sous le règne de *Robert*, fils de *Hugues Capet*; mais la Chapelle souterraine est bien d'une autre antiquité. Le dedans de l'Eglise est magnifiquement décoré par la libéralité de *Marie de Médicis*, qui y employa long-tems *Philippe Champagne*, son premier Peintre. Les peintures de la voûte sont à fresque & de ce Peintre. Les curieux & les connoisseurs regardent, avec une attention particulière, un morceau de perspective dont *Désargues*, habile Mathématicien, avoit donné le trait à *Champagne*: c'est un crucifix placé entre la Sainte Vierge & Saint Jean. Ce grouppe paroît être sur un plan perpendiculaire, quoiqu'il soit sur un plan horizontal.

La clôture, qui sépare la nef du chœur, est formée par quatre grandes colonnes de marbre, chargées de flammes de bronze doré. Sur la porte est un beau crucifix, aussi de bronze, qui est un des meilleurs morceaux qu'ait fait *Jacques Sarrasin*.

Le grand autel a été magnifiquement décoré par la libéralité de *Marie de Médicis*. Il est élevé sur douze marches de marbre, & formé par un corps d'architecture de quatre colonnes corinthiennes, dont deux sont en corps avancé & deux en retrait. Ces colonnes, qui sont de marbre, ont des bases, des chapitaux & des modillons de bronze doré d'or moulu. Dans l'attique eſt un grand bas-relief, auſſi de bronze doré, ſur un fond de marbre de Dinan : il repréſente l'Annonciation. Ce morceau de ſculpture eſt d'*Anſelme Flamen*. Les deux Anges de bronze ont été fondus par *Perlan*. Le tableau de l'Annonciation eſt beau, ſans être néanmoins un des meilleurs du *Guide*. La gloire eſt ce qu'il y a de plus digne de ce grand Peintre. Le tabernacle eſt tout d'orfévrerie, & repréſente l'Arche d'Alliance. Sur le devant, on voit l'Annonciation en bas-relief. Une ou deux fois l'an on expoſe ſur cet autel un grand ſoleil d'or, enrichi de pierreries. Ce Sanctuaire eſt enfermé dans une baluſtrade de marbre.

Sous chaque vitrage de cette Egliſe, eſt un tableau orné d'une riche bordure : ces tableaux ſont au nombre de douze, ſix de chaque côté.

A gauche, le premier & le plus proche de l'autel, repréſente J. C. reſſuſcité, qui apparoît aux trois femmes qui le cherchoient ; il eſt de *Laurent de la Hire*. 2°. J. C. dans le déſert, ſervi par des Anges ; c'eſt un des meilleurs de *le Brun*. 3°. J. C. aſſis ſur le bord du puits de Jacob, s'entretenant avec la Samaritaine ; il eſt de *Stella*. 4°. L'entrée triomphante de J. C. dans Jéruſalem, & une quantité prodigieuſe de peuple qui l'accompagne, par *Laurent de la Hire*. 5°. J. C. chez Simon le Phariſien & la Madeleine à ſes pieds, ſur leſquels elle répand le parfum le plus exquis ; il eſt de *le Brun*, & digne de lui. 6°. Le miracle des cinq pains, par *Stella*.

Les ſix qui ſont de l'autre côté, & poſés vis-à-vis de ceux dont on vient de parler, ſont tous de *Philippe de Champagne*. 1°. La naiſſance de J. C. dans une étable, & les Bergers qui y ſont accourus. 2°. La deſcente du Saint-Eſprit ſur les Apôtres. 3°. L'Aſſomption de la Vierge. 4°. L'adoration des Mages. 5°. La Circonciſion de N. S. J. C. 6°. La réſurrection du Lazare.

Les Chapelles ſont auſſi très-bien ornées. Il y en a même une, qui eſt celle de la Madeleine, qu'on peut appeler magnifique. Dans un tableau de *le Brun*, qui paſſe pour être un de ſes chefs-d'œuvre, l'on voit la Madeleine abſorbée dans la douleur & dans le repentir de ſes péchés ; ſa componction & ſa pénitence ont quelque choſe de tendre, & font voir que l'amour y avoit plus de part que la crainte. Dans cette même Chapelle eſt la ſtatue à genoux du Cardinal *de Bérulle*, Inſtituteur de la Congrégation de l'Oratoire, & Introducteur des Carmelites en France. Cette ſtatue qui eſt de marbre, fut faite par *Jacques Sarraſin* en 1659, & eſt ſur un piedeſtal enrichi de deux bas-reliefs, dont l'un nous repréſente le sacrifice que Noé fit à Dieu, après sa sortie de l'Arche; & l'autre, le saint Sacrifice de la Messe. Ce piedestal & ces bas-reliefs sont de l'*Estocart*, d'Arras, Sculpteur habile. Le lambris de cette Chapelle est décoré de plusieurs tableaux, dont les sujets sont pris de la vie de la Madeleine, & peints par les meilleurs Élèves de *le Brun*, & sur ses dessins. C'est l'Abbé *le Camus* qui a fait la dépense de tous les embellissemens de cette Chapelle, au milieu de laquelle il a été inhumé. Sur un quarré de marbre blanc, on lit cette épitaphe:

In spem resurrectionis hîc jacet Eduardus le Camus, *Sacerdos Christi & Dei. Obiit anno salutis* 1674, *die* 24 *febr. Sit in pace locus ejus.*

Au-dessus de la porte de cette Eglise, est une grande tribune grillée, où les Religieuses peuvent entendre le sermon lorsque l'on prêche dans la nef. Cette tribune est décorée de colonnes feintes de marbre, & des statues de S. Pierre & de S. Paul. Sur l'entablement est S. Michel, qui précipite le démon dans l'enfer; c'est *Stella* qui en a donné le dessin, qui est d'une grande manière.

Les personnes inhumées dans cette Eglise, sont: *Marguerite Tricot*; *François Vautier*, premier Médecin du Roi; trois filles de *Henri-Charles-Alphonse de Lorraine*, Prince *d'Harcourt*, & *de Marie de Brancas-Villars*; *Pierre de Bullion*, Abbé de Saint-Faron; *Julie d'Angermes*, Duchesse de Montausier, morte en 1671; le Duc *de Montausier*, son mari, mort en 1690; *Antoine Varillas*, mort en 1696; *Marie-Anne de Bourbon*, Duchesse *de Vendôme*, morte au mois d'avril 1718, le cœur du Vicomte *de Turenne*, tué d'un coup de canon en 1675.

Le cœur d'*Anne-Marie Martinozzi*, Princesse *de Conti*, morte en 1672, fut aussi porté dans l'Eglise de ce Couvent, où il gît avec cette épitaphe, qui est de la composition de feu M. *Dodart*, Docteur en Médecine de la Faculté de Paris, & Membre de l'Académie Royale des Sciences.

Hic jacet

Cor clarissimæ & potentissimæ Principis Annæ-Mariæ Martinnozziæ, *viduæ celsissimi & potentissimi Principis* Armandi Borbonii, Principis de Conti; *quod à media sui parte illustrissimi ac charissimi conjugis obitu separatum, tantùm Christo genuit, donec sponso & Deo redderetur, quem unum uterque amaverat.*

amaverat. *Nullum in eo mundi amor locum habuit. Hoc altare Deo sacrum nullo alio igne coluit, quàm Dei. Amor Christi, amor sponsi, amor liberorum & Ecclesiæ illud sibi vindicárunt. Charitas hujus cordis natura est, postquàm à Christo creatum est in operibus bonis, quibus plenum perfectè Deo vivere cœpit, moriens mundo & sensibus, qui suam illi lucem abscondebant. Si cor Christianum moreretur, obiit prid. non. feb. 1672, ætatis 35.*

Au bas des degrès du grand autel, à droite, est une tombe plate de marbre noir, sur laquelle on lit :

H I C   J A C E T

Marguereta Tricot, *uxor Domini Ludovici Lavocat, illustrissimæ viduæ serenissimi Principis Condæi ab ornamentis, dùm vixit, ardenti, fidelique obsequio animum Dominæ demeruit, ergà omnes officiosa, & quasi pauperum patrona ; grata hominibus fuit ; Deo chara, virtutes Christianæ quæ vitam decoravére, mortem illustrarunt. Obiit 31 januarii, ann. 1651, ætatis 54.*

Au bas des mêmes dégrés, mais à gauche, est une autre tombe, décorée de même que la précédente, & sur laquelle on lit une épitaphe, qui très-certainement n'a pas été faite par *Gui-Patin*.

Franciscus Vautier, *Archiatrorum Comes latet hîc, qui divinæ artis claritudine innotuit omnibus, semper notissimus ipse sibi, antiquam Arelatensis Imperii gloriam restituens, natalibus suis, palàm fecit perfectis Medicis deberi jus regnandi etiam in Reges, obiit ann. 1652.*

Auprès de cette tombe, on en voit une autre de marbre blanc, au-dessus de laquelle on lit :

D. O. M.

Hic jacent corpuscula tria sororum trium, filiarum serenissimi & Lotharingiæ Principis Henrici, Caroli, Alphonsi d'Harcourt, & nobilissimæ conjugis Mariæ Brancacciæ de Villars ; has innominatas unda baptismatis lavit, & eas intrà quindecim circiter dies defunctas in cœlum vexit, perpetuò regnaturas, cum alio Principe qui Christus est. Sit his in hac Ecclesia Virginum Carmeli sponsarum fidelium Jesu, usque dùm advenerit magni judicii dies quieta dormitio 1672.

Dans la nef, vis-à-vis de la seconde Chapelle, est la tombe d'*Antoine Varillas*, Historien très-connu. On y lit cette épitaphe :

Clarissimo viro Antonio de Varillas, *Regi à Consiliis, Franciæ Historiographo, cujus fama latè per orbem diffunditur, mens in libris lucet, corpus hîc resurrectionem expectat, anima requiescat in pace. Posuerunt sanguine & amicitiâ conjuncti nobiles viri,* Josephus Couturier de la Prugne, *Regi à Consiliis Proprætor urbis Waradi,* & Claudius Pillon, *in suprema Galliarum Curia causarum Patronus piæ & ultimæ voluntatis executores, anno Domini 1696.*

L'on doit savoir gré à l'Auteur de l'épitaphe qu'on vient de lire, de n'avoir loué *Varillas* que sur son esprit, & de n'avoir pas poussé la flatterie jusqu'à vanter son amour pour la vérité.

Au bout de la nef, du côté de la porte, on voit une grande tombe de marbre, sur laquelle on lit cette épitaphe :

HIC JACET

Petrus de Bullion, *Sacerdos, Abbas Sancti-Faronis, qui fugiens mundi delicias, mansit in solitudine montis hujus Virginum Carmeli, ibique Christum abundantiùs inveniens piè vixit anno 1659. Sit habitatio ejus in sancta Sion.*

Au bas de cette Eglise est inhumé le célèbre *Philippe Hecquet*, Docteur en Médecine de la Faculté de Paris, sur le mérite duquel on se dispensera de s'étendre : il suffit de lire la belle épitaphe, dont l'illustre M. *Rollin* a honoré sa mémoire ; on en rapportera ici seulement la traduction que l'on trouve imprimée dans l'histoire de la vie de ce savant Médecin. Il avoit nommé pour Exécuteur de son testament, & pour Légataire universel de ses manuscrits & du peu d'effets mobiliers qu'il laissoit, le sieur *Lacherie*, qui avoit mérité toute sa confiance par l'affection la plus marquée, & par des soins infinis depuis plus de 23 ans. Celui-ci, par reconnoissance, prit soin des funérailles de son Bienfaiteur, auxquelles il invita un grand nombre de Docteurs & de gens de mérite, qui se firent un devoir de s'y trouver.

ICI REPOSE

Philippe Hecquet, *Docteur-Régent de la Faculté de Méde-*

cine de Paris. Il naquit à Abbeville le 22 de février 1661, & fut élevé par ses parens avec soin & dans la piété. La Médecine fut son étude. Il s'y livra tout entier, & l'exerça d'abord dans sa patrie, après avoir pris le degré de Docteur dans la Faculté de Rheims. Dans la suite, enflammé du desir de se rendre plus habile dans son Art, il vint à Paris. Il y remplit son cours de Médecine avec beaucoup de distinction, & fut revêtu d'un plus noble titre de Docteur. Appellé dans la solitude de Port-Royal des Champs, pour prendre soin de la santé d'une illustre Demoiselle (Mademoiselle de Vertus) il y secourut pendant quatre ans, avec autant de succès que d'assiduité, les malades du dedans & du dehors. Il revint ensuite apporter à Paris, non plus de richesses, mais plus de science & de piété. Ses Ouvrages, si remplis d'érudition médicinale, sont des témoignages de la grande habileté qu'il avoit acquise par un travail opiniâtre, & par une longue expérience. En 1712, il fut élu Doyen de sa Faculté. Ce fut alors qu'après un long & mûr examen, il commença, conjointement avec un nombre de Docteurs, qu'elle avoit choisis, à dresser un excellent Code de Pharmacie. L'an 1727, il se retira dans cette maison des Carmelites, qu'il avoit déja gouvernée pendant 32 ans en qualité de Médecin, & passa le reste de sa vie dans la prière, dans la pratique du jeûne, & dans la méditation continuelle de la mort, auxquelles il joignit l'abstinence du vin & de la viande. Privé par les suites d'une ancienne infirmité, de l'usage de plusieurs de ses membres, mais sain d'esprit & conservant toute la vigueur des facultés de son ame, il aida jusqu'à la fin de ses conseils & de ses aumônes, les pauvres, qui venoient sans cesse le consulter dans leurs maladies. Enfin, après avoir vécu dans le célibat, & s'être rendu lui-même presque pauvre, il s'endormit dans le Seigneur le 12 d'avril 1737, étant âgé de 76 ans & deux mois.

En sortant de cette Eglise, l'on remarque sur la petite porte en dehors, une Annonciation peinte en grisaille, qui est aussi de l'ouvrage de *Champagne*, & qui est estimée des Connoisseurs.

Ce Monastère renferme dans son enceinte environ neuf arpens de terre, le tout sous une seule & même clôture : ce fut la Reine *Marie de Médicis* qui posa la première pierre aux fondemens des cloîtres.

Hors de l'Eglise, & au côté septentrional, en entrant dans le cimetière, l'on voit une petite pierre quarrée d'un pied ou environ de diamètre, sur laquelle est la figure de la Vierge, tenant son Fils sur ses genoux ; cette figure étoit autrefois

D ij

émaillée d'or & d'azur, & le bon *Favin* dit qu'elle avoit été copiée fur celle que S. Denis apporta en France, lorfqu'il y vint prêcher l'Evangile. Dans la bafe de ce tableau, font gravés ces quatre vers:

> Sifte Viator iter ; Mariam *reverenter honora ;*
> Nam fuit hæc *faxo primùm depicta minori,*
> Quod medium fpectas *, ad fculptam primitus ædes,*
> Et Bafilica *tenet tanto de nomine dicta.*

Vers l'an 1630, dans le tems qu'on travailloit à faire la fontaine du jardin de ces Religieufes, l'on déterra quelques reftes d'un maufolée, entr'autres un bas-relief de deux pieds de haut, où étoit un Sacrificateur debout, ayant à fes pieds un taureau tout prêt à être immolé. Auprès de-là, l'on découvrit encore un autre tombeau, où l'on voyoit un Licteur haut de quatre pouces ou environ, vêtu d'un pallium, & d'un habit pliffé auffi long que celui des *Sénateurs Romains.* Dans ce tombeau on trouva une fibule avec une boule & un cornet, le tout de bronze & bien travaillé. Au-deffus on lifoit en lettres majufcules & bien formées:

VIBIUS HERMES EX VOTO.

Ces mêmes Religieufes ayant depuis acquis, & enfermé dans leur enclos, une pièce de terre du voifinage, & faifant creufer pour y jetter les fondemens d'une Chapelle, on rencontra à quatorze pieds du rez-de-chauffée, une cave, & dedans, vers le milieu, un homme à cheval, deux hommes derrière lui, & un petit enfant, ces trois derniers à pied & debout. Dans l'un des doigts de la main gauche d'un de ces piétons, étoit paffé l'anneau d'une lampe de terre rouge, qui ne brûloit plus, & qui reffembloit à un pied chauffé d'un brodequin, tout couvert de clous, ou, fi l'on veut, à la *caliga clavata* des Soldats Romains. Il falloit que ce fût un joueur; car de la main droite il tenoit une petite taffe en forme d'écuelle de terre, dans laquelle étoient trois jettons & trois dez d'ivoire. Le petit enfant ferroit avec les doigts de la main droite, une cuillière d'ivoire, dont le manche étoit long d'un pied, & fembloit vouloir la porter dans un grand vaiffeau de terre proche de lui, qu'on trouva plein d'une liqueur fi odoriférante, qu'ayant été caffé par hafard, l'air en fut tout embaumé. Dans fa bouche, de même que dans celle des autres figures, étoit une médaille de bronze de

Fauſtine, la mère, & d'*Antonin*, apparemment pour payer le paſſage de la barque à Caron. *Voyez* Sauval, *tome III, page 337.*

L'on voit dans la vie de Sœur *Marie de l'Incarnation*, par M. *Duval*, que lorſque les Carmelites vinrent en France, on les appella *Carmelines*. Une Carte de la ville de Paris, & les Livres imprimés vers ce temps-là, ne parlent point autrement. On dit que le changement de *Carmelines* en *Carmelites* eſt venu des dévots, qui, ne pouvant ſouffrir le mot de *Carmelines*, à cauſe de ſon analogie avec *Carmelin*, baladin fameux de ce tems-là, accoutumèrent le peuple de Paris au nom de *Carmelites*, ſelon ſon étymologie latine.

CARMELITES, (Religieuſes) *de la rue Chapon.*

Catherine d'Orléans, Demoiſelle *de Longueville*, qui avoit contribué à l'établiſſement des Carmelites du fauxbourg Saint-Jacques, voulut encore être la principale Fondatrice de leur Couvent dans la rue Chapon. Dans ce deſſein, elle fit acheter l'hôtel des Evêques de Châlons, ſitué devant le cimetière de Saint-Nicolas-des-Champs. Cet hôtel très-conſidérable par ſon étendue, fut vendu cent vingt mille livres par *Coſme Clauſſe*, pour lors Evêque de Châlons. Les Carmelites y entrèrent en 1619; mais le contrat de vente n'en fut paſſé qu'en 1621. L'Egliſe de ce Couvent eſt aſſez ornée. Le tableau du grand autel eſt de *Simon Vouët*, mais ce n'eſt pas le meilleur qu'il ait fait.

CARMELITES *de la rue de Grenelle, fauxbourg Saint-Germain.*

Ces Religieuſes qui ont un Couvent dans cette rue, ſont une colonie venue du grand Couvent qu'elles ont dans la rue Saint-Jacques; mais elle a ſéjourné en chemin, & voici comment.

Au mois d'avril 1656, le Roi *Louis XIV* accorda des Lettres-patentes portant permiſſion aux Mères Prieure & Religieuſes du grand Couvent des Carmelites du fauxbourg Saint-Jacques, & à ſa très-chère couſine *Anne-Marie-Chrétienne de Foix de la Valette*, pour lors nommée *Anne-Marie de Jeſus*, Religieuſe Profeſſe audit Couvent, d'établir une Communauté de Religieuſes Carmelites en la rue du Bouloir, pour leur ſervir de retraite & de refuge à l'avenir en cas de troubles & de néceſſité publique, & pour être une dépendance inſéparable dudit grand Couvent; à condition qu'on n'y pourroit recevoir aucune Religieuſe à Noviciat, ni à Profession, & que ledit Monastère ne pourroit être rempli d'autres Religieuses que de celles qui seroient envoyées par ledit grand Couvent. C'est à toutes ces conditions que l'établissement de ce Couvent fut commencé.

Six ou sept ans après, la Reine *Marie-Thérèse d'Autriche*, épouse du Roi Louis XIV, ayant desiré de fonder dans la ville de Paris une Communauté de Religieuses Carmelites, pour y faire ses retraites spirituelles, & remercier Dieu de la naissance du Dauphin, le Roi approuva un dessein si pieux, & donna des Lettres-patentes au mois de décembre 1663, regîtrées au Parlement le 17 du même mois, &c. par lesquelles le Roi révoqua & annulla toutes les conditions, sous lesquelles l'établissement des Carmelites de la rue du Bouloir avoit été fait : voulut S. M. que ladite Maison & Communauté de la rue du Bouloir fût à l'avenir un Monastère distinct, séparé, & indépendant absolument du grand Couvent des Carmelites du fauxbourg Saint-Jacques; que les Religieuses qui le rempliroient, pussent recevoir à Noviciat, & à faire profession des Religieuses & faire élection des Prieures, & autres Officiers & Officières accoutumées être établies en semblables Maisons; même accepter & posséder les gratifications & biens qui pourroient leur être faits ci-après, par quelques personnes que ce soit; de laquelle Maison de la rue du Bouloir, ladite Dame Reine, son épouse & compagne, sera Fondatrice; & jouira ladite Maison de tous les privilèges, immunités attribués & accordés aux autres maisons Religieuses de fondation royale, & spécialement du droit de *Committimus*. A la charge toutefois que les Religieuses du grand Couvent du fauxbourg Saint-Jacques seront remboursées & dédommagées des maisons & places par elles achetées pour l'établissement dudit refuge, & des autres dépenses utiles & légitimes qu'elles y pourroient avoir faites.

Comme la Reine Anne d'Autriche, dès le 3 de mars de l'an 1662, avoit fondé en ladite Maison de la rue du Bouloir, un Salut du Saint Sacrement tous les Dimanches de l'année, & que ladite Maison étant lors dépendante du grand Couvent, elle avoit été obligée de passer un contrat avec les Religieuses d'icelui, pour l'établissement de ladite fondation, dont elles pourroient prétendre l'exécution par leurs mains & par leur ministère; & le Roi ne voulant pas qu'il y eût aucune connexité d'affaires entre ledit grand Couvent & celui de la rue du Bouloir, S. M. ordonna, par sesdites Lettres-patentes, que lesdites Religieuses du grand Couvent seroient déchargées de ce à quoi elles pourroient être tenues par ledit contrat de fondation, & que lesdites Religieuses du Couvent de la rue du Bouloir en seroient chargées, à commencer du premier janvier suivant. En considération de quoi, le Roi ordonna que les mille livres assignées sur le Domaine de Calais pour ladite fondation, seroient dorénavant payées, aussi à commencer du premier janvier suivant, sur les simples quittances de la Supérieure de ladite Maison de la rue du Bouloir, par ses Receveurs dudit Domaine de Calais, ou autres qu'il appartiendra. Sa Majesté dérogeant en tout ce qui est contraire à ces présentes, & notamment auxdites Lettres d'établissement de ladite Maison de refuge, du mois d'août 1656, & autres ses Lettres-patentes expédiées au mois de mai 1662, pour l'exécution dudit contrat de fondation.

Ce fut donc en conséquence des Lettres-patentes du mois de décembre 1663, que le 20 janvier 1664, les Reines *Anne & Marie-Therese d'Autriche* posèrent ensemble la première pierre à l'Eglise du Couvent de la rue du Bouloir. Après que les Carmelites eûrent demeuré environ vingt-cinq ans dans cette Maison, des raisons de commodité leur firent souhaiter d'être transférées dans la rue de Grenelle, fauxbourg Saint-Germain, & effectivement elles le furent en 1689. Elles trouvèrent dans ce quartier un enclos plus spacieux, plus commode & plus agréable ; mais leur temporel n'en fut pas mieux, & elles furent obligées de le mettre en direction, afin de terminer leurs affaires à l'amiable & sans frais.

Le Roi Louis XIV, toujours attentif aux nécessités des Maisons Religieuses, accorda à ce Couvent une Loterie par Arrêt du Conseil d'Etat du 29 mars 1713 ; laquelle fut tirée le 13 février 1715, & se trouva monter à la somme de quatre cent soixante-dix-huit mille livres de principal, & sur laquelle on retint quinze pour cent de bénéfice en faveur de ces Religieuses. Ce fut M. *d'Argenson*, pour lors Lieutenant-général de Police & Conseiller d'Etat, qui se chargea de cette Loterie, & de la direction de leurs affaires.

CARMELITES de *Compiegne.* Voy. COMPIEGNE.

CARMES, (le grand Couvent des) *au bas de la rue de la montagne de Sainte-Geneviève, quartier de la place Maubert.*

Si l'on en croit les Religieux de ce nom, ils tirent leur origine du *Mont-Carmel* en Syrie. Le Prophète *Elie*, & *Elisée* son Disciple, y avoient habités, & il ne leur en a pas fallu davantage pour annoncer que le premier a été leur Instituteur, & leur premier Supérieur, & qu'ils sont les enfans en droite ligne de ces Prophètes. Mais sans nous arrêter à cette origine spirituelle, nous croyons avec raison qu'ils descendent de quelques Hermites refugiés sur le Mont-Carmel, pour se mettre à l'abri des incursions des Sarrazins, qu'ils y vivoient du travail de leurs mains, faisoient des œuvres de pénitence, jeûnant & gardant le silence. Vers l'an 1112, *Albert*, Patriarche Latin de Jérusalem, leur donna une règle, que le Pape Honoré III confirma en 1171. Ils étoient vêtus d'une robe brune, & par-dessus un manteau blanc, à l'imitation de celui qu'*Elie* jetta à son Disciple en montant au ciel. Mais comme la couleur de leur manteau étoit celle des grands Seigneurs Sarrazins, on les obligea de la couper de noir. Ils conservoient encore cette bigarrure, lorsque S. Louis en amena six à Paris, où il les établit au lieu qu'habitent aujourd'hui les Célestins. Cette bigarrure leur fit donner le nom de *Barrés*, que la rue voisine des Célestins porte encore de nos jours. Dans la suite on leur permit de reprendre leurs premiers manteaux.

L'éloignement de l'Université, l'insalubrité de l'air de la rivière, & le mauvais état de leur maison, dont la ruine étoit prochaine, engagèrent *Philippe-le-Bel* à leur donner au mois d'avril 1309, sa maison du *Lion*, située au bas de la montagne de Sainte-Geneviève. *Philippe-le-Long*, en novembre 1317, leur en fit aussi présent d'une autre, qui étoit voisine, & qu'il avoit achetée de *Gui de Liuriac*, dit *Cointet*, son Secrétaire. De ces deux maisons, auxquelles ils joignirent une ancienne Chapelle de la Vierge, que l'on voit encore aujourd'hui dans leur Eglise, & qui dépendoit de la Cathédrale de Paris, ils bâtirent le Monastère où on les voit à présent*.

Cette Chapelle est celle de *N. D. du Mont-Carmel*. Un Ecrivain érudit & ingénieux (le Père *Jean Hardouin*, Jésui-

---

* M. *Jaillot* dit qu'il n'a point trouvé de preuves qu'il y eût une Chapelle de Notre-Dame en cet endroit, avant que les Carmes y soient venus demeurer: cette assertion de du Breul, adoptée depuis par Dom Félibien & par MM. de la Barre & Piganiol, n'a peut-être d'autre fondement que l'opinion de Corrozet & de Belleforest, qui ont avancé que les Célestins demeuroient en cet endroit, & qu'ils firent un échange avec les Carmes. S'il y eût eu une Chapelle, ajoute l'Auteur des Recherches sur Paris, n'en eût-il pas été fait mention dans les Chartres de Philippe-

te) a prétendu qu'ils devoient se nommer les *Frères de N. D. des Carmes*, ou *Charmes du mont*, à cause de la Chapelle susdite, qui leur avoit été donnée ; & que le mot *carme* ou *charme* est le nom des arbres de cette espèce, au milieu desquels se trouvoit la Chapelle, comme le surnom de *Chardonnet* a été donné à l'Eglise de Saint-Nicolas, relativement au grand nombre de chardons qui couvroient les lieux où on l'a bâtie. Les Carmes aggrandirent depuis leur Eglise par les libéralités de *Jeanne d'Evreux*, troisième femme de *Charles-le-Bel*, qui fit vendre une prodigieuse quantité de joyaux & de pierreries, & leur en donna l'argent par une Lettre datée de *Bécoisel*, en 1349. Cette Reine assista à la Dédicace, qui en fut faite le 16 mars 1353, par *Gui de Boulogne*, Cardinal & Archevêque de Lyon. (*Voy. la note de la page suiv.*)

Les Carmes étendirent encore leur Couvent en 1384, par l'addition d'une maison qui leur fut vendue par *Jean Basse*, Ecolier Danois, laquelle étoit contiguë & se nommoit le *Collège de Dace*. Ce Collège étoit fondé par Hugues *Dacy* ou *Darcy*, 60e. Evêque de Laon. Ceux qui le possédoient se trouvant chargés de dettes, furent obligés d'en sortir, & d'en vendre une partie aux Religieux Carmes, & l'autre aux Etudians du Collège de Laon, qui, en 1509 & 1515, y firent bâtir deux corps d'hôtel à leurs frais & dépens. *And. du Chesne, Antiq. de Paris, pag. 125.* Il paroît, dit M. Jaillot, qu'il n'y a qu'une partie de ce Collège enclavé dans le Couvent de ces Religieux.

Pour peu qu'on y fasse attention, il sera aisé de reconnoître les deux bâtimens qui forment l'Eglise des Carmes. La plus ancienne de ses deux portes, est celle de la rue de la montagne ; on en jugera par la situation du bénitier, qui est au dehors de l'Eglise, autrefois place ordinaire des bénitiers. La porte principale, ou le grand portail, est dans la rue de Saint-Hilaire, appellée à présent la rue *des Carmes*. La réu-

---

le-Bel ou de Philippe-le-Long ? Dans ce cas ces Religieux se seroient-ils adressés au Pape Jean XXII, pour obtenir la permission de construire une Eglise ou *Oratoire*, & les autres bâtimens nécessaires à des Religieux ? Si les Célestins eussent été établis au lieu qu'occupent les Carmes, n'y auroient-ils pas eu une Chapelle ? Ceux-ci s'en seroient servis, & n'auroient pas été obligés d'en faire bâtir une, dans laquelle on célébra solemnellement la première Messe le 25 octobre 1318, &c. *Rec. sur Par. Quart. S. Benoît.*

nion de ces bâtimens compose une Eglise vaste, mais irrégulière. La dévotion au Scapulaire y attire un grand concours de peuple le second samedi de chaque mois, pour gagner les indulgences qui y sont attachées. La menuiserie de la Chapelle de *N. D. du Mont-Carmel* est à colonnes corinthiennes cannelées, & assez bien travaillées ; il n'en est pas de même des figures *. On y voit le tombeau de *Marguerite de Bourgogne*, fille de *Jean-sans-Peur*, & femme de Louis de France, Duc de Guyenne & Dauphin de Viennois ; & mariée en secondes nôces à *Artus*, fils du Duc de Bretagne, Comte de Richemont, Connétable de France, &c. Le maître-Autel, quoiqu'orné des marbres les plus riches par la libéralité de Louis XIV, & d'un grand nombre de figures, est disposé & proportionné avec tant d'irrégularité, que l'ordonnance en est du plus mauvais goût. C'est d'après les dessins de *Jacquin*, Sculpteur. On doit regretter des sommes considérables aussi mal employées.

Ce Monastère a reçu dans son sein un des plus excellens Méchaniciens de l'Europe, dans la personne de *Sebastien Truchet*, Honoraire de l'Académie Royale des Sciences, Pensionnaire du Roi, & mort le 5 fevrier 1729, âgé de 73 ans. Il a inventé un grand nombre de machines de toute espèce ; & plusieurs dessins très-utiles, qui ont été suivis en plusieurs occasions, dénotent le profond savoir de ce Religieux dans les méchaniques. On peut voir son éloge dans Fontenelle.

Felix Buy, natif de Lyon, & Docteur de la Faculté de Paris, ne s'est pas moins distingué dans l'Ordre des Carmes, & dans le monde, que *Sébastien Truchet*. En 1681, il soutint une thèse publique, où il prouva avec autant de force que de

---

* *Jeanne d'Evreux*, troisième femme & veuve de *Charles-le-Bel*, par son testament du mois de mai 1349, 'laissa & donna pour l'œuvre du Moustier de *N. D.* du Couvent *des Carmelites*, sa couronne, la fleur-de-lis qu'elle eut à ses nôces, sa ceinture & ses tressons d'orféverie. Ces joyaux étoient garnis d'une grande quantité de perles, de diamans & d'autres pierres précieuses. A ce don elle ajouta celui de 1500 florins d'or à l'écu : elle voulut que ses pierreries fussent vendues, & que le prix fût appliqué aux bâtimens & ornemens de l'Eglise. Elle fut promptement construite & dédiée sous l'invocation de la Sainte Vierge, par le Cardinal *Gui de Boulogne*, le 16 mars 1353, en présence de ladite Reine & de ses nièces, les Reines de France & de Navarre.

doctrine, qu'il y a des Loix ecclésiastiques auxquelles le Pape est soumis; qu'il ne peut pas toujours dispenser des Canons; qu'il ne peut ni déposer les Rois, ni imposer des tributs sur le Clergé de leur Royaume; que le Pape n'est ni infaillible, ni au-dessus du Concile; & que le droit de régale n'est ni une chimère, ni une usurpation. M. *Gerbais* présida à cette thèse. Le Pape fut piqué au vif, & interdit le P. *Felix Buy*; mais le lendemain qu'on eut reçu cette nouvelle, 25 janvier 1682, le Prieur de ce Couvent reçut une défense du Roi d'exécuter l'ordre du Pape contre ce Religieux, qui, malgré l'interdit, alla prêcher à Lyon. Le Prieur & le Conseil de ce Couvent reçurent de nouvelles dépêches de Rome, qui déclaroient le Père *Buy* déchu des privilèges accordés aux Réguliers par les Papes, incapable de toutes fonctions ecclésiastiques, & privé de voix active & passive dans les élections, à peine d'excommunication & de déposition pour les Supérieurs des Monastères qui lui permettroient de contrevenir à ce jugement. En conséquence, Requête de M. *de Harlay*, Procureur-général au Parlement, qui rendit Arrêt le 9 avril 1682, & un autre le 14 du même mois & an. La Cour ordonna par le dernier, que le Prieur seroit admonesté pour sa désobéissance aux ordres du Roi, avec défenses de récidiver, à peine de punition exemplaire. Elle ordonna en même-temps que le Père *Buy*, qui avoit été nommé par ses Confrères Lecteur en Théologie, continueroit ses fonctions en cette qualité dans ce Couvent, & qu'il seroit présenté avec les autres Religieux de la Maison à l'Archevêque de Paris, pour lui donner dans son Diocèse les emplois dont il le jugeroit capable; le tout à peine de saisie du temporel dudit Couvent, & de perdre les privilèges que le Roi lui avoit accordés. Le Prieur & le Conseil de ce Monastère se trouvèrent fort embarrassés entre l'obéissance qu'ils devoient au Pape, & celle qu'ils devoient au Roi; mais le temporel l'emporta avec justice en cette occasion sur le spirituel, & ils obéirent au Roi. Le Père *Buy* mourut d'une pleurésie en 1687, âgé d'environ 50 ans, & fut inhumé dans le cloître.

Oronce Finé, célèbre Mathématicien, est inhumé dans ce Couvent. Il mourut le 6 octobre 1555. Il avoit enseigné les Mathématiques au Collège de M^e. Gervais. Les plus Grands du Royaume & les Ambassadeurs même des Princes étrangers ne dédaignoient point de l'aller visiter & consulter. La famille de MM. *Chauvelin* y a sa sépulture.

Le cloître est fort grand & environné d'arcades gothiques. On voit sur ses quatre faces la vie des Prophètes *Elie* &

Elisée, & l'Histoire de l'Ordre en vieilles rimes françoises. Les peintures passent pour les plus anciennes de tous les cloîtres de Paris. On remarque dans le jardin de ce cloître une chaire de pierre, aussi bien que son escalier. Elle a servi à plusieurs Docteurs, & entr'autres à *Albert-le-Grand*, à *S. Bonaventure*, à *S. Thomas*. C'est-là qu'ils donnoient leurs leçons publiques.

On voit dans le même cloître l'épitaphe gothique de *Gilles Corrozet*, Libraire, & Auteur de plusieurs Ouvrages, entr'autres d'une Description de Paris, qui passe pour la première & la plus ancienne.

<blockquote>
L'an mil cinq cent soixante-huit,
A 6 heures avant minuit,
Le quatrième de juillet,
Décéda *Gilles Corrozet*,
Agé de cinquante-huit ans,
Qui Libraire fut en son temps,
Son corps repose en ce lieu-ci,
A l'ame Dieu fasse merci.
</blockquote>

Ces Religieux possédoient autrefois un manuscrit de 800 ans d'antiquité, des œuvres de S. Augustin, & plusieurs autres encore, que le Roi leur échangea pour six minots de sel par an à perpétuité; on les trouve aujourd'hui dans la Bibliothèque du Roi. Leur Bible de Mayence de 1462, passa aussi entre les mains de M. *Colbert*, en sorte que la Bibliothèque de ce Couvent est aujourd'hui fort peu de chose.

On voit dans le cloître une épitaphe, singulière par le badinage déplacé qui y règne, & par la fadeur des pointes d'esprit dont elle est remplie. On en peut juger, la voici:

Hîc jacet R. Pater Vincentius la Ruelie, *Carmelita Attrebatensis, qui obiit 28 aprilis, ann. 1634, ætatis suæ 64.*

<blockquote>
Vincitur & vincit, superat superatur & ipse
Orci victor abit, dùm nece victus obit.
Dùm capitur tumulo, cœlum capit, & nece raptus
Hoc rapit & rapitur, dùm capit, hic capitur.
</blockquote>

Requiescat in pace.

CARMES BILLETTES. (les) Le Couvent des Carmes qui est dans la rue de ce nom, est situé à l'endroit où étoit autrefois la maison d'un Juif, nommé *Jonathas*, ou *le bon Juif*.

Une pauvre femme lui ayant donné en gage le meilleur de ses habits pour trente sols parisis qu'il lui avoit prêtés, & ne se trouvant pas en état de les lui rendre, elle le pria instamment de vouloir bien lui prêter cet habit pendant les Fêtes de Pâques; mais le Juif inflexible n'y consentit qu'à condition qu'elle lui apporteroit l'Hostie qu'elle recevroit à la Communion, & il lui promit que non-seulement il lui rendroit son habit, mais encore qu'il la tiendroit quitte de l'argent qu'il lui avoit prêté. Cette malheureuse alla à Saint-Merry, où elle s'approcha de la Sainte Table, reçut la Communion & se retira aussi-tôt, ayant mis la Sainte Hostie dans un mouchoir, & l'alla porter au Juif. Ce perfide n'eut pas plutôt l'Hostie en sa disposition, qu'il la mit sur un coffre, prit un canif, la perça de plusieurs coups, & l'on dit qu'aussi-tôt il en découla du sang en abondance. Etonné de ce miracle, sans en être converti, il appella sa femme, nommée *Belatine*, & un fils & une fille qu'ils avoient, pour les en rendre témoins. Cet endurci continuant ses sacrilèges expériences, prit ensuite un clou & un marteau, & perça de plusieurs coups la Sainte Hostie, & dans l'instant le sang recommença à couler; puis il l'attacha, & lui déchargea des coups de fouet, comme avoient fait autrefois les Juifs sur le Corps de *Jesus-Christ*. Belatine frappée de ce qu'elle voyoit, ne put s'empêcher de lui reprocher son incrédulité & son impiété; mais ce malheureux reprit encore l'Hostie miraculeuse, & la jetta dans un grand feu, & la voyant voltiger au-dessus des flammes, sans qu'elle en fût endommagée, il prit un couteau, avec lequel il fit des efforts inutiles pour la mettre en pièces. Pour n'oublier aucun des tourmens que J. C. avoit soufferts en sa première Passion, il attacha cette Hostie, & la perça d'un coup de lance, qui fit encore ruisseler le sang. Enfin pour dernier trait de rage, il la jetta dans une chaudière remplie d'eau bouillante, qui changea de couleur, & devint rouge comme du sang, pendant que l'Hostie s'élevant au-dessus de la chaudière, parut visiblement être le Corps de J. C. crucifié. Son fils étant sorti dans le tems que les cloches appelloient le peuple à la grand-Messe, & ayant rencontré des enfans de sa connoissance qui alloient à l'Eglise, il leur dit que c'étoit en vain qu'ils y alloient, puisque son père avoit ce matin si maltraité leur Dieu, qu'il l'avoit fait mourir. Une bonne femme entendant ce discours, prit une jatte de bois, & courut à la maison du Juif, sous prétexte d'y aller quérir du feu, & s'étant approchée de l'âtre, vit voltiger la Sainte Hostie, qui vint se reposer dans le petit vaisseau qu'elle tenoit. Elle la reçut avec tout le respect possible, & la porta au Curé de Saint-Jean-en-Grève, où elle est encore actuellement. Au premier bruit de ce miracle, tout Paris accourut à la maison du Juif & à l'Eglise de Saint-Jean-en-Grève. On se saisit de ce Juif, on le mena en prison avec sa femme & ses enfans, & son procès ayant été instruit, il fut brûlé vif. Sa femme qui n'avoit point eu de part à ses impiétés, & qui même avoit été touchée des miracles réitérés que Dieu avoit opérés en sa présence, fut baptisée avec ses deux enfans.

La maison & les autres biens de cet abominable Juif furent confisqués au profit du Roi *Philippe-le-Bel*, & ce Prince donna une partie de cette maison à *Reignier Flaminge*, Bourgeois de Paris, qui y fit bâtir une Chapelle que l'on nomme *la Chapelle des Miracles*. Le même Prince voulant contribuer à l'agrandissement de cette Chapelle, & que le Service Divin s'y fît avec plus de régularité & de solemnité, donna, l'an 1299, l'autre partie de la maison du Juif aux Frères de la Charité de Notre-Dame, qui, en 1286, avoient été institués par *Guy de Joinville*, pour desservir l'Hôpital qu'il avoit fondé à *Boucheromont*, dans le diocèse de Châlons-sur-Marne. Ce Seigneur engagea en même-tems *Reignier* à céder à ces Religieux la Chapelle des Miracles, & par ce moyen ils furent mis en possession de toute la maison du Juif & de ses dépendances.

Les Lettres-patentes, par lesquelles Philippe-le-Bel donna cette maison aux Frères de la Charité de Notre-Dame, sont en original dans les archives du Couvent des Billettes, & rapportées par Dubreul dans son Théâtre des antiquités de Paris. Comme cette maison étoit dans la censive & seigneurie de la Bretonnerie de Paris, que l'on nommoit la *Terre* ou le *Fiefs aux Flamands*, les Frères de la Charité de Notre-Dame obtinrent de *Jean Arrode*, Seigneur de ce fief, des Lettres d'amortissement, qui sont datées de l'an 1302, & du mercredi jour de la fête de *Jehan Décolacé*. Elles sont aussi rapportées dans les Antiquités de Dubreul. Le fief aux Flamands, dont plusieurs hôtels & grandes maisons dépendent, subsiste encore, & appartient aujourd'hui au Couvent des Billettes.

Les Frères de la Charité de Notre-Dame s'étoient érigés en Corps de Communautés du chef de Guy de Joinville, & du leur, sans l'approbation du Saint Siège. ce qui est défendu par les Canons; mais le Pape Clément VI, par sa Bulle datée d'Avignon, & du 29 août de l'an 1346, leur donna l'absolution de toutes les censures qu'ils avoient encourues; & par une autre Bulle, datée du même lieu & de l'an 1347, leur ordonna de quitter leur ancien habit & leurs anciens Statuts, pour prendre la Règle de S. Augustin, & l'habit qu'elle prescrit. Le Couvent des Billettes devint pour lors un Prieuré conventuel de l'Ordre de S. Augustin, sous l'autorité d'un Général qui résidoit originairement à Boucheromont. La régularité des mœurs, & la piété de ces Frères de la Charité, leur acquirent l'estime du public.

L'an 1408, la rue des Jardins avoit tellement changé de face, que le Couvent & l'Eglise des Billettes étoient comme enterrés; & que les Religieux qui l'occupoient furent obligés de bâtir non-seulement de nouveaux cloîtres, mais aussi une nouvelle Eglise. L'ancienne devint pour lors souterraine, & sert de cimetière aux Religieux & aux Bienfaiteurs du Couvent. Malgré tous les changemens, la Chapelle du Miracle a toujours été conservée, & l'on voit auprès des restes des anciens cloîtres. Les Armes de France qu'on remarque aux voûtes du cloître, sont des preuves de la protection que nos Rois ont accordée à cette Maison. L'Université de Paris lui donna aussi des marques de son estime; car elle lui accorda droit de Collège, & par-là ses Religieux en devinrent Membres & Suppôts. Dans la suite des tems les Frères de la Charité de Notre-Dame déchurent tellement de l'estime & de la réputation qu'ils s'étoient acquise, qu'au commencement du XVIIe. siècle, on entreprit de les réformer; mais le petit nombre de Religieux, qui n'étoit pour lors que de 40 dans tous les Couvens de l'Ordre, leur indocilité, leur division, & la ruine du temporel de leurs Maisons, rendirent inutile ce pieux dessein, & firent qu'on prit le seul parti qu'il y eût à prendre, qui étoit de laisser éteindre cet Ordre, & de permettre à ses Membres infortunés de traiter avec différens Ordres Religieux, pour s'assurer du pain & le nécessaire à la vie. En cet état, ceux des Billettes traitèrent de leur Couvent avec les Pères Feuillans, qui avoient dessein d'y établir leur Noviciat; mais comme on donna à ces derniers deux jardins ou emplacemens dans la rue d'Enfer au fauxbourg Saint-Michel, ils trouvèrent cette situation plus convenable, & renoncèrent aux droits qu'ils venoient d'acquérir sur le Couvent des Billettes. Les Carmes réformés de l'Observance de Rennes en la Province de Tours, qui cherchoient depuis long-tems à s'établir à Paris, saisirent cette occasion; & le 24 de juillet de l'an 1631, il fut passé un contrat entre le P. *Léon de S. Jean*, stipulant pour toute la Congrégation desdits Carmes réformés, & les Religieux de l'Ordre de la Charité, dits *des Billettes*, par lequel ces derniers cédèrent aux Religieux Carmes de ladite Congrégation, l'Eglise, Prieuré & Monastère, appellé des Billettes, ensemble tous les biens, meubles & immeubles appartenans audit Prieuré; & comme ces Religieux Billettes reconnurent avoir auparavant traité avec les Pères Feuillans pour leurdite Maison, ils s'obligèrent de rapporter & bailler auxdits Pères Carmes, le désistement des Pères Feuillans en bonne & due forme. Les Pères Carmes de leur côté s'obligèrent de faire & célébrer le Service Divin en ladite Eglise; d'acquiter & faire les charges & fondations dont lesdits Religieux Billettes étoient tenus & obligés; de payer & acquitter toutes les dettes faites & créées par ledit Couvent & Religieux Billettes. Demeurans lesdits Billettes, si bon leur sembloit, en leurdit Couvent, où ils devoient être logés, nourris, traités, chauffés, blanchis & soignés audit Couvent, tant en santé qu'en maladie, aux dépens desdits Pères Carmes, qui, outre lesdites choses, s'obligèrent de payer annuellement à chacun desdits Religieux Billettes, la somme de cent livres pour leur vestiaire, & au Prieur celle de deux cens livres. Ce contrat fut confirmé par une Bulle du Pape Urbain VIII, par des Lettres-patentes du Roi Louis XIII, & par Jean François de Gondi, Archevêque de Paris, dont l'Official mit lesdits Pères Carmes en possession le 27 juillet 1633, après toutes les formalités requises, & après plusieurs Arrêts du Parlement.

Sur la grand'porte de l'Eglise, au dehors, étoit peinte en lettres gothiques noires sur un fond blanc, cette inscription:

Ici est l'Eglise & Monastère aux Frères de l'Ordre de la Charité de Notre-Dame, fondée en l'honneur & révérence du S. Sacrement de l'Autel, où le précieux Sang miraculeux de la Sainte Hostie a été répandu.

Sur l'entrée de la Chapelle du Miracle, qu'on a toujours conservée, & dans laquelle on descend par un escalier entouré d'une balustrade, on lisoit encore en 1685, une inscription, dont voici les termes:

Ci-dessous le Juif fit bouillir
la Sainte Hostie.

Mais comme depuis quelque tems on a couvert une partie de cette Chapelle souterraine par une espèce de tambour de
bois,

bois, on a mis à la place de cette ancienne inscription, celle qui suit:

Cette Chapelle est le lieu où un Juif outragea la Sainte Hostie.

L'on voit encore dans cette Eglise le canif dont le Juif se servit pour percer la Sainte Hostie, comme aussi l'écuelle ou jatte de bois, sur laquelle elle vint se reposer. L'un & l'autre sont enchâssés dans des reliquaires, qui sont des statues de Saints, qui tiennent dans leurs mains les figures des instrumens qui y sont enchâssés, & qu'on expose assez souvent sur le maître-Autel.

Papire Masson, Ecrivain estimé, qui a beaucoup écrit sur notre Histoire, étoit très-persuadé du miracle que Dieu avoit opéré en cet endroit, à l'occasion de la Sainte Hostie; sa dévotion le porta à demander d'être inhumé dans cette Eglise. Voici son épitaphe telle qu'elle est sur une tombe plate:

Papirius Massonus
Forensis,
In Senatu Parisiensi Advocatus,
In hoc loco jacet,
Quem sibi longè antè obitum elegerat;
Requiescat in pace.

Sur un marbre noir, attaché au pilier qui est vis-à-vis cette tombe, on lit:

Malleolo & celte incisum
Marmor ait;
Si sepulchra sunt domus mortuorum,
Papirius Massonus
Annalium scriptor in hac domo quiescit;
De quo alii fortasse aliquid,
Ipse de se nihil;
Nisi quòd olim qui hæc legerit illum
Vidisset cupiet.
Hoc Epitaphium Joannes Massonus
Ecclesiæ Bajocensis in Lugdunensi
Secunda Archidiaconus;
Ex Autographo Fratris, poni curavit.
Beatâ requie fruatur.

Papire Masson étoit de Saint-Germain-Laval-en-Forêt.

& avoit changé son nom de *Jean* en celui de *Papire*. Il fut Jéſuite, & puis Avocat au Parlement de Paris. Il mourut au mois de janvier de l'an 1611, âgé d'environ 67 ans.

François-Eudes de Mezeray, un de nos plus fidèles Hiſtoriens, ordonna que ſon cœur fût inhumé dans une des Chapelles de cette Egliſe, où l'on lit cette inſcription :

D. O. M.

Ci-devant repoſe le cœur de François Eudes de Mezeray, *Hiſtoriographe de France, Sécrétaire perpétuel de l'Académie Françoiſe. Ce cœur après ſa foi vive en Jeſus-Chriſt, n'eut rien de plus cher que l'amour de ſa patrie. Il fut conſtant ami des bons, & ennemi irréconciliable des méchans. Ses écrits rendront témoignage à la poſtérité de l'excellence & de la liberté de ſon eſprit, amateur de la vérité, incapable de flatterie, qui, ſans aucune affectation de plaire, s'étoit uniquement propoſé de ſervir à l'utilité publique. Il ceſſa de reſpirer le 10 juillet 1683.*

On ne doit point finir cet article ſans parler de la nouvelle Egliſe de ces Pères, bâtie à la même place de l'ancienne, qui étoit du plus mauvais gothique. Le plan de celle-ci eſt ſi mal entendu, qu'il fait preſque regretter l'autre. Nulle proportion entre ſa largeur, ſa longueur & ſa hauteur. La partie du chœur eſt un grand ovale, beaucoup trop alongé, qui forme un aſpect choquant. Quant à l'ordonnance de toutes les autres pièces de ce bizarre édifice & de ſon architecture, elle eſt ſans accord & ſans proportion. Des pilaſtres guindés ſur des ſocles, qui ont preſque la moitié de l'ordre. Des tribunes portées ſur des mutules très-maigres, qui ſe perdent dans le mur, & laiſſent ces tribunes ſans ſoutien. Celle de l'orgue eſt dans le même génre ; le deſſin du portail eſt ſi pauvre, & ſi dépourvu de génie, qu'il répond parfaitement à la compoſition du total.

On a déjà dit, au ſujet des bâtimens des Communautés Religieuſes, qu'il eſt très-rare, & preſque impoſſible qu'ils ſoient dans un bon genre, & exempts des fautes même les plus ſenſibles : la plûpart de ceux qui les habitent étant continuellement appliqués à des fonctions pieuſes, ou à l'étude des Livres Saints, ils doivent néceſſairement ignorer les règles de l'art de bâtir, & les bonnes proportions : ſatisfaits d'un plan proprement deſſiné, ils l'adoptent avec confiance, & ſur-tout ſi c'eſt de l'ouvrage d'un de leurs Pères, qui ait le talent de griffonner de l'architecture. Sans un réglement de

Police qui soumet à l'examen de l'Académie ou des Architectes renommés, les édifices publics, Paris seroit éternellement infecté de ridicules productions Monacales, & de façades de maisons de Particuliers & de Seigneurs, sans ordre, sans goût, sans proportions.

On a encore à remarquer au sujet de ces Religieux, que le Prieuré de *Saint-Nicolas-des-basses-Loges*, près de Fontainebleau, leur fut aussi cédé par les Religieux de la Charité de Notre-Dame, comme une dépendance du Couvent des Billettes.

Le Père *du Breul* s'efforce en vain de tirer l'étymologie du nom de *Billettes* de la bile noire, *bilis astra*, du Juif qui demeuroit dans cette rue, & qui fit mille outrages à la Sainte Hostie. *Sauval* est porté à croire que ce nom tire son origine de *Péage*, qu'on appelloit *Billette*, à cause d'un billot de bois qui étoit à la porte de la maison où il se payoit; mais il n'assure pas absolument cette origine, & il a raison.

CARMES DÉCHAUSSÉS. Ils viennent de la réforme que Sainte Thérèse avoit introduite dans l'Ordre des Carmes, l'an 1568. Cette réforme s'étant répandue d'Espagne en Italie, & y ayant fait de grands progrès, le Pape Paul V, informé de la piété & des travaux de ces Religieux, crut qu'ils pourroient être utiles à l'Eglise de France. Il écrivit au Roi Henri IV, pour l'engager à les recevoir dans la Capitale de son Royaume. Sa Lettre, ou Bref, est du 20 avril de l'an 1610, & il en chargea le Père *Denis de la Mère de Dieu* & le Père *Bernard de S. Joseph*, Carmes Déchaussés, comme aussi d'une Lettre pour le Cardinal *de Joyeuse*, à qui il les adressa. Ces deux Religieux étoient encore en chemin, lorsqu'ils apprirent la mort funeste du Roi Henri IV; mais ce malheur ne leur fit point discontinuer leur voyage, & ils arrivèrent à Paris au mois de juin de cette même année. *Robert Ubaldin*, qui pour lors étoit Nonce du Pape auprès du Roi, & dans la suite Cardinal, leur procura un logement aux Mathurins, proche l'hôtel de Clugny, où il demeuroit; mais ils quittèrent bientôt ce logement, pour aller demeurer au Collège de Clugny, où Dom *Laurent Bérard*, Docteur en Théologie de la Faculté de Paris, & Supérieur de ce Collège, les reçut avec beaucoup d'humanité, & les retint généreusement jusqu'à ce qu'ils eurent obtenu un établissement. Le Cardinal de Joyeuse les ayant présentés au Roi & à la Reine Régente, il en obtint pour eux des Lettres-patentes, datées du mois de mars 1611, puis des Lettres de consentement de

Henri de Gondi, Evêque de Paris, en date du 22 mai de la même année; & dès ce jour-là même les deux Carmes Déchauffés prirent poffeffion d'une maifon, rue de Vaugirard, laquelle leur fut donnée par *Nicolas Vivian*, Maître des Comptes, qui l'avoit achetée dans ce deffein de *Robert Barrat*, Maître d'Hôtel du Roi, & de *Françoife Fromage*, fa femme. Les Carmes y firent conftruire à la hâte quelques logemens & une Chapelle dans une falle, qui avoit autrefois fervi au prêche des Calviniftes.

Le Nonce *Ubaldin*, après avoir planté la croix & béni cette Chapelle, y célébra la première Meffe le jour de la Pentecôte de la même année 1611. Mais comme cette Chapelle parut trop petite, *Jean du Tillet*, Greffier en Chef du Parlement, vint offrir à ces Religieux les moyens d'en conftruire une plus grande. On y travailla auffi-tôt, & le 6 du mois de novembre fuivant, le même Nonce *Ubaldin* y célébra la première Meffe, & y expofa le S. Sacrement.

La piété de ces nouveaux venus attira chez eux un concours fi extraordinaire de tous ceux qui s'y rendoient de tous les quartiers de Paris, pour affifter aux Sermons & aux autres exercices publics qui s'y faifoient, qu'il fallut penfer à bâtir un Couvent & une autre Eglife. On déféra à *Nicolas Vivian*, comme principal Fondateur, l'honneur de pofer la première pierre du Couvent, & cette cérémonie fe fit le 7 de février de l'an 1613. Quant à l'Eglife, qui eft la même que celle que nous voyons aujourd'hui, ce fut la Reine *Marie de Médicis*, mère du Roi Louis XIII, qui en pofa la première pierre le 20 juillet de la même année. Sur cette pierre eft cette infcription:

Maria Medicæa,

Regina Mater,

Fundamentum hujus Ecclefiæ pofuit 1613.

Cette Eglife ne fut achevée qu'en 1620, & bénite le 19 mars par *Charles de Lorraine*, Evêque de Verdun. *Eléonor d'Eftampes de Valençay*, Evêque de Chartres, la dédia folemnellement le 21 décembre 1625, fous l'invocation de S. Jofeph. Elle eft d'ordre tofcan, mais peu regulière, & cependant elle féduit ceux qui ne font pas connoiffeurs en architecture, car elle eft grande & fort ornée.

Le grand-Autel a été conftruit aux dépens du Chancelier *Séguier*, qui d'ailleurs a fait des biens confidérables à cette

Maison. Il est d'un assez beau dessin, & est décoré de colonnes corinthiennes de marbre de Dinan, & des statues d'*Elie* & de *Sainte Therèse*. Ces bons Pères croient que le premier a été leur Instituteur, & Sainte Therèse leur Réformatrice, qui les a ramenés à l'observation de leur Règle primitive. Le tableau qui est au milieu, a pour sujet la Présentation de J. C. au Temple; il est de *Quentin Varin*, originaire d'Amiens, un des Maîtres du fameux *Poussin* : ce tableau a été donné par la Reine *Anne d'Autriche*.

La balustrade qui renferme cet Autel, est d'un beau marbre, de même que celles des Chapelles.

La Chapelle qui est près du dôme, à gauche du grand-Autel, en entrant dans l'Eglise, est sous l'invocation de la Vierge, dont on voit une admirable statue de marbre blanc, faite à Rome, par *Antonio Raggi*, autrement dit *le Lombard*, d'après le modèle qu'en avoit fait le Cavalier *Bernin*. Cette figure est assise, & tient le petit Jesus sur ses genoux. Son attitude gracieuse & vraie excite l'admiration. La draperie de la Vierge, & le linge qui couvre l'Enfant-Jesus, se distinguent facilement l'un de l'autre par l'art avec lequel ils sont travaillés. Cette statue coûta dix mille francs au Cardinal *Antoine Barberin*, qui, outre cette somme, fit les frais de la faire transporter à Paris, où il en fit présent aux Carmes Déchaussés. Cet excellent grouppe est posé dans une niche formée par quatre colonnes de marbre veiné, dont l'architecture, qui est ornée de plusieurs incrustations de marbre, paroît d'un assez mauvais goût.

La Chapelle qui est vis-à-vis, est sous l'invocation de Sainte Therèse. Le tableau de cette Sainte a été peint par *Corneille*. Cette Chapelle est décorée de colonnes de marbre de Dinan, & d'ordre composite. Les deux grands tableaux, qui sont aux côtés, sont de *Seve* l'aîné.

La petite Chapelle, en manière de tribune, qui a vue sur le grand-Autel, est décorée de marbres & de plusieurs autres ornemens : elle a été construite aux dépens & à l'usage de l'Abbé *Pajot*.

Le dôme a été peint par *Bartholet Flamaël*, Peintre habile de Liège, dont il est mort Chanoine. Il a représenté le Prophète *Elie* enlevé vers les cieux, sur un char de feu; & plus bas, sur une terrasse, *Elisée*, son Disciple, qui tend les bras pour recevoir le manteau que son Maître laisse tomber. Ces peintures sont hardies & d'une grande manière; mais elles ne sont pas dans un jour avantageux.

En 1711, on a posé une balustrade de fer, qui règne sur la

corniche, dans toute l'étendue de l'Eglise. En même tems, on renouvella le pavé de l'Eglise, qui est à compartimens de pierre de liais, & de marbre : une tombe de bronze, ornée de bas-reliefs, ferme l'entrée du caveau où l'on enterre les Religieux.

Le Monastère est grand, & n'a rien que de simple. Le blanc, dont les murailles du cloître, des dortoirs & des corridors, sont enduites, donne un grand air de propreté à l'intérieur de cette Maison. Cette peinture blanche, qui est aussi brillante que le marbre, a été, pendant long-tems, un secret qui n'étoit connu que des Pères de ce Monastère; mais depuis quelque tems on en a la composition, & elle est aujourd'hui assez connue; cependant, en mémoire de son origine, on la nomme toujours le *blanc des Carmes*.

La Bibliothèque est de douze mille volumes, ou environ; elle est distribuée dans deux grandes pièces. La principale est un fort joli vaisseau, qui jouit d'une vue agréable, & qui renferme six mille volumes. On assure que dans l'autre salle, ou dans les chambres des Religieux, il y a aussi six mille volumes. Ce qu'on y remarque de plus rare, c'est un manuscrit de *Flodoard* ou *Frodoard*, Chanoine de Rheims, qui a composé une Chronique de ce qui est arrivé en France de plus considérable, depuis l'an 919, jusqu'en 966. On prétend que ce manuscrit est original.

Les jardins de ce Monastère sont très-vastes; on dit qu'ils ont plus de 42 arpens d'étendue. Ils sont fort cultivés, & on y voit tout ce qui peut les rendre agréables & utiles. C'est dans l'apothicairerie de ce Monastère, que la composition de l'eau de *mélisse* fut d'abord inventée; c'est pourquoi on la nomme souvent *eau des Carmes*. Les Religieux de ce Couvent font un débit très-considérable de cette eau; & quoiqu'ils affectent de la déguiser, en disant qu'elle est composée de plusieurs sortes d'herbes qu'ils cultivent dans leurs jardins, le public sait à quoi s'en tenir, & que ce n'est que de l'eau de mélisse, telle qu'on en fait par-tout ailleurs.

Outre le terrein que ce Monastère & ses jardins occupent, les Carmes Déchaussés avoient encore autour de leur cloître, des espaces vuides, sur lesquels ils ont fait bâtir depuis quelques années, plusieurs beaux hôtels dans la rue du Regard & dans la rue Cassette; ils rendront ce Couvent le plus riche de l'Ordre, lorsque ces Pères auront acquitté les dettes qu'ils ont contractées pour construire ces beaux édifices.

CARMES DÉCHAUSSÉS *de Conflans*. (les.) C'est un

Couvent qui se trouve sur le territoire de la paroisse de Conflans, & assez éloigné de cette Paroisse. Il est situé à l'extrémité du village des Carrières, près du bourg de Charenton. Les Religieux qui forment ce Couvent furent fondés dans cet endroit en 1615, par *Charles Bailly*, Président en la Chambre des Comptes & par *Chrétienne* ou *Christine le Clerc*, son épouse. La donation de ces Fondateurs, aussi-bien que la confirmation de l'établissement de ces Religieux, ne furent enregistrées au Parlement qu'en 1637, le 6 de mai. Le Noviciat y étoit déjà établi depuis le 2 d'août 1617.

L'Eglise est assez belle & bien symmétrisée. Le Sanctuaire est séparé de la nef par une balustrade de fer bien travaillée. Le maître-Autel, & en général tout ce qui forme le Sanctuaire, est entretenu avec la plus grande propreté.

A côté du maître-Autel, est une Chapelle, dans laquelle est le mausolée des Fondateurs de cette Maison. On voit sur une base ornée de marbre & garnie d'une inscription, une platte-forme à la hauteur de six à sept pieds, sur laquelle sont les statues de *Charles Bailly* & de *Christine le Clerc*, son épouse. Ils sont à genoux l'un & l'autre sur un prie-Dieu. Le tout est d'un très-beau marbre blanc, & d'une très-bonne exécution. C'est bien dommage qu'un morceau si digne d'être vu, soit, pour ainsi dire, enseveli dans les ténèbres. La Chapelle qui le contient, est, par elle-même, assez obscure, & elle est d'ailleurs placée de manière qu'on ne peut y aborder facilement.

Les jardins de cette Maison sont grands & vastes; mais très-irréguliers, parce qu'ils ont été pratiqués sur un terrain qui a été jadis fouillé dans toute sa profondeur, pour en tirer de la pierre; c'est ce qui a fait donner le nom de *carrières* à toute cette partie qui règne depuis Conflans & Charenton, sur la rive de la Seine.

Les Carmes ont, indépendamment de ce qui forme leur Couvent, quelques maisons qui leur appartiennent. Une des plus considérables, quoique très-sim... celle qu'a occupé pendant très-longtems M. d'Ar......... ci-devant Lieutenant-Civil, l'un des plus grands Magistr... qui ait jamais présidé au Châtelet. Cette Maison jouit d'une vue admirable, & elle a cela de commun avec toutes celles qui bordent la rivière de ce côté-là: depuis une ruelle, qui conduit à Charenton jusqu'aux murs du château de Conflans, une bonne partie du village des Carrières est garnie de maisons de plaisance, qui présentent le coup-d'œil le plus agréable à ceux qui les regardent de l'autre bord de la Seine.

E iv

CARNAVAL. Ce sont les quinze jours qui précédent immédiatement le premier jour de Carême, pendant lesquels beaucoup de gens ne songent qu'à rire, à se bien traiter, & à avaler plus de chair qu'auparavant. Un Etymologiste moderne prétend que c'est de-là que nous avons fait le mot de *Carnaval*. *Caro*, chair ; & *devorare*, avaler. Pendant les trois derniers jours de carnaval, qui sont le dimanche, le lundi & le mardi gras, on rencontre dans la Ville un grand nombre de gens déguisés, qui vont par bandes, dansent au son d'un tambour, & font toutes sortes de bouffonneries, la plûpart sont mauvaises ; mais plus elles sont ridicules, plus elles plaisent à la populace.

On va par curiosité dans le quartier de Saint-Antoine, où depuis l'arcade de Saint-Jean-en-Grève, jusques passé la barrière de Picpus, on voit une multitude extraordinaire de gens masqués sous différens caractères, les uns à pied ou à cheval, & les autres en voitures. Le nombre de ces dernières est si grand, qu'on en compte ordinairement quatre files qui ne vont qu'au pas, & qui ne peuvent se rompre que lorsqu'elles sont arrivées à la barrière, d'où elles reviennent dans le plus grand ordre. Cette promenade est fort amusante par la variété des objets & des masques de toute espèce.

CARREFOUR. C'est un lieu où aboutissent plusieurs rues dans les Villes, & plusieurs chemins dans la campagne. Les Payens y plaçoient des statues de leurs Dieux, à qui ils offroient des fleurs & des fruits.

Nam veneror ; seu stipes habet desertus in agris ;
Seu vetus in trivio florea serta lapis.

TIBULLE, L. 1. El. 1.

Carrefours de Paris.

CARREFOUR *aux Chats* (le) aboutit aux rues Saint-Honoré, de la Lingerie, de la Ferronnerie : quartier des Halles.

——— *de Bussi* aboutit aux rues Dauphine, Saint-André-des-Arcs, des Fossés-Saint-Germain-des-Prés, ou de la Comédie Françoise : quartier Saint-Germain.

——— *de la Bastille* aboutit aux rues Saint-Antoine & des Tournelles : quartier Saint-Antoine.

CARREFOUR *Baudoyer* ou *Baudet* aboutit aux rues de la Tixeranderie, Renaud-le-Fevre, Saint-Antoine : quartier de la Grève.

——— *de la Butte Saint-Roch* aboutit aux rues Royale, l'Evêque, des Moineaux & des Orties : quartier du Palais-Royal.

——— *de la Croix de Clamart* aboutit aux rues du Jardin du Roi, Poliveau & du Fer à moulin : quartier de St-Victor.

——— *de la Croix Rouge* aboutit aux rues de Grenelle, du Four, de Sève : quartier de Saint-Germain-des-Prés.

——— *de la Croix du Trahoir* aboutit aux rues Saint-Honoré, de l'Arbre-sec, des vieilles Etuves : quartier du Louvre.

——— *de la Place Cambray* aboutit aux rues Saint-Jacques & Saint-Hilaire : quartier Saint-Benoît.

——— *de l'Ecole*, vis-à-vis le quai de l'Ecole ; aboutit aux rues des Prêtres de Saint-Germain & de l'Arbre-sec : quartier du Louvre.

——— *Guilleri* aboutit aux rues de la Coutellerie, de la Vannerie, Planche-Mibray : quartier de la Grève.

——— *de l'Isle Saint-Louis* est au milieu de cette Isle, dans la rue Saint-Louis ; aboutit aux ponts Marie & de la Tournelle : quartier Isle Notre-Dame.

——— *de la Pierre-au-Lait* aboutit aux rues de la vieille Monnoye, de la Savonnerie : quartier Saint-Jacques de la Boucherie.

——— *de la Pitié*, vis-à-vis l'Hôpital de ce nom, aboutit aux rues Coupeaux, de Seine, de Saint-Victor : quartier St. Victor.

——— *du Carrousel* ou *des Tuileries*, vis-à-vis les Tuileries : quartier du Palais-Royal.

——— *du Chevalier du Guet* aboutit aux rues du Chevalier du guet & de la Harengerie : quartier Sainte-Opportune.

CARREFOUR *du Pont-Alais*, pointe Saint-Eustache, aboutit aux rues Montmartre, Traînée & Comtesse d'Artois : quartier des Halles.

——— *du Pont de la Tournelle*, du côté de la porte Saint-Bernard, aboutit au quai des Miramionnes.

——— *du Puits-l'Hermite* aboutit aux rues du Battoir, Fontaine, Françoise : quartier, fauxbourg Saint-Victor.

——— *de la Rue-aux-fers* aboutit à la fontaine des SS. Innocens : quartier des Halles.

——— *Saint-Benoît* aboutit aux rues Saint-Benoît, de l'Egoût, Taranne, quartier Saint-Germain-des-Prés.

——— *Saint-Gervais*, vis-à-vis l'Eglise ; aboutit aux rues du Martois, du Monceau Saint-Gervais : quartier de la Grève.

——— *Saint-Hipolite*, au bout du fauxbourg Saint-Marcel, aboutit à la rue Saint-Hipolite : quartier, fauxbourg Saint-Marcel.

——— *Saint-Lazare*, vis-à-vis la Maison de ce nom, aboutit aux rues du fauxbourg Saint-Lazare, Saint-Laurent : quartier Saint-Denis.

——— *de la Tannerie*, au milieu de la rue de ce nom : quartier de la Grève.

——— *des Conquêtes*, ou *Place Vendôme*, aboutit aux rues des Capucins & Saint-Honoré : quartier du Palais-Royal.

——— *des Trois-Maries* aboutit au Pont-Neuf, à la rue de la Monnoie : quartier du Louvre.

C'est dans ces Carrefours que se font les publications à son de trompe, tant judiciaires que autres ; & dans quelques-uns d'eux, que se font les publications de paix, de même que dans les grandes Places. *Voy.* PLACES.

CARRIERES *de pierres à bâtir des environs de Paris*. On exploite les carrières de plusieurs manières. Les unes s'exploitent à *découvert*, en en levant toute la superficie du terrain, pour en tirer la pierre qui peut se trouver dessous, à la profondeur de neuf à douze pieds. D'autres se font à *bouche*, & s'exploitent en sous-œuvre, & les voitures y entrent pour charger la pierre. La troisième manière est *à trou & à piliers à bras*, ce qui se fait dans le centre de la terre, à la profondeur d'environ 60 à 80 pieds dans toute la superficie, que l'on a soin d'étayer, en entretenant des piliers qui se débitent à même la masse de pierre qui est détachée. Enfin, on exploite les carrières à *piliers tournés*, & aussi à *bouche & à trou & à double attelier*; mais la manière des piliers tournés est la plus dangereuse, attendu qu'ils se font à même le cube de la masse de pierre, & occasionnent des vuides considérables. Ces dernières façons étoient très en usage anciennement.

Ecroulement sur la route d'Orléans.

Une fouille de carrière dans ce dernier genre a occasionné, le 17 décembre 1774, un écroulement considérable, qui renversa une partie du pavé & des alentours de la route d'Orléans, près de la *barrière Saint-Michel*. Cette fouille avoit été faite 150 ans avant la formation de la route, & alors toute cette partie & les environs n'étoient qu'une vaste campagne. L'inspection alternative avoit été négligée, & cette omission fut la cause de son écroulement.

Pour remédier promptement à cet accident, qui sembloit menacer du plus grand danger, on chargea le sieur *Denis*, Architecte, & Voyer des Chasses du Roi en sa Capitainerie de la Varenne du Louvre, de faire la visite de l'écroulement, & d'en réparer les dommages. L'Architecte hardi se transporta, le 18 du même mois, sur les lieux, & descendit dans l'intérieur de la fouille jusqu'à 84 pieds de profondeur. Là, il trouva des doubles fouilles les unes sur les autres, qui formoient ensemble un objet de 19 pieds de haut dans la largeur de la route, sur 150 toises de long. Ce spectacle effrayant lui fit prendre le parti d'interrompre le passage de cette grande route, & d'étayer, avec des bois de charpente, les plus forts, l'intérieur des cavités dans les endroits les plus pratiquables.

Cinquante hommes furent employés à réparer les cavités avec de la pierre. Ensuite le sieur *Denis* fit fouiller l'écroulement, & trouva dans cet espace de terrain sept formes de cloches, chacune de soixante pieds de diamètre, sur quarante de haut. Après la vérification la plus exacte & la plus certaine de ces cloches, & les plans levés, le sieur *Denis* fit fouiller sur la superficie du terrein, à-plomb desdites cloches, un trou de six pieds en quarré, dans lequel il fit placer des chassis de bois de charpente, suspendus par des cables qui descendoient à sur & à mesure de la fouille, les Ouvriers étant attachés par le milieu du corps. Dans cette dangereuse opération, un seul fut enterré à la profondeur de 30 pieds, où il resta pendant quatre heures, après lesquelles on le retira; & il ne fut malade que pendant quelques jours. Des hommes comme le sieur *Denis* doivent être bien précieux à la société, & son exemple prouve que l'intrépidité n'est pas seulement attachée à la profession des armes pour la conservation des Citoyens; mais qu'il est des *Codrus* dans plusieurs genres, qui n'hésitent point à sacrifier leur vie, pour sauver celle de leurs Compatriotes.

Meudon a des carrières qui fournissent à Paris ces belles pierres, qu'on appelle pierres à *polir* & à *layer*. C'est de-là que l'on a tiré celles qui forment la cimaise du grand fronton de la façade du Louvre. Elles ont chacune 54 pieds de long, sur 8 de large, & 18 pouces d'épaisseur.

En 1685, on construisit sur son territoire, auprès de la Seine, plusieurs fours, où l'on faisoit de la chaux pour les bâtimens du Roi dans ses Maisons Royales.

Dans le vallon de l'Abbaye de *Notre-Dame-du-Val* on a ouvert, du côté du nord, des carrières qui sont fort abondantes; elles furent données à cette Abbaye en 1156.

Il y a auprès de *Buzenval* des montagnes, dont on tire de la craie, que l'on jette dans l'eau, & dont on forme des rouleaux en façon de blanc d'Espagne, & une briquerie sur le grand chemin.

Chaillot & *Chantilly* donnent une terre d'argile; celle de Chaillot ne peut guères servir qu'à faire des tuiles; celle de Chantilly est beaucoup plus belle & d'une utilité plus étendue.

Tout le côté méridional des environs de Paris n'est rempli que de carrières, d'où se tire une prodigieuse quantité de pierres à bâtir & des moëllons : on en trouve aussi dans la partie septentrionale, mais en bien moindre quantité.

CARRIERES *de Charenton*. (les) Village situé près de Charenton, plus grand & aussi peuplé que ce Bourg même, & où les Rois venoient quelquefois résider ; ce qui est prouvé par le testament du Roi *Philippe-le-Long*, daté de Conflanslez-Carrières, le 26 août 1321, & ce qui fait croire que Carrières étoit un lieu plus considérable que Conflans. Outre l'endroit destiné au logement du Roi, il y avoit à Carrières, du tems du Roi Jean, un lieu de séjour pour ses chevaux. Le Dauphin Charles, assiégeant Paris en 1357, étoit logé en son hôtel du *Séjour à Carrières*, & le terrein de ce Séjour fut depuis érigé en fief, qui porte encore le nom de *Séjour du Roi*. Il a été possédé depuis plus d'un siècle par MM. Dionis, grand oncle, oncle & neveu : & le Couvent des Carmes Deschaux, qui joint leur maison, occupe, par accommodement, une partie du terrein de cet ancien Séjour.

Les grandes Chroniques de Saint-Denis marquent que le » 11 juillet 1358, les troupes du Roi de Navarre quittant la » montagne de Charonne, allèrent à la Grange-aux-Marchés, » *lisez* Merciers), d'où elles délogèrent, pour s'approcher du » Duc-Régent, qui étoit campé vers *Carrières*, & que là il y eut » une grande escarmouche ; rencontre sans doute bien diffé-» rente de celle où ce même Roi de Navarre étant allé joindre » ce Régent, Charles, fils du Roi Jean, assemblé avec la » Noblesse proche le pont de Charenton, se contenta de leur » parler, sans en venir aux mains : ce qui fut cause que les » Parisiens ne voulurent plus de lui pour leur Capitaine ».

Il y a aux *Carrières* un port très-fréquenté, où l'on dépose les vins de Bourgogne & de Champagne qui viennent par la rivière, & qui sont destinés pour les environs de Paris, ou pour les Provinces. Ce port rend cette partie du Village très-vivante, mais aussi un peu tumultueuse. La partie inférieure des Carrières est beaucoup plus tranquille, & d'autant plus agréable, que l'on n'y voit pas, comme dans le haut, cette quantité de bateaux de charbon, qui sont comme en rade, près d'une petite Isle voisine, que l'on appelle l'*Isle au Charbon*. Ce triste coup d'œil altère un peu l'agrément que l'on a d'ailleurs d'une vue très-étendue le long du cours de la Seine jusqu'à Choisy, & au-delà.

CARRIERES-DE-SAINT-DENIS, *Annexe de Houilles*. Cette terre ainsi nommée pour la distinguer de plusieurs autres Villages du nom de *Carrières*, dans lesquels on tire de la pierre à bâtir, est située sur un côteau de la Seine, assez escarpé en certains endroits. Elle appartient à l'Abbaye de Saint-Denis, & l'on y voit encore des restes du vieux Château en manière de forteresse, appartenant au Monastère.

L'Eglise est sous le titre de *S. Jean-Baptiste*. On y descend par huit ou dix marches. Le chœur est d'environ du XIIIe.

siècle, comme on peut le reconnoître par un reste de vitrage de ce siècle. Cet édifice est presque quarré; il n'a qu'une aile pratiquée du côté du nord, depuis cent ans ou environ.

Il réside à Carrières un Vicaire amovible du Chapelain pour les Sacremens. Il y a des Fonts baptismaux dans l'Eglise, & un cimetière sur la pente du côteau. On va aux Rogations à Houilles, qui est la mère-Eglise, & dont elle est une Annexe ou Succursale. Il y a un Bailliage qui relève du Parlement, à cause de l'Abbaye de Saint-Denis, haute, moyenne & basse Justice. On y cultive la vigne, le terrein y étant très-propre. Il y a aussi en ce lieu une Manufacture de spalme, qui sert pour les bassins de porcelaine.

CARROSSE. Voiture à quatre roues, fort commode & fort connue, couverte de cuir, de velours ou d'étoffe, & dont on se sert pour aller en Ville & à la campagne.

Nos Reines, dit M. *de Saint-Foix* dans ses Essais Historiques sur Paris, *tom. 4, pag. 31*, alloient en litière ou à cheval. *Catherine de Médicis* est la première qui ait eu un carrosse. Le premier Président *de Thou* en fit faire un, parce qu'il avoit la goutte; sa femme alloit dans Paris à cheval, en croupe, derrière un Domestique. Ces carrosses, ou coches, étoient faits comme le sont ceux des Messageries, avec de grandes portières de cuir, qu'on abaissoit pour y entrer; on n'y mettoit que des rideaux : s'il y avoit eû des glaces au carrosse de *Henri IV*, peut-être n'auroit-il pas été tué. On prétend que ce Prince n'eût pendant assez long-tems qu'un carrosse pour lui & pour la Reine, & qu'il existe une Lettre, où il écrivoit à M. de Sully, qui avoit pris médecine, *je comptois aller vous voir, mais je ne pourrai, parce que ma femme se sert de ma coche*. Bassompierre, sous le règne de Louis XIII, fut le premier qui fit faire un petit carrosse avec des glaces. Pendant la minorité de Louis XIV, presque tous les gens de la Cour, qui n'avoient point d'incommodités, alloient encore à cheval, & se présentoient chez les Dames & aux Assemblées, & se mettoient à table avec leurs bottines & leurs éperons. Le nombre des carrosses, qui ne montoit dans Paris, en 1658, qu'à trois cent dix ou vingt, monte aujourd'hui à plus de quatorze mille. Il y a des Auteurs qui prétendent qu'il va jusqu'à vingt.

CARROSSES. (Loueurs de) Ce sont ceux qui tiennent & louent différentes voitures, appellées vulgairement *carrosses* de remise, qu'ils louent par an, par mois, ou par jour, avec les chevaux & sans chevaux, mêmes des chevaux avec un Cocher sans voiture.

Les Loueurs de carrosses ne font point en cette Capitale un Corps de Communauté, & sont seulement assujettis à certains Réglemens de Police.

CARROSSES PUBLICS. *Voy.* VOITURES PUBLIQUES.

CARROSSIERS. Ce sont ceux qui font & vendent les *caisses* de carrosse, *chaises*, *berlines*, *cabriolets*, &c.

Les carrosses sont de l'invention des François, ainsi que toutes les voitures que l'on a imaginées depuis.

On ne comptoit que deux voitures sous le règne de François I; mais elles se sont tellement multipliées sous Louis XIII & Louis XIV, que l'on en compte aujourd'hui en cette Capitale, près de quinze à vingt mille.

Les Carrossiers font partie de la Communauté des Selliers. *Voy.* SELLIERS.

CARROUSEL. Le P. *Ménestrier* définit le carrousel, une course accompagnée de charriots, de machines, de récits & de danses de chevaux. *Traité du Carrousel.* Ce mot vient de l'Italien, *carosello*, diminutif de *carro*. *Voy.* PLACES.

CARTES à jouer.

L'usage des cartes ne commença que sous le règne de Charles VI. Son Prédécesseur Charles V n'en avoit point parlé dans l'Ordonnance qu'il fit contre les jeux; ce qui fait croire qu'elles n'étoient point encore inventées. Alors la fureur du jeu avoit fait de si grands progrès, qu'il étoit à propos de prévenir, en la réprimant, la corruption générale. La passion pour les jeux de hasard avoit fait oublier les amusemens honnêtes & utiles; & vers la fin de 1370, tous les jeux frivoles furent proscrits. Ceux que l'on considère de nos jours comme propres à occuper l'esprit, ou à procurer l'adresse corporelle, furent compris dans le défense, qui interdisoit, sous peine d'amende, tous jeux de dez, de tables (trictrac & dames), de palme *, de quilles, de palet, de boules &

---

* On appelloit alors ainsi le jeu de paume, du mot latin *palma*; parce qu'on poussoit la balle non avec une raquette, mais avec la paume de la main. *Rech. de Pasquier*, Liv. IV. chap. 15. *Diction. Etymologique*, au mot raquette.

de billes, & tous les autres jeux qui ne rendent point les hommes habiles au fait des armes. Charles V exhortoit en même-temps ses Sujets à choisir pour leur divertissement, des récréations propres à les rendre robustes, & à les aguerrir, telles que l'exercice de la lance, de l'arc & de l'arbalêtre. *Edouard* avoit fait publier dans ses Etats une semblable Ordonnance, par laquelle il défendit les jeux de palet, de balle, de ballon, de mail, les joûtes, & généralement tous les divertissemens désignés dans ses Lettres, sous le nom de *Ludi Gallici*, Jeux François. *Rym. Act. pub. Tom. III. Part. II.*

Le jeu de cartes fut inventé, dit-on, pour procurer quelque soulagement à Charles VI, lorsque les accès de sa maladie lui laissoient des intervalles de tranquillité. Cet amusement, qui fait aujourd'hui les délices des Sociétés, où l'on se pique le plus de politesse & de raison, est tellement consacré par l'habitude, que nous l'avons transformé en besoin réel. *Jacquemin Gringonneur*, Peintre, demeurant rue de la Verrerie, fut le premier qui peignit *des cartes à or & à diverses couleurs, pour l'ébattement du Roi* [*]. L'invention de ces sortes de figures n'étoit certainement pas nouvelle; car un Statut du Synode de Worchestre proscrit, entr'autres jeux de hasard, celui du *Roi & de la Reine* [**]. On trouve dans la vie de

---

[*] On lit dans un compte de *Charles Poupart*, Sur-intendant des Finances, & Argentier de Charles VI, *donné cinquante-six sols parisis à Jacquemin Gringonneur, Peintre, pour trois jeux de cartes à or & à diverses couleurs de plusieurs devises, pour porter devers ledit Seigneur Roi pour son ébattement.*

[**] On peut voir encore dans les cartes que nous employons, la forme des habillemens du siècle, où elles devinrent d'un usage plus fréquent. Aux armoiries, dont les draperies sont chargées, on reconnoît les règnes de Charles VI & de Charles VII. C'étoit alors la mode de faire broder ses armes sur ses vêtemens, ce qui formoit une distinction entre la Noblesse & le Peuple, distinction qui ne seroit plus praticable aujourd'hui, que le plus mince Roturier surcharge l'écusson de ses pacifiques Ancêtres, des instrumens de guerre les plus meurtriers, modeste encore s'il ne décore pas ces ridicules trophées d'une couronne de Comte ou de Marquis. Les noms d'*Alexandre*, de David, de *César* & de *Charlemagne*, ainsi que ceux des Dames, retracent cet ancien jeu du Roi & de la Reine. Villaret, *Hist. de Fr. tom.* 12. *pag.* 156.

Saint

Saint Bernard de Sienne, parmi les instrumens de jeux divers, tels que les palets, les dez, qu'on apporta dans la place publique pour les brûler, des figures peintes, des *cartes de triomphe*, dont l'un de nos jeux de cartes retient encore le nom.

En 1076, dit M. de *Saint-Foix* dans ses Essais Historiques sur Paris, *tom. 1. pag. 344*, on représenta sur le Théâtre de l'hôtel de Guénégaud une Comédie de *Thomas Corneille*, en cinq Actes, intitulée le *Triomphe des Dames*, qui n'a point été imprimée, & dont le *Ballet du jeu de Piquet* étoit un des intermedes. Les quatre Valets parurent d'abord avec leurs hallebardes, pour faire faire place. Ensuite les Rois arrivèrent successivement, donnant la main aux Dames, dont la queue étoit portée par quatre Esclaves : le premier de ces Esclaves représentoit la paume ; le second, le billard ; le troisième, les dez ; le quatrième, le trictrac. Les Rois, les Dames & les Valets, après avoir formé, par leurs danses, des tierces & des quatorzes, après s'être rangés tous les noirs d'un côté & les rouges de l'autre, finirent par une contredanse, où toutes les couleurs étoient mêlées confusément & sans suite.

M. de *Saint-Foix* croit que cet intermede n'étoit pas nouveau, & qu'il n'étoit que l'esquisse d'un grand Ballet exécuté à la Cour de Charles VII, & sur lequel on eut l'idée du jeu de piquet, qui certainement ne fut imaginé que vers la fin du règne de ce Prince. Combien de personnes, ajoute cet Auteur, jouent tous les jours à ce jeu, sans en connoître tout le profond mérite ! Une Dissertation qu'il croit du Père *Daniel*, (*Mém. pour l'Hist. des Sciences & des Beaux-Arts, ann. 1720.*) prouve qu'il est symbolique, allégorique, politique, historique, & qu'il renferme des maximes très-importantes sur la guerre & le Gouvernement. *As*, est un mot Latin, qui signifie *une pièce de monnoie*, *du bien*, *des richesses*. Tous les *as* au piquet ont la primauté, même sur les Rois, pour marquer que l'argent est le nerf de la guerre, & que lorsqu'un Roi n'en a pas, sa puissance est bien foible. Le *trefle*, herbe si commune dans les prairies, signifie qu'un Général ne doit jamais camper son armée en des lieux où le fourrage peut lui manquer, & où il seroit difficile d'en transporter. Les *piques* & les *carreaux* désignent les magasins d'armes qui doivent être toujours bien fournis : les *carreaux* étoient des espèces de flèches fortes & pésantes, qu'on tiroit avec l'arbaletre, & qu'on nommoit ainsi, parce que le fer en étoit quarré. Les *cœurs* représentent le courage des Chefs & des Soldats. *David*, *Alexandre*, *César* & *Charlemagne* sont à la tête des quatre quadrilles, ou couleurs de piquet, pour signifier que quelque nombreuses & quelque braves que soient les troupes, elles ont besoin de Généraux aussi prudens que courageux & expérimentés. Quand on se trouve dans une position fâcheuse, dans un camp désavantageux, & dans l'impuissance de disputer la victoire, il faut tâcher que la perte que l'on va faire, soit la plus petite qu'il sera possible ; c'est ce qui se pratique au piquet : si le fonds de notre jeu est mauvais, si les as, les quintes & les quatorze sont contre nous, il faut se précautionner, en tâchant d'avoir le point, pour prévenir le pic & repic ; il faut donner des gardes aux Rois & aux Dames, pour éviter le capot.

Sur les cartes des quatre Valets, les noms d'*Ogier*, le Danois, & de *Lancelot*, qu'on y lit, rappellent les tems héroïques de nos anciens Palladins, & la Chevalerie moderne est représentée par deux Seigneurs de la Cour, qui vivoient encore dans le tems où le jeu de cartes, devenu commun, reçut sa dernière forme. Ces deux Seigneurs sont le fameux *la Hire* *, & le brave *Hector de Galard*, l'un des ancêtres de M. le Comte *de Brassac*. Il étoit Chevalier de l'Ordre, & commandoit les Gentilshommes à bec de Corbin, dont on forma dans la suite la seconde Compagnie des Gardes du Corps. Le titre de *Valet* étoit anciennement honorable, & les plus grands Seigneurs le portoient, jusqu'à ce qu'ils eussent été faits *Chevaliers*. Les quatre Valets au piquet représentent donc la Noblesse, comme les dix, les neufs, les huit & les sept désignent les Soldats.

L'anagramme d'*Argine*, nom de la Dame de Trèfle, est *Regina*; c'étoit la Reine Marie d'Anjou, femme de Charles VII. La belle *Rachel*, Dame de Carreau, c'étoit *Agnès Sorel*. La Pucelle d'Orléans étoit représentée par la chaste & guerrière *Pallas*, Dame de Pique ; & Isabeau de Bavière, par *Judith*, Dame de Cœur : ce n'est pas la Judith de l'Ancien Testament, mais l'Impératrice Judith, femme de Louis-le-

---

* Pendant que les Anglois étoient les maîtres de Paris & de la moitié de la France, on prétend que *la Hire*, à qui Charles VII montroit les apprêts d'un Ballet, & demandoit ce qu'il en pensoit, lui répondit : *Ma foi, Sire, je pense qu'on ne sauroit perdre plus gaiement un Royaume*. On rapporte de ce même la Hire, que prêt à fondre sur l'ennemi, il se mettoit à genoux, les mains jointes, & faisoit cette prière : *Dieu, je te prie que tu fasses aujourd'hui pour la Hire autant que tu voudrois que la Hire fît pour toi, s'il étoit Dieu, & que tu fusses la Hire*. Il croyoit avoir bien dévotement prié. *Ess. sur Paris*, tom. 1. pag. 347.

Débonnaire, qu'on avoit accusée d'être très-galante, qui causa tant de troubles dans l'Etat, & dont la vie, par conséquent, avoit beaucoup de rapport avec celle d'Isabeau de Bavière.

Il est aisé de reconnoître Charles VII sous le nom de *David*, donné au Roi de pique. David, après avoir été long-temps persécuté par Saül, son beau-père, parvint à la Couronne de Judée ; mais au milieu de ses prospérités, il eut le chagrin de voir son fils Absalon se révolter contre lui ; Charles VII, après avoir été déshérité & proscrit par Charles VI, son père, reconquit glorieusement son Royaume ; mais les dernières années de sa vie furent troublées par l'esprit inquiet & le mauvais caractère de son fils (depuis Louis XI) qui osa lui faire la guerre, & qui fut même la cause de sa mort.

On voit qu'un jeu de cartes, à la faveur d'un commentaire, peut s'attirer, dit M. *de Saint-Foix*, autant de considération que bien des Auteurs Grecs & Latins. Les Lecteurs curieux de s'instruire de pareilles interprétations, peuvent consulter la Bibliothèque curieuse du P. *Menestrier*, tom. II, pag. 174 ; le *Journal de Trévoux*, mai 1710 ; le nouveau Choix des *Mercures & Journaux*, tom. 77, &c. & pour la fabrication des cartes, *Voy.* CARTIERS.

On pourroit répondre à M. *de Crousez*, qui dit que l'on joue pour se débarrasser de la conversation des sots, par cette réflexion de M. *Villaret*, » qu'heureux est celui qui, sachant » se procurer des ressources plus agréables & plus versées » contre la fastidieuse situation de ne savoir que dire ni que » faire, ignore jusqu'aux élémens d'un jeu, dont l'acharne- » ment n'a pas même le premier mérite qui doit caractériser » toute récréation, celui d'inspirer des sentimens de plaisir » & de joie à ceux qui s'y livrent avec le moins de ménage- » ment ».

Les droits que l'on paye sur chaque jeu de cartes, ont été accordés au profit de l'Ecole-Royale-Militaire.

CARTIERS. Ce sont ceux qui ont le droit de fabriquer & vendre toutes sortes de cartes, cartons, &c. *Voy.* PAPETIERS.

Entre les petits ouvrages, il y en a peu où la main d'œuvre soit si longue & si multipliée : le papier passe cent fois entre les mains du Cartier, avant que d'être mis en cartes.

Il faut d'abord se pourvoir de la sorte de papier qu'on appelle *de la main brune*. On déploie son papier & on le rompt : *rompre*, c'est tenir le papier ouvert de la main gauche par le bas du pli, de la droite par le haut du pli, de manière que les deux pouces soient dans le pli, & faire glisser les autres doigts de la main droite, tout le long du dos poli, en commençant par le bas; ce qui ne peut se faire, sans appliquer le haut du dos du pli contre le bas du dos du pli, & paroître rompre les feuilles. Le but de cette opération est d'effacer le pli du mieux qu'on peut.

Après qu'on a rompu le papier, on en prend deux feuilles, qu'on met dos à dos; sur ces deux feuilles on en place deux autres, mises aussi dos à dos; mais il faut que ces deux dernières débordent les deux premières, soit par en haut, soit par en bas, d'environ quatre doigts. On continue de faire un tas, le plus grand qu'on peut, de feuilles prises deux à deux, dans lequel les deux 1, 3, 5, 7, 9, &c. se correspondent exactement, & sont débordées d'environ quatre doigts par les deux 2, 4, 6, 8, 10, &c. qui, par conséquent, se correspondent aussi exactement. Cette opération s'appelle *mêler*.

Après qu'on a mêlé, ou plutôt tandis qu'on mêle d'un coté, de l'autre on fait la colle. La colle se fait avec moitié farine, moitié amidon. Le Colleur prend la brosse à coller, la trempe dans la colle, & la passe sur le papier de la manière qui suit. Il l'applique au centre de la feuille, d'où il va à l'angle du haut qui est à droite, & de-là à l'angle du bas, qui lui est opposé à gauche: il remet sa brosse au centre, d'où il l'avance à l'angle du haut, qui est à gauche, la ramenant de-là à l'angle opposé du bas, qui est à droite. Il doit réitérer huit fois cette opération sur la même feuille.

Cela fait, il enlève cette feuille enduite de colle, & avec elle la feuille qui lui est adossée. Il fait la même opération sur la première des deux feuilles suivantes, les enlève toutes deux, & les place sur les deux précédentes. Il continue ainsi, collant une feuille & en enlevant deux, & réformant un autre tas, où il est évident qu'une feuille collée se trouve toujours appliquée contre une feuille qui ne l'est pas. Dans ce nouveau tas, les feuilles ne se débordent pas: on les applique les unes sur les autres le plus exactement qu'on peut.

Quand on a formé ce tas, d'environ une rame & demie, on la met en presse. On presse ce tas légèrement d'abord; au bout d'un quart d'heure, on revient à la presse, & on le serre davantage: on laisse ce tas en presse environ une bonne heure, & ensuite on substitue le second. Un bon Ouvrier peut faire 15 à 16 tas par jour.

Quand le premier tas est sorti de presse, on le *torche*; *torcher*, c'est enlever la colle que l'action de la presse a fait sortir d'entre les feuilles; cela se fait avec un mauvais pinceau qu'on trempe dans de l'eau froide, afin que ce superflu de colle se sépare plus facilement.

Ces feuilles, qui sortent de dessous la presse, collées deux à deux, s'appellent *étresses*; quand les étresses sont torchées, on les pique. Pour cet effet, on a un poinçon, qu'on enfonce au bord du tas, environ à la profondeur d'un demi-doigt: on enlève du tas un petit paquet d'environ cinq étresses percées, & on passe une épingle dans le trou. L'*épingle* des Cartiers est un fil de laiton, de la longueur & grosseur des épingles ordinaires, dont la tête est arrêtée dans un parchemin plié en quatre, dans un bout de carte, ou même dans un mauvais morceau de peau, & qui est plié environ vers la moitié, de manière qu'il puisse faire la fonction de crochet. Le Piqueur perce toutes les étresses, & garnit autant de paquets d'environ cinq à six qu'il peut faire, chacun de leur épingle. Le Colleur s'appelle *le Servant du Piqueur*.

Quand tous les paquets d'étresses sont garnis d'épingles, on les porte sécher aux cordes, où on les laisse plus ou moins étendues, selon la température de l'air: ensuite on *abat*; *abattre*, c'est *détendre*.

En *abattant*, on ôte les épingles, & l'on reforme des tas: quand ces nouveaux tas sont formés, on *sépare*; *séparer*, c'est détacher les étresses les unes des autres, & les distribuer séparément: cette opération se fait avec un petit couteau de bois, appellé *coupoir*.

Quand on a séparé, on *ponce*; *poncer*, c'est, ainsi que le mot le désigne, frotter l'étresse des deux côtés avec une pierre ponce. On donne dix à douze coups de pierre ponce de chaque côté de l'étresse.

Cela fait, on *trie*; *trier*, c'est regarder chaque étresse au jour, & en enlever toutes les inégalités, soit du papier, soit de la colle, ce qui s'appelle *le bro*. Le triage se fait avec une espèce de canif ou grattoir, nommé *pointe*.

L'étresse tirée formera l'ame de la carte. Quand l'étresse est préparée, on prend deux autres sortes de papiers: l'une appellée *le cartier*, qui ne sert qu'à l'usage dont il s'agit; l'autre est appellée *le pau*.

Ces papiers étant préparés, on *mêle en blanc*; pour cette opération, on a un tas de cartier à droite, & un tas de pau à gauche. On prend d'abord une feuille de pau, on place dessus deux feuilles de cartier; puis sur celles-ci, deux feuilles de pau ; puis fur ces dernières, deux feuilles de cartier, & ainſi de ſuite juſqu'à la fin, qu'on termine, ainſi qu'on a commencé, par une ſeule feuille de pau. Il faut obſerver que le nouveau tas eſt formé de manière que les feuilles ſe débordent de deux en deux, comme quand on a mêlé la première fois pour faire les étreſſes.

Quand on a mêlé en blanc, on *mêle en étreſſe* ; *mêler en étreſſe*, c'eſt entrelarder l'étreſſe dans le blanc ; ce qui s'exécute ainſi : on enlève la première feuille de pau, on met deſſus une étreſſe ; ſur cette étreſſe, deux feuilles de cartier ; ſur les deux feuilles de cartier, une étreſſe ; ſur cette étreſſe, deux feuilles de pau, & ainſi de ſuite : d'où l'on voit évidemment que chaque étreſſe ſe trouve entre une feuille de cartier, & une feuille de pau. Les feuilles de cartier, de pau, & les étreſſes, doivent ſe déborder dans le nouveau tas.

Après cette manœuvre, on *colle en ouvrage*. Cette opération n'a rien de particulier ; elle ſe fait comme le premier collage, & conſiſte à enfermer une étreſſe entre une feuille de pau & une feuille de cartier. Après avoir collé en ouvrage, on met en preſſe, on pique, on étend, & on abat, comme on a fait aux étreſſes, avec cette différence qu'on n'étend que deux des nouveaux feuillets à la fois ; ces deux feuillets s'appellent un *double*. Le cartier fait le dos de la carte, & le pau le dedans.

Lorſque les doubles ſont préparés, on a proprement le carton, dont la carte ſe fait ; il ne s'agit plus que de couvrir les ſurfaces de ces doubles, ou de *têtes* ou de *points*. Les têtes, ce ſont celles d'entre les cartes qui portent des figures humaines ; toutes les autres s'appellent des *points*.

Pour cet effet, on a un moule de bois, qui porte vingt figures à têtes, gravées profondément. Ce moule eſt fixé ſur une table ; il eſt compoſé de quatre bandes, qui portent cinq figures chacune ; chaque bande s'appelle un *coupeau*.

On prend du papier de pau, on le déplie, on le rompt, on le moitit ; *moitir*, c'eſt tremper : on le met entre deux ais ; on le preſſe pour l'unir ; au ſortir de la preſſe, on *moule*.

Pour *mouler*, on a devant ſoi, ou à côté, un tas de ce pau trempé ; on a auſſi du noir d'Eſpagne, qu'on a fait pourrir dans de la colle ; plus il eſt pourri, meilleur il eſt. On a une broſſe. On prend de ce noir fluide avec la broſſe ; on la paſſe ſur le moule : comme ce ſont les parties ſaillantes du moule qui forment la figure, & que ces parties ſont fort détachées du fond, il n'y a que leurs traces qui faffent leurs empreintes fur le papier, qu'on étend fur le moule, & qu'on preffe avec un *froton*. Le froton eft un inftrument compofé de plufieurs lifières d'étoffes, roulées les unes fur les autres; de manière que la bafe en eft plate & unie, & que le refte a la forme d'un fphéroïde alongé.

On continue de mouler autant qu'on veut. Après cette opération, on commence à peindre les têtes: car le moule n'en a donné que le trait noir. On applique d'abord le jaune, enfuite le gris, puis le rouge, le bleu & le noir. On fait tous les tas en jaune de fuite, tous les tas en gris, &c.

Le jaune n'eft autre chofe que de la graine d'Avignon, qu'on fait bouillir, & à laquelle on mêle un peu d'alun pour la purifier; le gris, qu'un petit bleu d'indigo, qu'on a dans un pot; le rouge, qu'un vermillon broyé, & délayé avec un peu d'eau & de colle ou gomme; le bleu qu'un indigo plus fort, délayé auffi avec de la gomme & de l'eau; le noir, que du noir de fumée.

On fe fert pour appliquer ces couleurs, de différens patrons; le patron eft fait d'un morceau d'*imprimure*. C'eft une feuille de papier que l'on prépare avec des écailles d'huîtres, ou des coques d'œufs broyées & réduites en poudre menue. On mêle cette poudre avec de l'huile de lin, & de la gomme arabique, ce qui produit une compofition pâteufe & liquide, dont on enduit le papier. On donne fix couches à chaque côté, ce qui rend la feuille épaiffe, à peu près comme une pièce de 24 fols.

C'eft au Cartier à découper l'imprimure, ce qu'il exécute pour les têtes avec un canif. Pour cet effet, il prend une mauvaife feuille de carte toute peinte, il applique cette feuille fur l'imprimure, & l'y fixe; il enlève avec fa pointe ou fon canif, toutes les parties peintes de la même couleur, & de la feuille & de l'imprimure: puis il ôte cette imprimure & en fubftitue une autre fous la même feuille, & enlève au canif tant de la feuille que de l'imprimure, une autre couleur, & ainfi de fuite, autant qu'il y a de couleurs. La feuille peinte, qui fert à cette opération, s'appelle *faute*. Comme il y a cinq couleurs à chaque côté, il y a auffi cinq *patrons*. On applique les patrons fucceffivement fur la même tête, & on paffe deffus avec un pinceau la couleur qui convient; il eft évident que cette couleur ne prend que fur les parties de la carte, que les découpures du patron laiffent découvertes.

Quant à la peinture des points, les patrons ne font pas découpés au canif, mais à l'emporte-pièce. On a quatre emporte-pièces différens, pique, trèfle, cœur & carreau, dont on frappe les imprimures. Les bords de ces emporte-pièces sont tranchans & coupent la partie de l'imprimure, sur laquelle ils sont appliqués. Les imprimures ainsi préparées, servent à faire les points, comme celles des têtes ont servi à peindre les figures: il faut seulement observer pour les têtes, que la planche en étant divisée en quatre coupeaux, on passe le pinceau à quatre reprises.

Quand tous les papiers ou feuilles de pau sont peintes, il s'agit de les appliquer sur les doubles; pour cet effet, on les mêle en tas: une feuille peinte, un double, une feuille un double, & ainsi de suite: de manière que le double soit toujours enfermé entre deux feuilles peintes. On colle, on presse, on pique, on étend comme ci-dessus. On abat, & l'on sépare les doubles, ainsi comme nous avons dit, qu'on séparoit les étresses.

Quand on a séparé, on prépare le *chauffoir*. C'est une caisse de fer quarrée, à pied, dont les bords supportent des bandes de fer quarrées, passées les unes sur les autres, & recourbées par les extrêmités. Il y en a deux sur la longueur, & deux sur la largeur, ce qui forme deux crochets sur chaque bord du chauffoir.

On allume du feu dans le chauffoir; on passe dans les crochets, ou agraffes, une caisse quarrée de bois, qui sert à concentrer la chaleur; on place ensuite quatre feuilles en dedans de cette caisse carrée, une contre chaque côté, puis on en pose une dessus les barres qui se croisent; on ne les laisse toutes dans cet état, que le temps de faire le tour du chauffoir. On les enlève en tournant; on y en substitue d'autres, & l'on continue cette manœuvre jusqu'à ce qu'on ait épuisé l'ouvrage: cela s'appelle *chauffer*.

Au sortir du chauffoir, le Lisseur prend son ouvrage & le *savonne* par-devant, c'est-à-dire, du côté des figures. *Savonner*, c'est avec un assemblage de morceaux de chapeau cousus les uns sur les autres, à l'épaisseur de deux pouces, & de la largeur de la feuille, (assemblage qu'on appelle *savonneur*.) emporter du savon, en le passant sur un pain de cette marchandise, & le transporter sur la feuille, en la frottant seulement une fois. On savonne la carte, pour faire couler dessus la pierre de la lissière.

Quand la carte est savonnée, on la lisse. La carte à lisser est posée sur un marbre. Ce marbre est fixé sur une table; la pierre de la lissoire appuyée fortement contre la carte, sur laquelle l'Ouvrier la fait aller de bas en haut, & de haut en bas. Pour qu'une feuille soit bien lissée, il faut qu'elle ait reçu 22 coups, ou 22 allées & venir.

Quand la carte est lissée par-devant, on la chauffe, comme on a fait ci-dessus. Il faut observer, que soit en chauffant, soit en réchauffant, c'est la couleur qui est tournée vers le feu. Le réchauffage se fait comme le chauffage. Après cette manœuvre, on savonne la carte par derrière, & on la lisse par derrière.

Au sortir de la lisse, la carte va au ciseau, pour être coupée. On commence par rogner la feuille. *Rogner*, c'est enlever, avec le ciseau, ce qui excède le trait du moule, des deux côtés qui forment l'angle supérieur à droite de la feuille. Les traits du moule s'appellent les *guides* : c'est en effet ces traits qui guident le Coupeur.

Le Coupeur a son établi particulier. Il est composé d'une longue table, sur laquelle est l'*esto*. L'esto est un morceau de bois d'environ deux pouces d'épais, sur un bon pied en quarré, bien équarri & assemblé, le plus fermement & le plus perpendiculairement qu'il est possible, avec le dessus de la table.

Quand l'Ouvrier a rogné, il *traverse*. *Traverser*, c'est séparer les coupeaux, ou mettre la feuille en quatre parties égales. Quand il a traversé, il *ajuste*. *Ajuster*, c'est examiner si les coupeaux sont de la même hauteur. Pour cet effet, on les applique les uns contre les autres, & on tire avec le doigt ceux qui débordent; on repasse ceux-ci au ciseau. Quand on a repassé, on *rompt*. *Rompre*, c'est plier un peu les coupeaux, & leur faire le dos un peu convexe. Après avoir rompu les coupeaux, on les mene au petit ciseau. Le petit ciseau est monté précisément comme le grand ; & il n'y a entre eux de différence que la longueur & l'usage. Le grand sert à rogner les feuilles, & à les mettre en coupeaux ; & le petit, à mettre les coupeaux en cartes. On rogne, & l'on met en coupeaux les feuilles les unes après les autres ; & les coupeaux en cartes, les uns après les autres.

Quand les coupeaux sont divisés, on *assortit*. *Assortir*, c'est ranger les cartes divisées par deux rangs de cartes, déterminées par l'ordre qu'elles avoient sur le moule ou sur les feuilles. Il y a entre la place d'une carte sur la feuille & sa place dans le rang, une correspondance telle que dans cette distribution, toutes les cartes de la même espèce, tous les Rois, toutes les Dames, tous les Valets, &c. tombent ensemble : alors on dit qu'elles sont par sortes, on les *trie*. *Trier*, c'est mettre les blanches avec les blanches, les moins blanches ensemble, & ôter les taches, qu'on appelle le *bro*. On distingue quatre lots de cartes, relativement à leur degré de finesse : celles du premier lot s'appellent la *fleur* ; celles du second, les *premières* ; celles du troisième, les *secondes* ; celles du quatrième & du cinquième, les *triards* ou *fonds*.

Quand on a distribué chaque sorte, relativement à sa qualité, ou son degré de finesse, on fait la *couche*, où l'on forme autant de sortes de jeux, qu'on a de différens lots ; ensuite, on range & on complette les jeux, ce qui s'appelle faire la *boutée*. On finit par plier les jeux dans les enveloppes ; ce qu'on exécute de manière que les jeux de fleur se trouvent au-dessus du sixain, afin que si l'Acheteur veut examiner ce qu'on lui vend, il tombe nécessairement sur un beau jeu.

S'il y avoit un moyen de corriger les avares, ce seroit de les instruire de la manière dont les choses se fabriquent : ce détail pourroit les empêcher de regretter leur argent ; & peut-être s'étonneroient-ils qu'on leur en demande si peu, pour une marchandise qui a coûté tant de peine.

Il est surprenant que nos François, qui se piquent si fort de bon goût, & qui veulent le mieux jusques dans les plus petites choses, se soient contentés jusqu'à présent des figures maussades, dont les cartes sont peintes : il est évident qu'il n'en coûteroit rien de plus pour y représenter des sujets plus agréables. Cela ne prouve-t-il point qu'il n'est pas aussi commun qu'on le pense, de jouer ou par amusement, ou sans intérêt ? Pourvu qu'on tue le temps, ou qu'on gagne, on ne se soucie guère que ce soit avec des cartes bien ou mal peintes. Cependant, depuis quelques années le sieur *Mitoire* a fait graver de nouveaux patrons, d'une composition plus nette & d'un dessin plus correct. En conservant la même distribution d'attributs, d'accessoires & de couleurs, il passe pour être parvenu à ôter aux cartes cette grossiereté qui les rendoit rebutantes, en sorte qu'on les croit aujourd'hui plus faciles à jouer, & plus agréables à la vue ; mais elles n'en sont pas plus communes dans les maisons, le goût antique paroissant l'emporter sur le moderne.

CARTON. Le carton est un corps qui a beaucoup de surface & peu d'épaisseur, composé par art avec des rognures de cartes, des rognures de reliûres, & de mauvais papier, à l'usage d'un grand nombre d'Ouvriers ; mais sur-tout des Relieurs mêmes.

Il y a beaucoup de ressemblance entre la manœuvre du Papetier & celle du Cartonnier : le Papetier prend dans un moule le chiffon réduit en bouillie, pour en faire du papier; le Cartonnier prend dans un moule le papier même remis en bouillie, pour en faire le carton. *Voy.* PAPETIER.

CARTONNIER. Ouvrier qui a le droit de faire & vendre du carton. Les Papetiers-Merciers font le négoce du carton; mais ils ne peuvent le fabriquer.

CASCADES. Chûte d'eau qui tombe d'un lieu élevé dans un plus bas. On en distingue de deux sortes, la *cascade naturelle* & l'*artificielle*. La naturelle, occasionnée par l'inégalité du terrein, se nomme *cataracte*: telle est la cascade de Tivoli, de Terni, de Schafhouse, &c. L'*artificielle*, due à la main des hommes, tombe en napes, comme la rivière de Marly; en goulettes, comme on en voit dans les bosquets de Saint-Cloud; en rampe douce, comme celle de Sceaux; en buffets, comme à Trianon & à Versailles : ou par chûtes de perrons, comme la grande cascade de Saint-Cloud. On dit encore, *grande & petite cascades*, qui se placent dans une niche de charmille ou de treillage, soit dans le milieu d'un fer à cheval, soit à la tête d'une pièce d'eau.

CATHERINE DE LA COUTURE. (Sainte). Cette Eglise & ce Couvent portoient autrefois le nom de *Sainte-Catherine-du-Val-des-Ecoliers*, parce que les Chanoines Réguliers qui, en 1201, avoient formé une Congrégation particulière sous le nom du *Val-des-Ecoliers*, ayant résolu d'avoir un établissement à Paris, pour y pouvoir vaquer à l'étude, ils y envoyèrent un de leurs Religieux, nommé *Manassés*, Prieur de Notre-Dame dans l'Isle, à Troyes. *Nicolas Giboin*, Bourgeois de Paris, fut le premier qui mit la main à ce saint œuvre, en donnant trois arpens de terre qu'il avoit hors des murs de la Ville, ou de la porte *Baudeer* ou *Baudez*. *Pierre de Briane* donna en même-tems un champ voisin; & comme ce champ & les trois arpens que *Giboin* avoit donnés, étoient cultivés, on donna le nom de *Coulture* à tout le terrein des environs.

Les Sergens d'Armes, ou Archers de la garde du Roi saisirent cette occasion pour s'acquitter d'un vœu qu'ils avoient fait en 1214 à la bataille de Bouvines, lorsque gardant un pont, & voyant Philippe-Auguste en danger, ils promirent de faire bâtir une Eglise sous l'invocation de Sainte Catherine, si Dieu délivroit le Roi du péril où il étoit. *Guillaume*, Evêque de Paris, donna son consentement à l'établissement de cette

Eglife, qui étoit, dit-il, *in Parochia Sancti Pauli, salvo jure Parochiali prædicta Ecclefiæ Sancti Pauli.*

Ce fut en 1229 qu'on bâtit cette Eglife, & la Reine *Blanche*, mère de Saint Louis, donna pour ce bâtiment trois cens livres, & *Groflay*, Archidiacre de Reims, deux cens. *Hebert*, Aumônier du Roi, & *Chreftien*, tous deux Chevaliers du Temple, y contribuèrent auffi par leurs libéralités. Saint Louis dota cette nouvelle Eglife de trente deniers par jour, puis de vingt livres parifis de rente, d'un muid de bled à prendre tous les ans dans les greniers de Goneffe, de deux milliers de harengs le jour des Cendres, à la foire des Brandons, & de deux pièces d'étoffes de vingt cinq aulnes chacune, l'une blanche & l'autre noire. Philippe-le-Hardi, Philippe-le-Bel, Louis X, Philippe VI, Charles VI & Louis XI firent auffi des biens confidérables à cette Eglife & au Monaftère de Sainte-Catherine-du-Val-des-Ecoliers. Les Sergens d'Armes, de leur côté, convinrent entr'eux de faire à cette Eglife une redevance, qui alloit pour chacun à dix fols quatre deniers par an.

Dans le fiècle fuivant, c'eft-à-dire, vers l'an 1365, ils s'érigèrent en Confrèrie, dans laquelle ils ne pouvoient être admis qu'en donnant *deux francs d'or* lors de la réception, & un tous les ans. Tous les mardis de la Pentecôte, les Confrères dînoient dans l'Eglife. Ils avoient auffi droit de fépulture dans le Cloître ou le Chapitre.

Après les funérailles de chaque Sergent d'Armes, fon écu & fa maffe étoient appendus dans l'Eglife. On voyoit encore du tems d'Henri III, plufieurs tombes de ces Sergens d'Armes du Roi dans le cloître de ce Couvent; mais ayant été rebâti à neuf, il n'y refte plus aucune marque de ces tombes.

Cette maifon devint dans la fuite le Collège de toute la Congrégation du Val-des-Ecoliers, & les Religieux qui y étoient envoyés pour étudier, furent admis aux degrés dans l'Univerfité. L'an 1607, le Général de cette Congrégation mit la réforme dans toutes les maifons qui en dépendoient, & fur-tout dans ce Prieuré, dont les Religieux s'étoient relâchés de la régularité primitive. En 1629, le 25 d'avril, le Père *Faure*, premier Supérieur-général, & Inftituteur d'une nouvelle Congrégation de Chanoines Réguliers en France, dont l'Abbaye de Sainte-Geneviève eft le Chef, paffa un concordat avec les Religieux de Sainte-Catherine, & prit poffeffion de leur Couvent, accompagné de fix de fes Religieux.

Cette maifon avoit été gouvernée par 17 Prieurs Réguliers, depuis *Manassés*, inclusivement, jusqu'à *Philippe Hurault*, exclusivement, qui en fut le premier Prieur Commandataire, & qui mourut en 1539. Ce Prieuré a toujours été en commande depuis ce temps-là, & rapporte au Prieur 14 ou 15000 liv. de rente.

La fondation de cette Eglise est écrite sur deux pierres du portail; sur l'une desquelles sont gravées en creux les effigies de Saint Louis entre deux Archers de sa garde; sur l'autre, sont aussi gravées en creux les effigies d'un Chanoine Régulier du Val-des-Ecoliers, revêtu de sa chape, & ayant à ses côtés deux autres Archers de la garde, armés de pied en cap.

Sur la première de ces pierres, on lit cette inscription:

A la prière des Sergens d'Armes, Monsieur S. LOUIS fonda cette Eglise, & y mut la première pierre; & fut pour la joye de la victoire, qui fut au pont de Bouvines, l'an 1214.

Sur l'autre, on lit:

Les Sergens d'Armes pour le temps gardoient ledit Pont, & vouèrent que si Dieu leur donnoit la victoire, ils fonderoient une Eglise de Sainte-Catherine. Et ainsi soit-il.

Depuis la réforme de la Congrégation de Sainte-Geneviève dans cette maison, le cloître a été rebâti de neuf, comme aussi le portail de cette Eglise, dont l'entrée est décorée de pilastres disposés en demi-cercles, entre lesquels il y a des statues & des bas-reliefs au-dessus. Le portique du milieu est soutenu par deux colonnes de la même ordonnance. Cette architecture est du dessin du P. *de Creil*, Chanoine Régulier de cette Congrégation. Il y a mis des triglyphes avec des colonnes corinthiennes, ce qui ne se pratique (dit-on) que dans les Temples qui sont sous l'invocation de quelque Vierge, qui a répandu son sang pour Jesus-Christ, comme a fait Sainte-Catherine, dont cette Eglise porte le nom. Dans les entrepilastres, on voit la statue de Sainte-Catherine en pied, qui s'appuie sur une roue. Elle a à ses côtés six figures de jeunes enfans, qui portent les instrumens de son martyre. L'un tient l'épée, l'autre la roue, l'autre la couronne, le quatrième l'anneau, le cinquième un Livre ouvert, & le dernier un faisceau, sur lequel il est appuyé. Toutes ces figures, de même que les quatre bas-reliefs qui sont au-dessous, sont de l'ouvrage de *Martin Vanden Bogaert*, connu sous le nom de

Desjardins, Sculpteur fameux, de l'Académie Royale de Peinture & de Sculpture.

Les personnes les plus distinguées qui ont été inhumées dans cette Eglise, sont, *Pierre d'Orgemont*, Chancelier de France, & quelques autres Seigneurs du même nom ; *Jacques des Ligneris*, Président au Parlement de Paris ; *Antoine Sanguin*, Cardinal ; *Valence Balbienne*, femme du Chancelier de Birague ; *René de Birague*, Chancelier de France, puis Cardinal.

Pierre d'Orgemont étoit fils d'un habitant de Ligny, petite Ville à six lieues de Paris. Il commença par être Avocat au Parlement, puis il fut fait Conseiller, ensuite premier Président, & enfin élu Chancelier de France à la pluralité des voix, en présence du Roi Charles V, le 20 novembre 1373. Sa vertu & sa capacité lui méritèrent la confiance du Roi Charles V, qui étoit un de ces Princes rares qui aiment le mérite, & qui le récompensent. Le règne de Charles VI fut si tumultueux, & d'Orgemont étoit si avancé en âge, qu'il remit les Sceaux entre les mains du Roi Charles VI, le premier d'octobre de l'an 1380. Il mourut dans son hôtel des Tournelles le 3 juin 1389, & fut inhumé dans une Chapelle qu'il avoit fondée en cette Eglise, où il est représenté l'épée au côté, le casque à ses pieds, & une jacque de mailles.

Jacques de Ligneris, Seigneur de Crosnes, Président au Parlement de Paris, l'un des trois Ambassadeurs que François I envoya au Concile de Trente en 1546, & qui fut ensuite Président à Mortier, mourut le 11 août 1556, & fut inhumé dans cette Eglise de Sainte-Catherine de la Couture. On parlera ci-après de l'hôtel qu'il avoit fait bâtir, & où il mourut.

Antoine Sanguin, connu sous le nom du *Cardinal de Meudon*, étoit second fils d'Antoine Sanguin, Seigneur de Meudon, & Maître des Eaux & Forêts de l'Isle de France, Champagne & de Brie ; & de *Marie Simon*. *Anne Sanguin*, sœur d'*Antoine*, ayant été mariée à *Guillaume de Pisseleu*, & en ayant eu *Anne de Pisseleu*, qui fut Maîtresse de François I, & Duchesse d'Estampes. *Antoine Sanguin* se servit du crédit de sa nièce pour parvenir aux dignités les plus éminentes. Il fut Abbé de Fleury-sur-Loire, Maître de la Chapelle du Roi, Evêque d'Orléans, puis Archevêque de Toulouse, nommé Cardinal le 19 décembre 1538, & Grand Aumônier de France en 1543, le 7 d'août. Après la mort de François I, il se démit de cette charge en 1547, mourut le 22 décembre 1559,

& fut enterré dans l'Eglise de Sainte-Catherine-du-Val-des-Ecoliers.

Dans la Chapelle de Birague, qui est à main droite en entrant, est le mausolée de *Valence Balbienne*, femme de *René de Birague*, Chancelier de France, laquelle mourut en 1572, âgée de 54 ans, 6 mois, 20 jours. Elle est couchée sur un tombeau de marbre, ayant la tête appuyée sur sa main droite; deux Génies qui sont en pleurs, & qui tiennent des flambeaux allumés, mais renversés, accompagnent la figure de la Chancelière, dont l'épitaphe est au-dessous de la représentation. Elle est conçue ainsi:

D. O. M. S.

VALENTIÆ BALBIANÆ,

Matron. clariss. atque ornatiss. cujus anima salute & quiete fruitur sempit. corpus Renatus Biragus Franc. Cancellar. conjux pientiss. uxoris benemer. memor hic conditur. Obiit anno Christian. salut. M. D. LXXII. XIII. *kalen. januar. Vixit annos* LIII. *menses sex, dies* XX.

Cette Dame étant morte, le Chancelier *de Birague* se fit Ecclésiastique, & fut fait Cardinal. Il étoit Gentilhomme Milanois, d'une famille dévouée à la France. Il fut Conseiller au Parlement de Paris sous le règne de François I; Président au Sénat de Turin, sous Henri II; Garde des Sceaux de France, en 1570; & Chancelier, trois ans après. Il remit les Sceaux en 1578; mais volontairement, & il eut le crédit de les faire donner à *Philippe Hurault de Chiverni*, son ami. Il étoit honnête, civil, obligeant, moins vindicatif, & plus franc que ne le sont ordinairement les Italiens. L'Auteur du Journal d'Henri III acheve son portrait, en disant *qu'il étoit bien entendu aux affaires d'Etat, fort peu en la Justice: de savoir, fort peu; au reste, libéral, voluptueux, homme du tems, Serviteur absolu des volontés du Roi, ayant dit souvent qu'il n'étoit pas* Chancelier de France, mais Chancelier du Roi de France. *Il mourut pauvre pour un homme qui avoit long-tems servi les Rois de France, n'étoit aucunement ambitieux, & meilleur pour des amis & serviteurs, que pour soi: il disoit, peu auparavant son décès,* qu'il mourroit Cardinal sans titre, Prêtre sans Bénéfices, & Chancelier sans Sceaux.

Ce Cardinal mourut dans la maison priorale de Sainte-Catherine-du-Val-des-Ecoliers, le 24 novembre 1583, & fut inhumé dans la Chapelle qu'il avoit dans l'Eglife de ce Couvent. Les Princes de la Maifon de Bourbon & de Guife menoient le deuil, fuivis des Cours de Parlement, des Aydes, de la Chambre des Comptes, du Corps-de-Ville & de l'Univerfité. Ce fut le premier de la Confrèrie Royale des Pénitens, qui fut porté & enterré par eux. Ils affiftèrent tous à fon convoi avec leurs habits blancs, marchant deux à deux. Le Roi même y affifta auffi en habit de Pénitent, ayant à côté de lui le Duc d'*Epernon*. *Renault de Beaune*, Archevêque de Bourges, prononça l'oraifon funèbre. Le Chancelier de Chiverni lui fit élever un fuperbe maufolée par *Germain Pilon*; mais depuis quelques années, on a enlevé la plûpart des ornemens de bronze, pour en orner le tabernacle du maître-autel de cette Eglife.

Ce monument eft vis-à-vis celui de *Valence Balbienne*, femme du Chancelier *de Birague*. Ce Chancelier Cardinal eft ici repréfenté en habits pontificaux, & à genoux devant un prie-Dieu. Au-deffus de cette repréfentation, on lit ces vers :

Quid tibi opus ftatuâ ? Satis eft ftatuiffe Birague,
Virtutis paffim tot monumenta tuæ. I. Morcus R. S.

Au-deffous :

RENATO BIRAGUO

Patritio Mediolan. multis & fumm. dignit. functo, tum Franc. Cancellario ac demùm S. R. Eccl. Cardin. Francifca F. unica, & Cefar. Birag. agnat. mœftiff. non memoriæ, fed defiderii perpet. monum.

H. P. C.

Vixit annos LXXVII. *menfes* IX. *dies* XXVI. *Obiit* VIII. *cal. décemb.* CIƆ. IƆ. LXXXIII.

A droite de l'autel, eft l'infcription qui fuit :

Hunc Renati Biraguii *S. R. E. Cardin. Galliæ Cancell. tumulum* Philippus-Huraltus Cheverinus, *Galliæ Cancellar. ob confortium fummi Magiftratûs, & amicitiam affinitate fancitam auxit hoc titulo ultimo in defunctum munere, & decefforem fanctiff. feni hoc quidquid eft inferiarum dare pietati adjunctum exiftimavit. Adeò quos non fors, fed judicium magni Regis & Refpub. conjunxit nulla vis fati feparare potis eft.*

A

À côté de cette inscription, il y en a une autre qui nous apprend que dans ce même monument, est le cœur de *Jean de Laval*, Marquis de Nesle, Comte de Lagni & de Maillezois, Seigneur de Loré au Maine, Baron de Bressuire, de la Roche Chabot, de la Motte-Sainte-Heraye, &c. l'un des maris de *Françoise de Birague*, fille unique du Chancelier de ce nom, laquelle fut mariée en premières nôces, à *Imbert de la Platière*, Seigneur de Bourdillon, Maréchal de France; en secondes nôces, à *Jean de Laval*, Marquis de Nesle; & en troisièmes, à *Jacques d'Amboise*, Seigneur d'Ambijoux, tué à la bataille de Coutras en 1587. Voici l'éloge que *Françoise de Birague* a consacré à son second mari.

HIC SITUM EST COR

Illustrissimi viri D. Joannis de Laval, Nigellæ Marchionis, Laniacensis & Malleacensis Comitis, Domini de Loré apud Cænomanos, Baronis Bersuriæ, Rupis Chaboti, Mottæ Sanctæræi, & insulæ subtermontem regalem, regiâ Divi Michaelis sodalitate insignis, quinquaginta Equitum Cataphractorum, centumque Nobilium Regiæ Domûs turmæ Præfecti.

Verus amor qualis castos est inter amantes
Qui subiêre duo conjugiale jugum,
Non unquam moritur prius hoc moriente, vel illâ;
Simplice sub tumulo cor stat utrumque duplex
Namque; ego quæ duxi Francisca Biraga *maritum*
Valleum Joannem, fida superstes amans,
Ejus in hoc loculo posui cor, donec eodem
Cor quoque ponatur post mea fata meum,
Filia & amborum jacet hic sita Margaris ut sit
Amborum fidi fœderis ipsa fides.

Obiit XII. cal. octobris M.D. LXXVIII.

L'on voit, par la latinité de cette épitaphe, combien la folie que l'on avoit alors de latiniser les noms propres d'hommes & de lieux peu connus, les rendra inintelligibles à la postérité.

CATHERINE. (*Hôpital de Sainte*) *Voy.* HÔPITAUX.

CATHOLIQUES. (*Nouvelles*) *Voy.* NOUVELLES.

CAVE ou LA CAVE. C'étoit au VIIe. siècle un Hameau

Tome II. G

près de Saint-Denis, dont il ne subsiste aucune maison depuis long-temps. Ce nom paroît prouver que c'étoit en ce lieu où l'on gardoit les bêtes féroces pour le combat.

CAZERNES. Ce sont de grands corps-de-logis construits entre le rempart & les maisons d'une Ville fortifiée, ou même sur le rempart, pour les Soldats, à la décharge & au soulagement des habitans. Il y a pour l'ordinaire deux lits dans chaque chambre, & trois Soldats couchent dans le même lit.

La ville de Paris a obligation à M. le Maréchal *Duc de Biron*, de l'établissement des Cazernes que l'on voit aujourd'hui, tant dans les Fauxbourgs, que hors des Barrières, &, dans lesquelles tous les Soldats du beau Régiment des Gardes-Françoises sont logés avec toutes les commodités requises.

M. le Maréchal a fait construire cinq Cazernes neuves, dans chacune desquelles sont logées trois Compagnies. Chaque Compagnie y est divisée par quatre sections ou quatre chambres, contenant douze à quinze lits, dans chacun desquels couchent deux Soldats. Il y a six chambres de Sergens pour chaque Compagnie.

Ces Cazernes, dont les bâtimens sont spacieux & magnifiques, & d'une noble architecture, se voient hors la barrière de la rue de Babylone, & près de celle de la rue des Brodeurs; à la nouvelle France; à Popincourt; dans la rue du Cygne & dans le fauxbourg Saint-Honoré.

Les quinze autres, (car elles sont en tout au nombre de vingt) sont placées dans les différens Fauxbourgs, & ne contiennent chacune qu'une Compagnie.

Outre les cazernes des Gardes-Françoises, il y en a cinq pour le Régiment des Suisses, aussi de la garde de Sa Majesté. Trois sont à deux lieues ou environ de la Capitale ; savoir, à Saint-Denis, à Ruel & à Courbevoye: les deux autres sont dans le village de Chaillot, & à Paris rue de la Grange-Batelière. Les trois premières sont remarquables par la grandeur & la beauté des bâtimens, qui présentent à la vue le coup d'œil d'un magnifique Château.

CÉLESTINS. (les) Saint Louis revenant de la Terre-Sainte en 1259, amena avec lui six Carmes, qu'on nomma pour lors *les Barrez*; à cause de leurs manteaux qui étoient blancs & noirs, & les logea dans l'endroit où sont aujourd'hui les Célestins. Ce lieu étoit fort serré, & ne consistoit qu'en une petite Eglise, un cimetière, quelques petits bâtimens &

un petit jardin. Ces Moines, après y avoir demeuré 58 ans, & avoir obtenu de *Philippe-le-Bel* & de *Philippe-le-Long* quelques maisons situées dans la rue de la montagne Sainte-Geneviève, allèrent s'y établir à demeure en 1318, & vendirent, en 1319, le Monastère qu'ils avoient quitté à *Jacques Marcel*, Bourgeois de Paris, pour la somme de 500 liv. parisis, se réservant néanmoins la démolition des bâtimens, les tombes & les ossemens de ceux qui y avoient été inhumés.

Marcel fit bâtir en ce lieu deux Chapelles, & y mit deux Chapelains perpétuels pour la desservir, à chacun desquels il assigna 20 liv. parisis de rente amortie, à prendre sur son hôtel, pressoir, vignes, cens & rentes du *Larrez en Brie*, à une lieue de Melun, s'en réservant la collation pour lui & ses héritiers mâles jusqu'au quatrième degré, après lequel il les donnoit à l'Evêque de Paris.

Jacques Marcel mourut en 1320, & l'on voit encore sa tombe dans la nef de l'Eglise de ce Monastère, devant le Crucifix. *Garnier Marcel*, son fils, Bourgeois & Echevin de Paris, jouit pendant trente-deux ans de ce lieu, qu'il donna & transporta aux Célestins, à la sollicitation de *Robert de Jussi*, Chanoine de Saint-Germain-l'Auxerrois, & Secrétaire du Roi: ce don & transport fut confirmé par Lettres de *Jean de Meulan*, Evêque de Paris, & de *Guillaume de Melun*, Archevêque de Sens, données l'an 1352. Les Célestins furent introduits dans cette maison cette même année, par le Roi Charles V, qui n'étoit encore que Duc de Normandie, & Dauphin, à la prière dudit *Robert de Jussi*, qui, à l'âge de 20 ans, avoit été Novice de cet Ordre dans le Monastère de Saint-Pierre de Châtres dans la forêt de Cuise, à deux lieues de Compiègne.

Quoique ces Religieux ne fussent qu'au nombre de six, le revenu que *Garnier Marcel* leur avoit donné, étoit si modique, qu'ils avoient bien de la peine à subsister. Charles V qui, pendant la prison du Roi *Jean* son père, étoit Régent du Royaume, ordonna, par Lettres-patentes du mois d'août de l'an 1358, qu'à chaque mois de l'année ils eussent une bourse en la Chancellerie de France, pareille à celle des autres Notaires & Secrétaires du Roi, dont il avoit de nouveau érigé un Collège; & pour marque de l'affection singulière qu'il portoit à ces Religieux, il leur apporta & distribua de ses propres mains la première bourse, en présence du Chancelier, de l'Audiencier, & du Collège desdits Secrétaires. Cette donation fut confirmée par des Lettres-patentes du Roi

Jean, après son retour d'Angleterre, données à Paris au mois d'octobre 1360. Charles devenu Roi, n'en fut pas moins attentif sur l'état de ce Monastère; & voyant que ces Religieux n'avoient que deux petites Chapelles pour célébrer l'Office divin, il leur donna, par Lettres du 24 de mars 1367, dix mille livres d'or, & douze arpens de bois de haute-futaie, à prendre en la forêt de Moret, pour faire bâtir leur Eglise, aux fondemens de laquelle il mit la première pierre.

Au mois de décembre 1368, & la cinquième année de son règne, il confirma la donation qu'il avoit faite aux Célestins de Paris, d'une bourse par mois en la Chancellerie de France. Au mois d'octobre de l'année suivante, il donna encore une Charte, par laquelle il se dit Fondateur des Célestins de Paris, les prend en sa protection & sauve-garde, & commet toutes leurs causes aux Requêtes du Palais. L'Eglise étant achevée, Charles V la fit consacrer & dédier sous l'invocation de la Vierge Mère de Dieu, le 15 de septembre 1370, par *Guillaume de Melun*, Archevêque de Sens, & l'enrichit de très-beaux ornemens, de Calices, de Missels, & principalement de deux Chapes de drap d'or, l'une semée de fleurs-de-lys, & l'autre d'étoiles. A l'Offertoire de la Messe, le Roi présenta une Croix d'argent doré; la Reine, une statue de la Vierge aussi d'argent doré; & le Dauphin, qui régna dans la suite sous le nom de Charles VI, un vase très-riche, aussi d'argent doré.

Charles V fit mettre au portail de cette Eglise deux statues de pierre, dont l'une le représente, & l'autre est celle de *Jeanne de Bourbon*, sa femme. Celle du Roi tient d'une de ses mains le modèle de l'Eglise qu'il venoit de faire construire. Ce même Prince voulant justement mériter le titre de Fondateur, ne se contenta pas d'avoir fait bâtir l'Eglise, il employa encore la somme de cinq mille livres à faire bâtir le dortoir, le réfectoire, le cloître & le chapitre, & dota la maison de deux cents livres parisis de rente amortie.

Il manquoit encore quelque chose aux pieuses intentions du Roi, car ce Monastère étoit trop serré & trop petit; mais dans le temps qu'il pensoit aux moyens de l'agrandir, il arriva que *Robert Testart*, Commis à la recette des Aydes, étant reliquataire d'une somme très-considérable, ses biens furent vendus par décret; & son hôtel, qui étoit contigu au Couvent des Célestins, ayant été adjugé à *Gobin Culdoë*, l'un des Notaires Sécrétaires du Roi, ce Prince l'acheta de lui, & le donna aux Célestins, par Lettres du 16 août 1378. Après tant de bienfaits, l'on voit que c'est à juste titre que Charles V prenoit la qualité de Fondateur de cette maison, & qu'elle a toujours été regardée depuis comme étant de fondation royale. Charles VI, fils du Fondateur, & tous les Rois qui ont règné depuis, ont confirmé les privilèges que Charles V leur avoit accordés. Dans toutes les Lettres de confirmation, nos Rois qualifient toujours les Religieux Célestins de Paris, de *leurs biens aimés Chapelains & Orateurs en Dieu*.

Louis, Duc d'Orléans, fils puîné du Roi Charles V, fit aussi beaucoup de bien à ce Couvent. Il y fit bâtir la magnifique Chapelle * qui porte son nom, & sous l'autel de laquelle il fut inhumé en 1407 en habit de Célestin, ainsi qu'il l'avoit ordonné par son testament du 19 d'octobre de l'an 1403, & dont l'original est gardé dans ce Monastère.

Ce Couvent est une des plus belles, & une des plus riches Maisons Religieuses qu'il y ait à Paris ; mais la grand porte est mal placée : elle est petite, sans ornement, & ne répond en aucune façon à la richesse de la Maison.

L'Eglise a été bâtie, ainsi qu'on vient de le dire, des libéralités du Roi Charles V, & par ses ordres. L'architecture en est gothique & des plus grossières. Le maître-autel est orné d'une figure de la Vierge, & de celle de l'Ange Gabriel, l'une & l'autre de grandeur naturelle : c'est l'ouvrage de *Ger-*

---

* Un accident, dont le Duc d'Orléans fut la cause innocente, occasionna la construction de cette Chapelle. Charles VI s'étant déguisé en satyre avec quelques Seigneurs de sa Cour, se rendit à un bal qui se donnoit à l'occasion du mariage d'une des Dames de la Reine. Le Duc d'Orléans qui étoit à ce bal, s'étant approché avec un flambeau pour reconnoître ces masques, le feu prit à l'habit d'un d'entr'eux, & se communiqua aux autres d'autant plus facilement, que ces habits étoient enduits de poix, afin d'y faire tenir du coton & du lin pour figurer le poil des satyres ; d'ailleurs ces masques étant enchaînés ensemble, ils ne purent se débarrasser assez promptement pour éviter l'embrâsement : plusieurs en périrent, le Roi lui-même courut risque de la vie ; il n'échappa que par l'attention qu'eut la Duchesse de Berry de jetter son manteau sur le Roi, & d'étouffer les flâmes en le serrant étroitement : on rendit au ciel les actions de graces les plus solemnelles ; & le Duc d'Orléans pour expier son imprudence, fit bâtir aux Célestins la Chapelle qui porte son nom. C'est ce même Duc d'Orléans qui fut assassiné en 1407, par ordre du Duc de Bourgogne.

ma n *Pilon*, qui a fait auſſi la baluſtrade qui renferme cet autel, & l'aigle ou pupitre qui eſt au milieu du chœur. Les quatre Evangéliſtes de bronze, qui ſont aux coins de cet autel, ont été faits aux dépens du Collège des Sécrétaires du Roi, qui donna pour cela la ſomme de 3000 liv. Ces quatre ſtatues ſont poſées ſur autant de colonnes de dix pieds de hauteur, dont deux ſont de marbre noir, & les deux autres de porphire. Elles ont été données à l'Egliſe par le Roi *Henri-le-Grand*.

Le grand chandelier de cuivre qu'on voit dans le chœur, eſt un ouvrage fort eſtimé, qui fut fait à Abbeville en 1618, par *Bernard le Bel*, & qui coûta 600 liv. ſuivant un mémoire qui a été communiqué par le feu P. *Becquet*, Bibliothécaire de cette Maiſon.

Il n'y a point d'Egliſe en France, après celle de l'Abbaye de Saint-Denis, qui renferme un plus grand nombre de tombeaux de perſonnes auguſtes ou illuſtres, que celle-ci.

Devant le maître-autel a été inhumé le cœur du Roi *Jean*, mort à Londres le 8 avril 1364; celui de *Jeanne*, Comteſſe de Boulogne, ſeconde femme du Roi *Jean*, morte en 1361. Le portrait du Roi *Jean* ſe voit dans une vitre qui eſt au fond du chœur, vers la ſacriſtie; & dans une autre qui eſt à l'oppoſite, eſt celui de Charles V.

Philippe de France, premier Duc d'Orléans, fils puîné du Roi *Philippe VI*, dit *de Valois*, & de la Reine *Jeanne de Bourgogne*, ſa première femme, mourut l'an 1391, & fut inhumé en cette Egliſe devant le Sanctuaire, la Chapelle d'Orléans n'étant point encore bâtie.

Henri, *Duc de Bar*, fils de Robert de Bar, & de Marie de France, ſa femme, mort à Veniſe l'an 1398, après s'être trouvé à la bataille de Nicopolis, fut auſſi inhumé devant le Sanctuaire de cette Egliſe, en habit de Céleſtin, ainſi qu'il l'avoit ordonné. Le Roi Charles VI, & le Duc d'Orléans, ſon frère, accompagnés de toute la Cour, aſſiſtèrent à ſes funérailles. Il avoit épouſé *Marie de Coucy*, Comteſſe de Marle & de Soiſſons, de laquelle il eut Robert de Bar, qui, de Jeanne de Bethune, ſa femme, eut Jeanne de Bar, femme de Louis de Luxembourg, Comte de Saint-Paul, Connétable de France, dont la petite-fille Marie de Luxembourg épouſa François de Bourbon, Comte de Vendôme, & d'eux ſont deſcendus nos Rois depuis Henri IV.

Jean Budé, Audiencier de la Chancellerie de France, mort le dernier jour de février de l'an 1501, & Catherine le Picard, ſa femme, morte le premier jour d'août de l'an 1506, ont été aussi inhumés dans le Sanctuaire, sous une tombe de cuivre. C'étoient le père & la mère du savant *Guillaume Budé*, Maître des Requêtes sous François I.

Dans le mur, proche du Sanctuaire, du côté de l'Evangile, est le mausolée de *Léon de Lusignan*, Roi d'Arménie, avec cette épitaphe, qui est du P. *Etienne Carneau*.

Leo Lusignaneus, *Armenorum Rex novissimus ab Othomannis solio deturbatus, à Carolo VI, Francorum Rege, benignissimè exceptus ipsius sumptibus hoc in loco regaliter sepultus fuit, anno Domini 1393.*

Léon de Lusignan ayant été chassé de son Royaume par les Turcs, qui avoient massacré sa femme & ses enfans, se retira à Paris l'an 1385, où le Roi Charles VI le reçut avec de grandes démonstrations d'amitié, & lui donna la maison de Saint-Ouen, pour lors la plus belle qu'il y eût en France, 6000 liv. de rente pour soutenir sa dignité, & 5000 liv. d'argent comptant pour s'équiper & pour se meubler. Si l'on croit *Froissard*, Auteur contemporain, ce Prince avoit besoin de ces secours : cet Historien assure que le Roi Léon de Lusignan n'avoit apporté avec lui pour tout bien *qu'un grand cœur, beaucoup de mérite, & une haute réputation.* Juvenal des Ursins, autre Historien contemporain, parle bien différemment ; car, selon lui, les débris de la fortune de ce Roi n'avoient pas été si malheureux qu'il n'eût sauvé *quantité de bijoux précieux, & même quelques trésors.* Il mourut le 29 de novembre de l'an 1393, à l'hôtel des Tournelles, qui appartenoit pour lors au Chancelier d'Orgemont. Il fut inhumé dans l'Eglise des Célestins, & on observa à ses funérailles les cérémonies que les Arméniens pratiquent aux funérailles de leurs Rois. Immédiatement après sa mort, son corps fut exposé sur un lit de parade blanc. Il étoit vêtu d'habits royaux de la même couleur, & sa tête étoit ceinte d'une couronne d'or. Les amis & les domestiques de ce Prince étoient aussi habillés de blanc, & portoient chacun un flambeau de cire blanche. Un grand nombre de Princes, de Seigneurs, & une populace infinie, assistèrent à cette pompe funèbre. Les grands biens qu'il laissa, persuadent que Juvenal des Ursins est plus croyable sur les débris de sa fortune, que ne l'est Froissard ; car, il n'est guère possible qu'en huit ans, & ayant vécu en Roi, il eût pu amasser de grands biens de ses épargnes. Par son testament, il partagea ses biens en quatre parts, dont la première fut pour les pauvres & les Religieux mendians ; la seconde, pour un fils naturel qu'il avoit ; la troisième, pour ses amis ; & la quatrième, pour les Officiers de sa maison.

Plus bas & du même côté, est un autre mausolée, avec une épitaphe Latine & Françoise, l'une & l'autre du Père Carneau.

Anna *Joannis Burgundiæ Ducis filia*, & *Joannis Bethfordiæ Ducis Angli dilectissima consors, incorruptæ mulier virtutis, quidquid corruptibile habuit hic tumulari voluit, anno Domini 1432.*

Cy gist notre Dame, Madame Jeanne de Bourgogne, *épouse de très-noble Prince Monseigneur* Jean, *Duc de Bethfort, & Régent de France, & fille de trés-noble Prince Monseigneur* Jean, *Duc de Bourgogne*, laquelle trépassa à Paris le 14 de novembre, l'an de grace 1432.

Du même côté, auprès de la porte du cloître, fut inhumé *Fabio Mirto Frangipani*, Nonce des Papes Pie V, Grégoire XIII & Sixte V, auprès des Rois Charles IX & Henri III, qui mourut à Paris le 31 mars de l'an 1587. Son épitaphe est gravée sur une table de marbre, & est conçue ainsi :

Fabio Mirto Frangipanio, *Neapolitano, Archiepiscopo Nazareno, antiquæ virtutis & sapientiæ viro, qui bis civitatem Bononiam, bis Umbriam, Picenum, Provincias bonis legibus rexit, qui dudum à Pio V, deinde à Gregorio XIII, ad Carolum IX, nuper à Sixto V, ad Henricum III bellorum civilium componendorum, & Religionis Catholicæ toto regno retinendæ causâ Legatus, anno ætatis 73 vitam exercitam, & laboriosam placidâ tandem & quietâ in Christo pace mutavit.*

Du côté de l'épître, est un tombeau de marbre noir, sur lequel est couchée une figure de marbre blanc, & dans lequel ont été mises les entrailles de *Jeanne de Bourbon*, femme de Charles V, Roi de France, ainsi qu'on l'apprend des deux inscriptions suivantes :

Antiquitate ac nobilitate perillustris Borbonidum Dynastarum stirpis pretiosi surculi Joannæ, *scilicet sapientissimi Francorum Caroli Quinti hujus Cœnobii Fundatoris, dilectissimæ sponsæ præcordia hoc sarcophago condita sunt.*

Ici reposent les entrailles de Madame la Reine Jeanne de Bourbon, *épouse de* Charles-le-Quint, *& fille de trés-noble*

CEL 105

Prince Monseigneur Pierre de Bourbon, *qui régna avec son dit époux treize ans & dix mois, & trépassa l'an 1377, en février*.

Auprès des entrailles de cette Reine, furent inhumés les corps de deux fils de Louis, Duc d'Orléans, & de Valentine de Milan, lesquels moururent en bas âge.

Du même côté, est le tombeau d'*André d'Espinay*, Cardinal, Archevêque de Bordeaux & de Lyon, & petit-neveu de Louis, Duc d'Orléans. Ce Prélat est très-recommandable dans l'Histoire de Charles VIII. Il se trouva à la bataille de Fornoue, & y tint toujours compagnie au Roi, avec sa mitre, son surplis & un morceau de la vraie Croix. Il mourut dans l'hôtel des Tournelles, & fut inhumé dans cette Eglise, où l'on lit cette épitaphe :

Cy gist Père en Dieu Messire André d'Espinay, *Cardinal, Archevêque de Lyon & de Bordeaux, Primat de France & d'Aquitaine, Zélateur & Bienfaiteur de l'Ordre des Célestins, qui trépassa à Paris aux Tournelles, le 10 jour de novembre, l'an de grace 1500. Priez Dieu pour lui*.

La Chapelle d'Orléans, comme on l'a dit ci-dessus, a été bâtie des libéralités de *Louis de France*, Duc d'Orléans, fils du Roi Charles V, & un des principaux Bienfaiteurs des Célestins, auxquels il donna, entr'autres choses, la terre de *Porché-fontaine*, auprès de Versailles, 2000 liv. pour la fondation d'une Messe, qui se dit tous les jours à l'autel privilégié de cette Chapelle, & pour un Obit solemnel que ces Religieux célèbrent tous les ans le 23 de novembre, jour du décès de ce Prince. Il n'y a pas de lieu dans le Royaume plus digne de la curiosité des Amateurs des beaux-Arts ; car, les chefs-d'œuvre de sculpture y sont, pour ainsi dire, entassés.

Le tableau qui est sur l'autel de cette Chapelle, représente une descente de croix ; il est de *François Salviati*, Peintre Florentin, dont les ouvrages sont assez estimés.

Au milieu de cette Chapelle s'élève un tombeau de marbre blanc, orné dans son pourtour des statues des douze Apôtres, & de celles de plusieurs Saints. Sur ce tombeau sont couchées quatre figures, qui sont celles de *Louis de France*, Duc d'Orléans, de *Valentine de Milan*, sa femme, de *Charles*, Duc d'Orléans, leur fils aîné, & de *Philippe d'Orléans*, Comte de Vertus, leur fils puîné.

On fera ici une remarque, qui entre pour quelque chose

dans l'histoire des progrès de la vanité. *Anne de Bourgogne*, Duchesse de Bethfort, du tombeau de laquelle on a parlé, n'a pour couronne qu'un chapeau de feuilles d'achante, orné de roses, de fleurs & de pierreries. *Louis de France, Duc d'Orléans, Valentine de Milan*, sa femme, & *Charles, Duc d'Orléans*, leur fils aîné, n'ont ici que des couronnes rehauffées de petites perles. *Philippe, Comte de Vertus*, leur second fils, n'a qu'une couronne toute unie sans perles, ni autres ornemens. Aujourd'hui le plus petit Commis dans la finance, un peu enrichi, ou le plus bas Officier du Roi ou de la Reine, qui a un peu secoué la poussière, d'où il est sorti, arbore impunément, sur des armoiries imaginaires, une couronne de Comte. Il n'y a plus de distinction d'état.

Ce fut le Roi Louis XII, petit-fils de Louis de France, Duc d'Orléans, & de Valentine de Milan, qui fit ériger ce monument pour eux & pour leur postérité. Ce fut aussi lui qui fit mettre trois grandes tables de marbre noir, sur lesquelles sont quatre écussons des armes de France & d'Orléans, & les inscriptions qu'on va lire.

Sur la première de ces tombes, sont les vers suivans :

Quis tumulum posuit ? Regum Rex maximus ille
    Filius, & Regum Rex Ludovicus honor.
Quando ? Post Ligurem, Insubrem, Siculumque triumphum,
    Post captos Reges, Sforciadasque Duces.
Quis jacet hic ? Magni Heroës, Ludovicus & uxor
    Alma Valentina, Regia progenies.
Aureli proceres, Carolus cum fratre Philippo ;
    Ille avus, ille avia est, hic pater, hic patruus :
Qui genus ? A Francis studium quod, Regna tutri,
    Bellaque sanguinea sollicitare manu.
Quæ mulier ? Ducis Insubrii pulcherrima proles.
    Jus Mediolani, septraque dote dedit.
Vivere debuerant propter facta inclita semper ;
    Debuerant, sed mors impia cuncta rapit.
Hos ergo rapuit proceres ? Non corpora tantum,
    Semper erunt animæ, gloria semper erit.

La seconde table de marbre est auprès de la porte de cette Chapelle, du côté du chœur, & l'on y lit ces autres vers :

Hoc tecum illustris pario, Ludovice, sepulcro
    Juncta Valentinæ conjugis ossa cubant ;
Et meritò Insubris tibi jura ducalia sceptra

Tradita legitimæ præmia dotis erant.
Sub jacet & Carolo clausus cum fratre Philippus,
Inclita jam vestri pignora bina thori.
Magnificus Carolo nascens Ludovicus ab alto,
Hæc posuit largâ bustâ superba manu.
Sforciadem indignâ pepulit qui ex sede tyrannum;
Et sua qui siculas sub juga misit opes.
Ut tantos decorata Duces Aurelia jactat
Gallica, sic illo sceptra tenente tument.

La troisième table de marbre noir est contre un pilier, proche la colonne d'Anne de Montmorenci, & on lit sur celle-ci cette inscription :

Ludovicus Rex XII, *quieti perpetuæ & memoriæ perenni illustrissimorum Principum Ludovici avi, Valentinæ aviæ, Caroli patris, piissimorum pientissimorumque parentum ac Philippi patrui feliciter* M. D. IIII.

Assez près de ce tombeau, & du côté de l'autel, l'on voit un piedestal, sur lequel sont les *trois Graces*, sculptées en albâtre, & hautes comme nature. Elles sont debout, le dos tourné l'une à l'autre : elles se tiennent par les mains, ainsi que les Anciens nous les ont représentées, & soutiennent sur leurs têtes une urne de bronze doré, dans laquelle est le cœur du Roi Henri II; celui de la Reine Catherine de Médicis, sa femme; celui de Charles IX, Roi de France; & celui de François de France, Duc d'Anjou, son frère, mort à Château-Thierry, le 18 de mars de l'an 1554. Ce monument est un des chefs-d'œuvre de *Germain Pilon*, & fut fait par ordre, & aux dépens de la Reine Catherine de Médicis : sur chacune des trois faces du piedestal, sont gravés deux vers latins.

Dans l'une on lit :

Cor junctum amborum longum testatur amorem,
Ante homines junctus, spiritus ante Deum.

Sur la seconde :

Cor quondam charitum sedem, cor summa secutum;
Tres charites summo vertice jure ferunt.

Sur la troisième :

Hic cor deposuit Regis Catharina mariti,
Id cupiens proprio condere posse sinu.

Il est difficile de voir ailleurs un morceau de sculpture plus parfait que celui-ci, soit qu'on considère la noble simplicité de la composition, ou la correction du dessin, ou l'élégance des contours, ou la disposition, la vérité & la légereté des draperies. Mais on peut trouver à redire que l'on ait placé un monument aussi profane, & digne d'orner le temple des faux Dieux, dans un lieu aussi respectable que celui-ci.

A l'autre extrêmité du tombeau des Ducs d'Orléans, est un piedestal triangulaire & de porphyre, sur lequel s'élève une colonne de marbre blanc, semée de flammes, qui font allusion à la colonne de feu qui conduisoit les Israélites dans le désert. Cette colonne supporte une urne de bronze doré, surmontée d'une couronne de même, & qui est portée par un Ange. Au pied de la colonne sont trois enfans ou génies, aussi de marbre blanc, qui tiennent chacun un flambeau, avec lesquels ils semblent mettre le feu à cette colonne. Ils passent pour être de Maître *Ponce*. Aux trois faces du piedestal, sont ces devises & ces explications :

Cor Regis in manu Dei

Hoc oraculo dignum fuit cor Francisci II, *Regis Christianissimi, in urna huic columnæ superpositæ conclusum ; tanto veræ fidei assertori, generosam Christi martyrem* Mariam Stuard *conjugem habuisse, quædam fuit veræ immortalitatis assertio.*

Lumen rectis

Tale fuit emblema hyerogliphicum Francisci II, *piissimi Francorum Regis, cujus cor hîc situm est ; hîc instar igneæ columnæ Israëli noctu prælucentis, rectitudinem, & pro avita Religione flagrantem zelum, adversùs perduelles hæreticos semper præ se tulit.*

D. O. M.

Et perenni memoriæ

Francisci II *Francorum Regis*, Carolus Nonus *ejus in regno successor suadente Reginá matre* Catharina *hanc columnam erigi curavit, anno salutis* 1562.

François II, Roi de France & d'Ecosse, dont le cœur repose dans l'urne dont on vient de parler, avoit épousé Marie Stuard, Reine d'Ecosse, & la femme de son temps la plus accomplie ; il mourut le 5 décembre 1560, âgé de près de 17 ans.

A l'entrée de cette Chapelle, est une grande colonne torse de marbre blanc, ornée de feuillages & de moulures, & dont le chapiteau, qui est d'ordre composite & de fort mauvais goût, porte une urne de bronze, dans laquelle repose le cœur d'*Anne de Montmorenci*, Connétable de France, mort le 12 de novembre de l'an 1567, des blessures qu'il avoit reçues à la bataille de Saint-Denis. Cette colonne n'est point d'une bonne proportion, ni les ornemens qui la décorent, d'un bon goût de dessin, quoiqu'ils soient très-habilement exécutés par *Barthelemi Prieur*, Sculpteur Calviniste, qui a fait aussi le tombeau de ce même Connétable, qui est à Montmorenci. La gloire & la reconnoissance travaillèrent à l'envi à ces deux monumens ; car, outre que Prieur avoit de la réputation dans son art, il devoit beaucoup à la protection de la maison de Montmorenci. Cette colonne est élevée sur un piedestal de marbre, & est accompagnée de trois statues de bronze, qui représentent trois Vertus.

Sur une table de marbre noir, qui est aux pieds de la première de ces figures, sont des vers françois, qui ont pu être admirés dans leur tems.

  Cy-dessous gist un cœur plein de vaillance,
  Un cœur d'honneur, un cœur qui tout sçavoit,
  Cœur de vertu qui mille cœurs avoit,
  Cœur de trois Rois, & de toute la France,
  Cy gist ce cœur qui fut notre assurance,
  Cœur qui le cœur de justice vivoit,
  Cœur qui de force & de conseil servoit,
  Cœur que le Ciel honora dès l'enfance,
  Cœur non jamais ni trop haut ni remis,
  Le cœur des siens, l'effroi des ennemis,
  Cœur qui fut cœur du Roi Henri son maître,
  Roi qui voulut qu'un sepulchre commun
  Les enfermât après leur mort, pour être
  Comme en vivant deux mêmes cœurs en un.

Sous les pieds d'une autre de ces statues, est cette inscription :

   D.   O.   M.   S.
   Siste parum
   Et audi viator

In Anna Duce Montmorantio *tanta fuit rei militaris scien-*

*tia , & in tractandis & explicandis negotiis vigilantia , ut pau-
latim tanquam per scalarum gradus , virtutis ergo ascensum sibi
ad honoris altissimum gradum paraverit. Quem dum vixit ,
tenuit honorificentissimè cum Henrici Secundi Regis potentissimi
approbatione maxima , qui eam ipsam amplissimè quam à Rege
Francisco patre consecutus erat : Anna dignitatem augere si
potuisset cogitabat , ut incomparabilem & penè inauditum suum
ergà clarissimum virum amorem declararet ; & si plerique eique
Principes viri imminuere quibus poterant artificiis conarentur ,
augebat tamen obtrectatio amorem , ut nihil penitus de jure
publico aut privato statueret , quod Annæ non probaretur. Ut
jam unum animum in duobus corporibus facilè cerneres , quæ
voluntatem & animorum summa conjunctio , ut posteris monumento innotesceret memorabili , voluit Henricus amborum corda
in eadem jacere æde , igitur consentientibus Carolo Nono , &
Catharinà Reginà , matre ejus , lectissima fœmina Magdalena
conjux , & Franciscus filius piissimus mœrentes.*

P.   P.

La troisième statue est hors l'enceinte de cette Chapelle ;
& sur un marbre qui est à ses pieds , on lit :

*Asta viator , non leve prætium moræ ,
Hoc grande parvo cor duplex jacet loco
Regis , Ducisque , Regis Henrici , Ducis
Montmorantii Annæ , per gradus qui singulos
Ad militaris ordinis fastigium
Pervenit , & Rex maximas sub maximis
Domi forisque Regibus gessit tribus ,
Francisco & Henrico ultimoque Carolo.
Sed præcipua quo singularis & fides ,
Inter Ducemque Regem , & Henricum foret
Testata , corda jussit amborum simul
Rex ipse poni , pignus haud dubitabile
Quod juncta eorum vita perpetuò fuit ,
Hic juncta quorum mors habet vitalia.*

Dans le mur de cette Chapelle est un tombeau de marbre
noir , sur lequel est une statue à demi-couchée de marbre blanc,
qui représente *Philippe Chabot* , Amiral de France, qui mourut le premier juin 1543. Ce monument est de *Paul Ponce* ,
selon les uns ; & de *Jean Cousin* , selon les autres. La composition en est très-bizarre & du plus mauvais goût. Les
ornemens dont elle est surchargée , sont entièrement gothi-

ques & barbares. Sur un marbre noir qui est auprès, sont l'épitaphe, les armes & les devises du défunt. L'épitaphe est latine, & de la composition d'*Etienne Iodelle*, Poëte, qui mourut en 1573. Comme elle parut dure & équivoque au Père *Etienne Carneau*, Religieux Célestin, il jugea à propos de la traduire en françois. La voici :

Avoue passant, que si c'est en cette vie un haut degré de gloire pour un héros de triompher de l'envie par une vertu plus forte qu'elle, & qui ne se relâche point, c'en est après le trépas un bien plus sublime, & plus durable de surmonter la mort par la mémoire, & la réputation continuelle de cette même vertu toujours en vigueur, & à l'épreuve des siècles. Mais à quel propos ceci? Diras-tu; c'est que les mânes, ou plutôt le bon génie du vaillant Philippe Chabot, *Amiral de France, te veut avertir, (quoiqu'en très-peu de mots pour la grandeur du sujet) qu'il est en possession de ce double avantage. Etant né heureusement d'un père de l'ancienne race de Chabot, & d'une mère de celle de Luxembourg, il fut encore plus heureusement élevé & instruit avec tant de soin, qu'il passa pour un miracle d'éloquence, qui ne lui servit pas peu, avec ses autres bonnes qualités, pour gagner au delà de tous les Favoris, l'estime & les bonnes graces du très-auguste Roi François I, son maître.*

Il eut l'honneur de recevoir par trois fois l'Ordre Royal des mains de trois Monarques, & fut Capitaine de cent Cuirassiers à cheval; Chef & Sur-intendant de la Marine sur les mers Océane & Méditerranée; Lieutenant-général pour le Roi, & Gouverneur de la Bourgogne, dont il étoit appellé le père, comme il le fut aussi quelque tems des pays conquis au-delà des Alpes, qu'il soumit presque tous à la Couronne, y commandant seul les troupes de Sa Majesté.

Diverses occasions le rendirent signalé en plusieurs combats, où il se porta toujours vaillamment, & en des traités & des alliances, où il agit avec autant de conduite que de grandeur & de courage; mais après tant de belles actions aussi avantageusement exécutées que généreusement entreprises & sur mer & sur terre, au-dedans du Royaume, & chez les étrangers, le plus grand honneur qu'il mérite, & la plus glorieuse réputation qui le puisse faire revivre après sa mort, est fondée sur le triomphe que sa force d'esprit, accompagnée d'une vertu vraiment Chrétienne, a remporté sur l'envie de son tems, tenant toujours comme l'ancre, qui étoit la marque de son Amirauté, ou plutôt comme un Hercule inébranlable, sa fortune ferme contre les vagues furieuses des jalousies & des persécutions de la Cour, jusques à trouver l'augmentation de ses louanges dans les envieuses & déraisonnables procédures de ses adversaires.

Voilà ce qu'il a fait en sa vie ; & pour faire le reste, Léonor Chabot, son fils, Grand Ecuyer de France, porté de piété & de tendresse pour sa mémoire, lui a fait dresser ce monument, qu'il souhaite ineffaçable, pour en informer la postérité.

Es-tu satisfait, Passant ? Tu le dois être, & prier pour l'ame qui anima ses cendres ici encloses ; après cela tu te peux retirer à la bonne heure, avec le désir d'embrasser la vertu, comme il a fait, & avec la réflexion judicieuse, qu'en la possédant, l'envie, & même la mort se peuvent facilement mépriser & vaincre.

A côté de ce mausolée, l'on en voit un autre de marbre blanc, sur lequel est la statue d'un homme mort, & dont la tête est soutenue par un Amour pleurant. C'est le portrait de *Henri Chabot*, Duc de Rohan, Pair de France, Gouverneur d'Anjou. Il étoit second fils de *Charles Chabot*, Seigneur de Saint-Aulaye, & de *Henriette de Lur*, sa femme. Comme il avoit été destiné à l'Eglise, il n'avoit point servi ; mais c'étoit d'ailleurs un Cavalier de beaucoup de mérite, & qui eut le bonheur de plaire à *Marguerite*, Duchesse de Rohan, & de l'épouser en 1645. C'est le chef de la branche des *Chabot-Rohan*. Ce mausolée est du fameux *Anguier*. On y lit une épitaphe, que le Père *Carneau* a traduite du latin en françois, & à laquelle il a ajouté une épigramme à la louange de la Duchesse de Rohan.

ARRETE UN PEU, PASSANT,

Et considère l'inconstance de la condition humaine.

Le très-illustre Henri Chabot, *de la noble famille des* Chabot, *l'une des plus anciennes de Poitou, dont il descendoit par les aînés, Seigneurs de Jarnac, comme des tiges augustes de Luxembourg & de Lusignan par les femmes ; Duc de Rohan, Prince de Léon, Pair de France, & Gouverneur d'Anjou, a souhaité & ordonné qu'après son décès, dans l'attente de la résurrection générale, son corps fût ici enseveli sous le même mausolée qui enferme les cendres du grand Amiral* Philippe Chabot, *son proche parent. Ce Duc, parfaitement bien né, & capable de très-grandes choses, étoit zélé pour la gloire de Dieu, affectionné au bien de la patrie, courageux & vaillant en guerre, prudent à la Cour, adroit & agissant dans les affaires d'importance,*

rance, toujours agréable aux personnes à qui il commandoit; & ce qui est plus merveilleux en un Courtisan, ce fut un véritable ami, & d'une fidélité très-éprouvée. Quoiqu'il fût presque le cadet de sa maison, il paroissoit éminemment entre les plus considérables & les mieux faits de la Cour, possédant tous les beaux avantages de la nature & de l'institution; & de la sorte, il s'avança dans la gloire par le chemin de la vertu. Pour récompenser en quelque façon cette vertu, le Ciel lui fit mériter équitablement, & malgré l'envie, les bonnes graces & la société conjugale d'un rare parti, tel que la Sérénissime Marguerite, héritière des puissans Seigneurs de Rohan, Prince de Navarre, d'Ecosse & de Bretagne, & fille unique de ce fameux héros Henri de Rohan, aussi-bien qu'alliée de tous les Souverains du monde Chrétien; laquelle préféra Henri Chabot, son cousin, à plusieurs Potentats de l'Europe. Ayant été élevé par ce mariage à la dignité d'un des premiers Ducs & Pairs de France, il se fit valoir avec tant d'éclat dans le Conseil, lorsque le Royaume étoit embarrassé d'affaires très-épineuses, que tous les Courtisans & même ses envieux, disoient, d'une commune voix, qu'il étoit digne des titres les plus relevés. Dans ce haut point de fortune & de mérite, la mort trop hâtée, après avoir terrassé deux de ses frères, Charles & Guy, très-vaillants Maréchaux de Camp, pendant nos guerres contre l'Espagne, le ravit en la fleur de son âge à son Roi, à sa patrie, à sa femme, à ses enfans & à ses amis; mais non à la grace de Dieu, ni à la mémoire des hommes. Qu'il te suffise Passant; & en quittant ce lieu, ne perds pas le souvenir des misères humaines. Il vécut 39 ans, & mourut en l'an de grace 1655. Sa femme très-aimée, non-seulement affligée à l'excès, mais presque mourante de douleur, & ses chers enfans fondant en larmes, lui ont fait ériger ce monument.

Par des impressions aussi fortes que tendres,
Le feu d'une Princesse, à qui rien n'est égal,
A suivi son époux, pour échauffer ses cendres
Et sçut vaincre la mort par l'amour conjugal.

Les Seigneurs de la maison de Rohan sont ici qualifiés de Princes de Navarre, d'Ecosse & de Bretagne, parce que dans les Royaumes & les Etats auxquels les filles succedent, tous ceux qui sont issus par femmes des Maisons Souveraines qui y ont régné, sont Princes du Sang de ces Royaumes & des Etats. Ainsi des filles des Rois de Navarre, d'Ecosse & des

Ducs de Bretagne, ayant été mariées dans la maison de Rohan, tous ceux qui en sont descendus, sont Princes du Sang de Navarre, d'Ecosse & de Bretagne. La maison de Rohan prétend même être descendue par mâles des anciens Comtes de Vannes, puînés de la première maison de Bretagne. La qualité de *Sérénissime* est déplacée dans cette épitaphe. A peine la donnoit-on aux Princes du Sang de France, dans le tems qu'on en gratifie ici la Duchesse de Rohan.

Vis-à-vis, & de l'autre côté de cette Chapelle, sur un piedestal de marbre noir, sont deux Génies, appuyés chacun sur un bouclier, & une colonne de marbre blanc chargée de couronnes Ducales, & de chiffres d'un assez mauvais goût, aussi bien que sur tout l'entablement à quatre faces, qui porte une urne dorée, dans laquelle est le cœur de *Timoléon de Cossé*, Comte de Brissac, Colonel-général de l'Infanterie, grand Pannetier & grand Fauconnier de France, qui fut tué au siège de Mucidan, au mois de mai de l'an 1569, & dont le corps fut inhumé dans cette Chapelle par ordre du Roi Charles IX, qui lui fit faire des obsèques magnifiques, auxquelles le Parlement & le Corps-de-Ville assistèrent. Sur le dé du piedestal, sont ces trois inscriptions :

TIMOLEONTI COSSÆO,

Utriusque propatruo Comiti Brissaci, Magistro peditum, trium eadem ex gente Marescallorum Franciæ, filio, fratri, nepoti. Suorum deliciis, hostium terrori, qui post multas victorias ad Mucidanum occisus, anno salutis M. D. LXIX. *ætatis suæ* XXVI. *Hic situs est.*

LUDOVICO COSSÆO,

Duci Brissaci, & belli pratuli, Pari Franciæ, cujus hic cor situm est. Cor gratiarum omnium & virtutum sedes, quas cum summi infimique amarent, etiam inimici venerabantur ; sanctissimè obiit XXVI. *februarii, anno salutis* M. D. C. LXI. *ætatis suæ* XXXV.

JOANNI ARMANDO COSSÆO,

Ludovici fratri, Equiti Sancti Joannis Hierosolimitani, multis adversùs Turcas præliis inclito, qui summo Melitensium suorum luctu, terris ereptus XIII. *februarii, anno Christi* 1658, *ætatis suæ* XXIV. *Hic conditus est.*

Auprès, est un tableau, où sont écrits les vers françois qui suivent :

> Sous ce tombeau gist ce preux Chevalier,
> Timoleon, cet heureux Capitaine,
> Dit de Brissac : ce ferme bouclier,
> Et Protecteur de l'Eglise Romaine,
> Duquel l'ardeur, & constance hautaine,
> Le cœur vaillant, & le noble courage
> En sa tendreur s'est montré martial,
> Lorsqu'il poursuit l'ennemi plein de rage,
> Et pour son Roi, pour le sceptre royal,
> Pour son pays ; pour la Foi Catholique,
> S'est hazardé, tant que d'un coup fatal,
> Est mort, tué par un lâche hérétique.

L'OMBRE.

> Suis-je mort ? Oui ; non, je suis vif encore,
> Puisque mon nom court, & bruit en tous lieux,
> Le Roi mon corps près ses Princes décore,
> Dieu mon esprit a rendu glorieux.

La pyramide de la maison d'*Orléans-Longueville* est encore un des beaux ornemens de cette Chapelle. Ce monument est de *François Anguier*, & ne cède en rien à tout ce qu'il y a de plus parfait en sculpture. C'est un magnifique obélisque, chargé de trophées en bas-relief, accompagné des quatre vertus cardinales, & de deux bas-reliefs de bronze doré d'or moulu, qui occupent les deux faces du piedestal, & représentent le secours d'*Arques*, & la bataille de *Senlis*. Ce mausolée, qui renferme les cœurs de plusieurs Ducs de Longueville & d'Estoutteville, Souverain de Neuf-Châtel, &c. avoit été commencé pour celui de Henri I, & fut achevé par ordre de la Sérénissime Princesse *Anne-Geneviève de Bourbon*, Duchesse *de Longueville*, qui y fit mettre aussi celui de Henri II, Duc de Longueville, son mari. Le premier mourut à Amiens, le 29 d'avril 1595, d'un coup de mousquet qu'il avoit reçu en la salve qu'on lui fit en son entrée dans la ville de *Doulens*, âgé de 27 ans ; & l'autre, fils du précédent, mourut à Rouen le 11 mai 1663, âgé de 69 ans. *Charles-Paris d'Orléans*, son fils, Duc de Longueville, &c. ayant été tué le 11 juin 1672, dans l'Isle de Bethau, après avoir passé le Rhin, son corps fut apporté à Paris le 9 août de la même année, & fut inhumé dans cette Chapelle. Celui-ci étoit frère cadet de *Jean-Louis-Charles d'Orléans*, Duc de Longueville, né le 12 de janvier 1646, qui, en 1669, embrassa l'état ecclésiastique, & céda son droit d'aînesse à *Charles-Paris d'Orléans*, son frère. Ce jeune Louis-Charles mourut dans l'Abbaye de Saint-George, près de Rouen, le 4 de février 1694, âgé de 38 ans. Ainsi la maison d'Orléans-Longueville, qui avoit commencé par un héros, a fini par un imbécille. Le héros est *Jean d'Orléans*, *Comte de Dunois*, fils naturel de Louis de France, Duc d'Orléans, frère du Roi Charles VI.

Quoique les bâtards des Princes du Sang ne soient que de simples Gentilshommes, cependant les grandes qualités du Comte de Dunois, les importans services qu'il avoit rendus à l'Etat, & les grandes alliances que ses descendans avoient contractées, avoient élevé leur maison au point de grandeur, que non-seulement ses Bâtards sont au rang de la haute noblesse, mais que même elle prétendoit devoir succéder à la Couronne, au défaut de la maison de Bourbon.

Voici les inscriptions qu'on lit au pied de cette obélisque:

Memoriæ Serenissimi Principis Henrici Aurelianensis, *primi ejus nominis Longavillanorum Ducis, Novi-Castri apud Helvetios Comitis supremi, ex patre Leonorio Regum prosapia oriundi, & matris Mariæ Burboniæ genere stirpi Regiæ etiam adnexi, qui Picardiæ Præfectus, ante annos animum virilem gerens, ambobus Henricis Francorum Regibus fidem suam pace belloque difficillimis temporibus approbavit, & alteri Silvanectas, fuso fugatoque Albæ-Marlæ Duce servavit, alterum apud Deppam circumcessum perruptis conjuratorum copiis ingentibus audacter expedivit. Cumque à Durlanensi Præsidio honorificè exciperetur, fortuità improvidi militis glande trajectus in flore juventutis ac rerum occubuit anno Domini* 1595, *ætatis* XXVII.

Ante biduum tamen quàm expiraret, unicum filium nominis ac honorum suorum hæredem futurum, ex Catharina Gonzaga Nivernensi *genitum vidit. Cor tanti herois in hoc gentili Aurelianensium Ducum sacello positum est, corpus Castrum-Duni delatum, huic tu Principi pio atque Catholico, quicumque ista legis, sortem justorum precare.*

Cordi patris hic adjunctum est filii cor generosum, Serenissimi Principis Henrici II, *eo nomine Longavillæ Ducis summi Comitis Novi-Castri, Picardiæ primùm, deinde Normanniæ per annos quinquaginta proregis, qui majorum virtutis, ut ditionum hæres, regnantibus Ludovicis Justo, & à Deodato,*

CEL

multis per Germaniam, per Italiam, & Galliam expeditionibus, victoriisque claruit, ac post diuturna bella missus cùm summa potestate de pace ad celebrem Conventum Monasteriensem, ibi inter Europæ proceres, regni jura magno animo ingenioque defendit: pacem relaturus domum si Deus placatus adfuisset: demùm honorum ac vitæ satur, annum 69, ingressus Rothomagi in cinere & cilicio decessit morte Sanctorum ann. salut. 1663, mense maïo. Relicto optimatibus singulari pietatis exemplo: Corpus Castrum-Duni deportatum lacrimantibus suis, dolentibus omnibus bonis.

Serenissima Anna Genovefa Burbonia Condœa mœrens cum pientissimis liberis cunjugi meritissimo mausolœum quod ipse Patri destinatum vivus inchoaverat, curavit.

Au côté droit de l'autel, est un tombeau de marbre noir, sur lequel est couchée une statue de marbre blanc, qui représente *Renée d'Orléans, Comtesse de Dunois*, ainsi que nous l'apprend l'épitaphe qui est gravée sur le tombeau, & qui est conçue en ces termes:

Cy gist très-excellente, & noble Damoiselle Renée d'Orléans, en son vivant Comtesse de Dunois, de Tancarville, de Montgommeri, Dame de Montreuil-Bellay, de Château-Renaud; fille unique délaissée de très-excellent & puissant Prince & Princesse, François, en son vivant Duc de Longueville, Comte & Seigneur desdits Comtés & Seigneuries, Connétable-hérédital de Normandie, & Lieutenant-général, & Gouverneur pour le Roi en ses pays de Guyenne; & de Madame Françoise d'Alençon, son épouse, père & mère de ladite Demoiselle: laquelle trépassa en l'âge de 7 ans au lieu de Paris, le 23 mai, l'an 1525.

Dans le fond de cette Chapelle, est une petite arcade vitrée, dans laquelle est une petite urne peinte & dorée, & aux deux côtés sont ces inscriptions:

Ici sont les entrailles de Monseigneur le Duc de Valois, fils unique de Monseigneur le Duc d'Orléans, & de Madame Marguerite de Lorraine, son épouse, décédé le 10 jour d'août 1656.

Cy dessus est renfermé le cœur de Mademoiselle Marie-Anne de Chartres, dernière fille de Monseigneur le Duc d'Orléans, & de Madame Marguerite de Lorraine, qui a été élevée au Monastère de Charonne depuis sa naissance, jusqu'au mois de juin de l'année 1656, & décédée à Blois le 17 août de la même année.

L'épitaphe de ce jeune Duc de Valois fait connoître combien il étoit cher au Prince, son père, & à la Princesse, sa mère. On y voit beaucoup de tendresse très-ingénieusement exprimée, mais nul sentiment de Christianisme.

> *Blandulus, eximius, pulcher, dulcissimus infans;*
> *Deliciæ matris, deliciæque patris.*
> *Hic situs est teneris raptus* Valesius *annis,*
> *Ut rosa quæ subitis imbribus icta cadit.*

Dans la même Chapelle ont été inhumés *Jean de Montauban, Bonne Visconti*, de Milan, sœur *de Valentine Visconti*, Duchesse d'Orléans, & *Arthus de Montauban*, Archevêque de Bordeaux, leur fils. Ce Jean de Montauban, que le Père *Anselme* nomme mal-à-propos Guillaume, mourut à Paris l'an 1407, & Bonne Visconti, sa femme, en 1409. Pour Arthus de Montauban, leur fils, il porta quelque tems les armes, & suivit le parti de Louis, Duc d'Orléans, son oncle. Dans la suite s'étant dégoûté du monde, il se fit Célestin dans le Couvent que l'on décrit, & non pas dans celui de Marcoussy, comme le dit le Père Anselme. Sa retraite ne put pas le soustraire aux persécutions des Anglois, qui, sur la fin du règne de Charles VI, l'obligèrent de s'aller cacher dans un hermitage, qu'il fit bâtir dans l'enclos du Couvent des Célestins-lès-Mantes, où il demeura pendant deux ans. Mais sous le règne de Charles VII, on l'arracha de sa solitude, pour le placer sur la Chaire Archiépiscopale de Bordeaux. Il conserva toujours une tendre affection pour l'Ordre des Célestins, fit du bien à presque tous les Monastères de cet Ordre qui furent fondés de son tems; mais principalement à celui de Paris, où il avoit fait profession, duquel il fit bâtir le clocher & les greniers, & donna la table de marbre du grand-autel, & les colonnes de cuivre. Ses armes, battues en or, paroissent encore autour du clocher, & en plusieurs endroits de cette Maison. Il mourut l'an 1468, & laissa ses vertus à imiter à son neveu Charles d'Espinay, Cardinal & Archevêque de Bordeaux. La maison de Montauban étoit une des plus illustres de Bretagne. La postérité masculine s'étant éteinte, ses grands biens passèrent, par des filles, dans les maisons *de Rohan & de Voluire.*

François d'Espinay, Seigneur de Saint-Luc, Grand-Maître

de l'Artillerie de France, tué au siège d'Amiens, le 7 septembre 1597; & *Jeanne de Coſſé*, ſa femme, morte le 20 mai 1602, ont été inhumés dans cette Chapelle; comme auſſi *François de Roncherolle*, dit *de Maineville*, tué au ſiège de Senlis, le 17 mai 1689, âgé de 38 ans.

Enfin, nous voici parvenus aux vitres de cette magnifique Chapelle, dont les peintures ſont très-curieuſes, parce qu'elles nous repréſentent au naturel onze Rois ou Princes, & nous font connoître les modes de leur tems. Anciennement il n'y avoit que ſept portraits; mais le feu du Ciel ayant pris aux poudres qui étoient dans la tour de Billy, il la fit ſauter, & briſa les vitres de pluſieurs Egliſes, & ſur-tout celles des Céleſtins. François I fit rétablir celles de la Chapelle d'Orléans, & non-ſeulement y fit remettre les portraits qui y étoient auparavant, mais même y ajouta le ſien & ceux de François, Dauphin, & de Henri, Duc d'Orléans, ſes deux fils aînés. Ces particularités ſont marquées dans cette inſcription, qui eſt au-deſſus de ces peintures.

Quas 1398 ſtruxit vitreas, Ludovicus hîc, turris Billia deſtruxit dum 19 julii 1538 fulgure ruit: 1540 erexit novas. Franciſcus hîc, à quo nobilis hæc proles exurrexit.

Sous chaque portrait, il y a des inſcriptions latines, qui font connoître ceux qu'ils repréſentent, & qui ſont ainſi conçues:

Carolus Quintus Rex, Fundator hujus Cœnobii.

Ludovicus Aureliorum Dux, ejus natus ſecundus, Fundator hujus Capellæ.

Ludovici ac Valentinæ Carolus Aureliorum Dux, & Mediolanorum, primo genitus.

Ludovicus XII hujus filius, Francorum Rex.

Virtutum Comes Philippus, Ludovici, & Valentinæ ſecundus.

Joannes Engoliſmenſis Dux, eorumdem tertius.

Joannis filius Carolus Engoliſmenſis Dux.

Rex Franciſcus primus Caroli proles.

Franciscus Delphinus, Viennensis & Britannorum Dux, ejus primogenitus obiit Turnon, Vicenarius.

Rex Henricus Secundus, Regis Francisci filius.

A tous ces portraits, *Charles de Valois*, Duc d'Angoulême, fils naturel du Roi Charles IX, fit ajouter celui du Roi son père, & mettre cette inscription au-dessous:

Veram hanc Caroli Noni Galliarum Regis imaginem, & Religionis, & obsequii causâ posuit paternæ pietatis memor Carolus Valesius, Engolimensium Dux ejus filius. Ann. Domini 1633.

Au reste, ces portraits sont très-mal dessinés, & d'un goût misérable. Ils ne paroissent avoir aucune ressemblance aux originaux.

Derrière la Chapelle d'Orléans, il y en a une petite que *Charles*, Marquis *de Rostaing*, fit faire en 1652, en l'honneur & mémoire de la famille *de Rostaing*, venue du Lyonnois, en Forez, en Languedoc, en Guyenne, &c. Les armes de cette famille & celles de ses alliances sont l'unique ornement de cette Chapelle. La famille de Rostaing a toujours été si entêtée de sa noblesse, qu'elle offrit aux Pères Feuillans de faire reconstruire leur maître-autel, dont le dessin est très-pauvre, aux conditions d'y placer ses armoiries en 60 endroits. La piété de ces Pères refusa d'être complice d'une vanité si déplacée & si peu Chrétienne. Pour s'en dédommager, elle a fait décorer dans la même Eglise une Chapelle assez petite, où est leur sépulture, & l'on y voit plus de vingt écussons de leurs armoiries, & presqu'en aussi grand nombre que celles du Cardinal de Richelieu dans l'Eglise de la Sorbonne.

Au côté méridional de cette Eglise, est une autre Eglise voûtée, & séparée de la première par plusieurs piliers. C'est en cet endroit qu'étoit la Chapelle des dix mille Martyrs, & l'inscription qui suit:

Révérend Père en Dieu, Monsieur de Bourbon, *Cardinal, Archevêque de Lyon, mit la première pierre de l'Eglise de céans, en l'honneur & révérence des dix mille Martyrs; la fête est célébrée la surveille de S. Jean-Baptiste.*

Ce côté de l'Eglise fut dédié l'an 1482, par Monseigneur *Louis de Beaumont*, Evêque de Paris, selon ces deux distiques gravés dans la muraille, & qui se voient au bout dudit bâtiment.

Pontificis digni Ludovici Parisiensis,
Fabrica quam cernis ore dicata nitet. M. CCCC. LXXXII.

Millibus hæc denis transfossis diva Capella,
De populi donis ultro patrata fuit.

François, Duc de Luxembourg & d'Epinay, ayant depuis fait élever une très-belle Chapelle au lieu où étoit celle des dix mille Martyrs, elle fut dédiée le 19 juin 1621, par *Pierre Scaron*, Evêque de Grenoble, sous l'invocation de la Sainte Vierge, des dix mille Martyrs, & de Saint *Pierre de Luxembourg*. C'est dans cette Chapelle que fut inhumé *Gerard Manchet*, Evêque de Castres, & Confesseur de Charles VII, lequel mourut à Paris en 1446. Le cœur de *Jean Cœur*, Archevêque de Bourges, y fut aussi inhumé en 1483. Cette Chapelle, qui est celle des Ducs de Gêvres, a encore changé de nom au commencement de ce siècle, par le sacrifice que fit à *S. Léon*, son Patron, feu *Léon Potier*, Duc de Gêvres, d'un Saint de la maison duquel il avoit l'honneur de descendre par *Marguerite de Luxembourg*, sa mère. Ce Seigneur fit embellir & décorer l'autel de plusieurs ornemens à dorures en 1702, & y fit mettre un tableau, dans lequel *Paul Mattei* a représenté Saint Léon, qui, étant allé au-devant d'Attila, le désarme par ses prières, & non-seulement le détourne de mettre le siège devant Rome, mais l'engage même à épargner le reste de l'Italie. Ce tableau est digne de Paul Mattei, Peintre Napolitain, qui travailloit avec une vîtesse incroyable, & dont les ouvrages montroient d'ailleurs beaucoup de génie, quoique peints d'une manière sèche, avec peu de correction dans le dessin.

Cette Chapelle est remplie de magnifiques tombeaux de marbre, dont on va parler, selon l'ancienneté de ceux qui y sont inhumés. Du côté de l'Epître, est un tombeau avec cette épitaphe :

Cy Gist

Très-haut & très-puissant Seigneur Messire René *Potier, Duc de Tresmes, Pair de France, Chevalier des Ordres du Roi, Capitaine des Gardes du Corps de Sa Majesté, premier Gentilhomme de sa Chambre, Lieutenant-général de ses Camps & Armées, Gouverneur des Provinces du Maine, Laval & du Perche, Lieutenant-général de la Province de Normandie,*

Gouverneurs des Villes & Châteaux de Caen & de Châlons, Marquis de Gêvres, d'Annebault & de Gandelus, &c.

Tant de biens & d'honneurs lui sont venus de la succession de ses pères, & de la récompense de ses services; mais le plus glorieux de tous les partages, a été celui d'une prudence incomparable dans tous les changemens des Cours, d'un courage ferme & intrépide dans les périls, & d'une fidélité la plus inviolable & la plus délicate qui fut jamais, laquelle il conserva jusqu'à la mort, exempte de reproche dans les services qu'il a rendus à trois grands Rois.

Henri-le-Grand a été le premier dont il a suivi les armées victorieuses, donnant par-tout des preuves d'un grand cœur, & d'une capacité extraordinaire pour la guerre, &c.

Louis-le-Juste venant à la Couronne, lui donna des marques illustres, tant de sa confiance en l'honorant de la charge de Capitaine des Gardes du Corps, que de son estime par deux Ambassades extraordinaires; l'une en Angleterre, pour y conduire Henriette de France, épouse du Roi Charles I; l'autre en Espagne, quand il amena Anne d'Autriche, pour être notre Reine, &c.

Sous Louis-le-Grand, s'étant mis à la tête de la Noblesse, suivi de sa Compagnie de Gendarmes & de ses Gardes, il eut tant de vigueur, quoique déjà fort avancé en âge, qu'il empêcha l'armée ennemie d'entrer dans les Provinces dont il étoit Gouverneur; & par ce moyen, les conserva dans l'obéissance due au Roi, malgré les factions des ennemis de l'Etat, qui faisoient soulever tout le Royaume, &c.

Il eut pour unique épouse très-haute & très-puissante Princesse Madame Marguerite de Luxembourg, dont il a eu trois fils, qui, sous le nom de Marquis de Gêvres, se sont signalés par des actions héroïques; l'aîné fut tué au siège de Thionville, âgé de 32 ans, ayant le brevet de Maréchal de France; le second, âgé de 24 ans, fut tué d'une mousquetade au siège de Lerida, faisant la fonction de Lieutenant-général de l'Armée, &c.

Le troisième, marchant sur les pas de ces illustres défunts, a été conservé à travers une infinité de périls, par une grace particulière du Ciel, pour soutenir la grandeur d'une si haute & si puissante maison. C'est ce digne héritier de tous les honneurs & de toute la valeur de ses frères, qui, sous le nom de Duc de Gêvres, a fait poser ce marbre pour marque éternelle de sa piété, &c. Il mourut le 2 février 1670, âgé de 93 ans.

Contre le mur du chœur, & du côté de l'Evangile, est un tombeau de marbre noir & blanc, sur lequel est une figure à genoux de marbre blanc, avec l'épitaphe qui suit:

A Dieu Très-Grand et Très-Bon.

Passant, si tu veux apprendre dès cette vie à penser sérieusement à la mort, & à ne la craindre pas, tu ne peux te servir d'un plus bel exemple que de celui de ce tombeau. C'est la dernière maison que s'est fait construire elle-même, avec une fermeté de cœur vraiment Chrétienne, Marguerite de Luxembourg, fille de Messire François de Luxembourg, Duc d'Espinay, & de Diane de Lorraine; & femme de Messire René Potier, Chevalier des Ordres du Roi, Duc de Tresmes, Capitaine de cent hommes de ses Ordonnances, & des Gardes du Corps de Sa Majesté, Bailli & Gouverneur de Valois, & des Ville & Château de Caen, Gouverneur & Lieutenant-général pour le Roi en ses pays & comté du Maine, de la Val & du Perche. Cette illustre personne, issue de plusieurs Empereurs, & d'un nombre infini d'autres têtes couronnées, a fait voir, par une modestie fort rare en celles de cette naissance, qu'elle se soucioit peu des couronnes de la terre, & qu'elle ne pensoit qu'à celles du Ciel. La tendresse naturelle lui a fait desirer que ses cendres fussent mêlées avec celles de ses chers enfans; un mâle, qui est le Marquis de Gêvres & quatre filles; & l'amitié respectueuse qu'elle a eue pour sa belle mère, l'a obligée de se faire inhumer ici auprès de son cœur. Elle décéda le 9 août 1645. Imite & prie, c'est ce que tu dois comme mortel & comme Chrétien.

C'est à cause de cette alliance avec Marguerite de Luxembourg, que les Ducs de Gêvres écartelent, au premier de Luxembourg, au second d'azur, à trois fleurs-de-lys d'or, au bâton raccourci de gueules, péri en bandes, qui est de Bourbon; au troisième, de Lorraine; au quatrième, de Savoie.

L'épitaphe de Louis Potier, Marquis de Gêvres, & fils de René Potier, & de Marguerite de Luxembourg, vient ensuite, & est conçue en ces termes:

Amor Regis
Et Militum.
A la louange du Dieu des Armées,
Et à la mémoire du Marquis de Gêvres.

Passant, tu as devant les yeux la figure d'un Gentilhomme, de qui la vie a été si exercée, qu'il étoit possible que sa mort ne fût pas glorieuse ; elle l'a conduit au lieu où vont tous les hommes, mais elle l'y a mené par des voies qui ne lui sont communes qu'avec les plus grands personnages. Ses premiers faits d'armes lui attirèrent les éloges du plus grand Roi de la terre, au plus mémorable siège de son tems. Louis-le-Juste le vit combattre devant la Rochelle en sa première jeunesse ; & dès-lors il le jugea digne de la garde de sa personne, après l'avoir vu exposer mille fois la sienne pour la querelle du Ciel offensé, & pour la vengeance de la Royauté méprisée. Ces beaux commencemens eurent leur suite. Trèves, Mastrick, Nanci, la Mothe, Heidelberg, la bataille de Lure, Fontarabie, Hesdin, Aire, Bapaume, la Bassée ; bref, tous les sièges de son tems, tous les combats, toutes les rencontres où il fut presque toujours avec commandement, purent à peine suffire à la noble ambition d'un si grand cœur. Les ennemis qui l'ont plusieurs fois eu prisonnier, mais hors de combat par le grand nombre de ses blessures, l'ont traité comme un Capitaine qu'ils connoissoient à leurs dépens : ils ont respecté sa valeur, encore plus que sa naissance, & ils ont moins considéré en lui le sang impérial de Luxembourg, que celui qu'ils lui avoient vu répandre, sur-tout à l'attaque de leurs retranchemens au combat de Sally, proche d'Arras. Là, il fit des choses qui eurent peu de ses Compagnons pour témoins, & que tu n'apprendras que des Annales de Flandres, afin que tu les puisses croire. Tu attends la fin de tant de belles actions. Elle est telle que tu l'as pu imaginer. Ce vaillant homme, mort les armes à la main, accablé de ses propres lauriers, chargé des louanges de sa Patrie, & couvert de la terre des ennemis, donnant avec une valeur incroyable dans l'ouverture d'une mine où il vouloit faire son logement, & par laquelle il venoit de nous ouvrir la fameuse Thionville ; une seconde mine venant à jouer, il trouva son tombeau dans la ruine d'un bastion, sous la chûte duquel il fut glorieusement enveloppé. Passant, un grand homme de guerre pouvoit-il avoir une plus honorable sépulture ? Tu es François, donne des larmes à un Cavalier qui a donné tant de sang à la grandeur de cet Etat, & qui est mort à 32 ans, percé de 32 blessures. C'est ce qu'il demande de ta pieté, puisque d'ailleurs il est content de sa destinée, & qu'il aima mieux se perdre en aidant à nous acquérir l'une des plus fortes places de l'Europe, que de se conserver pour la charge de Maréchal de France, qui lui étoit promise au retour de cette glorieuse expédition, qui finit ses travaux avec sa vie ; elle a été assez longue, puisqu'elle a été fort illustre. Tu prieras pour son ame, si la tienne est sensible *aux belles actions. C'est à quoi te convie* Menardière, *plein de douleur & de regret, comme tu le dois être toi-même.* 1643.

Vis-à-vis de ce tombeau, est celui de *Léon Potier,* Duc de Gêvres, premier Gentilhomme de la Chambre, Gouverneur de Paris, &c. avec cette épitaphe :

CY GIST

Très-haut & très-puissant Seigneur Messire Léon, *Duc de Gèvres, Pair de France, Chevalier des Ordres du Roi, premier Gentilhomme de sa Chambre, Gouverneur de Paris, Gouverneur & Grand Bailli du Valois, Gouverneur & Capitaine de Montœaux, Lieutenant pour le Roi au Bailliage de Rouen & pays de Caux, troisième fils de très-haut & très-puissant Seigneur Messire* René Potier, *Duc de Tresmes, Pair de France, Chevalier des Ordres du Roi, premier Gentilhomme de sa Chambre, Gouverneur des pays du Maine, Perche & Laval, & de Madame Marguerite de Luxembourg, Princesse de Tingri, a commencé de servir le Roi en* 1644, *en qualité de Capitaine dans le Régiment de Cavalerie de Mazarin, & s'est trouvé à la bataille de Fribourg. En l'année* 1645, *il a eu deux chevaux tués sous lui à la bataille de Nortlingue ; & y ayant été fait prisonnier, il a trouvé le moyen de s'échapper des mains des ennemis, rejoindre sa Compagnie, & de retourner à la charge. En la même année, il a eu un Régiment de Cavalerie, & a servi au siège de Philisbourg. En* 1646, *il eut un Régiment d'Infanterie, & a servi au siège de Courtray. En* 1647, *François* Potier, *son frère, ayant été tué au siège de Lerida, il fut reçu en son lieu Capitaine des Gardes du Corps, en survivance de M. le Duc de Tresmes, leur père ; il a depuis servi dans toutes les occasions jusqu'au siège d'Ypres, il a été fait Lieutenant-général, & a servi en cette qualité en Guyenne, Flandres, Champagne & Lorraine, aux sièges de Stenay, Marsal, Lille, Tournay, Douay, & de plusieurs autres Villes, jusqu'en* 1669, *qu'il a été fait premier Gentilhomme de la Chambre. En* 1687, *le Roi voulant reconnoître la fidélité ; l'assiduité avec laquelle il avoit toujours servi, lui a donné le Gouvernement de Paris. En* 1682, *il a, pour la gloire de Dieu & pour honorer la mémoire de Monsieur son père & celle de Madame sa mère, payé aux Religieux de cette Maison le fonds de la fondation qu'ils y avoient faite dès le* 28 *février* 1620. *En* 1702, *il a fait démolir l'ancienne Chapelle de Luxembourg, l'a fait rebâtir, fermer*

& *orner comme elle est présentement* ; & après avoir fait faire la cave qui est dessous, pour conserver les précieuses mânes de Messieurs & Mesdames ses Ancêtres, & rendre ses devoirs à des personnes si illustres, il a, pour le repos de leurs ames, fondé de nouvelles prières, suivant l'acte qui en a été passé avec les Religieux de cette Maison devant Lambon & le Jeune, Notaires au Châtelet de Paris, le 11 décembre de ladite année.

Léon Potier, Duc de Gêvres, avoit épousé en 1651, *Marie-Françoise-Angelique du Val de Fontenay-Mareuil*, dont il eut le Duc de Tresmes, le Cardinal de Gêvres, & plusieurs autres garçons, dont deux sont morts avant leur père, qui leur a fait mettre ici les épitaphes qu'on va rapporter. En 1703, il épousa en secondes nôces *Marie-Renée de Rouillé de la Chenelaye*, de laquelle il n'eut point d'enfans, & mourut le 9 décembre 1704, âgé de 84 ans.

Voici les épitaphes de deux de ses enfans morts avant lui :

A LA GLOIRE DE JESUS-CHRIST,

Et à la mémoire

De François de Gêvres,

Chevalier de Malte, fils de très-haut & très-puissant Seigneur Monseigneur le Duc de Gêvres, Pair de France, Chevalier des Ordres du Roi, premier Gentilhomme de la Chambre de Sa Majesté, & Gouverneur de Paris, s'étant dévoué dès sa jeunesse à la défense de la Religion Chrétienne, se rendit à Malte à l'âge de 17 ans, pour y faire ses Caravanes. Il donna aussi-tôt des marques de son courage contre les Infidèles pendant plusieurs courses qu'il fit en mer. Le Grand-Maître lui ayant permis d'aller avec d'autres Chevaliers assister les Vénitiens, & leur aider à chasser les Turcs de la Morée, ce fut dans cette expédition si périlleuse, que ce jeune Chevalier fit davantage paroître son intrépidité, son ardeur & son zèle pour la foi à la prise de plusieurs places & combats contre les ennemis du nom Chrétien, où il se trouvoit toujours dans les endroits où le danger étoit plus grand ; de sorte qu'après plusieurs actions de valeur, il fut un de ceux qui montèrent les premiers à l'assaut, lorsque les Chrétiens se rendirent maîtres de la ville de Coron, & ce fut sur la brèche de cette importante place, qu'il rencontra une mort glorieuse pour sa mémoire ; mais très-douloureuse pour ceux qui ont connu ses vertus. Son corps se trouva parmi les morts, ayant encore à la main son épée, qui étoit dans le corps d'un Officier Turc, étendu auprès de lui. Il eut la récompense qu'il avoit toujours desirée de mourir pour la défense de la foi de J. C. qui fut en l'année 1685, âgé de 21 ans.

A LA GLOIRE DE DIEU,

Et à la mémoire

De Louis de Gêvres, Marquis de Gandelus,

Qui, à l'exemple de ses illustres Ancêtres, a passé le peu qu'il a eu de vie dans les armées, & enfin s'est heureusement sacrifié pour le service de son Roi. A l'âge de 17 ans, il fut Enseigne-Colonelle dans le Régiment du Roi, ensuite Capitaine; & après avoir commandé le Régiment d'Albret, il fut Colonel du Régiment Royal des Vaisseaux. Pendant que la guerre a duré, il n'y a point eu d'occasions où il n'ait été des premiers à se signaler, soit au siège d'Aire, de Courtray, de Cambray, de Valenciennes & de Bouchain, soit en plusieurs autres rencontres, où il a donné des marques d'une valeur héroïque & d'une expérience consommée. Quand la paix fut conclue, notre grand Monarque connoissant son mérite, l'honora en 1687 de la commission d'Inspecteur-général en Franche-Comté; l'année suivante, il exerça la même Commission en Alsace; où Sa Majesté le fit Brigadier de ses Armées. Dans tous ces emplois, il a fait paroître toujours beaucoup de capacité, & une vigilance extraordinaire. Enfin, lorsqu'il faisoit les fonctions de sa Charge en Allemagne, & qu'il donnoit des marques d'un courage intrépide dans l'attaque d'Oberkirck, il fut blessé de deux coups de mousquet, dont il mourut le 18 avril 1689, âgé de 28 ans. Comme il s'étoit toujours conduit avec beaucoup de sagesse & de piété, il rendit l'ame dans les dispositions d'un véritable Chrétien, & dans une résignation entière à la volonté de son Créateur, mais regretté généralement de tout le monde. Son cœur a été apporté en ce lieu, pour reposer dans le tombeau de ses Ancêtres. Très-haut & très-puissant Seigneur Monseigneur Léon Potier, Duc de Gêvres, Pair de France, Chevalier des Ordres du Roi, premier Gentilhomme de la Chambre de Sa Majesté, Gouverneur de Paris, père de ce jeune Seigneur, a fait poser ce marbre, qui servira à la postérité d'un monument éternel à la vertu d'un si digne fils, & à la douleur d'un père si généreux.

Bernard-François de Gêvres, Duc de Tresmes, Pair de

France, Brigadier des Armées du Roi, Chevalier de ses Ordres, premier Gentilhomme de sa Chambre, Gouverneur de la Ville, Prévôté & Vicomté de Paris, Grand Bailli & Gouverneur du Valois & de la ville de Crespy, étant mort le 12 d'avril 1739, dans la 84e. année de son âge, son corps fut porté dans cette Eglise avec toute la cérémonie & toute la pompe qu'on observe aux convois des Gouverneurs de Paris, & fut inhumé dans le caveau de ses ancêtres. Il étoit fils de *Léon Potier*, Duc de Gêvres.

Dans la nef de la Chapelle de S. Léon, ou de Gêvres, est un tombeau de marbre noir, adossé contre le mur du chœur, & sur ce monument, la Passion de J. C. est représentée en bosse & en marbre blanc.

L'inscription que voici nous apprend que c'est ici la sépulture des deux Chanceliers *de Rochefort*, & de plusieurs de leurs descendans.

Guillelmi & Guidonis de Rochefort *fratrum, Franciæ Cancellariorum, necnon multorum utriusque sexûs ex eadem familia mortales exuviæ diversis temporibus hîc depositæ fuerunt ab anno 1478, usque ad annum 1630.*

Ces deux Chanceliers avoient long-tems porté les armes, & réunissoient le mérite des deux professions. Guillaume mourut le 12 d'août 1492, & Guy au mois de janvier 1527.

Auprès de ce tombeau, & du même côté, est la statue en pierre de *Charles de Maigné*, ou *Maigni*, Capitaine des Gardes de la Porte, qui est ici représenté assis, en habit de guerre, la tête appuyée sur le bras gauche. Cette figure fut louée par le *Cavalier Bernin*, lorsqu'étant à Paris, il vint visiter les tombeaux de cette Eglise. On la croit de *Paul Ponce*. Au-dessous, on lit cette inscription :

Carolum Magnæum Equitem Auratum, Excubiarum Portæ Regiæ Præfectum, Regisque Cubicularium, Martiana Magnæa soror sua piissima in spe resurrecturi corporis, hoc tumulo posteritati commendavit 1556.

Dans la Chapelle de la Madeleine, ou de Noirmoustier, ont été inhumés *Claude de Beaune*, femme de *Claude Gouffier*, Marquis de Boissy, Duc de Rouanez, morte en 1561; *Louis de la Trimouille*, dont on va rapporter l'épitaphe, *Charlotte de Beaune*, fille de *Jacques de Beaune*, Vicomte de Tours,
Baron

Baron de Samblançay, femme de *François de la Trimouille*, Marquis de Noirmoustier, & mère de *Louis de la Trimouille*, qui fait le sujet de cet article, laquelle mourut à Paris le 30 de septembre de l'an 1617, âgée de 66 ans & demi.

Sur le devant du tombeau qu'on voit ici, est une table de marbre noir & blanc, d'une espèce rare, & sur laquelle on lit:

D. O. M.

Ici repose le corps de très-haut & très-puissant Seigneur Messire Louis de la Trimouille, *Marquis de Noirmoustier, Vicomte de Tours, Baron de Château-neuf & de Samblançay, Seigneur de la Carte, de la Rocherie, de la Ferté-Milon, Lieutenant-général pour le Roi en Poitou*, qui décéda le 4 septembre 1613, âgé de 27 ans.

Priez Dieu pour son ame.

Les *de Beaune*, qui se sont alliés aux Gouffiers, aux la Trimouille & aux Montmorenci, descendoient de *Jean de Beaune*, qui prit le nom de la Ville de Bourgogne où il étoit né, & vint chercher fortune à Tours sous le règne de Charles VII. Y ayant servi long-tems un Marchand fort riche, il en obtint la fille en mariage. Guillaume de Beaune, un de leurs descendans, eut de *Jeanne Cottereau*, Jacques & Claude *de Beaune*. Celle-ci fut mariée à Claude Gouffier, Duc de Rouanez, & mourut en 1561.

Jacques *de Beaune* fut Chevalier des Ordres du Roi, Ambassadeur en Suisse, & père de Jean, qui mourut Gentilhomme ordinaire de la Chambre de François, Duc d'Alençon, sans laisser de postérité, & de Charlotte *de Beaune*, qui épousa Simon *de Fizes*, Baron de Sauve, Secrétaire d'Etat; & en secondes noces, François *de la Trimouille*, à qui elle apporta une partie des grands biens de sa famille.

Dans la nef, est le tombeau des *Zamet*, dans lequel ont été inhumés Sébastien *Zamet*, Madeleine *le Clerc*, sa femme, & leurs enfans, Jean & Sébastien *Zamet*. Sébastien *Zamet*, le père, étoit originaire de Luques, & selon les uns, fils d'un Cordonnier, & selon d'autres, Cordonnier lui-même du Roi Henri III. Ce qu'il y a de certain, c'est qu'il étoit un de ces Italiens affamés, qui vinrent en France sous la protection de Catherine de Médicis, pour y introduire toutes sortes d'impôts & de maltotes, & pour s'engraisser de la misère du Peuple. François *Zamet* avoit naturellement de l'esprit, & étoit d'ailleurs aussi attentif & aussi complaisant que le peut être un homme de néant, qui veut faire fortune à quelque prix que ce soit. Avec ces qualités, il ne fut pas long-tems à avancer ses affaires; car, dès l'an 1585, il étoit intéressé dans le seul parti du sel pour la somme de 70 mille écus; & en 1588, le Duc d'Epernon avoit à prendre sur lui une somme de 300 mille écus, que le Roi Henri lui avoit donnée.

Zamet servit si bien Henri IV dans ses affaires & dans ses plaisirs, & le Roi avoit pour lui une amitié si particulière, qu'il alloit souvent souper familiérement chez lui, & que même il ne l'appelloit plus autrement que *Bastien*. La faveur & les bienfaits de ce Prince l'enrichirent tellement, que, selon Mézerai, il se disoit Seigneur de 17000 écus; & qu'après avoir acquis les terres & seigneuries de Murat, de Billy, de Beauvoir, de Cazabelle, &c. il fut Gouverneur du Château de Fontainebleau, & Sur-intendant de la maison de la Reine Marie de Médicis. Il vécut long-tems en concubinage, ou en mariage secret, avec Madeleine le Clerc du Tremblay, de laquelle il eut plusieurs enfans, qui furent depuis légitimés. Leur père mourut le 14 de juillet 1614, âgé de 67 ans, & leur mère le 12 mai 1615. Les plus connus de leurs enfans, sont Jean Zamet, que les Calvinistes nommoient le *Grand Mahomet*, & qui étant Maréchal de Camp, fut tué d'un coup de canon au siège de Montpellier en 1622. Il avoit épousé *Jeanne de Goste de Rouillard*, de laquelle il eut un fils, qui mourut l'an 1612, & fut inhumé dans cette Eglise; & *Sébastien Zamet*, Abbé de Saint-Arnould de Metz, & Evêque & Duc de Langres, qui mourut le 2 février 1655. C'est ce dernier qui, en 1634, fit ériger à son père & à sa mère, à son frère aîné & à son neveu, les tombeaux que l'on voit dans cette Eglise, & qui y a fait mettre les épitaphes qu'on va lire:

ICI REPOSE

Le corps de Messire Sébastien Zamet, *Chevalier, Baron de Murat & Billy, Seigneur de Beauvoir & de Cazabelle, Conseiller du Roi en ses Conseils, Capitaine du Château & Sur-intendant des bâtimens de Fontainebleau, Sur-intendant de la Maison de la Reine, honoré durant sa vie de la bienveillance de nos Rois pour ses services & fidélité; aimé des Princes & des Grands du Royaume, pour son cœur franc & généreux; célèbre dans les Provinces étrangères, pour sa magnificence; lequel,* âgé de 67 ans, décéda le lundi 24 juillet 1614, à Paris, dans son hôtel, rue de la Cérisaye, regretté des siens pour sa bonté, pleuré des pauvres pour sa charité & ses largesses.

Tout auprès, on lit:

A LA MÉMOIRE
De Messire Jean Zamet.

Chevalier, Baron de Murat & Billy, Seigneur de Beauvoir & de Cazabelle, Conseiller du Roi en ses Conseils, Capitaine du Château, & Sur-intendant des bâtimens de Fontainebleau; lequel, après avoir passé ses jeunes ans à se rendre parfait en tous les exercices qui peuvent relever un grand courage, quitta le repos dont la France jouissoit alors, pour aller chercher la guerre jusques dans l'Orient, contre les ennemis du nom Chrétien; d'où il rapporta tant de gloire, qu'elle servit de fondement à celle qu'il a depuis acquise, servant le Roi en toutes les occasions, tant dans les premiers mouvemens qui traversèrent sa minorité, où il eut l'honneur d'être employé avec commandement, que dans ceux qui furent suscités peu après par les Hérétiques rebelles, contre lesquels il donna tant de preuves de son zèle & de sa valeur, étant Mestre-de-Camp du Régiment de Picardie, qu'il mérita la charge de Maréchal-de-Camp dans l'armée du Roi, laquelle exerçant au siège de Montpellier, il marchoit à grands pas aux premiers honneurs militaires, lorsqu'un boulet lui brisant la cuisse, arrêta le cours de sa vie, pour le faire jouir dans le Ciel de la vraie gloire, dont il n'eût pu recevoir que les ombres sur la terre. Il fut blessé un samedi, jour dédié à la Sainte Vierge, le 3 septembre 1622, & mourut le jeudi ensuivant, jour de la Nativité de la même Vierge, 1634.

Très-illustre & très-révérend Père en Dieu, Messire Sébastien Zamet, Evêque, Duc de Langres, Pair de France, touché de l'affection que la charité divine donne aux vivans envers les morts, a fait dresser ces monumens à son père & à son frère, afin que les Chrétiens prennent sujet de contempler, dans ces marbres luisans, la gloire solide & immortelle qu'auront les corps des bienheureux, le jour de la résurrection, 1634.

Etienne Carneau étoit né à Chartres; & quoique Moreri ait dit qu'il avoit été Avocat au Parlement de Paris, avant que d'entrer dans le cloître, il y a beaucoup d'apparence que cette circonstance n'est pas véritable ; car, outre que les Célestins de Paris n'en ont aucune connoissance, on a attentivement parcouru le tableau des Avocats de ce Parlement, depuis le commencement du siècle dernier, & on n'y a point trouvé *Etienne Carneau*. Il entra chez les Célestins de Paris en 1630, & s'occupa le reste de sa vie à la pratique de sa règle, & à cultiver les sciences, & le talent qu'il avoit pour la Poésie, soit Latine, soit Françoise. Il possédoit aussi les belles-lettres & les Langues Latine, Grecque, Italienne & Espagnole. Il composa divers Ouvrages, dont les uns ont été imprimés plusieurs fois, & les autres sont manuscrits dans la Bibliothèque de cette Maison. Parmi ses Ouvrages imprimés, il y en a un qui est intitulé : *L'Œconomie du petit Monde, ou les Merveilles de Dieu dans le corps humain.*

Ce Poëme prouve que l'Auteur avoit une grande connoissance de l'anatomie, & est un éloge continuel de la sagesse & de la bonté que Dieu a manifestées dans la construction & l'arrangement des parties du corps humain. Dans le tems que la Faculté des Médecins de Paris étoit partagée sur l'usage de l'émétique, *Dom Carneau* composa un Poëme historique sur ce remède, & le fit imprimer en 1658, *in*-8°. sous le titre de *Stimmimachie*. Dès l'an 1654, il avoit composé un Poëme Théologique *de la Correction & de la Grace*, où l'on dit qu'il a fidèlement rendu les sentimens de S. Augustin sur cette matière. Ce Poëme est de trois mille vers, & est encore manuscrit dans la Bibliothèque de ce Monastère. Ce savant & pieux Religieux mourut le 17 septembre 1671, & fut inhumé dans le caveau, sans épitaphe.

Dans la Chapelle de Saint-Martin, fut inhumé *Simon de Fizes*, Baron de *Sauvé*, mort Sécrétaire d'Etat en 1579. *Charles-François d'Ormy*, Baron de *Vinzelles*, son ami, fit mettre ici une table de marbre noir, sur laquelle est l'inscription suivante, gravée en lettres d'or :

Cy gist Messire Simon de Fizes, *Baron de Sauvé, Conseiller du Roi en ses Conseils d'Etat, & premier Sécrétaire de ses Commandemens, lequel décéda le 27e. jour de novembre, l'an 1579.*

Au milieu de la grande nef de cette Eglise, sous une tombe de marbre noir, devant le Crucifix, furent inhumés *Garnier Marcel*, Bourgeois & Echevin de Paris, & *Eudeline*, sa femme, qui moururent en 1352. C'est ce *Garnier Marcel*, qui donna aux Pères Célestins tout le terrein que feu son père

Jacques Marcel avoit acquis des Carmes, après en avoir joui 32 ans. Son père *Jacques Marcel* est aussi inhumé ici, y ayant été transporté d'une des Chapelles qu'il avoit fait bâtir en ce lieu. *Agnès Marcel*, sa fille, sœur de Garnier, morte l'an 1340, y est aussi inhumée. Elle avoit été mariée à *Jean Poiflevilain*, Echevin de Paris.

Il y a encore dans cette Eglise plusieurs tombeaux de Prélats, de Présidens, de Conseillers au Parlement ou à la Chambre des Comptes, & de plusieurs Sécrétaires du Roi; mais il faudroit un volume, si on vouloit les décrire tous : il suffira donc d'avoir parlé de ceux des personnes les plus illustres.

Dans l'arrière-sacristie de cette Eglise, on remarque un retable de cuivre jaune ou de laiton, sur lequel sont représentées plusieurs histoires saintes : il a été donné par le Roi Charles V. On y voit les armes de France, avec les fleurs-de-lys réduites à trois, ce qui prouve que cettte réduction avoit été faite avant le règne de Charles VI.

Attenant cette arrière-sacristie, est une grande salle qu'on nomme la *Chapelle de Maizières*, où est inhumé un Célestin illustre par sa vertu & par son savoir, nommé *Denis le Fevre*. Il étoit né à Vendôme, & enseigna pendant dix ans les Humanités dans l'Université de Paris avec tant de célébrité, que les Ambassadeurs de Venise, qui étoient pour lors à Paris, étant un jour entrés dans son auditoire pendant qu'il expliquoit un Auteur Grec, ils s'écrièrent, après l'avoir entendu : *Habeat Roma suum Ciceronem, suum Livium, suum Virgilium; Docta Græcia suum Homerum, suumque Demosthenem, habet oppidò suum Fabrum Parisiensis Universitas*. Il porta tous ses talens & sa réputation au pied de la Croix, & se fit Célestin au Monastère de Marcoussy. Il brilla dans la Religion comme il avoit brillé dans le monde; & après avoir gouverné plusieurs Monastères, il fut fait Prieur de celui de Paris, & Vicaire-général du Provincial l'an 1537, & mourut un an après, âgé de 40 ans. Il avoit composé beaucoup d'Ouvrages, qui sont presque tous manuscrits, n'y en ayant eu que deux qui ont été imprimés. Le plus intéressant pour les Gens de lettres, est un manuscrit en deux volumes *in-folio*, intitulé : *Index alphabeticus Scriptorum veterum Græcorum ac Latinorum, in omni genere Litteraturæ*, qu'on garde dans la Bibliothèque de ce Monastère.

Le cloître de ce Monastère est un des beaux de Paris, & le

plus enrichi de sculpture très-bien exécutée, & à laquelle il ne manque que le goût & le dessin. Le côté du jardin est formé par des arcades, portées par de petites colonnes corinthiennes, couplées de quatre pouces de diamètre, & d'une assez belle proportion, très-bien travaillées & parfaitement conservées. On voit dans un compte du Moine qui étoit Procureur de ce Monastère en ce tems-là, & que le Père *Becquet* a communiqué, qu'il fut commencé le 8 août 1539, & achevé en 1550, que l'Entrepreneur se nommoit *Pierre Hannon*, Tailleur de pierre & Maçon, & que la dépense de ce bâtiment monta à la somme de 10778 liv. 9 den. & qu'elle fut fournie par la Communauté.

Vis-à-vis le réfectoire, est un lave-main de pierre de liais ingénieusement composé. Le plan du petit bâtiment qui le renferme, est circulaire & à pans. Il est voûté en dôme, & la voûte est soutenue par des colonnes, & terminée par un lanternin fermé par un vitrage d'une couleur de feu très-vive.

Dans le même cloître, auprès de la porte du chapitre, est un marbre noir, sur lequel on a tiré une ligne horizontale, laquelle, avec le secours d'une inscription Latine, qui est du Père *Etienne Carneau*, nous fait connoître jusqu'où alla le débordement de la Seine, qui fit tomber une partie du Pont-Marie.

Anno 1658, mense februario, exundantis Sequanæ fluctus hic aliquandiù stagnantes mediam hujus quadri lineam attigere.

Auprès de la porte qui conduit au grand escalier, on voit l'épitaphe d'*Antoine Perez*, l'un des principaux Ministres de Philippe II, Roi d'Espagne, qui ayant eu le malheur de tomber en la disgrace de son Maître, se réfugia en France, où il mourut au mois de novembre 1611.

Antoine Perez, dont est question, fut accusé d'avoir révélé les secrets de l'Etat, d'avoir ajouté & retranché aux dépêches qu'il déchiffroit, & d'avoir fait assassiner *Jean d'Escobedo*, Sécrétaire de Dom *Juan d'Autriche* : ce fait étoit vrai, mais il avoit été ordonné par le Roi. Le crime qui rendoit Antoine Perez coupable aux yeux de Philippe II, fut celui dont ce Prince n'osa jamais l'accuser. Ce Ministre jeune & aimable partageoit avec le Roi son Maître, les faveurs d'Anne de Mendoca de la Cerda, Princesse d'Eboli, & sa part étoit même la plus flatteuse, car il en avoit le cœur. Philippe s'en

étant apperçu, chercha des prétextes pour facrifier fon Miniftre à fa jaloufie. Voici fon épitaphe :

Hic Jacet

Illuſtriſſimus D. Antonius Perez, olim Philippo II, Hiſpaniarum Regi à ſecretioribus Conſiliis, cujus odium malè auſ-
picatum effugiens, ad Henricum IV, Galliarum Regem,
invidiſſimum ſe contulit, ejuſque beneficientiam expertus
eſt. Demum Pariſiis diem clauſit extremum, anno ſalutis
M. D. CXI.

Cette inſcription ne nous apprend ni le ſujet de la diſgrace
de Perez, ni ſon âge, ni le jour de ſa mort. Le P. Etienne
Carneau, qui ſavoit parfaitement l'Eſpagnol, & qui avoit lu
ce que les Hiſtoriens de cette Nation avoient écrit de la diſgrace de ce Miniſtre, compoſa une autre épitaphe, qui eſt
parmi ſes manuſcrits dans la Bibliothèque de ce Monaſtère, &
qui mérite d'être rapportée ici.

Deo et Posteris.

Quiſquis hîc ſpectas, paululum exſpecta. Non minus lugendæ
quam legenda tibi prodit inſtabilitatis humanæ argumenta An-
tonii Perezii, viri clariſſimi, ſors, quam ad ſummum dignitatum
apicem evectam ad extremam infelicitatem pertinaci ludo for-
tuna deturbavit. Is, cùm Philippi II, Hiſpaniarum Regis
abſtruſioris Conſilii non ſolum particeps, ſed quaſi arbiter foret,
improvidè apud eum malè audiit, nequaquam, ut pleriſque per-
ſuaſum, ob cædem D. Joannis Eſcovedi, cujus ne conſcius
quidem fuerat, imò ſolus amor ipſi odium peperit, ſed amor
zelotypiâ Regiâ exaſperatus, cujus myſterium valdè intricatum
explicare prolixioris hiſtoriæ munus eſt. Catenis quibus in carcere
diu conſtrictus emarcuerat, generoſo fidæ conjugis Joannæ
Coello ſtratagemate ereptus, tandem Galliam, oppreſſorum
azilum, tutumque naufragantium portum appulit, ubi ab Henrico IV, ter maximo perbenignè exceptus & in honore habitus,
privati hominis vitam, faſtus aulici pertæſus, aliquot annis
duxit, & ad ſolam æternitatem aſpirans, exſpiravit anno ſalut.
M. D. CXI. mortalis ejus, ſarcina hîc depoſita noviſſimam de
pulvere ſuſcitationem præſtolatur.

Dans le chapitre, on voit une tombe, un peu élevée de

terre, autour de laquelle on lit cette inscription en lettres gothiques:

CY GIST

Monseigneur Philippe de Maizières *en Santerre, Chevalier, Chancelier de Chypre, Conseiller & Baneret de l'Hôtel du Roi de France, Charles-le-Quint de ce nom, qui, de la gloire de l'Hôtel-Royal, passa à l'humilité des Célestins, l'an de grace 1380, & rendit son esprit à Dieu le 29e. jour de mai, l'an de grace 1405.*

Et au milieu de ladite tombe, est encore gravé:

*Ledit Chevalier fut fait Chancelier de Chypre au temps de très-vaillant Roi Pierre de Lusignan, Quint Roi Latin de Hiérusalem, après Godefroi de Bouillon, Roi de Chypre; lequel, par sa grande prouesse & autre entreprise, print par bataille & à ses frais, les Cités d'*Alexandrie *en* Egypte, Trypoly *en* Syrie, Laya *en* Arménie, Sathalie *en* Turquie, *& plusieurs autres Cités & Châteaux sur les ennemis de la foi de* J. C. *Après la piteuse mort du très-excellent Roi, ledit son Chancelier fut appellé au service du Pape Grégoire* XI, *& finalement au service de son droit Seigneur naturel, lettré, sage, débonnaire, catholique, & bien famé & bien fortuné Roi de France Charles-le-Quint de son nom; desquels Pape & Roi les bonnes mémoires soient présentées devant Dieu.*

Autour de cette tombe, & dans son épaisseur, sont gravés quatre vers Latins, composés par *Philippe de Maizières* lui-même, pour lui servir d'épitaphe.

Qui bella secutus, plagas mundi perlustrando,
Et vanis allectus, altas ædes frequentando,
Mollibus inductus, deliciis inhærendo,
Nunc pulvis effectus, sub tumba tubam expecto.

Pendant les 25 dernières années de sa vie, Philippe de Maizières observa la règle des Célestins avec autant de régularité qu'auroit pu faire le plus parfait Religieux, ce qui est d'autant plus louable, qu'il n'y étoit point obligé, n'ayant point fait de vœux. Il composa plusieurs Ouvrages avant & pendant sa retraite, dont le plus curieux est *le songe du vieux Pélerin*, Livre dont on parlera à l'article de la Bibliothèque.

Pierre Bard a été aussi inhumé en ce lieu. Il étoit de Tournay, & avoit étudié en l'Université de Louvain avec *Adrien Florent*, qui fut Pape sous le nom d'Adrien VI. Il fit profession dans le Monastère des Célestins de Paris, le 21 de mars 1489. C'étoit un homme d'une grande vertu & d'un grand savoir, & qui, à des dons aussi précieux, joignoit des qualités aimables, comme le charme de la voix, & une grande connoissance de la musique. Le Roi Louis XII le choisit pour son Confesseur, & avoit beaucoup de confiance en lui. Il eut aussi beaucoup de part en l'estime & en l'amitié d'*Etienne Poncher*, Evêque de Paris, de *Louis Pinelle* & de *Guillaume Briçonnet*, successivement Evêques de Meaux, & de *George d'Amboise*, Cardinal, Archevêque de Rouen, & principal Ministre de Louis XII. Sa piété étoit si sincère, & son désintéressement si grand, qu'il ne voulut jamais accepter un Archevêché qui lui fut offert par Louis XII; & qu'étant pressé par le Pape Adrien VI, de se rendre à Rome, où il avoit résolu de l'élever aux premières dignités de l'Eglise, il supplia Sa Sainteté de le laisser dans l'état où la Providence l'avoit mis. Enfin, après avoir été quatre fois Provincial de la Congrégation des Célestins de France, il mourut dans ce Couvent en odeur de sainteté, l'an 1335, âgé de 82 ans. Dans la Bibliothèque de cette Maison, il y a un Commentaire sur la règle de S. Benoît en 2 vol. *in-folio*, & 5 vol. de Sermons, les uns & les autres manuscrits.

Dans le cloître, on voit une porte, au-dessous de laquelle est cette inscription en lettres d'or & gothiques : *Camera Collegii Notariorum & Secretariorum Regis*, parce que c'est en ce lieu que cette Compagnie tient ses assemblées, & où tous les ans, le jour de S. Jean Porte-Latine, elle nomme des Officiers. Outre cette salle, elle en a encore une autre dans ce Couvent, le lambris de laquelle est parsemé de fleur-de-lys. Dans le fond de celle-ci, se voit un grand & riche tableau, où J. C. est représenté en croix, & au pied de la croix sont les quatre Evangélistes, & d'un côté le Roi S. Louis, & de l'autre Henri-le-Grand. Au-dessus, est cette inscription :

Deo, Regi, Posteris, Collegium Consiliariorum, Notariorum & Secretariorum Regis, & Coronæ Franciæ, ornamentum hic aulæ propriæ senio & carie anteà labentis de suo posuit, ann. salut. 1603.

L'institution de la Confrèrie des Sécrétaires du Roi, sous l'invocation des quatre Evangelistes, dans l'Eglise des Célestins, est du même tems que l'établissement de ce Monastère. Cette Compagnie a toujours continué jusqu'à ce jour d'y tenir ses assemblées. Le Roi en approuvant cette Congrégation, confirma les privilèges dont avoient toujours joui ses *Notaires & Sécrétaires*. La connoissance des causes où ils pouvoient être intéressés, étoit attribuée aux Requêtes de l'Hôtel. Cette association étoit soumise à des loix aussi utiles que sages. Lorsqu'un des Sécrétaires du Roi tomboit dans l'indigence, & qu'il découvroit son état à la Compagnie, chacun de ses Confrères étoit tenu de lui prêter tous les ans vingt sols parisis, qu'il n'étoit dans l'obligation de rendre, qu'en cas que ses affaires se rétablissent. Les Statuts prescrivoient jusqu'à la forme de l'habillement. Il est dit qu'ils seront vêtus décemment, qu'ils ne pourront s'habiller de robes rayées, ou mi-parties de deux couleurs, (ces robes étoient pareilles à celles que portent encore aujourd'hui les Bedeaux des Eglises) qu'ils ne porteront point de tuniques avec de longues manches, descendantes jusques sur les mains, (on appelloit ces manches des *mouffles*) & qu'ils ne chausseront point de *poulaines* *.

---

* Chaussure bizarre, du nom peut-être de celui qui l'avoit imaginée. Le *soulier à la poulaine* finissoit en pointe, & son bec étoit plus ou moins long, suivant la qualité de la personne. C'étoit pour les gens du commun un demi-pied, pour les plus riches un pied, pour les grands Seigneurs & les Princes deux pieds. On l'ornoit quelquefois de cornes, quelquefois de griffes, ou de quelque autre figure grotesque : plus il étoit ridicule, plus il sembloit beau. Les Evêques fulminèrent long-tems sans succès contre cette mascarade, que le Continuateur de Nangis traite *de péché contre nature, d'outrage fait au Créateur*. Charles V, pour complaire au Clergé, le déclara *contre les bonnes mœurs, inventé en dérision de Dieu & de l'Eglise, par vanité mondaine, par folle présomption* : & pour abolir cet usage, il condamna à dix florins d'amende ceux qui s'obstineroient à le suivre, & il ne fut aboli entièrement que sous le règne suivant. A cette mode extravagante succéda celle des souliers faits en bec de canne, remplacée ensuite par des pantoufles d'un pied de large. Voici la plus vraisemblable des différentes opinions sur l'origine des *souliers à la poulaine*. Henri, fils de *Geoffroy Plantagenet*, Comte d'Anjou, étoit estimé l'un des Princes le plus accompli de son tems. Sa beauté, sa taille avantageuse excitoient l'admiration de tous les Courtisans. Un seul défaut défiguroit cet extérieur prévenant, il avoit à l'extrêmité du pied une croissance de chair assez longue. Pour dérober la vue de cette difformité, il portoit une chaussure dont le bout présentoit une forme de griffe. Cette chaussure bizarre fut

On sort du cloître pour entrer dans un vestibule, qui conduit à la basse-cour, au jardin & au pied du grand escalier.

La basse-cour règne le long de la rue du Petit-musc, de laquelle elle est séparée par un grand bâtiment fort solide, que fit construire *Arthus de Montauban*, Archevêque de Bordeaux, & dans lequel sont les caves & les greniers de ce Monastère. Sur la principale porte de ce bâtiment, est une grande pierre de liais, où sont deux vers assez mauvais, gravés en lettres gothiques.

Hanc Fabricam nobis Arturus Burdigalensis
Condidit ultroneus, det sibi dona Deus. 1455.

Le jardin est spacieux, en bon air, & règne le long des cours de l'Arsenal.

Le grand escalier est commode & bien tourné. Le plafond à été peint par *Bon Boullongne*, qui y a représenté *S. Pierre de Mourron* enlevé par les Anges. *Jouvenet*, Peintre habile, & ami de Boullongne, disoit qu'il étoit fâché que ce morceau de peinture fût de son ami. Cet escalier, de même que la plûpart des édifices de ce Monastère, ont été bâtis l'an 1682, en la place des anciens qui menaçoient ruine, & sont également magnifiques & commodes. En 1730, on a bâti un grand corps-de-logis, où sont les Infirmeries.

Le vaisseau de la Bibliothèque règne sur un des dortoirs, & n'est pas des plus grands; mais il est bien éclairé & décoré de pilastres ioniques, qui portent une corniche fort proprement exécutée. Il est même aggrandi par un grand cabinet & par un arrière-cabinet, qui sont de plein-pied & de suite. Cette Bibliothèque étoit peu considérable, lorsqu'on en confia le soin au Père *Antoine Becquet*, & l'on n'y comptoit pour lors qu'environ six mille volumes; mais ce Religieux a travaillé avec tant de succès à l'enrichir, qu'aujourd'hui elle est de seize ou dix-sept mille. Il a été beaucoup aidé par les bienfaits de *Marc-René de Voyer de Paulmy d'Argenson*, Garde des Sceaux de France, & Président du Conseil Royal des Finances, & par ceux de *Charles de Hénaut*, Doyen des

---

aussi-tôt adoptée par les Seigneurs; & le Peuple, vrai singe de la Noblesse, ne tarda pas à l'imiter. Cette mode subsista pendant plus de trois siècles. *Voy. Chron. Trivelli. Cont. de Nang, Velly & Villaret. Hist. de Fr.* tom. 7. pag. 73; & tom. 10. pag. 109 & suiv.

Conseillers du Grand-Conseil. Le premier, pendant qu'il étoit Lieutenant-général de Police de la ville de Paris, donna plusieurs fois à ce Monastère des Livres hérétiques, dont il ordonnoit la confiscation. Quant à M. *Hénaut*, par son testament du mois de février 1741, il légua sa Bibliothèque aux Religieux de cette Maison. Elle n'étoit pas fort nombreuse, puisqu'elle n'étoit que de quatre mille volumes; mais elle étoit considérable par le choix des Livres, & par la propreté de la reliûre. La Bibliothèque de ce Monastère est sur-tout curieuse par les Livres d'anciennes éditions, & imprimés avant l'an 1500.

Le plus ancien & plus curieux de tous les Livres, est un petit *in-folio*, qui n'a que 63 feuillets, imprimés seulement d'un côté, où les principaux Mystères de notre Religion sont représentés par 58 estampes, sous chacune desquelles sont deux colonnes de Latin rimé, imprimées en gothique. Tout cela est fort grossier, & l'on n'y voit ni le nom de l'Auteur, ni celui de l'Imprimeur, ni celui de la Ville où il a été imprimé, ni la date de l'année. On trouve seulement à la tête une Préface, qui commence ainsi : *Prohæmium cujusdam incipit novæ compilationis, cujus nomen & titulus est Speculum humanæ salvationis.* Ce Livre a été cédé à M. le Duc *de la Vallière*. On garde avec grand soin dans la Maison-de-Ville de Harlem, un Livre pareil à celui-ci. Ceux qui prétendent que *Laurent Coster* est l'inventeur de l'Imprimerie en Europe, disent que ce Livre est le troisième essai public qu'il en fit à Harlem, vers l'an 1440. On voit par la description que l'on vient de faire, que tout ce qu'on a dit des premières planches d'Imprimerie, lui convient; car, l'Inventeur grava d'abord les lettres, ou caractères, sur du bois, en taille d'épargne, comme on grave les planches des vignettes & des estampes, & comme on dit qu'on imprime à la Chine depuis l'an 930. Cette manière d'imprimer n'étoit ni nouvelle, ni commode; mais à force d'épreuves & de réflexions, on inventa les caractéres gravés & mobiles. Pour revenir au Livre intitulé, *Spéculum humanæ salvationis*, on ajoutera que les Célestins de Paris assurent qu'il est de la même édition que celui de l'Hôtel-de-Ville de Harlem.

L'on trouve encore dans cette Bibliothèque, la Glose de *Nicolas de Lira*, imprimée à Rome en 1472, en 5 volumes *in-folio*; une Bible imprimée à Paris l'an 1475, *in-folio*, qui est actuellement entre les mains de M. *de Paulmy*. Parmi les manuscrits, étoit une Bible parfaitement bien écrite sur du velin, faite par ordre du Roi Charles V. Philippe de

Maizières dit qu'il la lisoit tous les ans nue tête & à genoux. Cette Bible passa après sa mort à Louis de France, Duc d'Orléans, & ce Prince la donna à ce Couvent, comme il l'a écrit lui-même à la fin de ce Livre. Louis de France, Duc d'Orléans, donna aussi au même Monastère une autre Bible *in-folio*, qu'on a toujours lue jusqu'à présent dans le Réfectoire.

L'ouvrage de *Philippe de Maizières*, intitulé, *le Songe du vieux Pélerin*, est un manuscrit *in-folio*, divisé en trois Livres, & composé en 1388, pour l'instruction de Charles VI. Il renferme des maximes excellentes pour le Gouvernement, & devroit être entre les mains de tous ceux qui sont préposés à l'éducation & à l'instruction de nos Rois. Le Cardinal *du Perron* en faisoit tant de cas, qu'il alloit souvent aux Célestins exprès pour le lire. Au reste, il ne faut pas, à l'exemple de plusieurs Ecrivains, confondre cet Ouvrage avec un autre, qui est intitulé *le Songe du Vergier*, qui a été composé par *Charles de Louviers*, contemporain de *Philippe de Maizières*, & dont *Raoul de Presles* a fait un Abrégé.

Parmi les Religieux Célestins qui, par leur piété & leur savoir, ont illustré le Monastère de Paris, l'on compte non-seulement *Pierre Bard*, *Denis le Févre* & *Etienne Carneau*, dont on a parlé, mais encore *Pierre Pocquet*, qui étoit Bourguignon & Docteur en l'un & l'autre Droit. Il fit profession dans le Couvent des Célestins de Paris, l'an 1369, & six ans après fut fait premier Prieur du Monastère de Mantes, que le Roi Charles V venoit de fonder. Il étoit si judicieux & si savant dans la Jurisprudence, que le Parlement de Paris confirma souvent ses décisions; mais ce qu'il y avoit de plus estimable en lui, étoit le talent qu'il avoit pour conduire les ames dans la voie du salut. Il fut Directeur du bienheureux *Pierre de Luxembourg*, Cardinal, & de *Philippe de Maizières*. Ce fut lui aussi que Louis de France, Duc d'Orléans, nomma pour être un des Exécuteurs de son testament. Le fameux *Gerson* eut pour lui une estime & une amitié particulières, & le mit au rang des grands hommes de son siècle, dans une lettre qu'il écrivit au Duc de Berry. Le Père *Pocquet* mourut à Paris l'an 1408.

Jean Bassan étoit de Besançon, Docteur ès Droits, & Prieur de Saint-Paul de Besançon, de l'ordre des Chanoines Réguliers de Saint-Augustin, & avoit environ 30 ans lorsqu'il fit profession dans le Monastère des Célestins de Paris, le 5 de janvier de l'an 1395. Il fut chargé dans la suite de plusieurs commissions importantes touchant le gouvernement de son Ordre, & ce fut pendant qu'il tâchoit de s'acquitter de la dernière, qu'il mourut dans le Monastère de *Collemade-lès-Aquila*, dans l'Abruzze ultérieure, le 26 août de l'an 1445, âgé de 85 ans, dont il en avoit passé 50, 7 mois & 22 jours dans l'Ordre des Célestins. L'Evêque d'Aquila lui fit faire des obsèques fort honorables, & ce fut *Jean de Capistran*, Vicaire-général de l'Ordre des Frères Mineurs, & qui a été mis depuis au nombre des Saints, qui fit son oraison funèbre, & qui prit pour texte ce que l'Evangile dit de Saint Jean-Baptiste : *fuit homo missus à Deo, cui nomen erat Joannes*. On dit qu'il s'est fait plusieurs miracles à son tombeau. Ce fut à sa persuasion que *Felix V*, Pape, consentit à sa déposition.

Guillaume Romain, Clerc de Paris, fit ses vœux dans ce Monastère, le 27 de juillet de l'an 1435. Il fut envoyé en Italie pour les affaires de sa Congrégation, & s'y fit connoître du Pape Nicolas V. De retour en France, il fut trois fois Provincial, & prêcha avec tant d'éloquence & d'onction, que le Roi Louis XI alloit souvent à Saint-Paul pour l'entendre. Il fit même plus ; car, il prenoit ses avis non-seulement pour diriger sa conscience, mais même pour les affaires d'Etat. Il l'envoya, avec deux Seigneurs de sa Cour, en Ambassade auprès de Charles-le-Hardi, Duc de Bourgogne. De retour de cette négociation, *Romain*, également dégoûté des honneurs du monde, & de ceux de sa Congrégation, ne pensoit plus qu'à vivre tranquillement en simple Religieux ; mais quoiqu'il eût bien servi son Prince, on le rendit suspect au Roi, qui, ajoutant foi à la calomnie & à ses soupçons, ordonna à *Tristan l'Hermite*, Ministre ordinaire des iniquités de ce Prince, de s'en défaire, & celui-ci lui ayant donné un œuf empoisonné, Romain en mourut l'an 1475.

Le Père *Matthieu de Goussencourt* étoit né à Paris au mois d'avril de l'an 1583, d'une ancienne & noble famille, qui avoit donné plusieurs Conseillers au Parlement de cette Ville. Il fit profession dans ce Couvent le 28 de mai de l'an 1606. Il donna au public en 1643, un Ouvrage en 2 vol. *in-folio*, rempli de pénibles recherches, intitulé : *le Martyrologe des Chevaliers de Saint-Jean de Jérusalem, dits de Malte*. Ce Livre fut très-bien reçu de cet Ordre, & le Grand-Maître *Jean-Paul de Lascaris* lui fit écrire en 1646, une lettre remplie de rémercîmens & de reconnoissance. Le Père *de Goussencourt* mourut à Paris le 2 décembre 1660. Il étoit fort laborieux ; mais d'ailleurs d'un discernement & d'une exactitude médiocres. Il avoit beaucoup travaillé sur les armoiries & sur les familles nobles du Royaume, comme il paroît par plusieurs manuscrits qu'il a laissés, & qui sont répandus dans plusieurs Bibliothèques de Paris, sur-tout dans celles des Minimes de la Place-Royale, & des Pères de la Doctrine Chrétienne.

Le Père *Louis Beurrier* étoit né à Chartres, & fit profession dans le Monastère des Célestins de Paris, le 28 d'avril de l'an 1613. Il donna au public en 1631, *une Introduction au traité des Sacremens*; en 1632, *les Analogies & Antithèses de l'Incarnation du Fils de Dieu, & des Actions les plus notables de sa vie*, &c. en 1634, deux Ouvrages historiques, dont l'un intitulé, *Sommaire des vies des Fondateurs & Réformateurs des Ordres Religieux*; & l'autre, *Histoire du Monastère des Célestins de Paris*.

Le Père *Beurrier* mourut le 8 avril de l'an 1645. Il étoit frère du Père *Beurrier*, Abbé Général des Chanoines Réguliers de Sainte-Geneviève.

Le Père *Antoine Becquet* étoit né à Paris, & est mort le 20 janvier 1730, Bibliothécaire de ce Monastère. Il étoit très-versé dans les Belles-Lettres, dans la connoissance des Livres, & dans l'Histoire de son Ordre. Il donna au public en 1719, un volume *in-4°*. intitulé : *Gallicæ Celestinorum Congregationis Monasteriorum Fundationes*, &c.

Depuis l'an 1417, les Célestins de ce Royaume composent une Congrégation particulière, nommée la *Congrégation de France*, qui est aujourd'hui de 21 Monastères dans le Royaume; car, par acte passé du premier mai de cette année, l'Abbé du Monastère du *Saint-Esprit de Sulmone*, Général de tout l'Ordre, & le Chapitre général assemblé pour lors dans ce Monastère, permirent aux Célestins de France d'assembler leur Chapitre tous les trois ans, & plus souvent même s'ils le jugent nécessaire, & d'y élire un Provincial, auquel l'Abbé Général donne tout son pouvoir, tant pour le spirituel que pour le temporel, à condition néanmoins que le Provincial sera tenu d'aller ou d'envoyer un Moine fondé de sa procuration & de celle de la Congrégation, au Chapitre général qui se tiendra tous les six ans, & qu'il sera permis à l'Abbé Général de visiter en personne les Monastères de ladite Congrégation, toutes les fois qu'il le jugera à propos. Cet acte fut confirmé par une Bulle du Pape Martin V, datée du V des calendes d'octobre, & de la sixième année de son Pontificat.

Quoique le Monastère des Célestins de Paris ne soit pas le plus ancien du Royaume, cependant, par des constitutions de l'an 1417, il fut arrêté qu'à l'avenir il seroit le Chef & le Principal de la Congrégation des Célestins de France. Par les conftitutions qui furent faites en 1462, il fut auffi ordonné que ce feroit dans ce Monaftère que fe tiendroient à l'avenir les Chapitres de la Congrégation de France.

Les Céleftins portent pour armes d'azur une longue croix, entortillée d'une S d'argent, qui eft le chiffre du Saint-Efprit, *Spiritus-Sanctus*, fous l'invocation duquel a été bâtie la maifon de Sulmone en Italie, Chef de cet Ordre. En France, la croix eft acoftée de deux fleurs-de-lys d'or, qui font une conceffion de Philippe-le-Bel.

Le Lecteur nous faura peut-être gré de lui mettre fous les yeux l'origine de l'ancien proverbe, *voilà un plaifant Céleftin !* Richelet dans fon Dictionnaire au mot *Céleftins*, dit l'avoir appris du Père *le Comte*, Céleftin. Voici comme il s'explique : » Il me difoit qu'autrefois à Rouen, Capitale de » Normandie, les Religieux de fon Ordre n'étoient exempts » de payer l'entrée de leur boiffon, qu'à la charge qu'un » Frère Céleftin marcheroit à la tête de la première des char- » rettes, fur lefquelles on conduifoit le vin, & fauteroit » d'un air gai en paffant auprès de la maifon du Gouverneur » de la Ville. Il ajoutoit qu'un jour un de leurs Frères parut » devant les charrettes plus gaillard que tous ceux qu'on avoit » vus auparavant, & que le Gouverneur s'écria, *voilà encore* » *un plaifant Céleftin !* c'eft-à-dire, un Céleftin qui, en ma- » tière de fauts & de gambades, l'emporte fur tous fes Com- » pagnons. On donne aujourd'hui un fens fatyrique à ce pro- » verbe ; car, lorfqu'on dit à un homme, *vous êtes un plaifant* » *Céleftin*, on marque à cet homme, qu'il n'a pas le fens tout- » à-fait droit ».

CELLE-LEZ-SAINT-CLOUD, (la) *ou près de Bougival*. Ce Village, dont l'étymologie fignifie *demeure*, *réfidence*, eft fitué à trois lieues de Paris, vers le couchant, fur les hauteurs, à une lieue au-delà de Saint-Cloud, au rivage gauche de la Seine, dont il n'eft féparé que par la colline. Ce pays qui n'a point de labourages, eft couvert de vignes & d'arbres fruitiers. L'Eglife eft fous le titre de Saint-Pierre. La nomination de la Cure appartient depuis le XIIIe. fiècle au moins, à l'Abbé de Coulombs, au diocèfe de Chartres, de qui dépendoit auffi le Prieuré de Saint-Germain-en-Laye.

CENSEURS ROYAUX, ou *Cenfeurs de Livres*. Nom que l'on donne aux Gens de Lettres, chargés du foin d'examiner les Livres qui s'impriment. Ce nom eft emprunté des *Cen-*
feurs

seurs de l'ancienne Rome, dont une des fonctions étoit de réformer la police & les mœurs.

Ces *Censeurs* ont été établis dans les différens états, pour examiner les Ouvrages littéraires, & porter leur jugement sur les Livres qu'on se propose d'imprimer, afin que rien ne soit rendu public, qui puisse séduire les esprits par une fausse doctrine, ou corrompre les mœurs par des maximes dangereuses. Le droit de juger des Livres concernant la religion & la police ecclésiastique, a toujours été attaché en France à l'autorité épiscopale; mais depuis l'établissement de la Faculté de Théologie, il semble que les Evêques aient bien voulu se décharger de ce soin sur les Docteurs, sans néanmoins rien diminuer de leur autorité sur ce point. Ce droit de juger les Livres concernant la Foi & l'Ecriture Sainte, a été plusieurs fois confirmé à la Faculté de Théologie par Arrêt du Parlement de Paris, & singulièrement à l'occasion des hérésies de Luther & de Calvin, qui produisirent une quantité prodigieuse de Livres contraires à la Religion catholique. Ce Jugement devoit être porté, non par quelques Docteurs en particulier, mais par la Faculté assemblée. L'usage étoit de présenter à la Faculté ce qu'on vouloit rendre public; elle nommoit deux Docteurs pour l'examiner; & sur le rapport qu'ils en faisoient dans une assemblée, la Faculté, après un mûr examen des raisons pour & contre, donnoit son approbation à l'Ouvrage, ou le rejettoit. Les Prélats même n'étoient point dispensés de soumettre leurs Ouvrages à l'examen de la Faculté de Théologie, qui, en 1534, refusa son approbation au Commentaire du Cardinal *Sadolet*, Evêque de Carpentras, sur l'Epître de S. Paul aux Romains; & qui en 1542, censura le Bréviaire du Cardinal *Sanguin*, Evêque d'Orléans. Le Parlement de Paris, toujours attentif à la conservation de la Religion Catholique dans toute sa pureté, autorisa, par Arrêt de la même année 1542, la Faculté de Théologie à examiner les Livres qui venoient des Pays étrangers. Cet Arrêt fut occasionné par le Livre de l'*Institution Chrétienne*, que Calvin avoit fait imprimer à Bâle.

Les Livres s'étant considérablement multipliés au commencement de l'année 1600, le nombre des Docteurs, chargés de les examiner, fut augmenté. Il en résulta différens abus. Ces Docteurs se dispensèrent du rapport qu'ils étoient obligés de faire à la Faculté assemblée, & approuvèrent des Livres qu'elle trouva répréhensibles. Pour remédier à cette espèce de désordre, la Faculté publia un décret, par lequel elle défendit à tous Docteurs de donner inconsidéremment leur approbation, sous peine de perdre pendant six mois l'honoraire & les privilèges attachés au Doctorat, & pendant quatre ans le droit d'approuver les Livres. Elle fit encore plusieurs autres Réglemens, mais qui ne firent qu'aigrir les esprits. Enfin, en 1623 l'harmonie cessa tout-à-fait dans la Faculté, à l'occasion d'une question de Théologie, qui partagea tous les Docteurs: il s'agissoit de décider si l'autorité du Pape est supérieure ou inférieure à celle des Conciles. Chacun prit parti dans cette affaire, chacun écrivit pour soutenir son opinion. Le Docteur *Duval*, chef de l'un des deux partis, craignant de se voir accabler par les écrits multipliés de ses adversaires, obtint du Roi des Lettres-patentes en 1624, qui lui attribuèrent, & à trois de ses Confrères, à l'exclusion de tous autres, le droit d'approuver les Livres, avec une pension de 2000 liv. à partager entre eux. Ces Lettres de création chagrinèrent la Faculté, qui se voyoit dépouiller d'un droit qu'elle croyoit devoir lui appartenir toujours. La pension d'ailleurs accordée aux quatre nouveaux *Censeurs*, lui parut déshonorante pour des gens consacrés par état au maintien de la saine doctrine. Elle fit remontrances sur remontrances, & ne cessa de demander avec instance la révocation de ces Lettres; mais elle ne put l'obtenir: le Roi, au contraire, les confirma par de nouvelles, dans lesquelles il étoit dit que par la suite ces quatre *Censeurs* créés par Lettres-patentes, seroient pris dans la maison de Sorbonne, & élus à la pluralité des voix dans une assemblée, à laquelle seroient appellés deux Docteurs de la maison de Navarre. Cette espèce d'adoucissement ne satisfit point encore la Faculté; elle continua, mais inutilement, ses sollicitations. La discorde régna plus que jamais parmi les Docteurs; & pendant plus de trois ans, les nouveaux *Censeurs* essuyèrent tant de désagrémens de la part de leurs Confrères, que *Duval*, en 1626, prit enfin le parti de se démettre, en pleine assemblée, de ses fonctions de *Censeur*. On ne sait pas bien positivement si, après cette démission de Duval, les Lettres-patentes, qui avoient été données singulièrement en sa faveur, furent supprimées ou non; mais il paroît par différens décrets des années 1628, 1631 & 1642, que la Faculté recommença, comme par le passé, à charger des Docteurs de l'examen des Livres, & qu'elle prit les précautions les plus sages, pour empêcher les approbations inconsidérées. Son honneur & ses intérêts le demandoient: cependant, tous ses soins furent inutiles; il s'éleva dans l'Eglise des disputes sur la grace, qui donnèrent naissance à une prodigieuse quantité d'écrits de part & d'autre. Chacun des deux partis fit approuver ses Livres par les Docteurs qui lui étoient favorables, & ces Docteurs donnèrent leurs approbations, sans avoir été commis par la Faculté. Ces irrégularités durèrent jusqu'en 1653. Pour y mettre fin, M. le Chancelier *Séguier* se détermina à ôter encore une fois à la Faculté le droit d'approuver les Livres. Il créa quatre nouveaux *Censeurs* ; mais sans Lettres-patentes, & sans aucun titre, que la seule volonté du Roi, avec chacun 600 liv. de pension.

Quant aux Livres qui ne traitoient pas des matières de Religion, il paroît que les Maîtres des Requêtes ont eu le pouvoir de les examiner. Ils l'ont conservé jusqu'au règne d'Henri IV ; mais il n'est pas bien sûr si ce droit étoit annexé à leur charge, ou si c'étoit une commission personnelle, dont l'on chargeoit quelques-uns d'entr'eux. Il semble même qu'ils n'examinoient que les Livres de Droit & d'Histoire, dans lesquels on peut agiter des questions qui intéresseroient l'Etat. Aujourd'hui, il y a des Censeurs pour les différentes matières que l'on peut traiter. Le nombre en est indéterminé : le droit de les nommer appartient à M. le Chancelier, ou à celui qui le représente. C'est à lui à qui ils rendent compte des Livres dont il leur confie l'examen, & sur leur approbation est accordé le privilège de les imprimer. Il y a parmi eux 32 Pensionnaires à 400 liv. chacun, lesquels sont aussi à la même nomination. Il arrive quelquefois que le grand nombre de Livres qu'ils sont chargés d'examiner, ou d'autres raisons, les mettent dans la désagréable nécessité de réduire les Auteurs ou les Libraires, qui attendent leur jugement, à l'état de ces pauvres ames errantes sur les bords du Styx, qui prioient long-tems Caron de les passer.

Stabant orantes primi transmittere cursum
Tendebantque manus Ripæ ulterioris amore,
Navita sed tristis nunc hos nunc accipit illos;
Ast alios longè summotos arcet arenâ.

CENTIEME-DENIER est un droit que le Roi s'est attribué par l'Edit du mois de décembre 1703, sur tous Acquéreurs d'immeubles, à quelque titre que ce soit : c'est la centième partie du prix de l'acquisition.

CENTIEME-DENIER. *Voy.* BUREAU.

CENTENY ou **SANTENY**. Village situé à 5 lieues de Paris, vers l'orient d'hiver, & à une lieue de Brie-Comte-

Robert. Sa situation est sur un côteau qui regarde le midi, & qui est presque entièrement planté en vignes. Le ruisseau de *Rouillon* ou *Revillon*, qui vient de Servon, passe au bas de la côte, & coule ensuite du côté de Marolles. Centeny est au milieu de ces deux Villages, à la distance de demi-lieue ou environ de chaque côté.

L'Eglise est du titre de Saint-Germain-d'Auxerre; les piliers du chœur dénotent qu'elle est du XIIIe. siècle. La tour qui est un peu basse, a aussi beaucoup d'antiquité, & elle est garnie d'une belle & grosse sonnerie. La collation de la Cure est de plein droit à l'Archevêque de Paris. L'Ordre de Malthe avoit sur le territoire de Centeny une Commanderie, située entre le ruisseau & le grand chemin de Brie-Comte-Robert, sur la pente douce qui regarde le nord. Ce fut cette Commanderie que le Grand-Maître de Malthe donna à l'Abbé *de Vertot*, lorsqu'on le chargea de composer l'Histoire de Malthe.

M. *de Chauvelin*, Seigneur de Grosbois, a acquis tous les biens & droits que l'Ordre de Malthe avoit à Centeny, pour d'autres biens situés en Normandie, c'est-à-dire, la Seigneurie & les deux tiers des dîmes, & il a eu de M. *Nouet de Montenclos* l'autre tiers des mêmes dîmes, pour réunir le tout à la seigneurie de Grosbois; de sorte qu'il n'y reste plus rien des anciens bâtimens de la Commanderie de Centeny.

M. *de Coulanges* parle de Centeny dans une de ses chansons.

CENT-SUISSES. Partie de la garde du Roi, commandée par un Capitaine, qui a sous lui deux Lieutenans, l'un François & l'autre Suisse. Dans les jours de cérémonie, leur Capitaine marche devant le Roi, & le Capitaine des Gardes du Corps, derrière. Au Sacre, le Capitaine & les Lieutenans sont vêtus de satin blanc, avec de la toile d'argent dans les entaillures, & les Suisses ont des casaques de velours. Cette Milice a des Juges de sa Nation, & jouit des mêmes privilèges que les sujets nés du Royaume : elle est exempte de toute imposition, & ce privilège s'étend aux enfans & aux veuves.

Voici l'ordre de sa marche. 1°. Le Capitaine ; 2°. les deux Lieutenans; 3°. le premier Sergent; 4°. quatre Trabans pour la défense particulière du Capitaine ; 5°. les Caporaux ; 6°. les Anspessades ; 7°. les Tambours ; 8°. les Mousquetaires; 9°. deux Trabans pour la défense de l'Enseigne ; 10°. deux Tambours ; 11°. l'Enseigne ; 12°. les Piquiers ; 13°. les

Mousquetaires de la seconde marche ; 14°. les sous-Lieutenans à la queue de la Compagnie ; 15°. les autres Sergens sur les ailes. Ils sont appellés *Cent-Suisses*, parce qu'ils forment une Compagnie de cent hommes. Le Père Daniel prétend que cette Compagnie est une garde militaire du Roi. En effet, les *Cent-Suisses* vont à la tranchée dans les sièges que le Roi fait en personne ; alors, au lieu de la hallebarde, leur arme ordinaire, ils prennent le fusil. Les *Suisses* commencèrent en 1481 à être à la solde du Roi, à la place des Francs-Archers, établis par Charles VII. Louis XI les retint à la recommandation de son père, & en prit une Compagnie pour la garde ordinaire de sa personne. Cette Compagnie fut confirmée dans cette fonction, par Charles VIII en 1496. Le Capitaine qui la commande, a le titre de *Capitaine-Lieutenant*. Voy. *l'Etat de la France* ; *l'Histoire de la Milice Françoise*, par le P. Daniel ; & l'*Abrégé Chronologique du Président Hénault*.

CEPOY. Fief assis à Domont, pour lequel Philippe d'Aulnay paya le relief en 1469, à Jean, Baron de Montmorency, comme étant situé en sa terre & baronie. Ce fief a droit de haute-Justice, & appartient aujourd'hui à M. le Comte de Marcouville.

CERÇAY. Hameau de Villecrêne, à 5 lieues ou environ de Paris. *Voy.* VILLECRENE.

Il n'est séparé de ce Village, que par le petit vallon où passe le ruisseau de Révillon. Cerçay est aujourd'hui annexé, comme Villecrêne, à la seigneurie de Grosbois, depuis l'acquisition qu'en fit vers 1620 le Duc d'Angoulême. C'est le premier fief de cette terre. Le Seigneur avoit des droits même sur la terre de Grosbois, dans lesquels il a été maintenu par Arrêts du Parlement. Tel est le droit de pâturage dans toute l'étendue de la terre de Grosbois.

CERCELLES ou SARCELLES.

Une des Paroisses les plus considérables de l'Archidiaconé de Paris, dans le Doyenné de Montmorenci, est située à 3 lieues & demie de la Capitale, sur la pente douce d'une montagne, qui la sépare d'Ecouen. Elle est exposée au midi & au couchant. Le pays a beaucoup de vignes & d'arbres fruitiers.

L'Eglise est sous le titre de Saint-Pierre & Saint-Paul. Elle a été bâtie à diverses reprises, & paroît être de la fin du XIIe. siècle. Les quatre gros piliers qui forment le chœur, supportent une flêche de pierre, qui contient cinq grosses cloches. On voit dans le chœur le mausolée de *Roland de Neubourg*, Seigneur de Cercelles, que son épitaphe dit avoir toujours été fidele à Henri III & Henri IV, & qui fut fait Conseiller d'Etat par Louis XIII. Il avoit travaillé au traité de Loudun en 1616, & mourut en 1629. La Cure est à la pleine collation de l'Archevêque de Paris.

Cercelles est entré dans la maison *de Hautefort*. Le Seigneur & la Dame de Hautefort y établirent, dès l'an 1690, deux Sœurs Grises dans un petit Hôpital, dont l'établissement fut approuvé par M. le Cardinal de Noailles en 1697.

CERF. (*le grand*) Fameuse & ancienne Hôtellerie, rue Saint-Denis, où se trouvent la plûpart des Voitures publiques & des Messageries pour tout le Royaume. *Voy.* VOITURES PUBLIQUES.

CERVON ou SERVON. Village éloigné de 5 lieues de Paris, & d'une petite lieue seulement de Brie-Comte-Robert, sur le bord de la longue plaine qui conduit à cette petite Ville, & dans un pays de terres labourables, avec quelques prairies & étangs. La pente du côteau qui termine le Village, regarde l'orient. Au-delà du ruisseau, est le château & la seigneurie de Villemenon, différente de celle de Servon.

L'Eglise est un édifice qui a mérité l'attention du célèbre Abbé *Chastelin*, au moins quant au chœur. Il finit en quarré comme plusieurs autres; mais au fond règne une galerie à colonnes & vitrages en arcades Grecques, plus élevées que le haut du retable qui est fort grand. La voûte du chœur est sans augives à huit feuillages, d'un goût qui ne se voit point ailleurs, un à chaque angle & un à chaque milieu, comme à celui qui est sur la porte du chœur. La galerie paroît être du XIIIe. siècle, & la voûte avec les ornemens ne semblent être que de l'avant dernier. *Sainte Colombe* est la Patrone. La statue de cette Sainte, avec une ourse à ses pieds, est placée dans le côté droit ou méridional, & celle de S. Louis est de l'autre côté. Elles ont été faites en 1651, par Pierre de Troussy. Le tableau du retable est de la même année. Le Sanctuaire est décoré de colonnes de cuivre. La nef est moderne. A l'entrée & au-dessus de la porte, est une tribune où se tient le Seigneur, laquelle est attenante de son Château, qui est contigu.

A droite du chœur, est le mausolée d'un ancien Seigneur, de la hauteur de trois pieds, au-dessus duquel sont représentés à genoux le mari, la femme & les enfans, vêtus à l'antique. Il fut dressé par les soins du mari, après la mort de son épouse. Il renferme *Marguerite de Herbert**, femme de *Jacques du Moullin*, Seigneur de Briis & Servon en Brie, Echanson ordinaire du Roi Henri II, morte le 24 février 1652, & *Etienne, Pierre & Jacques du Moullin*, ses enfans.

On y voit aussi les épitaphes de *Claude Mallier*, Seigneur de la Houssaye, Servon, &c.; de *Henry de Lyonne*, aussi Seigneur de Servon, Trésorier du Prince de Condé.

Derrière cette Eglise, est une fontaine du nom de Sainte-Colombe, laquelle va se perdre dans les étangs de Villemenon. La Cure est à la nomination de l'Ordinaire.

CEVREN ou CEVRAN. Une des plus anciennes Paroisses du diocèse de Paris, située à la gauche du chemin de Meaux, à l'extrêmité des belles campagnes de bled qu'on appelle le pays de France. Le petit ruisseau qui y passe, s'appelle Morée, & prend sa source à demi-lieue de-là, vers Vaujours. Le pays n'est point propre à la vigne; mais il y a des prairies & des pâcages.

Cette Paroisse n'est devenue petite qu'à cause des démembremens qui ont été faits. M. le Comte de Livry est Seigneur haut-Justicier de Cevren.

CHAIGE. Fief de la Paroisse d'Athies. Ce lieu est situé entre la rivière d'Orge & la Seine. Il consiste en un Château tout neuf, avec une Chapelle domestique & un jardin, le tout comprenant 18 arpens. Cette maison est entourée presque de tous les côtés, des terres de la maladrerie de Juvify, de celles de Saint-Lazare, ou de celles du Prieuré de N. D. des Champs, uni au Séminaire d'Orléans. Le nom de *Chaige* est

---

* Suivant la tradition, *Marguerite de Herbert*, étoit tante d'*Anne de Boulen*, femme de Henri VIII, Roi d'Angleterre. Ainsi, il ne faut point chercher ailleurs dans la Brie la terre où quelques Historiens d'Angleterre assurent qu'*Anne de Boulen* fut élevée, & qui appartenoit à un Gentilhomme. C'est à Cervon & non à Fontenay en Brie, que cette fille de *Thomas de Boulen*, Ambassadeur du Roi Henri VIII en France, fit la résidence qu'ils disent. L'Abbé le Bœuf, Hist. du diocèse de Par. tom. 14, pag. 780.

connu à Meaux & à Soissons, où les titres Latins le rendent par *cavea*. Y auroit-il eu en ce lieu des arenes ?

CHAILLOT. (*Fauxbourg & Village de*) Il n'est fait mention nulle part de ce Village avant le XIe. siècle. Le premier titre qui en parle, est une Bulle du Pape Urbain II, de l'an 1097, à l'occasion de l'Eglise de ce lieu, qui est nommée *Ecclesia de Caleio*; & dans le XIIe. siècle, *Ecclesia de Callevio*, ou *de Calloio*, ou bien *de Challoio*, & le lieu *Caloilum*, qu'on trouve traduit au milieu de quelques actes Latins, par le mot *Challoel*. Au XIVe. siècle, on l'écrivit quelquefois *Cahilluyau* ; au XVe. *Chailleau*, *Chaleau* & *Chailliau*.

L'unique Village qui existoit primitivement sur la côte, qui commence à Chaillot, & qui règne jusqu'à Boulogne, le bois compris, s'appelloit *Nimio* en Latin, au VIIe. siècle. Saint Bernard, Evêque du Mans, Poitevin de naissance, & qui avoit eu ce Village & les vignes voisines, tant par acquisition, lorsqu'il n'étoit encore que Laïque, que par la donation du Roi Clotaire II, déclare dans son testament, qu'il veut que ce même Village, dit *Nimio*, depuis nommé Nijon, appartienne entièrement après sa mort à l'Eglise de Paris, dans laquelle il avoit été élevé : il y spécifie que les vignes étoient situées dans un lieu où il y avoit quelques petites sources, & qui pour cela étoit nommé *Fontanitum*, lesquelles vignes étoient possédées alors par les Maraichers & Vignerons du canton, *quæ Fontanito ad Palustrias & Vinitores esse noscuntur*. Ce Saint Evêque mourut en l'an 623. Il est vraisemblable que par la suite du temps, les habitans appartenans au village de Nijon, s'écartèrent dans les deux côtés : les uns vers l'endroit des sources & du marais, ce qui forma peu-à-peu un nouveau Village, qui prit le nom du canton, qui étoit *Auteuil*, nom fondé sur ce qu'il y avoit eu d'abord beaucoup de prés & de marais en ce lieu ; les autres se transportèrent un peu plus près vers Paris, sur l'extrêmité de la côte, vers l'orient, dans le canton où l'on avoit abattu le bout de la forêt de Rouvret (*Voy.* BOULOGNE), dite depuis Boulogne, & ce lieu eut le nom de *Chal* ou *Chail*, ou quelquefois celui de *Cal*, lequel encore dans un titre du XIVe. siècle, signifioit *destructio arborum*. (le mot *échalas* vient de-là)

Ces deux Villages formés ainsi des débris de celui de Nijon, eurent en conséquence leur territoire particulier ; & s'étant peuplés considérablement, ils furent érigés en Paroisses; mais assez inégales pour l'étendue du terrein, vu que celui d'Auteuil a depuis produit deux autres Paroisses, & qu'on ne voit point que rien ait jamais été démembré de celle de Chaillot. Ce fut alors que le territoire de Nijon se vit distribué partie à Auteuil & partie à Chaillot; de sorte que si quelques-uns de nos Princes * n'y avoient pas eu un hôtel, le nom de *Nijon* seroit peut-être tombé dans l'oubli, & l'on n'auroit su où retrouver la place de ce Village, qui subsistoit il y a 1150 ans.

Le village de *Chaillot* n'est éloigné que d'une demi-lieue de la ville de Paris, d'où on l'apperçoit vers le couchant d'été. Comme il est très-voisin des extrêmités de la Ville & du Fauxbourg Saint-Honoré, on en a fait aussi un Fauxbourg de cette grande Ville, ainsi que nous le dirons bientôt. Son territoire consiste en quelques vignes & jardinages, avec des terres labourées. Sa situation est sur le haut du côteau, d'un aspect fort riant, & d'où l'on apperçoit Paris, avec le canal de la rivière de Seine, qui partage cette Ville.

L'Eglise paroissiale est sous le titre de S. Pierre: c'est un bâtiment tout neuf, à la réserve du Sanctuaire, terminé en demi-cercle sur la pente de la montagne, lequel peut avoir été construit il y a cent ans. Il est supporté de ce côté-là par une tour solidement bâtie. Cette Eglise a une aile de chaque coté, mais ces deux ailes ne se rejoignent point derrière le grand-autel. On voit dans le chœur la sépulture d'*Amaury-Henri Gouyon de Matignon*, Chevalier, Comte de Beaufort, Province de Bretagne, décédé le 8 août 1701 **.

---

* Les Ducs de Bretagne avoient en ce lieu, au XIVe. siècle, une maison de plaisance, dite pour cette raison, le *Manoir de Nigeon*, ou l'*Hôtel de Bretagne*. *Gui de Bretagne*, Comte de Penthièvre, y mourut en 1331. *Marie de Bretagne*, fille de *Charles de Chastillon*, posséda cette maison en 1360, & l'apporta en mariage à *Louis*, Duc d'*Anjou*, frère du Roi *Charles V*. Cet Hôtel ou Châtelet, qui appartenoit en 1427, au Duc de Bretagne, fit une partie des biens situés à Chaillot, que le Roi d'Angleterre donna le 28 avril de la même année au Comte de Salisbury, avec un autre Hôtel, & des terres qui appartenoient à un nommé *Jean Tarenne*. Ce don n'étoit que pour la vie: ainsi, le Comte de Salisbury étant mort le 3 novembre 1428, le Duc de Bretagne rentra dans ce bien, & en jouit jusqu'à son décès. *Hist. de la Banl. Eccl.* par l'*Abbé le Bœuf*, tom. 3. p. 54.

** Les orgues de cette Eglise ont été touchées pendant très-long-temps

CHA

Le Pouillé Parisien du XIIIe. siècle marque l'Eglise de Chaillot sous le nom de *Chailloel*, à la nomination du Prieur de Saint-Martin : ce qui est suivi par les Pouillés des temps postérieurs. Elle est marquée dans le district de l'Archiprêtré de Paris, *in Archipresbyteratu Parisiensi* ; ce qu'on a depuis appelé l'Archiprêtré de la Madeleine.

Il est fait mention des revenus & charges de cette Cure, dans l'Arrêt donné en 1720, entre le Prieuré de Saint-Martin-des-Champs & le Curé de Saint-Nicolas.

Les Religieuses de la Visitation que *Marie-Henriette de France*, Reine d'Angleterre, avoit attirées en cette Paroisse, & qui sont de fondation royale, sont les Propriétaires par engagement de la haute-Justice de Chaillot, laquelle leur fut adjugée à la Barre de la Cour, le 12 mai 1651, ce qui ne détruisit point alors les Justices subalternes du même lieu ; mais dans la suite, ces Religieuses les acquirent toutes de *Marie Damond*, Marquise d'Estiaux, veuve de *Charles Croiset*, Sécretaire du Roi, Contrôleur-général de la grande Chancellerie. Il paroît par le contenu de l'Arrêt du Conseil du 3 septembre 1664, que ces Justices subalternes, acquises en dernier lieu par les Religieuses de la Visitation, n'étoient autres choses que l'ancienne Justice de Long-Champ dans Chaillot, divisée en deux. *Voy.* VISITATION.

Les Religieuses de la Visitation, cinq ans après être établies à Chaillot & reconnues Dames du lieu, obtinrent l'amortissement du château de ce Village, de la maison du Jardinier, jardin & bois clos de murs, avec la haute-Justice, sans être tenues de payer finances, mais seulement homme vivant & mourant pour cette haute-Justice. Les Lettres sont du mois de septembre 1656. Quelques mois auparavant, il y avoit eu un Arrêt de compétence contre leurs Officiers. Le Juge de Chaillot avoit fait enfermer dans les prisons du lieu des hommes pour cause de duel. Les deux prisonniers en furent tirés, pour être conduits ailleurs, avec défenses à ce Juge de connoître des crimes de duel, & le tout fut renvoyé à la Connétablie. Mais ce qui commença à donner du relief à la terre de Chaillot, est que trois ans après, c'est-à-dire,

---

par un aveugle de naissance, qui s'en acquittoit passablement. Il étoit fils d'un nommé *Armand*, Cabaretier-Traiteur, demeurant alors à l'enseigne de Trianon, près de la grille des Champs-Elisées.

en 1659, ce lieu fut déclaré fauxbourg de Paris, sous le titre de *Fauxbourg de la Conférence* *.

Chaillot étoit un des Villages appartenans au Roi. Avant l'origine des affranchissemens, c'est-à-dire, au XIIe. siècle; la coutume appellée *Befeht*, y régnoit. Les Chanoines de Sainte-Geneviève la trouvoient favorable aux terres qu'ils avoient proche celles du Roi, & les Paysans d'Auteuil s'en étoient bien trouvés. Le même usage subsistoit à Villeneuve-le-Roi & à Mons, proche Athies, qui étoient alors Terres Royales. L'utilité de cette coutume consistoit en ce que contre l'ordinaire, la femme suivoit le sort du mari, quant à la servitude, & même tous les enfans qui naissoient d'elle. Ainsi, par ce moyen, une femme de Chaillot, serve du Roi par sa naissance, épousant un homme serf de Sainte-Geneviève à Auteuil, devenoit serve de l'Abbaye de Sainte-Geneviève, aussi-bien que tous les enfans qu'elle mettoit au monde; & réciproquement, si c'étoit une femme d'Auteuil qui épousât un homme serf de Chaillot, le Roi y gagnoit la femme & les enfans.

Le Roi *Louis-le-Gros* accorda à la prière d'Etienne, Doyen de Sainte-Geneviève, l'an 1124, que cette coutume fut continuée à perpétuité dans la terre de Chaillot, & les deux autres ci-dessus nommées. *Du Breul* parle d'une autre coutume qui avoit lieu à Chaillot, & dont il ne dit point l'origine; mais au simple récit, on peut juger qu'elle étoit née dans un siècle assez reculé: » Les habitans de Chaillot doi-
» vent, dit-il, chaque année pour hommage à l'Abbé de
» Saint-Germain-des-Prés, ou en son absence à son Rece-

---

* Malgré la précision de l'Arrêt du Conseil de 1659, par lequel Louis XIV érigeoit le village de Chaillot en Fauxbourg, sous le nom de la *Conférence*, entendant toutefois qu'il continuât d'être regardé comme Village dans certains cas, les Maîtres & Gardes-Jurés de divers Métiers attaquèrent les Ouvriers & Marchands de Chaillot, pour les obliger à prendre des Lettres de Maîtrise, mais la Supérieure & les Religieuses de la Visitation, s'adressèrent au Roi, pour qu'il lui plût de faire cesser ce trouble: S. M. ayant égard à leur Requête, déclara par Arrêt de son Conseil du 18 octobre 1707, qu'en érigeant le village de Chaillot en Fauxbourg de Paris, elle n'avoit pas prétendu en assujettir les habitans aux charges & aux statuts des Communautés des Arts & Métiers de la Ville, & en conséquence défendit aux Maîtres & Gardes-Jurés de ces Communautés de les troubler à l'avenir dans l'exercice de leurs professions. Ainsi, Chaillot est aujourd'hui à différens égards, un Village & un des Fauxbourgs de Paris.

» veur, deux grands bouquets à mettre sur le dressoir, & » demi-douzaine de petits, avec un fromage gras, fait du » lait de leurs vaches, qui viennent paître à l'Isle Maque- » relle, au-deçà de la Seine, & un denier parisis pour chaque » vache ». En 1543, le Roi François I fit don aux habitans de Chaillot de la dépouille des vignes & terres du parc de Boulogne pour une année seulement.

La plus ancienne des trois maisons Religieuses de Chaillot, est celle qui est bâtie sur le fond, qui a conservé le nom de *Nijon*, qui étoit le nom primitif de toute la côte, comme nous l'avons dit ci-dessus.

Anne de Bretagne, femme du Roi Charles VIII, ayant eu de ses ancêtres le *manoir de Nijon*, ou l'hôtel de Bretagne, en fit la destination pour l'établissement d'un Couvent de Minimes, (*les Bons Hommes*) y ajoutant un autre hôtel contigu, qu'elle acheta en 1496 de *Jean de Cérisy*, Bailli de Montfort-l'Amaury, lequel hôtel dépendoit de la seigneurie d'Auteuil, & contenoit sept arpens entourés de murs, avec un vivier au bas, & une Chapelle dite *Notre-Dame de toutes graces*. La même Reine fit commencer une Eglise plus grande, qui ne fut achevée que sous le règne de François I, & peut-être encore plus tard, puisque ce ne fut qu'en 1563 que le Roi donna à ces Religieux toutes les pierres de tailles restées sur le bord de la Seine, du côté de Grenelle. On appella la nouvelle Eglise du nom de l'ancienne Chapelle, *Notre-Dame de toutes graces*, & elle fut dédiée sous ce titre, le 12 juillet 1578, par *Henri le Meignen*, Evêque de Digne, au nom de l'Evêque de Paris, qui ordonna que l'Anniversaire seroit fixé au premier dimanche de juillet. Ce Couvent fut le premier que cet Ordre eût aux environs de Paris, & ils en furent redevables aux soins de deux Docteurs de cette Capitale, qui s'y étoient d'abord opposés (on ne dit pas pour quelle raison); savoir, *Jean Quentin*, Pénitencier de Notre-Dame, & *Michel Standoncht*, Principal du Collège de Montaigu. Le premier logea chez lui les six Religieux que S. François de Paule y envoya, en attendant que ce Couvent de Nijon fût en état, & voulut par son testament que son cœur fût enterré dans la Chapelle de Sainte-Anne de leur Eglise, où sont gravés les vers suivans :

> Cy gist au bas de ce pilier
> Le cœur du bon Pénitencier,
> Maistre *Jean Quentin* sans errer,
> Qui de ce Couvent bienfacteur
> Fut, & de l'Ordre amateur.

CHA

Les autres sépultures plus remarquables qu'on voit dans la même Eglise, sont de Dame *Françoise de Veyne*, femme d'*Antoine Duprat*, Chancelier de France, avant qu'il embrasât l'état ecclésiastique : d'un *Jean d'Alesso*, petit-neveu de Saint François de Paule, décédé en 1572, & de son épouse *Marie de la Saussaye* : de *Madeleine d'Alesso*, femme de *Pierre Chaillou*, Secrétaire de la Chambre du Roi, morte en 1583 : celle d'*Olivier le Fevre*, Seigneur d'Ormesson, d'Eaubonne, &c. Président de la Chambre des Comptes, décédé le 26 mai 1600, & *Anne d'Alesso*, son épouse, morte dès l'an 1590 : celle de *Marie de Drac*, veuve de *Jacques Avrillot*, Conseiller au Parlement, femme très-pieuse, décédée le 11 septembre 1590 : & d'*Anne le Lieur*, veuve de *René Vivian*, Correcteur des Comptes, aussi d'une très-grande piété, laquelle mourut le 3 avril 1591. Dans le dernier siècle, *François Jourdan*, Angevin, Professeur Royal en Hébreu, a été inhumé dans la même Eglise.

Ce fut dans ce Couvent de Notre-Dame de Grace, que les Minimes imprimèrent en 1535 leur cérémonial, dressé par un Religieux appellé *Hugues de Varenne*, Livre curieux, & qui fait voir que les ordres les plus récens, qui s'établissoient en France, prenoient les rits du Royaume. *Audigier* parle de la galerie où est à présent la Bibliothèque des Minimes, & de la chûte du feu du ciel sur ce lieu, dans le tems qu'Henri IV assiégeoit Paris. La Chapelle des cinq Plaies, où depuis a été bâti Saint-Roch dans cette Ville, avoit été réunie, le 29 août 1605, à cette maison de Minimes, afin qu'ils eussent un hospice pour s'y retirer le soir en hiver. *Voy.* MINIMES.

L'année 1638 fut féconde en projets d'établissemens de Religieuses à Chaillot. *Denise Bellenger* & *Barbe Prelat* concurent le dessein d'établir une Congrégation de Religieuses Augustines. Elles étoient déjà 18 filles, & elles avoient une somme de 36000 liv. Elles obtinrent, le 19 mars, de *Jean-François de Gondi*, Archevêque de Paris, la permission d'acheter une maison à Chaillot pour cet établissement. Les Religieuses du Prieuré de Courances au diocèse de Sens obtinrent permission de s'y retirer en la même année 1638, & treize Religieuses y firent profession depuis le 29 avril 1640, jusqu'au 30 juillet 1644. Mais depuis ces Religieuses quittèrent en 1647, & s'établirent à Picpuce, où elles sont restées.

Nous avons parlé des Chanoinesses de l'Abbaye de Sainte-Geneviève, ou de Sainte-Perrine de Chaillot.

Nous renvoyons donc le Lecteur à cet article, *Tom. I, p. 66,* & nous ne rapporterons ici que la réflexion du Père *du Moulinet*, qui remarque en parlant des aumuces noires mouchetées de blanc, de ces Religieuses, que cet usage est assez rare, & assez nouveau pour des filles, puisque les aumuces n'ont été données autrefois aux hommes, que pour couvrir leurs têtes, & que les Religieuses ont toujours eu des voiles pour cette intention.

Il y avoit, dès l'avant-dernier siècle, à Chaillot, une maison en forme de Palais, que la Reine *Catherine de Médicis*, épouse d'Henri II, y avoit fait bâtir, & que le Maréchal *de Bassompierre* avoit embellie. Elle étoit au bout d'une des avenues que l'on appelle le *Cours-la-Reine*; & sous Henri IV, on la nommoit la *Maison de Grammont*. Sauval observe qu'en creusant les fondemens, on y avoit trouvé des cercueils de briques & de petites pierres. Cette maison fut donnée au milieu du siècle dernier, aux Religieuses de Sainte-Marie, ou de la Visitation, qui furent amenées, comme nous l'avons dit, par *Henriette de France*, Reine d'Angleterre, & que cette Princesse eut la permission d'établir en la paroisse de Chaillot, par Lettres regiſtrées en Parlement le 19 janvier 1652. On lit qu'en 1658, elle demeuroit chez ces Religieuses: que *Louiſe* Palatine de Bavière, sa nièce, étant venue l'y trouver, elle la regarda comme sa propre fille. *Louiſe* demeura un an à Chaillot; elle y édifia toute la Communauté. Durant l'été qu'elle y resta, elle alloit remuer les foins; elle menoit la vie d'une Religieuse, sans en avoir l'habit.

Dans l'Eglise de ces Dames de la Visitation, est conservé le chœur de la Reine d'Angleterre, ci-dessus nommée, qui décéda en 1669. Elle étoit la troisième fille d'Henri IV, Roi de France, & femme de l'infortuné *Charles I*, Roi de la Grande-Bretagne. On conserve pareillement dans cette Eglise, celui de *Jacques II*, leur fils, mort en 1701, & celui de la Princesse *Marie*, sa fille, morte à Saint-Germain-en-Laye, le 18 avril 1712. La Reine *Marie-Béatrix-Eléonor*, fille d'Alphonse IV, Duc de Modène, femme de Jacques II, morte le 7 mai 1718, est aussi inhumée dans la même Eglise, qui avoit été rebâtie en 1704.

On a vu ci-dessus comment ces Religieuses sont devenues Dames hautes-Justicières de Chaillot, & ensuite Propriétaires des seigneuries subalternes. On enregistra au Parlement, le 22 août 1693, des Lettres-patentes du Roi en leur faveur, portant union du fief de Long-Champ, sis à Chaillot, & ses

CHA

dépendances à celui de Chaillot, pour n'en faire qu'un seul relevant du Roi, à cause de la baronnie de Marly.

On ne trouve point de Princes ou Rois qui soient venus à Chaillot, que *Louis*, Duc d'Orléans, qui y expédia des Lettres au mois de novembre 1393. Leur date est à *Challuyau-lez-Paris*. Le 10 février 1413, le Duc de Bourgogne se mit comme en bataille entre Chaillot & Montmartre. Le Roi *Henri IV* se tint pareillement à Chaillot, pendant qu'il fit assieger Paris.

Ce Village a donné naissance à *Jean du Housset*, célèbre reclus du Mont-Valerien, qui mourut en odeur de sainteté, l'an 1609, le 3 d'août.

Sa nourriture ordinaire étoit du pain bis, auquel il ajoutoit quelques racines, rarement des œufs ou du poisson, & encore plus rarement de la viande, & sa boisson étoit de l'eau. Il ne consentit à boire un peu de vin, que quelques jours avant sa mort. La prière étoit son occupation presque continuelle, avec la lecture. Il couchoit dans une bière, revêtu de son cilice & de sa robe blanche. C'est ainsi qu'il vécut pendant 46 ans, excepté quelque tems durant les guerres civiles, qu'il se retira au Collège de Montaigu à Paris parmi les pauvres Ecoliers, ou bien chez les Chartreux; il mourut accablé d'austérités, à l'âge de 70 ans. Il fut honoré, pendant sa vie, de plusieurs visites des Rois Henri III & Henri IV. Le premier lui avoit fait bâtir un Oratoire, joignant sa cellule. Les Auteurs de sa vie (*Colletet* & *de la Croix*) disent, qu'il prédit à ces deux Monarques le genre de leur mort. Ils ajoutent que les habitans de Surene & des Villages voisins avoient recours à lui dans les calamités publiques, & qu'ils avoient toujours ressenti la puissance de son intercession.

Mezeray, Historiographe de France, dont le vrai nom étoit *François Eudes*, avoit une maison de campagne à Chaillot. On dit qu'il avoit eu dessein de se faire enterrer dans l'enclos de cette maison, sur une éminence à l'extrêmité de sa vigne, & de s'y faire construire une espèce de mausolée en pyramide, soutenu d'un piédestal, orné de bas-reliefs, où devoient être gravés cinq ou six volumes, avec le titre d'Anecdotes, & une inscription. Il avoit eu même la témérité de nommer l'Abbé *de la Chambre* pour exécuteur d'un projet si bizarre.

Le Président *Jeannin* a eu pareillement sa maison de campagne à Chaillot, en 1619.

L'Anonyme, qui a badiné sur Chaillot en 1736, a ajouté

une note à son écrit, pour dire que cel ieu est devenu célèbre dans la Littérature, par une pièce comique, représentée en 1723 sur le Théâtre Italien, intitulée *Agnès de Chaillot*. Nous ignorons pourquoi l'on a donné aux habitans de ce Village, le sobriquet d'*Ahuris*.

On y a établi, dequis quelques années, une Cazerne de Gardes-Suisses. *Voy.* CAZERNES.

CHAINE, en terme de Justice, se prend non-seulement pour les liens de fer avec lesquels on attache les criminels qui sont condamnés aux Galères, mais se prend aussi quelquefois pour la peine même des Galères, & quelquefois pour la troupe des criminels que l'on conduit aux Galères.

On forme à Paris une chaîne de tous ceux qui sont condamnés aux Galères. Il y a une chaîne particulière pour la Bretagne, & une autre pour le Parlement de Bordeaux. Il y a un Commissaire de Marine & un Capitaine pour chaque chaîne. *Voy.* GALÉRIENS.

On remarque, au coin de plusieurs rues de Paris, de grosses chaînes de fer. *Voy.* BARRICADES.

CHAINETIERS. Ce sont ceux qui ont le droit de faire & vendre toutes sortes de chaînes & treillis de fil de fer & laiton, &c.

C'étoit aux Maîtres de cette Communauté, qu'appartenoit primitivement le droit de fabriquer & vendre toutes sortes d'ouvrages en ce genre; mais depuis que les Orfèvres, Metteurs-en-œuvre & Joailliers se sont arrogé celui de faire les chaînes d'or & d'argent, cette Communauté s'est presque éteinte, de manière que l'on a été obligé de la réunir à celle des Epingliers. *Voy.* EPINGLIERS.

CHAIRCUITIERS. Ce sont ceux qui ont seuls le droit de vendre de la chair de pourceau, soit crue, soit cuite, soit apprêtée en cervelas, saucisses, boudins, ou autrement. Ce sont aussi les Chaircuitiers qui préparent & vendent les langues de bœuf & de mouton.

Le commerce des Chaircuitiers est beaucoup plus ancien que la Communauté. Ses premiers statuts sont datés du règne de Louis XI, & ont subsisté jusqu'en 1705; mais il y avoit long-tems auparavant des *Saucisseurs* & *Chaircuitiers*. On conçoit qu'il devoit se commettre bien de l'abus dans le débit d'une viande aussi mal-saine que celle du cochon. Ce fut à ces abus, qu'on se proposa de remédier par des Réglemens,

qui

qui furent confirmés le 24 octobre 1705, & regiſtrés en Parlement en 1710. Ces Réglemens ſont très-ſages & très-étendus. Les Bouchers faiſoient auparavant le commerce de la viande de porc, & ce fut la méfiance qu'on prit de leurs viſites, qui donna lieu à la création de trois ſortes d'Inſpecteurs: les *Languayeurs*, ou viſitans les porcs à la langue, où l'on dit que leur ladrerie ſe remarque à des puſtules blanches; les *Tueurs*, ou gens s'aſſurant, par l'examen des parties internes, du corps de ces animaux, s'ils ſont ſains ou non; les *Courtiers*, ou *Viſiteurs de chair*, dont la fonction eſt de chercher dans les chairs dépecées & coupées par morceaux, s'ils n'y remarqueront point des ſignes d'une maladie qui ne ſe manifeſte pas toujours, ſoit à la langue, ſoit aux parties intérieures. Les Marchands évitent, le plus qu'ils peuvent, toutes ces précautions de la police, & il ſe débite ſouvent encore du porc mal-ſain ſur les étales. C'eſt donc aux particuliers à ſe pourvoir contre cette fraude, en examinant eux-mêmes cette marchandiſe, dont la mauvaiſe qualité ſe connoît preſque ſans peine, à des grains ſemblables à ceux du millet, répandus en abondance dans toute ſa ſubſtance. Mais ſi par haſard on eſt trompé, malgré cette attention, on n'a qu'à reporter la viande à celui qui l'a vendue, & le menacer du Commiſſaire, il ne ſe fera pas preſſer pour la reprendre.

L'apprentiſſage eſt de quatre ans, & cinq de compagnonage. Le brevet coûte trente livres, & la maîtriſe mille livres, avec chef-d'œuvre. Bureau, rue de la Coſſonnerie.

CHAIRE. C'eſt un ſiège élevé avec devanture & doſſier ou lambris, orné d'architecture & de ſculpture, de figures rondes, quarrées ou à pans, de pierre de marbre, de bois ou de fer, couvert d'un dais, & ſoutenu d'un cul-de-lampe ou d'un pied, en ornemens, où l'on monte par une rampe qui prend la forme du pilier auquel la Chaire eſt adoſſée: telles ſont celles de Saint-Nicolas-des-Champs, de Saint-Etienne-du-Mont, les plus eſtimées de Paris, & celle de Saint-Roch qui eſt à deux rampes.

Les Chaires des Catholiques ſont ordinairement placées dans les nefs des Egliſes. Les Italiens les ont oblongues, & les Prédicateurs y ont plus de commodité pour ſe livrer à toute l'ardeur de leur zèle. Les Proteſtans ont auſſi des Chaires, mais moins ornées & plus étroites que les nôtres. Les Rabbins, dans leurs Synagogues, n'ont pour Chaire qu'un banc plus éminent que les autres, & devant ce banc une espèce de bureau, sur lequel ils placent les Livres Saints, qu'ils expliquent, & des lumières quand le temps le demande.

Chaire se dit non-seulement du lieu d'où les Professeurs ou Régens dans les Universités donnent leurs leçons & enseignent les Sciences à leurs Disciples, mais il s'attribue encore à leur état ou profession : ainsi nous disons que feu Monseigneur le Duc d'Orléans a fondé en Sorbonne une Chaire de Professeur en Langue Hébraïque, pour expliquer le Texte Hébreu de l'Ecriture-Sainte. On dit également disputer une *Chaire en Droit*, parce qu'elles se donnent au concours ; & *obtenir une Chaire en Sorbonne ou à Navarre*, pour être admis à faire la fonction de Professeur en Théologie, &c. *Voy.* AGRÉGÉS, PROFESSEUR, UNIVERSITÉS.

CHAIRE ROYALE d'*Hydro-Dynamique*. C'est à M. *Turgot*, Contrôleur-général, qu'on a l'obligation de cette nouvelle Chaire.

Le plus sûr moyen de perfectionner la navigation dans l'intérieur du Royaume, la construction des machines hydrauliques, & même l'architecture navale, étoit de répandre les notions & le goût de l'hydro-dynamique. Ce Ministre, à qui rien n'échappe, quand il s'agit de porter un nouveau jour sur les connoissances essentielles, a engagé le Roi à fonder une Chaire destinée à l'enseignement de cette science. C'est M. l'Abbé *Bossut* qui a été choisi pour la remplir, & il en a fait l'ouverture le samedi 25 octobre 1775, dans une salle des Pères de l'Oratoire de la rue Saint-Honoré. Il explique son Traité sur cette matière. Les leçons se donnent deux fois la semaine, le mercredi & le samedi, depuis onze heures & demie, jusqu'à une heure & demie. Il y a vacance pendant la quinzaine de Pâques, & depuis le 8 septembre, jusqu'au premier mercredi ou samedi d'après la S. Martin.

CHAISES-A-PORTEURS. On les trouve Place des Barnabites ; quai d'Anjou ; Place des Victoires ; rue Sainte-Avoye ; rue des quatre-Fils ; rue Royale ; rue des Ballets ; place Maubert ; rue Saint-Jacques, près l'Estrapade ; rue Saint-André-des-Arcs, près de l'Eglise ; rue des Mathurins ; rue Christine ; rue de Tournon, près le Séminaire de Saint-Sulpice ; rues des Saints-Pères, de l'Université, de Bussy & Guénégaud. *Voy.* BROUETTES.

CHALENDRAY ou *Chalendré*. Hameau de la paroisse de

Montgeron, situé sur la montagne. Il tire probablement son nom du mot *kalendæ*, calendes. Seroit-ce qu'il s'y seroit tenu autrefois quelques assemblées aux calendes de mars ou de mai ? Le Domaine de nos Rois de la première race, situé à Brunoy, n'en étoit éloigné que d'une demi-lieue. En 1641, on y bâtit une Chapelle, où l'on dit une Messe les Fêtes & Dimanches, excepté le jour de Pâques & autres solemnités. Il y a deux foires par an, & un marché par semaine.

CHAMARANTE. *Voy.* BONNES.

CHAMBOR, (le Château de) *Cambiorum*. Cette Maison Royale est située à quatre lieues à l'est de Blois, dans un fond où coule la petite rivière de Cosson, & au milieu d'un parc de sept lieues de tour, fermé de murailles, & rempli de bêtes fauves. Sa vue s'étend jusques sur la ville de Blois, & elle est environnée de prés, d'eaux & de forêts. Dès l'an 1190, les Comtes de Blois avoient une maison de plaisance & de chasse à Chambor. François I, à son retour d'Espagne, fit démolir ce Château, pour élever celui que l'on y voit aujourdhui. On dit qu'il y employa 1800 Ouvriers pendant douze années.

Les connoisseurs assurent qu'entre les bâtimens gothiques, la France n'a rien de plus beau que ce Château, quoiqu'il ne soit pas achevé. Quatre gros pavillons forment le corps du bâtiment, qui a au milieu un escalier d'une structure singulière. Il est fait en coquille, percé à jour, & est composé de deux montées, l'une dans l'autre, pratiquées de telle sorte, qu'un grand nombre de personnes peuvent monter & descendre en même-tems sans s'entrevoir, l'un des côtés étant dérobé de l'autre avec beaucoup d'art. Chaque montée a 274 degrés, du haut desquels on voit jusqu'au bas de l'escalier par le trou du noyau.

Ce Château est enfermé par un large fossé, & par des murailles de pierre de taille, avec quatre hautes tours rondes. Une grande cour tourne presque tout autour de ce royal édifice. Il paroît tout-à-fait beau à ceux qui le voyent de loin, à cause de plusieurs petites tourelles, qui sont les cheminées enjolivées de plusieurs petites figures, fort bien travaillées. Ce qui reste à bâtir de ce Château, n'est, en quelques endroits, qu'à environ 20 pieds de terre. Il n'y a point de Village ; mais seulement cinq ou six maisons & une Chapelle.

Les antichambres, chambres, salles, garde-robes, cabinets & galeries font d'une très-belle architecture. On voit sur un carreau de vitre d'un cabinet, qui est près de la Chapelle, cette rime écrite avec un diamant de la propre main de François I.

> Souvent femme varie,
> Mal-habile qui s'y fie.

Les jardins répondent au bâtiment. Celui que l'on appelle de *la Reine*, a cinq arpens d'étendue, & au bout, vers la forêt de Blois, on trouve une allée large de six toises, & longue de plus d'une demi-lieue: elle a quatre rangs d'ormes, plantés à six pieds l'un de l'autre, & tirés à la ligne, au nombre de plus de 6000.

En 1748, le Roi Louis XV, pour reconnoître les services importans que lui avoit rendus le Maréchal *Comte de Saxe*, dans le commandement de ses Armées, donna à ce Général le château de Chambor & ses dépendances, pour en jouir & disposer comme chose à lui appartenante, sa vie durant; mais la Parque, en tranchant les jours du plus grand des Généraux qu'il y ait eu en Europe, ne lui permit pas de jouir long-tems des marques de la reconnoissance du Prince, qu'il avoit servi avec autant de zèle que d'affection. Il mourut en 1750.

Les vrais Connoisseurs & les Amateurs du beau gothique n'ont jamais admiré ce bâtiment. Si on en attribue le plan à *Serlio*, on a tort : c'étoit un Architecte qui avoit de la réputation dans son tems. François I, dit-on, l'avoit fait venir d'Italie pour le bâtir. On ne peut se persuader qu'un habile homme eût fait la distribution des dedans si pauvre & de si mauvais goût dans leur origine, & qu'il n'eût donné d'autres preuves de sa science, que l'invention ingénieuse de l'escalier dont nous venons de parler.

CHAMBRE DU CONSEIL. Celle où dans une Maison Royale, comme à Versailles ou Fontainebleau, s'assemblent les Conseillers d'Etat par ordre de Sa Majesté, pour y conférer ensemble des intérêts publics, du bien de l'Etat, de la Marine, du commerce, &c. On appelle *Cabinet du Conseil* le lieu où l'on traite des affaires particulières.

On appelle aussi *Chambre du Conseil*, dans une Ville de guerre, le lieu où les principaux Officiers s'assemblent, pour y conférer ou juger des affaires militaires; ainsi qu'on appelle à Paris *Chambre du Conseil*, aux Invalides, celle où le Gouverneur & autres Officiers s'assemblent, pour mettre ordre & juger les différends qui surviennent dans la maison: & *Chambre de Communauté*, pour indiquer une salle, où les Syndics de chaque profession s'assemblent, pour recevoir Maîtres des Artisans qui font chef-d'œuvre, &c.

CHAMBRE, *en matière de Justice & de Police*, s'entend ordinairement du lieu où se tiennent certaines Jurisdictions ou Assemblées, pour le fait de la justice ou police. Quelquefois le mot *Chambre* se prend pour la Compagnie même qui s'assemble dans la *Chambre*. Il y a plusieurs Jurisdictions & Assemblées, auxquelles le titre de *Chambre* est commun, & qui ne sont distinguées les unes des autres que par un second titre, qui leur est propre à chacune. Nous allons les indiquer toutes ici.

CHAMBRE DES ALIÉNATIONS, *faites par les gens de main-morte*. C'étoit une Commission Souveraine, établie par Lettres-patentes du 4 novembre 1659, registrées en cette *Chambre* le 24 du même mois, pour connoître des aliénations faites par les gens de main-morte, & pour la recherche, taxe & liquidation de ce qui devoit être payé par les détenteurs & possesseurs des biens aliénés, en conséquence de la Déclaration du 20 décembre 1658.

CHAMBRE D'ANJOU, est une des six divisions que l'on fait des Auditeurs de la *Chambre des Comptes* de Paris, pour distribuer à chacun d'eux les comptes qu'il doit rapporter. Pour entendre ce que c'est que ces divisions, & pourquoi on les appelle *Chambres*, il faut observer que dans l'ancien bâtiment de la *Chambre des Comptes*, qui fut incendié le 28 octobre 1737, on avoit assigné aux Auditeurs sept *Chambres*, ou Bureaux différens, qu'on appella les *Chambres du trésor de France, de Languedoc, de Champagne, d'Anjou, des Monnoies & de Normandie*. On distribua les comptes dans ces sept *Chambres*, de manière que l'on assigna à chacune les comptes de certaines Généralités. On mit dans celle d'Anjou les comptes de la Généralité de Tours, qui comprend l'Anjou, & plusieurs autres Provinces: les comptes de cette *Chambre* étoient renfermés dans de grandes armoires étiquetées *Chambre d'Anjou*, & ainsi des autres *Chambres*. On distribua aussi les Auditeurs dans ces sept *Chambres*, pour les comptes que chacun devoit rapporter, celle de Normandie fut supprimée. Dans le nouveau bâtiment qui a été construit pour la *Cham-*

bre des Comptes, on n'a point obfervé la même difpofition que dans l'ancien ; au moyen de quoi, les Auditeurs au lieu des fept *Chambres*, n'en ont que trois ; l'une qu'on appelle la *Chambre des Auditeurs*, les deux autres font la *Chambre des Fiefs* & celle des *Terriers* ; mais on a toujours confervé la divifion des Auditeurs en fix *Chambres*, pour la diftribution qui leur eft faite des comptes, en forte que ces *Chambres* ne font plus des Bureaux ou lieux d'affemblées, mais de fimples divifions, qui changent tous les trois ans. Il n'eft pas d'ufage de diftribuer à chaque Auditeur d'autres comptes, que ceux qui font du reffort de la *Chambre*, où il eft lui-même diftribué. Il n'y a point de rang particulier entre ces *Chambres* ou divifions, quoique quelques-uns mettent la *Chambre du tréfor* la première, à caufe que l'on y comprend les comptes les plus confidérables, dont M. le premier Préfident fait la diftribution. De la *Chambre d'Anjou* dépendent toujours les comptes de la Généralité de Tours. *Voy. l'Art.* CHAMBRE DES COMPTES.

CHAMBRE APOSTOLIQUE *de l'Abbé de Sainte-Geneviève*, eft une Jurifdiction que l'Abbé de Sainte-Geneviève de Paris a en qualité de Confervateur né des Privilèges Apoftoliques, & de Député par le Saint-Siège, pour connoître & juger de toutes fortes de caufes entre les gens d'Eglife. Cette *Chambre* avoit autrefois beaucoup de crédit & un grand reffort. L'appel de fes jugemens étoit porté immédiatement au Pape ; mais depuis, le pouvoir de cette *Chambre* a été beaucoup limité. Préfentement, fa fonction fe réduit proprement à décerner les monitoires, lorfque les Juges féculiers ordonnent de s'adreffer à l'Abbé de Sainte-Geneviève pour cet effet. Cette *Chambre* n'eft compofée que de l'Abbé, du Chancelier & d'un Secrétaire.

CHAMBRE ARDENTE. Ce nom fut donné anciennement au lieu, dans lequel on jugeoit les criminels d'Etat, qui étoient de grande naiffance. Cette Chambre fut ainfi appellée, parce qu'elle étoit toute tendue de deuil, & n'étoit éclairée que par des flambeaux ; de même qu'on a appellé *Chapelle ardente*, le maufolée garni de flambeaux, que l'on dreffe aux perfonnes de qualité, le jour des fervices folemnels qu'on fait pour honorer leur mémoire, la grande obfcurité du deuil faifant paroître les lumières plus ardentes qu'elles ne feroient, fans l'oppofition de cette nuit artificielle.

Le nom de *Chambre ardente* fut enfuite donné à une Chambre particulière, établie par François II dans chaque Parlement, pour faire le procès aux Luthériens & aux Calvinistes. Elles furent ainsi nommées, parce qu'elles faisoient brûler, sans miséricorde, tous ceux qui se trouvoient convaincus d'hérésie.

On a appellé, par la même raison, *Chambre ardente*, une Chambre de Justice, qui fut établie en 1679, pour la poursuite de ceux qui étoient accusés d'avoir fait ou donné du poison. Ce qui donna lieu à l'établissement de cette Chambre, fut que deux Italiens, dont l'un se nommoit *Exili*, avoient travaillé long-tems à Paris à chercher la pierre philosophale, avec un Apoticaire Allemand, nommé *Glaser*, connu par un Traité de Chymie, qu'il donna en 1665. Ces deux Italiens ayant perdu à cette recherche le peu de bien qu'ils avoient, voulurent réparer leur fortune par le crime, & pour cet effet, vendirent secrettement des poisons : la Marquise *de Brinvilliers* fut du nombre de ceux qui eurent recours à ce détestable artifice : & ayant été convaincue d'avoir fait mourir le Lieutenant-Civil d'Aubray, son père, & plusieurs autres personnes de sa famille, ce qui fit donner à ces poisons le nom de *poudre de succession*, elle fut brûlée à Paris en 1676.

Les suites de cette affaire donnèrent lieu, en 1679, d'établir une Chambre pour la poursuite des empoisonnemens : elle tint d'abord ses séances à Vincennes, & ensuite à l'Arsenal.

Plusieurs personnes de la première considération furent impliquées dans cette affaire ; mais il n'y eut de punie que la *Voisin*, Sage-femme à Paris, qui se faisoit passer pour devineresse : ayant été convaincue de poison, elle fut condamnée au feu & brûlée vive, après avoir eu la main coupée & percée auparavant d'un fer chaud. Elle fut exécutée à Paris le 22 février 1680.

L'instruction ayant été finie contre ses complices, la *Chambre ardente* mit fin à ses séances.

On donne encore quelquefois le nom de *Chambre ardente*, à certaines Commissions ou Chambres de Justice, établies pour un temps, soit dans l'Arsenal, soit dans quelque Province, pour connoître de certaines affaires de contrebandiers, faussaires, & autres accusés de crimes graves, qui ont plusieurs complices. *Voy. Mezeray, en 1679 & 1680.*

CHAMBRE DE L'ARSENAL, ou CHAMBRE ROYALE DE L'ARSENAL, est une Commission qui a été établie à

Paris dans l'enclos de l'Arsenal, en différentes occasions, pour connoître souverainement de certaines matieres; il y en eut une établie en conséquence de l'Edit de 1672, concernant les Maladreries: on l'appelloit aussi la *Chambre Souveraine des Maladreries*.

CHAMBRES ASSEMBLÉES, se dit lorsque les différentes *Chambres*, qui composent une même Cour ou Compagnie, se rassemblent, pour délibérer de quelques affaires communes : telles que réception d'Officiers, enregistrement d'Ordonnances ou Edits, &c. au Parlement. L'assemblée se fait en la *Grand'Chambre*.

On entend aussi quelquefois au Parlement par *Chambres assemblées*, la réunion qui se fait à la Tournelle de tous les Présidens & Conseillers Laïques de la *Grand'Chambre*, soit qu'ils fussent alors de service à la *Grand'Chambre*, ou à la Tournelle. Les Ecclésiastiques, Gentilshommes & Officiers Royaux ont le droit de demander d'être ainsi jugés, les *Chambres assemblées*: en ce cas, les Conseillers des Enquêtes, qui se trouvent de service à la Tournelle, se retirent.

Les *Chambres des Enquêtes & des Requêtes* s'assemblent quelquefois par députés en la premiere des Enquêtes, pour délibérer d'affaires qui doivent être ensuite communiquées à toute la Compagnie en la *Grand'Chambre*: c'est ce qu'on appelle communément l'*Assemblée du Cabinet*.

Enfin, quelquefois avant de juger une cause, instance ou procès, la *Chambre*, où l'affaire est pendante, ordonne qu'il sera demandé avis aux autres *Chambres*; & alors le Rapporteur & le Compartiteur, s'il y en a un, ou un autre Conseiller, vont recueillir l'avis de chaque *Chambre*; & l'Arrêt qui intervient, est ce que l'on appelle un Arrêt rendu *Consultis Classibus*.

Les cas où les *Chambres* peuvent être assemblées, sont reglés par diverses Ordonnances: entr'autres, celle de Charles VII, du mois d'avril 1453, art. 116 & 117; celle de Louis XII, du mois de juin 1510, art. 36, & plusieurs autres.

CHAMBRE DE JUSTICE (la) fut établie par Edit du mois de mars 1716, pour examiner les prévarications commises par les gens d'affaires. Cette Chambre tint ses séances dans les salles des Grands Augustins. On ne finiroit point, si on entroit dans le détail de toutes les taxes qui ont été imposées par cette Chambre sur différens particuliers, on se bornera à dire, qu'elles montèrent à plus de quatre cent millions, & à rapporter quelques traits de ceux qui y ont été mandés.

MM. *Crozat, Samuel Bernard, Montargis & Tourton* y furent déchargés, avec honneur, des pourfuites contre eux faites par cette Chambre. Il n'en a pas été de même d'un M. *Paparel*, qui fut emprifonné pour raifon du maniement de deniers qu'il avoit eu pour payer la Maifon du Roi, dont on prétendoit qu'il n'avoit pas fait un jufte emploi. Il fut condamné à mort par la Chambre, & à la confifcation de fes biens envers le Roi, auquel il fe trouvoit devoir plus de dix-neuf cent mille livres. La peine de mort fut commuée en celle de prifon perpétuelle dans les Ifles de Sainte-Marguerite, & la confifcation de fon bien donnée à la Marquife de la Fare, fa fille. On a répandu dans le tems une chofe fort fingulière de ce riche traitant : qu'il aimoit & mangeoit beaucoup les excrémens humains, & qu'il les faifoit fricaffer de toutes les façons. Si ce fait eft vrai, il étoit l'unique de fon goût. Il étoit Seigneur de Vitri-fur-Seine.

Claude Poiffon de Bourvallais, autre riche Partifan, fut aufli condamné par la Chambre à la confifcation de tous fes biens, dont la terre de Champs-fur-Marne faifoit partie. Le Roi voulut bien lui abandonner une portion de cette confifcation pour le faire fubfifter, lui & fa femme.

Le 9 juillet de la même année 1716, la Chambre de Juftice prononça un Arrêt contre le fieur *le Normand*; elle déclara les copies collationnées d'un prétendu Arrêt du Confeil, du 15 mai 1703, fauffes & fauffement fabriquées; pour réparation de ce cas, & autres mentionnés au procès, le Normand fut condamné à faire amende-honorable, & enfuite être conduit aux Galères perpétuelles, tous fes biens confifqués au profit du Roi, ou à qui il appartiendra, que fur iceux & autres non fujets à confifcation, il feroit préalablement pris cent mille livres d'amende envers le Roi, en forme de reftitution. Que fur lefdits biens & amende, il feroit prélévé vingt mille livres, pour être diftribuées, par manière de reftitution, aux pauvres des Communautés des Arts & Métiers de la ville de Paris, fuivant le rôle qui en feroit arrêté par la Chambre. Ce Jugement fut exécuté le 11 dudit mois. Le bourreau alla prendre le criminel dans fa prifon, lui attacha les mains derrière une charette, étant en chemife, tête, jambes & pieds nuds, & en cet état, efcorté par environ 50 Archers, on le conduifit devant l'Eglife de Notre-Dame, où il fit amende-honorable; de-là, on le conduifit dans la cour du Palais, où le Parlement tient fes féances, puis devant la porte des Grands Augustins, où la Chambre siégoit, ensuite au pilori, quartier des halles, dont on lui fit faire trois tours, & enfin à la Tournelle, pour être mis à la chaîne & envoyé aux Galères. On lui avoit attaché devant & derrière un écriteau, en gros caractère, où l'on lisoit ces mots: *Voleur, Faussaire & Concussionnaire*, ce qui lui attira non-seulement les huées & mille injures de la populace; mais encore que cette même populace cassoit & ramassoit les tessons de pots, cruches & bouteilles, & les semoit le long de la route où il devoit passer pieds nuds.

Le 7 décembre 1716, la Chambre de Justice rendit un Arrêt contre *Jean-François Gruet*, Huissier à cheval au Châtelet de Paris, Inspecteur de Police, préposé au recouvrement des débets de la capitation des Communautés de la ville de Paris, Guidon de la Compagnie du Lieutenant-Criminel de Robe-courte, Juré-vendeur de foin, &c. qui le condamne à faire amende honorable, nud, en chemise, la corde au col, tenant en ses mains une torche de cire ardente, du poids de deux livres, ayant des écriteaux devant & derrière, portant ces mots: *Gruet, Huissier, Prévaricateur & Concussionnaire public*, au-devant des Eglises de Notre-Dame de Paris & des Grands Augustins; là, étant à genoux, dire & déclarer à haute & intelligible voix, à chacun desdits deux endroits, que méchamment, indiscrétement & comme mal avisé, en qualité d'Huissier & de Préposé au recouvrement des débets de la capitation des Communautés de Paris, il a commis des prévarications, concussions & malversations sans nombre, mentionnées au procès, dont il se repent & demande pardon à Dieu, au Roi & à Justice, & auxdites Communautés; le condamne en outre d'être mené & conduit aux halles, & attaché au pilori, par trois jours de marché consécutifs: ce fait, conduit aux Galères du Roi, en qualité de forçat, à perpétuité; déclare tous ses biens confisqués au Roi, où à qui il appartiendra, sur iceux pris préalablement cent mille livres d'amende par forme de restitution envers le Roi, & vingt mille livres par forme de restitution aux pauvres des Communautés de la ville de Paris, suivant le rôle qui en sera fait & arrêté par la Chambre.

Le 11 du même mois de décembre, autre Arrêt de ladite Chambre, qui condamne aux Galères, pendant neuf ans, le nommé *Jean Doyen*, ci-devant Boucher au bourg de Craonne, au département de Soissons, fournissant la viande d'étape aux troupes, convaincu d'en avoir distribué de défectueuses & corrompues, mortes par maladie; pour lequel crime, il a été condamné à faire amende-honorable dans la place publique de l'Eglise de Soissons, & en 3000 liv. d'amende. Par le même Arrêt, *Louis-Antoine Bocquet, Jean Petit & Etienne Genesson* furent condamnés à un bannissement pendant trois ans, avec amende. Le premier & le second, en chacun 2000 liv. & le troisième, en 500 liv. pour les prévarications par eux commises dans ladite fourniture d'étape audit lieu de Craonne.

Le 15 décembre 1716, autre Arrêt de la Chambre de Justice, qui condamne au blâme, à 3000 liv. d'amende, & déclare incapable de toutes fonctions publiques, *Michel-Groualle du Boccage*, Directeur & chargé du recouvrement du droit de franc-fief, pour s'être supposé chargé de la vente de quatre Lettres de Maîtrise, accordées à chaque Communauté d'Arts & Métiers, en faveur de l'avénement à la Couronne.

Le 19 janvier 1717, la Chambre de Justice rendit un Arrêt de contumace contre le nommé *Chartier*, Receveur des traites-foraines de Vichi, par lequel il est condamné à faire amende-honorable, tous ses biens confisqués, en 30000 liv. d'amende, & à être pendu en effigie, pour avoir détourné & appliqué à son profit les deniers royaux, commis nombre de concussions & exactions. Par le même Arrêt, les nommés *Mareou* & *la Bellonie*, ses Commis, (qui se sont absentés aussi-bien que *Chartier*) sont condamnés d'assister au supplice, bannis pour neuf ans du ressort du Parlement de Paris, & chacun en 1000 liv. d'amende envers le Roi.

Par un autre Arrêt de la même Chambre de Justice, le nommé *Jean-Nicolas Liévain*, ci-devant Notaire & Receveur de plusieurs Loteries, faites à Paris, fut condamné à être exposé au pilori, pendant trois jours, aux halles de Paris, ayant un écriteau devant & derrière, avec ces mots: *Receveur des Loteries, qui en a dissipé les deniers en achetant des billets*, deux heures chaque jour, pendant lesquels on lui feroit faire quatre tours ; le condamne, en outre, en cinq ans de bannissement du ressort du Parlement de Paris, en 1000 liv. d'amende envers le Roi, & à payer, en deniers comptans & par corps, le prix des lots échus aux particuliers qui les ont réclamés, en justifiant par eux de leur propriété sur lesdits lots, & de payer aussi par corps aux Paroisses & Communautés Religieuses, la somme qui leur appartiendra, provenant desdites Loteries, que le tems de bannissement ne commencera à courir que du jour qu'il sortira de prison.

Par le dernier Arrêt que rendit cette Chambre, le 3 mars

1717, contre *Bernard de la Grange*, ci-devant Commis à la recette générale des tailles de l'Election de Nevers, & ensuite en titre d'Office Receveur-triennal de l'Election de la ville de la Charité-sur-Loire, prisonnier à la Conciergerie du Palais à Paris, accusé & convaincu de plusieurs concussions dans ses emplois ; pour expiation de ce crime, condamné à faire amende-honorable, nud en chemise, la corde au col, devant la principale Eglise, & dans la place publique de la ville de la Charité-sur-Loire, portant écriteau devant & derrière, où étoient ces mots : *de la Grange, Receveur des tailles, Concussionnaire public* : ce fait, banni à perpétuité du Royaume, tous ses biens confisqués.

CHAMBRE DES BLEDS, ne fut d'abord qu'une commission donnée à quelques Magistrats, par Lettres-patentes du 9 juin 1709, registrées au Parlement le 13 du même mois, pour l'exécution des Déclarations des 27 avril, 7 & 14 mai de la même année, concernant les grains, farines & légumes : mais par une Déclaration du 11 juin de la même année, il fut établi une *Chambre* au Parlement, pour juger en dernier ressort les procès criminels qui seroient instruits par les Commissaires nommés pour l'exécution des Déclarations des 27 avril, 7 & 14 mai 1709, sur les contraventions à ces déclarations. Il y eut encore une autre Déclaration le 25 juin 1709, pour régler la jurisdiction de cette *Chambre* : elle fut supprimée par une dernière Déclaration du 4 avril 1710. *Voy.* Blanchard, *Compil. des Ord.* p. 2848 & 2866.

CHAMBRE DE CHAMPAGNE est une des six divisions des Auditeurs de la *Chambre des Comptes* de Paris, pour la distribution que l'on fait à chacun d'eux des comptes de leur département. C'est dans cette division, que l'on met tous les comptes de la Généralité de Châlons. *Voyez* CHAMBRE D'ANJOU.

CHAMBRE CIVILE DU CHATELET DE PARIS est une *Chambre* du Châtelet, où le Lieutenant-Civil tient seul l'audience les mercredi & samedi, depuis midi jusqu'à trois ou quatre heures. Un des Avocats du Roi assiste à cette audience.

On y porte les affaires sommaires, telles que les demandes en congé de maison, payement de loyers (lorsqu'il n'y a point de bail par écrit) ventes de meubles & oppositions, demandes en payement de frais & salaires de Procureurs,

C H A 173

Chirurgiens, Médecins, Apothicaires, Maçons, Ouvriers & autres, où il n'y a point de titre, & qui n'excèdent point la somme de mille livres. Les assignations s'y donnent à trois jours: on n'y instruit point la procédure; la cause est portée à l'audience sur un simple exploit & sur un à-venir; les défauts s'obtiennent tous à l'audience & non aux ordonnances; les dépens se liquident par sentence à quatre livres en demandant, & trois livres en défendant, non compris le coût de la sentence.

CHAMBRE DU COMMERCE. *Voy.* COMMERCE.

CHAMBRE DES COMMISSAIRES DU CHATELET. *Voy.* COMMISSAIRES DU CHATELET.

CHAMBRE DE LA COMMISSION étoit anciennement une *Chambre* particulière dans l'enclos & dépendance de la *Chambre des Comptes* de Paris, qui étoit située sous le Greffe. C'étoit dans cette *Chambre* que s'exécutoient toutes les commissions où il n'y avoit que des Commissaires de la *Chambre des Comptes*, si ce n'est qu'ils s'assembloient plus souvent dans la *Chambre* du Conseil, comme étant plus commode; ce qui se pratique ainsi aujourd'hui.

CHAMBRE DES COMPTES DE PARIS. Il paroît que cette Chambre étoit sédentaire sous le règne de S. Louis. Les Rois dans tous les temps ont donné à cette Compagnie des marques de la plus parfaite estime; plusieurs l'ont honorée de leur présence. Philippe de Valois, Charles V, Charles VI & Louis XII y sont venus pour délibérer sur les plus importantes affaires de leur Etat.

Le Conseil secret, que l'on appelloit alors *Grand-Conseil*, se tenoit souvent à la *Chambre des Comptes*, en présence des Princes, des Grands du Royaume, du Chancelier, des Cardinaux, Archevêques & Evêques, des Présidens, Maîtres des Requêtes, Conseillers au Parlement, & autres Conseillers dudit Conseil. On traitoit dans ces assemblées des affaires de toute nature, soit concernant la finance & la justice, soit concernant le fait & état du Royaume; & les résolutions qui y étoient prises, formoient les Ordonnances, qui sont connues sous le titre d'*Ordonnances rendues par le Conseil tenu en la Chambre des Comptes*.

Dans d'autres occasions, les Officiers de la *Chambre des*

Comptes étoient mandés près de la personne du Roi, & étoient admis aux délibérations qui se prenoient dans le Privé Conseil.

Des Officiers de la *Chambre des Comptes* furent chargés de l'exécution des testamens de Charles V & de Charles VI.

Outre ces marques de confiance & d'honneur que la *Chambre* a reçu de ses Souverains, ils lui ont accordé des prérogatives & des privilèges considérables. Les Officiers de cette Compagnie ont la noblesse au premier degré; ils ont le titre & les droits de Commensaux de la Maison du Roi; ils ne doivent payer aucunes décimes pour les bénéfices qu'ils possédent; plusieurs d'entr'eux ont même joui du droit d'indult, que Charles VII, en 1445, avoit demandé au Pape d'accorder aux Officiers de cette Compagnie; ils sont exempts de droits seigneuriaux, quints & requints, reliefs & rachats, & lods & ventes dans la mouvance du Roi, de toutes les charges publiques, de ban & arrière-ban, de logement de gens de guerre, de tailles, corvées, péages, subventions, aydes, gabelles, &c.

Les titres, dont le dépôt est confié à cette Compagnie, sont si importans, que l'Ordonnance de décembre 1460 expose que les Rois se rendoient souvent en personne à la *Chambre*, pour y examiner eux-mêmes les registres & états du Domaine; afin, est-il dit, *d'obvier aux inconvéniens qui pourroient s'ensuivre de la révélation & portation d'iceux*.

Il faut considérer la *Chambre des Comptes*, 1°. eu égard aux Officiers dont elle est composée; 2°. à la forme dont on y procède à l'instruction & au jugement des affaires; 3°. à l'étendue de la jurisdiction qu'elle exerce.

Les Officiers qui la composent, sont divisés en plusieurs ordres : il y a, outre le premier Président, douze autres Présidens, 78 Maîtres, 38 Correcteurs, 82 Auditeurs, un Avocat & un Procureur-général, deux Greffiers en chef, un Commis au plumitif, deux Commis du greffe, trois Contrôleurs du greffe, un Payeur des gages qui remplit les trois Offices, & trois Contrôleurs desdits Offices, un premier Huissier, un Contrôleur des restes, un Garde des livres, 29 Procureurs & 30 Huissiers.

Les Officiers de la *Chambre* servent par semestre, les uns depuis le premier janvier jusqu'au dernier juin, les autres depuis le premier juillet jusqu'au dernier décembre. Le premier Président, les Gens du Roi & les Greffiers en chef sont les seuls Officiers principaux, dont le service soit continuel.

Les Sémestres s'assemblent pour regiftrer les Edits & Déclarations importans, pour délibérer fur les affaires qui intéreffent le Corps de la Chambre, pour procéder à la réception de fes Officiers, &c. Dans ces affemblées, MM. les Préfidens & Maîtres, qui ne font point de fémeftre, y prennent le rang que leur donne l'ancienneté de leur réception.

A l'égard du fervice ordinaire, la Chambre eft partagée en deux Bureaux : les trois anciens Préfidens du fémeftre font du grand Bureau, & les trois autres du fecond. Les Maîtres des Comptes changent tous les mois de l'un à l'autre Bureau : ces deux Bureaux s'affemblent pour délibérer fur les Edits, Déclarations, & autres affaires, qui, par leur objet, ne demandent pas à être portées devant les Sémeftres affemblés.

La forme dans laquelle fe dreffent & fe jugent les comptes, eft principalement réglée par les Ordonnances de 1598 & de 1669. On fuit la difpofition de l'Ordonnance de 1667 dans les affaires civiles, & celle de 1670, pour l'inftruction & jugement des affaires criminelles.

C'eft au fecond Bureau que fe jugent tous les comptes, à l'exception de celui du Tréfor royal, de celui des Monnoies, & de ceux qui fe préfentent pour la première fois. Lorfque la Chambre faifoit l'examen des finances dont le Roi vouloit faire le rembourfement, c'étoit au fecond Bureau qu'on y procédoit, & que fe dreffoient les avis de finance.

C'eft au grand Bureau que s'expédient les autres affaires, & que fe donnent les audiences, dont les jours font fixés, par l'Ordonnance de 1454, aux mercredis & famedis : c'eft dans ce Tribunal que les ordres du Roi font apportés, que les invitations font faites, que les députations s'arrêtent, que les inftances de correction & les requêtes d'apurement font rapportées & jugées.

On peut diftinguer en trois parties les fonctions que les Officiers de la Chambre exercent : 1°. pour l'ordre public : 2°. pour l'adminiftration des finances : 3°. pour la confervation des Domaines du Roi & des droits régaliens : mais notre objet, & les limites que nous nous fommes prefcrites dans ce Dictionnaire, ne nous permettent pas d'entrer dans leurs différens détails. On ne peut donner qu'une idée incomplette d'une Compagnie, dont l'établiffement remonte aux tems les plus reculés, qui jouit des prérogatives les plus éminentes, & dont les fonctions s'étendent fur un auffi grand nombre d'objets différens.

Les premiers Préſidens de la Chambre des Comptes ont donné, comme les autres Magiſtrats, pluſieurs Chanceliers à l'Etat ; mais il n'y a que parmi eux qu'on trouve un *premier Préſident*, qui avoit été précédemment le Chef de la Juſtice. Sous Louis XI, *Pierre Doriole*, après avoir été Chancelier de France, devint *premier Préſident de la Chambre des Comptes*.

Jean de Nicolay, Maître des Requêtes, fut revêtu de cet Office en 1506 : il avoit ſervi Charles VIII & Louis XII en pluſieurs négociations importantes, & avoit exercé la place de Chancelier au Royaume de Naples. Le Roi en lui écrivant, lui donnoit le titre de *mon Couſin*. La poſtérité de *Jean de Nicolay* a mérité, par ſa fidélité & ſes ſervices, d'être continuée dans la poſſeſſion de cet Office.

Le premier Préſident de la Chambre eſt de tout ſémeſtre & de tout Bureau ; mais il ne prend place que rarement au ſecond, & ſiège preſque toujours au grand Bureau, où ſe traitent les affaires les plus importantes.

La garde du grand tréſor de la Sainte Chapelle lui eſt confiée. Il eſt ordonnateur de ce qui concerne l'adminiſtration & l'entretien de cette Egliſe, conjointement avec un de MM. les Maîtres, qu'il choiſit pour l'aider à remplir cette fonction.

Le premier Préſident de la Chambre des Comptes a le titre de *Conſeiller du Roi en tous ſes Conſeils d'Etat & Privé* ; il eſt compris au nombre de ceux qui reçoivent des droits d'écurie & de deuil dans les états de la Maiſon du Roi ; il drappe lorſque Sa Majeſté prend le grand deuil. Il eſt le ſeul des premiers Préſidens de Cours Souveraines qui jouiſſe de cette diſtinction.

La robe de cérémonie du premier Préſident de la Chambre des Comptes eſt de velours noir, ſemblable à celle des autres Préſidens de cette Compagnie.

La Chambre des Comptes occupoit un grand bâtiment ſitué dans l'enceinte du Palais, preſque en face de la Sainte Chapelle. Ce fut le Roi Louis XI qui le fit élever ſur les deſſins de *Jean Joconde*, Religieux de l'Ordre de Saint-Dominique, l'an 1504. La façade de ce bâtiment étoit fort chargée de ſculpture & d'ornemens gothiques. Les arcades qui bordoient le grand eſcalier, paſſoient pour être d'un deſſin de bon goût, & pour être bien exécutées. Dans cette face du bâtiment, on voyoit cinq ſtatues de grandeur naturelle, poſées dans des niches, & qui avoient chacune une inſcription en lettres gothiques. Elles repréſentoient le Roi Louis XII, & les

quatre

quatre Vertus cardinales. La ſtatue de Louis XII étoit au milieu des quatre autres, & faiſoit voir ce Roi vêtu d'un manteau, dont le fond étoit d'azur, ſemé de fleur-de-lys d'or, tenant le ſceptre d'une main, & de l'autre la main de juſtice.

Au haut du grand eſcalier, au-deſſus de la première porte, étoit un porc-épic, qui portoit les armes de France, acolées de deux cerfs volans. Le porc-épic étoit le corps de la deviſe du Roi Louis XII, & *Cominus & Eminus* en étoient l'ame. Cette deviſe ſe voyoit en pluſieurs endroits de ce bâtiment.

Tout cela n'eſt plus, & a été détruit par un incendie dont on va parler. Le 27 d'octobre 1737, ſur les trois heures du matin, l'on s'apperçut que le feu étoit à ce pavillon. On manda auſſi-tôt les Gardes-Françoiſes & Suiſſes, & les Religieux Mendians; mais le vent fut ſi violent pendant ce jour-là, qu'on ne put travailler auſſi efficacement qu'on le fit les jours ſuivans. Il y eut trois Greffes de brûlés, deux dépôts des Auditeurs, la Chambre du Terrier, celle du Conſeil & celle des Procureurs. On s'apperçut d'abord, par la violence du feu, qu'il ſeroit impoſſible d'empêcher que ce grand corps-de-logis ne fût conſumé, & toute l'attention ſe tourna à empêcher que le feu ne ſe communiquât à l'hôtel du premier Préſident, & à d'autres bâtimens du Palais, & à ſauver le plus de papiers qu'il fût poſſible. On tranſporta ceux qui avoient été mouillés, ou autrement endommagés, à l'hôtel du premier Préſident de la Chambre des Comptes (M. *de Nicolay*), qui les fit expoſer à l'air ſous des tentes dans la Place-Royale.

Quant à ceux qui n'avoient point été mouillés, on les tranſporta, partie aux Jacobins de la rue Saint-Jacques, & partie aux Grands Auguſtins, où la Chambre des Comptes tint ſes ſéances, en attendant que l'on eût reconſtruit un nouveau bâtiment. Il fut totalement achevé en 1740, & la Chambre des Comptes y reprit ſes ſéances le 3 mai de cette même année. L'architecture en eſt ſimple & noble : on augura mal de la ſolidité de ſa conſtruction, lorſqu'en 1747, ce bâtiment parut menacer ruine ; mais on a remédié à tout. Les chambres au rez-de-chauſſée, où ſont les dépôts, ſont voûtées pour prévenir les accidens du feu. Cet édifice a été élevé ſur les deſſins de M. *Gabriel*, premier Architecte du Roi. *Aubri* & *Carpentier* les ont fait exécuter, le premier comme Contrôleur, & le ſecond comme Inſpecteur. Les deux ſtatues qui font fur le portail, font d'*Adam* l'aîné: elles représentent la Justice & la Prudence.

Ce bâtiment fert de dépôt à tous les anciens comptes: les regiftres de cette Cour contiennent d'ailleurs une infinité de chofes curieufes pour l'Hiftoire & les Généalogies, & des titres importans pour un grand nombre de maifons & de familles.

Les Officiers de la Chambre des Comptes portoient anciennement de grands cifeaux à leur ceinture, pour marquer le pouvoir qu'ils ont de rogner & de retrancher les mauvais emplois dans les comptes qu'on leur préfente. *Eff. Hift. fur Paris*, tom. II, p. 268.

CHAMBRE *du Confeil-lez-la-Chambre des Comptes*, eft une Chambre particulière dans l'enceinte de la Chambre des Comptes de Paris, qui eft commune à la Chambre des Comptes, & aux autres Commiffaires que le Roi y députe dans des cas particuliers, où il y a toujours des Officiers de la Chambre.

Le regiftre des jugemens rendus en cette Chambre commence le 15 mars 1461: elle a vraifemblablement été établie en exécution de l'Edit de Charles VII, du mois de décembre 1460, qui déclare la Chambre Souveraine, & fans appel de fes Arrêts; mais veut qu'en cas de plainte d'aucun d'iceux, on prenne deux, trois ou quatre du Parlement, ou plus, fi le cas le requiert, pour, avec les gens des Comptes, y pourvoir: ce qui fut confirmé par des Lettres de Louis XI, du 23 novembre 1461, *au Mémorial*, L. *fol. 168 v°*.

Elle fert à juger les révifions, qui font une efpèce de requête civile, & autres affaires que le Roi y renvoie. On y tient auffi les Chambres de Juftice. On juge auffi les procès criminels par Commiffaires du Parlement & de la Chambre, dans le cas de l'Ordonnance de 1566.

CHAMBRE *du Confeil dans les autres Tribunaux*, eft le lieu où on délibère des affaires de la Compagnie, & où l'on rapporte les inftances & procès par écrit. Elle eft ordinairement derrière la Chambre de l'Audience. Il y a des Tribunaux qui n'ont point de Chambre particulière pour le Confeil. On y délibère & on y rapporte dans la Chambre d'Audience, mais à huis clos.

Dans quelques Tribunaux, une partie des Juges eft diftribuée pour faire le fervice de la Chambre du Confeil, & cette divifion s'appelle *la Chambre du Confeil*.

CHAMBRE *des Consultations*, est un lieu dans le Palais où les Avocats au Parlement donnent des Consultations, soit verbales, ou par écrit. Ceux qui viennent au Palais pour consulter, peuvent appeler à cet effet un ou plusieurs Avocats; & comme il se fait souvent dans le même tems plusieurs Consultations, il y a aussi, pour la facilité de l'expédition, plusieurs *Chambres des Consultations*. On choisit communément les Avocats que l'on veut consulter, au pilier des Consultations, où il se fait aussi quelquefois des Consultations verbales.

Le Bâtonnier, les anciens Bâtonniers, & autres anciens Avocats s'assemblent quelquefois en la principale Chambre des Consultations, pour délibérer entre eux des affaires de l'Ordre. Le 14 mai 1602, les Avocats, au nombre de 307, partirent deux à deux de la Chambre des Consultations, & allèrent poser leur chaperon au Greffe, déclarant qu'ils ne vouloient plus faire la profession.

CHAMBRE *Criminelle du Parlement*. *Voy*. TOURNELLE CRIMINELLE.

CHAMBRE *Criminelle du Châtelet de Paris*, est celle où se jugent les affaires criminelles. Le Lieutenant-criminel y préside. Il juge seul, avec un des Avocats du Roi, les matières du petit criminel, où il ne s'agit que d'injures, rixes, & autres matières légères, qui ne méritent point d'instruction. A l'égard des procès du grand criminel, il les juge assisté des Conseillers du Châtelet, qui sont de la colonne du criminel, c'est-à-dire, qui sont de service au criminel; ce qu'ils font quatre mois de l'année, un mois dans chaque trimestre, étant distribués pour le service en quatre colonnes, qui changent tous les mois.

CHAMBRE *des Décimes*. *Voy*. DÉCIMES.

CHAMBRE *aux Deniers*, est la Chambre où se règlent & se payent toutes les dépenses de bouche de la Maison du Roi. Elle a trois Trésoriers, & chacun d'eux a soin, dans son année d'exercice, de solliciter les fonds pour la dépense de la Maison du Roi, & de payer les Officiers chargés de cette dépense. Ils ont sous eux deux Contrôleurs, pour viser les ordonnances de payement, & ces Trésoriers sont subordonnés au Grand-Maître de France.

CHAMBRE *Diocéfaine du Clergé*, eft la même que la Chambre des Décimes. On l'appelle aufli *Bureau Diocéfain du Clergé*. *Voy*. DÉCIMES. *Voy. tom. I, p. 714.*

CHAMBRE *du Domaine*. *Voy*. DOMAINE.

CHAMBRE *Dorée du Palais*, ou *Grand'Chambre du Parlement*, ainfi appellée, à caufe de fon plafond fait du temps de Louis XII, qui eft doré d'or de ducat. Guillaume Poyet, Chancelier de France, fut condamné par Arrêt de la Cour du Parlement, du 23 avril 1545, en la *Chambre dorée du Palais*. *Voy*. GRAND'CHAMBRE.

CHAMBRE *Eccléfiaftique*. *Voy*. DÉCIMES.

CHAMBRE *des Enquêtes*. *Voy*. ENQUETES.

CHAMBRE *de France*, eft l'une des fix divifions que l'on fait des Auditeurs de la Chambre des Comptes de Paris, pour leur diftribuer les comptes. De cette Chambre, dépendent les comptes de cinq Généralités; favoir, Paris, Soiffons, Orléans, Moulins & Bourges. *V. ci-devant* CHAMBRE D'ANJOU.

CHAMBRE *des Fiefs*, *à la Chambre des Comptes de Paris*, eft le lieu où l'on conferve le dépôt des fois & hommages, & aveux & dénombremens rendus au Roi. Ce font des Auditeurs des Comptes qui en délivrent des copies collationnées, en vertu d'Arrêt de la *Chambre des Comptes*.

CHAMBRE, (*Grand'*) ou *Chambre du Plaidoyer*, eft la première & la principale Chambre de chaque Parlement: c'eft le lieu où toute la Compagnie fe raffemble, où le Roi tient fon Lit-de-Juftice. On y fait les enregiftremens, on y plaide les appellations verbales, les appels comme d'abus, les requêtes civiles, & autres caufes majeures, cette Chambre étant deftinée principalement pour les Audiences.

La *Grand'Chambre* du Parlement de Paris eft la plus ancienne de toutes; les autres en ont emprunté leur dénomination. Elle a été ainfi appellée la *Grand-voûte*, parce qu'elle eft voûtée deffus & deffous, & que la voûte fupérieure a beaucoup de portée: elle eft aufli appellée quelquefois la *Chambre dorée*, à caufe de fon ancien plafond, qui eft doré. *Voy*. CHAMBRE DORÉE.

La première fois qu'il est parlé de la Grand'Chambre, est dans une Ordonnance de Philippe VI, en 1342.

La Grand'Chambre est composée du premier Président & de quatre Présidens au Mortier, de douze Conseillers-Clercs qui se mettent du même côté, c'est-à-dire, sur le banc à gauche du premier Président ; sur le banc à droite, sont les Princes du Sang, les six Pairs Ecclésiastiques, les Pairs Laïques, les Conseillers d'honneur, les Maîtres des Requêtes, qui ne peuvent y entrer qu'au nombre de quatre ; le Doyen des Conseillers Laïques, les Présidens honoraires des Enquêtes & Requêtes, & le reste des Conseillers Laïques, qui sont au nombre de vingt-un.

Les trois Avocats-généraux assistent aux grandes Audiences, & M. le Procureur-général y vient aussi quelquefois lorsqu'il le juge à-propos.

La Grand'Chambre du Parlement de Paris connoît seule dans tout le Royaume des causes des Pairs & des matières de régale.

On donne dans cette Chambre deux audiences le matin : la première que l'on appelle la *petite Audience*, parce qu'elle est moins solemnelle ; la Cour s'y tient sur les bas sièges, & l'on n'y plaide que les affaires les plus sommaires : la seconde, qu'on appelle la *grande Audience*, où l'on plaide les lundi & les mardi les causes des rôles des Provinces du ressort. MM. les Présidens y sont en robes rouges, de même qu'à la grande audience du jeudi, où l'on plaide d'autres causes de toutes sortes de Provinces du ressort du Parlement : les autres jours on expédie, à la seconde audience, de moindres affaires ; les mercredi & samedi on plaide les réglemens de Juges, appels de Sentences de Police, &c.

Les mardi & vendredi il y a audience de relevée en la Grand'Chambre ; c'est le plus ancien des Présidens au Mortier qui y préside.

CHAMBRE *de Languedoc*, est l'une des six divisions que l'on fait des Auditeurs de la Chambre des Comptes de Paris, pour leur distribuer les comptes dont ils doivent faire le rapport. On met dans cette division tous les comptes de huit Généralités, de Poitiers, Riom, Lyon, Limoges, Bordeaux, Montauban, la Rochelle & Auſch. *Voy. ci-devant* CHAMBRE D'ANJOU.

CHAMBRE *de la Maçonnerie*, ou *Jurisdiction de la Maçonnerie*. Cette Jurisdiction, l'une de celles de l'enclos du

Palais, & dans laquelle les Avocats & Procureurs au Parlement plaident & occupent, connoît de toutes contestations entre Entrepreneurs de bâtimens, leurs Fournisseurs, les Compagnons & Ouvriers, les Carriers, Plâtriers & Chaufourniers, & de tout ce qui a rapport à la construction des bâtimens, C'est dans cette Chambre que les Entrepreneurs & Maîtres Maçons sont reçus ; elle confirme la nomination de leurs Syndics, reçoit leurs comptes, & est chargée de la manutention de leurs statuts, & de la police sur les Entrepreneurs & Ouvriers, ensemble sur les Carriers & Plâtriers qui y prêtent serment. La police des bâtimens & Ouvriers de Maçonnerie se fait toutes les semaines ; celle des plâtres, tous les mois, par des Commissaires nommés par le Président, parmi les Jurés-Entrepreneurs, dont les procès-verbaux sont rapportés à l'audience.

Cette Jurisdiction est composée de trois Conseillers du Roi, Juges & Maîtres-généraux des bâtimens de S. M. ponts & chaussées de France.

D'un Procureur du Roi & de son Substitut.

D'un Greffier, qui a aussi le titre de principal Commis.

D'un Receveur des amendes.

D'un Procureur de la Communauté, & de trois Huissiers *Voy.* MAÇONNERIE.

CHAMBRE *de la Marée*, est une Chambre ou Jurisdiction Souveraine, composée de Commissaires du Parlement ; savoir, du Doyen des Présidens au Mortier, & des deux plus anciens Conseillers Laïques de la Grand'Chambre ; il y a aussi un Procureur-général de la marée, autre que le Procureur-général du Parlement, & plusieurs autres Officiers.

Cette Chambre tient sa séance dans la Chambre de *Saint-Louis*, où se tient aussi la Tournelle ; elle a la police générale sur le fait de la marchandise de poisson de mer, frais, sec, salé, & d'eau douce dans la Ville, Fauxbourgs & Banlieue de Paris, & de tout ce qui y a rapport ; & dans toute l'étendue du Royaume, pour raison des mêmes marchandises destinées pour la provision de cette Ville, & des droits attribués sur ces marchandises aux Jurés-vendeurs de marée, lesquels ont pour ces objets leurs causes commises en cette Chambre.

Depuis 1678, toutes les instances civiles ou criminelles, poursuivies par le Procureur-général de la marée concernant ce commerce, sont portées en première instance en la *Cham-*

bre de la marée. Le Châtelet a les réceptions des Jurés-Compteurs & Déchargeurs, & des Jurés-Vendeurs de marée.

CHAMBRE *des Monnoies*, est une des six divisions que l'on fait des Auditeurs de la Chambre des Comptes, pour leur distribuer les comptes que chacun d'eux doit rapporter. Elle a été ainsi appellée, parce qu'anciennement les Généraux des Monnoies y tenoient leurs séances & jurisdiction; depuis, on y a substitué les comptes des Généralités d'Amiens, Flandre, Hainaut & Artois. Cette Chambre a cependant toujours retenu le nom de Chambre des Monnoies. *Voy. ci-devant* CHAMBRE D'ANJOU.

CHAMBRE *des Pairs*, est un des différens noms que l'on donnoit anciennement à la *Grand'Chambre du Parlement.*

CHAMBRE *de la Police*, est une Jurisdiction établie pour connoître de toutes les affaires qui concernent la Police.

Anciennement l'exercice de la Police n'étoit point séparé de celui de la Justice civile & criminelle.

Le Roi ayant, par Edit du mois de mars 1667, créé un Lieutenant-général de Police pour la ville de Paris, ce fut l'origine de la première Chambre de Police. Le Lieutenant-général de Police y siège seul, & y fait deux sortes d'audiences à jours différens : l'une, pour les affaires de petite police, telles que les rixes, injures, & autres contestations semblables entre particuliers; & l'autre, pour la grande police, où il entend le rapport des Commissaires sur ce qui intéresse le bon ordre & la tranquilité publique.

CHAMBRE *du Procureur du Roi au Châtelet*, est une Chambre distincte & séparée du Parquet, où se tiennent les Avocats du Roi, & qui est particulière pour le Procureur du Roi; il y fait toutes les fonctions que les Procureurs du Roi des autres Jurisdictions font au Parquet, comme de donner des conclusions dans les instances appointées & dans les affaires criminelles, recevoir les dénonciations qui lui sont faites : il y connoît en outre de tout ce qui concerne les Corps des Marchands, Arts & Métiers, Maîtrises, réceptions de Maîtres & Jurandes : il y donne ses jugemens, qu'il qualifie d'avis; il faut ensuite les faire confirmer par le Lieutenant-général de Police, qui les confirme ou infirme.

Lorsqu'il y a appel d'un de ces avis, on le relève au Parlement.

CHAMBRE *de la Question*, est celle où on donne la question ou torture aux accusés de crimes graves. Au Parlement de Paris, & dans quelques autres Tribunaux, il y a une Chambre particulière destinée pour cet usage.

CHAMBRE *des Requêtes du Palais*. *Voy*. REQUETES DU PALAIS.

CHAMBRE *Saint-Louis*, ou *Salle Saint-Louis*. *Voy*. TOURNELLE CRIMINELLE.

CHAMBRE *des Terriers*, à la Chambre des Comptes de Paris, est le lieu où l'on conserve le dépôt des terriers de tous les héritages qui sont en la censive du Roi : c'est aussi le lieu où l'on dépose les états détaillés de la consistance du Domaine, que les Receveurs-généraux des Domaines sont obligés de rapporter tous les cinq ans au jugement de leurs comptes, en conséquence de l'Edit de décembre 1727. Le Roi, par Edit du mois de décembre 1691, créa une charge de Commissaire au dépôt des terriers ; & par le même Edit, il réunit cette charge à l'ordre des Auditeurs des Comptes, au moyen de quoi, ils en font les fonctions. Ce sont ceux qui donnent, en vertu d'Arrêt de la Chambre, des copies collationnées des terriers. Le dépôt des terriers fut celui qui fut endommagé par l'incendie arrivé en la Chambre des Comptes, le 28 octobre 1737 ; mais par les soins de MM. de la Chambre des Comptes, & les recherches qu'ils ont fait faire de tous côtés pour rétablir les pièces que le feu avoit détruites, ce dépôt se trouve déjà en partie rétabli.

Il y a toujours deux Auditeurs commis alternativement, pour vaquer dans cette Chambre à délivrer des copies collationnées des terriers, & que l'on nomme *Commissaires aux Terriers*.

CHAMBRE *de la Tournelle Civile*. *Voy*. TOURNELLE CIVILE.

CHAMBRE *de la Tournelle Criminelle*. *Voy*. TOURNELLE CRIMINELLE.

CHAMBRE *des Vacations*. *Voy*. VACATIONS.

CHA 185

CHAMBRE *des Assurances.* Voy. BUREAUX.

Les Assurances se peuvent faire sur tous les objets qui courent quelque risque incertain. En Angleterre, on en fait même sur la vie des hommes : en France, on a sagement restreint, par les Loix, la faculté d'être assuré à la liberté & aux biens réels. La vie des hommes ne doit point être un objet de commerce ; elle est trop précieuse à la Société, pour être la matière d'une évaluation pécuniaire : indépendamment des abus infinis que cet usage peut occasionner contre la bonne foi, il seroit encore à craindre que le désespoir ne fût quelquefois encouragé à oublier que cette propriété n'est pas indépendante, que l'on en doit compte à la Divinité & à la Patrie. Il faut que la valeur assurée soit effective ; parce qu'il ne peut y avoir de risque, où la matière du risque n'existe pas : ainsi, le profit à faire sur une marchandise & le fret d'un vaisseau ne peuvent être assurés.

Il s'est formé, en 1750, une nouvelle *Chambre des Assurances* à Paris, à laquelle le Roi a permis de prendre le titre de *Chambre Royale des Assurances*. Son fonds est de six millions, divisés en deux mille actions, de trois mille livres chacune. Cet établissement utile, formé par les soins du Ministre, qui préside si supérieurement à la partie du commerce & des finances, répond, par ses succès, à la protection qu'il en a reçue : la richesse de son capital indique les progrès de la Nation dans le commerce, & par le commerce.

Dans presque toutes les grandes Villes maritimes de France, il y a plusieurs Chambres d'Assurance, composées de Négocians : Rouen, en a sept ; Nantes, trois ; Bordeaux, Dunkerque, la Rochelle, en ont aussi ; mais ce n'est que depuis la dernière paix qu'elles sont formées.

CHAMBRE *de Commerce*, c'est une assemblée des principaux Négocians d'une Place, qui traitent ensemble des affaires de son commerce.

L'établissement général des *Chambres de Commerce* dans les principales Villes de France, est du 30 août 1701 ; mais l'exécution particulière ne suivit l'Edit de création, que de quelques années, & à des dates inégales.

L'objet de ces Chambres est de procurer de tems en tems au Conseil du commerce, des mémoires fidèles & instructifs sur l'état du commerce de chaque Province où il y a de ces Chambres, & sur les moyens les plus propres à le rendre floriffant : par-là, le Gouvernement eft inftruit des parties qui exigent un encouragement ou un prompt remède.

La correfpondance paffe ordinairement par les mains du Député du commerce des Villes, qui en fait fon rapport. Là nature du commerce eft de varier fans ceffe ; & les nouveautés les plus fimples dans leur principe, ont fouvent de grandes conféquences dans leurs fuites. Il feroit donc impoffible que le Député d'une Place travaillât utilement, s'il ne recevoit des avis continuels de ce qui fe paffe.

Marfeille, Dunkerque, Lyon, Paris, Rouen, Touloufe, Bordeaux, la Rochelle, Lille, ont des *Chambres de Commerce*. Les parères ou avis de Négocians fur une queftion, tiennent lieu d'acte de notoriété, lorfqu'ils font approuvés de ces Chambres.

CHAMBRE *de la Cour des Aydes*. *Voy*. AYDES.

Nous ne devons point paffer ici fous filence l'affreux incendie qui, en mettant dans le plus grand danger tout le Palais, n'a point épargné cette Chambre, non plus que nombre d'autres qui fe font trouvées fur la route des flammes. Voici mot pour mot ce que nous lifons dans la Gazette de France, du 19 janvier de cette année 1776.

La nuit du 10 au 11 de ce mois, le feu prit au Palais, dans la falle appellée la *Galerie des Prifonniers*. Comme ce lieu eft entouré de bâtimens, dans la plus grande partie defquels il ne fe trouve perfonne pendant la nuit, tout porte à croire que le feu y eft demeuré long-tems caché ; puifqu'au moment où l'on s'en eft apperçu au dehors, les flammes occupoient déjà cette galerie en entier, la première anti-chambre de la Chancellerie, la Chapelle & le Greffe des Bureaux qui étoient à côté, le grand efcalier des Requêtes du Palais, le cabinet, l'antichambre, jufqu'à la falle d'Audience, le logement du Buvetier de cette Chambre, les galeries qui communiquent à leur dépôt, ce dépôt donnant fur la cour des cuifines du premier Préfident, les cuifines, offices & autres bâtimens attenant l'hôtel de la première Préfidence, la feconde & troifième chambres & le Greffe des dépôts de la Cour des Aydes, l'efcalier donnant dans la Grand'Salle du Palais, où étoit la Bibliothèque du Grand-Confeil, toutes les parties avoifinant la tour de Montgommery, dans la Conciergerie, plufieurs petits bâtimens du Maître de Mufique de la Sainte-

Chapelle, partie du logement de la Conciergerie, & le Greffe des Eaux & Forêts.

Ce fut environ à une heure du matin qu'on donna l'alarme. Le S. *Morat*, Directeur des Pompes, & le S. Dubois, commandant la Garde de Paris, avertis promptement, se trouvèrent au Palais à une heure un quart. Les pompes que le sieur *Morat* est chargé de diriger, & qui le suivent toujours de près, arrivèrent aussi-tôt. La difficulté des issues, l'immensité du terrein à parcourir, la fuite de la plûpart de ceux qui avoient les clefs, tous ces obstacles n'empêchèrent pas que bientôt le sieur *Morat* ne circonscrivît le foyer principal, de manière à concentrer les flammes dans le lieu qu'elles occupoient, lors de son arrivée. C'est par cette manœuvre, qu'à l'extrêmité occidentale de la Galerie des Prisonniers, on sauva celle des Greffes, construite en bois, que les flammes attaquoient déjà. Les mêmes mesures garantirent la première chambre de la Cour des Aydes, qui forme un pavillon adhérant aux autres Chambres de cette Cour, déjà enflammées; mais où le service des pompes multipliées diminua tellement l'action du feu, qu'on cessa de craindre pour la Chambre des Comptes, pour la Sainte-Chapelle, & pour le dépôt des Chartres qui l'avoisine.

Le service des pompes, fait avec autant d'intelligence que d'activité, le zèle & le travail de tous les Ouvriers repartis de tous côtés, & parmi lesquels on a vu des Religieux de plusieurs Ordres, conservèrent le bâtiment neuf des Parquets, où le feu entroit par plusieurs endroits. Ils garantirent de même les combles de la Grand'Salle, plus combustibles encore que tout le reste de cet ancien & vaste édifice, par l'immensité des bois qu'ils renferment, & qui tenoient à ceux de la Cour des Aydes, entièrement enflammés.

L'écroulement de la Galerie des Prisonniers dans le préau de la Conciergerie, ayant formé un monceau de ruines plus vivement embrâsé par le mouvement de la chûte, on vit la galerie des Greffes une seconde fois menacée, & sauvée une seconde fois par les prompts secours qu'on y apporta, & qui, donnés par-tout, conservèrent encore les bâtimens de la cour des cuisines de la première Présidence, quoique la galerie des dépôts fût entièrement en feu & de niveau avec les combles de ces mêmes bâtimens.

A 9 heures du matin, le Directeur des pompes calma les vives alarmes des Magistrats, en les assurant que le feu ne s'étendroit pas plus loin, & ses promesses se sont en effet réalisées. Il fut appuyé dans son travail par le Régiment des

Gardes-Françoises & Suisses, & il ne dut pas moins à la facilité que la Ville lui procura d'avoir de l'eau, ainsi qu'aux soins de la Garde de Paris, qui maintint l'ordre si nécessaire aux differens travaux de tous ceux qui étoient occupés à éteindre ce feu violent.

Le local incendié ne contient que 320 toises de superficie; mais comme la plus grande partie des bâtimens étoit fort élevée, on peut juger de ce qu'on avoit à redouter d'un incendie qui trouvoit autant d'aliment.

Le Duc *de Cossé*, Gouverneur de Paris, le premier Président & le Procureur-général du Parlement, le premier Président de la Cour des Aydes, le Lieutenant de Police, le Prévôt des Marchands, l'Intendant de Paris, & un grand nombre d'autres Magistrats du Parlement & de la Cour des Aydes y ont assisté la nuit & les jours suivans, occupés à donner les ordres nécessaires. La Garde de Paris, dès le premier instant, y avoit heureusement établi le meilleur ordre. Le Maréchal *de Biron*, ainsi que le Comte d'*Affry*, s'y sont rendus pour commander en personne les secours donnés avec le plus grand zèle par leur Régiment. On a vu le public au milieu de ce désastre affligeant, applaudir avec reconnoissance aux soins éclairés & au courage du sieur *Morat*, Directeur des pompes.

Le Roi & la Reine ont envoyé dès le lendemain des secours en argent, pour être distribués dans ce premier moment aux plus malheureuses victimes de ce funeste ravage.

CHAMBRE *Garnie*, est celle que l'Hôte loue toute meublée. Ce sont ordinairement des personnes de Province, ou des étrangers, qui se logent en *Chambre garnie* : on leur loue tant par mois. Outre les meubles dont la Chambre est garnie, on leur fournit aussi les ustensiles nécessaires pour leur usage; ce qui est plus ou moins étendu, selon les conventions. Il y a des *Hôtels garnis* & *Chambres garnies* où on nourrit les Hôtes; d'autres, où on ne leur fournit que le logement & quelques ustensiles.

Les Chambres garnies tirent leur première origine des hôtelleries. La Police a toujours eu une attention particulière sur ceux qui louent des Chambres garnies, & sur ceux qui les occupent.

Suivant un Réglement de Police du Châtelet de Paris, du 30 mars 1635, il est défendu aux Taverniers, Cabaretiers, Loueurs de *Chambres garnies*, & autres, de loger & de recevoir de jour ni de nuit, aucunes personnes suspectes ni de mauvaises mœurs, de leur administrer aucuns vivres ni alimens.

Le même réglement enjoint à cette fin à toutes personnes qui s'entremettent de louer & relouer, soit en Hôtellerie ou Chambres garnies, au mois, à la semaine, ou à la journée, de s'enquérir de ceux qui logeront chez eux, de leurs noms, surnoms, qualités, conditions & demeure; du nombre de leurs serviteurs & chevaux, du sujet de leur arrivée, du temps qu'ils doivent séjourner; en faire registre, le porter le même jour au Commissaire de leur quartier, lui en laisser autant par écrit; & s'il y a aucuns de leurs Hôtes soupçonnés de mauvaise vie, en donner avis audit Commissaire, & donner caution de leur fidélité au Greffe de la Police; le tout à peine de 48 liv. parisis d'amende.

Suivant les derniers réglemens, ceux qui tiennent Chambres garnies, doivent avoir un registre paraphé du Commissaire du quartier, pour y inscrire ceux qui arrivent chez eux, en faire dans le jour leur déclaration au Commissaire, & en outre lui représenter tous les mois leur registre, pour être visé; & lorsqu'ils cessent de louer en Chambres garnies, ils doivent en faire leur déclaration à ce même Commissaire, qui en fait mention sur leur registre.

En tems de guerre, on renouvelle les réglemens, l'on redouble les précautions pour la police des Auberges & Chambres garnies, à cause des gens suspects qui pourroient s'y introduire. *Traité de la Police*, de la Mare, tom. I. Liv. I. tit. v. p. 36. tit. jx. chap. 3. p. 137, & tit. xij. p. 224.

CHAMBRE *Syndicale* des Libraires & Imprimeurs, est le nom que l'on donne au lieu où s'assemblent les Syndic & Adjoints, autrement dits, *Officiers de la Librairie*, pour travailler aux affaires générales de ce Corps.

C'est à cette Chambre que se visitent, par les Syndic & Adjoints, & deux Inspecteurs alternativement de mois, les mardi & vendredi, les Livres qui arrivent des Pays étrangers ou des Provinces du Royaume, en cette Ville : c'est aussi-là que doivent s'apporter les Privilèges du Roi, Permissions du Sceau ou de la Police, pour être enregistrés.

Cette Chambre est située dans la rue du Foin, près celle de Saint-Jacques. Au-dessus de l'attique de la porte de la Maison, sont les Armes de l'Université, écartelées avec celles de la Ville, & appuyées sur deux Sphynx.

Sur la grande porte intérieure de cette Maison, par laquelle on passe d'une cour à l'autre, on lit sur une table de marbre :

ÆDES REGIÆ
BIBLIOPOLARUM
ET TYPOGRAPHORUM,
1728.

La belle inscription que l'on lit sur la porte de la Chambre des visites, a été composée par *Thibout*, Imprimeur fort célèbre par son érudition, mort le 22 avril 1737. Elle est conçue dans les quatre vers Latins suivans, qui font connoître l'usage de cette Salle.

BIBLIOTHEORIA

Quos hîc præficiunt Prætores Regia servant
Mandata, ut vigeat Religionis amor.
Charta time prava, interdictave, Lydius aurum
Ut lapis, hæc Libros sic domus æqua probat.

M. D. CC. XI.

CHAMOISEUR. Ouvrier qui sait préparer, & qui a le droit de vendre les peaux de chamois, pour être employées aux différens ouvrages qu'on en fait. On donne le même nom aux Ouvriers qui prennent chez les Bouchers les peaux de moutons, de brebis, de chevres, de chevreaux & de boucs, couvertes de poil ou de laine, pour en faire le faux chamois. Ils achetent ces peaux par cent.

La Police a pris quelques précautions contre la corruption de l'air, qui peut être occasionnée par le travail des peaux passées soit en huile, soit en blanc ou en mégie. La première, c'est d'ordonner à ces Ouvriers d'avoir leurs tanneries hors du milieu des Villes : la seconde, de suspendre leurs Ouvrages dans les tems de contagion ; & la troisième, qui est particulière peut-être à la ville de Paris, c'est de ne point infecter la rivière de Seine, en y portant leurs peaux.

Le chamois est un animal quadrupede, ruminant, & presque semblable à la chevre, dont la peau est extrêmement souple, chaude & belle, lorsqu'elle est passée en huile : mais le nombre des véritables chamois étant trop petit pour suffire à l'utilité publique, on a coutume de préparer différentes peaux qui l'imitent. Les Chamoiseurs font partie de l'état des Mégissiers. *Voy.* MÉGISSIERS.

CHAMP DE MARS. C'étoit, hors de l'ancienne Rome, un endroit spacieux, où on élisoit les Magistrats; & parce que la jeunesse y apprenoit aussi les exercices de la guerre, il fut consacré à Mars. Il n'y eut point d'abord de bâtiment autour; mais avec le tems, on y en construisit de bois, puis de pierre, & ensuite on l'environna d'amphithéâtres. Auguste y dressa au milieu un obélisque de cent vingt pieds de haut, embelli d'hiéroglyphiques, & il y fit élever un superbe mausolée pour lui & pour sa famille. Chez les François, le *Champ de Mars* étoit un lieu indiqué en rase campagne, commode pour camper, où chaque Seigneur François ne manquoit pas de se trouver avec son contingent, au premier du mois de mars. Nos Rois faisoient tous les ans une revue générale de leurs troupes assemblées dans le *Champ de Mars*.

A Paris, le *Champ de Mars* est un lieu vaste & fort long, entouré de fossés, & orné intérieurement & extérieurement de quatre rangées d'arbres de chaque côté, & de cinq grilles de fer aux cinq portes qui en ouvrent les entrées. Il est en face de l'Hôtel de l'Ecole-Royale-Militaire, & il étoit destiné pour les exercices des Elèves de cette Ecole. Ce lieu, il y a huit ans, n'étoit habité que par des Maraîchers qui y cultivoient des légumes.

CHAMPEAUX. Bourg de France dans la Brie, à onze lieues ou environ de Paris, vers le sud-est, & à trois lieues nord-est de Melun. Il est situé à l'extrêmité d'une longue plaine venant de Paris, laquelle est féconde en bled; mais au-delà & dans les côtés, le terrain est plus varié, il y a des côteaux, un ruisseau, des bois, &c.

Ce Bourg est remarquable par sa Collégiale. Son Chapitre, qui avoit été nombreux durant près de 400 ans, cessa de l'être à la fin du XVIe. siècle. Les guerres en avoient tellement diminué les biens, que les Chanoines obtinrent, le 18 novembre 1594, de *Pierre de Gondi*, Evêque de Paris, qu'il ne nommeroit plus aux Prébendes, jusqu'à ce que de 24, elles fussent réduites à 12, ainsi qu'elles avoient été dans leur origine. Ce Prélat leur accorda de plus l'union de la Chapelle de *Saint-Léonard* de Quiers à leur manse, pour avoir des aubes & des robes à leurs enfans de chœur; ce qui fut confirmé par Lettres-patentes du 3 juin 1611, régistrées en Parlement le 16 du même mois.

L'étendue de l'Eglise de Champeaux est proportionnée à un Chapitre nombreux. Sa structure est du XIIe. siècle, & S. Martin de Tours en est le Patron. Elle est bâtie en forme de croix, avec des ailes, & finit en quarré du côté de l'orient, ce qui n'empêche point qu'on ne tourne par derrière l'autel. Les fenêtres étoient la plûpart rondes, mais en les diminuant, on en a rendu plusieurs quarrées. Au côté septentrional du portail, est une tour un peu basse, du même tems que l'Eglise, ou d'un peu après. Le Jugement dernier est représenté à ce portail, selon l'usage du XIIe. & XIIIe. siècle. Les Chanoines ont beaucoup embelli cette Eglise depuis l'an 1680. Le chœur a été pavé à neuf, le sanctuaire fermé de tous côtés de grillages de fer fort propres. Le grand-autel est refait à l'imitation de celui de Notre-Dame de Paris, & la suspense du ciboire est placée à l'autel du fond ou des Féries, & l'on y voit un beau Christ d'albâtre. Il y a aussi deux tribunes aux côtés de la porte du chœur : on chante l'Epître dans celle du côté gauche, & l'Evangile dans celle du côté droit. Dans les vitrages des ailes du chœur, sur-tout dans la partie septentrionale, sont représentés cinq ou six Chanoines en dignités, en robes rouges, avec l'aumuce sur le bras droit ou gauche indifféremment ; &, selon les apparences, ce sont des Conseillers Clercs du Parlement. Ces vitrages peuvent être de 200 ans ou environ.

Le Chapitre de Champeaux a été l'ornement du Doyenné de ce nom. Le Chanoine qui étoit Prévôt, rendoit anciennement la justice en surplis & en aumuce. Il reste des sentences qu'il a prononcées. Le Chapitre nommoit aussi autrefois un Archidiacre pour le district ; présentement c'est un Curé du Doyenné qui l'est. Le même Chapitre est Curé primitif des sept Paroisses, aux Curés desquelles il paye des gros en grains, &c. & comme ces sept Cures ne sont point soumises à l'Archidiacre de Brie, à la mort d'un Curé, il commet un Desservant, jusqu'à ce qu'il y ait un Titulaire nommé.

On compte quelques Ecrivains illustres parmi les Chanoines de Champeaux, entr'autres, *Guillaume de Champeaux*, natif de ce Bourg, & Instituteur de la Congrégation de S. Victor ; il mourut en 1121 Evêque de Châlons. Un second *Guillaume de Champeaux*, qui fut Evêque de Laon sous Charles VI & Charles VII, & qui baptisa Louis XI à Bourges, l'an 1423. *Antoine Sanguin*, connu sous le nom de *Cardinal de* de Meudon. *Etienne Poncher*, mort Archevêque de Tours en 1552. *Antoine de la Barre*, Evêque d'Angoulême. *Benjamin de la Villate*, Auteur de la vie de Sainte Fare, en prose & en vers; & de plusieurs Poésies Françoises, entr'autres, du Poëme intitulé, l'*Hermitage Chrétien*. *Martin Sonnet*, mort en 1679, & que l'on croit Auteur de *Mémoires historiques*, & de l'Ouvrage intitulé, *de Breviario & Missali Diœcesanis*, *in*-16.

Le Bourg de Champeaux passe pour être composé de 400 habitans. On y entroit par trois portes, qui fermoient & qui étoient accompagnées de ponts-levis : savoir, *la porte Saint-Léonard*, qui conduisoit à Melun & à Corbeil; *la porte de Courtenet*, par où l'on alloit à Andreselle & à Paris; & *la porte de Varvanne*, ainsi nommée, parce qu'elle conduit au moulin de Varvanne, qui est sur le territoire de Champeaux. La fontaine de Varvanne est si abondante, qu'elle fait moudre un moulin à sa source, & dans son cours trois autres qui sont au Chapitre de Champeaux, & un qui appartient au Chapitre de *Saint-Marcel* de Paris. En 1458, *Jean l'Aumônier* fit faire l'étang de Varvanne.

L'Eglise paroissiale de Champeaux, du titre de la Sainte Vierge, est contiguë à l'Eglise Collégiale, & lui touche du côté septentrional. Le Chapitre présente à la Cure comme aux autres.

Il y avoit en 1352, une Léproserie à Champeaux, à laquelle les habitans du lieu avoient droit d'être reçus, de même que ceux de Fouju, de Saint-Merry, d'Andreselle & de Quiers. Ce Bourg est dans l'Election de Melun, & hors la Prévôté & Vicomté de Paris. Le Prévôt & le Chapitre ont toute Justice sur le Village, & la tiennent de l'Evêque de Paris.

CHAMPIGNY-SUR-MARNE.

C'est un Village situé à trois petites lieues de Paris, vers le levant, sur le rivage gauche de la Marne. On y trouve des labourages, des vignes & des prairies. Les promenades de sa prairie sont les plus agréables des environs de Paris. Il est situé dans la plaine, sur l'un des grands chemins qui conduisent en Champagne & en Lorraine. Il peut y avoir 154 feux.

L'Eglise est dans le gros du Village, & porte le nom de *S. Saturnin*. Elle est du XIIIe. siècle. La Cure est à la nomination du Prieur de Saint-Martin, qui est en même-temps un des gros Décimateurs de cette Paroisse. Il y a une Chapellenie à l'autel de la *Sainte Vierge*, fondée pa *Pierre Terric*, fous-Chantre de Paris, & *Jean*, fon frère, Curé de Bougival, aux conditions que le Chapelain ferviroit de Vicaire en l'abfence du Curé; qu'il ne pourroit jamais fe rendre Fermier de l'Eglife ni de l'autel de Saint-Jean & de Saint-Jacques. Les deux Fondateurs lui affignèrent une maifon avec fon pourpris dans l'*Atrium* de Champigny, quatre arpens de prés *in valle Root*, deux arpens de vignes, quatre de terre labourable, & 20 liv. une fois payées, pour acheter encore des revenus. Ce qui fut autorifé par une Charte de Pierre de Nemours, Evêque de Paris, vers l'an 1210.

Le Château a fervi de retraite à M. *de Pointis*, qui l'avoit acheté à vie, & qui y mourut en 1707. Son expédition de Carthagène l'a fait regarder comme un nouveau Jafon, & fera paffer fon nom à la poftérité. Il eft enterré dans le chœur de l'Eglife de ce Village, & l'épitaphe qu'on lit fur fa tombe, nous apprend qu'il s'appelloit *Bernard de Saint-Jean*, & qu'il étoit *Baron de Pointis*, Chevalier de Saint-Louis, Chef d'Efcadre des Armées navales du Roi, Lieutenant-général des Armées de Philippe de France, Duc d'Anjou, Roi d'Efpagne, & qu'il mourut au château de Champigni, le 24 d'avril de l'an 1707.

Cette terre eft bien garnie de bois & d'avenues, qui préfentent de toutes parts des abris charmans pendant les chaleurs. Cette abondance de bois nuit un peu à la vue, dont on jouiroit dans la plûpart des jolies maifons, dont cette terre eft ornée. Il n'y a que celles du côté de Chenevières, qui jouiffent d'une vue affez agréable. Cette côte eft remplie de vignes, dont le vin étoit autrefois eftimé. On lit dans la Chronique de Louis XI, que ces vins fe vendoient fort cher.

Entre les jolies maifons de Champigni, celle de M. *Telés d'Acofta*, eft une des plus agréables; elle eft fituée à l'entrée de ce Village, les appartemens en font fort bien diftribués, & font fort commodes. Il y a une Chapelle, où l'on dit la Meffe les Fêtes & les Dimanches à onze heures. Les jardins font vaftes & fpacieux, & d'un auffi bon goût, qu'ils font bien entretenus.

CHAMPLATREUX. Terre & Seigneurie la plus confidérable de la paroiffe d'Epinai-le-Sec, à fix lieues ou environ de Paris, un peu en deçà de Luzarches, fur la gauche, & fur la route de Chantilly. Ce nom défigne affez la nature des terres, fans qu'il foit befoin de s'expliquer plus au long;

elles consistent en labourages, avec beaucoup de fourneaux à plâtre.

M. *Molé*, ancien premier Président du Parlement de Paris, a hérité de cette terre, à laquelle ses ayeux avoient joint celles de Lassy & de Trianon, qu'ils avoient auparavant.

Louis XIV, dans les derniers tems de sa minorité, logea une fois à Champlatreux; en mémoire de quoi, une des chambres du Château est encore appellée, *la Chambre du Roi*: c'étoit dans l'intervalle que *Matthieu Molé*, depuis premier Président, avoit la dignité de Garde des Sceaux, c'est-à-dire, depuis l'an 1651, jusqu'à sa mort arrivée en 1656.

Le Château est d'une architecture dorique, surmontée d'un ordre ionique, d'après les dessins de M. *Chevotel*. Les tableaux du grand sallon, qui est en forme de galerie d'environ 50 pieds de long, sont peints par M. *Challes*. Ils représentent différens sujets tirés du Roman d'Astrée. Les jardins sont ornés de statues & de bosquets agréables. La vue de Champlatreux est des plus riantes.

CHAMP-ROSET. Hameau de la paroisse de Drayet, à cinq lieues ou environ au-dessus de Paris, entre la forêt de Senart & la rivière de Seine. L'Hôtel-Dieu de Paris y possède un grand Domaine depuis environ 300 ans. Il y a dans la maison ou Ferme une Chapelle, où l'on dit la Messe tous les jours. Il y réside aussi trois Sœurs de la Charité, fondées par M. *Bachelier*. L'Hôtel-Dieu, l'Abbé de Sainte-Geneviève & l'Abbesse de Poissy y ont censives, & quelques droits de Justice au ressort de Corbeil. C'est-là qu'est aussi la maison de Sainte-Geneviève.

CHAMPS-SUR-MARNE. C'est un Village situé à quatre lieues de Paris, vers le levant, sur une petite colline à pente assez douce, & à un quart de lieue au plus de la Marne. C'est un pays où il y a plus de labourages, que de terres autrement cultivées. Le bas des côtes, vers l'occident, est arrosé par un petit ruisseau appellé *Grace* ou *le Ru Merdereau*. Il y a 68 feux.

L'Eglise est une espèce de grande Chapelle sans ailes, mais fort propre, sous le titre des SS. Martyrs Marcellin & Pierre. La nomination de la Cure appartient à l'Archevêque de Paris.

Il y a une Maladrerie à Champs. Les Chanoines de Vincennes y ont du bien. *Bourvalais*, fameux Traitant, qui fut repris par la Chambre de Justice, établie en 1717, pour prévarications, & dont les biens furent confifqués au profit du Roi, étoit Seigneur de Champs au commencement de ce fiècle; il en a bâti le Château. La feigneurie a paffé depuis entre les mains de Madame la Princeffe de Conti, & aujourd'hui c'eft M. le Duc de la Vallière qui en eft Seigneur & gros Décimateur. Il eft pareillement Seigneur de Lognes.

CHANCELLERIE *du Palais.* (la) Le Sceau de ladite Chancellerie fe tient deux fois la femaine, qui font les mercredi & famedi, à moins qu'il n'arrive quelque fête; auquel cas, il ne fe tient qu'une fois, ainfi que pendant les vacations du Parlement, auquel tems il ne fe tient qu'une fois, qui eft le jour choifi par M. le Préfident.

M. le Procureur-général des Requêtes de l'Hôtel a droit d'affifter au Sceau de la Chancellerie du Palais. Il fe tient par MM. les Maîtres des Requêtes, chacun à leur tour pendant un mois, fuivant l'ordre de réception en chaque quartier, qui font exercés par le Doyen des Doyens des Maîtres des Requêtes.

Cette Chancellerie a, auffi bien que le grand Sceau, fes Officiers, qui font quatre Confeillers-Sécrétaires du Roi, Audienciers; quatre Confeillers-Sécrétaires du Roi, Contrôleurs; lefquels jouiffent dans toute l'étendue du Royaume des mêmes privilèges que ceux attribués aux grands Officiers de la Grande Chancellerie, douze Confeillers-Rapporteurs Référendaires, quatre Confeillers-Tréforiers, Receveurs des émolumens du Sceau & autres Officiers. *Voy.* L'ALMANACH ROYAL. *Voy.* PETITE CHANCELLERIE.

CHANCELLERIE. (*la Grande*)
M. le Chancelier de France donne le Sceau les jours qu'il indique, foit à Paris, foit à la Cour.

Meffieurs les Maîtres des Requêtes ont droit d'affifter au Sceau, & font les rapports des Lettres de Juftice, étant affis.

Avant l'année 1771, il y avoit deux grands Rapporteurs en la Chancellerie, & il falloit pour être pourvu de ces Offices, être Confeiller au Grand-Confeil. Ces Meffieurs fiègeoient au Sceau après MM. les Maîtres des Requêtes, & faifoient à leur tour le rapport des Lettres de Juftice, dont ils étoient chargés. Ces Offices font fupprimés.

M. le Procureur-général des Requêtes de l'Hôtel eft Procureur-général de la Grande Chancellerie de France, de la la Chancellerie du Palais, & des autres Chancelleries du Royaume.

Six Officiers de la Chancellerie servent par chaque quartier, tels qu'un grand Audiencier, un Contrôleur-général, un Garde des rôles, un Conservateur des hypothèques sur les rentes, & un Scelleur, outre les Officiers honoraires.

C'est chez les grands Audienciers de quartier, qu'il faut porter toutes les Lettres, pour faire sceller : les Offices se portent chez le Garde des rôles de quartier, chez lequel il faut s'adresser pour avoir les extraits, certificats, & radiations des oppositions survenues au Sceau des provisions. Les Lettres de ratification se portent au Bureau des Conservateurs des hypothèques. C'est aussi dans ce Bureau, qu'il faut s'adresser pour avoir les extraits, certificats & radiations des oppositions survenues au Sceau des Lettres.

Il y a deux Trésoriers du marc-d'or, alternatifs, année paire, & impaire, & deux Contrôleurs de même.

Il y a aussi huit Sécrétaires du Roi, Gardes-minutes & Contrôleurs des expéditions de la Grande Chancellerie de France, qui y exercent deux à deux par chaque quartier; un premier Sécrétaire de la Chancellerie & du Sceau.

Quatre Huissiers ordinaires du Roi en sa Grande Chancellerie. Ceux-ci & ceux du Conseil du Roi ont seuls le droit de mettre à exécution tous les Arrêts & Jugemens des Conseils du Roi, & des commissions du Conseil ; ainsi que de faire les oppositions au Sceau, comme il est ci-devant marqué.

Il y a encore plusieurs autres Officiers du Roi en sa Grande Chancellerie, tels qu'un Chauffe-cire, qui l'est aussi des Chancelleries, près les Cours Supérieures ; un Fourrier ; un Cirier, deux Porte-coffres, qui servent par semestre ; un Messager, c'est celui qui fait sceller & délivrer les Arrêts du Grand-Conseil ; un Aumônier.

Tous ces Officiers de la Grande Chancellerie jouissent des mêmes privilèges des Commensaux de la Maison du Roi, suivant les Déclaration & Edit vérifiés en la Cour des Aydes de Paris.

M. le Chancelier a son Aumônier particulier.

Il y a aussi un Médecin & un Chirurgien de la Grande Chancellerie de France. *Voy.* L'ALMANACH ROYAL.

CHANCELLERIE, *Petite Chancellerie.* C'est celle du Palais, ainsi appellée, pour la distinguer de la Grande Chancellerie de France. Cette Chancellerie particulière est établie près le Parlement de Paris, pour expédier aux Parties toutes les Lettres de justice & de grace qui sont scellées du petit Sceau, tant pour les affaires pendantes au Parlement, que pour toutes les autres Cours Souveraines, & autres Jurisdictions Royales & Seigneuriales, qui sont dans l'étendue de son ressort, soit à Paris ou dans les Provinces.

Cette petite Chancellerie est la première & la plus ancienne des Chancelleries particulières, établies près les Parlemens & autres Cours Souveraines. On l'a appellée *Chancellerie du Palais*, parce qu'elle se tient à Paris dans le Palais près le Parlement, dans le lieu où l'on tient que S. Louis avoit son logement, & singulièrement sa chambre ; car sa grande salle étoit où est présentement la Tournelle criminelle.

La Chancellerie du Palais a un avantage sur celles des autres Cours ; c'est que le Sceau y est toujours tenu par les Maîtres des Requêtes, chacun à son tour, pendant un mois, suivant l'ordre de réception, dans chaque quartier où ils sont distribués, excepté le premier mois de chaque quartier, où le Sceau est toujours tenu par le Doyen des Doyens des Maîtres des Requêtes, qui est Conseiller d'Etat ; au lieu que dans les Chancelleries des autres Cours, les Maîtres des Requêtes ont bien également le droit d'y tenir le Sceau, mais ils n'y sont pas ordinairement ; c'est un Garde-scel qui tient le Sceau en leur absence.

Le Procureur-général des Requêtes de l'Hôtel, qui a titre & fonction de Procureur-général de la Grande Chancellerie de France, & de toutes les autres Chancelleries du Royaume, a droit d'assister au Sceau de la Chancellerie du Palais, & a inspection sur les Lettres qui s'y expédient, & sur les Officiers du Sceau, pour empêcher les clauses vicieuses, & les surprises que l'on pourroit commettre dans les Lettres, & faire observer la discipline établie entre les Officiers de cette Chancellerie.

Il y a encore pour cette Chancellerie des Officiers particuliers, autres que ceux de la Grande Chancellerie de France ; savoir, quatre Secrétaires du Roi Audienciers, & quatre Secrétaires du Roi Contrôleurs, qui servent par quartier ; il n'y a point de Secrétaires du Roi particuliers pour cette Chancellerie ; ce sont les Secrétaires du Roi de la Grande Chancellerie de France, qui font dans l'une & dans l'autre, ce qui est de leur ministère.

Les autres Officiers particuliers de la Chancellerie du Palais, sont dix Conseillers-Rapporteurs Référendaires ; un Trésorier, qui est le même pour la grande & la petite Chancellerie ; quatre autres Receveurs des émolumens du

Sceau, qui servent par quartier; huit Greffiers Garde-minutes des Lettres de Chancellerie, établis par Edit du mois de mars 1692, & réunis au mois d'avril suivant à la Communauté des Procureurs, qui fait pourvoir à ces Offices ceux de ses Membres qu'elle juge à propos. Il y a aussi plusieurs Huissiers pour le service de cette Chancellerie.

La grande Chancellerie est unique en son espèce, au lieu qu'il y a grand nombre de *petites Chancelleries*.

On scelle dans les petites Chancelleries toutes les Lettres de justice & de grace qui s'accordent au petit Sceau : ces Lettres de justice sont les reliefs d'appel simple ou comme d'abus, les anticipations, compulsoires, rescisions, les requêtes civiles, commissions pour assigner, & autres semblables.

Les Lettres de grace qui s'y expédient, sont les bénéfices d'âge, ou émancipation de bénéfice d'inventaire, *committimus*, terrier, d'attribution de jurisdiction pour criées, de main souveraine, d'assiette & autres.

Il y a dans chaque petite Chancellerie un Garde des Sceaux, des Audienciers, des Secrétaires du Roi, des Référendaires, Chauffes-cire, & autres Officiers. *Voy.* DÉPÔTS.

CHANCELLERIE, (*la*) est une partie du Village de Domont, assez éloignée de l'Eglise, entre le levant & le midi. Tout ce quartier est de la censive de Cépoy.

CHANCELIER *de France*. Cette charge subsiste dès les premiers commencemens de la Monarchie. Sous la première race, ceux qui l'exerçoient, portoient le titre de *Référendaires*. Sous la seconde, ils furent nommés tantôt *Apocrisaires*, tantôt *Archi-Chanceliers*. Le titre de *Chancelier de France* leur est resté sous la troisième race *.

Les Auteurs sont partagés sur l'étymologie du mot *Chancelier*. Quelques-uns disent qu'il est venu du verbe Latin *cancellare*, qui signifie biffer, rayer; parce que l'Apocrisaire, à qui les chartres étoient présentées pour y mettre le Sceau du Roi, barroit celles qu'il ne trouvoit pas conformes aux loix & aux coutumes du Royaume, par des rayes mises de

---

* En 1202, l'état du Chancelier de France étoit tel, que *Guerin*, Chevalier de l'Ordre de S. Jean de Jérusalem, fut nommé Garde des Sceaux & Evêque de Senlis; qu'en 1213, il rangea en bataille l'armée de Philippe-Auguste à Bovines; & qu'il fut fait Chancelier en 1223. Lorsqu'il voyageoit, il n'avoit pour lui & pour sa suite que sept sols par jour, & on les lui rabattoit lorsqu'il logeoit dans des Abbayes ou autres lieux, où il ne lui en coûtoit rien.

travers, en façon de treillis, que l'on nomme en Latin *cancelli*, d'où il fut appellé *summus Cancellarius*.

Cardin le Bret, Avocat-général au Parlement de Paris, dit que ce nom vient de ce que cet Officier étoit dans les balustrades, dites en Latin *cancelli*, & en vieux Gaulois, *chanceaux* ; lesquelles environnoient le trône, pour recevoir les requêtes que l'on présentoit au Roi, & où, à la vue de tous les assistans, il scelloit les Lettres accordées par le Prince : c'est ainsi qu'en a parlé Cassiodore, écrivant à *Jean*, Chancelier d'un Empereur dans le VIe. siècle. C'est la 6e. Lettre du Livre II de cet Auteur.

Les plus anciennes fonctions du Référendaire, & ensuite de l'Apocrisaire, auxquelles a succédé le Chancelier, ont été, dès l'origine de la Monarchie, de dresser les Loix & les Ordonnances des Rois, & les différentes chartres qu'ils donnoient, de les sceller, & presque toujours de les signer.

Le Roi Louis VIII séant en sa Cour des Pairs, pour le procès de la Comtesse de Flandres, l'an 1224, les Pairs prétendirent que le *Chancelier le Bouteillier*, le *Chambrier* & le *Connétable* ne devoient point assister avec eux aux Jugemens qui regardoient les Pairs de France. Et lesdits Officiers ayant dit au contraire qu'ils devoient, suivant les usages & les coutumes qui s'observoient à cet égard, assister avec les Pairs au Jugement des autres Pairs. Il fut jugé dans la Cour du Seigneur Roi, que lesdits Officiers devoient assister avec les Pairs de France au Jugement des Pairs ; & alors lesdits Officiers jugèrent la Comtesse de Flandres avec les Pairs de France.

Le Chancelier est dépositaire des Sceaux du Royaume, dont il use sous le bon plaisir & l'autorité du Roi, pour la distribution de la justice, & pour celle des dons, graces & offices accordés par Sa Majesté, ainsi qu'il peut être convenable au bien de l'Etat.

Tant que la garde des Sceaux lui est confiée, il a, à la porte de son hôtel, un des cent-Suisses de la Garde ordinaire du Roi, habillé des livrées & couleurs de Sa Majesté ; & près de sa personne, un Lieutenant & deux Gardes de la Prévôté de l'Hôtel, tous trois en charge. Ces Gardes l'accompagnent à cheval, & marchent devant son carrosse, dans lequel le Lieutenant a entrée.

Dans les cérémonies, les Huissiers de la Chancellerie marchent devant lui, portant sur l'épaule leurs masses d'argent doré, accompagnés des autres Huissiers de la Chaîne.

Le Chancelier préside au Conseil Roi. C'est lui qui expose les volontés de Sa Majesté, & qui porte la parole lorsqu'elle est séante en son Lit de Justice. Alors, il est assis au-dessous du trône du Roi, sur un fauteuil qui ne sert que pour lui. Dans ces occasions, de même que dans les cérémonies publiques, il porte une robe de velours pourpre, doublée de satin cramoisi; & quand il assiste aux Audiences publiques du Parlement, il est revêtu d'une robe de velours cramoisi.

Il est le seul dans le Royaume qui ne porte jamais le deuil, pour quelque chose que ce puisse être; parce qu'il doit s'être détaché en quelque sorte de lui-même, pour n'être occupé que du service du Roi & de l'Etat, & à rendre la justice, dont il est le Chef.

Celui qui est présentement pourvu de cette dignité éminente, est *René-Nicolas-Charles-Augustin* DE MAUPEOU.

TABLE CHRONOLOGIQUE

des Chanceliers Gardes des Sceaux de France, avec l'année de leur mort, ou de leur destitution.

Adalberon,	988	Hugues de Champfleuri,	1175
Renaut,		Hugues de Puiseaux,	1185
Gerbert,	1003	Hugues de Béthisi,	1186
Albon,	1004	Guerin, Evêque de Senlis,	1230
Arnoult, *vivant en*	1019		
Roger, *vivant en*	1024	Jean Allegrin, *viv. en*	1240
Francon, *vivant en*	1028	Jean de la Cour d'Aubergenville,	1256
Beaudoin Ier.	1059		
Gervais,	1084	Simon de Brion,	1285
Beaudoin II, *vivant en*	1063	Pierre Barbet,	1298
Pierre Loiseleve,	1082	Henri de Vezelay,	1279
Guillaume, *vivant en*	1074	Pierre Challon,	1283
Roger,	1095	Jean de Vassoigne,	1300
Godefroy de Boulogne, *vivant en*	1092	Guillaume de Crespy,	1300
		Pierre Flotte,	1302
Etienne de Senlis,	1140	Etienne de Suicy,	1311
Etienne de Garlande,	1150	Pierre Mornay,	1306
Simon, *vivant en*	1130	Pierre Belleperche,	1307
Algrin, *vivant en*	1137	Pierre de Grets,	1325
Noel, *vivant en*	1120	Pierre de Corbeil,	1300
Cadure,	1198	Guillaume de Nogaret, *Gard. des Sceaux*,	1307
Barthelemi, *viv. en*	1147		
Simon, *viv. en*	1152	*& Chancelier en*	1313
Alderic.			

CHA

Gilles-Aicelin de Montagu, 1318
Pierre de Latilly, 1327
Pierre d'Arablay, 1346
Etienne de Mornay, 1332
Pierre de Chappes, 1336
Jean de Cherchemont, 1328
Pierre Rodier, *vivant en* 1328
Matthieu Ferrand, 1329
Jean de Marigny, *Garde des Sceaux*, 1351
Guillaume de Sainte-Maure, 1334
Pierre Rogier, *Garde des Sceaux*, 1332
Guy Baudet, 1337
Etienne de Vissac, 1350
Guillaume Flotte, *vivant en* 1352
Firmin de Coquerel, 1349
Pierre de la Forêt, 1361
Gilles Aicelin, 1378
Jean de Dormans, 1373
Guillaume de Dormans, 1373
Pierre d'Orgemont, 1389
Miles de Dormans, 1387
Pierre de Giac, 1407
Arnaud de Corbie, 1413
Nicolas Dubosc, 1408
Montagu, 1415
Eustache de Laître, 1420
Henri de Marle, 1418
Jean le Clerc, 1438
Robert le Maçon, 1442
Martin Gougé, 1444
Louis de Luxembourg, 1443
Thomas Hoo, *viv. en* 1455
{ Ces deux derniers ont été à la nomination du Roi d'Angleterre.

Renaud de Chartres, 1443
Guillaume-Juvenal des Ursins, 1472
Pierre de Morvilliers, 1476
Pierre Doriole, 1485
Guillaume de Rochefort, 1492
Adam Fumée, *Gard. d. Sc.* 1494
Etienne Bertrand, 1483
Robert Briçonnet, 1497
Guy de Rochefort, 1507
Jean de Ganai, 1512
Etienne Poncher, 1524
Antoine Duprat, 1535
Antoine Dubourg, 1538
Matthieu de Longuejou, *Garde des Sceaux*, puis *Chancelier*, 1558
Guillaume Poyet, 1548
François de Montholon, *Garde des Sceaux*, 1543
François Errault, *Garde des Sceaux*, 1544
Fr. Olivier de Leuville, 1560
Jean Bertrandi, *Garde des Sceaux*, 1560
François-Olivier de Leuville, 1560
Michel de l'Hôpital, 1573
Jean de Morvilliers, *Garde des Sceaux*, 1577
René de Birague, 1583
Philippe-Hurault de Cheverny, 1599
François de Montholon, fils, *Garde des Sceaux* 1590
Philippe-Hurault de Cheverny, 1599
François de Montholon, *Chancelier*, 1590
Ch. de Bourbon, *Cardinal*, *Garde des Sceaux*, 1594
Pomponne de Bellièvre, 1607
Nic. Brulart de Sillery, 1624
Guillaume Duvair, *Garde des Sceaux*, 1621

Claude Mangot, *Garde des Sceaux*, 1617
Ch. d'Albert de Luynes, *Garde des Sceaux*, 1621
Merri Devic, *Garde des Sceaux*, 1622
L. le Fevre de Caumartin, *Garde des Sceaux*, 1623
Michel de Marillac, *Garde des Sceaux*, 1632
Ch. de Laubespine, *Garde des Sceaux*, 1653
Pierre Séguier, *Garde des Sceaux, Chancelier*, 1672
Ch. de Laubespine, *Garde des Sceaux*, 1657
Pierre Seguier, 1672
Matthieu Molé, *Garde des Sceaux*, 1656
Etienne d'Aligre, 1677
Michel le Tellier, 1685
Louis Boucherat, 1699
L. Phelippeaux de Pontchartrain, 1714
Daniel-François Voisin, 1717
Henri-François d'Aguesseau, 1751
Marc R. de Voyer d'Argenson, *Gard des Sc.* 1722
Joseph J. B. d'Armenonville, *Garde des Sceaux*, 1728
Germain-Louis Chauvelin, *Garde des Sceaux*, 1737
Guil. de la Moignon, 1750
Jean-Baptiste de Machault, *Garde des Sceaux*, 1750
Le Roi Louis XV, depuis le 14 mars 1757, jusqu'au 15 octobre 1761.
Nicolas-René Berryer, *Garde des Sceaux*, 1761
Paul-Esprit-Feydeau de Brou, *Garde des Sceaux*, 1762
René-Charles de Maupeou, *Vice-Chancelier & Garde des Sceaux*, puis *Chancelier en* 1768
René-Nicolas-Ch.-Augustin de Maupeou.

CHANCELIER des *Académies*, sont des Académiciens qui, dans certaines Académies de Gens de Lettres, ont la garde du Sceau de l'Académie, dont ils scellent les Lettres des Académiciens, & autres actes émanés de l'Académie. Le Chancelier de l'Académie Françoise est le premier Officier après le Directeur, il préside en son absence. On les élit l'un & l'autre tous les trois mois. Il y a aussi un Chancelier dans l'Académie Royale de Peinture & de Sculpture.

Ces Chanceliers des Académies sont aussi chargés d'en faire observer les statuts.

Il y a de semblables Chanceliers dans plusieurs Académies des Villes de Province, comme à la Rochelle, & dans quelques Sociétés Littéraires, comme à Arras.

Dans les Universités d'Allemagne, que quelques-uns appellent improprement en notre Langue, *Académies*, il y a un Chancelier qui occupe la première place après le Recteur. Sa charge est perpétuelle; c'est lui qui a l'inspection, pour empêcher qu'on ne contreviennne aux statuts de l'Académie, qu'on ne remplisse les places de Professeurs, de personnes incapables, & que l'on ne confère les dégrés de Bachelier, Licencié, ou Maître-ès-Arts, à ceux qui en sont indignes, soit par leur incapacité ou par leurs mauvaises mœurs.

CHANCELIER *des Eglises*, sont des Ecclésiastiques qui, dans certaines Eglises cathédrales & collégiales, ont l'inspection sur les écoles & études. En quelques Eglises, ils sont érigés en dignité ; dans d'autres, ce n'est qu'un Office : en quelques endroits, ils sont en même-tems *Chanceliers de l'Université*. Dans l'Eglise de Paris, le Chancelier donne la bénédiction de Licence dans l'Université ; le Grand-chantre a l'inspection sur les petites écoles.

CHANCELIER *de l'Eglise de Paris*, ou *de Notre-Dame, & de l'Université*, est une des dignités de l'Eglise cathédrale de Paris, qui réunit l'Office de Chancelier de cette Eglise, & celui de Chancelier de l'Université. Sa fonction comme Chancelier de l'Eglise de Paris, est d'avoir inspection sur les Colléges ; il y a aussi lieu de croire qu'il avoit anciennement la garde du Sceau de cette Eglise, & que c'est de-là qu'il a été nommé *Chancelier*. Sa fonction comme Chancelier de l'Université, est de donner la bénédiction de Licence de l'autorité Apostolique (*Voy. tom. I, pag. 308.*) & le pouvoir d'enseigner à Paris & ailleurs ; mais ce n'est point lui qui donne les Lettres, ni qui les scelle ; elles sont données dans chaque Faculté par le Greffier, qui est dépositaire du Sceau de l'Université.

Il y avoit à Paris, dès le temps de la première & de la seconde race de nos Rois, plusieurs écoles publiques ; une, entr'autres, qui étoit au parvis de Notre-Dame, dans un grand édifice bâti exprès, & attaché à la Maison Episcopale. L'Evêque avoit l'inspection sur ces écoles, & préposoit quelqu'un pour en avoir sous lui la direction, qui donnoit des Lettres à ceux qui étoient reçus Maîtres dans quelque science, & auxquels on donnoit pouvoir d'enseigner. Celui qui scelloit leurs Lettres, fut appellé *Chancelier*, à l'instar du Chancelier de France, qui scelloit les Lettres du Roi.

L'institution du *Chancelier de l'Eglise de Paris* doit être fort ancienne : puisque, dès le tems d'Imbert, Evêque de Paris en 1030, un nommé *Durand* est qualifié *Cancellarius Ecclesiæ Parisensis*. *Raynald* prenoit le même titre en 1032, & l'on connoît tous ceux qui ont depuis rempli cette place.

Lorsque les Maîtres & Régens des différentes écoles de Paris, commencèrent à former un Corps, que l'on appella *Université*, ce qui n'arriva qu'au commencement du XIIIe. siècle ; alors, le Chancelier de l'Eglise de Paris prit aussi le titre de *Chancelier de l'Université*.

Le Chancelier donne le degré de Docteur, & la bénédiction & commission de prêcher par tout le monde.

Comme il ne tenoit anciennement son pouvoir que de l'Evêque, il ne donnoit la faculté d'exercer & d'enseigner que dans l'étendue de l'Evêché. L'Abbé de Sainte-Geneviève, qui avoit la direction des écoles publiques du territoire particulier dont il étoit Seigneur spirituel & temporel, avoit son Chancelier, qui donnoit des Licences pour toutes les Facultés ; & comme il relevoit immédiatement du Saint-Siège, le Pape lui accorda le privilège de donner à ceux qu'il licencieroit, la faculté d'enseigner par toute la terre. Le Chancelier de Notre-Dame obtint un semblable pouvoir de Benoît XI dans le XIVe. siècle.

Il étoit quelquefois du nombre de ceux que l'on nommoit pour tenir le Parlement. On voit qu'il y étoit le 21 mai 1375, lorsqu'on y publia l'Ordonnance de Charles V, qui fixe la majorité des Rois à 14 ans.

Le célèbre *Gerson*, qui fut nommé Chancelier de l'Université en 1395, fut l'un des plus grands hommes de son tems, & employé dans les négociations les plus importantes.

La dignité de Chancelier est à la nomination du Chapitre. Le Recteur de l'Université assiste au Chapitre de Notre-Dame, à l'installation du Chancelier.

Il donne présentement seul la bénédiction de Licence dans les Facultés de Théologie & de Médecine : par rapport au degré de Maître-ès-Arts, par un ancien accord fait entre le Chancelier de Notre-Dame & celui de Sainte-Geneviève, les Collèges sont divisés en deux lots, qu'on appelle premier & second lot. Le Chancelier de Notre-Dame & celui de Sainte-Geneviève ont chacun leur lot, & chacun d'eux donne la Licence aux Bacheliers-ès-Arts, venant des Collèges de son lot ; & comme ces lots ne se trouvent plus parfaitement égaux, à cause des révolutions arrivées dans quelques Collèges, ils changent de lot tous les deux ans. Ils font entr'eux bourse commune pour les droits de réception. *Voy.* ARTS. (Maître-ès) *pag.* 325.

Lorsque la Licence des Théologiens & des Etudians en Médecine est finie, ils sont présentés au Chancelier de Notre-Dame, en la salle de l'Officialité ; & quelques jours après, il leur donne dans la Chapelle de l'Archevêché, la bénédiction & la démission, ou licence d'enseigner. Il donne aussi en même-tems le bonnet de Docteur aux Théologiens : ce qui est précédé d'une thèse qu'on nomme *Aulique*, parce qu'elle se soutient dans la grande salle de l'Archevêché. La cérémonie commence par un discours du Chancelier à celui qui doit être reçu Docteur.

A la fin de ce discours, il lui donne le bonnet : aussi-tôt le nouveau Docteur préside à l'Aulique, où il argumente le premier, & ensuite le Chancelier, &c. L'Aulique étant finie, le Chancelier & les Docteurs, accompagnés des Bedeaux, menent le nouveau Docteur à Notre-Dame, où il fait serment devant l'autel de Saint-Denis, autrefois de Saint-Sébastien, qu'il défendra la vérité jusqu'à l'effusion de son sang. Ce serment se fait à genoux : la seule distinction que l'on observe pour les Princes, est qu'on leur présente un carreau pour s'agenouiller.

A l'égard des Licenciés en Médecine, après avoir reçu de lui la bénédiction de Licence, ils reçoivent ensuite le bonnet de Docteur dans leurs écoles, par les mains d'un Médecin.

Pour ce qui est de la Faculté de Droit civil & canon, dans laquelle il donnoit aussi la bénédiction de Licence & le bonnet de Docteur, comme il n'y a point de cours de Licence dans cette Faculté, & qu'il étoit incommode de venir présenter au Chancelier chaque Licencié, l'un après l'autre ; par un ancien accord, fait entre le Chancelier & la Faculté de Droit, le Chancelier a donné à la Faculté le pouvoir de conférer en son lieu & place le degré de Licence & le Doctorat ; en reconnoissance de quoi, le Questeur de la Faculté paye au Chancelier deux livres pour chaque Licencié.

Le Chancelier de Notre-Dame a droit de visite dans les Collèges de Sainte-Barbe, Cambrai, Bourgogne, Boissi & Autun, concurremment avec l'Université ; mais il fait sa visite séparément.

Il a en outre l'inspection sur toutes les Principalités, Chapelles, Bourses & Régences des Collèges, mœurs & disciplines scholastiques, & tout ce qui en dépend. Il a la disposition des places de tous les Collèges ; & s'il s'élève des contestations à ce sujet, elles sont dévolues à sa jurisdiction contentieuse. Il peut rendre des sentences & ordonnances ; il peut même, en procédant à la réformation d'un Collège, informer & décréter.

Il a droit d'indult, de joyeux avénement, & de serment de fidélité : il est de plus un des exécuteurs de l'indult.

Il ne peut point donner d'absolutions *ad cautelam*, ni de provisions au refus de l'Ordinaire ; l'usage est de renvoyer l'Impétrant au Supérieur du Collateur ordinaire : mais s'il n'en a point dans le Royaume, ou qu'il soit dans un pays fort éloigné, ou qu'il y ait quelqu'autre motif légitime pour ne pas renvoyer devant lui, on renvoie ordinairement devant le Chancelier de l'Université, pour obtenir de lui des provisions.

Mais en matière de joyeux avénement & de serment de fidélité, il a seul le droit de donner des provisions au refus des Ordinaires dans toute l'étendue du Royaume.

Il a un *sous-Chancelier*.

CHANCELIER *de l'Eglise de Sainte-Geneviève & de l'Université*, est un Chanoine Régulier de l'Abbaye royale de Sainte-Geneviève de Paris, qui donne dans la Faculté des Arts la bénédiction de Licence de l'autorité apostolique, & le pouvoir d'enseigner à Paris & par-tout ailleurs. V. ARTS. (Maître-ès) *Tome I. pag. 325*.

L'institution de cet Office de Chancelier est fort ancienne ; elle tire son origine des écoles publiques, qui se tenoient à Paris dès le commencement de la troisième race, sur la montagne & proche l'Eglise de Sainte-Geneviève, appellée alors l'Eglise de *Saint-Pierre & de Saint-Paul*.

Sous le règne de Louis VII, on substitua aux Chanoines Séculiers qui desservoient alors l'Eglise de Saint-Pierre & de Saint-Paul, douze Chanoines, tirés de l'Abbaye de Saint-Victor, qui étoit alors une école célèbre ; & Philippe-Auguste ayant, en 1190, fait commencer une nouvelle clôture de murailles autour de la ville de Paris, l'Eglise de Saint-Pierre & de Saint-Paul s'y trouva renfermée. Et Pasquier, dans ses *Recherches de la France*, dit que quelque-tems après on donna à cette Eglise un Chancelier, comme étant une nouvelle peuplade de celle de Saint-Victor, laquelle pourtant ne fut point honorée de cette dignité, parce qu'elle se trouva hors de la nouvelle enceinte.

Cette création, dit Pasquier, causa de la jalousie entre le Chancelier de l'Eglise de Paris & celui de l'Eglise de Saint-Pierre & Saint-Paul ; le premier ne voulant point avoir de Compagnon, & l'autre ne voulant point avoir de Supérieur.

Les écoles qui se tenoient sous l'autorité de l'Abbé de

Sainte-Geneviève, s'étant multipliées par la permission du Chapitre de cette Eglise, son Chancelier fut chargé de faire observer les ordonnances du Chapitre, & d'expédier ses Lettres de permission pour enseigner. Il avoit l'intendance sur les écoles, examinoit ceux qui se présentoient pour professer, & ensuite leur donnoit pouvoir d'enseigner.

Lorsque les différentes écoles de Paris commencèrent à former un corps, sous le nom d'Université, ce qui ne commença qu'en 1200, le Chancelier de l'Eglise de Sainte-Geneviève prit aussi le titre de Chancelier de l'Université, & en fit seul les fonctions, jusqu'au tems de Benoît XI, comme l'observe *André Duchesne*.

Ce que dit cet Auteur, est justifié par la célèbre dispute qui s'éleva en 1240, entre le Chancelier de Sainte-Geneviève & celui de Notre-Dame. Les écoles de Théologie de Notre-Dame n'étant pas alors de l'Université, le Chancelier de cette Eglise ne devoit point étendre sa jurisdiction au-delà du cloître de son Chapitre, où étoient ces écoles de Théologie de l'Evêque de Paris. Il entreprit néanmoins d'étendre son autorité sur les écoles de l'Université, lesquelles étant toutes en deçà du Petit-pont, étoient appellées les *Ecoles de la Montagne*. L'Abbé & le Chancelier de Sainte-Geneviève portèrent au Pape Grégoire IX, leurs plaintes de cette entreprise; & ce Pape, par deux Bulles expresses de 1227, maintint la jurisdiction de l'Abbé & du Chancelier de Sainte-Geneviève sur toutes les Facultés, & défendit au Chancelier de Notre-Dame de les troubler dans cette jurisdiction & dans leurs fonctions. Il ajoute que personne n'a droit d'enseigner dans le territoire de Sainte-Geneviève, sans la permission de l'Abbé.

Le Chancelier de Sainte-Geneviève fut le seul Chancelier de l'Université jusqu'en 1334, que Benoît XI ayant uni l'école de Théologie de l'Evêque de Paris à l'Université, dont jusqu'alors elle n'étoit point membre, le Chancelier de l'Eglise de Paris reçut alors le pouvoir de donner la bénédiction de Licence de l'autorité du Saint-Siège, de même que celui de Sainte-Geneviève, & prit aussi depuis ce tems-là le titre de *Chancelier de l'Université*, concurremment avec celui de Sainte-Geneviève.

Alors le Chancelier de l'Eglise de Paris donnoit la bénédiction aux Licenciés des écoles de Sainte-Geneviève, & le Chancelier de Sainte-Geneviève donnoit la bénédiction aux Licenciés des écoles dépendantes de l'Evêque de Paris. Ensuite on eût le choix de s'adresser à l'un ou à l'autre; mais par succession

cession de tems, l'usage a introduit que le Chancelier de Sainte-Geneviève ne donne plus la bénédiction de Licence que dans la Faculté des Arts; c'est pourquoi on l'appelle quelquefois *Chancelier des Arts*, quoiqu'il ne soit pas le seul qui donne la bénédiction de Licence dans cette Faculté.

Depuis le XIIIe. siècle, pour s'assurer de la capacité des Récipiendaires, le Chancelier de Sainte-Geneviève a bien voulu, à la réquisition de l'Université, choisir quatre Examinateurs, un de chaque Nation, lesquels, conjointement avec lui, examinent les Candidats avant que de leur accorder la Licence.

L'Université ayant contesté au Chancelier de Sainte-Geneviève le droit de choisir des Examinateurs, l'affaire fut portée au Conseil du Roi Charles VI; lequel, par Arrêt de 1381, confirma le Chancelier de Sainte-Geneviève dans le droit & possession où il étoit, & où il est encore, de choisir chaque année quatre Examinateurs, un de chaque Nation; droit qu'il exerce aujourd'hui, & reconnu par l'Université.

Par une transaction passée entre les Chanceliers de Notre-Dame & de Sainte-Geneviève, homologuée par Arrêt du mois de mars 1687, les deux Chanceliers ont fait deux lots de tous les Collèges de l'Université de Paris. Ils sont convenus que les Ecoliers des Collèges iroient; savoir, ceux du premier lot, pendant deux ans, se présenter au Chancelier de Notre-Dame, pour être examinés, & recevoir le bonnet de Maître-ès-Arts; & ceux des Collèges du second lot, au Chancelier de Sainte-Geneviève; qu'après les deux ans, les Ecoliers du premier lot se présenteroient à Sainte-Geneviève, & ceux du second lot, à Notre-Dame, & ainsi alternativement de deux en deux ans; ce qui s'est toujours pratiqué depuis sans aucune difficulté.

Voici l'ordre & la manière dont les Chanceliers de Notre-Dame & de Sainte-Geneviève ont coutume de procéder aujourd'hui dans l'exercice de leurs fonctions.

Lorsque les Candidats se présentent à l'examen d'un des Chanceliers, le Bedeau de la Nation des Candidats lui remet le certificat de leur cours entier de Philosophie, signé de leur Professeur, avec les attestations du Principal du Collège où ils ont étudié, du Greffier de l'Université, du Recteur, auquel ils ont prêté serment, & l'acte de leur promotion au degré de Baccalauréat-ès-Arts. Le Chancelier les examine avec ses quatre Examinateurs. Quand ils ont été reçus à la pluralité des suffrages, il leur fait prêter les sermens accou-

TOME II. O

tumés, dont le premier & le principal est d'observer fidélement les statuts de l'Université ; après quoi, il leur confère ce que l'on appelloit autrefois *le degré de Licence dans la Faculté des Arts*, en leur donnant, au nom & de l'autorité du Pape, la bénédiction apostolique, & il couronne le nouveau Maître-ès-Arts par l'imposition du bonnet.

Un Bachelier-ès-Arts (*Voy. tom. I, pag. 307.*) d'un lot ne peut s'adresser au Chancelier qui a actuellement l'autre lot, sans un *licet* de l'autre.

Il y a bourse commune entre les deux Chanceliers pour les droits de réception des Maîtres-ès-Arts.

Le Chancelier de Sainte-Geneviève prête serment dans l'assemblée générale de l'Université.

Suivant l'*Art. 27, des Statuts de l'Université de Paris,* le Chancelier de Sainte-Geneviève doit être Maître-ès-Arts; ou s'il n'est pas de cette qualité, il est tenu d'élire un sous-Chancelier, qui soit Maître-ès-Arts, c'est-à-dire, Docteur en Théologie. Les Chanceliers sont dans l'usage de choisir toujours un Docteur en Théologie.

CHANCELIER *de l'Empire de Galilée*, est le Président d'une Jurisdiction en dernier ressort, appellée le *haut & Souverain Empire de Galilée*, que les Clercs de Procureurs de la Chambre des Comptes ont pour juger les contestations qui peuvent survenir entr'eux. *Voy.* BASOCHE.

Le Chef de cette Jurisdiction prenoit autrefois le titre d'*Empereur de Galilée*; son Chancelier étoit le second Officier : mais Henri III, ayant défendu qu'aucun de ses sujets prît le titre de *Roi*, comme faisoient le premier Officier de la Basoche & les Chefs de plusieurs autres Communautés, le titre d'*Empereur* cessa dans la Jurisdiction des Clercs des Procureurs de la Chambre des Comptes, qui conserva néanmoins toujours le titre d'*Empire*; & le Chancelier devint le premier Officier de cette Jurisdiction. On voit par là que l'usage de lui donner le titre de Chancelier est fort ancien.

Le Chancelier est soumis, de même que tout l'Empire, au Protecteur, qui est le Doyen des Maîtres des Comptes, Protecteur né de l'Empire; lequel fait, lorsqu'il le juge à propos, des réglemens pour la discipline de l'Empire. Ces réglemens sont adressés *à nos amés & feaux Chanceliers & Officiers de l'Empire*, &c.

Lorsque le Chancelier actuellement en place donne sa démission, ou que sa place devient autrement vacante, on procède à l'élection d'un nouveau Chancelier, à la requisition du Procureur-général de l'Empire. Cette élection se fait, tant par les Officiers de l'Empire, que par les autres Clercs, actuellement travaillans chez les Procureurs de la Chambre. Les Procureurs qui ont été Officiers de l'Empire, peuvent aussi assister à cette nomination, & y ont voix délibérative.

Celui qui est élu Chancelier, prend des provisions du Protecteur de l'Empire; & lorsqu'elles sont signées & scellées, il les donne à un Maître des Requêtes de l'Empire, qui en fait le rapport en la forme suivante.

M. le Doyen des Maîtres des Comptes prend place au grand Bureau de la Chambre des Comptes, où il occupe la place de M. le premier Président. M. le Procureur-général de la Chambre prend la première place à droite sur le banc des Maîtres des Comptes.

Le Maître des Requêtes de l'Empire, chargé des Lettres du Chancelier, en fait son rapport devant ces deux Magistrats, l'Empire assemblé & présent, sans siège néanmoins.

Le Chancelier se présente, & fait une harangue à la Compagnie; ensuite, il prend séance à côté du Protecteur, & se couvre d'une toque, ou petit chapeau, d'une forme assez bizarre.

Le Protecteur l'exhorte à faire observer les Réglemens; ensuite, il est conduit à l'Empire assemblé dans la Chambre du Conseil, où il prête serment entre les mains du plus ancien des Chanceliers de l'Empire : il fait aussi un discours à l'Empire.

Il en coûte ordinairement quatre ou cinq cents livres pour la réception; plusieurs néanmoins se sont dispensés de faire cette dépense, qui n'est pas d'obligation.

Un des privilèges du Chancelier est que, lorsqu'il se fait recevoir Procureur en la Chambre des Comptes, les provisions sont scellées *gratis* en la grande Chancellerie de France.

Quand la place de Chancelier n'est pas remplie, c'est le plus ancien Maître des Requêtes de l'Empire qui préside en la Chambre de l'Empire.

Il n'y a que le Chancelier, les Maîtres des Requêtes & les Sécrétaires des finances qui aient voix délibérative dans les assemblées.

On ne peut choisir que parmi les Officiers de l'Empire, pour remplir la charge de Chancelier.

Les nominations aux Offices vacans, se font par le Chancelier, les Maîtres des Requêtes & Secrétaires des finances. Les Lettres sont visées & scellées par le Chancelier.

Le coffre des archives, titres & registres des arrêts & délibérations de l'Empire, est fermé à deux clefs, dont l'une est entre les mains du Chancelier, l'autre entre les mains du Greffier.

CHANDELIER, Marchand ou Ouvrier autorisé à faire & vendre de la Chandelle, & l'huile à brûler à petits poids & mesures, en qualité de membre de la Communauté des Chandeliers. Ils ont pareillement le droit de vendre toutes sortes de verres, bouteilles, falots, falourdes, cotrets, charbon, &c. Cette Communauté est ancienne : ses premiers statuts, accordés par Philippe I, sont de l'année 1061, & ils ont été confirmés, corrigés & augmentés par presque tous les Rois ses Successeurs.

L'apprentissage est de 6 ans, après lesquels il y a deux années de compagnonage. Le brevet coûte 50 liv. & la maîtrise 900 liv. Quatre Jurés, dont deux se renouvellent tous les ans, font les affaires de la Communauté. Ils ont le droit, depuis 1396, de fabriquer toutes sortes d'huiles, & sont chargés de *l'étalon royal*, des mesures à l'huile, qui leur donne le droit d'inspection sur les Marchands Epiciers, Apothicaires, & autres vendans l'huile en cette Capitale, conformément à différens Arrêts, & notamment à celui rendu contradictoirement en faveur de cette Communauté, contre les Marchands Epiciers, Apothicaires, &c. sur les conclusions de M. le Procureur-général, le 16 mai 1749. Outre les Maîtres de cette Communauté, il y a douze Chandeliers privilégiés. Patron, Saint Nicolas. Bureau, rue de la Tixeranderie.

CHANDELLES *des Rois.* Une sentence de Police, du 29 décembre 1745, en ordonnant l'exécution de l'*art.* 9 des statuts des Chandeliers de Paris, a défendu aux Maîtres Chandeliers d'en faire ou fabriquer, à peine de vingt livres d'amende ; & aux Garçons & autres de les porter, à peine de prison. Ce réglement fut réaffiché au mois de janvier 1748.

CHANGE. (Pont au) *Voy.* PONTS.

CHANGE. Lieu établi par le Roi, pour changer les espèces. Ce mot signifie en général la permutation d'une monnoie comptée dans une place pour en recevoir la valeur dans une autre, soit en même monnoie ou en d'autre. Voyez la *Pratique de Claude Irson*. Le 23 mai 1689, le Roi ordonna que le Changeur, pour son droit de change sur un écu, prendroit trois deniers; pour une pistole, un sou; pour un demi-louis, six deniers, &c. Il y a à Paris plusieurs maisons, appellées *Changes. Voy.* CHANGEURS.

CHANGEURS, Particuliers établis & autorisés par le Roi, pour recevoir dans les différentes Villes du Royaume les monnoies anciennes, défectueuses, étrangères, hors de cours; en donner, à ceux qui les leur portent, une valeur prescrite en espèces courantes; envoyer aux Hôtels des Monnoies les espèces décriées qu'ils ont reçues; s'informer s'il n'y a point de particuliers qui en retiennent; les faire saisir chez ces particuliers; veiller dans les endroits où ils sont établis, à l'état des monnoies circulantes, & envoyer à leurs Supérieurs les observations qu'ils ont occasion de faire sur cet objet; d'où l'on voit que l'état de Changeur, pour être bien rempli, demande de la probité, de la vigilance, & quelques connoissances des monnoies.

Sous le règne de Charles VI, en 1422, la multiplication des monnoies différentes, dont le cours étoit resserré dans des districts particuliers, & principalement interdit dans toute l'étendue des domaines du Roi, auroit toujours rendu le commerce impraticable, sans le secours des Changeurs établis dans les grandes Villes, & sur-tout dans celles où se tenoient les foires. Ceux de Paris demeuroient sur le grand-Pont, auquel ils donnèrent le nom de *Pont-au-Change*. Instruits du titre & de la valeur des espèces de chacune des monnoies particulières, ils les recevoient toutes indistinctement, & donnoient en échange le prix de ces espèces en monnoie ayant cours dans les lieux, où ceux qui les leur apportoient se proposoient d'aller. Quelquefois, au lieu de les acquitter en argent, ils donnoient des cédules, ou billets, pour en recevoir la valeur des mains du Changeur d'une autre Ville. C'est vraisemblablement à cet usage, qu'il faut rapporter l'origine de nos lettres-de-change, qui procurent au commerce une activité, dont il n'étoit pas susceptible avant leur introduction.

Ces Changeurs titrés, établis dans presque toutes les grandes Villes, furent donc nos premiers Banquiers. Ils faisoient de plus le commerce de vaisselle, de bijoux d'or ou d'argent, de perles & de pierres précieuses. Leur nombre étoit fixé. Obligés de donner caution avant que d'être admis, leur solvabilité reconnue rendoit leurs relations aussi sûres que fidèles. Ils avoient seuls la faculté de tirer les lettres-de-change, ou ordres de payer, pour les Villes du Royaume qu'embrassoit leur correspondance respective. Les Marchands qui suivoient les foires, ne pouvoient donner des mandemens que pour les Villes où ils devoient se trouver dans les termes de l'échéance. Les Lombards & les Juifs, attentifs à tous les objets d'intérêt, usurpèrent, autant qu'ils purent, cette partie essentielle du commerce, le vrai mobile de sa progression. Ne pouvant contracter des obligations ou des ordres d'acquitter, comme Changeurs, ils les signèrent en qualité de Marchands Forains, quoiqu'en effet ils ne sortissent pas des Villes où ils faisoient leur résidence. Ces étrangers avides, unis entr'eux par l'appât du gain, ne formoient dans le Royaume qu'une même famille, de manière que chacun d'eux avoit, pour ainsi dire, autant d'associés que de compatriotes répandus dans les différentes Provinces. Ces actes simulés leur furent d'abord défendus, sous peine d'amende arbitraire : mais la cupidité d'une part, de l'autre le besoin & la commodité d'un transport facile de ses fonds, sans passer par les mains des Changeurs publics & autorisés, bravoient les défenses. La fraude une fois introduite, trouva le moyen d'éluder la loi, & ouvrit la porte à l'usure, qui jouissoit de l'impunité dans les ténèbres dont elle s'enveloppoit, ou à la faveur d'une tolérance acquise à prix d'argent.

Ce seroit un ouvrage intéressant qu'une histoire raisonnée du commerce, depuis ces temps reculés jusqu'à ce jour. On verroit avec quelle constance, cet esprit d'avidité s'est transmis de siècle en siècle. La malheureuse multiplication des métaux, la monstrueuse disproportion des fortunes particulières, formées des débris de celle de l'Etat ; & plus que tout cela, un luxe immodéré, ont fait dégénérer le commerce en papier dans un brigandage ouvert. L'abus des lettres-de-change est monté à un excès intolérable. L'usage en étoit restreint jadis aux seuls Changeurs, Banquiers ou Marchands. Aujourd'hui, tout particulier est admis à signer de pareils actes, c'est-à-dire, qu'il devient Marchand, & par ce moyen, usurpe une prérogative destinée pour accélérer les opérations du commerce, & non pour favoriser l'usure & la dissipation.

Seroit-ce un objet indigne de la bonté paternelle du Prince, de l'attention du Gouvernement, des soins éclairés de nos Magistrats, de la vigilance de notre Police, de réprimer ces désordres honteux, par des réglemens qu'il ne fût pas possible de violer ? On ne verroit plus un vil essain d'Agens usuraires assiéger l'innocence de notre jeunesse, épier le fils de famille au sortir de la maison de ses parens, pour lui procurer, par la signature de ces cédules ruineuses, la cruelle facilité de sacrifier son repos, sa fortune, un tems précieux, son honneur à l'ivresse de ses passions, le plonger dans un abîme de déréglemens, & l'étouffer avant que de naître ? On ne verroit plus des jeunes-gens qui, par leur naissance, leur éducation & leur position dans la société, sont destinés à devenir un jour la lumière, le soutien, la gloire de leur patrie, transformés en Marchands de toute espèce, trouver dans les détours ignominieux d'un commerce obscur, les funestes moyens de se couvrir de honte, d'absorber leur patrimoine avant que d'en être les possesseurs, & se mettre à la fin dans la fatale nécessité de continuer, à la faveur de la plus insigne mauvaise foi, des pratiques illicites, embrassées d'abord par imprudence ? Le vice qu'on attaque ici, n'est que trop universellement répandu : il a, jusqu'à présent, osé régner impunément ; il est parvenu à une licence effrénée, dont tout le monde gémit : il n'y a point de père qu'il ne fasse frémir ; il interrompt, il anéantit le commerce légitime, le seul qu'il soit juste de protéger : il dégrade les manufactures, les arts, le génie : il procure tout au plus des richesses criminelles à quelques infames Usuriers, espèces d'hommes trop méprisables, pour mériter autre chose de la part de l'administration, que les plus sévères châtimens.

On ne prévoyoit pas ces abus pernicieux, lorsque Philippe-le-Bel établit des changes publics dans quatorze lieux différens, & prescrivit les réglemens qui devoient y être observés. Les Lettres de cet établissement furent adressées aux Maîtres des foires de Champagne, la Province de France où ces marchés privilégiés se tenoient le plus fréquemment, de manière que la connoissance de ces foires étoit passée en proverbe : pour désigner une personne intelligente, on connoît ce proverbe vulgaire, *il sait les foires de Champagne*. Les bornes de ce Dictionnaire ne permettent pas de donner plus d'étendue à cet article des monnoies ; nous dirons seulement que la jurisdiction sur ce fait, fut érigée en Cour Souveraine dans le XVe. siècle.

CHANOINES. *Voy. les différens Chapitres & Collégiales, chacun sous le titre de leur Saint.*

CHA

CHANOINESSES *du Saint-Sépulchre*, (ou Couvent de Belle-Chasse.) Ce Couvent, qui est situé dans la rue Saint-Dominique, fauxbourg Saint-Germain, est un Couvent de Religieuses Chanoinesses du Saint - Sépulchre, autrement appellé le Couvent de *Belle-Chasse*, du nom que portoit autrefois le lieu où il est situé. Ce fut la Baronne *de Plancy* qui attira ces Religieuses de Charleville à Paris en 1632, & qui les logea dans sa maison, jusqu'à ce qu'elles eussent trouvé un lieu plus commode. Elles trouvèrent tant de difficultés à leur établissement, qu'elles auroient été obligées de s'en retourner, si un riche partisan, nommé *Barbier*, ne leur eût donné une grande maison qu'il avoit en cet endroit. On travailla aussi-tôt à rendre cette maison convenable à une Communauté Religieuse, & ces Filles y furent introduites le 21 novembre 1636. Elles n'étoient pour lors qu'au nombre de cinq, & avoient pour Supérieure la Mère *Odilie de Castro*.

La principale Bienfaitrice de cette Maison a été la Mère *de Verdaille*, qui en étoit Prieure. Cet Ordre a été institué dans la Palestine, par ceux à qui les Sarrasins, & puis les Rois de Jérusalem, confièrent la garde du Saint-Sépulchre, vers la fin du XIe. siècle. Les Couvens de cet Ordre, tant d'hommes que de femmes, se sont multipliés en Europe, excepté en France, où il y en a très-peu. De celui-ci, sont sorties les Chanoinesses du Saint-Sépulchre ; que *Louis-Charles d'Albert*, Duc de Luynes, établit dans sa terre de Luynes en 1656.

CHANOINESSES *Régulières de Saint-Augustin*.

Ce Monastère est dans la rue & du même côté que les Religieuses de Picpus. *Jean-François de Gondi*, premier Archevêque de Paris, ayant formé le dessein de faire un établissement de Filles de l'Ordre de Saint-Augustin à Paris, écrivit, le 27 janvier 1640, à Madame *de Villiers Saint-Paul*, Abbesse des Chanoinesses Régulières de Saint-Etienne de Reims, pour la prier de venir à Paris, afin qu'après avoir conféré ensemble, il pût mettre ce projet à exécution. Madame *de Villiers Saint-Paul* vint aussi-tôt à Paris, & amena six Religieuses de son Abbaye. Elles commencèrent l'établissement des Chanoinesses de Saint-Augustin, sous le titre de *Notre-Dame de la Victoire de Lépante*, dont elles font la fête le 7 d'octobre. Cette Abbesse fit choix de la Mère *Su-*

zanne *Tubeuf*, une de celles qu'elle avoit amenées, pour être Prieure de cette Communauté naissante. M. *Tubeuf*, son frère, qui étoit pour lors Intendant des Finances de la Reine Anne d'Autriche, Régente du Royaume, leur acheta à Picpus une maison, qui avoit sept arpens d'enclos, où sont actuellement établies ces Religieuses Chanoinesses, sans néanmoins fonder, ni doter cette maison. Il fit venir ensuite son autre sœur, qui étoit Religieuse Bénédictine à Saint-Pierre de Reims, & qui eut permission du Pape pour changer d'habit & d'Ordre.

Tant que M. *Tubeuf* vécut, il eut soin de cette Communauté, & donnoit manuellement des sommes pour la mettre en état de recevoir des filles & de s'augmenter. M. de Gondi confirma cet établissement, & accorda à ces Religieuses le droit d'élire une Prieure triennale. En 1647, le même M. *Tubeuf* obtint des Lettres-patentes confirmatives de l'établissement de cette Maison, avec les Arrêts d'enregistrement des Cours de Parlement & Chambre des Comptes. Cette Maison est aujourd'hui composée d'environ 40 Religieuses de chœur, & de 10 Converses. Elles suivent la règle commune de S. Augustin, & ne sont point Hospitalières. Elles sont habillées de serge blanche, avec un surplis de toile fine sur la robe, un voile noir sur la tête, & une aumuce sur le bras. On appelle ces Chanoinesses, Madame, quand on leur parle.

Le corps de *Marguerite-Louise d'Orléans*, Grande Duchesse de Toscane, & fille de *Jean Gaston de France*, Duc d'Orléans, & de *Marguerite de Lorraine*, a été inhumé dans l'Eglise de ce Couvent, où il y a deux épitaphes, l'une Françoise & l'autre Latine : voici l'une & l'autre.

Ici repose le corps *de très-haute, très-puissante & très-vertueuse Princesse M.* Aloyse d'Orléans, *épouse de Magnanime* Cosme III de Médicis, *Grand Duc de Toscane, décédée le* 17 *septembre* 1721. *Priez Dieu pour le repos de son ame.*

D. O. M.

Margaritæ Aloysiæ, Joannis Gastonis *Ducis Aureliani filiæ*, Ludovici XIV *nuptiarum auspicis patrueli*, Henri IV *nepti*, Magnæ Duci Etruriæ, regiis corporis, animique dotibus insigni christianæ pietatis exemplo conjugi carissimæ carissimorum pignorum matri Cosmus III, *Magnus Dux Etruriæ*, mœrens monumentum posuit. A. S. M. D. CC. XXIII.

CHANTELOUP. Village situé vers l'orient de Paris, à 6 ou 7 lieues de distance, environ une lieue par-delà Lagny, en approchant de Jossigny, dont il n'est aussi éloigné que d'une lieue. Il est sur une espèce de monticule, environné de bocages, où il ne paroît pas qu'il y ait de vignoble.

Il y a deux autres Chanteloup dans le diocèse de Paris; l'un, qui est très-ancien, est situé près de la paroisse de Moissy, près Corbeil; & l'autre, sur la paroisse de Saint-Germain de Châtres, près de Montlhery.

La Chapelle est du titre de Saint-Sauveur, bâtie il y a environ 400 ans. L'Abbé de Lagny est présentateur de la Cure, & est le Seigneur du lieu & gros Décimateur.

CHANTIERS. *Voy.* BOIS. (*Marchand de*)

CHANTILLI, (le Château de) est à neuf lieues de Paris, sur la Nonnette, & deux lieues au-dessous de Senlis. Un de nos Poëtes Latins a prétendu que ce lieu si charmant a pris son nom de la quantité de tilleuls qu'on y voit, ce qui a fait donner le nom de *Chantilly*, comme qui diroit le *Champ des Tilleuls*.

Lætius arrident Tiliæ, decus unde beato
Nomenque campo.

BOUTARD, dans son Ode intitulée, *Cantiliacum*.

Cette seigneurie a appartenu à *Pierre d'Orgemont*, Chancelier de France sous le règne de Charles VI. *Pierre d'Orgemont*, son petit-fils, la donna en 1484 à *Guillaume*, Baron de Montmorenci, son neveu, fils de *Jean de Montmorenci*, second du nom, & de *Marguerite d'Orgemont*, sa femme. Le Roi Louis XIII donna, l'an 1633, le Duché de Montmorenci, dont Chantilli faisoit partie, à Madame la Princesse *de Condé*, sœur de *Henri de Montmorenci*, qui avoit été le dernier de sa branche. Mais Sa Majesté se réserva le château & seigneurie de Montmorenci, dont elle jouit le reste de sa vie. La Reine, mère de *Louis-le-Grand*, en accorda pendant sa Régence la jouissance à M. le Prince *de Condé*; mais quelque tems après, le Roi rentra en possession.

Enfin, l'an 1661, le Roi donna Chantilli au même Prince en pleine propriété, & rétablit en 1675 la Capitainerie des Chasses de la forêt d'Halatte, qui avoit été supprimée en 1643. Cette terre ne vaut que quatorze ou quinze mille livres de rente; mais elle est très-considérable par ses mouvances.

La forêt de Chantilli contient sept mille six cens arpens. Au milieu, est une place, dont la figure est ronde, & qu'on appelle *la table*. Douze grandes routes, bordées de charmilles, commencent à cette étoile.

Cet endroit est remarquable par les fêtes que le *Grand Condé* donna au Roi *Louis-le-Grand* & à toute la Cour, pendant trois jours.

La principale avenue, par laquelle on arrive au Château, s'appelle la *route du Connétable*, parce que ce Seigneur la fit percer. Elle a, comme les autres, environ six toises de large & une lieue de long. Elle est entre deux autres avenues fort agréables, dont l'une sert aux charriots & autres voitures, & la troisième pour la symmétrie.

Au bout de la principale de ces trois avenues, on trouve une grande demi-lune, de laquelle on entre dans une avant-cour. Le pont-levis est entre deux pavillons; le fer-à-cheval se présente ensuite, & l'on monte sur une terrasse, au milieu de laquelle, & vis-à-vis de l'entrée du grand Château, on voit une statue équestre de bronze du dernier Connétable *de Montmorenci*. Ce Seigneur y est représenté armé à l'antique, l'épée nue à la main; son casque à terre soutient un des pieds du cheval; le tout est bien modelé & estimé des Connoisseurs.

L'ancien Château étoit sur une roche, au milieu de plusieurs sources, qui remplissent un grand fossé. La porte du Château d'aujourd'hui est rebâtie à la moderne & ornée de sculptures. La cour est presque triangulaire, & de tous les côtés s'élevent des bâtimens embellis de sculptures & d'ornemens.

Les appartemens sont grands, commodes & richement meublés, & les sallons très-ornés. La salle d'armes contient toutes sortes d'armures à l'antique, curieusement ramassées, & en quantité. La Chapelle est fort belle.

Lorsqu'on démolissoit la Chapelle de l'ancien Château, l'on trouva au milieu un cercueil de plomb, à quatre pieds de profondeur, dans lequel étoit un corps dans tout son entier. Il avoit deux doigts de long de barbe au menton, laquelle est restée entre les mains de ceux qui l'ont voulu toucher. Les deux bras étoient liés par les poignets avec un cordon de soie, & le corps étoit revêtu d'une chemise de toile blanche assez fine, & que l'on a déchirée avec peine, & enveloppé d'une toile grise cirée & ficelée, avec une corde aussi cirée.

Par l'examen que l'on a fait des Seigneurs qui ont possédé Chantilli, depuis le tems que la permission de bâtir une Chapelle leur fut accordée, il paroît que ce corps est celui de *Guillaume le Bouteiller-Senlis*, IIIe du nom, Seigneur de Chantilli, parce que ce fut lui qui obtint cette permission le premier mai 1333, & qui, en conséquence, fit bâtir cette Chapelle. Il y a beaucoup d'apparence qu'il y fut enterré ; car, c'est le dernier Seigneur de cette maison qui soit réputé être mort à Chantilli. Ce cercueil a été transféré tel qu'il a été trouvé, dans l'Eglise paroissiale de Chantilli.

Le petit Château est à gauche du fer-à-cheval. C'étoit la Capitainerie du tems que Chantilli appartenoit à la maison de Montmorenci ; mais feu M. le Prince l'avoit fort orné. Les ornemens du dehors sont des pilastres d'ordre corinthien. Le logement du rez-de-chaussée est à fleur d'eau du grand fossé. Il est composé de deux appartemens, qui sont séparés par une salle qui leur est commune, & ornée de tableaux, qui représentent les plus belles maisons des environs de Paris. Les peintures des autres pièces font voir l'histoire de Venus, celle de Diane, celle de Flore, celle de Bacchus, celle de Momus, &c.

L'appartement, qui est au-dessus, se trouve de plein-pied au rez-de-chaussée de la cour du grand Château, auquel il est joint par un pont, qui traverse le grand fossé. Cet appartement est beau & magnifiquement meublé. Au bout, est une galerie, percée de six grandes croisées du côté de la forêt. Vis-à-vis de ces croisées, sont de grandes glaces, dans des bordures d'un travail singulier. Au bout de cette galerie, est un portrait du *Grand Condé*, peint par le vieux *Juste*. Ce héros y est représenté en pied. On voit d'un côté l'ordre de la bataille de Rocroi, & de l'autre le combat. Outre ce tableau, on en voit plusieurs autres dans les trumeaux, qui sont entre les croisées & les glaces. Chacun de ces tableaux représente, selon l'ordre des tems, une Campagne de ce grand Prince. L'action principale de la Campagne occupe le milieu du tableau, & les autres sont peintes en petit dans des corniches, qui sont à l'entour. Toutes ces peintures sont de *le Comte*.

Les jardins sont d'une grande beauté, & les effets d'eau admirables. Il faudroit un volume entier, pour en faire une description exacte. On ne parlera ici que des morceaux les plus curieux. Le grand canal est remarquable par son étendue & par la beauté de ses eaux. Il est bordé des deux côtés de belles allées d'arbres, qui font un très-bel effet.

La principale porte de la ménagerie donne sur une des

allées qui bordent le grand canal. Cette ménagerie offre d'abord un agréable appartement, meublé avec beaucoup de goût, & néanmoins assez singulièrement. Les peintures du grand sallon représentent l'histoire d'Isis, & ce sallon est tourné de manière, qu'il semble que ce soit le temple de cette Divinité.

Dans une des cours, on trouve huit ou dix pavillons, séparés les uns des autres, & destinés à loger les animaux rares, que l'on fait venir des pays étrangers. Dans une autre cour, on voit la fontaine de Narcisse. Ce Berger se mire dans l'eau, & tend les bras avec transport, pour embrasser sa figure que l'on voit dans l'eau.

La galerie des cerfs est dans la partie de jardins qui est du côté du bourg de Chantilli ; elle est ouverte en arcades sur le parterre de l'orangerie ; & de l'autre côté, elle est ornée d'une cinquantaine de figures de cerfs, qui portent tous à leur col les armes de la maison de Montmorenci ; & des maisons avec lesquelles elle a fait des alliances. Ce même côté est encore orné d'une peinture à fresque, qui retrace aux yeux l'aventure de Psiché.

A l'un des bouts de cette galerie, on trouve le pavillon des étuves, ainsi nommé, à cause qu'il y en avoit autrefois. Deux grands sallons occupent ce pavillon ; dans l'un est un billard, & dans l'autre, qui est accompagné de cabinets, sont plusieurs lits de repos.

A l'autre bout de la galerie des cerfs, est l'orangerie. C'est un grand morceau d'architecture, orné de pilastres. Les orangers sont beaux, en grand nombre, & bien entretenus.

La faisanderie est composée de trois jardins en terrasse, d'un corps-de-logis de deux pavillons & de quatre grands jets d'eau. On y voit une quantité surprenante de faisans & de perdrix, qu'on y élève avec soin.

Le parc est fort grand & entouré de murailles. Sa longueur est d'environ une lieue & demie ; & sa largeur, en certains endroits, est de plus d'une demi-lieue. Il est coupé de plusieurs belles allées, & rempli d'agréables bosquets, pratiqués avec choix pour la commodité & le plaisir de la chasse.

L'Eglise a été fondée par le *Grand Condé*. Elle est bien bâtie à la moderne, fort claire, & d'une bonne architecture.

L'écurie de Chantilli est d'une grandeur immense, & remarquable par sa belle construction ; mais sa décoration ne fait point honneur à l'Architecte. 1°. La position est ridicule, parce que n'étant point vue du Château, sa magnificence est en pure perte; en sorte qu'il n'y a nul rapport du principal avec l'accessoire, qui, loin de lui être entièrement subordonné, comme la raison le demande, lui est infiniment supérieur. En second lieu, la vaste étendue de son intérieur, la hauteur de la voûte, le nombre & la grandeur des croisées, tout en est si peu sensé, que les chevaux y périroient de froid, si on n'y allumoit du feu dans l'hiver.

Cette écurie est située sur la pelouse de Chantilli, & d'alignement à la croisée du grand cabinet de l'appartement de S. A. S. Monseigneur le *Prince de Condé*, au petit Château; en sorte que quand les portes des deux bouts sont ouvertes, on voit de ce cabinet, au travers de l'écurie, l'allée d'arbres qui est à côté du réservoir, & qui est éloignée de 220 toises de cette écurie.

Elle a la forêt au midi & le Village au nord, & contient dans sa longueur extérieure 96 toises & demie, sur neuf toises, deux pieds de largeur. Elle est terminée, à chaque bout, par un pavillon de dix toises, cinq pieds quarrés, saillans sur les longs cours de ladite écurie, de quatre pieds & demi.

Le pavillon du côté du Château est au levant, & celui du côté du réservoir, au couchant; le tout de 42 pieds & demi de haut du rez-de-chaussée, jusqu'à l'entablement, qui est couronné d'une balustrade de pierre de six pieds de haut, tout compris, tournant tout au pourtour du bâtiment dans des dalles de pierre dure, qui reçoivent les eaux du comble, & sont garnies de balustres de pierre tournés, & de pilastres ornés de tables saillantes.

Chaque long cours entre les pavillons des bouts, & le gros pavillon à pan du milieu; a 30 toises de long, distribuées en dix arcades de 12 pieds de large chacune, sur 26 pieds de haut de dessus la première retraite, qui est à 7 pieds du rez-de-chaussée, & dans le renfoncement de chaque arcade d'une croisée de 21 pieds de haut, sur 7 pieds de large, entourée de bandeaux à oreille. Les trumeaux, qui sont entre les arcades, ont six pieds de large, & sont ornés de refends depuis la seconde retraite, jusques sous l'architrave de l'entablement, marquant les coupes desdites arcades.

Les pavillons des bouts ont, dans chacune de leurs trois faces, trois arcades pareilles à celles des longs cours. Dans l'arcade du milieu des deux bouts, qui descend jusqu'au rez-de-chaussée, & à 15 pieds de large, sont des portes de 10 pieds de large entre les deux tableaux, sur 22 pieds de haut, au-dessus desquelles sont des amortissemens, qui soutiennent trois têtes de chevaux en face, avec leur poitrail, & les jambes saillantes.

Le pavillon du milieu a 14 toises 3 pieds de large hors œuvre, & saillie sur le long cours de 15 pieds, & a, dans ses pans coupés, une arcade avec sa croisée pareille à celles des longs cours. Le grand pan, dans lequel est la grande porte, a dix toises trois pieds de haut, & a dans son milieu une arcade de 35 pieds de large, sur trois pieds de renfoncement circulaire de quatre pieds de pourtour, orné de refends tournans au pourtour de ladite arcade, qui a 56 pieds de haut, sous la corniche de l'entablement.

Dans le milieu de cette arcade, entre les deux parties circulaires, est un avant-corps de 27 pieds de large, orné de refends, dans lequel est la grande porte de 16 pieds, entre les deux tableaux, sur 30 pieds de haut, avec un chambranle au pourtour. Au milieu, est une riche agraffe, accompagnée de deux consoles sur l'extrêmité de l'avant-corps, d'où pendent des festons de fleurs. Ces consoles portent une corniche, avec un amortissement au-dessus, jusqu'à la naissance du ceintre de l'arcade, dans le renfoncement de laquelle sont trois chevaux en pied de demi-bosse, & dans différentes attitudes.

Les côtés de ladite arcade sont ornés de deux pilastres, avec leurs bases & leurs chapiteaux d'ordre ionique, portant l'entablement, & des chiffres de S. A. S. dans la frise.

La corniche est ornée de modillons en forme de consoles & de roses entre deux, formant le fronton, au milieu duquel sont dans un grand cartel les armes de S. A. S. tenues par deux Anges, qui sont sur des nuages.

Au pourtour de ce fronton, sont des festons de feuilles qui l'accompagnent, & tombent sur l'appui de la balustrade en tables de deux groupes de lions, qui sont au-dessus des pilastres de ladite façade.

Le comble du pavillon a trente pieds de haut au-dessus de l'entablement, où vingt-quatre pieds, depuis le dessus de la balustrade, jusques sur le boursaut du bresis, & depuis le boursaut jusques sur la terrasse qui finit le comble, treize pieds de haut. Les huit arrêties, sous le boursaut du bresis, sont ornés de refends de plomb ronds & quarrés, alternativement de trois pieds, & de trois pieds neuf pouces de long. Le boursaut de la terrasse est soutenu par huit grandes consoles de plomb, de sculpture, & orné, dans le milieu, de quatre grands pans d'agraffes, desquelles pendent des trophées d'armes & de chasse, qui s'étendent sur le comble plat au-dessus du bresis; & sur cette terrasse est le cheval de la Renommée, en plomb, de douze pieds de proportion, & pareil à celui qui est aux Tuileries.

Les petits pas du comble du pavillon ont chacun une croisée ovale, ornée de bandeaux & de consoles, entourées de sculpture, & couronnées de trophées d'armes.

Le comble des pavillons des bouts ont 25 pieds & demi de haut, depuis le dessus de la corniche de l'entablement, jusques sur le boursaut du bresis, & sont garnies, dans chacune de leurs trois faces, de trois lucarnes, les deux des bouts rondes, & celle du milieu avec un fronton & des consoles sur la corniche, ornées de sculptures, & couronnées les unes & les autres de trophées d'armes.

Le comble au-dessus du boursaut jusqu'à la pointe dudit comble, a 11 pieds de haut, & est terminé par quatre consoles de plomb qui portent un piedouche, duquel sort la tige de la girouette, qui forme une tête de cheval dorée. Cette tige est entourée de branches de palmiers & de lauriers.

Les combles des longs cours ont 16 pieds & demi de haut, depuis le dessus de l'entablement, jusques sur le boursaut du bresis, & sont garnies de chaque côté de dix lucarnes pareilles à celles des pavillons des bouts, mais sans trophées au-dessus, ce qui fait 40 lucarnes, pour les deux côtés des longs cours; & de dessus le boursaut jusqu'au faîtage, neuf pieds de haut, ce qui fait en tout 25 pieds & demi de haut. Les bouts des longs cours sont terminés par des groupes, dont les épis sont garnis d'un grand vase de plomb, qui a six pieds de haut.

Cette écurie a dans œuvre 93 toises de long, sur 36 pieds de large, & 40 pieds & demi de haut sous la clef des voûtes, & est coupée dans son milieu par le dôme à pans du gros pavillon, lequel contient dans ses grands pans 63 pieds de diamètre, & par la ligne diagonale des petits pans, 78 pieds de diamètre, sur 82 pieds de haut, sous la clef de la voûte.

Cette voûte est à huit pans, ornée dans chaque grand pan d'une grande arcade en lunette. On y voit les portes des corridors des appartemens, qui sont sur les voûtes des longs cours; & dans les petits pans, de grandes ovales, qui servent de croisées; le tout, orné d'un bandeau au pourtour, accompagné d'agraffes, de guirlandes, & autres ornemens. Chaque lunette des arcades est ornée de têtes de cerfs, de sangliers, & de trophées de chasse. Au milieu de la voûte, est

est une grande rose de sculpture, qui a 24 ou 25 pieds de diamètre.

Au rez-de-chaussée de ce pavillon, vis-à-vis la grande porte, est un renfoncement embrâsé, pareil à celui de ladite porte, formant une grande arcade fermée en cul-de-four, d'une très-belle coupe, & dans laquelle on a pratiqué une fontaine formant une cascade, qui se répand par un masque dans deux grandes coquilles l'une sur l'autre. La plus grande est de 7 pieds, & est soutenue par deux dauphins de plomb. Ces coquilles forment deux très-belles nappes d'eau, qui se répandent dans une grande cuvette, ornée d'architecture, & qui a 18 pieds de long, sur 9 pieds dans son milieu, servant à abreuver les chevaux. Dans cette cuvette, sont deux chevaux de plomb, de grandeur naturelle, l'un desquels semble boire dans la grande coquille, & près de lui un enfant qui sonne du cor, & s'appuie sur lui; & l'autre boit dans une conque marine, qui lui est présentée par un autre enfant. Le fond de la fontaine est garni, dans toute sa grandeur, de glaçons, de rocailles, & de deux palmiers en forme de colonnes, avec deux enfans dans le haut, servant de tenans à un grand cartel dans le cul-de-four, orné d'attributs qui conviennent à l'eau, & dans lequel est l'inscription suivante:

Louis-Henri de Bourbon, septième Prince de Condé, a fait construire cette écurie & les bâtimens qui en dépendent, commencés en 1719, & finis en 1735.

Les murs de ce pavillon, à côté de la grande porte & de la fontaine, sont ornés de quatre cerfs en pieds, peints au naturel, les têtes & une des jambes de devant isolées, & le surplus en demi-bosse, avec des terrasses & quelques arbres, aussi peints au naturel. Aux côtés desdites arcades, sont des consoles, comme au milieu des agraffes; le tout, au-dessous d'un grand entablement, portant une balustrade de fer très-riche, qui sert de communication aux corridors des appartemens, & tourne tout au pourtour, à la hauteur de la naissance de la voûte dudit dôme.

Les petits pans sont percés chacun d'une grande croisée, avec des têtes de loups, & des trophées de chasse, servant d'agraffes aux clefs de chacune desdites croisées, au-dessous desquelles sont quatre portes. Celle qui est à côté de la fontaine, sert de passage à la cour des fumiers & à celle des remises; & dans ce passage, est une porte pour l'escalier en

Tome II. P

tour, creusé de huit pieds & un quart de diamètre dans l'épaisseur du mur, pour monter au balcon qui règne au pourtour du dôme. Du côté de la porte, sont deux petites chambres, de dix pieds de long, sur six pieds de large, lesquelles servent à serrer les selles des Piqueurs, & autres ustensiles de l'écurie.

Les deux parties d'écurie, séparées par le dôme, ont chacune 41 toises un pied six pouces de longueur, & contiennent de chaque côté 60 chevaux, ce qui fait pour chaque côté 120 chevaux, & pour les deux parties ensemble, 240 chevaux. Les murs sont percés de chaque côté de 12 croisées, qui forment des lunettes sphériques dans la grande voûte, séparées par des arcs doubleaux, ornés, à la hauteur de la naissance de la voûte, de têtes de cerfs, entourés de cartels & de guirlandes de feuilles de chêne, le tout peint au naturel.

Chaque bout de l'écurie est terminé par une partie circulaire, fermée en cul-de-four, au-dessous de la grande voûte, dans laquelle se terminent les embrâsures des portes d'entrée, avec des bandeaux au pourtour, chargés de consoles, qui portent une corniche, au-dessus de laquelle, dans un renfoncement, sont deux chasses de sculpture, l'une de loups & l'autre de sangliers, avec plusieurs chiens, le tout peint au naturel.

A côté desdites portes, du côté du Village, ont été pratiqués, dans l'épaisseur du mur, deux escaliers en tours creuses, de huit pieds un quart de diamètre, pareils à celui du pavillon du milieu, ayant leurs entrées dans la façade extérieure; & des autres côtés, une petite chambre, voûtée de neuf pieds de long sur six de large, pour les Palefreniers de garde, dont l'entrée est dans l'embrâsure des grandes portes.

Les distances de milieu en milieu des poteaux qui font la séparation des chevaux, sont de quatre pieds de large, & sont fermés par chaque bout, par des ailerons de menuiserie, ornés de cadres & de sculptures, & contre lesquels sont de grands coffres, où l'on met l'avoine, pour la distribuer ensuite aux Palefreniers.

Le passage entre ces poteaux est de 14 pieds de large, en sorte que deux caleches qui se rencontrent, allant & venant, peuvent passer sans s'accrocher. Au-dessus des rateliers, sont des étiquettes, où sont écrits les noms des chevaux.

Sur les voûtes de chaque partie de l'écurie, sont douze appartemens, composés chacun d'une chambre & garderobe, & ceux des bouts, dans les pavillons, ont un cabinet de plus. Ces appartemens sont séparés par un corridor de 40 toises de long, sur sept pieds de large, & 13 de haut. Ils se communiquent l'un à l'autre par les portes vitrées du balcon, & sont éclairés par lesdites portes, & par celles des lucarnes de la face du pavillon; en sorte que l'on voit d'un bout à l'autre lesdits corridors au travers du dôme, ce qui fait ensemble 24 appartemens, sans compter dix chambres, qui sont dans les combles des pavillons, au-dessus desdits appartemens.

Pavillon sur la rue. A côté de l'entrée de l'écurie, du côté du Château, est un gros pavillon pareil en tout à celui de l'écurie, avec les mêmes arcades, croisées, refends, balustrades, & combles garnis de leurs lucarnes. L'arcade du milieu, qui a seize pieds d'ouverture, sert d'entrée audit Château. Dans ce pavillon, sont dix appartemens & deux escaliers.

Manége découvert. Entre le pavillon de l'écurie & celui qui est sur la rue, est le manége découvert, dont la façade circulaire, sur la pelouse, a 20 toises de pourtour: elle est de même hauteur & architecture que les pavillons de l'écurie, à l'exception de trois grandes arcades percées, servant d'entrée audit manége, & séparées les unes des autres par une colonne isolée, avec son pilastre sur le mur; elles ont deux colonnes à chaque bout d'ordre ionique, ainsi que les pilastres de la façade de la porte du gros pavillon du milieu. Ces colonnes portent l'entablement, orné de modillons & roses, & surmonté d'une balustrade en guillochis, sur l'appui de laquelle est élevé un grand trophée de six toises de face, sur vingt pieds de haut, dans le milieu duquel est le chiffre de S. A. S. accompagné d'armes de plusieurs espèces, de festons & guirlandes de fleurs, & terminé par deux chevaux, dont les jambes sont en l'air, & lesquels semblent s'élancer par-dessus ledit appui de la balustrade. Les clefs de chaque arcade, sous la plate-bande, au-dessus des colonnes, sont ornées d'animaux & trophées de chasse. La balustrade, derrière le trophée, se communique de celle du pourtour de l'écurie à celle du pavillon, sur la rue; en sorte qu'on peut faire le tour desdits bâtimens sans aucune interruption.

Le dedans du manége est un rond de vingt toises de diamètre, avec des renfoncemens vis-à-vis les pavillons ci-dessus, & un autre aux arcades de l'entrée, & est orné de vingt arcades pareilles à celles des murs de l'écurie, avec le même entablement, refends & baluſtrades ci-deſſus.

Cour de 25 remiſes. De ce manége, l'on entre par une des arcades, ouverte vis-à-vis celle de l'entrée, dans la cour des remiſes, laquelle contient vingt-trois toiſes quatre pieds de long, ſur vingt-deux toiſes quatre pieds de large. Le côté, à gauche, eſt fermé par le mur de face des écuries. Le mur de face du côté du manége contient ſept arcades, dont celle du milieu ſervant d'entrée au manége, a vingt-trois pieds de haut, ſur 15 pieds de large, avec un enfoncement circulaire tout au pourtour, & deux grands pilaſtres aux côtés, ornés de tables & conſoles ſur l'entablement, qui tourne au pourtour, de ladite arcade. Sur le milieu & ſur les pilaſtres qui décorent les côtés de cette arcade, ſont des trophées d'armes & de chaſſe. De chaque côté de l'arcade, ſont trois autres arcades pour les remiſes, leſquelles ſont ornées de plinthes ſur les trumeaux, & d'archivoltes au pourtour deſdites arcades, de treize pieds de large, ſur 24 pieds de haut, ce qui compoſe ſix remiſes, de deux carroſſes ou de trois chaiſes chacune. Le bâtiment a 32 pieds de hauteur ſur l'entablement. Au-deſſus des remiſes, ſont les greniers à la paille.

Le côté du Village, en face de l'écurie, eſt compoſé de ſept arcades pareilles à celles qui ſont du côté du manége, avec des archivoltes, & dont 5 ſervent de remiſes. L'arcade du milieu pareille aux autres, ſert de paſſage dans le Village, & dans ce paſſage, ſe trouvent derrière les remiſes, une petite cour, où ſont deux écuries pour les chevaux malades. Au-deſſus de ces écuries, eſt l'appartement du Contrôleur de l'écurie; & de l'autre côté, ſont les logemens du Délivreur de fourrage & de l'Armurier.

L'arcade du bout ſert de ſellerie, & au-deſſus deſdites cinq remiſes & paſſage, ſont les greniers à foin. La façade, vis-à-vis celle qui eſt du côté du manége, eſt de même conſtruction, avec une grande porte au milieu, de même architecture que celle du manége, & n'a que deux remiſes de chaque côté, au-deſſus deſquelles ſont les logemens des Cochers & Poſtillons. Le ſurplus de la largeur de ladite cour, eſt occupé, du côté de l'écurie, par le pan coupé du gros pavillon du milieu, dans lequel eſt le paſſage à la cour des remiſes; & du côté du Village, par un autre pan coupé de même dimenſion que celui de l'écurie, avec une arcade pareille à celle des autres remiſes, laquelle ſert de bourlerie, & où ſont ſerrés tous les harnois des chevaux de carroſſe. Au-deſſus de ladite pièce, eſt le garde-meuble des ſelles, &

CHA

autres harnois de chevaux de selle; & à côté, sur la sellerie, est le logement du Sellier. Au-dessus des logemens susdits, sont les greniers où l'on sert l'avoine.

Passage à la cour des chenils. L'arcade du milieu de la cour des remises, en face de celle du manége, communique à un passage de quatorze toises de long, sur seize pieds de large.

Du côté droit de ce passage, l'on entre dans une cour quarrée, de sept toises & demie, d'un côté de laquelle est un bâtiment de la même longueur, sur vingt-un pieds de large, servant de logement au Maréchal, & composé d'une forge & d'une cuisine de même grandeur, séparés par un escalier montant à deux chambres, en mansarde, qui servent de logement audit Maréchal & à ses Garçons; & de l'autre côté de cette même cour, est un hangard ou appentis, sous lequel est le travail, où l'on ferre les chevaux quand il pleut.

Cour des fumiers. Au côté gauche du passage, est la cour des fumiers, de toute la longueur dudit passage, dans laquelle on a construit des latrines pour les Palefreniers, &c.

Au bout du passage, est une grille, servant d'entrée dans la cour des chenils, laquelle contient trente-quatre toises de long, sur vingt-deux toises quatre pieds de large; le bout du côté du passage, formant une partie circulaire, & ayant un grand bassin formant plan, avec un jet d'eau dans le milieu de ladite cour.

Le côté gauche de cette cour est fermé par le mur de face de l'écurie, & par une partie du pavillon du bout, formant avant-corps dans ladite cour. Dans le milieu de cette cour, du côté droit, est un bâtiment isolé par les deux bouts, de onze toises de long, sur vingt-sept pieds de large, & trente-deux de haut sur l'entablement, servant de boulangerie pour les chiens. Ce bâtiment est d'alignement au mur de clôture de ladite cour. Il est composé au rez-de-chaussée d'une grande pièce, de vingt-quatre pieds, sur vingt-deux pieds, servant de fournil, dans lequel sont une fontaine, les fours & les chaudières, pour faire la soupe des chiens; & deux chambres, l'une servant de serre, & l'autre de logement pour le Boulanger. Au bout du corridor, est une petite cour séparée, dans laquelle sont deux appentis pour mettre les fagots à couvert. Au-dessus de la serre & de la chambre du Boulanger, sont deux chambres en entre-sol, pour le logement des Valets de chiens.

Grand chenil du cerf. La façade de cette même cour, du côté du réservoir, est composé d'un bâtiment pareil à celui de la boulangerie, dans le milieu duquel est une porte en arcade, de la même hauteur & largeur que celle de la cour des remises ; ayant, du côté de l'écurie, le grand chenil de l'équipage du cerf, qui contient 51 pieds de long, sur 30 de large, & qui a quatre croisées du côté de la cour, dont deux servent de portes, & quatre autres du côté de la pelouse. Les trumeaux desdites croisées, & les murs des deux bouts, sont ornés de têtes de cerfs, pareilles à celles qui sont dans l'écurie ; & d'une fontaine, ornée aussi d'une tête de cerf, qui jette de l'eau dans une cuvette de pierre, de huit pieds de long, formant plan, pour faire boire les chiens. Il y a aussi des inscriptions, qui marquent le nombre des cerfs qui ont été pris chaque année par l'équipage de S. A. S. le Duc de Bourbon, depuis le mois de juin 1716, qu'il a commencé à chasser à Chantilli ; & un tableau, où sont écrits les noms de tous les chiens qui composoient cet équipage.

Chenil pour l'hyver. De l'autre côté de ladite porte sont deux autres chenils, l'un servant l'hyver à l'équipage du cerf, & qui a 30 pieds en quarré, & est orné de têtes de cerfs, ainsi que le grand chenil, & d'une fontaine avec sa cuvette de six pieds de long, dans laquelle un chien de sculpture jette de l'eau.

Chenil du Sanglier. L'autre chenil, qui a 19 pieds de long sur 30 de large, est destiné à l'équipage du sanglier. Les murs & les trumeaux sont ornés de sangliers, dans des fourrées de bois taillis ; le tout peint au naturel : on y voit aussi une fontaine avec sa cuvette, dans laquelle une hure de sanglier jette de l'eau.

Dans chacun des trois chenils est une séparation avec une grille de fer, pour les chiens gras, au-dessus desquelles sont des soupentes, où couchent les valets des chiens de garde. Au-dessus desdits chenils, sont les logemens des piqueurs & des valets de limiers.

La façade extérieure, du côté du réservoir, a 36 toises de long, & est terminée aux deux bouts, par le pavillon de l'écurie, & par celui des chenils, pareil en tout à celui de l'écurie, ainsi que celui qui est sur la rue. Au milieu de ces pavillons est le bâtiment du chenil, dont on a fait le détail ; au milieu de ce dernier est une belle porte ceintrée de 33 pieds de haut, sur 15 pieds d'ouverture ; fermée, ainsi que les autres, d'une grille de fer, avec une frise & des fers de piques garnis de leurs houpes. Elle est ornée d'un chambranle avec deux grands pilastres, & de tables garnies de grands trophées de chasse, & d'un fronton, dans lequel est une chasse de sanglier, avec plusieurs chiens. Sur les pilastres & sur la rampe du fronton, sont deux figures, dont l'une représente Diane avec sa biche; & l'autre, le Berger Cyparisse, qui orne son cerf de guirlandes de fleurs. Cette façade est très-belle, & présente aux yeux une enfilade de quatre arcades, depuis celle dudit bâtiment, jusqu'à celle de l'entrée du manége découvert. A chaque côté de ladite porte, sont quatre croisées, de six pieds de large, sur dix-sept pieds de haut, ornées de bandeaux tout-au-tour.

Pavillon des chenils. Ce pavillon des chenils, comme on vient de le dire, est pareil à celui de l'écurie, & contient au rez-de-chaussée cinq chenils & la place de l'escalier, séparée par un corridor dans le milieu, qui communique par un bout dans le chenil du sanglier, lesquels chenils sont occupés par les chiens couchans, les dogues, les levriers, les chiens d'Angleterre & autres pour les différentes chasses, ayant chacun leur fontaine & leur cuvette, avec des robinets en têtes de chiens. Le chenil qui est dans l'encoignure a une entrée dans la grande cour des chenils, & au-dessus desdits chenils, il y a 5 étages de 5 chambres chacun, occupés par toute la livrée.

Entre ledit pavillon & la boulangerie, est une enfilade de trois cours, lesquelles communiquent encore à deux autres en face du pavillon des chenils, du côté de la rue, le long desquelles sont 11 chenils de 7 pieds de large, sur 6 pieds de long & 7 de haut. Ils sont couverts en appentis, & servent aux lices qui sont en chaleur, & aux chiens malades.

Sous le pavillon des chenils, & le bâtiment desdits chenils, sont vingt-cinq caves pour tous les Officiers.

Bâtimens pour les Gentilshommes. Derrière le bâtiment de la boulangerie, en retour, est un bâtiment de même hauteur & largeur, de 14 toises & demie de long, jusques sur la rue de Chantilli, avec un autre retour le long de ladite rue, de 10 toises & demie de face, servant de logement aux Gentilshommes, Ecuyers & autres Officiers de l'écurie & des chenils. Dans le milieu est une cour qui communique à la cour des fumiers, au passage de la cour des chenils & au logement du Maréchal.

A l'alignement de la face du pavillon des chenils, du côté de la rue, est une grande demi-lune de 26 toises d'ouverture, & de 10 toises de profondeur, avec des murs de 5 toises & demie de long chacun, l'un joignant ledit pavillon des chenils, & l'autre le pavillon du bout des bâtimens sur la pelouse, appartenans à différens particuliers. Ces murs, ainsi que les murs circulaires de la demi-lune, sont ornés de pilastres, avec des tables, & couverts d'une tablette d'architecture ; au milieu est une grande grille de fer de 24 pieds de large, sur 16 pieds de haut, dans laquelle est la porte par laquelle on entre dans le village, avec un couronnement au-dessus, où est le chiffre de S. A. S. le Duc de Bourbon. Cette grille est accompagnée de deux gros pilastres de 6 pieds de large & de tables d'architecture ; & au-dessus deux grands vases de pierre, pleins de fleurs différentes. Derrière ces murs est la cour des fumiers des chiens, du côté du pavillon, laquelle a une porte sur la pelouse, & une autre dans la rue.

C'est le sieur *Jean Aubert*, Architecte, & Contrôleur des bâtimens du Roi, & de S. A. S. feu Monseigneur *le Duc de Bourbon*, qui a donné le dessin de ce vaste bâtiment.

Le Continuateur de Piganiol dit, que cet Auteur a omis, dans la description que nous venons de donner, beaucoup de choses dignes de remarque. En effet, il ne parle point des Jardins de cette Maison Royale, chefs-d'œuvre du célèbre *le Nautre*. Ce génie incomparable par sa fécondité & sa profonde intelligence, a sçu créer & diversifier par son art une infinité d'agrémens, dont on n'auroit jamais cru susceptible un lieu qui ne prend de vue que sur lui-même. Le seul avantage que son Auteur ait emprunté de la nature, c'est d'avoir tiré parti d'une petite riviere, dont il a formé un canal d'eau vive, qui partage son terrein, & forme à sa naissance un bouillon d'eau, ou plutôt une cascade d'un volume prodigieux. Ce canal coule au milieu d'une prairie, dont *le Nautre* a laissé dominer tout le champêtre; on y voit paître des bestiaux, qui opposent les beautés simples & sans ornemens de la Nature, aux beautés artificielles des deux collines qui bordent ce canal. Ce sont là de ces coups de maître qui ne sont donnés qu'aux grands génies, qui savent prévoir & ménager la supériorité des sensations que produit la nature, sur celles des productions de l'art, qui l'ensevelissent par leur nombre, comme dans les jardins de Versailles, où elle n'est apperçue nulle part.

Piganiol ne parle pas non plus d'un petit édifice charmant, situé sur l'un de ces côteaux, près de la ménagerie, & que l'on nomme *la Laiterie*. Il est composé de trois pièces : la première est une espece d'antichambre, ornée relativement à ce qu'elle annonce, séparée de la laiterie par une très-petite piece pavée, revêtue de porcelaine & presque toute occupée par un petit bassin quarré long, au milieu duquel est un bouillon qui s'éleve peu, & dont il faut faire le tour pour entrer dans la laiterie, dont la porte est en face de ce bouillon. Son plan est circulaire, & sa couverture en dôme, percée par des yeux de bœufs. Dans l'intérieur, au pourtour de ce Pavillon, regne une tablette de marbre à hauteur d'appui; une rigole est creusée sur ses bords, pour recevoir l'eau de plusieurs petites cascades, qui tombe des masques de porcelaine, & dont le bruit est très-agrable.

Au milieu de ce petit sallon est une table ronde, de marbre, pavée dans son centre, d'où s'éleve une petite gerbe, dont le bruit, qui se joint à celui des cascades des vases, fait un murmure doux & charmant. Souvent les Princesses sont venues dans ce lieu pour boire du lait & y battre le beure. Ce sallon délicieux a été fait sans doute d'après une de ces aimables fictions que l'on trouve dans les romans, & méritoit d'être exécuté dans un lieu qui rassemble tant d'agréables singularités.

Dans une des cours du Château, qui est presque triangulaire, on remarque des colonnes adossées au mur de face en forme de balustres, dont il est parlé dans *Davila*, & dont il est très-peu d'exemples. Les curieux ne doivent pas négliger de voir les salles d'armes anciennes & modernes, parmi lesquelles on trouvera l'épée du *Grand Condé*, fort courte & sans ornemens, suspendue à l'un des piliers de cette salle, avec ces vers-ci du fameux *Santeuil*.

> *Quæ nova congeries armorum & dira supellex*
> *Detinet attonitos subitâ formidine sensus?*
> *Vana licet simulacra, minas & prælia spirant,*
> *Immanes galeas, solidoque ex ære rigentes,*
> *Loricas & scuta virum, mirabar & enses,*
> *Totque ducum spolia ampla. Graves septemplice ferro,*
> *Sic ibant ad pugnam equites, sic bella movebant!*
> *Illa atavis fuerint quondam victoribus arma;*
> *Una fuit virtus Condœo pro omnibus armis.*

Parmi un grand nombre de boucliers, de casques & de cuirasses, on voit celle du brave *Montmorenci*, qui fut tué à la bataille de St. Denis, & sa cuirasse percée d'une balle d'argent. On lira encore avec plaisir ces vers-ci, du même

Auteur, au bas de la Statue en marbre du Grand Prince de *Condé*, placée au premier repos du grand escalier :

> *Quem modò pallebant fugitivis fluctibus amnes,*
> *Terribilem bello, nunc doéta per otia Princeps*
> *Pacis amans, lætos dat in hortis ludere fontes.*

S. V. 1690.

Il ne faut pas oublier cette belle inscription, de notre Horace François, au-dessus de l'Orangerie.

> *Hic hiemes nil juris habent, ver regnat & æstas,*
> *Ingredere, æternas Flora recludit opes.*

Les Amateurs d'Histoire Naturelle trouveront abondamment de quoi se satisfaire dans les cabinets du petit Château, qui renferment des richesses très-rares en ce genre, & qui ne se voient nulle autre part. Elle furent rassemblées par les soins & les frais immenses de Monseigneur *le Duc de Bourbon*, pendant son Ministere. Il fut aidé dans cette étonnante collection par les présens des Souverains des pays les plus éloignés, qui s'empresserent de lui envoyer ce que leurs climats offroient de plus rare.

Ce petit Château offre encore en peinture des choses bien intéressantes. On voit dans la galerie l'histoire du Grand Condé en plusieurs tableaux : il en est un entr'autre, où l'adresse du Peintre, où plutôt celle du Héros, a sçu transmettre à la postérité son infidélité à son Roi, & faire tourner à sa gloire ce qui auroit dû entièrement l'effacer. Ce grand Prince eut le malheur de commander pendant quelques campagnes chez les ennemis de la France ; & voici comment il a exprimé, dans un des tableaux de cette gallerie, sa faute & en même tems ses regrets. La Victoire tient en sa main les annales de sa vie ; & parvenue à l'époque de ces heureux succès, elle arrache le feuillet & le jette à ses pieds, où cependant le spectateur peut encore lire en entier tout ce qui est écrit. Il a laissé par cette idée ingénieuse, à ses comtemporains, & à nos neveux, l'aveu d'une faute qu'il a pleurée jusqu'à sa mort.

CHANTRE. Ecclésiastique ou Séculier, qui porte alors l'habit ecclésiastique, appointé par les Chapitres pour chanter dans les offices, les récits, ou les chœurs de Musique. On ne dit jamais *Chanteur*, que lorsqu'il s'agit du chant profane ; & on ne dit jamais *Chantre*, que lorsqu'il s'agit du chant d'Eglise. Les Chantres de la Musique des Chapitres sont soumis au *grand Chantre*, qui est une dignité ecclésiastique : ils exécutent des Motets, & chantent le plein-chant. On donnoit autrefois le nom de *Chantres* aux Musiciens de la Chapelle du Roi ; ils s'en offenseroient aujourd'hui : on les appelle *Musiciens de la Chapelle*.

Ceux même des Chapitres qui exécutent la musique, ne veulent point qu'on leur donne ce nom ; ils prétendent qu'il ne convient qu'à ceux qui sont pour le plain-chant, & ils se qualifient Musiciens de l'Eglise dans laquelle ils servent ; ainsi on dit les *Musiciens de Notre-Dame*, *de la Sainte-Chapelle*, &c.

Pendant le séjour de l'Empereur Charlemagne à Rome en l'an 789, les *Chantres* de sa Chapelle qui le suivoient, ayant entendu les *Chantres* Romains, trouvèrent leur façon de chanter risible, parce qu'elle différoit de la leur, & ils s'en mocquèrent tout haut sans ménagement : ils chantèrent à leur tour ; & les Chantres Romains, aussi adroits qu'eux pour le moins à saisir & à peindre le ridicule, leur rendirent avec usure toutes les plaisanteries qu'ils en avoient reçues.

L'Empereur, qui voyoit les objets en Citoyen du monde, & qui étoit fort loin de croire, que tout ce qui étoit bon sur la terre fut à sa Cour, les engagea les uns & les autres à une espèce de combat de chant, dont il voulut être le juge, & il prononça en faveur des Romains. Le P. Daniel, *Hist. de Fr.* tom. I, pag. 472.

On voit par-là combien les François datent de loin, en fait de préventions & d'erreurs, sur certains Chapitres ; mais un Roi, tel que Charlemagne, n'étoit pas fait pour adopter de pareilles puérilités : il semble que cette espèce de feu divin, qui anime les grands hommes, épure aussi leur sentiment, & le rend plus fin, plus délicat, plus sûr que celui des autres hommes. Personne dans le Royaume ne l'avoit plus exquis que Louis XIV : le tems a confirmé presque tous les jugemens qu'il a portés en matière de goût.

CHANTRE, en tant que ce terme signifie un Office ou Bénéfice, est ordinairement une des premières dignités d'un Chapitre. Le *Chantre* a été ainsi nommé par excellence, parce qu'il est le Maître du chœur.

Le Chantre porte la chape & le bâton cantoral dans les Fêtes solemnelles, & donne le ton aux autres en commençant les

Pseaumes & les Antiennes. Il porte dans ses armes un bâton de chœur, pour marque de sa dignité.

Dans le Chapitre de l'Eglise de Paris, le *Chantre*, qui est la seconde dignité, a une jurisdiction contentieuse sur tous les Maîtres & Maîtresses des petites écoles de cette Ville, dont il est le Collateur.

Cette jurisdiction est exercée par un Juge, un Vice-gérent, un Promoteur, & autres Officiers nécessaires. L'appel des sentences va au Parlement. Les audiences se tiennent le jeudi de relevée. M. le *Chantre* a aussi un jour marqué dans l'année, auquel il tient un synode pour tous les Maîtres & Maîtresses d'école de cette Ville. *Voy.* PENSION.

La jurisdiction contentieuse du Chantre de l'Eglise de Paris a été confirmée par plusieurs Arrêts, des 4 mars, 28 juin 1685, 19 mai 1628, 10 juillet 1632, 29 juillet 1650, 5 janvier 1665, 31 mars 1683. *Voy.* les *Mém. du Clergé, édit. de 1716, tom. I, p. 1049 & suiv.*

Il y a eu aussi Arrêt du 25 mai 1666, pour les Curés de Paris, contre M. le Chantre, au sujet des écoles de charité. *Voy. le Recueil* de Decombes, Greffier de l'Officialité, *Part. II, ch. V, p. 805.*

CHAPELIER. Ce terme a deux acceptions: 1°. il se dit de celui qui a le droit de faire fabriquer, de fabriquer & de vendre des chapeaux, en qualité de membre de la Communauté des Chapeliers. Ce sont ceux qui apprêtent, ou font apprêter les laines, poils de castor, de lièvre, de lapin, & autres matières propres à la fabrication des chapeaux.

Cette Communauté date son origine de 1578, qu'ils reçurent d'Henri III leurs premiers statuts, qui furent confirmés par Henri IV, réformés par Louis XIII, & renouvellés & augmentés par Louis XIV en 1706. Elle est gouvernée par quatre Jurés, dont le premier a été pris dans le nombre des anciens Jurés, & s'appelle *grand-Garde*, & les trois autres, entre les Maîtres de dix ans de réception. Ils n'ont chacun que deux ans d'exercice. Pour être admis à la maîtrise, il faut avoir fait cinq ans d'apprentissage, quatre ans de compagnonage, & chef-d'œuvre. Un apprentif qui épouse une veuve, ou une fille de Maître, est exempt du compagnonage. Leur brevet coûte 60 l. & la maîtrise 1200 liv. Il n'y a que les fils de Maîtres qui soient exempts de ces épreuves. Ce Corps est divisé en Marchands & en Fabricans: les Marchands, en Marchands en neuf, & Marchands en vieux, cependant avec le droit d'option; & les Fabricans, en Chapeliers proprement dits, & en Teinturiers. Les *Arracheurs*, les *Coupeurs*, les *Apprêteurs*, & autres sont des Ouvriers attachés à la fabrique des chapeaux, & soumis aux visites des Jurés Chapeliers. Chapelier se dit, 2°. d'un Ouvrier, même Compagnon, qui fabrique le chapeau.

Les Manufactures de chapeaux de castor sont très-considérables en France, & sur-tout à Paris, d'où il s'en fait des envois considérables, tant pour les Provinces, que pour les Pays étrangers. Bureau, rue de la Pelleterie.

CHAPELLE. On entend sous ce nom la partie d'une Eglise consacrée à quelque dévotion particulière, telles que sont dans nos Paroisses les Chapelles de la Vierge, &c. décorées avec magnificence, comme celle de Saint-Sulpice de Paris; ou, dans un Palais, un lieu avec un autel où l'on dit la Messe; ou enfin dans un hôtel, une pièce destinée à cet usage.

Dans le nombre de celles qui méritent quelque considération, & qui font partie de la magnificence de nos Palais, celles du château de Fresne, de Choisi & de Sceaux tiennent le premier rang, après celles de Versailles & de Fontainebleau, &c.

On appelle *Saintes-Chapelles* celles qui sont établies dans les Palais des Rois, comme la *Sainte-Chapelle* de Paris, de Vincennes, celles de Dijon, de Bourges, & autres semblables.

CHAPELLE (*la Sainte*) du Palais à Paris a été bâtie & fondée par *S. Louis*, pour tenir lieu de l'Oratoire ou Chapelle que le Roi Louis-le-Gros avoit fait bâtir en cet endroit. Les Lettres-patentes, expédiées à cet effet, sont datées de Paris au mois de juin 1245. Cette Eglise est un des plus beaux ouvrages gothiques qu'il y ait en Europe; elle ne porte que sur de foibles colonnes, & n'est soutenue d'aucun pilier dans œuvre. Pierre de *Montereau* ou *Montreuil*, le même qui a bâti la belle Chapelle de N. D. du cloître de Saint-Germain-des-Prés & autres, fut l'Architecte de ce batiment, qui fut achevé en 1245. Les voûtes en croix d'oviges en sont fort élevées, & si correctement liées, qu'elles ne se sont point démenties, & ont résisté au nombre des années, & à un furieux incendie causé par l'imprudence des Plombiers en 1630. Le clocher, qui étoit une merveille de l'art, fut entièrement consumé avec tout le plomb, & toute la Chapelle de cette Eglise.

Le bâtiment de la Sainte-Chapelle est distribué en deux Eglises l'une sur l'autre. La Dédicace s'en fit le 25 ou 26 d'avril 1248. Celle de l'Eglise supérieure fut faite par *Eudes*,

Evêque de Frescati, & Légat du Saint-Siège, sous le titre de la *Sainte-Couronne* & de la *Sainte-Croix*; & celle de l'Eglise basse, par *Philippe*, Archevêque de Bourges, sous l'invocation de la *Sainte Vierge*.

Cette dernière est la Paroisse des Domestiques des Chanoines, des Chapelains & des Officiers de la Sainte-Chapelle, & de quelques autres personnes qui demeurent dans la cour du Palais. Le privilège lui fut accordé par une Bulle de Jean XXII, du 5 août 1320, à laquelle on a quelquefois voulu donner trop d'extension. Elle est desservie par un Vicaire amovible, nommé par le Trésorier. *Nicolas Boileau-Despreaux*, dont les Poésies font tant d'honneur au siècle de Louis XIV, fut enterré dans cette Eglise au mois de mars 1711.

On monte à la Sainte-Chapelle par 44 degrés. Au haut du portail est représenté le Jugement dernier, suivant l'usage du XIIe. & du XIIIe. siècle. Au pilier, qui sépare les deux battans de la porte, est une statue de Jesus-Christ, bénissant de la main droite, & tenant un globe de la gauche. Cette Statue est faite presque à l'instar de celle de la Cathédrale, sinon que celle-ci tient un livre au lieu d'un globe. Les Prophêtes sont sculptés dans le support comme à Notre-Dame. On y voit de côté & d'autres des hiéroglyphes, suivant la coutume de ces temps-là, & quelques traits de l'Histoire Sainte, comme celle de Jonas. Dans le bas, on voit la fleur-de-lys entremêlée avec les armes de Castille, par allusion à *Blanche*, mère du Fondateur.

L'Eglise haute est décorée de grands vitraux, qui règnent au pourtour, & qui sont entretenus par des jambages qui n'ont pas un pied d'épaisseur. Ces vitraux sont admirables par leur hauteur, & par la variété & la beauté des couleurs, avec lesquelles on y a peint plusieurs histoires de l'ancien & du nouveau Testament, quoique le dessin en soit d'ailleurs fort grossier & peu correct. Ils sont tous du temps même de la construction, excepté celui qui est au-dessus de la porte, lequel représente les visions de l'Apocalypse, & qui ne paroît guère avoir que deux à trois cens ans.

Sur les jambages ou trumeaux, qui sont entre les vitraux, sont les statues des douze Apôtres, d'un goût de dessin assez bon. La Notre-Dame, qui étoit sous les orgues, est une des plus belles statues qu'on puisse voir; elle est de *Germain Pilon*, Sculpteur fameux, né à Paris, mais originaire de *Loué*, dans le Maine. On a fait en 1756 & 57 quelques changemens dans cette Chapelle. Le buffet d'orgues, qui étoit adossé au premier vitrail en entrant à gauche, & d'un goût pauvre & gothique, est à présent placé au-dessus de la porte, en face du maître-autel : il est d'une très-belle menuiserie, où rien n'a été épargné. Le sieur *Rousset*, habile Architecte, en a donné le dessin, qui est d'un très-bon goût, & fort ingénieux. Il a été exécuté parfaitement par le sieur *Lavergne*. Aux côtés de la porte du chœur, il y a deux autels, sur lesquels sont deux petits tableaux de *Léonard le Limousin*, où sont peints en émail des sujets de dévotion : on voit aussi François I & la Reine Eléonor d'Autriche, sa femme ; Henri II & Catherine de Médicis, sa femme. Ces tableaux furent peints en 1553, dans le tems où cette manière de peindre étoit le plus à la mode. Sur le maître-autel, est le modèle de cette Sainte-Chapelle, de vermeil enrichi de pierreries ; on ne le découvre qu'aux grandes fêtes.

Derrière le maître-autel, & au rond-point de cette Eglise, est une grande châsse de bronze doré, élevée sur quatre piliers, qui soutiennent une voûte gothique ; & dans cette châsse sont renfermées les reliques que S. Louis fit venir de Constantinople, avec tant de soins & de dépenses. Elles sont si précieuses, qu'elles méritent bien qu'on rapporte ici comment S. Louis en fit l'acquisition.

Les guerres que *Jean de Brienne*, Empereur de Constantinople, fut obligé de soutenir contre les Grecs, ne laissèrent pas, quoique suivies de la victoire, d'épuiser les forces & les finances de l'Etat. Il envoya *Baudoin*, son gendre, en Italie & en France, pour demander des secours. Cet Empereur étant mort pendant que *Baudoin* étoit en France, & les Grecs ayant assiégé Constantinople par mer & par terre, ceux qui gouvernoient cet Empire en l'absence de *Baudoin*, lui firent savoir que, pour subvenir aux pressans besoins où ils se trouvoient, ils n'avoient d'autre ressource que d'engager la Sainte Couronne d'épines. Cet Empereur pria le Roi & la Reine *Blanche*, sa mère, de ne pas permettre que cette sainte relique passât en d'autres mains que les leurs. Cette proposition étant acceptée avec joie, le Roi fit partir deux Religieux Dominicains, *Jacques* & *André*, pour aller recevoir cette précieuse relique ; mais lorsqu'ils arrivèrent à Constantinople, la Sainte Couronne étoit déjà engagée ; car, ceux qui gouvernoient, avoient reçu des Vénitiens 4175 *hyperpers* (monnoie Grecque de ce tems-là) 4300 de l'Abbesse de Perceul, 2200 de Cornaro & de Pierre Zanni, 2400 des Génois. Le tems de dégager cette relique étant venu, ceux qui l'avoient mise en gage, ne se trouvant pas en état de la retirer, ne sortirent de cet engagement, qu'en entrant dans un autre :

ils empruntèrent de *Quirini*, Vénitien, 13134 hyperpers, qu'ils promirent de lui rendre à la fin du mois d'octobre, s'il leur venoit du secours; mais que si quatre mois après ce terme expiré, la Sainte Couronne n'étoit pas rachetée, ils permettoient audit *Quirini* d'en disposer à sa volonté, comme il est porté dans les Lettres qu'ils lui en donnèrent au mois de septembre 1238. En attendant ces termes, la sainte relique fut mise en dépôt entre les mains de *Pancrace Gaverson*, Camérier commun des Vénitiens, & placée dans leur Eglise de *Panto-Crator*, à Constantinople.

Les choses étoient dans cette situation, lorsque les Pères *Jacques* & *André* y arrivèrent de la part du Roi; & comme ils avoient plus de dévotion que d'argent, il fallut chercher des expédiens, pour donner au Roi la satisfaction qu'il desiroit.

On convint que ces deux Religieux porteroient eux-mêmes la relique à Venise, & qu'ils seroient accompagnés des Députés de l'Empire, & des plus Nobles d'entre les Vénitiens. Ce cortège étant arrivé à Venise, *Jacques* y laissa *André*, & vint rendre compte au Roi de l'état de leur négociation. Le Roi envoya aussi-tôt des Ambassadeurs à la République; lesquels, avec le secours des Marchands François, qui s'y trouvèrent, remboursèrent à *Quirini* la somme qu'il avoit prêtée, & conduisirent la sainte relique en France. Dès qu'elle fut arrivée à Troyes, le Roi avec la Reine, sa mère, & les Princes, ses frères, allèrent au-devant d'elle, & la rencontrèrent à *Villeneuve-l'Archevêque*, entre Troyes & Sens.

Ce fut là que le 10 d'août 1239, le Roi fit ouvrir la triple cassette, où la Sainte Couronne étoit renfermée. La première étoit de bois, la seconde d'argent, & la troisième d'or, dans laquelle étoit renfermée la sainte relique, qu'on exposa aux yeux de tous les assistans, & qu'on renferma ensuite comme elle l'étoit auparavant.

Le lendemain, le Roi & le Comte d'Artois, son frère, l'un & l'autre étant nuds pieds, portèrent sur un brancard la Sainte Couronne à Sens, où elle fut reçue avec toute la piété, & toute la pompe qu'on peut imaginer. Le lendemain 12 d'août, on se mit en marche, pour aller à Paris, où l'on arriva le septième jour. On avoit dressé proche de l'Eglise de Saint-Antoine-des-Champs, dans un lieu qu'on nomme encore *la Guette*, un grand échafaud, d'où plusieurs Prélats, revêtus de leurs habits Pontificaux, montrèrent la Sainte Couronne au peuple infini qui y étoit accouru. Tous les Chapitres,

pitres, & tous les Monastères de Paris vinrent processionnellement au-devant de la Sainte Couronne; & le Roi & le Comte d'Artois, vêtus d'une simple tunique & les pieds nuds, se chargèrent une seconde fois du brancard, sur lequel étoit cette sainte relique, la portèrent à la Cathédrale, & de-là à la Chapelle de Saint-Nicolas, qui étoit la Chapelle du Palais bâtie par le Roi *Robert*, & qu'il ne faut pas confondre avec celle qui porte aujourd'hui le nom de *Saint-Michel*.

L'Empereur *Baudoin* étant retourné à Constantinople sur la fin de cette même année, y trouva ses affaires dans un si grand désordre, qu'il se vit encore forcé d'engager la plûpart des autres reliques de sa Chapelle Impériale. Dans cette extrêmité, il voulut avoir du moins la satisfaction d'en enrichir la France. Le Roi ne fut pas plutôt informé de sa résolution, qu'il dépêcha des personnes de confiance, avec l'argent nécessaire pour faire l'acquisition de ces saintes reliques, qui consistent; savoir, en un morceau de la vraie Croix, le plus grand que l'on ait connu, & que l'on croyoit être le même que l'Impératrice *Hélene* avoit apporté à Constantinople, & sur lequel les Empereurs faisoient leurs sermens solemnels; le fer de la lance, dont le côté de J. C. fut percé; une partie de l'éponge qui servit à lui donner du vinaigre; une partie du roseau qu'on lui mit en main, au lieu de sceptre; une partie de la robe de pourpre; un morceau du S. Suaire; le linge dont J. C. se servit pour essuyer les pieds à ses Apôtres; une partie de la pierre du S. Sépulchre; une Croix, qu'on nomme la *Croix de Triomphe*, parce que les Empereurs avoient coutume de la porter, lorsqu'ils alloient aux combats; une autre portion du bois de la vraie Croix, &c.

Toutes ces reliques furent apportées à Paris, le 14 de septembre 1241, & S. Louis les reçut & les porta dans la Chapelle de son Palais, & les mit avec la Sainte Couronne, qu'il avoit acquise trois ans auparavant.

Ce fut pour placer ces saintes reliques dans un lieu plus décent, qu'il fit bâtir l'Eglise qu'on nomme la *Sainte-Chapelle*, au même endroit où étoit une Chapelle de la Vierge, bâtie par le Roi *Robert*. Ce magnifique bâtiment coûta à ce Prince quarante mille livres, c'est-à-dire, huit cent mille livres d'aujourd'hui. Les reliques, & les châsses dans lesquelles on les mit, coûtèrent cent mille livres, c'est-à-dire, deux millions de notre monnoie. Ainsi le bâtiment de la Sainte-Chapelle, & les reliques qu'il renferme, coûterent deux millions huit cent mille livres de notre monnoie.

TOME II. Q

On déroba le grand morceau de la vraie Croix la nuit du 10 mai 1575. Les séditieux publièrent que la Reine-mère avoit vendu ou engagé cette relique en Italie : le Prévôt des Marchands & les Echevins mirent des gardes aux portes de la Ville & sur la rivière, pour fouiller tout le monde. On fit une procession générale de Notre-Dame à la Sainte-Chapelle, où assistèrent la Reine-mère, les autres Reines, le Duc d'Alençon, le Roi de Navarre, le Parlement & l'Hôtel-de-Ville. Le jour de Pâques-fleuri de l'année suivante, Henri III fit publier aux prônes des Paroisses de Paris, qu'on eût à aller adorer une Croix toute semblable à la première qu'il avoit fait faire, & dans laquelle un morceau de la vraie Croix étoit enchâssé, & c'est la même qu'on expose aujourd'hui à la vénération des fidèles.

Du côté du mai, il y a un corps d'architecture en saillie, qui fait partie de la Sainte-Chapelle. Dans ce corps, sont les Sacristies de la Chapelle-basse & de la haute, & au-dessus est le trésor des Chartres. Dans la Sacristie de la haute Sainte-Chapelle, sont deux armoires, qui renferment une infinité de choses également riches & précieuses : cette grande Croix de vermeil, que le Roi Henri III fit faire, & dans laquelle est enchâssé un morceau de la vraie Croix ; on l'expose tous les vendredis du Carême : le chef de S. Louis, d'or & grand comme le naturel, avec une couronne aussi d'or & enrichie de pierreries, & soutenue par des Anges de vermeil. Cette relique a long-tems fait un des ornemens du trésor de Saint-Denis ; mais le Roi Philippe-le-Bel obtint du Pape Clément V, la permission de la faire transférer, de même qu'une des côtes de S. Louis, dans la Sainte-Chapelle de Paris. La cérémonie s'en fit le mardi d'après l'Ascension, de l'an 1306. On porta d'abord ces reliques à Notre-Dame, où le Roi permit que la côte de S. Louis restât ; en sorte qu'il n'y eût que le chef qui fut mis à la Sainte-Chapelle : ce fut le Roi Philippe-le-Bel qui fit faire le reliquaire d'or dans lequel il est, la couronne d'or & les autres ornemens.

Ce même Prince, lors de cette translation, laissa au trésor de Saint-Denis la mâchoire inférieure de ce chef ; on y voit encore cette relique. Le bâton de chantre mérite l'attention des curieux, à cause de l'agathe qui est au haut, & qui représente S. Louis à mi-corps, tenant d'une main une petite croix, & de l'autre une couronne d'épines. La tête est antique, & représente l'Empereur *Titus* ; mais quelques traits de ressemblance ont fait qu'on l'a décorée des attributs que l'on donne à S. Louis, & qu'on a dit qu'elle représentoit ce S. Roi. Des

CHA

Livres d'Eglife d'une grande ancienneté & d'une richeffe infinie; car, les couvertures font enrichies d'or, de perles, de pierreries de plufieurs efpèces, entre lefquelles eft une groffe amétifte gravée en creux, qui repréfente un Empereur Romain.

Parmi ces volumes, il y a un manufcrit qui contient les Evangiles, & qu'on croit être du tems de Charlemagne. L'écriture, les vignettes, & les autres ornemens font admirables. Un grand calice d'or & fa patene, orné d'émaux clairs damafquinés d'or. Deux burettes de cryftal de roche, parfaitement bien taillées & vuidées. Une croix d'or en filigrane, d'une grandeur confidérable. Deux autres Croix, auffi d'or, couvertes de rubis, d'émeraudes, de faphirs, de hyacintes, & de groffes perles. Il y a auffi une agathe-onix, d'une beauté fi parfaite, que jufqu'à préfent on n'a rien vu dans ce genre qui en approche.

Cette précieufe pierre eft de figure ovale, un peu plus large néanmoins par le bas que par le haut: elle a un pied moins quelques lignes dans fa plus grande longueur, & environ dix pouces dans fa plus grande largeur. Le fond de cette agathe eft noir, & les figures qui y font gravées, font blanches, & rehauffées en quelques endroits d'un jaune doré, qui eft naturel à la pierre, mais que le Graveur a fait habilement entrer dans fon deffin. Les Lapidaires difent que la Nature n'a jamais produit d'agathe-onix d'une auffi prodigieufe grandeur, & les Antiquaires prétendent que Rome, dans fes plus beaux jours, n'a rien fait de fi beau, que les figures gravées fur cette pierre; ainfi, c'eft un vrai chef-d'œuvre de la Nature & de l'Art*.

Ce fut *Baudoin II*, Empereur de Conftantinople, dont on a parlé ci-deffus, qui la vendit à S. Louis. Elle eft montée dans un chaffis, aux quatre coins duquel font peints les quatre Evangéliftes, & leurs noms écrits en Grec. On croit que ce fut le Roi Charles V qui y fît ajouter ces ornemens, dans la croyance où l'on étoit alors, que ces figures repréfentoient le *triomphe de Joseph en Egypte*. On prétend que M. *de Peyresc* fut le premier, en 1619, qui s'apperçut que ce fujet

---

* Cette agathe fi précieufe a été caffée, & eft à préfent de deux morceaux, par l'aveugle complaifance de ceux qui font voir ce tréfor, & font paffer de main en main les plus belles pièces dont ils ignorent les beautés & la valeur.

étoit pris de l'Histoire Romaine. Alors on la fit voir aux Connoisseurs ; & le fameux *Rubens*, qui étoit aussi habile Antiquaire que grand Peintre, vint exprès d'Angleterre à Paris pour la voir, l'examina à loisir, la dessina, & quelque tems après la fit graver. M. *de Peyresc* étant mort en 1637, *Gassendi*, qui avoit été son ami, écrivit sa vie, & la donna au public. Il y rapporte que ce savant homme avoit cru que cette agathe représentoit l'*Apothéose de Marcellus* ; mais *Tristan de Saint-Amand*, fameux Antiquaire, prétendit que *Gassendi* faisoit parler M. de Peyresc, & que ce savant homme n'avoit jamais pensé, comme *Gassendi* le disoit : c'est ainsi qu'il s'en explique dans la seconde édition de ses Commentaires historiques, qu'il donna en 1644. L'esprit & la probité de *Gassendi* étoient trop connus, pour qu'on crût qu'il avoit mal pris la pensée de Peyresc, ou qu'il en eût voulu imposer au public. *Tristan de Saint-Amand* changea lui-même de sentiment en 1650 ; car, dans sa Lettre contre *Angeloni*, il rétracta ce qu'il avoit avancé dans ses Commentaires historiques, & assura que c'étoit l'*Apothéose de Germanicus*, ce qu'il a toujours dit depuis. L'an 1665, *Albert Rubens*, fils du grand Peintre de ce nom, fit imprimer à Anvers une Dissertation sur cette même pierre, dans laquelle il assure que le sentiment *de Peyresc* étoit tel que *Gassendi* l'a rapporté, & qu'il s'en étoit expliqué dans plusieurs lettres qu'il avoit écrites à son père. Il prétend même que le sentiment *de Peyresc* est préférable en beaucoup de choses à celui de *Tristan*. Il convient tantôt avec l'un, tantôt avec l'autre, & les réfute l'un & l'autre dans bien des endroits.

Jacques le Roi fit imprimer sur ce même sujet une Dissertation, l'an 1683, où il explique cette pierre, en suivant aussi tantôt l'un, tantôt l'autre, & propose quelques explications nouvelles. Le savant *Dom Bernard de Montfaucon*, n'ayant pas trouvé que cette matière fût encore bien éclaircie, a tâché d'expliquer en peu de mots toutes les parties de cette pierre, & voici ce qu'il en dit dans le Chapitre X du IVe. Livre de l'*Antiquité expliquée*.

L'image est divisée en trois parties ; la plus haute, la moyenne & la basse. La plus haute représente, selon lui, l'Apothéose d'Auguste ; la moyenne, l'Empereur Tibère, qui reçoit Germanicus revenant de Germanie, chargé de lauriers ; la plus basse contient des captifs, des marques de victoires. La plus haute renferme cinq figures, la moyenne neuf, & la basse dix. Dans la partie la plus haute, il y a cinq personnages, & il n'y en a pas un seul sur lequel les quatre

Auteurs que nous venons de citer, s'accordent. La principale figure, qui est celle du milieu, porte une couronne radiale; derrière les premières pointes de cette couronne, est un voile qui lui descend sur les épaules, & elle tient de la main gauche un sceptre. *Tristan* dit que c'est *Jupiter*; mais les trois autres sont contre lui & avec raison; car, on n'a jamais vu Jupiter ainsi représenté, & d'ailleurs elle n'a aucun des symboles propres à Jupiter. Les trois qui ont rejetté le sentiment de *Tristan*, prétendent que c'est Auguste; mais cette figure n'en a nullement l'air, ni rien qui puisse véritablement persuader que c'est un Empereur. On ne voit nulle part la couronne radiale sur sa tête; de plus, cette figure a la robe d'une femme. Ces raisons ont déterminé *D. Bernard de Montfaucon* à croire que c'est *Vénus génitrice*, avec son fils *Enée*, qui paroit être sur son sein; & de l'autre côté, *Jules César*, qui descendoit d'Enée. Au côté droit de la Déesse, est *Cupidon*, son autre fils, menant par la bride le cheval *Pégase*, qui porte Auguste couronné de lauriers. Cupidon présente Auguste à sa mère, pour l'associer à toute sa famille déifiée. Enée présente à Auguste un globe, pour lui marquer qu'il va regner sur le globe céleste, comme il a regné sur le terrestre. Vénus couronnée tient un sceptre, pour marquer qu'elle règne dans le Ciel avec ses enfans & ses descendans. Enée porte, comme il doit, l'habit Phrygien. Le globe ne peut être Rome, comme *Peyresc* l'a cru; car, on n'a jamais peint la ville de Rome de cette manière.

La partie du milieu, ou le second tableau, est bien plus aisée à expliquer. L'Empereur *Tibère* couronné de lauriers, est assis sur son trône, tenant un sceptre de la main droite, & un bâton augural de la gauche: il est nud jusqu'à la ceinture, & couvert de la ceinture en bas d'une égide environnée de serpens. A la droite de Tibère, est assise *Livie*, couronnée de lauriers, & tenant des pavots comme la Déesse *Cérès*. L'Empereur Tibère parle à Germanicus, qui est devant lui armé de pied-en-cap, & qui porte la main sur son casque, tandis qu'*Antonia*, sa mère, qui est à côté de lui couronnée de lauriers, lui passe le bras derrière le col comme pour l'embrasser. Germanicus se présente à l'Empereur après son expédition de Germanie, & c'est à cause des victoires qu'il y avoit remportées, que l'Empereur, Livie & Antonia sont couronnés de lauriers.

Derrière Germanicus est sa femme *Agrippine*, assise, qui porte une chlamyde, & tient un rouleau entre ses mains. Devant elle est le petit *Caïus Caligula*, son fils, armé d'une cuirasse & d'un bouclier, & portant une chlamyde. La cuirasse & le bouclier, sur lesquels il est campé, marquent les victoires que son père vient de remporter. Germanicus & Caligula ont une espèce de chaussure, qui n'est ni le *caliga*, ni le *campagus* ordinaires ; mais c'est, ou ce qu'on appelloit *pero*, ou une espèce d'*ocrea*, qui se trouve ailleurs dans les anciens monumens. De l'autre côté, on voit un Arménien captif, assis, & qui représente l'Arménie réduite en la puissance des Romains, par Tibère. Le timon, qui est auprès, marque que c'est une région transmarine. Quant à l'homme armé qui vient après, & regarde la troupe d'en haut & qui, tout attentif à ce qui se passe, tend une main vers Enée, & tient de l'autre main un trophée, peut-être présente-t-il à la troupe déifiée, les trophées qu'Auguste a érigés en cette vie. La femme, assise sur un siège orné de sphynx, est Livie, sœur de Germanicus, femme de Drusus, fils de Tibère.

Le troisième rang des figures mises au plus bas étage, contient des images de captifs & de Provinces subjuguées. Rubens à cru que c'étoient les prisonniers Germains, menés en triomphe par Germanicus, desquels *Strabon* nous a conservé les noms ; savoir, *Segimond* Prince des Chérusces, fils de *Ségeste*, & *Thusnolde*, sœur de Segimond, & femme d'*Arminius*, avec son fils *Thumelicus*, âgé de trois ans, qui est représenté, dit-il, avec sa mère sur cette pierre : les autres sont *Sesithiacus*, fils de Ségimer, autre Prince des Chérusces, sa femme *Ramis*, fille de *Veromer*, Prince des Cattes, *Deudorix*, Sicambre, fils de Bœtoris, *Lybis*, Prêtre des Cattes. Mais *Jacques le Roi* prétend que ces captifs ne sont point Germains ; il n'y reconnoit ni les habits, ni les armes de cette Nation. Il aime mieux croire que ce sont des Arméniens & des Parthes vaincus par Tibère. Il est vrai, comme dit le *Roi*, qu'on a peine à reconnoître ici des Germains captifs ; ce qui fait la difficulté, n'est pas tant l'habit que les boucliers qui ressemblent à des peltes plutôt qu'à des boucliers Germains, hors un qui est ovale. Les boucliers Germains étoient exagones ou ovales ; mais on reconnoît encore moins ici les Arméniens & les Parthes ; il n'y a qu'à regarder l'Arménien assis au-dessus, auprès du trône, du côté de Livie, & les images que nous voyons sur un grand nombre de médailles & de monumens. Pour ce qui est des Germains, leurs habits & leurs armes varioient beaucoup. Plusieurs alloient à deminuds, comme trois ou quatre que l'on voit ici ; un grand nombre alloient la tête nue ; on en voit encore trois ou quatre ici qui n'ont rien, ni pour la couvrir, ni pour l'orner. On y voit un carquois, & de là *M. le Roi* prend occasion de dire que ce sont des Arméniens. Mais les Germains se servoient assurément d'arcs & de fléches. Ce que le même Auteur ajoute, que ce monument doit plutôt marquer les victoires du principal personnage, n'a aucune force ici, où il s'agit d'une victoire présente. Caligula, encore enfant, est debout sur un monceau d'armes, qui est une marque ordinaire de victoire, & sans doute des victoires que son pere venoit de remporter en Germanie. Il n'y a donc que la forme des boucliers qui embarrasse un peu; on n'y en voit qu'un ovale; les autres sont échancrés par le haut comme une pelte: mais comme il y a eu une grande variété sur les armes des Germains, & qu'apparemment les marbres ne les montrent pas toutes, il se peut faire que celle-ci s'y trouvoit aussi, quoiqu'on ait eu occasion de ne la mettre que dans ce monument. Ainsi, tout bien considéré, on aimeroit encore mieux dire que ces captifs sont des Germains, que des Arméniens ou des Parthes, quoiqu'on n'ose rien assurer. Voilà l'explication que *D. Bernard de Montfaucon* a donnée de cette agathe, & on croit que c'est tout ce qui a paru de plus raisonnable sur ce sujet.

On remarquera cependant, d'après *Sauval*, que les grands éloges que les Antiquaires lui ont donnés, ne doivent pas s'appliquer indifféremment à toutes les figures qu'elle contient. La tête du cavalier ne sçauroit être plus achevée, ni celle du cheval Pégase plus fière. Dans les figures de Tibère & des femmes, il y a des parties pleines de correction & de noblesse; des airs de tête les plus nobles du monde, des têtes coëffées avec une propreté & un art infini. Les captifs composent des groupes merveilleux; l'un se plaint d'une manière si touchante, l'autre embrasse son enfant avec tant de tendresse; leurs attitudes sont si tristes & si vraies, qu'on ne peut rien voir de plus naturel. Mais d'un autre côté on ne peut disconvenir que parmi ces 24 figures, il n'y en ait quelques-unes un peu séches, & d'autres qui ne sont pas assez finies. On justifie ces défauts en les rejettant sur l'agathe, qui étant plus dure que le diamant, est très-difficile à travailler. D'ailleurs, cette admirable piece n'est pas seulement l'ouvrage de plusieurs années; elle l'est peut-être aussi de plusieurs ouvriers.

On a dit qu'au-dessus de la sacristie de la Sainte-Chapelle, & dans le même corps de bâtiment, étoit le trésor des Chartres. Il consiste en deux grandes chambres, l'une au-dessus de l'autre. La première est couverte d'une voûte gothique, & a servi autrefois de Chapelle, ce qui paroissoit par un marche-pied d'Autel, que *Sauval* dit avoir vu, sans parler des autres marques. Les croisées en sont grillées par de gros barreaux de fer, & les murs couverts d'armoires & de layettes où se mettent les Chartres & les registres. Ces armoires & ces layettes se trouverent si pourries, lorsque M. *Fouquet* étoit Procureur-général, qu'il fut obligé d'en faire faire de neuves, & chargea *Girard*, le plus habile Architecte de ce tems, des ornemens du dessin, & de la conduite de cet ouvrage. *Girard* rangea les layettes dans de grands pilastres de bois, & les armoires dans les entre deux, c'est-à-dire, dans les intervalles d'un pilastre à l'autre.

La chambre qui est au-dessus, est couverte d'un comble de charpente, & bordée d'un côté de tiroirs, où peut-être il n'y a pas moins de titres que dans la premiere.

Sauval a eu raison de dire que, quoiqu'on ne garde ici ni les joyaux, ni l'or, ni l'argent de nos Rois, ce qui s'y trouve est encore plus précieux, puisqu'on y voit les titres & les Chartres de la Couronne. Ce trésor seroit infiniment plus riche qu'il n'est, si Philippe-Auguste ne l'avoit pas fait marcher par-tout avec lui, même à l'armée. Ce Prince ayant donné dans une embuscade qui lui avoit été dressée par le Roi d'Angleterre, entre Blois & Freteval, en un lieu appellé *Bellefoge*, il y perdit tout son équipage, tous ses titres & papiers, & son Sceau Royal. Après cette triste aventure, le Roi ordonna à un certain *Gauthier* le jeune, que Guillaume le Breton compare au Prophète Esdras, le réparateur des volumes de la loi des Juifs, de rétablir de mémoire, & comme il le pourroit, ces Chartres perdues : & de crainte d'un pareil inconvénient, il voulut que tout ce qui en seroit dressé, aussi bien que tous les titres qui se feroient dans la suite, ne fussent plus ambulatoires, mais fussent mis en dépôt à Paris, dans un lieu qu'il nomma le *Trésor des Chartres*, & dont il donna la garde à un Officier qu'il créa exprès, & qu'il fit appeller le *Trésorier des Chartres*. On ne sait point l'endroit où on les mit alors; on ignore même en quel tems elles ont été transportées à la Sainte-Chapelle; mais on sait qu'elles y étoient en 1391. Après *Gauthier le jeune*, Guérin, Religieux de l'Ordre de Saint-Jean de Jérusalem, Evêque de Senlis, Garde des Sceaux, sous Philippe-Auguste, & Chancelier sous Louis VIII, fut Trésorier des Chartres. Jean de Calais, Pierre de Calais, Pierre de Bourges, Etienne de Mornay étoient gardes des Chartres en 1305, & même en 1317. Pierre d'Estampes, Chanoine de la Sainte-Chapelle, & Clerc de Philippe le Long, en faisoit les fonctions sous lui; Felix Columbi en 1316 & en 1322 étoit garde des Chartres, ou avec Pierre d'Estampes, ou sous lui. Pierre Juliani, depuis 1324 jusqu'en 1330. Jean de Brenne en 1340. Jean de Coua ou de la Queue en 1341. Adam Boucher *Carnifex* en 1352, en 1354 & 1356. De Villemar en 1361. Pierre Turpin, Notaire en la Chancellerie, en 1370.

M. *Dupuy* prétend que ceux qu'on vient de nommer depuis Pierre d'Estampes, n'ont été que Gardes des Chartres de la Chambre des Comptes, & non pas Trésoriers des Chartres, & que ce fut Pierre de Gonesse, Clerc du Diocèse de Sens, & Notaire du Roi, qui succéda à Pierre d'Estampes en la charge de Trésorier des Chartres. Il y a apparence que M. *Dupuy* n'avoit pas vu quelques mémoriaux de la Chambre des Comptes, où l'on trouve que *Turpin* étoit Trésorier des Chartres, & que ne pouvant vaquer aux fonctions de cet emploi, à cause de ses infirmités, le Roi Charle V le donna en 1370 à *Gerard de Montagu*, Notaire & Secrétaire du Roi, & père du célèbre *Jean de Montagu*, souverain Maître-d'Hôtel du Roi.

A Gerard de Montagu succéda un de ses fils, nommé aussi Gerard, Conseiller au Parlement. Jean de Chanteprime en 1405, 1410. Pierre de Mauregard en 1412. Robert Maillere, Maître des Comptes en 1413. Dreux Budé, Secrétaire du Roi & Audiencier de la Chancellerie, en 1467. Jean Budé, fils du précédent, fut Trésorier des Chartres avec son père, & se démit de cette charge après sa mort, en faveur de Jacques Louvet. Sébastien le Rouillé, sieur de Genitoy, sous François I. Christophe de Thou, depuis premier Président. Jean de Thou, sieur de Bonnœuil, Maître des Requêtes, & fils du premier Président.

Hugues Fourmaget, Greffier des Requêtes du Palais, fut pourvu de l'Office de Trésorier des Chartres en 1577, & le résigna à Jean-Jacques de Mesmes en 1581. Celui-ci s'en démit en faveur de Jean de la Guesle, Procureur-général au Parlement de Paris, qui, par lettres du Roi, le fit unir à sa charge en Janvier 1582; de sorte que depuis cette union, le Procureur général est Garde né du Trésor des Chartres. Charle IX ordonna en même tems que celui qui en seroit pourvu, se qualifieroit à l'avenir *Notaire, Secrétaire du Roi, Maison & Couronne de France*, & lui accorda les privilèges dont jouissoient les Secrétaires du Roi.

Quant aux gages affectés à cette Charge, l'on voit que Jean de Brenne l'exerçoit; il avoit par jour 6 *sols* parisis, sans les gages du Clerc du Tréfor. Sous charles VII, ils étoient de 500 livres. Ils étoient de pareille fomme en 1582.

Jean de Calais eft le premier Tréforier des Chartres qui commença d'en faire un inventaire ; mais il étoit fi fuccinct qu'il n'a jamais pu fervir.

Pierre d'Eftampes en entreprit un autre depuis, qu'on voit encore au Tréfor, en deux volumes.

Pierre de Goneffe fit un commencement d'inventaire ; mais Charles V ayant vifité ce Tréfor en 1371, & l'ayant trouvé dans une grande confufion, il ordonna à Gerard de Montagu de le mettre en meilleur état, & de faire un inventaire des titres & des regiftres ; ce qu'il fit, mais d'une maniere fort abrégée.

Matthieu Molé ayant été pourvu de la Charge de Procureur-général au Parlement, voulant mettre quelque ordre dans le Tréfor des Chartres, qui étoient éparfes de côté & d'autre, & voulant en faire un inventaire plus exact & plus ample que ceux que fes prédéceffeurs avoient faits, fit commettre à cet effet *Pierre Dupuy & Théodore Godefroy*, par Arrêt du 21 mai 1615. Ces deux favans hommes commencèrent par féparer les titres gâtés & demi-pourris, ranger en ordre ceux qui étoient reftés, & mettre des titres & des étiquettes par-tout. Il y avoit pour lors dans le Tréfor des Chartres trois cens cinquante layettes, deux cens foixante regiftres, cinquante-deux facs, quarante-deux guichets & quinze coffres. *Dupuy & Godefroy* difposèrent les layettes par les douze Gouvernemens, par les affaires étrangères, par les perfonnes & par les mélanges, & rangèrent les regiftres felon l'ordre des Rois. Ils firent l'inventaire de tous ces papiers en huit volumes *in-folio* de minute. Cet Ouvrage eft très-exact, foit pour les dates, foit pour tout ce qu'il y a de plus remarquable dans les titres, foit pour les noms des perfonnes, foit pour les claufes & les chofes importantes : on y a même mis quelques généalogies, au moyen defquelles on peut fe difpenfer d'avoir recours aux titres originaux. Il n'en faut pas davantage pour faire fouhaiter à ceux qui aiment notre hiftoire, qu'il plût au Roi de faire imprimer cet inventaire.

Quoiqu'en 1628, M. *de Marillac*, Garde des Sceaux, eût fait ordonner, par un Arrêt du Confeil, que les traités de paix, de mariages, d'alliances, de négociations, &c. de quelque nature qu'ils fuffent, concernant les affaires du Royaume & des étrangers, feroient portés au tréfor des Chartres, cependant, depuis long-tems, par un Traité de paix, il n'y a pas été mis un contrat de mariage, ni autre chartre d'importance, excepté le procès de la dissolution du mariage d'Henri IV : les productions pour la mouvance du Comté de Saint-Pol, quelques autres qui concernent l'Evêché de Metz, & les dispositions testamentaires du Duc de Montpensier.

M. *Fouquet*, Procureur-général au Parlement de Paris, étant devenu sur-Intendant des Finances, s'avisa de faire créer huit Intendans des Chartres, un Contrôleur & un Greffier, & de faire bâtir un hôtel pour les Chartres, à un des coins du Palais & du jardin du premier Président, pendant que cette charge étoit vacante par la mort de Pomponne de Belièvre. Cet établissement se fit en 1658, par Edit enregistré au Parlement. Tous ces Officiers prêterent serment entre les mains de M. Fouquet, & ensuite rangèrent les Chartres & les Registres dans les armoires & les layettes qu'ils avoient fait faire. Cet établissement ne fut pas de longue durée, & ne subsista que jusqu'à la disgrace de ce Ministre, après laquelle ce Trésor fut régi par le seul Procureur-général au Parlement, comme il l'avoit toujours été depuis l'an 1582, jusqu'en l'an 1658, & comme il l'est encore aujourd'hui. *Voy.* TRÉSOR DES CHARTRES.

Nous remarquerons, en finissant cet article, que parmi les hommes illustres qui ont été Trésoriers ou Chanoines de cette Eglise, on compte cinq Cardinaux ; savoir, *Pierre d'Ailli, Adrien de Boisi, Philibert Babon de la Bourdaisière, Odet de Chatillon & Pierre de Gondi* : un grand nombre d'Evêques & Archevêques ; & plusieurs qui se sont distingués par leur esprit, ou par leur savoir éminent, tels que *Philippe Desportes*, Poëte célèbre, mort en 1606. *Jean Gillot*, Conseiller au Parlement, qui eut beaucoup de part au Catholicon d'Espagne : il fut très-estimé de Scaliger, & des autres Savans de son tems, & mourut en 1619. *Jacques Boileau*, Docteur de Sorbonne, Auteur de plusieurs Ouvrages d'érudition, & frère de *Nicolas Boileau-Despréaux*, un des plus grands Poëtes que la France ait eus.

S. Louis, par ses Lettres de fondation du mois de janvier 1245, établit dans la Sainte-Chapelle 5 principaux Chapelains, 5 sous-Chapelains-Prêtres, 5 Clercs, Diacres ou sous-Diacres, & deux Marguilliers, aussi Diacres ou sous-Diacres. En 1248, il ajouta un troisième Marguillier, ordonna qu'ils fussent Prêtres, & qu'ils eussent chacun un Clerc, Diacre ou sous-Diacre : ce qui faisoit 21 Ecclésiastiques. Leur nombre s'augmenta sous ses successeurs jusqu'à 45 : celui des Chapelains a été réduit à 20, par Arrêt de réglement du 19 mai 1681.

Le Chef de ce Chapitre s'appelloit *Maître-Chapelain*, ou *Maître-Gouverneur de la Sainte-Chapelle*. Le premier fut un nommé *Matthieu*, qui jouissoit auparavant de la Chapelle de Saint-Nicolas, & *Grégoire de Meulent* fut son successeur. Philippe-le-Bel, dans son testament de 1314, le nomme *Trésorier*, comme ayant spécialement la garde du Trésor des saintes reliques : en 1379, Clément VII lui donna le privilège de porter la mitre & l'anneau.

La dignité de *Chantre* fut fondée par Lettres de Philippe-le-Long, en 1319.

» Quoique dans les plus anciens actes qui concernent la
» Sainte-Chapelle, dit M. *Jaillot*, *dans ses Recherches sur*
» *Paris*, *quartier de la Cité*, *page 22*, ceux qui la desser-
» voient, ne soient qualifiés que de *Chapelains*, cependant
» on leur a donné le nom de *Chanoines*, dès les premiers
» tems de leur fondation. Nangis, Geoffroi de Beaulieu, &
» nos Rois eux-mêmes ne les qualifient pas autrement. On
» voit par une Bulle de 1409, que Bénoît XIII érigea la Sain-
» te-Chapelle en Chapitre. D. Félibien se contente de dire
» que Charles VI déclara la bulle d'érection, subreptice & de
» nulle valeur, par ses lettres du 3 Décembre 1409; & il en
» tire cette conséquence, que *la Sainte-Chapelle n'est point*
» *Chapitre*. Cette assertion est hasardée. Il est vrai que le Roi
» avoit confirmé la Bulle de Benoît XIII, au mois de Sep-
» tembre 1409, & qu'il révoqua ses lettres par celles du 3 Dé-
» cembre suivant. L'Eglise, alors déchirée par le schisme, étoit
» gouvernée par deux Anti-papes qui se disputoient la pri-
» mauté, & dont les Princes Chrétiens recevoient ou rejet-
» toient l'obédience au gré de leurs passions, ou de leurs in-
» térêts ; mais il est également constant que Charles VI con-
» firma de nouveau la Bulle de Benoît XIII, le 17 Janvier
» 1409 (*vieux style*). Il fut sans doute moins déterminé par
» les instances des parties intéressées, que par le motif de l'é-
» quité, & par celui de la dignité de la fondation : car, dès
» le mois de Janvier 1371, Charles V avoit distingué le Tré-
» sorier & les Chanoines de la Sainte-Chapelle, des autres
» Ecclésiastiques qui s'y trouvoient attachés sous le nom de
» *Chapelains*; en conséquence, ce Prince ordonne que lesdits
» Trésorier & Chanoines portent à l'avenir *des Aumuces de*
» *petit-gris*, *fourrées de menu-vair*, au lieu des noires qu'ils
» portoient auparavant, & il leur en fit donner à ses frais &

» dépens: *Quia*, dit-il, *vix poffunt..... proprie recognofci vel
» diftingui, & fæpiffimè dicuntur* Capellani, *& non* Canonici.
» *Hift. de Paris. T. 3, p.* 135. Ainfi la Bulle de Benoît XIII ne
» donnoit aux Chanoines de la Sainte-Chapelle qu'un titre
» dont ils jouiffoient déja, & dont Charles VI ne leur défendit
» de faire ufage, que parce que ceux à qui cette Bulle fut
» accordée, l'avoient follicité fans fon confentement, & l'a-
» voient obtenue d'un Pape qu'on ne reconnoiffoit pas alors
» en France; mais cette qualité lui parut fi juftement ac-
» quife, qu'il confirma lui-même la Bulle qu'il avoit déclarée
» nulle.

» Indépendamment des privilèges & des prérogatives dont
» jouiffent les Eglifes de fondation Royale, la Sainte-Cha-
» pelle a encore l'avantage d'être exempte de la Jurifdiction
» Epifcopale, & de relever immédiatement du Saint Siège.

» En 1306, Philippe-le-Bel, nomma les Religieux Auguf-
» tins pour faire chaque année à la Sainte-Chapelle l'office
» de la tranflation des reliques de Saint-Louis, chargeant le
» Tréforier & les Chanoines de leur payer à chacun 9 deniers
» pour les premieres Vêpres, & 18 pour le fervice du jour.
» Il accorda la même prérogative aux Jacobins & aux Cor-
» deliers en 1309, les Carmes jouiffent du même avantage,
» en vertu des Lettres de Charles-le-Bel, du 30 Septembre
» 1322 «.

On peut voir dans le Gloffaire de Ducange, l'ufage où l'on étoit en cette Eglife, comme dans les Cathédrales, d'atta-cher au cierge Pafcal une table chronologique de diverfes époques, fans oublier celle de l'année de l'Epifcopat de l'E-vêque Diocèfain. Ce fragment curieux & très-détaillé, qui eft de l'anée 1327, finit par cet article:

Annus Epifcopatús Hugonis Parif. Epifcopi II.
Il s'agiffoit de *Hugues de Befançon.*

CHAPELLE-BRETEUIL (la) *anciennement la Chapelle* HAOUIS.

Petite Paroiffe, éloignée de Paris de neuf lieues, & d'une par-delà Tournan, dans le Doyenné du vieux Corbeil; Elec-tion de Rozoy, diocèfe de Paris.

Elle eft fituée dans la plaine qui commence au levant de Tournan, & qui dure jufqu'au ruiffeau de Brayon, un quart de lieue par-delà, toujours vers l'orient. Le territoire eft froid, & n'eft propre qu'au labourage. Il y a environ 70 Com-munians.

L'Eglife, qui eft fous le titre de *S. Vincent*, Martyr, n'a véritablement l'air que d'une Chapelle, comme le nom du lieu l'indique. Elle peut avoir été bâtie il y a environ 300 ans. Elle eft fans ailes, avec une groffe tour écrafée au frontifpice. L'Archevêque nomme à ce bénéfice.

Le nom d'*Haouis* vient d'une Dame nommée en Latin *Hawifia* ou *Hawis*, époufe de *Guillaume de Garlande*, laquelle donna, vers le commencement du XIIe. fiècle, à l'Abbaye de Saint-Maur-des-Foffés, deux Chapelles, dont l'une s'appelloit la neuve & l'autre la vieille. L'une des deux n'exifte plus.

Dans le dernier fiècle, M. *François-Victor le Tonnelier-Breteuil*, Confeiller d'Etat, Intendant des Finances, en eft devenu Seigneur, & a obtenu qu'au lieu de la Chapelle *Haouis* ou *les Chapelles* fimplement, on diroit par la fuite *la Chapelle-Breteuil*. Les Lettres-patentes furent regiftrées au Parlement le 27 mars 1691.

CHAPELLE *de l'Ecole de Médecine*, (la) eft fituée rue de la Bucherie, dans le bâtiment de l'Ecole de Médecine. Elle fut commencée le 24 janvier 1499, & finie en 1502; mais on ne commença à y faire le Service divin, qu'en 1511. Cette Chapelle ne fubfifta pas long-tems; car, la Faculté ayant acheté, dès 1419 & 1420, la maifon des trois Rois, fituée auffi dans la même rue, on démolit cette première Chapelle en 1529, & l'on en rebâtit une autre plus grande, & le Bureau des Ecoles.

CHAPELLE *de la Trinité.* Voy. FONTAINEBLEAU.

CHAPELLE *de la Vierge.* Voy. NOTRE-DAME.

CHAPELLE *de la Vierge*, aujourd'hui *du Mont-Carmel.* Voy. CARMES, (le grand Couvent des) pag. 56.

CHAPELLE *de Notre-Dame de Lorette*, (la) eft fituée au bout du fauxbourg Montmartre, à l'extrêmité de la rue Coquenard, & au bout de celle des Porcherons (*ou Saint-Lazare*). Cette Chapelle eft une aide de la paroiffe de Montmartre. Les habitans des Porcherons, des paroiffes de Saint-Euftache & de Montmartre, obtinrent de Jean-François de Gondi, Archevêque de Paris, la permiffion de faire conftruire cette Chapelle fous l'invocation *de Notre-Dame de Lorette*, dans le diftrict de la paroiffe de Montmartre, pour y recevoir les

Sacremens en cas de nécessité. Cette Chapelle ayant été batie & consacrée, les habitans de ces paroisses demanderent en 1646, au même Archevêque de Paris, qu'il leur fût permis d'instituer dans cette Chapelle une Confrèrie sous le titre & invocation de *Notre-Dame de Lorette*, dont la Fête tombe au jour de la Nativité de la Vierge, (8 Septembre) & d'y faire le même jour & les autres Fêtes de la Vierge, le service solemnel à haute voix, & même tous les Dimanches de l'année. L'Archevêque de Paris après avoir vu la déclaration des Curés de S. Eustache & de Montmartre, leur permit le 13 Juillet d'instituer cette Confrèrie, à la charge que les Confrères ne pourront faire chanter la Messe à haute voix, sinon les jours & fêtes de la Nativité de la Vierge, & autres fêtes de la Vierge seulement; qu'on n'y fera point d'Eau-bénite; qu'il n'y sera point offert de pain à bénir que ces mêmes jours. Cependant au commencement de ce siècle, le sieur le *Lefevre*, alors Chapelain, y a établi service solemnel à haute voix, toutes les fêtes & les Dimanches de l'année, y a introduit l'Eau-bénite, le pain à bénir, l'usage même d'y marier, d'y enterrer les morts, le Sermon, le Prône qu'il faisoit regulièrement tous les Dimanches; enfin tous les autres offices qu'on célèbre dans les Paroisses; une procession du Saint Sacrement le Dimanche dans l'octave de la Fête-Dieu. Les Confrères de Notre-Dame de Lorette se sont érigés en Marguilliers, ou Administrateurs de cette Confrèrie; ils en nomment tous les ans deux nouveaux: ceux-ci, à l'instar des Eglises de Paris, ont supprimé les bancs qui avoient été concédés dans cette Chapelle, & y ont substitué des chaises qu'ils afferment. Il se pratique un usage singulier dans cette Chapelle, le jour de la Chandeleur, tous les Garçons des Porcherons & des environs y rendent le pain à benir, & vont à l'Offrande, le cierge à la main.

CHAPELLE de *Notre-Dame de Bonnes-Nouvelles.*

Louis VI, surnommé *le Gros*, étant à Châlons-sur-Marne vers l'an 1113, donna des Lettres, qui sont comme la Charte de fondation de l'Abbaye de Saint-Victor, s'en déclara le Fondateur, lui donna des biens considérables, & fit bâtir une Eglise à l'endroit même où étoit la Chapelle de Saint-Victor, qui est celle que l'on nomme aujourd'hui la *Chapelle de Notre-Dame de Bonnes-Nouvelles*. Voyez *Tom. I*, *pag. 107*.

Il y a une Chapelle de ce même titre à Compiegne; elle est sur la porte nommée *Pierrefond*, & rapporte environ 1800 liv. par an.

Les Jésuites, en 1656, jouissoient du revenu de cette Chapelle.

CHAPELLE *de Notre-Dame de Grace*. Voy. PICPUS.

CHAPELLE *de Saint-Blaise & de Saint-Louis*. La Chapelle de Saint-Blaise & de Saint-Louis étoit dans la rue Galande, & sur la paroisse de Saint-Severin. Elle a servi autrefois aux Religieux de Saint-Julien-le-pauvre, soit que ce fût leur Chapitre on leur Réfectoire, ou un Chapitre particulier.

L'an 1476, les Maçons & les Charpentiers de la ville de Paris y établirent leur Confrèrie, & firent en même-tems bâtir le portail qui donne dans la rue Galande. Cette Chapelle ne reconnoissoit d'autres Fondateurs ni d'autres Bienfaiteurs, que lesdits Maçons & Charpentiers, qui faisoient chanter une grand'Messe tous les Dimanches & les bonnes Fêtes de l'année. Ils l'avoient faite rebâtir en 1684, & y mettre cette inscription sur la porte: *Chapelle de Saint-Blaise*, *de Saint-Louis*, *de Saint-Roch*. Aujourd'hui, ce n'est plus qu'un grand terrein occupé par un Menuisier.

CHAPELLE *de Saint-Clair* (la) a sa principale entrée dans la rue des Bons-Enfans. Cette Chapelle, ainsi que le Collège, furent fondés par *Renold Chereins* ou *Cherei*, & par *Etienne Belot*, & *Ada*, sa femme; & non par Jacques *Cueur* ou *Cœur*, Trésorier de Charles VII, que l'on ne peut regarder que comme un Bienfaiteur qui aura contribué par sa libéralité à rétablir ce Collège & la Chapelle de Saint-Clair. *Geoffroy Cueur*, fils de *Jacques Cueur*, mourut le 21 d'octobre 1478, & fut enterré dans cette Chapelle. Les Auteurs de la Description de Paris disent que ce fut en 1488; mais l'épitaphe suivante détruit absolument leur chronologie.

CI GIST

Noble homme Messire Geoffroi Cueur, en son vivant Chevalier, Seigneur de la Chaussée, Maître-d'Hôtel du Roi Louis XI, lequel Chevalier trépassa en son hôtel à Paris, le 21 octobre 1478.

Dieu lui pardonne.

C'est le Chapitre de Saint-Honoré qui fait desservir cette Chapelle; & tous les ans, le jour de la fête de Saint-Clair, (18 juillet) ce Chapitre y va processionnellement chanter
la

la grand'Messe, & il y a une Octave à la vénération des Fideles.

CHAPELLE Saint-Clair. Voy. Tom. I, pag. 3, & CLAIR, (Foire de Saint)

CHAPELLE Saint-Denis. Voy. NOTRE-DAME.

CHAPELLE de Saint-Eloi, ou des Orfèvres. Cette Chapelle est située au coin de la rue des Deux-Portes, quartier Sainte-Opportune. Les Orfèvres ayant acquis, en 1399, de *Roger de la Poterne*, un de leurs Confrères, & de *Jeanne*, sa femme, une maison en ruine, nommée l'*Hôtel des trois Degrés*, parce qu'on y montoit par autant de marches, y firent bâtir une Chapelle, qui ne fut d'abord que de charpente, de même qu'un Hôpital, qui avoit été construit auprès pour recevoir & alimenter les pauvres Orfèvres. La Chapelle qu'on y voit aujourd'hui, fut commencée en 1550, & achevée en 1566, sur les desseins de *Philibert de Lorme*. Elle est desservie par un Chapelain, un Diacre, un sous-Diacre d'Office, deux Chantres, & quelques autres Officiers. Ces Ecclésiastiques sont à la nomination des Orfèvres-Gardes en charge, & ne peuvent être destitués que par la délibération des Gardes & des anciens Gardes assemblés. On doit choisir, pour remplir cette place, un fils d'Orfèvre, s'il s'en trouve un qui ait les qualités requises. On voit dans cette Chapelle quelques figures de *Germain Pilon*, qui sont fort estimées.

Les Orfèvres pauvres & infirmes ont retrouvé dans la générosité de leurs Confrères, les secours dont ils avoient besoin. On les a logés dans les maisons qui dépendent du Bureau; & il y en a eu parmi eux qui ont employé une partie considérable de leur fortune, pour procurer, dans l'Hôpital des Incurables, tous les secours nécessaires à leurs Confrères, assez malheureux pour n'avoir pas même la seule consolation que laisse l'espérance.

CHAPELLE de Sainte-Eutrope & de Sainte-Foi. Voyez NOTRE-DAME.

CHAPELLE de Saint-Fiacre. Voy. LOGES. (les)

CHAPELLE de Saint-Hilaire, ou Hilar. Voy. Tom. I, pag. 27.

CHA

CHAPELLE *de Saint-Jean l'Evangéliste.* Voy. COLLÈGE DE BEAUVAIS.

CHAPELLE *de Saint-Joseph.* Voy. JOSEPH. (S.)

CHAPELLE *de Saint-Julien des Ménestriers.* Voyez JULIEN. (S.)

CHAPELLE *de Saint-Louis & de Saint-Rigobert.* Voy. NOTRE-DAME.

CHAPELLE *de Saint-Luc*, anciennement de *Saint-Symphorien*; elle appartient à l'Académie de *Saint-Luc*. Voy. *Tom. I, pag.* 210.

CHAPELLE *de Saint-Marcel.* Voy. NOTRE-DAME.

CHAPELLE *de Saint-Martin & de Sainte-Anne.* Voy. NOTRE-DAME.

CHAPELLE *de Saint-Michel.* Voy. MICHEL. (S.)

CHAPELLE *de Saint-Nicaise*, (la) est une de celles qui ont été fondées en l'Eglise de l'Hôpital-Royal des quinze-vingts Aveugles; & après cet Hôpital, toujours en descendant la rue Saint-Honoré, est une rue, qui fut percée après qu'on eût abbattu l'ancienne porte Saint-Honoré, & cette rue a pris le nom de la Chapelle dont est ici question, qui est sous l'invocation de S. Nicaise. Cette Chapelle avoit deux portes, l'une dans l'enceinte de l'Hôpital des quinze-vingts, qu'elle a encore aujourd'hui ; & l'autre dans la rue Saint-Nicaise, & celle-ci est à présent masquée, & même fermée par un petit bâtiment.

CHAPELLE *de Notre-Dame des Voûtes*, ou *de la Fontaine*. Cette Chapelle étoit au chevet de l'Eglise de Saint-Barthelemi, & l'on y entroit par une petite ruelle, appellée *la Ruelle du Prieuré*, laquelle fut bouchée en 1315. La Chapelle est aujourd'hui comprise dans l'Eglise de Saint-Barthelemi, & a été appellée *Notre-Dame de la Fontaine*, depuis l'an 1525.

CHAPELLE *de Saint-Nicolas des Ecoliers de la Nation de*

Picardie. Cette Chapelle est située dans la rue du Fouarre, place Maubert. Elle donne d'un bout rue Galande, & de l'autre rue de la Bucherie; elle a été bâtie pour les Ecoliers des quatre Nations, qui avoient leur Collège dans cette rue. Il n'y a plus maintenant que la Nation de Picardie. *Voy.* RUE DU FOUARRE.

CHAPELLE *de Saint-Nicolas*. *Voy.* CHAPELLE. (la Sainte)

CHAPELLE *de Saint-Paul*. Cette Chapelle fut fondée par S. Eloi, & bâtie dans le cimetière du Monastère de Filles que cet Evêque avoit fondé dans l'isle du Palais. Elle étoit proche du *Bourg Saint-Eloi*. *Voy.* PAUL. (S.)

CHAPELLE *de Saint-Pierre*. *Voy.* NOTRE-DAME.

CHAPELLE *de Saint-Remi*, nommée la *Chapelle de Saint-René*. *Voy.* TRAISNEL. (la Madeleine de)

CHAPELLE *de Saint-Yves*. *Voy.* YVES. (S.)

CHAPELLE *de Sainte Marie Egyptienne*, (la) est située dans la rue Montmartre, au coin de celle de Sainte-Marie Egyptienne, d'où elle a pris le nom, & que l'on a corrompu en celui de *la Jussienne*. Cette Chapelle est sous l'invocation de cette Sainte; elle n'est remarquable que pour avoir servi au premier établissement que les Augustins ont eu à Paris, ainsi qu'on l'apprend du *vidimus* d'une sentence de l'Official de Paris, en date du mardi d'après la Toussaint, de l'an 1290, commençant par ces mots: *Universis præsentes litteris inspecturis Officialis Curiæ Parisiensis*, &c. *Voy.* Tom. I, p. 372, au mot AUGUSTINS.

Depuis, cette Chapelle a servi & sert encore aujourd'hui au Corps & Communauté des Marchands Drapiers, qui y font dire, toutes les Fêtes & Dimanches, une Messe, à onze heures.

En 1660, le Curé de Saint-Germain-l'Auxerrois fit ôter de cette Chapelle de Sainte-Marie Egyptienne, un côté de vitrage, qui y étoit depuis plus de trois siècles, & où cette Sainte étoit peinte sur le pont d'un bateau, troussée jusqu'aux genoux devant le Batelier, avec ces mots au-dessous: *Comment la Sainte offrit son corps au Batelier pour son passage.*

CHAPELLE *de Sainte-Sufanne*, ou *les cinq Plaies*. *Voy*. ROCH. (S.)

L'emplacement de l'Eglife de Saint-Roch étoit anciennement occupé par une grande maifon, accompagnée de jardins, appellée l'*Hôtel de Gaillon*. Il avoit donné fon nom à ce quartier & à la rue neuve Saint-Roch, le long de laquelle il regnoit. A côté de cet hôtel, étoit une Chapelle de Sainte-Sufanne, dont on n'a pu découvrir ni le Fondateur ni l'origine; mais foit qu'elle eût été bâtie par le propriétaire de cet hôtel, foit à caufe de la proximité, il eft certain que dans tous les Titres elle eft appellée la *Chapelle de Gaillon* ou de *Sainte-Sufanne de Gaillon*; & que lorfqu'en 1578, on propofa d'acquérir cette Chapelle pour agrandir l'Eglife qu'on projettoit, le Titulaire n'y confentit qu'à la charge que dans cette nouvelle Eglife, & le plus près qu'il fe pourroit du grand-autel, on en éleveroit un, qui feroit appellé l'*Autel de la Chapelle de Sainte-Sufanne de Gaillon*. Voy. M. Jaillot, Rech. fur Paris, quart. du Palais-Royal, pag. 35.

CHAPELLE *des cinq Plaies*. Elle étoit fituée anciennement dans le lieu de Gaillon, fauxbourg Saint-Honoré. *Voy*. ROCH. (S.)

CHAPELLE *des Miracles*. Elle fut bâtie par *Reignier Flaminge*, dans la maifon du Juif impie & facrilège, qui perça, à coups de canif, la Sainte Hoftie qu'une pauvre femme lui avoit remife, pour retirer le meilleur de fes habits, qu'elle lui avoit engagé pour la fomme de 30 fols parifis. *Voy*. CARMES BILLETES.

CHAPELLE *des Urfins*. *Voy*. NOTRE-DAME.

CHAPELLE *du Jardin-Royal des Plantes*.

Gui de la Broffe, Médecin, Intendant de ce Jardin, voyant qu'il étoit loin de Saint-Médard, fit bâtir cette Chapelle, & obtint de l'Archevêque de Paris, le 20 décembre 1639, d'y pouvoir faire célébrer les Dimanches & Fêtes, excepté à Pâques, réfervé au Curé les enterremens, même celui du Fondateur, qui y avoit choifi fa fépulture dans un caveau; à la charge toutefois que le jour de Pâques il feroit offert, de la part de cet Intendant à la Meffe paroiffiale, un cierge blanc d'une livre, avec un écu d'or.

CHAPELLE *du Saint-Signe*. *Voy*. COMPIEGNE.

CHAPELLE-GAUTIER. Cette Chapelle étoit une Paroisse dès le règne de Louis-le-Gros, ainsi nommée, à cause de *Gautier de Villebeon*, Chambellan des Rois Louis-le-Jeune & de Philippe-Auguste, qui en étoit Seigneur, & qui y fonda un Chapitre.

L'Eglise est sous le titre de *S. Martin*, & n'est qu'une longue Chapelle de structure du XIIIe. siècle. A l'autel, est un tableau de l'Adoration des Mages, donné en 1636 par *Nicolas Vignier*, Conseiller d'Etat, qui y est représenté avec sa femme, Anne de Flécelles.

Sainte Catherine est la Fête du second Patron de cette Eglise, & le titre canonial du Curé, qu'on appelle le *Chanoine de Sainte-Catherine*. Il y a 400 Communians.

Ce Bourg est à 13 lieues ou environ de Paris, vers le sud-est, & à quatre lieues de Melun. Le pays est assez varié dans sa culture, & son étendue fait qu'on y trouve de tout. Les murs, dont on voit des restes autour du Bourg, furent bâtis vers l'an 1650, lors de la guerre des Princes.

Le ruisseau, qui passe à la Chapelle, est appellé le *Ru d'Anquier*. Il y a un gouffre auprès des étangs, vers le sud-est.

Gabriel Thiboust de Berry fit commencer le Château. *Louis Thiboust de Berry*, son fils, l'acheva. C'est l'un des deux qui obtint des Lettres-patentes, pour faire porter son nom en ce lieu.

En 1749, *Louis-Auguste Thiboust de Berry*, Chevalier, Comte de la Chapelle, y mourut. Sa veuve, *Marguerite-Charlotte le Petit de Grandcour*, y décéda l'année suivante 1750, le 26 avril.

CHAPELLE, ou AUTEL *des Paresseux*. Elle est dans la nef de l'Eglise de Notre-Dame, proche du chœur. Elle fut fondée par *Jean le Moine*, Cardinal, connu sous le nom de *Cardinal le Moine*, dans le tems qu'il négocioit à Paris en qualité de Légat du Pape Boniface VIII, à l'occasion du démêlé survenu entre le Pontife & le Roi Philippe-le-Bel. *Voy*. NOTRE-DAME.

CHAPELLE *Saint-Bon*, (la) est située dans la rue qui en a pris le nom. La fondation de cette Chapelle est ancienne : il en est fait mention dans une Bulle du Pape Innocent II, datée du 20 février 1136, & adressée à *Ascelin*, Abbé de

Saint-Maur-des-Fossés, qui déjà avoit le droit d'y nommer. L'Archevêque de Paris, comme Abbé de Saint-Maur, confère aujourd'hui cette Chapelle, qui a le titre de Prieuré, & vaut environ quinze cent livres par an à celui qui en est le Titulaire.

Il y avoit autrefois des Juifs qui logeoient dans la rue Saint-Bon, & dans les rues voisines, qui, à cause d'eux, se nommoient en 1261, *Judearia Sancti Boniti*; & en 1284, *vetus Judearia*. Vey. BON. (S.)

CHAPELLE *Saint-Denis*, (la) ou la **CHAPELLE**.

Il y a dans le diocèse de Paris plusieurs Paroisses, que l'on se contente de nommer simplement *la Chapelle*, lorsqu'on est dans le lieu même ou dans le voisinage, & lorsqu'il n'y a point de méprise à craindre : telles sont la Chapelle-Gautier, au Doyenné de Champeaux ; la Chapelle-Milon, dans celui de Château-fort ; & la Chapelle dont il s'agit, qui est au bout du fauxbourg Saint-Laurent, & dans l'Archiprêtré de la Madeleine.

Son nom primitif n'étoit pas la Chapelle Saint-Denis, mais *la Chapelle Sainte-Geneviève*, hospice où cette Sainte venoit avec les Vierges de sa compagnie, la nuit du samedi au dimanche, pour célébrer les Vigiles au tombeau des Saints Martyrs.

Le chœur de l'Eglise paroissiale de la Chapelle paroît avoir été bâti au XIIIe. siècle ; mais la nef n'est pas d'un tems si reculé. L'Auteur de la Notice des Villages de la banlieue de Paris 1722, dit que la Cure est à la nomination du Prieur-Vicaire de Saint-Denis. Le Pouillé du XIIIe. siècle dit qu'elle étoit à celle de l'Abbé de Saint-Denis ; ce qui avoit été suivi par les autres, jusqu'à l'extinction du titre Abbatial.

Cette Paroisse de la Chapelle s'étend fort peu du côté de Paris ; & la paroisse de Saint-Laurent en approche d'assez près, puisqu'en venant de Paris, les premières maisons à gauche en sont jusqu'à la première rue, & celles à droite, jusqu'à l'angle que forme le chemin non pavé, qui conduit à la porte Saint-Martin.

En 1358, pendant que le Roi de Navarre étoit à l'Abbaye de Saint-Denis, ses gens & les Anglois, sortis de Paris, se répandant par la campagne, y brûlèrent, entr'autres lieux, *Capellam juxtà Sanctum Lazarum, & Burgum S. Laurentii de Parisius & horreum de Landeto*. Voilà le grenier de l'*Indi*ă, qui subit le même sort. Il n'est pas loin de la Chapelle &

CHA

peut-être étoit-il sur son territoire: c'étoit le grenier de cette fameuse Foire apellée *Indiã*, puis l'*Endit*, qui se tenoit autrefois entre la Chapelle & la ville de Saint-Denis. *Voy.* LANDIT. Il est spécifié dans des comptes du Domaine, de l'an 1438, que durant la tenue de cette Foire, au mois de juin, il y avoit des Sergens commis par le Prévôt de Paris, à la garde de la Chapelle Saint-Denis, pendant douze jours, & qu'on leur donnoit taxe. Ce Village fut brûlé par le parti des Armagnacs, le 8 juillet 1418.

Ce lieu a donné naissance au célèbre *Chapelle*, Poëte François, dont le vrai nom étoit *Claude-Emmanuel Loullier* ou *Lullier*, fils naturel de *François Lullier*, Maître des Comptes, qui lui donna pour Précepteur *Gassendi*. *Chapelle* est mort à Paris, au mois de septembre 1686, âgé d'environ 65 ans.

François Eudes, plus connu sous le nom de *Mezeray*, s'étoit retiré à la Chapelle pendant un tems considérable, pour travailler à sa grande Histoire de France.

CHAPELLES, ou *Prestimonies du Châtelet de Paris, du Domaine de Saint-André-des-Arcs, & de Savoisi.*

On voit par des Lettres-patentes de Philippe-le-Bel, de l'an 1298, qu'un Régent des Arts, nommé *Simon de Messemy*, ayant été assassiné, ce Prince condamna les meurtriers à la somme de mille livres, pour être employées à fonder quatre Chapelles, & ordonna que l'Université en acheteroit des terres, pour l'entretien de quatre Chapelains, qui prieroient à perpétuité, tant pour l'ame de celui qui avoit été tué, que pour tous les autres Maîtres & Ecoliers. L'Université achéta pour cet effet, l'an 1300, de *Guillaume de Lorme*, Ecuyer, des terres situées en la paroisse d'Epinal, près de Longjumeau, pour la somme de mille livres, & en passa contrat le vendredi de la première semaine de Carême. Ce contrat ayant été présenté au Roi pour l'ensaisiner, ce Prince retint pour lui ces terres, & assigna soixante livres parisis de rente, à prendre sur le revenu de la Geole du Châtelet de Paris, pour la subsistance de trois & non de quatre Chapelains. Ainsi, il n'y a que trois Chapelles ou *Prestimonies* du Châtelet de Paris, dont le revenu est payé aux Chapelains par les Receveurs du Domaine, à qui on l'alloue en dépense à la Chambre des Comptes.

CHAPELLES *sur le Domaine du Roi.* Voici à quelle occasion ces trois Prestimonies furent fondées. Un Prévôt de

Paris, nommé *Pierre Jumel*, ayant fait pendre, en 1304, un Ecolier Clerc, appellé *Philippe le Barbier*, de Rouen, le Clergé de Paris & l'Université se déclarèrent partie contre lui, le firent déposer de sa charge, & condamner par Arrêt à fonder deux Chapelles ou *Prestimonies*, chacune de 20 liv. parisis de rente, dont le Roi Philippe-le-Bel voulut bien charger son Domaine. L'Université supplia le Roi de vouloir encore se charger de la fondation d'une troisième Chapelle, de vingt livres de rente, qu'elle fit de ses propres deniers. De sorte que dans la Chambre des Comptes, on tient état de soixante livres, qui sont allouées aux Receveurs du Domaine, en rapportant quittance des Chapelains.

Il y a eu autrefois trois Chapelles fondées en l'Eglise de *Saint-André-des-Arcs*; la première, par *Jean de Thélu*, Docteur en Décret, l'an 1308; la seconde, par *Robert Coeffe*; & la troisième, par *Pierre Perrier*; mais il n'y a que la première qui ait son exécution. Cette Chapelle est sous l'invocation de *Notre-Dame*, & est desservie par un Chapelain, qui dit, ou fait dire les Messes dont elle est chargée. Son revenu, par le contrat du 14 juin 1308, rapporté par *du Boulay* dans le quatrième volume de l'Histoire de l'Université, est assigné sur plusieurs héritages, situés au finage de Trissi-sur-Bérande, près de Montereau-Faut-Yonne, dans le diocèse de Sens; savoir, sur 52 arpens ou environ de terres labourables, huit arpens de jardins ou environ, & autant de bois; plus, sur un arpent & demi de pré, situé au-dessous du pont de Marole, & sur quelques menus cens & rentes dans les mêmes lieux, ou aux environs.

Les cinq Chapelles, *Prestimonies*, ou Bourses de *Savoisi*, ont pris leur nom de *Charles de Savoisi*, Chambellan du Roi Charles VI, qui fut obligé de les fonder sur ses biens, à cause du meurtre commis par ses gens sur quelques Ecoliers qui accompagnoient la Procession que faisoit l'Université, le 14 juillet 1404. Cette fondation est de cent livres parisis de rente, pour laquelle les terres & les biens du Seigneur de Savoisi furent hypothéqués.

Parmi ces terres, étoient la Baronie de *Seignelay*, celle de *Colanges-les-Vineuses*, du *Val-de-Mercy*, de *Bassou*, entre Auxerre & Joigni; & plusieurs autres, dont la plûpart ont été aliénées à l'insçu de l'Université, en sorte qu'il n'y a que celles de Bassou, de Colanges-lès-Vineuses & du Val-de-Mercy, qui soient demeurées sujettes à l'hypothèque, parce qu'il y a eu opposition de la part de l'Université à leur aliénation.

Pour nommer à ces Bénéfices, il y a un tour, établi entre les sept Compagnies qui composent l'Université de Paris ; savoir, entre les Facultés de *Théologie*, des *Droits*, de *Médcine* ; & les Nations de *France*, de *Picardie*, de *Normandie* & d'*Allemagne*. Ainsi, lorsqu'un des Bénéfices vient à vaquer, la Compagnie qui est en tour, fait élection d'un Sujet pour le remplir. Le Recteur ayant convoqué une assemblée des trois Doyens des Facultés supérieures, des quatre Procureurs des quatre Nations, le Chef de la Compagnie qui est en tour, propose au Recteur & à l'Assemblée le Sujet dont on a fait choix ; & s'il ne s'agit que d'une Chapelle, l'Université la confère de plein droit ; mais s'il s'agit d'une des Cures, elle ne fait que présenter le Sujet au Collateur, qui est l'Archevêque de Paris, qui en donne les provisions.

Un Arrêt du Parlement, rendu contradictoirement & solemnellement le 2 d'avril de l'an 1667, a jugé que le Patronage de l'Université de Paris étoit Laïque.

CHAPELLES. On compte quatre-vingt-dix Chapelles dans la ville, fauxbourgs & banlieue de Paris, sans y comprendre celles de Notre-Dame, & cent cinquante-six dans le reste du Diocèse.

CHAPITRES *de Paris*, (les 13) sont 1°. celui de l'Eglise de Notre-Dame de Paris ; 2°. celui de Saint-Jean-le-Rond ; 3°. celui de Saint-Denis-du-pas ; 4°. celui de Saint-Marcel ; 5°. celui de Saint-Honoré ; 6°. celui de Sainte-Opportune ; 7°. celui de Saint-Merry ; 8°. celui du Saint-Sépulchre ; 9°. celui de Saint-Benoît ; 10°. celui de Saint-Etienne-des-Grès ; 11°. de Saint-Thomas du Louvre ; 12°. de Saint-Nicolas du Louvre ; 13°. de Saint-Germain-l'Auxerrois. Le nombre de ces Chapitres est moindre aujourd'hui, par la réunion qui a été faite de quelques-uns d'eux, ainsi qu'on le verra dans la suite.

Le Chapitre de l'Eglise de Notre-Dame de Paris est le plus considérable de ce Diocèse, & même du Royaume, par le grand nombre de ses bénéfices. Il est composé de huit Dignités ; qui sont, le Doyenné, la Chantrerie, le grand Archidiaconé de Paris, l'Archidiaconé de Josas, celui de Brie, la sous-Chantrerie, la Chancellerie & la Pénitencerie, & de 51 Canonicats. Outre ces Dignités & Canonicats, il y a six Vicaires perpétuels, sous les titres de Saint-Maur-des-Fossés, de Saint-Denis-de-la-Chartre, de Saint-Victor, de Saint-Martin-des-Champs, de Saint-Marcel & de Saint-Germain-l'Auxerrois, sans compter deux Vicaires de Saint-Aignan, & une Chapelle sous-Diaconale de ce nom. *Voy.* GERMAIN-L'AUXERROIS. (S.).

Le Chapitre de *Saint-Jean-le-Rond*, composé de huit Canonicats sans dignité, & le Chapitre de *Saint-Denis-du-Pas*, composé de dix, sont des annexes de l'Eglise de Notre-Dame de Paris, qui ne font qu'un même Corps avec son Chapitre. L'Eglise de Saint-Jean-le-Rond a été détruite en 1749, & le titre Paroissial a été transféré à Saint-Denis-du-Pas, que l'on appelle aujourd'hui l'*Eglise de Saint-Denis & de Saint-Jean-Baptiste*. *Voy.* JEAN-LE-ROND, (S.) & DENIS. (S.)

Les Chanoines de l'Eglise de Paris font serment de ne donner ces Vicaireries, & les Canonicats de Saint-Jean-le-Rond & de Saint-Denis-du-Pas, qu'aux Machicots, Chantres, Clercs de Matines & Enfans-de-chœur de cette Eglise, conformément à un statut, fait capitulairement le 9 d'août de l'an 1638. Les Machicots, ou, pour parler plus régulièrement, les Mansichors, (car ils prennent leur nom *à manendo & choro*, à cause de leur assiduité au chœur) sont les tailles, basses-tailles & hautes-contre, qui portent chapes les Fêtes semi-doubles & au-dessous.

Le Chapitre de cette Eglise Métropolitaine est en possession immémoriale d'exercer toutes les fonctions curiales sur les Dignités, Chanoines, Bénéficiers, Chapelains, Chantres, Habitués & autres Officiers-Clercs de la même Eglise, demeurant en la ville, fauxbourgs & banlieue de Paris, & des Eglises qui en dépendent, comme Saint-Etienne-des-Grès, Saint-Merry, Saint-Sépulcre & Saint-Benoît. Ce droit a été confirmé par Arrêt du Parlement, rendu le 7 de septembre 1651.

Il y a dans l'Eglise de Notre-Dame cent cinquante Chapelles, dont le revenu est depuis cent, jusqu'à quinze cent livres. Celle qui est sous le titre de la Vierge, vaut deux mille livres. Les Chapelains ont droit de dire la Messe dans l'Eglise de Notre-Dame, & en retirent une rétribution. Ils sont partagés en deux Communautés, l'ancienne & la nouvelle. Les Chapelains de l'ancienne ont droit de *Committimus*.

Le Chapitre de Notre-Dame de Paris a cent quatre-vingt mille livres de revenu, sans y comprendre les maisons canoniales. Le Roi Louis XII lui accorda quatre-vingt seize minots de sel.

Le Gouvernement de l'Archevêché est dévolu au Chapitre, lorsque le siège est vacant. Il est indépendant de la Jurisdiction de l'Archevêque, depuis le Pape Alexandre III, & en a

CHA

une séparée, qui est exercée par un Official, un Promoteur & un Greffier. Elle s'étend sur les Chanoines, Bénéficiers, Chapelains, & Officiers de l'Eglise de Notre-Dame, comme aussi sur les filles de cette Eglise, sur l'Hôtel-Dieu, & sur l'Eglise de Saint-Christophe, dont les Bénéficiers sont justiciables de l'Official du Chapitre, & obligés de comparoître en personne au Synode, qui se tient tous les ans au Chapitre, le 19 du mois de mars.

Ce Chapitre a, de même que l'Archevêque, une autre Jurisdiction pour sa temporalité, qui est exercée par un Bailli, un Procureur-Fiscal & un Greffier. Cette Jurisdiction s'appelle la *Barre du Chapitre. Voy.* BARRE DU CHAPITRE.

Il y avoit quatre Chapitres, qu'on appelloit les *Filles de l'Archevêché* ; ces Filles sont Saint-Marcel, Saint-Honoré, Sainte-Opportune & Saint-Germain-l'Auxerrois. Ce dernier ayant été réuni à Notre-Dame en 1744, il n'en reste plus que trois, qui sont tenus d'aller, lorsque l'Archevêque les mande.

Le Chapitre de Saint-Marcel est composé d'une dignité de Doyen, de quatorze Canonicats & de dix-sept Chapelles ; tous ces Bénéfices sont à la collation de l'Archevêque de Paris. *Voy.* MARCEL. (S.)

Celui de Saint-Honoré est composé d'une dignité de Chantre, & d'onze Canonicats, qui valent, années communes, 5000 liv. de revenu. La Chantrerie ne vaut pas davantage, à moins que le Chantre ne soit aussi Chanoine, car pour lors il a le double de revenu.

La dignité de Chantre est à la collation du Chapitre ; mais quant aux Canonicats, ils sont conférés alternativement par l'Archevêque, & par le Chapitre de Saint-Germain-l'Auxerrois. *Voy.* HONORÉ. (S.)

Celui de Sainte-Opportune est composé d'une dignité de Chefcier, à laquelle la Cure est jointe, & de huit Canonicats. Ces Bénéfices sont à la collation du Chapitre de Saint-Germain-l'Auxerrois, aujourd'hui Notre-Dame.

L'Eglise de Notre-Dame a aussi quatre Chapitres, qu'on appelle les *quatre Filles de Notre-Dame*. Ces Chapitres sont ceux de Saint-Merry, du Saint-Sépulchre, de Saint-Benoît, & de Saint-Etienne-des-Grès, *ab egressu. Voy.* MÉDÉRIC. (S.)

Celui de Saint-Merry consiste en une dignité de Chefcier, à laquelle la Cure est attachée, en six Canonicats, & en six Chapelles en titre. Ces Bénéfices sont conférés par deux Chanoines de Notre-Dame, qui ont le droit de collation, annexé à leurs Canonicats.

Celui du Saint-Sépulchre avoit seize Canonicats, sans avoir de Dignité: ils sont à la collation de deux Chanoines de Notre-Dame, alternativement avec les Administrateurs de l'Hôpital du Saint-Sépulchre. Ce Chapitre a obtenu des Lettres-patentes pour l'extinction de quatre de ces seize Prébendes; & depuis ces Lettres, les Prébendes qui ont vaqué, n'ont point été remplies. *Voy.* SÉPULCHRE. (le S.)

Celui de Saint-Benoît est composé de six Canonicats, sans Dignité. Il sont conférés par six Chanoines de Notre-Dame, qui en confèrent chacun un. Il y a douze Chapelains, qui sont à la nomination & collation des Chanoines, de même que la Cure & Vicairie perpétuelle. *Voy.* BENOIT. (S.)

Celui de Saint-Etienne-des-Grès est composé d'une dignité de Chefcier, & de douze Chanoines. Ces Bénéfices sont à la collation de deux Chanoines de Notre-Dame, qui ont ce droit attaché à leurs Prébendes. Chacun en nomme six. *Voy.* ETIENNE-DES-GRÉS. (S.)

Les autres Chapitres de la ville de Paris étoient ceux de Saint-Thomas-du-Louvre & de Saint-Nicolas-du-Louvre, qui ont été réunis ensemble sous le titre de *Saint-Louis-du-Louvre*. *Voy.* LOUIS-DU-LOUVRE. (S.)

L'on ne comprend point ici le Chapitre de la Sainte-Chapelle: 1°. parce qu'il est plutôt une Collégiale qu'un Chapitre: 2°. parce qu'il ne relève point de l'Archevêché de Paris, mais uniquement du Saint-Siège. *Voyez* CHAPELLE. (la Sainte)

On attribue à Saint Augustin l'institution des Chapitres. Il assembla des Clercs, pour l'aider dans ses fonctions; il vécut avec eux dans une sainte & parfaite union, sans qu'aucun pût avoir la moindre chose en propre. Cet établissement ne subsista pas long-temps; mais les Clercs restèrent auprès de leur Evêque, & firent un Corps qui représenta l'Evêque pendant sa vie & après sa mort. Ce Corps, informe dans son commencement, se perfectionna peu-à-peu, & l'on fut obligé d'en établir non-seulement dans les Villes Episcopales, mais encore dans les autres Villes, où on leur donna le titre d'Eglises Collégiales. Les Chapitres peuvent faire des Statuts, & établir des règles pour l'utilité particulière du Corps, pourvu qu'ils ne contiennent rien de contraire aux Canons & aux Ordonnances: ils peuvent priver le Théologal des distributions de la semaine, où il a manqué de faire des leçons: ils peuvent interdire l'entrée du chœur & des assemblées. Les délibérations doivent être faites dans le Chapitre, réglées à la pluralité des voix; & en cas de partage, la voix du Président forme, au moins dans plusieurs Eglises, la conclusion de la difficulté qu'on agite. La jurisdiction du Chapitre est plus étendue, lorsque le Siège vient à vaquer. L'assemblée des Moines, pour leurs affaires particulières, est appelée parmi eux, *Chapitre*. Le lieu de l'assemblée est appelé en Latin, *Capitulum*, apparemment parce qu'on y lisoit tous les jours un chapitre de la Règle.

CHARBON. Il y a différens endroits où se vendent les diverses espèces de charbons, à l'usage des habitans de Paris; savoir:

Par terre ..... à la porte Saint-Antoine, près les Boulevards.

Par eau, { à l'Isle-Louvier.
Ports, { Saint-Bernard.
Saint-Paul.
l'Arche-Marion, Quai de la Ferraille,
vis-à-vis des Quatre-Nations.
Quai des Miramiones.

Le charbon de terre se vend, { à l'Isle-Louvier.
à la Grève.

Voy. CHARBONNIERS.

CHARBONNIERS, ou *Marchands de charbon*. Ce sont des espèces de Marchands de bois, qui, après avoir fait exploiter & écosser les petits arbrisseaux qu'ils ont destinés à faire du charbon, vendent l'écorce aux Tanneurs, & envoient en cette Capitale le corps du bois brûlé & mis en charbon, pour y être vendu sur les Places & Ports destinés à cet effet. L'Ordonnance du Bureau de l'Hôtel-de-Ville, *Chap.* 21. *Art.* 1. en fixe le prix, & ce qui est dû aux Officiers-Mesureurs & Porteurs, pour le transporter chez les Acquéreurs.

Les Marchands Forains peuvent vendre du charbon en cette Capitale, sur des bêtes de somme, aux Bourgeois, non regrattiers. Le prix doit en être inscrit sur une plaque de fer blanc, attachée au bât de leurs chevaux, la continence de leurs facs, avec défense de le vendre plus haut que la taxe.

Le charbon se distingue à Paris en charbon d'*Yonne*, *Marne* & *Loire*.

Le charbon d'*Yonne*, ainsi nommé, parce qu'il vient de Bourgogne, par la rivière d'*Yonne*, est le plus estimé ; il est menu, rond, sans écorce, & fait pour l'ordinaire de jeunes chênes, que l'on a pelés pour faire du tan.

Le charbon de *Marne*, ainsi nommé, à cause qu'il vient de Champagne, par la rivière de *Marne*, est un gros charbon de quartier, sans écorce, dont la qualité suit celle du précédent.

Le charbon de *Loire*, qui est gros, long & rond, a pour l'ordinaire son écorce, & est de tous le moins estimé, en ce qu'il est communément rempli de bois blanc.

Le charbon se vend en cette Capitale dans une mesure que l'on appelle *voie*, qui contient 16 boisseaux, dont le prix est fait par les Officiers, sur les échantillons & qualité du charbon, & les prix doivent être attachés à chaque bateau ou place desdits Marchands.

Le muid de charbon de bois	
pour le Bourgeois, a	20 mines.
Pour le Marchand, a	16 mines.
La mine a	2 minots.
Le minot a	8 boisseaux.
Ainsi, le muid a 20, ou	16 mines.
ou	40 minots.
ou	640 boisseaux.
La *voie*, ou muid de charbon de terre, contient	15 minots.
Le *minot*	6 boisseaux.

Le commerce de charbon est exempt de tout impôt, tant par terre que par eau. Voici à quelle occasion, & l'explication de ce proverbe : le Charbonnier est maître chez lui.

FRANÇOIS I s'étant égaré à la chasse, entra dans la cabane d'un Charbonnier : le mari étoit absent, il ne trouva que la femme accroupie auprès du feu (c'étoit en hiver, il avoit plû & il étoit tard). Il demanda une retraite pour la nuit, & à souper : l'un & l'autre lui fut accordé. A l'égard du souper, il falloit attendre le mari : en attendant, le Roi se chauffa, assis dans une mauvaife chaife, qui étoit l'unique de la maifon.

Vers les dix heures, arrive le Charbonnier, las de fon travail, fort affamé & pénétré de pluie. Le compliment d'entrée ne fut pas long : l'époufe expofa la chofe au mari, qui ratifia la promeffe du lit & du fouper : mais à peine eut-il falué fon Hôte, & fécoué fon chapeau tout mouillé, que prenant la place la plus commode, & le fiège que le Roi occupoit, il lui dit : *Monfieur, je prends votre place, parce que c'eft celle où je me mets toujours ; & cette chaife, parce qu'elle eft à moi : or & par droit & par raifon, chacun eft maître en fa maifon.*

François I applaudit au proverbe rimé ; il fe plaça fur une fellette de bois. On foupa, on parla des affaires du tems, de la mifère, des impôts. Le Charbonnier eût voulu un Royaume fans fubfides. François I eut de la peine à lui faire entendre raifon : *A la bonne heure donc*, dit le Charbonnier ; *mais cette grande févérité pour la chaffe, l'approuvez-vous auffi ? Je vous crois honnête-homme ; je penfe que vous ne me perdrez pas : j'ai là un morceau de fanglier qui en vaut bien un autre, mangeons-le ; mais fur-tout bouche clauſe.*

François I mangea avec appetit, fe coucha fur des feuilles, & dormit bien. Le lendemain, il fe fit connoître, paya fon hôte, lui permit la chaffe, & exempta le charbon d'impôts, tant par terre que par eau.

CHARBONNIER. On appelle ainfi à Paris celui qui porte le charbon du bateau dans les maifons, & qui dans les ordonnances s'appelle *Plumet*. *Voy*. PLUMET.

CHARBONNIERE. Prifon à l'Hôtel-de-Ville, où l'on enferme ceux qui ont commis quelques délits fur les rivières, ports & quais, dont la jurifdiction appartient aux Prévôt des Marchands & Echevins.

CHARCOIS. Hameau de huit ou dix maifons, fitué entre le Pleffis & Bondoufle. On y voit des labourages & des plaines. Ce lieu étoit habité & cultivé dès le XIIe. fiècle.

CHARENTON. *Voy*. CONFLANS.

CHARENTON-SAINT-MAURICE. Au bout feptentrional du pont de Charenton, du côté de Paris, en tournant la rue qui eft à droite, on entre prefque à l'inftant fur le territoire de la paroiffe de Charenton, furnommé *Saint-Maurice*, pour le diftinguer du bourg de Charenton, qu'on laisse à main gauche, & qui reconnoît l'Eglise de Conflans pour sa Paroisse. Il y a une ruelle, appellée la *Ruelle Leguillière*, qui fait la séparation des deux Paroisses, proche la Chapelle de Sainte-Catherine, laquelle Chapelle est de la paroisse de Charenton-Saint-Maurice.

Saint-Maurice est le Patron de l'Eglise paroissiale qui est située presque à l'extrêmité du Village, du côté de Saint-Maur ; & l'on n'en approche que par des chemins assez solitaires, & dont l'alignement a été rompu par l'établissement de la Communauté du Val-d'Osne. Ce Village est moins peuplé que le bourg de Charenton. *Voyez ce que nous disons de ce dernier*, au mot CONFLANS. On l'appelloit quelquefois le *petit Charenton*. Mais en récompense, il s'étend plus avant dans la campagne, puisque le hameau de Saint-Mandé en est. L'Eglise est petite, & rebâtie à neuf, assez peu solidement.

Dès le XIIe. siècle, cette Eglise appartenoit au Chapitre de Saint-Marcel de Paris, qui présente à la Cure. Ce Chapitre possède même dans ce lieu un revenu, appellé le *gros de Charenton*. Il existe une quittance de trente sols parisis, pour un demi-arpent de terre vendu au Roi Philippe-le-Hardi en 1275, au nom de l'Eglise de Saint-Maurice de Charenton. Ce morceau faisoit apparemment partie du terrein que ce Prince acheta pour l'augmentation du parc de Vincennes, avec ce que lui cédèrent les Chanoines de Saint-Marcel.

On voit sur le bord du territoire de cette Paroisse, vers le couchant, & près d'un orme, une ancienne Chapelle, qu'on appelle de *Sainte-Catherine*, mais qui est plus connue sous le nom de *Chapelle de l'Hôtel-Dieu de Charenton*.

Charenton devint célèbre parmi les Protestans de Paris, au commencement du dernier siècle, parce que ce fut l'endroit où le Roi leur permit, le premier août 1606, de s'assembler pour les actes de religion, au lieu qu'auparavant ils alloient à Ablon, qui est plus éloigné d'environ deux lieues.

Ils y achetèrent d'abord la maison de *Guillaume de l'Aubespine*, Seigneur de Château-neuf, Conseiller d'Etat, du prix de 7000 liv. & on assure qu'ils y tinrent leur première assemblée au nombre de trois mille, dès le Dimanche 27 du même mois. M. *Jean le Bossu*, Sécrétaire du Roi, qui alla au Bureau de la Ville pour s'opposer, en qualité de *Seigneur haut-Justicier*, à cet établissement, ne put obtenir qu'acte de son opposition, & les acquéreurs lui firent rendre foi & hommage. Par la suite, nonobstant les oppositions des *le Bossu*,

Boſſu, Seigneur, & du ſieur *François Veron*, * Curé de Charenton, les Protestans y firent bâtir sur les desſins de *Jacques de Brosse*, Architecte, le Temple, où il y avoit deux rangs de galerie à appui, une petite lanterne ſans cloche, ſurmontée par un globe. Cet édifice étoit un quarré oblong, percé de trois portes, éclairé par 81 croiſées, en trois étages. Il avoit 104 pieds de longueur en œuvre, ſur 66 de largeur; les murs étoient épais de trois pieds & demi. Dans la ſuite, on plaça, dans le clocher, une cloche de deux mille ou environ, donnée par M. *Gillot* en 1624. A gauche, étoit le cimetière des gens de qualité. Ce Temple pouvoit contenir 14000 personnes dans les endroits seulement garnis de menuiſerie. Ce fut dans ce Temple que les Protestans tinrent leurs Synodes nationaux de 1623, 1631 & 1644. Sur la fin du mois d'août 1671, quelques Catholiques voulurent la nuit mettre le feu à ce Temple, & y firent d'autres inſultes. Les Religionnaires en portèrent leurs plaintes au Parlement le premier ſeptembre, par la bouche du Lieutenant de Police. Il y eut ordre d'informer. Mais l'Edit de Nantes ayant été révoqué en 1685, on commença à abattre ce Temple le mardi 23 octobre 1686, & en cinq jours tout fut détruit, & les matériaux appliqués au profit de l'Hôpital-Général de Paris.

La place où avoit été ce Temple, resta inhabitée pendant près de quinze ans. D'abord le terrein en fut donné aux nouvelles Catholiques de la rue Sainte-Anne à Paris, qui en firent leur maison de campagne. Ensuite la penſée vint à quelques perſonnes d'établir ſur ces ruines un Couvent, où l'on pratiqueroit l'Adoration perpétuelle du Saint Sacrement, en expiation de ce qui avoit été prêché en ce lieu pendant tant d'années contre la foi de la préſence réelle du Corps de Notre-Seigneur dans l'Euchariſtie. M. le Cardinal *de Noailles*, Archevêque de Paris, ne trouvant point de Religieuses dans ſon Dioceſe, qui vouluſſent y venir demeurer, ſe ſouvint qu'étant Evêque de Châlons, il avoit remarqué une Communauté de Bénédictines, membre de Molême, expoſée à de fréquens pillages. De concert avec ſon frere Evêque de Châlons, il jetta les yeux ſur cette Communauté, pour la faire venir à Charenton. Il y eut des Lettres-patentes expé-

---

* Cet Ecclésiastique, mort en 1649, est très-connu par ſes controverſes & ſes écrits contre les Calviniſtes, en deux volumes *in-folio*. Il étoit de Paris, & avoit été Jéſuite.

diées en 1701, pour transférer ces Religieuses du lieu dit le Val-d'Ofne, situé à deux lieues de Joinville, vers le nord, entre les villages d'Ofne & d'Aubigny, avec permiſſion à elles d'y acquérir des places pour s'y établir, comme auſſi celle d'y recevoir des Filles nouvellement Catholiques, & d'employer pour cela, tant la portion dont le Roi leur avoit fait don, que celle qu'il avoit donnée à l'Hôpital de Paris. Dès le mois d'octobre 1700, une Dame de piété donna à cet effet 6000 liv. par les mains du P. *de la Motte*, Barnabite. M. le Cardinal *de Noailles* poſa la première pierre à la nouvelle Egliſe que le Roi bâtiſſoit, le 13 août 1701, & avant deux ans révolus, il en fit la bénédiction le mardi de la Pentecôte 29 mai 1703. On y entre par beaucoup de degrés. Madame *de Chauvire* fut la Prieure qui y vint du Val-d'Ofne, avec une partie de ſa Communauté. Quoiqu'il n'y ait pas expoſition perpétuelle du Saint-Sacrement à découvert en cette Egliſe, mais ſeulement les jeudis & dans quelques grandes Fêtes, cependant il y a toujours une Religieuſe en adoration devant l'Autel, où le Corps de Jeſus-Chriſt eſt conſervé dans le Ciboire.

En 1644, *Sébaſtien le Blanc*, ſieur de Saint-Jean, Contrôleur des guerres, donna aux Religieux de la Charité une maiſon toute meublée, & un clos de vigne en ce lieu, de la continence de dix arpens, avec quatre cent livres pour avoir d'autres meubles, le tout pour y former un Hôpital de douze lits & ſept Religieux, ſuivant l'acte de fondation du 10 ſeptembre 1642. Outre cela, il leur donna une maiſon ſiſe à Paris, rue des Noyers. L'Egliſe fut bâtie en moins d'un an, & bénite ſous le titre de *Notre-Dame de la Paix*. L'établiſſement de ces Frères, ou plutôt de leur Hôpital pour retirer les malades, fut auſſi confirmé à la Chambre des Comptes, avec l'acquit des amortiſſemens, la même année 1645. Par la ſuite, cet Hôpital fut auſſi deſtiné à ſervir aux malades d'eſprit, qui avoient beſoin d'être renfermés. On leur conſtruiſit une Chapelle ſéparée, qui fut bénite par le ſieur *Louiſet*, Curé de Vincennes, en vertu de commiſſion du 9 octobre 1701. Toute leur maiſon eſt en très-bel air, & jouit d'une vue charmante, ſur-tout par le haut.

Le célèbre Juriſconſulte *Dumoulin* avoit une maiſon & des vignes à Charenton. *Voy.* CONFLANS.

CHARENTONNEAU. Nom diminutif de Charenton, dont il n'eſt ſéparé que par la rivière de Marne. On y voit un petit Château, dont la galerie eſt eſtimée pour ſes peintures de grisailles & sa décoration. Les ornemens seints du plafond sont du plus excellent Maître qui ait paru en France depuis long-tems. Aux côtés d'une glace, on voit la statue d'Apollon & celle de Flore. Elles sont de pierre, & ont huit pieds de haut. Le reste de la galerie est feint de figures antiques de la même dimension, dans des niches, accompagnées de pilastres. Entre ces statues feintes, on voit des paysages assez passables.

CHARGES *de Police*, sont certaines fonctions que chacun est obligé de remplir pour le bon ordre & la police des Villes & Bourgs, comme de faire balayer & arroser les rues au-devant de sa maison, faire allumer les lanternes, &c. On stipule ordinairement par les baux, que les principaux-Locataires seront tenus d'acquitter ces sortes de charges.

CHARGES *Publiques*. On comprend sous ce terme quatre sortes de Charges ; savoir, 1°. les impositions qui sont établies pour les besoins de l'Etat, & qui se payent par tous les sujets du Roi : ces sortes de Charges sont la plûpart annuelles, telles que la taille, la capitation, &c. quelques-unes sont extraordinaires, & seulement pour un temps, telles que le dixième, vingtième, cinquantième : on peut aussi mettre dans cette classe, l'obligation de servir au ban ou arriere-ban, ou dans la Milice ; le devoir de guet & de garde, &c. 2°. Certaines Charges locales, communes aux habitans d'un certain Pays seulement, telles que les réparations d'un pont, d'une chaussée, d'un chemin, de la nef d'une Eglise paroissiale, d'un Presbytère, le curage d'une riviere, d'un fossé ou vuidange, nécessaire pour l'écoulement des eaux de tout un canton. 3°. Les Charges de Police, telles que l'obligation de faire balayer les rues, chacun au-devant de sa maison, ou de les arroser dans les chaleurs, d'allumer les lanternes, la fonction de Collecteur, celle de Commissaire des pauvres, de Marguillier, le devoir de guet & de garde, le logement des gens de guerre : on pourroit aussi comprendre dans cette classe la fonction de Prévôt des Marchands, celle d'Echevin, & autres semblables, mais que l'on connoît mieux sous le titre de *Charges Municipales*. 4°. On appelle aussi *Charges publiques*, certains engagemens que chacun est obligé de remplir dans sa famille, comme l'acceptation de la tutelle ou curatelle de ses parens, voisins & amis.

Chacun peut être contraint, par exécution de ses biens, d'acquitter toutes ces différentes Charges, lorsqu'il y a lieu, sous peine même d'amende pécuniaire pour certaines Charges de Police, telles que celles de faire balayer ou arroser les rues, allumer les lanternes.

Il ne faut pas confondre les Charges avec les Offices. Le terme *Charge* est générique; mais dans l'essence, la Charge s'exerce pour un tems, & sans titre du Roi: l'*Office* dépend de la provision que le Roi en donne.

CHARGEUR. Officier qui sert à charger & arranger le bois dans les membrures sur les ports, afin que le Bourgeois ne soit point trompé.

CHARITÉ. C'est une assemblée de quelques Dames dévotes de chaque Paroisse de Paris, établie pour avoir soin des pauvres malades de chaque Paroisse, leur porter ou leur faire porter, par les Sœurs de la Charité, de la nourriture & des remedes; leur faire, en cas de nécessité, administrer les Sacremens, & les faire enterrer, s'ils meurent.

Le Curé de la Paroisse est le chef de cette assemblée, & on appelle les Dames qui la composent, *Dames de la Charité*. Chaque *Charité de Paroisse* a sa Tréforière & ses Sœurs, qu'on appelle *Sœurs de la Charité*. La *Charité* de chaque Paroisse de Paris, ne secourt les malades de la Paroisse, qu'environ trois semaines; ensuite, s'il n'y a point d'apparence que la personne malade guérisse, la *Charité* la fait porter à l'Hôtel-Dieu, ou en quelqu'autre endroit destiné à recevoir les pauvres malades.

La *Charité des Pauvres honteux* n'est composée que du Curé de la Paroisse & des Marguilliers, qui ont entre les mains un fonds, qui vient des quêtes qu'on fait dans chaque Paroisse pour les Pauvres honteux, & des legs pieux & autres aumônes qu'on leur fait. Les Marguilliers ayant connoissance de ces Pauvres honteux de leur Paroisse, leur donnent, ou leur envoyent toutes les semaines, ou tous les quinze jours, quelque petite somme d'argent.

CHARITÉ. Sorte d'Hôtel-Dieu, où l'on ne reçoit que de pauvres garçons & de pauvres hommes malades, servis par des Religieux, institués par *Saint Jean de Dieu*. *Voyez* HÔPITAUX.

CHARITÉ. (*Ecoles de*) *Voy.* ECOLES.

CHARITÉ. (*Sœurs de la*) Communauté de Filles, instituées par S. Vincent de Paule, pour assister les malades dans les Hôpitaux, visiter les prisonniers, tenir les petites Ecoles pour les pauvres filles. Elles ne font que des vœux simples, & peuvent quitter la Congrégation quand elles le jugent à propos. Ces Filles sont habillées d'une grosse étoffe grise. Elles ont le soin de préparer les remèdes, & de les porter aux malades. *Voy.* FILLES *de la Charité*.

CHARLEVANNE, aujourd'hui LA CHAUSSÉE. Hameau de Bougival, situé sur le bord de la Seine, à une portée de mousquet de l'Eglise de ce Village. C'est le lieu où les Normands arrivèrent sur la fin du Carême de l'an 846, & d'où ils montèrent jusqu'à la Celle, où ils tâchèrent de réduire en cendre l'Eglise de Saint-Pierre & celle de Saint-Germain. Le Roi *Charles-le-Chauve* vint au-devant d'eux, pour les mettre en fuite; & à son arrivée, ils passèrent à l'autre bord de la Seine, du côté où est Chatou.

Il y a à Charlevanne une Léproserie, qui existoit en 1224, & que l'on croit avoir formé une espèce de Communauté. Elle étoit destinée pour les malades de 15 Paroisses, ce qui suppose que cette Léproserie étoit l'une des mieux rentées du Diocèse. Il subsiste toujours en ce lieu une Chapelle de Maladrerie, sous le titre de Sainte-Madeleine, & l'on dit qu'elle dépend de M. le Duc d'Orléans.

CHARNIERS *des Innocens*. *Voy.* CIMETIÈRE DES INNOCENS.

CHARONNE. (*le Grand*) Cette Paroisse commence après la dernière barrière du fauxbourg Saint-Antoine, à main gauche. Une partie de son territoire s'étend dans le parc de Bagnolet & dans celui de Menil-montant. Tout est presque planté en vignes, sur-tout depuis un siècle; il s'en trouve à l'endroit où étoient des prés. On y en compte 500 arpens, & vers le milieu est un petit étang, formé des écoulemens des fontaines qui se trouvent en allant à Menil-montant. Il y avoit encore dans le XIVe. siècle, en ce Village & à Montreuil, une garenne appartenante au Roi; mais Charles-le-Bel en fit la concession aux habitans en 1328, pour une somme d'argent que chacun paya. Les Lettres du Roi marquent qu'il fait ce don *aux bonnes-gens de Charonne*. C'est sans doute pour ce don, que l'on fait un Service chaque année dans l'Eglise de Charonne, pour le Roi Charles.

Cette Eglise est une des plus anciennes de la banlieue de

Paris; elle paroît avoir commencé par un Oratoire, que les Parisiens firent bâtir en mémoire de quelques miracles opérés en leur présence par Saint-Germain, Evêque d'Auxerre, qui en est le Patron. La Cure est à la présentation du Prieur de Saint-Nicolas de Senlis.

L'Eglise paroissiale est bâtie sur la pente du côteau où est située le Village.

CHARONNE, (*le Petit*) est un écart du grand Charonne, à l'entrée de la grande avenue de Vincennes, au sortir de Paris, à main gauche. C'est peut-être ce qu'un titre de 1489 appelle Charonneau, & autrement Maisières ou Mezières. Ce dernier nom étoit connu dès le XIII$_e$. siècle.

CHARPENTIERS. Ce sont ceux qui ont le droit de faire par eux-mêmes, ou faire exécuter tous les ouvrages en gros bois, pour la construction des bâtimens, &c.

Les réglemens de cette Communauté sont de 1454, par lesquels on remarque que les Jurés étoient électifs; mais Henri III les érigea en titre d'Office en 1574, avec attribution de grands droits & privilèges; & cette création a été confirmée par nombre de Sentences & Arrêts du Conseil, jusqu'en 1644, que cette Communauté fit dresser de nouveaux statuts, qui furent confirmés par Louis XIV, sous la Régence de la Reine Anne d'Autriche, sa mère, suivant les Lettres-patentes du mois d'août 1649, registré au Parlement le 22 janvier 1652.

On distingue dans cette Communauté les Jurés du Roi & les Maîtres simples. Les premiers sont chargés alternativement de la visite & toisé des bois travaillés ou non, dans les chantiers & sur les ports, & il n'appartient qu'à eux seuls de faire les estimations, toisés & rapports, à peine d'amende & de faux.

On ne peut être Juré du Roi, qu'après avoir fait preuve de capacité dans la charpenterie; l'Aspirant est obligé de servir trois mois chez un des Jurés, & autant sous l'un des anciens Maîtres; & après quoi, s'il est jugé capable par les Jurés, on l'admet au chef-d'œuvre & ensuite à la maîtrise.

L'apprentissage est de six ans. Le brevet coûte 24 liv. & la maîtrise 1500 liv. dont les fils de Maître ne sont point exempts.

Il est défendu aux Compagnons d'emporter les copeaux, sous peine de punition corporelle. Patron, S. Joseph. Bureau, rue de la Mortellerie.

CHA

CHARRONS. Artisans qui ont le droit de faire & vendre les charriots, fourgons, litières, brancards, trains de caleches, berlines, carrosses, caissons d'artillerie, haquets, traîneaux, & autres attirails qui y servent.

Les Charrons font en cette Ville une Communauté nombreuse, qui ne va guères au-delà du règne de Louis XII, qui leur donna leurs premiers statuts, du 15 octobre 1498, renouvellés & augmentés sous Louis XIII en 1623, par Lettres-patentes.

Les Maîtres Charrons sont obligés de marquer les bois qu'ils mettent en œuvre, de chacun leur marque, & les Jurés ont droit de visite sur les lieux où se déchargent les bois de charronage.

Aucuns ne peuvent travailler par privilège ou Lettres du grand Prévôt, cette Communauté s'étant rachetée de toutes Lettres qui s'accordent ordinairement par joyeux événemens, comme majorités, sacres, mariages de nos Rois, &c. par une finance de trois mille livres, qu'ils ont payée le 16 octobre 1657.

L'apprentissage est de 4 ans, & autant de compagnonage. Le brevet coûte 60 liv. & la maîtrise 1200 liv. Patron, Saint Joseph. Bureau, à la grève.

CHARTRES. (*Trésor des*) *Voy.* CHAPELLE. (la Sainte)

CHARTRES. Ville ancienne & considérable de France, Election de la Généralité d'Orléans, Capitale du Pays Chartrain & de la Beauce, avec titre de Duché, érigé en 1528, & un Evêque Suffragant de Paris, depuis 1622. S. Cheron en est regardé comme l'Apôtre. La Cathédrale est une des plus belles du Royaume. On admire sur-tout les clochers. On dit, comme en proverbe, *clochers de Chartres, nef d'Amiens, chœur de Beauvais, & portail de Rheims.* Le principal commerce de cette Ville consiste en bled. C'est la patrie de *Phil. Desportes*, de *Regnier*, d'*And. Félibien*, & de *P. Nicole*. Elle est sur l'Eure, dans un terrein très-fertile, à 19 lieues sud-ouest de Paris, 15 nord-ouest d'Orléans, longitude 18, 50, 5. Latitude 48, 26, 49.

Henri IV mit le siège devant Chartres, le 11 février 1591, par le conseil de *Hurault de Chiverny*, Chancelier de France, qui fit les frais du siège, & anima Henri à surmonter tous les obstacles, en lui représentant qu'il devenoit de plus en plus dangereux de paroître n'avoir pas la force d'en triompher. Cet avis n'étoit pas sans fondement. Il y avoit dès-lors, entre un

S iv

certain nombre de Royalistes, une ligue particulière, qui formoit une troisième faction dans le Royaume, & qu'on appelloit le *Tiers parti*: le Cardinal de Vendôme, depuis Cardinal de Bourbon, avoit formé le projet de se mettre la Couronne sur la tête. Il importoit donc plus que jamais à Henri IV de soutenir, dans les circonstances, la réputation de ses armes. Il poussa le siège avec vigueur; on parlementa le Dimanche de la Passion: les Ligueurs ne secoururent point la Ville, & la Garnison capitula le 19 avril. *Charles de Biron*, Maréchal de Camp, entra dans Chartres avec 1200 hommes d'Infanterie & 300 de cavalerie. Le Roi confirma les privilèges de la Ville, promit d'y conserver l'exercice de la Religion Catholique, défendit d'y professer publiquement la réformée, mais obligea les Bourgeois de lui fournir une certaine somme & une grande quantité de bled. Le Gouvernement de Chartres fut accordé au Chancelier de Chiverny, & on lui donna pour Lieutenant François d'Escoubleau de Sourdis, qui avoit été Gouverneur de cette Ville, & qui, ayant toujours été du parti du Roi, avoit été chassé par les habitans.

CHARDONNERET. *Voy.* NICOLAS DU (S.)

CHARTREUX. (L'Eglise & Couvent des) Saint Louis, dont le zèle pour la propagation des Ordres Religieux étoit presque sans bornes, fut si édifié du récit qu'on lui faisoit de la vie solitaire & pénitente des Disciples de S. Bruno, qu'en 1257, il demanda à Dom *Bernard de la Tour*, Prieur de la grande Chartreuse, Général de tout l'Ordre, quelques-uns de ses Frères, qu'il vouloit établir près de Paris. Dom *Bernard* envoya aussi-tôt au Roi Dom *Jean de Josseran*, Prieur du Val-Sainte-Marie, au diocèse de Valence, avec quatre autres Religieux. Le Roi les établit à Gentilli, & leur donna la maison, les vignes & les terres qu'il avoit achetées des enfans de *Pierre le Queux*. Après un an de séjour en cet endroit, ces cinq Chartreux supplièrent le Roi de vouloir bien leur accorder son hôtel de *Valvert* ou *Vauvert*, maison de plaisance que le Roi Robert avoit fait bâtir, & qui étoit abandonnée, à cause, disent les bonnes-gens, que les diables s'en étoient emparés, & y faisoient un tintamarre épouvantable *; mais que

---

* On a même poussé la crédulité sur ce point, jusqu'à s'imaginer que la rue où sont ces Religieux n'avoit été nommée la *rue d'Enfer*, qu'à cause des malins esprits qui s'étoient emparés de ce Château, & cependant pour

S. Louis l'ayant accordée aux Chartreux, la présence & les prières de ces saints Religieux les en chassèrent: *Aniles fabulæ.* Le motif que ces Religieux alléguèrent, étoit que la doctrine, qui se répandoit de la ville de Paris dans toute l'Eglise, feroit refleurir leur Ordre. Quoique cette raison ne fût guère valable, puisque Gentilli n'est qu'à une petite lieue de Paris, & que d'ailleurs S. Bruno ait voulu plutôt former des Solitaires & des Saints que des Savans, cependant le Roi leur accorda leur demande, & non-seulement leur donna le lieu & l'hôtel de *Vauvert,* avec toutes ses appartenances & dépendances, mais même leur laissa la maison, les vignes & les terres où il les avoit établis à Gentilli, & ajouta à tous ces bienfaits cinq muids de bled de Gonesse, à prendre tous les ans à la Toussaint dans les greniers de Paris. L'acte de cette fondation est daté de Melun, & du mois de mai de l'an 1259.

Un homme d'un profond savoir, mais qu'il faisoit servir aux illusions de son imagination également féconde & dangereuse, prétend que cette Charte a été fabriquée à plaisir. La raison qu'il en donne, c'est qu'elle commence par ces mots, *in nomine Sanctæ & individuæ Trinitatis;* & que, selon lui, on ne mettoit pas cet intitulé dans les Chartes du tems de S. Louis. Combien de pieuses & de magnifiques fondations seroient renversées, si ce principe étoit reçu? Un tel Ecrivain détruiroit plus de Chartes d'un seul trait de plume, que le prétendu Dom *Titrier* n'en pourroit fabriquer en un an. Si avant S. Louis il n'y avoit eu aucune Charte avec cet intitulé, & que ce fût la seule que ce Roi eût commencée ainsi, c'en seroit assez pour la faire soupçonner, mais ne suffiroit pas cependant pour la faire déclarer fausse; car enfin les usages ont leurs commencemens comme toutes les autres choses de ce monde; mais cet intitulé avoit d'ailleurs été adopté longtems avant S. Louis; il le fut sous son règne & après. Sans porter les recherches plus loin, il n'y a qu'à ouvrir le premier volume des Preuves de l'Histoire de la ville de Paris, composée par Dom *Félibien* & Dom *Lobineau,* on verra l'ancienneté & la continuation de cet intitulé. On y trouvera la

---

peu qu'on veuille approfondir cette matière, on trouvera dans les Auteurs qui ont écrit le plus correctement sur la recherche des Antiquités de Paris, que cette rue est nommée dans les vieux titres, *via Inferior,* comme qui diroit la rue basse, par rapport à la rue *Saint-Jacques,* qui étoit appellée *via Superior;* & qu'ainsi c'est par corruption & par contraction de nom, qu'elle est maintenant appellée la *rue d'Enfer. Germ. Brice,* tom. 3. pag. 165.

Charte de fondation de l'Abbaye de Saint-Maur-des-Fossés, par Bledégisilde, qui est de l'an 640; une du Roi Charles III, en faveur de l'Eglise de Saint-Marcel, de l'an 918; une du Roi Henri I, portant fondation de l'Abbaye de Saint-Martin-des-Champs, de l'an 1060; une du même Roi, & en faveur du même Monastère, de l'an 1070; une de Philippe I, en faveur de cette même Abbaye, de l'an 1073; une, par laquelle ce même Prince donne Saint-Martin-des-Champs à l'Abbaye de Cluny, de l'an 1079; une du même Prince pour l'expulsion des Religieuses de Saint-Eloi, de l'an 1107; des Lettres de Gallon, Evêque de Paris, touchant la collation des Prébendes de Sainte-Opportune, de l'an 1108; du Roi Louis VI, en faveur des serfs de Saint-Martin-des-Champs, de l'an 1110. Charte de fondation de l'Abbaye de Saint-Victor, de l'an 1113; donation de Saint-Denis-de-la-Charte, faite à Saint-Martin-des-Champs, par Etienne, Evêque de Paris, l'an 1133; Lettres de Pierre le Vénérable, Abbé de Cluny, pour l'échange de Montmartre & de Saint-Denis-de-la-Charte, de l'an 1133; Lettres du Roi Louis VI, pour l'Abbaye de Montmartre, de l'an 1134; Lettre du Roi Louis VII, en faveur de l'Hôpital de Saint-Benoît, près des Thermes, de l'an 1138; donation du même Prince à Sainte-Opportune, de l'an 1154. Charte de Robert, Comte de Dreux, pour l'Hôpital de Saint-Gervais, de l'an 1171; Lettres du Roi Louis VII, en faveur de Sainte-Opportune, de l'an 1176; Charte de Philippe-Auguste, pour Saint-Martin-des-Champs, de l'an 1190; Lettres de Maurice, Evêque de Paris, en faveur de l'Eglise de Saint-Germain-l'Auxerrois, de l'an 1192; Lettres du Roi Philippe-Auguste, portant confiscation d'une Charte de Galeran, Comte de Meulan, de l'an 1195; Lettres de Maurice, Evêque de Paris, en faveur de Saint-Maur-des-Fossés, aussi de l'an 1195; première fondation de la Sainte-Chapelle de Paris, par S. Louis, de l'an 1245; seconde fondation de ladite Sainte-Chapelle, par le même S. Louis, de l'an 1248; Lettres-patentes du même Prince, & de la même année, en faveur de Bouchard de Marly & de l'Abbaye de Porrois; Lettres du même Roi, portant concession de huit muids de froment sur la Prévôté de Sens, en faveur de la Sainte-Chapelle de Paris, de l'an 1256. Toutes ces Chartes, & plusieurs autres que l'on ne citera point ici, commencent par ces mots, *in nomine Sanctæ & individuæ Trinitatis*, & seroient supposées, si l'on vouloit s'en rapporter à un Ecrivain aussi peu exact.

Dès que les Chartreux furent en possession de l'hôtel de

Vauvert, ils bâtirent, à la hâte, sept ou huit cellules, & n'eurent d'abord pour Eglise, que l'ancienne Chapelle de cet hôtel, qui leur sert encore aujourd'hui de réfectoire ; mais leur piété & leur vie exemplaire leur gagnèrent l'estime de plusieurs personnes, qui, par de pieuses libéralités, leur donnèrent les moyens de faire bâtir des lieux réguliers, & de se loger convenablement.

S. Louis, avant que de partir pour son voyage d'Outremer, fit commencer l'Eglise qu'on y voit encore aujourd'hui, & ce fut *Eudes de Montreul* qui en fut l'Architecte. La mort du Roi suspendit l'exécution de ce bâtiment, qui n'étoit pas fort avancé. Il fut plusieurs fois repris & continué dans la suite ; de sorte qu'en 1324, il fut entièrement fini, & que le 26 mai de l'an 1325, cette Eglise fut dédiée par *Jean d'Aubigny*, Evêque de Troies, sous l'invocation de la Sainte Vierge & de S. Jean-Baptiste.

On a remarqué que les huit premières cellules de cette Chartreuse furent bâties du tems de S. Louis. *Marie*, ou *Marguerite d'Issoudun*, Comtesse d'Eu, fille de *Raoul de Lusignan & d'Yoland de Dreux*, & femme d'*Alphonse de Brienne*, Grand Chambellan de France, légua, par son testament de l'an 1260, 15 liv. de rente pour l'entretien d'un Religieux Prêtre. *Thibaud II*, du nom, Roi de Navarre, Comte de Champagne & de Brie, gendre de Saint Louis, fonda aussi la place d'un autre Religieux en 1270, avant qu'il partît pour la Croisade. Ainsi, il n'y avoit que dix cellules & autant de Chartreux à Vauvert, lorsque *Jeanne de Châtillon*, Comtesse d'Alençon, de Blois, de Chartres, femme de *Pierre de France*, Comte d'Alençon, troisième fils de S. Louis, fonda 14 cellules, pour autant de Religieux, comme il paroît par ses Lettres du mardi après l'Annonciation, 1290, (c'est 1291) données en la maison de l'Evêque de Winceftre, (c'est aujourd'hui le château de Bicêtre) appellée alors la *Grange aux Queux*, au-dessus de Gentilli. Cette Princesse y suppose qu'il y avoit déjà seize cellules à Vauvert, & que sa fondation acheveroit le nombre de 30 Religieux, qu'on dit que S. Louis avoit résolu d'y fonder.

Pour l'entretien de ces 14 Religieux, elle légua deux cent vingt livres de petits tournois de rente, à tenir en main-morte, à prendre au trésor du Temple à Paris, sur mille livres tournois de rente amortie, qu'elle avoit au trésor du Roi, à cause de l'échange du Comté de Chartres. Cela ne remplissoit point encore le nombre de 30 Chartreux que Saint Louis avoit eu dessein de mettre dans cette Chartreuse ; mais les six autres cellules furent fondées, la première, par *André de Taran* & par *Pierre de Chofant*, lorsqu'il se fit Religieux dans cette maison; la seconde, par *Pierre Bourguignon*, Prêtre, qui donna, pour cet effet, sa terre de Rouillon; la troisième, par *Jean Desmoulins*, & trois ou quatre autres, par *Hervé de Neauville*, Seigneur du Val-Coquatrix, près de Corbeil, & *Guillaume de Neauville*, son frère, sans compter quelques autres places de Religieux, fondées en cette maison par différentes personnes & en différens tems, sur-tout par *Pierre de Navarre*, Comte de Mortagne-au-Perche, fils de Charles II, Roi de Navarre, & de *Jeanne de France*, fille du Roi *Jean*, qui, en 1396, donna cinq mille livres à ce Monastère pour l'entretien de quatre Chartreux. Cette somme fut employée par les Chartreux de Vauvert, à l'achat de la terre de Villeneuve-le-Roi, qu'ils acquirent de ceux de la grande Chartreuse. *Jeanne d'Evreux*, troisième femme de *Charles-le-Bel*, fit bâtir l'Infirmerie, avec six cellules, accompagnée de jardins, & d'une Chapelle, qu'elle fournit de tous les meubles & ornemens nécessaires. L'Infirmerie fut achevée en 1341, & pour l'entretenir, elle donna sa terre d'Yeres. Aujourd'hui cette Chartreuse est d'environ 40 Religieux, sans compter les Frères ni les Donnés.

On entre dans ce Monastère par un portail qui est sur la rue d'Enfer: une avenue assez longue & plantée d'arbres conduit à la grande porte intérieure de cette Maison. L'on entre ici dans la première cour du Couvent, & l'on remarque, à main gauche, une Chapelle assez grande, qu'on nomme la Chapelle des femmes, parce que c'est la seule où les femmes aient entrée. Elle fut consacrée sous l'invocation de la Sainte Vierge & de Saint Blaise, le 14 de mai de l'an 1460. Dans cette Chapelle, est une tombe plate de pierre de liais, sur laquelle on lit une épitaphe, qui nous apprend que c'est en cet endroit qu'a été inhumé *Laurent Bouchel*, Avocat fameux au Parlement de Paris, mort l'an 1629, âgé de 70 ans. On auroit rapporté ici cette épitaphe, si la balustrade de l'autel de la Chapelle permettoit qu'on pût la lire tout entiere.

Sur la porte, par laquelle on passe de cette cour à la seconde, est une statue de la Vierge, aux pieds de laquelle est un grand bas-relief, où l'on voit S. Louis qui présente plusieurs Chartreux à cette Reine du Ciel. A côté de S. Louis, est S. Jean-Baptiste, avec un agneau à ses pieds; de l'autre côté, Saint Antoine, & plus loin Saint Hugues, qui, de Chartreux, fut fait Evêque de Lincoln: il a à ses pieds un cygne, dont on dit qu'il fut toujours accompagné, depuis qu'il fut Evêque, &

qui disparut aussi-tôt après sa mort. Dans cette seconde cour, est, à main droite, un corps-de-logis bien bâti, & qui servoit autrefois à loger les hôtes. A gauche, est l'Eglise dans toute sa longueur. Elle n'a rien que de simple & de gothique, par rapport à son architecture. L'intérieur en est partagé en deux. D'abord on entre dans le chœur des Frères, & dans cette partie il y a deux petits autels. Le chœur des Pères se présente ensuite, & occupe la plus grande partie de cette Eglise. La menuiserie des formes ou stalles de ces deux chœurs, est ornée de pilastres & d'autres ouvrages de sculptures, d'un goût distingué. Les pilastres du chœur des Frères sont d'ordre ionique, & espacés les uns des autres, d'une manière qui fait plaisir à voir. Ceux du chœur des Pères sont d'ordre composite, & ne font pas le même effet. Dans le chœur des Pères, sur une petite lame de cuivre, qui est dans une des armoires pratiquées dans les basses formes, vis-à-vis les stalles des Religieux, est cette inscription :

Ces chaises sont des marques de la belle économie du V. P. D. Léon Hinselin; *ont été faites en l'année 1680, par le Frère* Henri Fuziliers.

Dans le chœur des Frères, sur une autre petite lame de cuivre, adossée à un petit volet pratiqué vis-à-vis les stalles, on lit :

La menuiserie du chœur des Frères Convers de la Chartreuse de Paris, a été commencée le 20 février 1682, & finie le 10 d'octobre 1682, par l'ordre & belle économie du V. P. D. Léon Hinselin, *Prieur de la Chartreuse de Paris, & le tout conduit par le Frère* Henri Fuziliers, *Convers.*

Le tableau qui est sur le grand-autel, est de *Philippe Champagne*, & représente Jesus-Christ au milieu des Docteurs. Cette Eglise est ornée de plusieurs grands tableaux de nos plus habiles Peintres, lesquels sont placés au-dessus des stalles, & entre les vitraux.

Le premier, en allant du grand-autel vers la porte de l'Eglise, à gauche, représente la résurrection du Lazare, & a été peint par *Bon Boullongne*: c'est un des meilleurs qu'il ait faits.

L'Aveugle de Jérico, par *Antoine Coypel*, mort premier Peintre du Roi Louis XV. Le Miracle des cinq pains, par *C. Audran*. La Samaritaine, par *Noël Coypel*, père d'*Antoine*,

& de *Noël-Nicolas Coypel*. Le cinquième, qui est le premier de ceux qui sont dans le chœur des Frères, est la Cananée, par *Corneille*. La résurrection du Lazare, par le même.

Le premier, à main droite, en allant du grand-autel vers la porte de l'Eglise, représente la guérison de plusieurs malades sur le Lac de Génézareth ; il est de *Jouvènet*, & un des plus beaux de ce Peintre. On en admire la correction du dessin & les expressions. La Femme affligée du flux de sang, qui touche le bord de la robe de Jesus-Christ, & qui est guérie, par *Boullongne le jeune*, mort premier Peintre du Roi Louis XV. Simon-Pierre & André, son frère, dans le moment qu'ils se donnent à J. C. On y voit aussi S. Jacques & S. Jean, avec Zébédée, leur père, qui raccommodent leurs filets, & un grouppe composé de deux hommes, d'une femme & d'une petite fille. Ce tableau est de *Jean Dumont*, surnommé le *Romain*. Le Centenier, par *Corneille*.

Le premier qu'on voit dans le chœur des Frères de ce côté-ci, est le Paralytique sur le bord de la Piscine, par *Corneille*. La Fille de Jaïre, ressuscitée par Jesus-Christ ; il est *de la Fosse*.

Plusieurs personnes de grande considération ont été inhumées dans cette Eglise. *Philippe de Marigny*, Evêque de Cambrai, puis Archevêque de Sens, mort en 1325, fut inhumé dans l'ancienne Chapelle qui sert aujourd'hui de réfectoire, & ensuite transporté dans cette Eglise, devant le grand-autel. *Jean de Blangi*, Docteur en Théologie, Evêque d'Auxerre, mort le 15 mars 1344. Il étoit né au bourg de Blangi, dans le Comté d'Eu, & en avoit pris le nom. Il fut grand Théologien & grand Négociateur. *Jean de Chissé*, Evêque de Grenoble, mort à Paris le 17 août 1350. *Amé de Genève*, frère de *Robert de Génève*, Pape, sous le nom de *Clément VII*. Amé mourut le 4 décembre 1369. Son tombeau est à côté de l'autel, sous une arcade ; il y est représenté armé, & on y lit cette épitaphe :

CI GIST

Nôble & Puissant Prince Messire

Amé de Genève,

Qui trépassa l'an de grace 1369,

Le 4e. jour de décembre.

Jean de Dormans, Evêque de Beauvais, Cardinal de l'Eglise Romaine, & Chancelier de France ; & Guillaume de

Dormans, son frère, aussi Chancelier de France, eurent leur sépulture dans le chœur de cette Eglise.

Guillaume mourut le 11 juillet 1373, & le Cardinal, le 7 novembre de la même année. On ôta leur tombeau du chœur en 1611, à cause qu'il incommodoit dans la célébration de l'Office Divin; & le Chancelier *Boucherat*, issu, par femmes, de la famille des *Dormans*, fit placer ce tombeau, en 1696, devant l'autel de la Chapelle Sainte-Anne, & mettre l'épitaphe qu'on va lire où étoit l'ancien tombeau.

>HIC JACET
>
>*Illustrissimus Ecclesiæ Princeps*
>Joannes de Dormano,
>S. R. E. *Cardinalis,*
>*Episcopus Belvacensis,*
>*Et Franciæ Cancellarius*
>*Designatus anno* M. CCCLXIV.
>*Qui munus suum in regias manus*
>*Deposuit anno* M. CCCLXXI.
>*Fratre ejus,*
>*Qui hîc etiam adjacet, in idem munus*
>*Mox suffecto;*
>*Hujus Cardinalis effigies de metallo,*
>*Cupreo antè hîc exposita,*
>*Pro faciliori divini cultûs & ritûs*
>*Cartusiensis, quibus diuturno*
>*Impedimento fuit celebratione,*
>*Translata est antè altare*
>*Sacelli Sanctæ Annæ, consensu,*
>*Pietate & religione illustrissimi*
>*Domini Domini* Ludovici Boucherat,
>*Comitis de Compans Laville;*
>*Regiorum Ordinum Commendatoris*
>*Et Franciæ Cancellarii, nobili familiæ*
>*De Dormano affinis,*
>*Qui sumptibus suis hoc monumento*
>*Parentavit.*
>*Anno Domini* M. DC. XCVI.

Marguerite de Châlons, Dame de Thieri & de Puisoye, fille de *Jean de Châlons*, Comte d'Auxerre & de Tonnerre, & femme de *Jean de Savoie*, Chevalier, morte le 11 octobre 1378.

Guillaume de Sens, premier Président du Parlement de Paris, mort le 11 avril 1399.

Michel de Cernay, Evêque d'Auxerre, & Confesseur du Roi Charles VI, mort le 13 octobre 1409.

Pierre de Navarre, Comte de Mortain, fils de Charles II, Roi de Navarre, dit le *Mauvais*, & de *Jeanne de France*, fille du Roi *Jean*, mort à Bourges, le 29 juillet 1412, d'où son corps fut transporté en l'Abbaye Saint-Antoine-lez-Paris, & de-là, le 5 août suivant, en l'Eglise des Chartreux, où l'on voit son tombeau, qui est de marbre blanc. Il est sous une arcade prise dans le mur, qui sépare le sanctuaire de la Chapelle de Saint-Etienne & de la sacristie. *Pierre de Navarre* y est représenté avec Catherine d'Alençon, sa femme, quoique cette Princesse, qui mourut à Paris le 25 juin 1462, ait été inhumée à Sainte-Geneviève, où se voit son épitaphe sur une tombe de pierre, devant la Chapelle de Saint-Martin, dans la nef, à droite en entrant.

Philippe d'Harcourt, premier Chambellan du Roi Charles VI, mort le 13 d'octobre 1414.

Jean d'Arsonvalle, Evêque de Châlons, & Confesseur du Dauphin, fils de Charles VI, mort le 27 d'août de l'an 1416.

Jean de la Lune, neveu de l'anti-Pape Benoît XIII, mort en 1424.

Adam de Cambray, premier Président de Paris, mort le 15 mars 1456; & *Charlotte Alexandre*, sa femme, morte le 12 mars 1472.

Louis Stuard, Seigneur d'Aubigni, fils d'*Edmond Stuard*, Duc de Lenox, & mort à Paris l'an 1665, fut inhumé au milieu du chœur, sous la cloche. Il avoit été envoyé en France dès l'âge de cinq ans. Il prit les Ordres fort jeune, & fut Chanoine de l'Eglise Métropolitaine de Paris. Lors du rétablissement de Charles II, sur le trône de ses ancêtres, il retourna en Angleterre, & ce Prince le fit grand-Aumônier de la Reine, sa femme. Il fut nommé au Cardinalat ; mais il mourut à Paris, quelques heures avant l'arrivée du Courier, qui lui en apportoit la nouvelle.

Il en est souvent parlé dans les ouvrages de *S. Evremond*, avec qui il étoit uni d'une étroite amitié. Voici l'épitaphe qui fut mise sur sa tombe :

D. O. M.

Ludovico Stuarto, *Albini Regulo*, *Edmundi Leviniæ Ducis filio*,

filio, *ex regiâ Stuartorum apud Scotos familiâ oriundo*, *Catharinæ Lusitaniæ Caroli II, Magnæ Britanniæ Regis & conjugis, magno Eleemosinario ; viro non tam claris natalibus, quàm religione, morum suavitate, urbanitate, ingenii elegantiâ, cœterisque animi dotibus conspicuo ; qui cum in Cardinalium Collegium mox cooptandus esset, immaturâ morte peremptus est. An. ætatis 46, anno Christi 1665, 3 idus novemb.*

De se plura ne dicerentur,
Supremis tabulis cavit.

De l'Eglise on passe dans le petit cloître, qui est orné de pilastres d'ordre dorique, avec des tableaux dans les arcs, qui représentent les circonstances les plus remarquables de la vie de Saint Bruno, depuis qu'il eut quitté le monde, jusqu'à sa mort, & même jusqu'à sa Canonisation. *Eustache le Sueur* commença cet excellent ouvrage en 1649, & l'acheva en moins de trois ans.

Dans le premier de ces tableaux, on voit le Docteur *Raymond Diocres* qui prêche, & un nombreux auditoire, qui l'écoute avec une grande attention. Les figures, dit M. *Félibien*, le père, sont dans des situations & des attitudes faciles & naturelles. Il y a de la diversité dans tous les airs de têtes, & une belle entente dans les draperies. Dans le second, c'est ce même Docteur au lit de la mort ; & quoique ce tableau soit un peu gâté, il ne laisse pas d'avoir des beautés.

Le sujet du troisième seroit bien effrayant, s'il étoit vrai : on y voit le Docteur *Diocres* qui, pendant qu'on chante l'Office des Morts, sort à demi de son cercueil, & déclare lui-même l'arrêt de sa damnation. Tous les assistans sont saisis de frayeur, & S. Bruno, qui est derrière le Prêtre officiant, en paroît encore plus pénétré que les autres. On a prétendu que cet événement donna lieu à sa retraite & à l'institution de son Ordre ; mais la plûpart des critiques rejettent cette apparition comme une fable ; & entr'autres, l'Abbé *de Launoi*, savant & fameux Docteur du siècle passé, qui a pulvérisé cette apparition par un écrit intitulé : *De verâ causâ secessûs Sancti Brunonis in eremum.* Ce tableau passe pour être un des plus beaux, & il n'en faut point être surpris ; car, il en est des Peintres comme des Poëtes, ils réussissent beaucoup mieux dans les sujets fabuleux, où ils peuvent donner carrière à leur imagination, que dans ceux où ils sont esclaves de la vérité.

TOME II. T

Dans le quatrième, on voit Saint Bruno à genoux devant un Crucifix, dans l'attitude d'un homme abforbé dans la méditation, de ce qu'il avoit vu après la mort du Docteur *Diocres*.

Le cinquième nous fait voir S. Bruno, entouré de plufieurs perfonnes qui l'écoutent, & paroiffent touchées de la force de fes paroles. Ce Saint n'alloit plus dans les écoles pour y faire des leçons fur les Sciences; il n'y alloit que pour informer fes Auditeurs de la réfolution qu'il avoit prife, pour leur infpirer les fentimens dans lefquels il étoit.

Dans le fixième, Saint Bruno ayant pris la réfolution de fe retirer du monde, fe joint à fix de fes amis, pour embraffer le même genre de vie.

Dans le feptième, on voit trois Anges qui fe préfentent à lui pendant fon fommeil, & femblent l'inftruire de ce qu'il doit faire. Ce tableau eft entièrement dans le goût de Raphaël, & peut lui difputer la primauté.

Dans le huitième, S. Bruno & fes Compagnons diftribuent tous leurs biens aux pauvres. La difpofition du lieu & les bâtimens en font agréables, & l'ordonnance de toutes les figures bien entendues, dit M. *Félibien*.

Dans le neuvième, Hugues, Evêque de Grenoble, reçoit chez lui Saint Bruno, & trouve, dans cette vifite, l'explication du fonge qu'il avoit eu quelque tems auparavant, dans lequel il lui fembloit que Dieu fe bâtiffoit une maifon dans un endroit de fon Diocèfe, nommé Chartreufe, & que fept étoiles très-brillantes marchoient devant lui, & lui en montroient le chemin.

Le dixième nous fait voir l'Evêque Hugues, Bruno & fes Compagnons, qui traverfent des déferts affreux, & paffent entre des montagnes d'une hauteur prodigieufe, pour fe rendre au lieu de Chartreufe, que Bruno avoit prié l'Evêque de lui accorder.

Dans l'onzième, on voit Bruno & fes Compagnons qui bâtiffent fur la croupe d'une montagne, une Eglife, qu'on appelle Notre-Dame *de Cafalibus*, & de petites cellules ou cabanes féparées les unes des autres, & c'eft là le premier établiffement de l'Ordre des Chartreux en 1084.

Dans le douzième, l'Evêque Hugues donne à Bruno & à fes Compagnons l'habit blanc, tel que les Chartreux le portent.

Dans le treizième, le Pape Victor III confirme l'Inftitut des Chartreux en plein confiftoire. C'eft un des plus beaux de ces tableaux.

Dans le quatorzième, Bruno donne l'habit à quelques personnes qui embrassent son Institut.

Le quinzième représente Bruno qui reçoit une lettre du Pape Urbain II, qui lui ordonne de se rendre à Rome, pour l'aider de ses conseils. Ce Pape avoit été Disciple de Bruno à Paris.

Dans le seizième, Bruno se présente au Pape Urbain II, & lui baise les pieds.

Dans le dix-septième, le Pape offre à Bruno l'Archevêché de Reggio, que le Saint refuse avec humilité, s'en estimant très-indigne.

On voit, dans le dix-huitième, Bruno retiré dans des déserts de Calabre, accompagné de quelques personnes qui voulurent l'y suivre, & embrasser son Institut. Bruno est en prière, & ses Religieux commencent à remuer la terre pour s'établir.

Dans le dix-neuvième, on voit Roger, Comte de Sicile & de Calabre, qui, étant à la chasse, rencontre Bruno & ses Compagnons, & qui s'étant informé de leur genre de vie, en fut si édifié, qu'il leur donna l'Eglise de St-Martin & de Saint-Etienne, & un fonds pour subvenir à leur nourriture.

Dans le vingtième, le Comte Roger est peint couché dans sa tente, & Bruno qui lui apparoît, lui donne avis d'une conjuration tramée contre lui.

Le vingt & unième, est un chef-d'œuvre dans toutes les parties de la Peinture, & qui prouve que le Sueur les possédoit éminemment. Rien n'est plus admirable que la variété & la convenance des attitudes de tous les Religieux qui assistent aux derniers soupirs de leur père; rien de plus touchant que leurs expressions de douleur, d'abattement, & en même-tems de résignation : elles sont frappantes. Les Connoisseurs admirent encore sa sévère attention aux loix de la perspective, en dirigeant chaque figure à celle de S. Bruno expirant, comme à son centre; loix qui ont presque toujours été violées par les *Teintoret*, les *Paul Veronese*, & sur-tout par *Rubens*, enfin, par les plus grands Peintres. Quelle haute intelligence du clair-obscur, dans la distribution de la lumière des flambeaux, sur tous ses sujets! Quelle vérité & quelle facilité dans les draperies de leurs robes! En un mot, la sage & savante économie de cette composition est comparable, & peut-être supérieure à ce que l'Italie a produit de plus parfait en ce genre.

Le vingt-deuxième représente S. Bruno enlevé au Ciel par les Anges.

T ij

Ces tableaux sont accompagnés de cartouches entre deux, sur lesquels sont des vers Latins, qui, en expliquant les sujets des peintures, décrivent la vie de Saint Bruno. Ces vers sont de Dom *François Jarry*, Prieur de la Chartreuse de Notre-Dame de la Prée-les-Troyes. Ils sont durs, & sans nulle Poësie.

Il s'est trouvé, après la mort de *le Sueur*, des jaloux de sa réputation, qui ont eu la malignité d'effacer & de défigurer, en diverses manières, ce qu'il y avoit de plus beau dans ces tableaux, par une jalousie de métier aveugle & barbare ; ce qui obligea les Religieux de les couvrir de volets qui ferment à clef.

Aux extrêmités de ce petit cloître, on a peint différentes vues : celle de la ville de Paris, telle qu'elle étoit au commencement du dernier siècle ; la ville de Rome ; la grande Chartreuse de Pavie, fondée par *Jean Galeas Visconti*, Duc de Milan, qui passe pour le plus superbe bâtiment monastique qu'il y ait dans le monde Chrétien, &c.

Les vitres méritent les regards des curieux ; mais elles les méritoient encore davantage, avant qu'on eût volé une partie des carreaux du milieu, ce qui obligea les Religieux d'ôter ce qui restoit de ces carreaux. Ces vitres sont dans des bordures peintes en apprêt, qui ont aux coins des camaïeux, qui représentent les Pères du désert. Les carreaux du milieu, dont on vient de parler, étoient aussi peints en camaïeu, mais en couleurs différentes de ceux qui sont aux coins. Toutes ces pièces avoient été peintes d'après *Sadeler*.

La Sacristie & le Chapitre où les Religieux s'assemblent, ont été bâtis aux dépens de *Pierre Loisel* & de sa femme.

Dans le Chapitre, on remarque un grand tableau, qui représente J. C. sur la croix, & qui a été peint par *Philippe Champagne*. Ce Peintre regardoit ce tableau comme le meilleur de ses ouvrages, & le légua aux Chartreux par son testament. On y voit aussi un tableau de *le Sueur*, qui est très-digne de lui, & qui représente J. C. qui apparoît à la Madeleine sous la figure d'un Jardinier.

Le Réfectoire est, ainsi qu'on l'a dit, au même endroit où étoit la Chapelle de l'hôtel de Vauvert. Les Religieux y mangent ensemble les Dimanches & Fêtes ; car les autres jours, ils mangent en particulier, chacun dans sa cellule.

Le grand cloître est disposé en quarré autour d'un grand préau, au milieu duquel est un grand puits, qui, par le moyen d'une pompe fournit de l'eau à toutes les cellules. C'est dans ce cimetière qu'on enterre les Religieux. Sur chaque sépulture, il y a une petite croix de bois; celles des Pères y sont distinguées de celles des Frères, par une croix couverte.

Ce grand cloître a été bâti à plusieurs reprises, de même que les cellules, ou petites maisons qui l'environnent. Ces petits logemens sont composés d'un vestibule, d'une chambre, d'une autre pièce, qui sert de bibliothèque ou de laboratoire, suivant le goût du Religieux qui l'occupe, d'une petite cour & d'un petit jardin. Une simplicité propre en fait le principal ornement.

La fondation de quatorze cellules, que fit *Jeanne de Châtillon*, Comtesse d'Alençon, de Blois, de Chartres, &c. est représentée dans ce grand cloître, du côté de l'Eglise, où l'on a sculpté sur la muraille cette Princesse, qui présente à la Sainte Vierge, tenant l'Enfant-Jesus entre ses mains, & à Saint Jean-Baptiste, quatorze Chartreux à genoux. En 1712, on couvrit ce bas-relief avec des planches, fermées d'un treillis, & sur ces planches on a peint, d'après le bas-relief, toutes les figures dont on vient de parler; ce qui fait un tableau de quinze pieds de largeur, sur quatre pieds de hauteur. Le Peintre fait sortir de la bouche de *Jeanne de Châtillon*, cette prière qu'elle adresse à la Vierge:

Vierge Mère, & Pucelle, à ton cher Fieus présente quatorze Frères qui prient pour moi.

L'Enfant-Jesus lui répond:

Ma fille, je prends le don que tu me fais, & te rends tous tes mesfaits.

Le haut de ce tableau est orné de 17 écussons aux Armes de France & de Châtillon, alternativement.

Au bas du tableau, est l'inscription suivante:

L'an de grace 1722, cet ancien monument de la piété de Madame Jeanne de Châtillon, *Comtesse de Blois, qui fut accordée à dix ans, & mariée à douze, à M.* Pierre de France, *Comte d'Alençon, fils de Saint Louis, fut dressé, pour conserver la mémoire d'une fondation qu'elle fit de quatorze Chartreux à Paris, & a été renouvellé conformément à son original ci-dessous, sur plâtre, par les ordres de très-hauts & très-illustres Seigneurs* Claude Elzéar, *Comte de Châtillon,* & Alexis Henri, *Chevaliers des Ordres du Roi, Frères, pour empêcher que* la longueur des tems n'achevât de le détuire, & conserver à la postérité la mémoire d'une si illustre parenté.

Cette inscription n'est pas bien faite; car, outre que la date, qui est à la tête, y cause une équivoque, l'Auteur qui l'a composée, ou celui qui l'a écrite, se sont servis d'une phrase louche, qui jetteroit dans l'erreur la plûpart des Lecteurs. *Claude Elzéar*, Comte de Châtillon, n'a jamais été Chevalier des Ordres du Roi; il n'y a qu'*Alexis Henri*, Marquis de Châtillon, qui ait été décoré de ces Ordres. On n'a garde de porter des soupçons ailleurs que sur l'Auteur, ou sur l'Ecrivain de cette inscription: quand on a l'honneur d'être de l'ancienne & de la grande maison de Châtillon-sur-Marne, un Chevalier des Ordres de plus, ou de moins, doit être une illustration assez indifférente.

Dans le mur d'une des ailes de ce même cloître, à gauche, on voit la figure à genoux de *Pierre de Navarre*, avec le premier verset du *Miserere*; Saint Pierre à côté, quatre Chartreux devant lui, à genoux aux pieds de la Vierge, & derrière lui un Ange, qui tient une inscription Latine, laquelle fait mention de la fondation de quatre cellules, faites en 1396, & désigne les cellules C. D. F. G. comme celles qui ont été fondées par ce Prince, à raison de cinquante livres par an pour chacune.

Plusieurs personnes de mérite ont été inhumées dans ce cloître, ou dans le grand cimetière. Les plus connues sont les trois dont on va parler.

Jean Versoris, Avocat, mort le 26 décembre de l'an 1588. Il descendoit de *Jean le Tourneur*, qui vint s'établir à Paris sous le règne de Charles VII; & qui, à l'exemple de la plûpart des gens de lettres de son tems, latinisa son nom, & se fit appeller *Versoris*, qui est le génitif de *Versor*. Sa postérité porta toujours depuis le surnom de *Versoris*. Celui qui donne lieu à cet article, est connu pour avoir plaidé pour les Jésuites, contre *Etienne Pasquier*, & pour avoir été un si furieux Ligueur, qu'ayant appris la mort du Duc & du Cardinal de Guise, il en fut tellement saisi, qu'il en mourut, avec des sentimens contre son Roi, qui probablement ne le conduisirent point en Paradis.

Jean Descordes, né à Langres, mais originaire de Tournay, fit paroître, dès son bas âge, beaucoup d'inclination pour les Lettres: cependant, après la mort de son père, ses parens l'obligèrent de quitter les études, pour se faire Marchand; mais son penchant dominant l'y ramena, & à l'âge de trente ans, il reprit les études, & se fit ensuite Jésuite à Avignon. Ses infirmités l'obligèrent de sortir du Noviciat. Il obtint, quelque tems après, un Canonicat de Limoges, où il acheta la bibliothèque de *Simon Bosius*, qu'il augmenta considérablement ; car, il étoit grand amateur & grand connoisseur des bons Livres. Il mourut à Paris en 1642, âgé de 72 ans, estimé & regretté de tous les Savans de son tems. Le Cardinal *Mazarin* acheta sa bibliothèque pour le prix de dix-neuf ou vingt mille livres, & elle a servi de fonds à celle qu'on voit aujourd'hui au Collège Mazarin, ou des Quatre-Nations. *Descordes* a composé quelques Ouvrages, qui n'ont pas fait grand bruit dans le monde savant.

Pierre Danet, Abbé de Saint-Nicolas de Verdun, & Curé de Sainte-Croix de la Cité, à Paris, mort en 1709. Il a fait un Dictionnaire François-Latin, un autre Latin-François, & un troisième des antiquités Grecques & Romaines ; le tout à l'usage du Dauphin, fils du Roi Louis XIV. Ses Dictionnaires de la Langue Latine ont eu beaucoup de cours ; cependant, on peut dire que *Danet* ne connoissoit pas assez les finesses des deux Langues, pour faire quelque chose d'excellent là-dessus.

Quant à son Dictionnaire des antiquités Grecques & Romaines, il est très-superficiel ; aussi est-il fort oublié. *Danet* avoit été, dans sa jeunesse, Précepteur de *Baudelot de Dairval*, un des plus savans Antiquaires de ces derniers tems, mais qui n'avoit pas plus de goût que son Précepteur.

Le terrein qu'occupe cette Chartreuse est immense, pour être à un des fauxbourgs de Paris. Le jardin potager seul est au moins de quinze arpens.

Avant que l'Imprimerie fût connue en Europe, les Bénédictins, les Bernardins & les Chartreux s'occupoient à copier les anciens Auteurs : nous leur avons l'obligation de nous avoir conservé une infinité de Livres. Les Chartreux sachant que *Guy*, Comte de Nevers, vouloit leur faire présent de vases d'argent, marquèrent qu'il leur feroit plus de plaisir, s'il vouloit leur donner du parchemin. L'usage du papier, tel que nous l'avons aujourd'hui, n'est pas bien ancien : on ne se servoit encore que de parchemin sous le règne du Roi *Jean*. *Ess. Hist. sur Paris*, tom. I, p. 253.

On compte dans le Royaume 77 Couvens de l'Ordre des Chartreux, tous richement fondés, & en possession de biens fort considérables, qui leur procurent abondamment toutes les commodités dont ils peuvent avoir besoin.

T iv

CHASSE-MIDI. (Religieuses du) Ce Monastère de Filles, ainsi nommé, parce que leur Couvent est situé dans la rue de ce nom, fut établi dans cette Ville le 17 de juillet 1634. Des Religieuses Augustines de la Congrégation de Notre-Dame de Laon, instituée pour instruire la Jeunesse, & venues de Laon, achetèrent pour lors de *Barbier*, Intendant des Finances, une grande maison qu'il avoit dans la rue du Chasse-midi, & s'y établirent. Elles y firent bâtir une petite Eglise, qui fut bénite sous l'invocation de S. Joseph, & obtinrent des Lettres-patentes au mois de septembre de l'année 1634, lesquelles ne furent registrées que 10 ans après.

Pendant cet intervalle, elles s'étoient tellement endettées, que le Parlement ordonna, par son Arrêt du 3 mars 1663, que leur maison seroit vendue par décret; mais elle ne fut adjugée qu'en 1669. Pour lors, ces Religieuses prirent le parti de mettre leur maison sous la dépendance de l'Abbaye de Malnoue, dont l'Abbesse remboursa & dédommagea l'Adjudicataire. Ainsi, ce Monastère devint l'ouvrage de *Marie-Eléonore de Rohan*, Abbesse de Malnoue. Cette illustre & vertueuse Abbesse étoit fille du Duc *de Montbason*, & ayant fait profession dans le Couvent des Bénédictines de Montargis, le 12 d'avril 1646, elle fut nommée à l'Abbaye de la Sainte Trinité de Caen, une des plus considérables du Royaume, & en prit possession le 23 de décembre 1651, n'ayant pas encore 23 ans accomplis: elle joignoit à sa grande naissance, un esprit brillant, & une éloquence rare dans les personnes de son sexe. Elle a paraphrasé en François quelques Pseaumes de David, & quelques Livres de Salomon, qu'on a donnés au public sous le titre de *Morale du Sage*, où l'on trouve des tours nobles & fort élevés.

L'air de Caen, contraire à sa santé, ses démêlés avec l'Evêque de Bayeux, pour la jurisdiction de son Abbaye, & peut-être encore d'autres motifs, la déterminèrent à permuter son Abbaye de la Trinité de Caen avec celle de Malnoue, qui lui étoit bien inférieure. Elle vint s'établir dans cette dernière, le 13 novembre 1664; & se chargea, dans la suite, de la conduite du Prieuré du Chasse-midi de Paris, le 11 novembre 1669, sans quitter cependant l'Abbaye de Malnoue.

Il fut pour-lors passé un concordat entre les anciennes Religieuses de cette maison & Madame *de Rohan*, Abbesse de Malnoue, par lequel des Religieuses Bénédictines furent introduites dans cette maison, & établies sur les Lettres-patentes des anciennes Religieuses qui la cédoient. Madame de Rohan y établit pour Prieure perpétuelle, la Mère *Françoise de Longaunay de Franqueville*, Religieuse de la Sainte Trinité de Caen, & une de celles que Madame *de Rohan* avoit amenées avec elle. Le même concordat portoit que la Mère *Charlotte de Longaunay*, succéderoit à sa sœur, en cas que Madame *de Rohan*, qui, comme Fondatrice, étoit Supérieure Majeure, vînt à mourir la première.

Madame *de Rohan* fit sa demeure dans ce Prieuré jusqu'à sa mort, qui arriva le 8 d'avril de l'an 1681 : elle n'étoit âgée que de 52 ans & quelques mois. On voit dans l'Eglise de ce Prieuré l'épitaphe que le fameux *Pélisson* fit en 1682, pour cette illustre Abbesse. La voici :

ICI REPOSE

Très-illustre & vertueuse Princesse Marie-Eléonore de Rohan, *premièrement Abbesse de Caen, puis de Malnoue, seconde Fondatrice de ce Prieuré, qu'elle redonna à Dieu, & où elle voulut finir ses jours ; plus révérée par ses grandes qualités, que par sa haute naissance ; le sang des Rois trouva en elle une ame royale : en sa personne, en son esprit, en toutes ses actions, éclata tout ce qui peut rendre la piété & la vertu plus aimables. Sa profession fut son choix, & non pas celui de ses parens : elle leur fit violence, pour ravir le Royaume des Cieux. Capable de gouverner des Etats, autant que de grandes Communautés, elle se réduisit volontairement à une petite, pour y servir avec le droit d'y commander ; douce aux autres, sévère à elle-même : ce ne fut qu'humanité au-dehors, qu'austérité au-dedans. Elle joignit à la modestie de son sexe, le savoir du nôtre ; au siècle de Louis-le-Grand, rien ne fut ni plus poli, ni plus élevé que ses écrits : Salomon y vit, y parle, y règne encore, & Salomon en toute sa gloire. Les constitutions qu'elle fit pour ce Monastère, serviront de modèle pour tous les autres. Comme si elle n'eût vécu que pour sa sainte postérité, le même jour qu'elle acheva son travail, elle tomba dans une maladie courte & mortelle, & y succomba le 8 d'avril 1681, en la 53e. année de son âge. Jusqu'en ses derniers momens, & dans la mort même, bonne, tendre, vive & ardente pour tout ce qu'elle aimoit, & sur-tout pour son Dieu. Tant que cette maison aura des Vierges épouses d'un seul époux, tant que le monde aura des Chrétiens, & l'Eglise des Fidèles, sa mémoire y sera en bénédiction : ceux qui l'ont vue n'y pensent point sans douleur, & n'en parlent point sans larmes.*

Qui que vous foyez, priez pour elle, encore qu'il foit bien plus vraifemblable que c'eft maintenant à elle à prier pour nous, & ne vous contentez pas de la regretter ou de l'admirer ; mais tâchez de l'imiter & de la fuivre.

Sœur Françoife de Longaunay, *première Prieure de cette maifon, fa plus chère fille, l'autre moitié d'elle-même, dans l'espérance de la réjoindre bientôt, lui a fait élever ce tombeau.*

Le moindre & le plus affligé de ses serviteurs eut l'honneur & le plaifir de lui faire cette épitaphe, où il fupprima, contre la coutume, beaucoup de juftes louanges, & n'ajouta rien à la vérité.

On admire tous les jours cette épitaphe, digne de fon Auteur, & de l'illuftre Abbeffe, pour laquelle elle a été faite. Feu M. *Gilbert de Choiseul*, Evêque de Tournay, la traduifit en Latin. Elle fut auffi traduite en Italien, par l'Auteur de la *Congiura di Raffaello della Torre*, & elle a été imprimée un grand nombre de fois.

En 1737, les Religieufes de ce Couvent entreprirent de faire bâtir une nouvelle Eglife. Le 2 de mars de cette même année, le Cardinal *de Rohan* pofa la première pierre, & le lendemain la Duchesse *de Mortemart* pofa la seconde. Ce bâtiment fut continué avec tant de vivacité, que le 20 mars de l'an 1738, la nouvelle Eglife fut bénite folemnellement par le Supérieur de cette maifon, & dès le lendemain 21 de mars, M. *Languet*, Curé de Saint-Sulpice, y célébra la première Messe.

Les Abbesses de Malnoue n'ont retenu d'autre fupériorité fur ce Monaftère de *Notre-Dame de Confolation du Chaffemidi*, que le droit de confirmer l'élection des nouvelles Prieures, fans néanmoins pouvoir s'oppofer à leur élection, ni les changer quand elles font élues.

CHASUBLIERS. Ce font ceux qui ont le droit de faire les chafubles, & autres ornemens facerdotaux.

Ils ne forment point en cette Capitale une Communauté particulière ; mais ils font partie de celle des Brodeurs. *Voy.* BRODEURS.

CHATEAU-D'EAU, eft un bâtiment ou pavillon, qui diffère du regard, en ce qu'il contient un réfervoir, & qu'il peut être décoré extérieurement, comme eft celui du Palais-Royal à Paris, ceux de Verfailles & de Marly. Il feroit affez important que ces fortes d'édifices, lorfqu'ils font partie de la décoration d'une Capitale, fussent susceptibles de quelqu'ordonnance relative à leurs usages, & enrichis de nappes d'eau, de cascades, qui tout ensemble décoreroient la Ville, & serviroient de décharge au réservoir.

On appelle aussi *Château-d'eau*, un bâtiment qui, dans un parc, est situé dans un lieu éminent, décoré avec magnificence, & dans lequel sont pratiquées plusieurs pièces pour prendre le frais : il sert aussi à conduire de l'eau, qui, après s'être élevée en l'air & avoir formé spectacle, se distribue dans un lieu moins élevé, & forme des cascades, des jets, des bouillons & des nappes ; mais cette dépense ne peut avoir lieu que dans une maison royale.

CHATEAU-D'EAU, (le) ou *Fontaine de la place du Palais-Royal.* C'est l'edifice qui fait face à ce magnifique Palais, où étoit ci-devant l'hôtel de Sillery, appartenant à *Noel Brulart de Sillery*, qui le vendit le 22 mars 1640, moyennant 50000 écus, à M. *Charles d'Escoubleau*, Marquis d'Alluye & de Sourdis, qui, le même jour, en fit sa déclaration au profit du Cardinal *de Richelieu*. Il n'étoit séparé du Palais-Royal, que par la largeur de la rue ; mais lorsque la Reine Régente Anne d'Autriche vint avec Louis XIV & le Duc d'Anjou, ses fils, faire son séjour au *Palais-Cardinal*, (c'est ainsi qu'il se nommoit, parce que le Cardinal *de Richelieu* l'avoit fait bâtir) elle fit détruire l'hôtel de Sillery, pour en faire une place & des Corps-de-garde ; mais comme cette place étoit bornée par de vieilles maisons, sans apparence, & d'un vilain aspect, *Philippe*, Duc d'Orléans, Régent du Royaume, les fit abattre en 1719, & ensuite élever sur les desseins de *Robert de Cotte*, premier Architecte du Roi, un grand corps de bâtiment, qu'on nomme aujourd'hui le *Château-d'eau*, où sont des réservoirs d'eau de la Seine & d'eau d'Arcueil, pour les bassins du Palais-Royal & des Tuileries. Ce bâtiment, dont l'architecture est en bossages rustiques vermiculés, est flanqué de deux pavillons de même symmétrie ; le tout sur vingt toises de face. Au milieu, est un avant-corps, formé par quatre colonnes d'ordre toscan, qui portent un fronton, dans le tympan duquel sont les Armes de France. Au-dessus, sont deux belles statues, à demi couchées, qui sont de *Couston* le jeune, dont l'une représente la Seine, & l'autre la Nymphe de la fontaine d'Arcueil. Au bas de cet avant-corps, est une niche, où est le robinet de la fontaine, au-dessus de laquelle, sur un marbre noir, on lit : *Quantos effundit in usus!*

CHATEAU *des Eaux*. Il est situé entre le fauxbourg Saint-Jacques & le fauxbourg Saint-Michel. Il fut bâti en 1615, pour recevoir les eaux qui y sont conduites par l'aqueduc d'Arcueil, & ensuite distribuées en plusieurs quartiers de la Ville.

CHATEAU *du Bois*. (le) Il étoit situé près de la grosse tour du Louvre, aux environs de Saint-Germain-l'Auxerrois. *Voy*. PARIS.

CHATEAU *du Coq*, ou *le Coq*, ou assez ordinairement le CHATEAU DES PORCHERONS. Soit que cette maison ait été divisée en deux parties, ou qu'on y ait réuni la maison voisine, on voit aujourd'hui une porte, au-dessus de laquelle sont les armes des *le Coq*, & l'inscription *Hôtel Cocq*, 1320: elle est murée. Au-dessus, est une Chapelle, où l'on dit la Messe les Dimanches & Fêtes ; en-deçà, est le Château des Porcherons. Ce fief porte encore le nom de l'*Homme Riche*.

Il y a à Auteuil une maison aussi appellée le *Château du Cocq*, mais qui a été vendue, depuis la mort de Louis XV, au sieur *Straz*.

CHATEAU-FETU étoit un lieu voisin de la Croix-du-Tiroir, & qui donna son nom à une ancienne rue : mais on ne voit pas clairement ce que c'étoit que ce Château. Il en est parlé dans un titre de l'an 1255. *Sauval* avoit vu ce titre, & n'a pu rien décider, parce qu'il n'avoit pas assez examiné l'origine du nom de la Croix-du-Tiroir, & que nous ne croyons pas que jusqu'ici elle ait été trouvée. Il semble seulement que les Auteurs de la dernière édition du Glossaire de Ducange ont frayé le chemin pour la découvrir.

CHATEAU-FORT. Sur le déclin de la seconde race de nos Rois, plusieurs Seigneurs firent bâtir des Châteaux dans les lieux qu'ils trouvoient les plus faciles à fortifier, & dont la situation étoit plus avantageuse pour se défendre, en cas de guerre. Le lieu dont il s'agit ici, qui est sur le bord d'une profondeur qui règne au midi & au levant, au bas de laquelle, coule un ruisseau, qui se jette près de Gif, dans la rivière d'Ivette, fut jugé propre à bâtir une Forteresse vers ce tems-là, & c'est ce qui lui donna le nom. La confiance qu'eurent les gens de la campagne dans la protection du Seigneur de Château-Fort, fit qu'ils vinrent s'y réfugier, & que le Bourg qui s'y forma, ressembla à une petite Ville. Non-seulement le Château mit les peuples à l'abri des ennemis, mais aussi la clôture qui fut faite tout-au-tour, & trois grosses tours en différens endroits du Bourg, dont on voit encore les restes de deux, sous lesquelles on a fait agir la mine. Ce lieu devint si considérable, qu'il fut regardé comme le chef d'une contrée de tout le diocèse de Paris, & nommé Château-Fort vers le Xe. & XIe. siècle: c'est le plus étendu des six Doyennés ruraux; il commence au bout de la banlieue, au midi de Paris, sur le grand-chemin d'Orléans, & comprend tout ce qui est à main droite, jusqu'à Mauchamp inclusivement; savoir, à deux ou trois lieues en deçà d'Etampes, s'étend jusqu'au delà de Saint-Germain-en-Laye, & renferme tout ce qui est au rivage de la Seine dans cette espace.

Château-Fort est à cinq lieues de Paris, vers le couchant d'hiver; les terres du côté du septentrion ou de la plaine, y sont toujours également propres au bled, & les vallons y sont garnis de prairies; mais le nombre des habitans est fort diminué, & les maisons en petite quantité & fort délabrées.

Il y a deux Paroisses: celle du Bourg dont on vient de parler, & où il reste encore quelques vestiges de rues & de places, avec une espèce de contiguité dans les maisons. L'autre Paroisse a ses habitans répandus dans la campagne, vers l'orient, & en très-petit nombre. On pense que c'est celle du Bourg qui est l'ancienne, & qu'elle existoit avant l'érection de la Forteresse, à l'abri de laquelle les Fermiers vinrent se mettre, ce qui la grossit fort aux dépens de l'autre.

L'Eglise paroissiale est située sur la descente de la montagne à mi-côte, & est titrée de la Sainte-Trinité. Ce n'est plus qu'une espèce de Chapelle isolée & solitaire, élevée à neuf depuis peu sur les ruines de l'ancien édifice.

L'autre Eglise est en même-tems Priorale & Paroissiale; elle est sous le titre de S. Christophe. La desserte de la Paroisse se fait dans une aile de ce vieux bâtiment, du côté du midi. Le principal corps de l'édifice est l'ancienne Eglise des Moines, dont la nef n'est pas voûtée. Ce qui reste du tout se sent très-fort de sa vétusté. On ignore quel fut l'Evêque de Paris qui donna à l'Eglise de Bourgueil la nomination des deux Cures de Château-Fort, qui est dite appartenir à l'Abbé dans tous les Pouillés de Paris, tant manuscrits qu'imprimés, à commencer par celui du XIIIe. siècle. Le Pelletier a marqué dans le sien de l'an 1692, que c'est au Prieur du lieu.

La Léproserie de Château-Fort existoit dès le XIIIe. siècle.

Par Arrêt du 9 février 1663, *Charles d'Escoubleau*, Marquis de Sourdis, Comte de Jouy, fut déclaré devoir jouir de la seigneurie de Château-Fort, à condition que la justice y seroit rendue au nom du Roi par les Officiers pourvus par Sa Majesté sur la nomination de ce Seigneur, conformément à l'Arrêt du 27 juin 1650. Château-Fort n'a commencé à diminuer visiblement, que depuis que les Dames Ursulines de Saint-Cyr en sont devenues Dames, aussi-bien que de la seigneurie de Chevreuse; en sorte qu'il est très-sensible que l'un des lieux s'est fort affoibli, à mesure que l'autre, qui n'est qu'à une lieue, s'est fortifié & a augmenté en habitans.

Il y avoit autrefois à Château-Fort une rue, que l'on appelloit la *rue de la Monnoie*. Il y avoit aussi tous les mardis un marché. Il ne reste de tous les droits attachés à la tour, que celui de la foire du jour de Saint-Simon, qui consiste dans le mesurage des grains, droit de place, jeu de quilles, affermé 80 liv.

Ce lieu a donné naissance à plusieurs illustres personnages, entr'autres, à *Jean de Château-Fort*, Abbé de Livry, Ordre des Chanoines Réguliers, en 1289; à *Guillaume de Château-Fort*, Recteur de l'Université de Paris, en 1449, & ensuite Docteur de la Maison de Navarre. Il étoit Grand-Maître du même Collège en 1459, & fit de graves remontrances au Roi Charles VII, sur les abus introduits dans les Collèges. *Du Boulay* le représente comme un homme impérieux & hautain; mais en même-tems il le fait natif du Berry. De nos jours, le célèbre *Eusebe Renaudot*, si connu par ses Ouvrages, a été Prieur de *Château-Fort*.

CHATEAU-FRIÉ. En 1550 ou environ, il s'appelloit *Château-Fétu*, lorsque *Jacques Roger* en donna la déclaration à la Châtellenie de Corbeil. Il prit ensuite le nom de *Château-Fraguier*, lorsqu'il appartenoit au sieur *Fraguier*, Correcteur des Comptes. Le nom aujourd'hui usité paroît être une altération de celui de *Château-Fraguier*. De ce fief dépendent 160 arpens de terre, dont 30 en bois & deux en vignes. Cette maison appartient aujourd'hui à M. *Hazon*, Notaire à Paris.

CHATELET. C'est ainsi qu'on appelloit anciennement de petits Châteaux ou Forteresses, dans lesquels commandoit un Officier, appellé *Châtelain*. Le nom de l'un & de l'autre vient de *castelletum*, diminutif de *castellum*. Les Châtelains s'étant attribués l'administration de la justice avec plus ou moins d'étendue, selon le pouvoir qu'ils avoient, leur justice & leur auditoire furent appellés *Châtelets ou Châtellenies*. Le premier de ces titres est demeuré propre à certaines Justices Royales, qui se rendoient dans des Châteaux, comme Paris, Orléans, Montpellier, Melun, & autres; & le titre de *Châtellenie* ne s'applique communément qu'à des Justices seigneuriales.

CHATELET. (*Grand & Petit*) Principaux édifices élevés par *César*, pour contenir les Parisiens qu'il venoit de soumettre. Ce Héros, occupé à la conquête des Gaules, nous apprend lui-même, dans le septième Livre de *Bello Gallico*, que Paris, alors connu sous le nom de *Lutéce*, étoit déjà un lieu de quelque distinction : *Lutetia*, dit-il, *oppidum est Parisiorum positum in insula Sequanæ, perpetua est palus quæ influit in Sequanam, atque illum locum omnem magnoperè impedit*. Il y fit bâtir de nouvelles maisons plus solides & plus commodes, & facilita la communication au septentrion & au midi, par le moyen de deux ponts de bois, qui sont aujourd'hui le *Petit-pont* & le *Pont-au-Change*. La domination des Romains a duré près de 500 ans sans interruption dans les Gaules.

Quelques Auteurs semblent douter que César ait bâti ces deux Forteresses. Ce qu'il y a de certain, c'est que le *Petit Châtelet* fut réparé par *Robert-le-Pieux*, qui y renferma ses trésors; (*Voy. Mezeray*) de même que Charles V, dit *le Sage*, qui en avoit placé encore une autre partie dans le Château de Melun. Ces deux Forteresses servirent à défendre la Ville en 886, contre les Normands-Danois, sous Charles-*le-Gros*; & ils furent contraints d'abandonner leur entreprise, après un siège de dix mois, & la perte de leur armée. *Hist. de Fr. par le P. Daniel, an. 886*.

En 1591, le 14 novembre, le Conseil des *Seize* fit arrêter & pendre, sans forme de procès, dans la chambre du Châtelet, *Brisson, Claude Larcher*, Conseillers au Parlement, & *Jean Tardif*, Conseiller au Châtelet, qu'ils soupçonnoient d'avoir favorisé le parti du Roi; & trois semaines après, quatre des *Seize* eurent le même sort, par droit de représailles.

Le Prévôt de Paris logeoit autrefois dans le Châtelet, & Charles VII est le premier qui permit à *Robert Stouville* de se loger ailleurs, & lui donna en outre cent livres de rente sur le Domaine de la Ville pour son logement. *Etienne* fut le premier qui eut la qualité de Prévôt, à la fin du règne de Henri, père de Philippe I. *Traité de la Police, Tom. I, pag. 100*.

CHATELET. (*le Grand*) Le Grand-Châtelet, ou porte

de Paris, ainsi appellé, parce que c'est un ancien Château, & parce que c'étoit anciennement une des portes de Paris. On dit que cette Forteresse a été bâtie par *Jules-César*, ou par quelqu'un de ses successeurs, qui ont porté le même surnom ; en effet, il y a encore une des chambres appellée la *Chambre de César* ; & cela depuis un tems immémorial. On y a vu aussi jusqu'à la fin du seizième siècle, au-dessus de la porte d'un bureau, près celui des Huissiers-Priseurs, cette inscription, gravée sur une pierre de marbre ; *tributum Cæsaris*. Quoi qu'il en soit, il ne reste de cet ancien Château, que quelques vieilles tours ; tout le reste a été bâti depuis 1684. On y rend aujourd'hui la justice pour la Ville, Prévôté & Vicomté de Paris, dans différens Tribunaux établis pour le Civil, la Police & le Criminel. Il y a aussi des prisons, ordinairement bien remplies de prisonniers. *Budée & Robert Cenal* ont une idée bien singulière sur l'étymologie de cette Forteresse. Ils prétendent qu'il ne faut dire ni le Grand, ni le Petit-Châtelet, qui, selon eux, est un nom corrompu par le peuple, mais bien le *Grand* & le *Petit-Carceret*, comme venant de *carcer*, qui signifie prison. Un Poëte de leur tems a suivi leur sentiment, & a dit :

Castellum hoc dicere Patres, nisi dicere mavis
Carcellum, modici quot signat carceris antrum.

Justice du Châtelet.

Cette Justice s'y rend au nom du Prévôt de Paris, qui est d'épée ; elle comprend, comme nous venons de le dire, la Ville, Prévôté & Vicomté de Paris ; toutes les sentences de cette Jurisdiction, & tous les actes des Notaires sont intitulés au nom du Prévôt. Lorsque le Siège est vacant, ces actes s'intitulent pour lors au nom du Procureur-général du Parlement, qui est Garde né de cette Prévôté.

Les Comtes rendoient autrefois la justice par-tout le Royaume ; mais s'étant dans la suite uniquement occupés & appliqués aux fonctions militaires, ils laissèrent le soin de rendre la justice à des Substituts ou Lieutenans, qui, en Languedoc & en quelques autres Provinces voisines, sont appellés *Viguiers*, & par-tout ailleurs *Prévôts*.

Le Comté de Paris ayant été réuni à la Couronne sous Hugues Capet, on y établit un Prévôt, c'est-à-dire, un Lieutenant préposé par le Roi, pour administrer la justice au nom du Roi. On ne sait pas précisément l'année qu'on fit cet établissement,

établissement; mais il est constant qu'il subsistoit en 1060 & 1067. Deux Chartes, datées de ces mêmes années, & données en faveur de Saint-Martin-des-Champs par les Rois Henri I & Philippe I, sont souscrites par Etienne, Prévôt de Paris : *Stephanus Præpositus Parisiensis.*

L'Auteur du grand Coutumier, qui écrivoit sous Charles VI, dit que le Prévôt de Paris a trois Jurisdictions ; une ordinaire, qui est la connoissance du siége du Châtelet ; & deux déléguées, qui sont la conservation des Priviléges royaux de l'Université, & la criée des maisons.

Le Prévôt de Paris est Chef du Châtelet, & y représente le Roi au fait de la justice, suivant l'expression du grand Coutumier, ce qui fit qu'il y a un dais toujours subsistant, distinction aussi ancienne que son Office de Prévôt. Il est Chef de la Noblesse, & la commande à l'arrière-ban, sans être sujet aux Gouverneurs, au lieu que les Baillis & les Sénéchaux y sont assujettis. Il a douze Gardes de toute ancienneté, qui, selon un Arrêt de 1566, doivent avoir hoquetons & hallebardes, en le suivant à l'Audience & par la Ville. Ces Gardes sont Huissiers exploitans par tout le Royaume, & journellement dans Paris. Avant la création des Huissiers-Audienciers, ces Gardes avoient fonctions d'Audienciers, & faisoient *bailler les Audiences.*

Le Prévôt de Paris a une séance marquée aux Lits-de-Justice, au-dessous du Grand-Chambellan. Il a la garde du Parquet, & le droit d'assister aux Etats Généraux, comme premier Juge ordinaire & politique de la Capitale du Royaume. Son habillement est semblable à celui des Ducs & Pairs, & il porte un bâton de Commandant, couvert d'une toile d'argent, ou de velours blanc.

Le Prévôt de Paris, & non autre, connoît du privilège des Bourgeois de Paris, pour arrêter leurs Débiteurs forains. Ce privilège fut accordé par Louis-le-Gros en 1134.

La charge de Prévôt de Paris est toujours remplie ; car dès qu'elle vaque, ou par la mort, ou par la démission du Prévôt, elle passe au Procureur-général du Parlement. Le Roi reprend, pour ainsi dire, par les mains de son Procureur-général, l'Office vacant, jusqu'à ce qu'il y ait pourvu.

Le Prévôt de Paris est le Conservateur des privilèges de l'Université, & c'est pour cette conservation que Philippe-Auguste ordonna, par ses Lettres de l'an 1200, que le Prévôt de Paris prêtât serment entre les mains du Recteur de l'Université, & qu'à jamais il fît personnellement ce serment. Les Prévôts de Paris ont régulièrement prêté ce serment aux Recteurs de l'Université jusqu'au commencement du XVIIe. siècle, que le Prévôt de Paris commença à être troublé dans l'exercice de sa Jurisdiction, par son Lieutenant-Civil.

On voit que l'Université, dans son assemblée du 2 mars 1613, députa le sieur Turgot, Proviseur du Collège d'Harcourt, pour aller trouver le nouveau Prévôt de Paris, & l'avertir de venir prêter le serment que ses prédécesseurs avoient toujours fait à l'Université. Comme le trouble a toujours continué, on ne voit pas que depuis ce tems, aucun Prévôt de Paris ait prêté serment de fidélité au Recteur de l'Université. Le Prévôt de Paris est reçu au payement du droit annuel de sa charge sur le pied de son ancienne évaluation, sans être tenu de payer aucun prêt. Il est installé au Châtelet par un Président à Mortier, & par quatre Conseillers de la Grand'Chambre du Parlement de Paris. Le Président à Mortier lui dit en l'installant: *Je vous installe dans la Charge de Prévôt de Paris, pour l'exercer dignement, & au contentement du Roi & du Public.* Le jour qu'on l'installe, on plaide une cause devant le Président à Mortier & les quatre Conseillers de la Grand'Chambre qui sont venus l'installer, & le prononcé est un Arrêt, quoiqu'au Châtelet, parce que ces cinq Commissaires représentent le Parlement. Anciennement, toute la Jurisdiction résidoit en la personne du Prévôt de Paris. Il commettoit des Lieutenans, se choisissoit des Conseillers à son gré, & n'avoit point d'autre Greffier qu'un Clerc domestique. Ce n'est que depuis l'an 1498, que ses Lieutenans sont Officiers.

Le Roi Henri II établit un Présidial au Châtelet, composé de vingt-quatre Conseillers, par son Edit du mois de mars de l'an 1551.

Louis XIV, par Edit du mois de février, de l'an 1674, ayant supprimé presque toutes les Justices-particulières, possédées par divers Seigneurs dans la ville, fauxbourgs & banlieue de Paris, & les ayant incorporées à la Justice du Châtelet, par l'Edit de suppression, & par un autre du mois d'août de la même année, Sa Majesté créa un nouveau Présidial au Châtelet, avec les mêmes pouvoirs & nombre d'Officiers que l'ancien, & mit des bornes au ressort de l'un & de l'autre; mais l'expérience ayant fait connoître les inconvéniens qui résultoient de ces deux Tribunaux, il y eut un Edit du mois de septembre 1684, qui cassa le nouveau Châtelet, & le réunit à l'ancien, pour exercer désormais la jurisdiction dans toute l'étendue de la Prévôté & Vicomté de Paris.

La Justice est rendue au Châtelet par un Lieutenant-Général-Civil, un Lieutenant-Général de Police, un Lieutenant-Criminel, deux Lieutenans-particuliers, 54 Conseillers, dont un d'épée, créé en l'an 1691; quatre Avocats du Roi, un Procureur du Roi, huit Substituts, un Greffier en chef, un premier Huissier-audiencier, plusieurs autres Huissiers-audienciers, un Juge-auditeur, pour juger les affaires de 50 liv. & au-dessous; un Greffier en chef des Auditeurs, &c. 48 Commissaires, 113 Notaires, 235 Procureurs, 380 Huissiers-à-cheval, 240 Huissiers-à-verge, & 120 Huissiers-Priseurs.

La charge de Lieutenant-Général de Police a été créée au mois de mars 1667. Avant ce tems-là, comme il y avoit peu de sûreté dans Paris, M. Colbert avoit fait établir un Conseil de Police, qui se tenoit une fois la semaine chez M. le Chancelier Séguier. Il étoit composé de M. le Chancelier, de M. Colbert, de plusieurs Conseillers d'Etat, des Lieutenans-Civil & Criminel au Châtelet, & du Procureur du Roi. Ce Conseil pourvut à la dépense des fontaines publiques, des chandelles & des lanternes, & à celle des Brigades à cheval & à pied. Les Commissaires de quartier venoient une fois la semaine rendre compte, à ce Conseil de Police, de tout ce qui se passoit dans chaque quartier de la Ville. Enfin, on résolut de donner un Chef à la Police; & comme les fonctions du Lieutenant-Civil n'étoient déjà que trop étendues, le Roi démembra la Police de la charge de Lieutenant-Civil, & créa une charge de Lieutenant-Général de Police, dont il pourvut M. de la Reynie; & depuis, la discussion des affaires de Police a été portée à la Chambre de Police, où le Lieutenant-Général préside. M. Albert est le 14e.

Le Roi a créé, en 1708, 40 charges d'Inspecteurs de Police, qui sont chargés de certains soins, dont ils rendent compte au Lieutenant-Général de Police.

L'habit de cérémonie des Lieutenans-Civil, de Police, Criminel & Particulier, & pour les Avocats & Procureur du Roi, est la robe d'écarlate; & pour les Conseillers, la robe noire.

Le Lieutenant-Criminel de Robe-courte & le Prévôt-général de l'Isle de France sont aussi Officiers du Châtelet de Paris. Ils prêtent serment en la Grand'Chambre, & sont installés au Châtelet par le Doyen du Parlement. Le Chevalier du Guet étoit aussi du corps du Châtelet, & y avoit séance & voix délibérative, ainsi que les autres, dans les faits de ses captures. On en parlera à l'article du Guet de la Ville de Paris.

Le Lieutenant-Criminel de Robe-courte de la Prévôté & Vicomté de Paris, & le Prévôt de l'Isle de France, ont aussi leurs Officiers & leurs Compagnies.

Le Parlement va tenir séance au Châtelet le mardi de la Semaine Sainte, le vendredi avant la Pentecôte, la veille de S. Simon S. Jude, & l'avant-veille de Noël.

Attributions de la Prévôté.

Il y a quatre attributions principales attachées à la Prévôté de Paris, qui ont leur effet dans toute l'étendue du Royaume, à l'exclusion même des Baillifs & Sénéchaux ; savoir, 1°. le Privilège du sceau du Châtelet, qui est attributif de jurisdiction ; 2°. le Droit de suite ; 3°. la conservation des Privilèges de l'Université ; 4°. le droit d'Arrêt, que les Bourgeois de Paris ont sur leurs Débiteurs forains.

Les Chambres d'Audience sont le Parc-Civil, le Présidial, la Chambre Civile, la Chambre de Police, la Chambre Criminelle, la Chambre du Juge-auditeur. Il y a aussi l'Audience des criées, qui se tient deux fois la semaine dans le Parc-Civil, les mercredi & samedi, par un des Lieutenans-particuliers, après l'audience du Parc-Civil.

Il y a aussi l'audience de l'ordinaire, qui se tient dans le Parc-Civil tous les jours plaidoyables, excepté le jeudi, par un des Conseillers de la colonne du Parc-Civil. Les jours d'audience & criées, c'est le Lieutenant-particulier qui tient d'abord l'audience à l'ordinaire, & ensuite celle des criées : les Procureurs portent, à cette audience de l'ordinaire, toutes les petites causes concernant les reconnoissances d'écritures privées, communications de pièces, exceptions, remises de procès, & autres causes légères. Les affirmations ordonnées par sentence d'audience, se font à celle de l'ordinaire.

De tems immémorial, le Châtelet a assisté aux cérémonies & assemblées publiques, auxquelles les Cours assistent d'ordinaire, & il a eu rang après les Cours Supérieures, & avant toutes les autres Compagnies.

A l'entrée de Charles VII, le 12 novembre 1437, le Châtelet marchoit après la Ville & avant le Parlement : on sait que dans ces sortes de marches, le dernier rang est le plus honorable.

On lit dans le *Gallia Christiana*, qu'avant l'année 1684, où fut faite la démolition de la Chapelle de Saint-Leufroy, pour agrandir les prisons du Châtelet, on voyoit, dans cette Chapelle, une pierre taillée en forme de mitre, qui étoit le modèle des mesures & des poids de Paris, d'où s'étoit formé l'usage de renvoyer à la mitre de la Chapelle de Saint-Leufroy, quand il survenoit des contestations sur les poids & les mesures. Cette pierre qui, par sa forme, devoit être antique, avoit été apparemment apportée du premier parloir aux Bourgeois, qui étoit contigu à cette Eglise. Ce parloir & un autre ont été le berceau de l'Hôtel-de-Ville de Paris.

CHATELET. (*le Petit*) Cette espèce de Forteresse a été réparée telle qu'on la voit aujourd'hui, en 1369, par *Hugues Aubriot*, Prévôt de Paris, qui avoit fait bâtir la Bastille pour arrêter les incursions des Ecoliers de l'Université sur les Bourgeois de la Cité, ou de l'Isle du Palais. Aujourd'hui, c'est une des prisons publiques. L'aspect de ce bâtiment trop massif est désagréable. Il est percé par le milieu d'une ouverture assez étroite & obscure. Il servoit autrefois de porte à la Ville, lorsqu'elle n'avoit d'autre étendue que l'Isle du Palais; & du côté opposé, le Grand-Châtelet servoit au même usage. La communication se faisoit alors par deux ponts de bois, l'un au nord & l'autre au midi.

Il est encore regardé comme l'entrée de Paris, le Dimanche des Rameaux, par le Clergé de Notre-Dame, qui y fait la station du *Gloria laus*, pendant laquelle le premier en dignité de ce Clergé y entre, & délivre un prisonnier, qui le suit jusqu'au chœur de la Métropolitaine. Sous le règne de Philippe-Auguste, il y eut une nouvelle enceinte formée autour de ce Châtelet, de laquelle il est parlé dans le Traité que ce Prince fit en 1222, avec Guillaume de Seignelai, Evêque de Paris. Le bâtiment, tel qu'il est aujourd'hui, n'est que du tems du Roi Charles V. En 1402, le 20 avril, Charles VI, son successeur, le destina, par une ordonnance spéciale, pour le logement du Prévôt de Paris & de ses successeurs, au lieu de l'Hôtel-de-Ville, situé près le Saint-Esprit, en Grève. Ce Château y est qualifié *honorabilis Mansio*.

Dans un Tarif fait par S. Louis, pour régler les droits de Péage, qui étoient dus à l'entrée de Paris, sous le petit Châtelet, on lit que le Marchand qui apportera un singe pour le vendre, payera quatre deniers: que si le singe appartient à un *Joculateur*, cet homme, en le faisant jouer & danser devant le Péager, sera quitte du péage, tant dudit singe, que de tout ce qu'il aura apporté pour son usage. De-là vient le proverbe, *payer en monnoie de singe, en gambades*. Un autre article porte que les *Jongleurs* feront aussi quittes de tout péage, en chantant un couplet de chanson devant le Péager. *M. de Saint-Foix, Ess. Hist. sur Paris, tom. II, pag. 43 & 44.*

CHATENAY. (*les Bagneux*) Il y a près de Paris deux Villages de ce nom : pour les distinguer, on appelle l'un *Châtenay-en-France*, endroit peu considérable du côté de Montmorency : l'autre se nomme *Châtenay-les-Bagneux*, parce qu'il est effectivement peu éloigné du village de Bagneux, dont il est ci-devant parlé. *Voy.* BAGNEUX.

Ce Village est sur la pente d'un côteau qui regarde l'orient, & un peu vers le nord, à demi-lieue du chemin d'Orléans. On l'apperçoit à la main droite, un peu après qu'on se trouve au-delà des hauteurs de Sceaux. C'est un pays fécond en vignes, quoiqu'il y ait aussi des terres & des prés dans le bas, & beaucoup d'arbres plantés de côté & d'autre, qui forment une agréable variété. Il est clair que l'étymologie du mot *Châtenay* vient des châtaigniers qui y étoient primitivement.

L'Eglise paroissiale de Châtenay, du titre de S. Germain, Evêque d'Auxerre, est fort ancienne ; la tour qui lui sert de clocher, paroît, selon M. l'Abbé le Beuf, avoir au moins 500 ans d'antiquité. La Cure est à la nomination du Chapitre de Paris. On voit dans le sanctuaire de cette Eglise, du côté du nord, un marbre, sur lequel on a gravé une inscription, qui apprend qu'en 1713, M. l'Abbé *de Malezieu* fut sacré dans l'Eglise de Châtenay, Evêque de Lavaur. Dix ans auparavant, ce même Abbé y avoit célébré sa première Messe, le Dimanche 5 août 1703, en présence de M. le Duc & de Madame la Duchesse du Maine, & d'une partie de ce qu'il y avoit de plus distingué à la Cour.

On croit faire plaisir au Lecteur, en lui exposant les raisons qui déterminèrent une si belle compagnie à se trouver alors à Châtenay, & en lui rendant un compte détaillé des particularités très-curieuses, auxquelles cette conjoncture donna lieu.

M. l'Abbé de Malezieu étoit fils de l'illustre Nicolas de Malezieu, Chancelier de Dombes, Chef des Conseils de S. A. S. M. le Duc du Maine, l'un des 40 de l'Académie Françoise, & Honoraire de l'Académie des Sciences. Il se distingua dans ces différentes places, par l'universalité de ses talens; Poëte, Orateur, Philosophe, Astronome, Géomètre : il joignoit à ces connoissances une intelligence supérieure dans les affaires ; & ce qui paroît s'allier assez peu avec des occupations aussi sérieuses, il possédoit l'art si difficile de savoir amuser agréablement par des Fêtes charmantes, qu'il imaginoit quelquefois sur le champ, & dans lesquelles il représentoit lui-même avec tout l'enjouement & toute la liberté d'un homme qui n'auroit eu d'autre objet que le plaisir.

Madame la Duchesse du Maine, qui aimoit les Sciences, les Arts & les amusemens, se l'attacha particulièrement, & vouloit toujours l'avoir à Sceaux, pour profiter de ses leçons & de ses saillies, toujours pleines de sel, de vivacité & d'agrément. Afin qu'il ne s'éloignât pas trop, lorsque ses affaires ou ses études pourroient exiger qu'il gardât un peu de retraite, S. A. S. lui donna une jolie maison à Châtenay, & cette maison se trouvant trop petite pour la recevoir, lorsqu'elle y viendroit avec sa Cour, elle l'augmenta d'un bel appartement & d'une galerie ; M. le Duc du Maine ajouta à ce présent la seigneurie qu'il avoit à Châtenay, & il en gratifia MM. de Malezieu.

Entre autres témoignages que M. de Malezieu donna de sa respectueuse reconnoissance envers Leurs Altesses, il y eut à Châtenay une Fête brillante, dans laquelle, sous l'emblême de Philemon & de Baucis, dont la cabane avoit été changée en Temple par les Dieux, à qui ces bonnes gens avoient donné l'hospitalité, l'Auteur fit ingénieusement l'éloge de la magnificence de Leurs Altesses à son égard. Cette Fête fut donnée à Châtenay, l'après midi du même jour que l'Abbé de Malezieu célébra sa première Messe. Les Journaux en ont fait mention dans le tems, & le Mercure galant du mois d'août 1703, en donne une relation très-complette.

Son Altesse Sérénissime M. le Duc du Maine, Madame la Duchesse du Maine, & Mademoiselle d'Enguien firent l'honneur à M. de Malezieu de venir coucher dans sa maison de Châtenay, le 4 de ce mois, veille de la Fête du lieu, dans le dessein d'y passer la journée suivante. M., Madame & Mademoiselle de Nevers, Madame la Duchesse de Lauzun, Madame la Duchesse de Rohan, Mademoiselle de Rohan, Madame de Barbezieux, Madame la Marquise d'Antin, M. & Madame de Lassay, Madame & Mademoiselle de Croissy, Madame la Marquise de Bouzolles, Madame la Comtesse de Chambours, M. le Président de Mesmes, & plusieurs autres personnes distinguées par leur naissance & par leur mérite, qui étoient venues à Sceaux faire leur cour aux Princes, suivirent Leurs Altesses Sérénissimes à Châtenay ; & après y avoir soupé, revinrent coucher à Sceaux, parce que la petite maison de Châtenay ne pouvoit, à beaucoup près, fournir des logemens suffisans à une compagnie si illustre & si nombreuse. La matinée du Dimanche fut donnée toute entière à une cérémonie de piété. M. l'Abbé de Malezieu chanta sa première Messe dans l'Eglise paroissiale de Châtenay. Leurs A. S. voulurent y assister, & la compagnie qui avoit couché à Sceaux, eut la même dévotion. M. *Mathaut*, ordinaire de la Musique du Roi, donna pendant l'Offertoire un Motet de sa composition, qui fut trouvé excellent, & parfaitement bien exécuté; aussi avoit-il eu soin de choisir dans la Musique du Roi des voix & des instrumens capables de seconder, dans la dernière perfection, les intentions du Compositeur. Au retour de la Messe, Mad. la Duchesse du Maine donna un dîner magnifique, après lequel toute la compagnie passa dans une galerie, qui faisoit partie d'un appartement fort propre. Ces particularités par la reconnoissance de M. de Malezieu ont été rendues publiques autant qu'il a été en son pouvoir. La compagnie s'y occupa à différens jeux, jusques sur les huit heures du soir, que l'Abbé Genest, intime ami de M. de Malezieu, vint annoncer à Mad. la Duchesse du Maine la Fête que les Journaux & le Mercure dont on vient de parler ont célébré authentiquement. Les plaisirs de la soirée furent terminés par un feu d'artifice que M. de Malezieu avoit fait préparer dans son jardin.

M. de Malezieu avoit fait construire à Châtenay une espèce d'Observatoire, d'où il a fait différentes découvertes astronomiques. On peut consulter à ce sujet les Mémoires de l'Académie des Sciences. Il mourut d'apoplexie, le 4 mars 1727, âgé de 77 ans.

CHATENAY *en France*. Ce lieu est situé à environ six lieues de Paris, à gauche de la route qui va à Senlis. Il n'est éloigné de Fontenay-sous-Louvre, que d'un quart de lieue ou environ, & autant de Puiseux. Il est sur une montagne, dont l'exposition ne rend point pour cela le sol propre à la vigne : on n'y voit que des terres labourées, avec quelques vergers & arbrisseaux.

L'Eglise est petite, & est dédiée à S. Martin. La présentation de la Cure appartient au Prieur de Saint-Martin-des-Champs, qui en est Seigneur, & a le droit d'officier les quatre Fêtes annuelles & le jour du Patron.

La Paroisse de Châtenay s'étend du côté de Puiseux, jusqu'au bout du clos de la dernière maison du même village de Puiseux.

CHATILLON *près Paris*, est un Village distant de Paris

d'environ cinq quarts de lieue, sur la droite du chemin d'Orléans, entre Clamart, Venvre, Fontenay & Bagneux. Sa position est des plus avantageuses : il est situé sur la croupe d'un côteau, qui fait face à Paris du côté du midi ; il jouit de la plus belle vue sur cette grande Ville, dont toute la traversée, depuis les Invalides jusqu'à Vincennes, se présente dans un milieu égal. On voit de plus le cours de la rivière depuis Saint-Cloud, & toutes les parties de la vallée de Montmorenci, jusqu'à Ecouën & par-delà. L'étendue de la vue de l'autre part est égale sur les bords de la rivière, & n'est bornée que par la forêt de Sénart. C'est un pays de vignes & de terres labourables.

Cette charmante vue forme un des plus grands agrémens sur la terrasse de la maison qu'occupe M. *de Trudaine*, Conseiller d'Etat ordinaire, Intendant des Finances, des Ponts & Chaussées & du Commerce. Cette maison est des plus agréables, par tous les embellissemens que lui a procurés cet illustre Magistrat.

On voit dans le même lieu la maison qu'avoit fait construire le Baron *Hoguere* : cette maison a depuis été occupée par le sieur *le Tellier*, Entrepreneur des bâtimens du Roi ; elle appartient aujourd'hui à ses héritiers.

La maison qu'a occupé M. *Poan*, Sécrétaire du Roi, dans le même lieu, est à remarquer par sa construction, qui est du fameux *Mansard* : la beauté des jardins répond à celle des bâtimens.

Il y a encore plusieurs maisons bourgeoises dans le même lieu, telles que celle de M. *de Lambon*, Avocat célèbre au Parlement de Paris, dont les jardins jouissent d'une vue charmante.

La maison demanderoit d'être rebâtie dans un goût qui répondît à l'avantage de sa situation. Celle de M. *Cochin*, ancien Echevin, n'a rien de remarquable pour les bâtimens ; les jardins sont très-propres & bien tenus ; en entrant dans le second, on voit, sur la gauche, une très-belle perspective, qui forme une illusion charmante ; sur la droite, est une botanie très-ample, que le Propriétaire, amateur distingué, a soin d'entretenir de tout ce qu'il y a de plus curieux en arbustes étrangers, en plantes & en fleurs, & qu'il conserve en toute saison, au moyen de plusieurs serres chaudes, & de toutes les précautions qu'il croit nécessaires pour satisfaire son goût. Tous les honnêtes gens y sont reçus avec ces manières polies & aimables qui caractérisent un Citoyen bienfaisant, qui ne cherche qu'à obliger.

L'Eglise est sous le titre de S. Philippe & S. Jacques. La Cure appartient de plein droit à l'Archevêque. Madame la Duchesse du Maine a possédé cette terre.

François Paris naquit dans le dernier siècle à Châtillon. Il avoit servi dans sa jeunesse MM. *Varet*, qui avoient une maison en ce Village. Depuis, ayant été formé à l'état ecclésiastique, il devint sous-Vicaire de la paroisse de Saint-Etienne-du-Mont à Paris; & après avoir composé plusieurs Ouvrages de piété, qui ont été imprimés, il mourut le 17 octobre 1718.

CHATILLON. Hameau de douze ou quinze maisons situées sur le bord de la Seine, près de Viry. Il n'a rien de recommandable, si ce n'est qu'il est au moins du XIIe. siècle. Quelques Seigneurs avoient eu apparemment un petit Château en cet endroit, dont le nom leur étoit resté.

CHATOU. Village situé à deux lieues de Paris, sur la rivière de Seine, avec un pont bâti depuis 1560, époque où les Religieuses de Malnoue avoient le produit d'un bac qui y étoit établi. Le pays est fertile en bled & en vin.

L'Eglise est sous le titre de la *Sainte Vierge*. On reconnoît encore dans le Chœur & dans les Chapelles des côtés quelques restes d'édifices du XIIIe. siècle. La tour ou clocher est le plus ancien morceau qui paroît être au plus tard du XIIe.

La présentation à la Cure a été cédée par un Evêque de Paris, à l'Abbaye de Coulombes, du diocèse de Châtres.

CHATRES. Le premier monument où l'on trouve que Châtres soit qualifié de Bourg, existe dans une Bulle d'Innocent II, de 1136, confirmative des possessions des Religieux de Saint-Maur; & en effet, il étoit alors fermé de murailles.

L'Eglise paroissiale est du titre de Saint Clément. C'est un édifice assez considérable, dont la plus grande partie ne paroît avoir guères qu'environ 300 ans d'antiquité. On y voit plusieurs fois à la voûte, les armes de Montaigu & de Graville. De chaque côté, il y a une aile de la longueur du bâtiment & fort éclairée, avec un contour derrière le grand-autel. Le portail & la tour sont des restes d'édifice du XIIe. ou du XIIIe. siècle, à en juger par les petites figures qu'on y voit, & par certaines colonnes & chapiteaux qui y ont été conservés. Les Fonts-baptismaux, qui sont de marbre rouge, ont été donnés en 1697, par *Louis du Fossé*, Gouverneur de la Samaritaine, à Paris.

Le chœur est orné de six grands tableaux, trois de chaque côté, dans trois desquels sont représentés des Apôtres, ou de leurs Disciples, & sans doute S. Clément, Pape. Les trois autres représentent S. Yon, S. Corbinien, natif de l'ancienne Paroisse de Châtres, & Sainte Julienne, à laquelle ceux de la contrée de Châtres ont grande dévotion.

Le plus ancien Seigneur de Châtres, sont les *Milon de Bray*, père & fils. Le père vivoit au commencement du XIIe. siècle, sous le Roi Philippe I; & *Milon de Bray*, le fils, sous Louis-le-Gros. La terre fut adjugée par un décret de la Cour, du 18 mai 1691, avec le droit de travers ou de péage, à M. Jean-Baptiste *du Défend*, Marquis de la Lande, moyennant 68000 liv. Le Marquis & son fils en firent la vente par contrat du 15 avril 1720 à M. *Louis*, Marquis d'*Arpajon*, Lieutenant-général des Armées du Roi, Chevalier de la Toison d'Or & de l'Ordre Militaire de S. Louis, moyennant 347000 liv. en principal, & 5000 liv. de pot de vin.

Le Marquis d'Arpajon, après avoir rendu les foi & hommage au Roi, le 26 avril 1720, obtint, au mois d'octobre suivant, des Lettres-patentes, par lesquelles le Roi réunissoit les terres & seigneuries de Châtres, la Bretonnière, Saint-Germain, & tous leurs fiefs, droits & revenus, & les érigeoit en Marquisat, sous le titre de *Marquisat d'Arpajon*, que la ville de Châtres porteroit à l'avenir; & ces Lettres furent regiftrées le 12 décembre suivant, par le Parlement séant à Pontoise; & à la Chambre des Comptes, le 19.

En 1741, M. le Comte *de Noailles* ayant épousé Mademoiselle *Anne-Claude-Louise d'Arpajon*, seule & unique héritière du Marquis d'Arpajon, en est devenu Seigneur; & les mêmes droits & prérogatives qu'avoit la maison d'Arpajon, lui ont été accordés en vertu de son mariage. Cette Dame a été faite, depuis plus de vingt ans, Chevaliere de Malthe.

Les droits de cette terre consistent dans la haute, moyenne & basse-Justice, greffe, tabellionage, géole & prisons, hallage, planage, mesurage, pied-fourché, travers, péage, dont le Roi jouit, poids, mesures, quilles, droits de censives, lods & ventes & amende, marché le vendredi de chaque semaine, suivant les anciens dénombremens; trois Foires, qui sont le premier mai, le 24 août, & le 2 octobre. Cette dernière n'existe plus: le dénombrement de M. le Marquis d'Arpajon met nommément le jeudi absolu, &c. Les appellations du Bailliage ressortissent immédiatement au Bailliage & Siège Présidial du Châtelet.

En 1592, la ville de Châtres fut surprise le jour de l'Epiphanie, par les Royalistes, qui avoient pris depuis peu Corbeil sur les Ligueurs. La vue du parti d'Henri IV, en s'emparant de Châtres, étoit uniquement d'enlever les provisions, pour servir à nourrir la Garnison qu'il avoit mise dans Corbeil.

Ce n'est que depuis qu'il y a eu des murs à Châtres, que la Paroisse de Saint-Germain, la plus ancienne du lieu, a commencé à passer pour Fauxbourg, c'est-à-dire, Bourg de dehors, Bourg extérieur, *Forisburgum* ; ainsi que s'expriment les anciens Titres des grosses Villes, où il y en a. La châsse de Saint Corbinien est conservée dans le mur, derrière le grand-autel de l'Eglise. L'Evêque de Frisingue, non content d'avoir donné des reliques à cette Paroisse, établit aussi le Curé Chanoine honoraire de la Cathédrale de Frisingue. On assure que les premiers Curés, ainsi nommés, portoient à leur Eglise l'habit des Chanoines de cette Cathédrale, & qu'encore tous les ans on envoie de Frisingue au Curé de Saint-Germain de Châtres, un Almanach, où sont les armoiries de chaque Chanoine & celles du Curé. Cette Cure est à la nomination pure & simple de l'Archevêque de Paris.

Les jardins du château de *Chanteloup*, qui est un Hameau des environs, passoient pour les plus beaux du monde : on y voyoit des figures de toutes sortes, représentées par les arbres & les arbrisseaux ; & sur une grande pièce d'eau, on avoit représenté, par l'arrangement des terres & la distribution des eaux, le Golfe de Venise, & Venise même.

Arpajon-le-Château, ou *la Bretonnière*, Hameau de la Paroisse de Saint-Germain de Châtres, fait partie du Marquisat d'Arpajon. Il y a effectivement en ce lieu un ancien Château, enfermé dans un parc. La tradition du pays est qu'il fut bâti par les ordres de la Reine *Blanche*, mère de S. Louis, & l'on tient qu'elle y fit construire la tour & le donjon, pour y faire enfermer les blasphémateurs. On y voit un cachot qui paroît être en forme d'oubliettes, en ce qu'il est fermé par-dessus par une grosse pierre ; & l'on dit qu'auprès de ce lieu, est une cave, dont on voit en effet les soupiraux, mais dont on ignore l'entrée : mais ces fortifications ont été faites par *Jean le Breton*, qui étoit Seigneur de ce lieu, & qui lui avoit donné son nom.

Le château de la Bretonnière a été entièrement démoli en 1750. Cette terre produit au Seigneur dix-huit cens livres de rente.

Depuis l'érection de Châtres en Marquisat, on a fait un

plan de cette Ville gravé séparément, avec ses environs, dans lequel on apperçoit cinq portes, qui sont la porte de Paris, celle de Saint-Germain, celle de Saint-Denis, qui mène à la Norville, celle de Corbeil, celle d'Etampes, & celle de Maurant, qui conduit à Olinville.

Guy de Châtres, qui fut Abbé de Saint-Denis, étoit natif de cette petite Ville. Nous avons de lui un Ouvrage intitulé, *Sanctilogium*, ou Recueil d'Actes des Saints, avec un Martyrologe, dont l'Abbaye de Saint-Victor possède une copie. Ce Recueil, antérieur aux guerres des Anglois & Navarrois, & à celles des Huguenots, nous a transmis certaines légendes curieuses & instructives. Après avoir été Abbé durant 18 ans, il se démit de sa dignité en 1343, & mourut en 1350. *Voy*. ARPAJON.

CHATRES-EN-BRIE.

On a donné le nom de *Châtres-en-Brie* à ce Village, pour le distinguer du grand Châtres, nouvellement appellé *Arpajon*.

Il est situé dans la plaine qui commence au-dessus de Tournan, en tirant à l'est, & par conséquent à plus de huit lieues de Paris, vers le levant. Cette Paroisse est aussi au levant d'hiver de Tournan, & le clocher est à une lieue de cette petite Ville. Son territoire est entièrement en labourages, prairies & bocages, le sol étant froid de sa nature comme celui de toutes les Paroisses contiguës. Ce lieu est de l'élection de Rozoy & du diocèse de Paris, quoique Rozoy soit de celui de Meaux.

Il n'y a rien à remarquer dans l'Eglise de ce Village, que l'antiquité du chœur, où l'on voit des piliers très-massifs, dominés par des chapiteaux à feuillages grossiers, tels qu'on les construisoit sur la fin du XIIe. siècle, ou au commencement du XIIIe.

On y reconnoît S. Antonin, Martyr de Pamiers ou d'Apamée, pour Patron, sans en savoir la raison, & sans en conserver de reliques.

On honore dans cette Eglise de Châtres un *S. Felix*, dont l'image le représente vêtu en Prêtre. Il y a concours de peuple pour réclamer son intercession, sans qu'on y en célèbre la Fête. La nomination de la Cure appartient au Prieur de *la Celle*, dont le titre est attaché au Séminaire des Missions étrangères à Paris. Le gros Décimateur est l'Abbé d'Hermières.

Il reste encore à Châtres une tour ronde habitée, & quelques vestiges d'autres tours, qui peuvent être du temps de Charles V.

Cette terre est toujours restée à MM. de Beringhen, comme attachée à celle d'Armainvilliers.

CHAUDERONNIER. Ouvrier autorisé à faire, vendre & faire exécuter toutes sortes d'ouvrages en cuivre, tels que chaudières, chauderons, poissonnières, fontaines, cors-de-chasse, cornets, trompettes, &c. en qualité de Maître d'une Communauté appellée des Chauderonniers. Ils ont quatre Jurés; deux entrent, & deux sortent chaque année. Il faut avoir fait six ans d'apprentissage. On donne le nom de *Chauderonnier au sifflet* à ces Ouvriers d'Auvergne qui courent la Province, & qui vont dans les rues de la Ville, achetant & revendant beaucoup de vieux cuivre, en employant peu de neuf.

Il est défendu à tous Marchands Forains & autres, s'ils ne sont Maîtres de la Communauté, de vendre ni distribuer dans la ville & les fauxbourgs de Paris, aucune marchandise du métier de Chaudronnerie, si ce n'est en gros, & au-dessus de la somme de 40 liv.

Chaque Maître peut avoir deux Apprentifs, qu'il ne peut obliger pour moins de six années. Le brevet coûte cinquante livres & la maîtrise sept cens livres. Patron, Saint Fiacre & Saint Maur. Bureau, rue Saint-Denis, au Sépulchre.

CHAUMONTEL. Village éloigné de Paris de six lieues & demie ou environ, situé dans le bas du côteau, qui lui a donné le nom, sur le bord du ruisseau de Luze, formé par les sources qui viennent de Lusarches, de Lacy & des environs de l'Abbaye d'Hérivaux; lequel, après avoir passé proche le Monastère, se jette dans l'Oise.

Il y a quelques vignes à Chaumontel, & le reste consiste en labourages ou prairies. On y voit un pont sur la Luze, sur lequel passent les voitures qui vont à Chantilly & plus loin.

La nomination à la Cure de ce lieu, appartient au Chapitre de Luzarches, suivant le traité fait en 1233, entre le Chapitre & le Curé, par lequel cette nouvelle Eglise paroissiale payera au Curé de Luzarches quarante livres par an, en quatre payemens de dix livres, qui se feront à Noël, à Pâques, à la Pentecôte & à la Toussaint, & que le nouveau Curé & ses successeurs se rendront processionnellement avec les Paroissiens à l'Eglise paroissiale de Luzarches, pour y assister à la procession du Dimanche des Rameaux, & à celle du jour de l'Ascension.

L'Eglise de Chaumontel est dédiée à la Sainte Vierge:

Toute la seigneurie appartient à M. le Prince *de Condé*.

CHAUNOI ou CHAULNOI, seigneurie un peu distante de Champeaux, située vers le midi. Elle appartient au Chapitre de Saint-Marcel de Paris, qui en est Décimateur.

CHAUSSÉE. (la) *Voy.* CHARLEVANNE.

CHAUVIGNY. Seigneurie située dans le Doyenné de Montmorenci, près de Luzarches, diocèse de Paris, & dont M. Molé est Seigneur.

CHAUVRY. Village à six lieues de Paris, situé sur un côteau qui regarde le septentrion. C'est un pays couvert d'arbres-fruitiers, & non fruitiers, & d'arbrisseaux, avec des terres à grain.

L'Eglise paroissiale est sous le titre de S. Nicolas. Dans le chœur se voit une tombe de marbre noir, avec l'épitaphe de Suzanne-Eléonore de Maillé de la Tour-Landry, morte à Chauvry le 6 novembre 1724. Elle étoit veuve de *Jacques-Antoine-Colignon*, Chevalier, Seigneur de Chauvry, du Breuil, décédé le 24 avril 1722.

Il y avoit en 1240, une Léproserie à Chauvry, qui servoit de limites à un droit cédé par un Seigneur aux Religieux du Val.

CHAVILLE. Le château de Chaville construit d'après les desseins de *Chamois*, Architecte, est proprement l'ouvrage de M. *de Louvois*, Ministre & Secrétaire d'Etat. Il l'a fait bâtir de fond en comble, & le parc a été dressé & formé par ses ordres. Il a fallu, pour le rendre aussi étendu qu'il est, que ce Ministre ait acquis plusieurs terres. Lorsque le Roi Louis-le-Grand acheta Meudon, il acheta aussi Chaville.

Ce Village est nommé dans les Titres Latins, *Caput Villæ*: M. le Beuf l'appelle *Chadi Villa*, ou *Inchadi Villa*, & il a été nommé au XIIIe. siècle, *Cati-Villa*.

Cette Paroisse est à trois lieues de Paris, vers le couchant, à la gauche du chemin de Versailles: elle est située sur une pente qui regarde pareillement le couchant. Le pays est fort couvert de bocages, & très-agréable pendant l'été, étant dans un sol assez froid.

L'Eglise est du titre de Notre-Dame, petite, mais propre, portant au frontispice les armes de M. le Tellier. La Cure est à la pleine collation de l'Archevêque.

Nous avons une Traduction en vers François de l'éloge du Chancelier *le Tellier*, composé en vers Latins, par *Santeuil*. Cette Traduction est intitulée la *Nimphe de Chaville*.

CHEFCIER, en Latin *Capicerius*, est la même chose que *Primicerius*; ce qui vient de ce que le Chefcier étoit le premier marqué dans la table ou catalogue des noms des Ecclésiastiques, comme le premier en dignité: ainsi, c'est comme si l'on eût dit *Primus in cerâ*, parce qu'on écrivoit anciennement sur des tables de cire; celui qui étoit marqué le second dans la table, s'appelloit *Secondicerius*, comme qui diroit *Secundus in cerâ*. Il y a à Paris trois *Chefciers*; savoir, de Sainte-Opportune, de Saint-Merry & de Saint-Etienne-des-Grès.

CHELLES. Bourg de l'Isle de France, à quatre lieues à l'est de Paris, près de la Marne, avec une célèbre Abbaye de Bénédictines, fondée en 660. *Voy.* ABBAYE DE CHELLES.

Ce fut dans cette terre, que se retira le Roi *Chilpéric*, au sortir de la forêt de Cuisse, après la mort de ses fils, & qu'il fit venir de *Brennacum* son fils Clovis qui restoit. Ce fut dans le même lieu, qu'au retour de la chasse, il fut tué en descendant de cheval. C'est delà que ses trésors, entre autres le grand bassin d'or du poids de cinquante livres, fut enlevé par les Trésoriers, & porté à Meaux, où étoit le Roi Childebert, son neveu, avec les faux traités fabriqués par Gilles, Evêque de Rheims, tout cela dans les années 580 & 584.

On voit sur la porte d'une certaine Ferme située dans le Village, derrière les murs de l'Abbaye, vers le levant, deux tourelles, qui lui ont fait donner le nom de Palais des Tourelles; ces petites tours sont un reste du Palais du Roi Chilperic, bâti il y a 1200 ans.

On voit dans le Monastère de Chelles & dans la première cour, un portail, qui a pu être détaché de l'Eglise, où il paroît avoir été conservé de l'ancienne du IXe. siècle, lorsqu'on la rebâtit dans le XIIIe. Il y a apparence que pour ne pas perdre ni gâter l'architecture de ce portail, on le transporta où il est aujourd'hui, de même que l'on a vu celui de l'Abbaye de Nelle-la-Reposte du diocèse de Troie, transporté

porté à Villenoce, dans le siècle dernier. Ce portail est tout-à-fait en demi-cercle, ou anse de pannier. Ce demi-cercle est subdivisé en deux. Dans l'un, le Sculpteur paroît avoir voulu représenter les travaux des hommes durant chaque mois; & à l'autre, les 12 signes du Zodiaque. Celui des poissons est très-facile à remarquer. Le tout est orné de cordons entrelacés. Au reste, l'ouvrage de ce portail peut n'être que du Xe. ou XIe. siècle : on en trouve ailleurs de semblables, dont on sait l'époque.

La grande Eglise qui subsiste sous le titre de *Notre-Dame*, est un édifice gothique, en forme de croix, terminée comme les autres Eglises en demi-cercle, du côté de l'orient. Ce qu'il y a de singulier dans la croisée, est que les pignons qui la forment, tant celui du midi, que celui du septentrion, ne sont point en droite ligne, mais sont bâtis obliquement.

Ce bâtiment a une aile qui règne des deux côtés, & qui fait le tour du Sanctuaire. Il est embelli de galeries à l'antique, d'un gothique grossier. Les vitrages sont colorés comme ceux de l'Abbaye de Saint-Denis, ou autres Eglises du XIII. siècle, c'est-à-dire, d'un rouge très-foncé. La nef sert de chœur aux Religieuses, comme dans toutes les grandes Abbayes. Dans le côté septentrional de la croisée, est une Chapelle, dite de Sainte-Eloi ou de Saint-Benoît, où l'on voit près de l'autel, à la corne du *lavabo*, une tombe élevée de plus de deux pieds, que l'on dit couvrir l'ouverture d'un caveau, dans lequel est le tombeau du Roi Clotaire III, fils de Sainte Bathilde, mais qui porte plusieurs marques de nouveauté. Cette tombe est de pierre quarrée oblongue, & non taillée, comme les anciens tombeaux plus étroits aux pieds qu'à la tête. Le Roi qui y est gravé, a la tête vers l'orient, & les pieds étendus vers le couchant, & par-dessous est figuré un lion. Il a son sceptre en la main droite, & il pose la gauche sur l'agrafe de son manteau. L'écriture qui est autour de la tombe, commence à son pied droit, & finit à son pied gauche : elle est en caractères gothiques capitaux d'environ la fin du XIIIe. siècle. Dom Martene dit y avoir lu : *Hic jacet Clotharius Bathildis Reginæ filius*. Il a paru à M. l'Abbé le Bœuf qu'il y avoit *Baolthildis*. On a eu soin de mettre à la tête de cette sépulture, un tableau écrit en petit gothique d'environ 200 ans, qui explique plus au long l'inscription Latine, mais dont la date n'est pas juste.

On conserve parmi les manuscrits de l'Abbaye de Sainte-Geneviève à Paris, un Livre d'Office écrit au XIIe. siècle,

Tome II. X

au plus tard, à l'usage du Monastère de Chelles, par lequel il paroît que les plus grandes solemnités étoient suivant le rit du Diocèse. Le chant de ce Livre est sans clef & sans lignes; ce qui en montre l'antiquité.

Il y avoit auprès du Monastère de Filles un Couvent d'hommes, suivant l'ancien usage; & il est vraisemblable que ce fut l'Oratoire de S. Georges, substitué par Sainte Bathilde à l'ancienne Basilique de ce Martyr, que Sainte Clotilde avoit construite, qui servit d'Eglise aux Moines qui célébroient les Messes des Religieuses, &c. Mais ces Religieux se sécularisèrent par la suite, ou bien l'Abbesse ne voulut plus avoir que des Prêtres Séculiers. Il est certain qu'au commencement du XIIIe. siècle, cette Eglise de Saint-Georges étoit sur le pied d'une Paroisse, puisqu'en 1203, on se servoit du terme de *Paroissiens de Saint-Georges*, & qu'il fut reglé alors que le Curé de Saint-André du bourg de Chelles ne pourroit obliger ces Paroissiens de venir à son Eglise.

Le Clergé de l'Eglise de Saint-Georges, du tems de l'Abbesse *Mathilde de Nanteuil*, qui siégea depuis 1250, jusqu'en 1274, étoit amovible à sa volonté, sans en excepter le Chefcier; & dans ce même tems, ces Ecclésiastiques se qualifioient de Chanoines. La suite fait voir qu'ils furent érigés en espèce de Chapitre, puisqu'on trouve qu'en l'an 1474, il fut fait une permutation de la Cure de Montevin, contre un Canonicat (*Canonicatus*) de Saint-Georges de Chelles, &c. L'Ordonnance, par laquelle *Etienne Poncher*, Evêque de Paris, en fit la suppression le 13 juillet 1513, les qualifie tels. Ce Prélat mit en leur place six Moines réformés; ce que le Roi Louis XII confirma. Ces Religieux allèrent jusqu'à prendre des Novices qui faisoient profession parmi eux.

Par la suite, vers l'an 1600, l'Abbesse *Marie de Lorraine* prit pour ses Chapelains des Bénédictins Anglois, du nombre desquels fut le savant *Walgrave*. Quelques années après, ces Bénédictins s'étant retirés, les Hermites de Saint-Augustin leur succédèrent, à la faveur apparemment d'un Couvent qu'ils ont au bout du pont de Lagny. Enfin, *Madeleine de la Meilleraye*, Abbesse, obtint que ce fussent des Bénédictins de la Congrégation de Saint-Maur, qui fissent les fonctions spirituelles dans son Couvent, & ils y furent admis le 1 mai 1637. Tels furent les différents sorts de l'Eglise de Saint-Georges de Chelles, dont les Bénédictins occupent le fond du côté de l'orient, qu'ils qualifient d'Eglise de Sainte-Croix, & où ils font leur Office en particulier: la partie antérieure ou occidentale sert de paroisse sous le véritable titre de Saint-

Georges : il y a des Fonts-baptismaux, & un Curé, Prêtre Séculier.

Dans le côté méridional de cette petite Eglise paroissiale, est proche l'autel au-dessous d'une trappe, un escalier, par lequel on descend dans un caveau situé sous le chœur des Religieux, où l'on voit le tombeau de Sainte Bathilde, d'une pierre brute, rude & non polie, même en dedans; & pour en conserver la mémoire, on a mis au-dessus du côté de la rue une inscription qui en avertit, datée de l'an 1690.

Saint André est le nom de l'Eglise paroissiale des habitans. Elle se trouve aujourd'hui toute à l'extrémité du lieu, & même comme dehors, sur la route de Lagny; parce que les maisons qui faisoient la liaison avec le gros du Bourg, ont été abattues ou brûlées. Cette Eglise est située sur une petite éminence. La simplicité des chapitaux des piliers du chœur, désigne qu'elle a été bâtie sur la fin du XIIe. siècle au commencement du règne de Philippe-Auguste. Cet édifice n'est revêtu d'aucun ornement de sculpture, & l'on n'y trouve rien à remarquer. Par un accord du 18 juillet 1442, entre l'Evêque de Paris & Laurent Pasté, Curé de Saint-André, la Cure est déclarée être à la pleine collation épiscopale.

Le territoire de Chelles, outre une grande prairie, contient aussi une grande plaine de terres labourables, sans celles qui sont sur les côteaux, avec quelques vignes.

Au sortir de Chelles, en venant à Paris, on trouve dans les prés, vers le couchant, une croix de pierre de cent ou deux cens ans, que l'on appelle *la Croix Sainte-Bauteur*. On croit dans le pays que c'est là que fut tué un de nos Rois, ce qui ne pourroit convenir qu'à Chilperic; mais quel rapport entre cet événement & le nom de *Sainte Beauteur* ou *Bathilde*, donné à la croix qu'on y voit? Aussi le peuple accompagne-t-il ce récit de fables, comme d'apparitions d'esprits, &c. Il vaut mieux s'arrêter à un fait, qui est beaucoup plus récent, & qui est très-certain : c'est que ce fut dans la plaine de Chelles, du côté de Lagny, qu'en 1590, sur la fin d'août, le Maréchal *de Biron* jugea qu'il étoit à propos de porter l'armée du Roi Henri IV, envoyée pour empêcher que ceux de la Ligue ne prissent Lagny; & cela, parce qu'elle y seroit maîtresse de la Marne, & que s'étendant à gauche vers la forêt de Livry, elle boucheroit le passage aux troupes conduites par le Prince de Parme.

Charles VI, par des Lettres-patentes données à Paris le 17 mars 1411, permit aux habitans de Chelles qui s'offroient de

X ij

fortifier ce Bourg, d'y faire des foſſés, des murs & des portes.

Il y a deux Foires, l'une le jour de Sainte Bathilde, le 30 de janvier; & l'autre le jour de la Madeleine, que l'on dit être une Foire franche. On dit qu'il y a auſſi un Marché franc tous les mercredis, & d'autres diſent tous les premiers mardis de chaque mois.

Au milieu de la place ou grande rue du bourg de Chelles, ſe voit une échelle de bois deſtinée à ſervir de ſupplice aux criminels. Elle eſt détachée de tout édifice, fort élevée & fort grande. Les échellons ſont en forme de degrés d'eſcalier, & ne ſont point à jour. Au haut de cette échelle, il y a deux planches, qui ſont échancrées au milieu & des deux côtés. On lève la planche ſupérieure, & on met dans l'échancrure, qui eſt au milieu de l'inférieure, la tête du criminel, & ſes deux mains dans les autres échancrures : on rabaiſſe enſuite la planche ſupérieure, en ſorte qu'il ſe trouve la tête & les mains priſes, & on l'expoſe en cet état durant quelque tems à la vue du public. Ce ſupplice, qui reſſemble à celui du pilori, étoit autrefois aſſez commun. Une ſemblable échelle a donné le nom dans Paris à un lieu qu'on nomme encore l'*échelle du Temple*, & qui étoit au coin de la rue des vieilles Haudriettes, à droite, en entrant dans la rue du Temple. Cette échelle dépendoit de la Juſtice du Temple.

Nous ne devons pas oublier un célèbre Architecte du XIIIe. ſiècle, nommé *Jean de Chelles*, du nom de ſa patrie. Il eſt connu à Paris pour y avoir conſtruit le côté méridional de la croiſée de l'Egliſe de Notre-Dame, ou au moins le portail de ce côté-là. Il fut commencé en 1257 : *Kallenſi latomo vivente Johanne Magiſtro*, ainſi que porte l'inſcription qui s'y voit en lettres de relief.

CHEMIN. (le) *depuis appellé* GUERMANTE, *Annexe de Bucy-Saint-Martin.*

L'étymologie du nom de ce Hameau vient du mot Latin *caminus*, fourneau; parce qu'il y a eu primitivement en cet endroit quelque célèbre fourneau. Il eſt ſitué à un quart de lieue de Bucy-Saint-Martin, en tirant vers le nord, & ſur la même montagne, en approchant du vallon, où le ruiſſeau qui vient de Gouverne & plus loin, ſe joint à celui qui vient de Bucy-Saint-Georges. On y compte 267 habitans.

L'Egliſe du titre de *Saint Jacques & Saint Chriſtophe*, a été rebâtie en 1707, ſous le devis du *Frère Romain*, Dominicain.

Quoique petite, elle est accompagnée dans un des côtés, d'une tour surmontée d'une flèche. Le Seigneur est gros-Décimateur, avec l'Abbaye de Malnoue. Il y a en ce lieu deux Sœurs de la Charité, fondées par la Présidente *Viole*. En 1661, les seigneuries de Guermante & de Chemin étoient réunies dans la famille des *Viole*; en sorte que le Président de ce nom se qualifioit Seigneur *de Guermante*, ci-devant dit *le Chemin*; & il est dit, dans les Mémoires du Maréchal du Plessis, que vers 1656, la terre du Chemin appartenoit au Président *Viole*, & que LOUIS XIV & sa mère y couchèrent.

CHENAY (le) ou CHENOIL, est un écart de la Paroisse de Gagny, à trois lieues & demie de Paris, proche de la forêt de Bondies. Ce lieu n'est plus que comme un fief ou une ferme dépendante du Prieuré de Gournay. On y voit placée dans le creux d'un arbre, une pierre, où le Bailli tient ses assises. Il ne faut pas le confondre avec *le Chesnay*, dont nous parlerons plus bas.

CHENNEVIERES *en France*. Ce Village est situé sur un côteau tout entouré d'ormes, en venant de Louvres à l'orient. Il est éloigné de Paris de 5 lieues ou environ. Le pays est presque tout en labourages.

La Paroisse est sous le titre de S. Luc & de S. Gilles. Aux voûtes de la nef, est une pierre, sur laquelle sont des armoiries écartelées de Bretagne. Cette Cure est une des anciennes du Diocèse: au moins existoit-elle au XIIIe. siècle, & elle étoit du nombre de celles dont les Evêques n'avoient point cédé la nomination à aucun Corps. Elle est à la pure collation de l'Archevêque.

Le Château est revêtu de Tourelles. Le Seigneur actuel est Conseiller au Parlement.

CHENNEVIERES *sur Marne*. Village éloigné de Paris de trois lieues, à l'orient d'hiver de cette Ville. Il est situé sur le rivage gauche de la Marne, à l'extérieur de la péninsule de Saint-Maur, sur le haut d'une côte assez roide, qui borde cette rivière, & qui est garnie de vignes.

En construisant l'Eglise, les Architectes avoient dessein de former un beau vaisseau gothique; mais ils n'élevèrent que la nef, qui est ornée de galeries soutenues par de petites colonnes fort délicates, même jusqu'au-dessus de la grande porte, ce qui a été préféré à la construction d'une rose.

Le chœur n'est pas si élevé & n'a que des galeries basses & gâtées par les réparations. Le fond des deux ailes se termine en angle. Cette Eglise est sous le titre de *S. Pierre*. La Cure est à la nomination de l'Abbé d'Ivernau, & le Prieur-Curé est gros-Décimateur.

La terre de Chenevières comprend les fiefs de Longperrier, autrement dit Gaudete, de la Guidonnaye & de la Bourdinière.

CHESNAY. (le) Village distant de Paris de quatre lieues, & à une demi-lieue de Versailles, sur la route de Saint-Germain-en-Laye. Il est ainsi nommé d'une grande quantité de chênes qui se voyoient, il y a neuf cens ans, du côté méridional de la Paroisse de la Celle, ou d'un grand nombre d'habitations, dont ce lieu étoit parsemé, comme du côté du penchant de la montagne. Selon M. l'Abbé *le Beuf*, le Chesnay, dont l'Eglise est du titre de Saint Germain, Evêque de Paris, n'est qu'une branche de la Celle, laquelle étoit d'abord avec ses hôtes & son Eglise, plus près de Saint-Pierre de la Celle, mais qui par la suite s'est étendue un peu plus loin vers le midi, c'est-à-dire, à un quart de lieue au-delà de la place où elle étoit d'abord, & l'on ne peut révoquer en doute que la Celle n'ait compris deux Eglises dans son territoire. Aujourd'hui, le Chesnay est uni à Roquancourt, quoique ce soient deux Paroisses différentes : ce qui prouve que le Chesnay n'est pas considérable de lui-même, puisqu'on lui joint un autre lieu. Les terres y sont en labourages, en jeunes arbres fruitiers & autres. La nomination à la Cure appartient au Chapitre de Saint-Benoît. Saint-Antoine du Buisson étoit son annexe ou succursale : il fut permis, en 1585, le 16 avril, aux Curé & habitans de Chesnay, d'y établir une Confrèrie de S. Sébastien & S. Roch contre la peste. On y conserve un fragment de reliques de S. Antoine, venues des Célestins d'Amiens.

En 1683, la terre du Chesnay fut achetée par le Roi Louis XIV, des Bénédictins de Saint-Germain, par contrat du 20 avril. Comme S. M. eut encore besoin d'un canton de terre au Chesnay, l'an 1721, les Commissaires achetèrent en son nom quinze arpens de terre, qui y étoient assis proche de Trianon, & quatre-vingt perches de terre, qui furent comprises dans sa pépinière ; & cela, par échange contre la haute-Justice d'Orchest, & autres renfermées dans les Bailliages de Blois & de Vendôme.

Lorsque les Ecoles du Port-Royal eurent été détruites vers

le milieu du dernier siècle, une partie des Maîtres se retira au Chesnay, dans la maison qu'y avoit M. *de Bernières*, Conseiller d'Etat.

CHESSY. Village à sept lieues de Paris, du côté de l'orient, une lieue plus loin que Lagny, & sur une montagne au rivage gauche de la Marne. Le côteau qui regarde le septentrion, est garni de vignes, d'arbres fruitiers & autres. Dans le bas est la prairie, & sur le haut sont les terres labourées, avec quelques autres vignes.

Il y a environ 180 Communians. Cette Paroisse est à l'extrêmité du diocèse de Paris, & touche à celui de Meaux.

L'Eglise est sous le titre de *S. Nicolas*. On y voyoit, sur un marbre noir, l'épitaphe de *Dom Paul Pezeron*, Abbé de la Charmoye, au diocèse de Chaalons, de l'étroite observance de Cîteaux, célèbre par ses Ouvrages : décédé au château de Chessy le 10 octobre 1706, âgé de 67 ans. La Cure est à la nomination de l'Abbé de Lagny, qui en est gros-Décimateur.

Le Château est environné de longues avenues d'arbres très-élevés, que l'on apperçoit de fort loin. Le bâtiment en est très-beau. Il est orné de peintures & sculptures, & accompagné de beaux jardins.

Il y a à Chessy un Prieuré sous le titre de *Notre-Dame*, & dépendant de l'Abbaye de Lagny.

CHETAINVILLE. Village éloigné de Paris d'environ huit à neuf lieues, entre le levant d'hiver & le midi ; mais plus proche du midi, & à une lieue & demie de Châtres ou Arpajon. Il est situé dans une grande plaine, qui comprend Avrainville, Marolles, Leudeville, &c. C'est un pays de labourages, avec des vignes.

L'Eglise est sous le titre de *S. Martin*. La Cure est de plein droit à l'Archevêque de Paris.

CHEVALIER DU GUET. Capitaine qui porte le collier de l'ordre de l'Etoile, établi anciennement par le Roi, pour avoir soin que la nuit il ne se commette aucun désordre dans les rues de Paris, & qui pour cela avoit une compagnie de Cavaliers, qu'on appelle ordinairement *Archers du Guet*. Ce titre de *Chevalier du Guet* ne s'est conservé que dans la ville de Lyon.

CHEVALIERS de l'Ordre de Saint-Michel. Cet Ordre a

été institué par Louis XI en 1469. On le donne aux Artistes qui se distinguent dans leur profession. Les Chevaliers de cet Ordre sont qualifiés du titre de Chevaliers des Ordres du Roi. Quand le Roi nomme quelqu'un pour être simplement Chevalier de Saint-Michel, il commet un Chevalier-Commandeur de ses Ordres pour le recevoir, c'est-à-dire, pour lui faire prêter serment, & lui donner l'accolade * & le collier. Cette cérémonie se fait dans une salle du Couvent des Cordeliers.

CHEVAUDEAU. *Voy.* ETANG-LA-VILLE, (l')

CHEVAUX. (Marchands de) Ce sont ceux qui achetent & vendent des chevaux de monture, de carrosse, & autres voitures. Ceux qui font ce commerce, ne sont point érigés en Corps de Communauté, & sont seulement obligés de se conformer aux Ordonnances & Lettres-patentes de 1613 & 1724, qui portent qu'aussi-tôt l'arrivée dans Paris des chevaux neufs venant de Province ou des pays étrangers, les Marchands seront tenus, à peine de confiscation & de 600 liv. d'amende, d'avertir, également & en même-tems, le Grand-Ecuyer de France & le premier Ecuyer du Roi, ou les personnes par eux préposées, de l'arrivée de leurs chevaux *coureurs*, *de selle* & *de carrosses*, pour être choisis par l'un ou l'autre, ou concurremment.

---

* Après que le nouveau Chevalier a prêté le serment, celui qui le reçoit tire son épée, & lui donne un coup du plat *sur le chignon du cou* ; ensuite, il l'embrasse en signe de fraternité. Anciennement, on donnoit quelquefois ce coup du plat de la main ; dans le Roman de Guillaume au Court-nez, en décrivant les cérémonies de sa réception, lorsqu'il fut reçu Chevalier par Charlemagne, il est dit :

Karles li baise la bouche & le menton:
De sa main dextre, le fiert (frappe) el chaagnon.

Que signifie ce coup ? Les uns disent que c'est pour que le nouveau Chevalier se souvienne du serment qu'il vient de faire, & de toutes les peines auxquelles il doit se préparer, & qu'il doit supporter avec patience, s'il veut remplir dignement son nouvel état. D'autres prétendent que c'est pour l'avertir que cet affront est le dernier qu'il doit souffrir : l'avertissement ne seroit pas poli. Voyez M. de Saint-Foix, *Ess. Historiq. sur Paris*, Tom. IV, pag. 82 & suiv.

Il leur est expressément défendu, sous les mêmes peines que ci-dessus, d'exposer lesdits chevaux en vente, que trois jours après leur avertissement.

Il se tient les mercredi & samedi de chaque semaine, à 3 heures après midi, un Marché de chevaux, fauxbourg Saint-Victor; mais il est rare d'y trouver des chevaux neufs.

Le courtage de chevaux se fait communément par des Marchands de chevaux, & gens sans qualité.

Les Marchands de chevaux sont obligés de garantir leurs chevaux des vices cachés, que l'on ne peut appercevoir à l'examen, tels sont la *morve*, la *pousse* & la *courbature*, pourvû que l'action soit intentée dans les neufs jours de l'acquisition & livraison.

Parmi ceux qui font ce trafic, il y en a qui louent des chevaux, soit de selle, de carrosse ou de voiture, à la journée, au mois ou autrement, & à différens prix, suivant leur beauté & qualité.

CHEVILLY. Village situé à deux petites lieues de Paris, entre les routes d'Orléans & de Fontainebleau; mais beaucoup plus près de cette dernière, puisque le Prieuré de Sauffaye, qui y est situé, est de la Paroisse.

Le territoire est pour la plus grande partie en labourages; cependant, il y a aussi des vignes au vallon, vers Fresne.

L'Eglise est sous le titre de Sainte Colombe. Elle est fort petite. On y voit une Chapelle sous-dédiée à S. Michel, qui est à la collation du Chapitre de Paris, *in magno turno*. La Cure est dévolue à la 26°. prébende du Chapitre de Paris. M. l'Archevêque est Seigneur de ce lieu, sans y avoir de Château.

CHEVREUSE. Ce Bourg qui a conservé un air de Ville, est situé à six ou sept lieues de Paris, vers le couchant d'hiver, à une lieue de Dampierre, qui est vers l'occident, & à demi-lieue de Saint-Remi, du côté de l'orient. On y a défriché des bois pour planter des vignes, & la plus grande partie du terrain est en labourages & prairies, qui sont engraissées par la petite rivière d'Ivette. Chevreuse est sur le déclin du côteau, dont le regard est vers le midi, & par conséquent à la gauche de cette petite rivière. Ce Bourg semble tirer son étymologie du mot *capra*, chevre, à cause qu'il s'y trouvoit beaucoup de chevreuils & de chevres.

L'Eglise, qui est dédiée à S. Martin, est bâtie de pierres

de grès & de pierres molaires, ce qui forme un bâtiment grossier & sans ornemens. Le clocher est en pavillon. Le Prieuré est placé à côté de l'Eglise paroissiale, vers le midi. Aucun des bâtimens qui y subsistent, n'en démontre l'antiquité, sinon une porte de pierre qui paroît être du XIIe. ou du XIIIe. siècle. Il a été uni par Louis XIV à la maison de Saint-Cyr. Sa première origine est inconnue; mais les Seigneurs de Chevreuse en sont, au moins, les seconds auteurs.

La terre de Chevreuse, qui n'étoit qu'une Baronnie, fut érigée en Duché, au mois de décembre 1545, en faveur du Duc d'Etampes & de sa femme; & les Lettres d'érection furent confirmées en avril 1555. Le Château, si célèbre par son antiquité, par ses illustres Barons & par ses Ducs, se trouve représenté dans la Topographie de France, par *Claude Chastillon*, vers l'an 1610. Il paroît, par les ruines qui en restent, qu'il étoit presque quarré, & environné de huit ou dix tours.

CHEVRY. Village connu depuis le XIIe. siècle. Il est bâti dans une grande plaine de labourages, où l'on ne voit aucunes vignes. Sa distance de Paris est de six lieues, vers l'orient d'hiver, au nord-est de Brie-Comte-Robert, dont il n'est éloigné que d'une lieue. Au levant de ce Village est un étang, dont les eaux forment l'un des deux ruisseaux qui constituent proche l'Abbaye d'Iverneau, ce qu'on appelle la petite rivière de Rouillon.

L'Eglise est un grand vaisseau quarré oblong, sans ailes, simplement lambrissé, supporté, du côté du septentrion, par une grosse tour qui s'apperçoit de loin, dans le bas de laquelle, par le dedans, il y a des piliers du XIIe. siècle. La Sainte Vierge est la Patrone.

On lit sur la grosse cloche, cette inscription: *Je fus faite pour Chevry. Noble-homme Anthoine de Villeblanche, Seigneur de Chevry, l'an 1534.*

La Cure est à la nomination du Prieur de Saint-Martin-des-Champs. Le Curé est gros-Décimateur avec l'Abbesse d'Hierre.

Les Seigneurs de Lezigny ont joui conjointement de la terre de Chevry; & c'est en continuation, qu'elle a été possédée par Madame d'*Armaillé*.

CHIFFONNIERS. Nom que l'on donne à des gens qui

commercent de vieux chiffons, ou drapeaux de toile de lin & de chanvre, destinés pour la fabrique du papier. On les appelle aussi *Pattiers*, *Drilliers*, ou *Peilliers*.

Les Chiffonniers vont dans les Villes & les Villages, acheter & ramasser ces vieux drapeaux, ils les cherchent même jusques dans les ordures des rues ; & après les avoir bien lavés & nettoyés, ils les vendent aux Papetiers-Fabriquans qui en ont besoin, ou à d'autres personnes qui en font magasin, pour les revendre eux-mêmes aux Fabriquans de papier.

L'exportation des chiffons est défendue. La Police a aussi veillé à ce que les Chiffonniers, en lavant leurs chiffons & en les emmagasinant, n'infectassent ni l'air ni les eaux, en reléguant leurs magasins hors du centre des Villes, & en éloignant leurs lavages des endroits des rivières où les habitans vont puiser les eaux qu'ils boivent.

CHILLY ou CHAILLY. Village à quatre petites lieues de Paris, & à deux de Montlhery, à la gauche du grand chemin de Paris à Orléans, & à l'extrémité de la plaine qui commence vers Ville-juif. C'est un pays de labourages, avec quelques vignes & quelques prairies.

Comme ce Village a appartenu presque dans tous les tems, à des Princes, ou à des personnes de grande considération, de-là viennent quelques vestiges de distinction qu'on y apperçoit encore ; telles sont les rues qui sont pavées droites & alignées contre l'ordinaire des Villages, quoique ce ne soit point un passage de voitures publiques.

Le Château a toujours été en grande réputation : on en voit la représentation dans la Topographie de France de Claude Chastillon, gravée en 1610. Le nouveau a été bâti sous le règne de Louis XIII, par le Maréchal d'*Effiat*, avec beaucoup de soins & de dépenses ; cependant il n'a que deux étages. Sa forme est quarrée. Quatre pavillons, pareillement quarrés, en occupent les angles, & se terminent en terrasses revêtues d'une balustrade de pierre, dont les vues s'étendent dans la vaste plaine des environs. Au milieu, s'élève un campanile quarré. La porte du Château est ornée de deux colonnes & de deux niches, dans chacune desquelles il y a une statue. Ce Château a été construit par *Jacques le Mercier*, Architecte du Roi, inhumé à Saint-Germain-l'Auxerrois. Les appartemens sont fort décorés de dorures, & les plafonds sont peints par *Simon Vouet*. Ce Château est représenté dans la Topographie de Zeiller, 1655. Il a passé dans la maison des Ducs *de*

Mazarin; & c'est aujourd'hui Madame la Duchesse *de Mazarin*, épouse du Marquis *de Villequier*, fils de M. le Duc *d'Aumont*, qui en est en possession. Les Dames de France y assistèrent à une très-belle Fête, donnée, il y a quelques années, par Madame la Duchesse de Mazarin.

L'Eglise paroissiale, du titre de S. Etienne, est auprès du Château, dont elle est couverte du côté du midi. Elle se ressent de la richesse des anciens Seigneurs, quoique fort basse. Son toit est d'ardoise. On y voit les mausolées de MM. d'*Effiat*, dont le dernier est mort en 1719, âgé de 80 ans. La Cure est à la pleine collation épiscopale. Il y avoit autrefois sur le territoire de cette Paroisse, une Léproserie du titre de S. Laurent, qui étoit à la nomination de *René*, Roi de Sicile, & Duc d'Anjou, Seigneur de Chailly & de Longjumeau; mais elle fut réunie par lui, vers l'an 1473, au Prieuré de S. Eloi, situé sur le même territoire.

Le pain de Chailly fut en grande réputation dans le XIVe siècle; & dans une Ordonnance du Roi de 1350, il en est fait mention de trois sortes, en ces termes: *Pain de Chailly, pain coquillé & pain bis.*

Chapelle, notre Poëte François, y bâtit une maison, dans laquelle il passa une partie des dernières années de sa vie, c'est-à-dire, de l'année 1680, & des suivantes.

CHIRURGIE. (*Ecole ou Collège de*) Sa Majesté, par son Arrêt du Conseil du 4 juillet 1750, déclare, dans l'article XX, qu'elle n'entend pas que les titres d'*Ecole* & de *Collège* puissent être tirés à conséquence, & que, sous prétexte de ces titres, les Chirurgiens puissent s'attribuer aucun des droits des Membres & des Suppôts de l'Université de Paris.

Cette restriction met le Collège de Chirurgie au même degré où sont le Collège-Royal & celui de Louis-le-Grand. Les Chirurgiens, en vertu de leur qualité de Maîtres en Chirurgie, ne peuvent avoir aucun droit à l'impétration des Bénéfices, ni aux cérémonies particulières au Corps des quatre Facultés Ecclésiastiques. Cette restriction annulle implicitement les Lettres-patentes de François I, qui, en 1544, accorda au Collège des Chirurgiens de Paris, les mêmes Privilèges que les Suppôts, Régens & Docteurs de l'Université de cette Ville. Il est vrai que la Faculté de Chirurgie ne forma jamais, étant de l'Ordre laïque, civil & purement royal, une cinquième Faculté, avec les quatre autres de l'Ordre apostolique. *Voy.* ACADÉMIE DE CHIRURGIE. *t. I, p.* 147 *& suiv.*

CHIRURGIENS. Originairement, la Médecine, la Chirurgie & la Pharmacie étoient réunies; mais les connoissances qui se sont multipliées, ont forcé de diviser l'art de guérir en plusieurs branches, sur lesquelles la Chirurgie a le pas, à cause de son antiquité sur les deux autres.

Les Maîtres en Chirurgie prétendent tenir leurs privilèges du Roi S. Louis, quoiqu'il n'en soit rien dit dans les Déclarations de Philippe-le-Bel & du Roi Jean.

Ils dressèrent de nouveaux statuts en 1698, qui furent changés, corrigés, augmentés & autorisés par Lettres-patentes, registrés en 1701, par lesquels le premier Chirurgien du Roi y est déclaré Chef & Garde des Privilèges de la Chirurgie du Royaume.

Par Lettres-patentes de l'année 1768, registrées en Parlement, ils jouissent des honneurs, distinctions, prérogatives & immunités, dont jouissent ceux qui exercent les Arts libéraux & scientifiques; & comme notables Bourgeois de Paris, ils ne doivent être compris dans aucuns rôles d'Arts & Métiers, ni assujettis à la taxe d'industrie.

Par les mêmes Lettres, est confirmée la Déclaration du Roi, du 23 avril 1743, qui annulle les contrats d'union du Collège de Chirurgie, faits en 1656, avec les Barbiers, & les rétablit dans tous les droits des anciens Chirurgiens de Robe-longue, & leur permet, en conséquence, de jouir du droit de la porter, & le bonnet quarré.

Ils ont le droit d'exercer dans toutes les Villes du Royaume, de s'y faire agréger sans subir d'examen, & d'y prendre rang du jour de leur réception à Paris.

Aucune personne, de quelque qualité & condition qu'elle soit, ne pourra exercer la Chirurgie dans la ville & faux-bourgs de Paris, même dans les lieux privilégiés, ou prétendus tels, & pour quelque raison que ce soit, s'il n'est Membre du Collège de Chirurgie de Paris, à peine de 500 liv. d'amende.

Ne pourront, les personnes non reçues, avoir aucune action pour leur salaire, pansemens & médicamens, en vertu de mémoires arrêtés, ni leur rapport faire foi en Justice, nonobstant tous Arrêt, Brevet, Lettres-patentes, Privilèges & Lettres à ce contraires, avec défense expresse à tous Juges d'y avoir égard.

Seront cependant unis & agrégés audit Collège des Maîtres en Chirurgie de Paris, les Chirurgiens-Officiers de la Famille Royale, ceux du premier Prince du Sang, ceux qui sont à la nomination du Grand-Prévôt, ainsi que ceux qui auront été admis à gagner maîtrise, par un service de six années, dans les Hôpitaux.

Ne pourront, lesdits Chirurgiens agrégés, ni aucun autre, louer leurs Privilèges, ni avoir des Elèves ailleurs que dans le domicile qu'ils occuperont en personne, à quelque titre, & sous quelque prétexte que ce puisse être.

Ne pourront pareillement les veuves de Maîtres, qui auront été reçus après l'enregistrement du présent Réglement, faire exercer la Chirurgie en leur nom, ainsi qu'il se pratiquoit ci-devant.

Ceux qui voudront s'occuper de la fabrique des constructions des bandages pour les hernies, ou ne s'appliquer qu'à la cure des dents, seront tenus, avant d'en faire l'exercice, de se faire recevoir au Collège de Chirurgie, en qualité d'Experts, à peine de 300 livres d'amende, ni exercer aucune partie de la Chirurgie, que celle pour laquelle ils auront été reçus, avec défense de prendre sur leur enseigne ou placard, affiches ou billets, la qualité de Chirurgien, à peine de cent livres d'amende, mais seulement celle d'*Experts-Herniaires*, ou *Dentistes*.

Les Chirurgiens doivent intenter leur action dans l'année, pour leurs pansemens & médicamens ; après lequel tems, ils ne sont plus recevables.

Les Chirurgiens qui forment leur demande à tems, sont préférés à tous autres créanciers.

Les Ecclésiastiques ne peuvent exercer la Chirurgie ; ils deviendroient irréguliers. Mais un Laïque qui a exercé la Chirurgie, n'a pas besoin de dispense pour entrer dans l'état ecclésiastique.

Un Chirurgien n'est pas responsable des fautes qu'il fait par ignorance ou par impéritie ; il faut qu'il y ait du dol ou quelqu'autre circonstance qui le rende coupable.

Les Chirurgiens sont incapables de legs faits à leur profit par leurs malades, dans la maladie dont ils les ont traités. *Voy.* leur établissement, *tom. I, pag.* 147 *& suiv.*

Les armoiries de la Chirurgie sont d'azur, à trois boëtes d'or, deux en chef & une en pointe, avec une fleur-de-lys en abyme, avec cette dévise : *Consilioque manuque.*

CHOISEL ou CHOISEI.
Ce lieu, qui est à une demi-lieue par-delà Chevreuse, est situé dans une petite vallée entourée de terres labourables, à 7 lieues & demie de Paris.

L'Eglise est sous le titre de S. Jean-Baptiste, dont le nom fut héréditaire parmi les Seigneurs de Choisel, durant le XIIIe. siècle. La Cure est à la nomination de l'Abbé de Bourgueil, ce qui est un indice suffisant que le territoire de Choisel a été détaché de la paroisse de Chevreuse, dont la nomination appartenoit en effet à cet Abbé.

Choisel est l'une des terres qui composent aujourd'hui le Comté de Dampierre.

CHOISI-SUR-SEINE, *à présent* CHOISI-LE-ROI, *Sosiacum ad Sequanam*, qu'il faudroit appeller *Soisi*, mais que par corruption l'on a nommé *Choisi*, est une belle maison qui a appartenu à Mademoiselle *de Montpensier*; & après sa mort, à Monseigneur le Dauphin, qui le changea contre Meudon, en donnant 400000 liv. de retour à Madame *de Louvois*. Meudon avoit été à M. *de Servien*, qui l'avoit acheté du Duc *de Guise*.

Choisi fut vendu par M. le Duc *de Villeroi*, gendre de Madame de Louvois, à Madame la Princesse *de Conti*; & M. le Duc *de la Vallière*, son héritier, l'a vendu au Roi Louis XV, en 1739. Dès-lors, on cessa de l'appeller *Choisi-Mademoiselle*, pour l'appeller *Choisi-le-Roi*.

Depuis ce tems, on a travaillé continuellement à Choisi, pour rendre cet endroit digne de la Majesté de ce Monarque, qui avoit une affection particulière pour ce séjour. Les plus grands Maîtres, tant en architecture, qu'en peinture, sculpture, & autres arts, y ont déployé leurs talens, & chacun, à l'envi, a tâché de se surpasser. Une partie de ce grand bâtiment a été élevé par *Mansart*.

Le même goût qui a présidé à la décoration de ce Château, se trouve dans l'ordonnance & la distribution des jardins. On y admire sur-tout les grands morceaux de sculpture dont ils sont enrichis. La plûpart sont des chefs-d'œuvre travaillés d'après l'antique, par le célèbre *Anguier*, qui les avoit faits dans le siècle dernier pour M. *Fouquet*, alors sur-Intendant des Finances. Ces statues sont au nombre de huit. La terrasse, qui règne sur la rivière, est magnifique.

Dans le tems que l'on faisoit la fouille des terres pour construire les potagers, on trouva, à différentes reprises, quelques monumens, que les Antiquaires présument être du règne de l'Empereur *Gallien*, tems auquel les Romains étoient maîtres des Gaules.

La première découverte se fit en 1748. On trouva deux tombeaux de pierre, mais sans aucune inscription.

En 1751, en continuant les travaux des potagers, on découvrit, assez près de ces tombeaux, un autre monument de cette espèce, aussi sans inscription, mais beaucoup plus petit que les premiers.

Il y avoit dans ce tombeau une masse, une hache d'armes, & autres ustensiles symboliques de l'art militaire, auquel le mort avoit été destiné. On trouva aussi auprès de ce tombeau une petite urne de verre blanc, au milieu de beaucoup d'ossemens. Ce vase a dû vraisemblablement servir à faire des libations, selon le rit des Payens. On peut lire à ce sujet ce que rapporte M. le Comte *de Caylus*, dans le premier volume de son *Recueil d'Antiquités*, p. 195.

Il n'est pas étonnant, dit ce savant Académicien, que les bords de la Seine fournissent de ce côté-là de petites découvertes en ce genre.

Le séjour en a du être agréable dans tous les tems, à cause de la beauté de la rivière & de la commodité qu'elle procure. Les deux bords servoient également de chemin pour venir de Lyon, & par conséquent de Rome; & l'on sait combien les Romains, dont on suivoit les usages dans les Gaules, aimoient à placer leurs tombeaux dans les lieux les plus fréquentés, qu'ils croyoient propres à les faire vivre long-tems dans la mémoire des hommes.

Choisi étant devenu un endroit considérable, & s'augmentant tous les jours, en conséquence des fréquens voyages du Roi, & du plaisir que Sa Majesté paroissoit y prendre, il fallut penser à construire une Eglise paroissiale assez étendue pour contenir le nombre des habitans que la présence du Prince attiroit dans cet endroit.

Celle qui subsistoit alors n'avoit été qu'une petite Chapelle construite, dans le XIIIe. siècle, sur le bord de la Seine, pour la commodité de quelques Pêcheurs, Bateliers, ou Voituriers par eau. Peu après, on l'érigea en Paroisse, qui n'étoit cependant qu'une succursale de Thiais, village voisin, dont dépendoit Choisi, qui ne fut long-tems qu'un simple Hameau.

Dans le XVIIIe. siècle, Mademoiselle *de Montpensier* ayant fait l'acquisition de Choisi, cette Princesse y fit bâtir, & s'y trouva logée assez bien pour y recevoir, le 14 juillet 1686, Monseigneur le Dauphin, aïeul de Louis XV, *Monsieur*, *Madame*, & Madame la Princesse *de Conti*. Cette Princesse fit alors quelques réparations à l'ancienne Eglise, & l'augmenta de quelques portions de bâtimens. Malgré cette augmentation, elle se trouva trop petite dans la suite des tems,

&

& d'ailleurs elle étoit placée de manière que dans les crues d'eau, la rivière venoit baigner le bas du Sanctuaire. Cet inconvénient, joint à ce qu'elle nuisoit au plan des bâtimens, qu'on se mit en devoir de construire, dès que le Roi en eut fait l'acquisition, il fut résolu de la démolir & d'en construire un autre d'une grandeur convenable, & dans un endroit plus commode.

La première pierre fut posée en 1748, le jeudi 4 juillet, par M. *Christophe de Beaumont*, Archevêque de Paris. Ce même Prélat en fit la Dédicace en 1760, le 24 septembre, jour que le Roi avoit indiqué pour la cérémonie.

Elle se fit avec une pompe & une magnificence dont il y a peu d'exemple. Le Roi y assista avec la Reine, Monseigneur le Dauphin, & toute la Famille Royale : M. l'Archevêque de Paris & les Archevêques d'Arles, de Tours, de Besançon, de Toulouse & d'Albi, avec les Evêques de Grenoble, de Chartres, d'Orléans, de Meaux, de Metz & d'Autun furent les Consécrateurs. Il y avoit alors beaucoup d'autres Evêques à Paris, à cause de la tenue de l'assemblée du Clergé. Ils furent tous invités à cette cérémonie, ainsi que les deux Agens Généraux, & ils eurent tous l'honneur de dîner avec Sa Majesté.

Cette nouvelle Eglise fut dédiée sous l'invocation de Saint Louis & de Saint Nicolas ; les statues de ces deux Patrons ont été exécutées par M. *Slotdz*, & placées dans les deux niches du portail. On voit au maître-autel un beau morceau de cet habile Sculpteur : c'est un Christ en marbre, copié à Rome d'après le fameux Christ de *Michel-Ange*.

Depuis quelques années, le Roi Louis XV y a établi une Foire franche.

Le Continuateur de Piganiol dit que Choisi, au sentiment des connoisseurs & de tous les étrangers, ne répond point aux éloges excessifs que son Auteur donne ici aux jardins, aux bâtimens & à l'architecture de cette maison, où l'on ne trouve nul ensemble, ni aucun caractère de noblesse : l'aspect du total ne donne aux yeux que l'idée d'un rendez-vous de chasse royal & magnifique.

Choisi est éloigné de Paris d'environ trois lieues, vers le sud-est, & situé au rivage gauche de la Seine, dans une des belles plaines qui bordent cette rivière. Le territoire ne contient presque que des labourages, les vignes étant plantées sur les côteaux qui ne sont pas de la Paroisse. Ce qui est au rivage droit de la Seine, vis-à-vis le Bourg, est aussi de Choisi, jusqu'à une certaine distance du bord.

Au bout de la terraſſe du Parc, dans la plaine, eſt une remiſe à gibier, plantée en bois, en forme de ceinture, ayant environ deux lieues de longueur, & 35 toiſes de large, au milieu de laquelle eſt une route de 24 pieds de largeur dans toute ſa longueur, où Sa Majeſté prend le plaiſir de la chaſſe. Cette remiſe a été faite en conſéquence d'un Arrêt du Conſeil d'Etat du 25 ſeptembre 1768, par le ſieur *Denis*, Architecte, & Voyer des chaſſes de Sa Majeſté, & de laquelle il a eu ordre de déterminer les alignemens, & enſuite d'en faire un plan, que Sa Majeſté a agréé & approuvé. Nous avons déjà parlé des talens du ſieur *Denis*; le Lecteur peut voir ce que nous en avons dit dans ce volume, au mot CARRIERES *de pierres à bâtir*, &c. pag. 74 & ſuiv.

CHRISTOPHE. (Saint) Cette Egliſe, dès le VIIe. ſiècle, étoit un Monaſtère de Filles voiſines de la Cathédrale, laquelle s'étendoit beaucoup moins alors qu'aujourd'hui du côté de l'occident, où étoit ſituée cette maiſon. Le Parvis, la Chapelle de l'Hôtel-Dieu & la rue neuve de Notre-Dame n'exiſtoient point tels qu'ils ſont de nos jours; ils exiſtent ſeulement depuis 600 ans.

Le Monaſtère de Saint-Chriſtophe pouvoit avoir été placé proche la principale Egliſe; mais dans la ſuite, il fut deſtiné par l'Evêque de Paris & par ſon Clergé pour ſervir d'Hôpital aux pauvres, ce qui arriva en 817; & cent ans après, cet Hôpital continuoit de porter le nom de Saint-Chriſtophe. On ignore ce que devinrent les Religieuſes.

L'Egliſe de Saint-Chriſtophe étoit deſſervie alternativement de ſemaine en ſemaine, par deux Prêtres que nommoit le Chapitre, & celui qui étoit en tour avoit ſoin de l'hôpital de Notre-Dame; mais lorſque le Chapitre fut devenu ſeul poſſeſſeur de l'Hôtel-Dieu, on rebâtit, ſous le nom de Saint-Chriſtophe, une autre Chapelle, qui fut érigée en Paroiſſe au XIIe. ſiècle. Cette nouvelle Egliſe a ſubſiſté juſqu'en 1747: elle avoit été rebâtie en 1494, & finie en 1510. C'étoit une eſpèce de Chapelle gothique aſſez délicate. Les habitans ont été attribués à la paroiſſe de la Madeleine.

CHRISTOPHE. (*Statue coloſſale de Saint*.) Elle eſt adoſſée au ſecond pilier de l'Egliſe de Notre-Dame, en entrant à droite. La ſculpture de cette Statue eſt du XIVe. & XVe. ſiècle, & de fort mauvais goût. Si les Arts étoient alors dans la barbarie, les eſprits étoient auſſi dans une profonde ignorance. Cette figure en eſt un exemple. Selon les Légendes, S.

Christophe fut martyrisé pour la Foi sous l'Empereur Dece, l'an 254, le 25 juillet, jour auquel sa Fête est célébrée dans toutes les Eglises Latines, & cependant on lui fait porter Jesus-Christ dans son enfance, par un anachronisme de plus de deux siècles du tems où il a vécu. On voit sa figure toujours gigantesque à l'entrée de plusieurs Eglises de France, & en d'autres lieux. C'est une suite de l'illusion grossière, où étoient les fidèles de ces tems-là, qu'il suffisoit de le voir, pour être préservé de mort subite. Il faut encore attribuer à la signification de son nom, qui en Grec signifie *Porteur de Christ*, l'idée ridicule de charger ses épaules du Corps de Jesus-Christ enfant.

CHRONOGRAPHES. Espèces de *rebus*, restes de notre ancienne barbarie, dont l'art consiste à marquer la date de quelque événement, ou de la construction de quelque édifice en chiffres romains, désignés par des lettres majuscules, que l'on plaçoit dans les mots.

On voit le Chronographe suivant sur la porte d'entrée de l'hôtel de Dauphiné, ayant issue dans les rues des Boucheries & des Quatre-vents.

META DEÆ CARNÆ SACRA esto PAXQUE sIt INTRA.

Ces Lettres désignent l'année 1727.

Sur la maison attenant, appellée l'Epée Royale :

OS MaDeat BaCCho: thoraX eXhaUrIat Ignes.

Année 1727.

Dans l'intérieur du susdit Hôtel :

EN MUTATA DOMUS, CanDesCIt. PIX VeLUtI NIX.

Année 1716.

Du côté de la rue des Quatre-vents, on lisoit celui-ci :

oMnes porta DeCet : neC obeX eXasperat atroX.

Année 1730.

CHYMISTES. Ce sont ceux qui, par une longue étude & expérience consommée, ont acquis l'art de décomposer &

tirer la quintessence de toutes sortes de minéraux & végétaux.

Plusieurs, qui estiment d'autant plus cette science occulte, qu'ils y comprennent moins, s'y livrent sans méthode & sans principes; & se ruinant, ruinent ceux qui sont assez dupes pour les écouter, les croire & leur prêter des secours, tellement qu'on peut compter dans cet Art beaucoup de gens qui y croient & se ruinent en s'en occupant; d'autres, qui, sans y croire, s'en occupent, & ruinent les autres en s'y enrichissant; & d'autres enfin, mais en très-petit nombre, dont les travaux, soutenus par des connoissances certaines & acquises par une étude assidue & des expériences souvent répetées, nous procurent chaque jour de nouvelles découvertes de la plus grande utilité. Ces Chymistes habiles font tous les ans divers cours sur les différens règnes, & c'est dans leurs écoles que se sont formés nos habiles Apothicaires. On se souviendra toujours des *Rouelle*, des *Macquer*, des *Bomares*, &c. pour lesquels la Chymie n'a rien eu de caché, & qui font part tous les jours à leurs Elèves des secrets les plus cachés de ce grand Art.

Cimetières de Paris. (les)

On ne sait pas précisément l'époque de l'établissement des Cimetières à Paris; quelques Auteurs la portent au Ve. siècle, d'autres au VIIe. Tout ce que l'on sait, c'est qu'avant cet établissement on portoit & on enterroit les morts sur les bords des grands chemins, hors la Ville; on en enterroit aussi quelques-uns dans les caves des maisons où ils avoient habité. Les Moines de la Cité avoient leur Cimetière où sont aujourd'hui les Filles Pénitentes; celui des Religieuses de Sainte-Aure, où est Saint-Paul; celui du peuple, aux Innocens, &c. Les Cimetières actuellement établis à Paris, sont:

CIMETIERE, (*Charité* (*de la*) rue des Saints-Pères, où l'on enterre ceux qui meurent dans l'Hôpital de la Charité des hommes, & quelques-uns des Religieux de cet Hôpital, qui, par humilité, veulent y être inhumés.

——————— *de l'Hôtel-Dieu* ou *de Clamart*, rue Croix-clamart, quartier & fauxbourg Saint-Victor, c'est où l'on enterre ceux qui meurent à l'Hôtel-Dieu, à l'exception de ceux dont les parens font les frais d'inhumation au Cimetière des Saints-Innocens: on a vu, dans certains tems, jusqu'à quatre fois en 24 heures, conduire le charriot qui transporte les morts de l'Hôtel-Dieu en ce Cimetière, & ce charriot peut contenir jusqu'à cinquante corps. *Voyez* CLAMART.

CIMETIERE *de la Pitié*, rue Saint-Victor, vis-à-vis la tour d'Alexandre ; on enterre dans ce Cimetière les enfans qu'on éleve & qu'on nourrit dans cet Hôpital, ainsi que ceux qui y sont employés.

―――――― *Saint-André-des-Arcs*, dans la rue de ce nom, quartier Saint-André.

―――――― *Saint-Benoît*, l'un tient à l'Eglise, l'autre dans la rue Fromentel ; quartier Saint-Benoît.

―――――― *Saint-Etienne du Mont*, vis-à-vis l'Eglise ; quartier Saint-Benoît.

Saint-Eustache, le premier tient à la Chapelle de Saint-Joseph, le second hors la barrière de la porte Montmartre ; quartier Montmartre. Cette Paroisse enterre aussi au cimetière des Saints-Innocens.

―――――― *Saint-Jean*, au bout de la rue de la Verrerie ; quartier Sainte-Avoie. Ce Cimetière, en 1391, a été converti en un marché des mieux fournis de Paris. L'anecdote suivante instruira le Lecteur de l'origine de ce nom.

Pierre de Craon étoit notoirement coupable de la perte de Louis, Duc d'Anjou, son Seigneur, c'est pourquoi le Duc de Berry l'avoit menacé de le faire pendre ; mais il n'en étoit pas moins bien en Cour, où la splendeur de la naissance & les grandes richesses couvrent quelquefois les lâchetés & les crimes. Or, il tomba dans la disgrace du Duc d'Orléans ; il crut que le Connétable *Clisson* lui avoit rendu ce mauvais office, & résolut de s'en venger. Un soir, 13 juin 1392, que *Clisson* revenoit de chez le Roi, (Charles VI) il l'assassina dans la rue de la culture Sainte-Catherine, assisté de vingt coupe-jarrets qu'il avoit assemblés dans son hôtel ; puis sortit de Paris, où il n'y avoit plus de portes, depuis que le Connétable les avoit fait abattre, à son retour de Flandres. Trois de ces meurtriers ayant été pris, furent décapités. Craon se sauva en Bretagne, où le Duc le tint soigneusement caché. Ses biens furent confisqués, & donnés au Duc d'Orléans ; son

Hôtel changé en un *Cimetière* pour la paroisse de Saint-Jean-en-Grève, & ses belles maisons de campagne démolies. *Clisson* ne mourut point de ses blessures. Aujourd'hui la majeure partie du terrein de l'*hôtel de Craon* sert de marché pour de quartier.

CIMETIERE *Saint-Joseph*, rue Montmartre, où est inhumé le célèbre *Moliere*.

―――― *Saint-Nicolas-des-Champs*, vis-à-vis les Carmelites de la rue Chapon; quartier Saint-Martin.

―――― *Saint-Nicolas-du-Chardonnet*, rues des Bernardins, Traversine; quartier place Maubert. Rue d'Arras.

―――― *Saint-Roch*, sur la chaussée d'Antin, après le boulevard; il n'y a que 15 ou 20 ans que ce Cimetière est établi. Avant, l'on enterroit dans celui qui étoit derrière l'Eglise de cette Paroisse; mais ce terrein ayant été employé pour la construction des Chapelles de la Communion & du S. Sépulchre, on a été obligé d'en acquérir un autre, pour y former le Cimetière dont est question.

―――― *Saint-Séverin*, attenant l'Eglise; il est partagé en deux parties par des grilles de fer, & est du côté de la rue de la Parcheminerie; quartier Saint-André.

Au milieu de ce Cimetière, on remarquoit un tombeau élevé, fermé par une grille de fer, couvert, & sur lequel étoit la figure d'un homme couché, ayant la tête appuyée sur une de ses mains, & le coude sur des Livres. Il fut érigé pour conserver la mémoire d'un Seigneur étranger, qui, à l'exemple de plusieurs autres, étoit venu exprès à Paris pour faire ses études dans l'Université, ce qui marque dans quelle réputation elle étoit alors. Les épitaphes qui se lisoient autour de ce monument, méritent d'être rapportées ici.

En souvenance du très-noble sang des Comtes de Phrise Orientale, *aussi pour les dons de grace, tant de l'esprit que du corps de feu noble homme* Ennon de Emda, *élu Gouverneur & Satrape de la Cité de* Emda, *qui, sur le cours de ses études, fût ici ravi par mort, en l'âge de vingt-trois ans, au grand regret de son pays & de tous ses amis: nobles femmes, sa mère-grand & sa dolente mère, ont, à leur cher & unique fils, fait dresser ce présent tombeau, en témoignage du devoir de vraie & pure* amitié, & certaine espérance de la résurrection du corps qui ici repose. Il trépassa l'an de N. S. 1545, le 18 de juillet.

Nobilitate generis comitum Orientalis Phrisiæ, & animi corporisque dotibus præclaro D. Ennoni de Emda, Civitatis Emdensis Præposito ac electo Satrapæ, propter certam hujus corporis resurrecturi spem, ac in amoris sinceri testimonium, avia, materque pia unico suo filio, qui hîc ex studiorum cursu, patriæ, amicis omnibus magno cum luctu, anno ætatis suæ XXIII, morte præreptus est, hoc monumentum statuerunt. Anno Domini 1545, 28 julii.

> *Quid fuerim, nostra hæc recubans commonstrat imago;*
> *Quid sim, quam teneo, putrida calva docet.*
> *Peccati hanc nobis pænam ingenuére parentes;*
> *Cujus sed Christus solvere vincla venit,*
> *Hic mihi viventi spes qui fuit, & morienti*
> *Æternum corpus quale habet ille, dabit*
> *Peccati, fidei, Christique hinc perspice vires,*
> *Ut te mortifices vivificetque Deus.*

CIMETIERE *Saint-Sulpice*, le premier est vis-à-vis une des petites portes de l'Eglise, le second rue de Bagneux; quartier Saint-Germain.

────── *des Saints-Innocens*. Sa première porte d'entrée est au coin de la rue aux Fers, la seconde au coin de celle de la Féronnerie, la troisième à la place aux Chats, quartier des Halles. Ce fut Philippe-Auguste qui fit entourer ce Cimetière de murailles.

En 1365, sous le règne de Charles V, dit le Sage, *Raimond Dutemple*, qui conduisoit alors l'ouvrage que l'on faisoit au Louvre, & comme on en étoit au grand *viz*, car le nom d'escalier n'étoit pas encore en usage, & que ce grand *viz* tournoit en rond comme ceux des clochers, il se servit, pour sa construction, des pierres qu'on tira des carrières des environs de Paris; & comme pour le faire, ces carrières avoient été épuisées, Raimond Dutemple, pour l'achever, fut obligé d'avoir recours au cimetière des Saints-Innocens. Il acheta, le 27 septembre de cette même année 1365, dix tombes, qu'il paya 14 sols parisis la pièce à *Thibault de la Nasse*, Marguillier de la Paroisse des Saints-Innocens.

Pendant que Paris fut sous la domination des Romains, ceux qui y mouroient étoient enterrés le long des grands chemins; mais aussi-tôt qu'il y eut des Rois Chrétiens, l'on commença d'enterrer les morts auprès des Eglises, & dans les Eglises mêmes. La Ville s'étant fort accrue dans la suite, & ne s'y trouvant pas de place pour ses inhumations, il fallut avoir des Cimetières publics. On prit, pour cela, une partie du marché de Champeaux, & on en fit le Cimetière qu'on y voit encore aujourd'hui. Guillaume le Breton nous apprend, que comme c'étoit un lieu ouvert de tous côtés, la canaille y commettoit mille infamies, & que Philippe-Auguste, vers l'an 1188, voulant procurer à ce lieu la révérence qui lui étoit due, le fit clorre de murailles.

Ce Cimetière est entouré des quatre côtés d'autant de corridors voûtés très-grossièrement, mais très-solidement en arcs de cloître. Ils ont été construits des libéralités de plusieurs personnes pieuses, & sont occupés par toutes sortes de Marchands & par des Ecrivains publics. C'est dans ce Cimetière que fut inhumé, du tems de Philippe-Auguste, le corps d'un enfant nommé *Richard*, que les Juifs crucifièrent à Pontoise en 1179, & qui fut apporté ici. Il se fit tant de miracles au tombeau de ce jeune Martyr, que les Anglois, dans le tems qu'ils étoient maîtres de Paris, l'exhumèrent, & le tansportèrent en Angleterre par dévotion, n'en laissant ici que le chef qu'on voit encore dans l'Eglise des Innocens.

Sous le corridor, du côté droit, en entrant par la porte qui donne dans la rue Saint-Denis, est, selon quelques Auteurs, le tombeau de *Nicolas Flamel*. Mais on a prouvé le contraire dans l'article qui concerne l'Eglise de Saint-Jacques-de-la-Boucherie. *Voy.* cet article.

Parmi ceux qui ont été inhumés dans ce Cimetière, & qu'on peut nommer sans blesser la vanité de personne, on remarque *Jean le Boulanger*, premier Président du Parlement de Paris, qui mourut le 21 février de l'an 1482; *Philippe Cottereau*, sa femme & leur fils; *Cosme Guinier*, Président aux Enquêtes, dont nous avons un excellent Commentaire sur la Pragmatique-Sanction, & qui avoit été Chanoine de Saint-Thomas du Louvre, mort le 3 de juillet 1503. Quelques Ecrivains ont prétendu que ce Commentaire étoit de *Jacques Maréchal*, aussi Chanoine de Saint-Thomas du Louvre. *Nicolas le Fevre*, un des plus savans & des plus judicieux critiques que nous ayons eu, étoit né à Paris le 2 de juin de l'an 1544. Il fut Précepteur de Henri de Bourbon, Prince de Condé; puis de Louis de France, Dauphin de Viennois, qui regna ensuite sous le nom de Louis XIII. *Le Fevre* vécut dans la retraite, avec la politesse d'un homme de Cour; & à la

Cour, avec la candeur de la simplicité d'un Solitaire. Il mourut le 3 de novembre de l'an 1612, & voulut être inhumé dans ce Cimetière public, & qu'on mît sur sa tombe cette épitaphe qu'il avoit composée.

>Nicolaus Faber, *peccator*,
>*Non unus ex multis, hic jaceo;*
>*Quid de me dici verius, aut à me quid*
>*melius non video.*
>*Agnosco bone Jesu, tu ignosce;*
>*Ad hoc enim natus es, ad hoc passus;*
>*Ad hoc tremuisti, ut per te securi essemus.*
>*Vixit annos 68, menses quatuor,*
>*Dies tres, devixit anno 1612.*

François-Eudes de Mezeray, un de nos plus célèbres Historiographes, mourut le 10 juillet 1683, âgé de 73 ans, & fut inhumé dans ce Cimetière, ainsi qu'il l'avoit ordonné. De nos jours, Madame la Comtesse *de Mailly*, épouse du Comte *de Mailly*, & fille du feu *Marquis de Nesle*, a voulu être aussi inhumée dans ce Cimetière, & a désigné la place où elle vouloit que son corps fût mis, sous l'égout des goutières des voûtes du côté de la place aux Chats.

On lisoit autrefois, dans ce Cimetière, une épitaphe assez singulière; comme elle étoit gravée sur une plaque de cuivre, quelque misérable l'a enlevée pour la vendre. Voici ce qu'elle contenoit:

>Cy gist *Yolande Bailli*,
>Qui trépassa l'an 1514, le 88e. an de
>Son âge, le 42e. de son veuvage,
>Laquelle a vu, ou pu voir devant
>Son trépas, deux cent quatre-vingts
>Quinze enfans issus d'elle.

Au milieu de ce Cimetière, est une tour octogone très-ancienne, & très-propre à exercer les Antiquaires. Cette tour, telle qu'on la voit aujourd'hui, a quarante pieds de hauteur, en y comprenant le globe qui soutient la croix qu'on y a mise depuis le Christianisme. On prétend que le premier étage de cette tour est entièrement enterré, & qu'il y a dix-huit pieds en terre de ce qui paroissoit autrefois au-dessus des fondemens, ce qui est arrivé au moyen des décombres qui ont extraordinairement élevé le terrein. Ce qu'on voit présentement de cette tour, n'a en tout que douze pieds de diamètre; il n'y a pas d'espace vuide en-dedans, qu'autant qu'il en faut pour un escalier à vis, qui conduit au plus haut étage, qui est percé de huit fenêtres, une à chaque face de l'octogone. La pointe, qui couvre ce dernier étage, est aussi octogone. Il est certain que cette tour étoit autrefois dans la campagne, lorsque la ville de Lutece étoit encore renfermée dans l'Isle du Palais.

Quelques-uns croient qu'elle servoit de guérite, que l'on y faisoit garde la nuit, lorsque les environs n'étoient que des forêts, où les voleurs & les ennemis auroient pu s'embusquer. D'autres pensent que c'étoit un phare, où l'on mettoit des feux pour éclairer les bateaux qui alloient sur la rivière. D'autres enfin ont imaginé, avec plus de vraisemblance, que cette tour, si elle existoit avant l'établissement du Christianisme dans les Gaules, a pu servir de fanal pour les Marchands qui venoient à Paris par ce côté-là, & que dans la suite, elle a rendu le même service à ceux qui se rendoient à l'Eglise pendant la nuit.

Avant de quitter ce Cimetière, on doit encore remarquer que contre le corridor, qui est du côté de la rue Saint-Denis, est une petite armoire fermée, dans laquelle est un chef-d'œuvre de sculpture. C'est un squelette humain d'environ 3 pieds de haut, dont le bras droit est couvert par un morceau de draperie; le bras gauche a été cassé: il ne reste de sain que la main, qui tient un rouleau déployé, sur lequel sont des lettres gothiques très-difficiles à déchiffrer. On ne connoît pas certainement la matière de ce squelette; les uns disent que c'est de l'albâtre, & les autres de l'ivoire. On croit que c'est un chef-d'œuvre de *Germain Pilon*. On ne le laisse voir que depuis le jour de la Toussaint, jusqu'au lendemain, à midi.

Voici une particularité dont aucun Ecrivain n'a parlé, & qui cependant mérite d'être sçue. Lorsqu'en 1648, la rue de la Ferronnerie fut élargie, il fut fait un accommodement, par lequel l'Eglise des Saints-Innocens céda au Chapitre de Saint-Germain de l'Auxerrois la propriété du sol qui s'étend le long de ladite rue, du côté des Charniers, depuis la rue Saint-Denis, jusqu'à la rue de la Lingerie exclusivement; & le Chapitre de Saint-Germain s'obligea de payer tous les ans une rente foncière de 5300 liv. à l'Eglise des Innocens. Quoique cette rente soit la plus belle & la plus forte redevance d'Eglise à Eglise qu'il y ait en France, on peut dire cependant que le Chapitre de Saint-Germain a bien trouvé son compte à ce marché; car il a fait bâtir, sur ce terrein, une longue suite de belles maisons, qui lui rapportent plus de 55000 liv. par an *.

Le 7 juin 1765, le Parlement de Paris rendit un Arrêt, par lequel, après avoir exposé les motifs de considération qui déterminoient ce Tribunal à supprimer tous les Cimetières qui se trouvoient dans l'enclos de la ville de Paris, ordonna qu'à compter du premier janvier 1766, aucunes inhumations ne pourront être faites dans les Cimetières qui sont situés dans cette Capitale.

Cet Arrêt désigne les endroits où chacune des Paroisses pourra avoir son Cimetière.

MM. les Curés de Paris s'étant crus obligés, soit par des vues d'intérêt, soit pour le bien public, de faire des représentations, pour empêcher l'exécution de cet Arrêt, il est demeuré sans effet.

CIRIERS. Ce sont ceux qui ont le droit de vendre & fabriquer la cire en cierges, bougies, flambeaux, &c. Ils ne font point un Corps de Communauté particulière, & sont réunis aux Epiciers, le second des six Corps Marchands. *Voyez* ÉPICIERS.

CITÉ. (la)

Sous le règne de Clovis, Paris étoit encore entre les deux bras de la Seine, & n'excédoit pas cette partie de l'Isle du Palais, connue encore aujourd'hui sous le nom de *Cité*. Cependant on remarquoit, sur le bord de la rivière, quelques cabanes du côté de Saint-Germain-l'Auxerrois, où se trouvoit un bois appellé la *Forêt des Charbonniers*. Sous l'Empereur César, la Ville s'embellit un peu. Il fit construire de nouvelles

---

* En 1424, sous le règne de Charles VII, après la bataille de Verneuil, le cimetière des Innocens fut choisi pour être le lieu de la scène d'un spectacle Anglois. Les personnes des deux sexes, de tout âge & de toutes conditions, y passèrent en revue, & exécutèrent diverses danses, ayant la mort pour coryphée. Cette triste & dégoutante allégorie s'appelloit la *danse Macabrée*, (de deux mots Anglois, *to make*, faire, & *to break*, rompre, briser.) c'est peut-être d'elle que dans les siècles suivans le célèbre *Sakespear* a pris l'idée de cette scène du Fossoyeur de sa Tragédie d'Hamlet, où les traits les plus sublimes se trouvent confondus avec les images les plus révoltantes. *Hist. de Fr. par Villaret, tom.* 14. p. 300.

maisons plus solides & plus commodes : on facilita la communication au septentrion & au midi, en construisant deux ponts de bois dans les lieux où sont aujourd'hui le *petit-Pont* & le *Pont-au-Change*. Ces ponts se trouvèrent enfermés par la nouvelle muraille dont César entoura la Ville : il la fortifia de deux tours, placées où l'on voit aujourd'hui le *grand* & le *petit-Châtelet*. *Voy.* PARIS.

CLAGNY, (le Château de) est peut-être la maison la plus regulièrement belle qu'il y ait en Europe. Il est tout près de Versailles, & presque dans une position pareille à celle de cette maison royale. Le Roi Louis XIV le fit bâtir pour Madame *de Montespan*. Il fut commencé en 1676, & achevé en 1679 & 1680, sur les desseins de *Jules-Hardouin Mansart*, & on peut dire que cet Architecte s'est surpassé dans le dessin & la construction de cet édifice.

En face d'une cour de 30 toises de large, sur 32 de profondeur, on voit un corps-de-bâtiment, au milieu duquel est un beau & grand pavillon, qui se termine en impériale. Ce bâtiment a deux ailes doubles en retour, & sur la face de devant deux autres salles.

La cour est fermée par une grille de fer parfaitement bien travaillée, qui se courbe en demi-lune, & au milieu est la porte. On monte à l'étage du rez-de-chaussée par cinq perrons quarrés, qui élevent cet étage de 4 à 5 pieds.

Celui qui est à l'extrêmité de l'aile, qui est à droite en entrant, conduit dans la Chapelle, dont le plan est rond & de trente pieds de diamètre. Celui par lequel on monte au vestibule, où l'on trouve le grand escalier, vient ensuite, & au milieu de la façade, est celui qui donne entrée au sallon du grand pavillon.

Ce perron est plus grand que les autres, & l'on entre dans le sallon par trois grandes arcades égales. La voûte de ce sallon est plus élevée que les autres, & est portée par quatre trompes, où sont huit grands esclaves.

Les perrons qui sont à l'aile qui est à main gauche, en entrant, conduisent à une grande galerie de 35 toises de long, sur 25 pieds de large, qui est composée de trois sallons, un peu plus larges que les intervalles qui les joignent. A la réserve du grand pavillon qui est couvert d'un dôme, les combles du reste du bâtiment sont brisés, ou à la mansarde.

Dans une des deux ailes, qui sont sur la face de devant, est une galerie pavée de marbre, longue de 24 toises, & large de 25 pieds. Elle avoit été d'abord destinée à servir d'orangerie. Dans l'autre aile, sont l'Apothicairerie & l'Infirmerie.

Ces deux dernières ailes n'ont point d'étages, & sont seulement à la hauteur du rez-de-chaussée. Elles ont chacune sept arcades à plein cintre, & sont terminées, à chaque extrêmité, par un avant-corps. Ces arcades sont autant de fenêtres ou croisées terminées par un arc surbaissé.

Les pieds droits, qui sont entre chacune de ces arcades, sont décorés d'une table saillante d'environ un pouce. Au milieu de chacune des impostes, est un buste soutenu par une console.

Les jardins sont du dessin de *le Nautre*, & tirent leur plus grande beauté de plusieurs parterres en broderie, & de boulingrins de diverses figures; comme aussi des palissades & des bosquets de charmilles, & de cabinets de treillage, ornés d'architecture.

L'étang, qui servoit d'abreuvoir à Versailles, servoit aussi de canal aux jardins de Clagny, & contribuoient à la beauté de la vue de ce Château, pour lequel il sembloit avoir été fait exprès. Cet étang, dont la vue faisoit agrément à ce Château, a été comblé depuis quelque tems, pour arrêter le cours des maladies, que ses vapeurs mal-saines occasionnoient toutes les années dans cette partie de Versailles.

Nous ne devons point omettre de parler des niches admirables qui sont dans le vestibule; leurs belles proportions & le choix exquis de leurs ornemens judicieux & sans profusion, méritent bien de n'être pas oubliés. Ces niches passent pour les plus belles depuis l'invention de l'architecture, & elles ont servi de modèle à toutes celles de ce genre, les plus estimées des connoisseurs les plus difficiles.

CLAIR. (Saint) *Voy.* FOIRE.

CLAMART. Village situé à une lieue & demie, ou deux petites lieues de Paris, vers le couchant d'hiver, dans un vallon fort verdoyant. Son territoire s'étend beaucoup sur le haut de la montagne, le long des murs du parc de Meudon, il va même jusqu'auprès de Bièvre, de Villacoublay & Pontmaréchal: mais dans cette partie supérieure, qui est vaste & de pleine campagne, il n'y a que des terres labourables, & sur-tout ensemencées en menus grains & légumes. Quant aux vignes, on en voit sur le chemin de Clamart à Venves.

L'Eglise paroissiale est sous l'invocation de Saint Pierre & Saint Paul. Le bâtiment n'a guère que 200 ans d'antiquité,

& ne contient rien de remarquable. Il est accompagné d'une tour qui a de l'apparence.

La présentation de la Cure appartient au Prieur de Saint-Martin-des-Champs.

CLAMART. (*Cimetière de*.) Il est arrivé quelquefois que les noms de Villages ont été transportés dans Paris, sans qu'on en sache la raison. Le nom de Clamart a été donné autrefois à une croix dans le fauxbourg Saint-Victor, & ce nom a passé ensuite à un vaste Cimetière appartenant à l'Hôtel-Dieu de Paris, de manière que dans le langage ordinaire, on dit que les corps morts de l'Hôtel-Dieu sont presque tous portés à Clamart. La Croix Clamart a aussi été appellée indifféremment la Croix de Dormans, non pas relativement à ce Cimetière, qui n'est pas si ancien; mais ce nom lui vint de ce que MM. *de Dormans*, famille de Paris, avoient en cet endroit une maison de plaisance du tems de Charles VI; & comme ces mêmes Messieurs avoient fait à Clamart tant d'acquisitions, qu'on les qualifioit aussi de Seigneurs ou Sires de Clamart, de-là vint que la même croix & le même canton prit aussi le nom de Clamart.

CLICHY-EN-L'AUNOIS. Ainsi surnommé, à cause de sa situation dans le petit pays d'Aunois, & pour le distinguer de Clichy, situé sur la Seine, à l'occident de Paris, & communément appellé Clichy-la-Garenne. Tous deux étoient également terres royales au septième siècle, sous le règne de Dagobert, & s'appelloient en Latin *Clippiacum*. Celui-ci est le premier des deux Clichy que nos Rois aient donnés à l'Abbaye de Saint-Denis en 635 ou 636. Il est situé sur une montagne ou côteau, au lieu que Clichy-sur-Seine est dans une plaine. Il est éloigné de Paris de trois lieues & un peu plus. Il y a apparence que ce n'est que depuis que le Monastère de Saint-Denis eût été gratifié par Charles-Martel de Clichy-sur-Seine, que l'Abbaye se défit de Clichy-en-l'Aunois; mais le nom de Saint-Denis y resta toujours.

L'Eglise est un bâtiment assez nouveau. Il est sans ailes & n'a que la forme d'une grande Chapelle. Au côté méridional du grand-autel, est une tombe quarrée, qui est visiblement déplacée, puisque celle qui y est représentée, a la tête vers l'orient. C'est une femme couverte d'un capuchon, dont la pointe relève tout-à-fait, & qui a un béguin sous le menton. On lit autour en petites capitales gothiques: *Cy gist Jehanne de Saint-Lorens, femme de . . . . de Saint-Lorens, Bourgeois* de Paris, qui fut mère du Frère *Adam de Saint-Lorens*, Frère de l'Ordre de... le reste est caché par le marche-pied. Cette tombe paroît être du temps du règne de Philippe-le-Bel ou environ. Adam de Saint-Laurent étoit sans doute un Religieux, Chevalier de l'Ordre du Temple, lesquels Chevaliers étoient Seigneurs de Clichy, dès la fin du XIIe. siècle, ou au commencement du XIIIe. & cet Ordre, nommé aujourd'hui l'Ordre de Malthe, l'est encore. L'Abbé de Livry nomme à la Cure.

Cette Paroisse est d'une petite étendue. Elle n'est éloignée du village de Livry que d'un quart de lieue. Entre ces deux Villages, sont des vignes en quantité, qui regardent en partie le couchant, & le territoire s'appelle *la Haute-Forêt*. Proche de Clichy est une pelouse de 60 arpens, où les bestiaux paissent l'été, & le reste du tems dans les bois. M. le Prince *de Dombes* avoit à Clichy une maison pour la chasse.

C'est sur le territoire de Clichy-en-l'Aunois, & non sur celle de Livry, qu'est bâtie, presque au bord de la lisière du bois, la Chapelle de *Notre-Dame des Anges*. Un Historien contemporain de *Mauburne*, c'est-à-dire, d'environ 250 ans, parle de la fontaine qui étoit dans le bois proche de cette Chapelle, qu'il ne surnomme point *des Anges*: il dit seulement que cette fontaine guérissoit de la fièvre.

CLICHY-LA-GARENNE ou CLICHY-SUR-SEINE. Village sur le rivage droit de cette rivière, entre Neuilly & Saint-Denis, vers le couchant d'été de Paris, dont il n'est éloigné que d'une lieue. Dagobert I, l'un de nos Rois, y est mort & il y avoit été marié. Les habitans font remarquer encore la maison où l'on croit qu'il a habité.

S. Vincent de Paule, en 1612, a été Curé de Clichy, dont il a fait reconstruire, ou presqu'entièrement réparer l'Eglise en l'état où elle est aujourd'hui. Il fut même permis, le trois mars 1628, d'aliéner des fonds de la Fabrique, pour refaire le clocher. Ce lieu, à cause de sa proximité de la Ville, est rempli de maisons de campagne, parmi lesquelles il y en a de fort agréables. On y distingue aussi plusieurs beaux jardins, & entr'autres celui de la maison qui appartenoit à M. *de Crozat*, planté sur les dessins du fameux *le Nautre*. C'étoit pour fournir de l'eau dans toutes les différentes parties de sa maison, que M. de Crozat, si renommé par ses immenses richesses, avoit fait construire à grands frais, à plus de 300 pas de la rivière, un moulin à vent, qui fut commencé par le Frère *Bourgeois*, Augustin, & achevé par le sieur *Puisieux*, Architecte, connu par des ouvrages estimés, & mort en février 1776. *V. tom. 1*, *pag. 63.*

L'entretien seul de ce moulin, qui, dans l'origine servoit également à moudre le grain, occasionnoit une dépense telle que le Propriétaire renonça au double usage auquel on l'avoit rendu propre. Il ne sert plus actuellement qu'à distribuer, dans la même maison, une quantité d'eau encore assez considérable.

Au reste, la Paroisse de Clichy a beaucoup d'étendue, & son territoire vient jusqu'aux portes de la Ville, en face de la barrière ou chaussée d'Antin. Cette portion de la Paroisse, éloignée du chef-lieu d'environ trois quarts de lieue, se trouve dans le fauxbourg de Paris même. Elle est très-fréquentée par le peuple, principalement les jours de Fêtes; & nombre de Seigneurs de la Cour ou de riches particuliers se sont fait, de ce côté, de fort jolies habitations. On y admire sur-tout l'élégant pavillon de M. *de la Bouexiere*, ancien Fermier-général, & le jardin Anglois de M. *Boutin*, Receveur-général des Finances. C'est aussi dans ces environs, & près d'un lieu appellé Mouceaux, hameau qui dépend de Clichy, que M. le Duc *de Chartres* a de pareils jardins à l'Angloise, où l'on voit une rivière, des ponts, différentes ruines d'architecture, un moulin à vent, des chaumières, un bâtiment surmonté d'un clocher, représentant assez bien une petite Eglise de Campagne, qu'on apperçoit à travers les bois, &c. &c. Ces sortes de jardins, qui commencent parmi nous à devenir à la mode, en n'offrant aux yeux que des sujets purement agrestes, forment une varieté de spectacle, qui ne contraste pas peu avec l'uniformité de nos jardins, tous composés de grands parterres bien dessinés, de grandes allées d'arbres bien taillés, &c. &c. dont l'aspect a quelque chose de si noble & de si majestueux.

Clichy-la-Garenne comprenoit primitivement tout le territoire qu'on laisse à gauche, en allant des environs de Montmartre à Saint-Denis de l'Etrée, dont une grande partie a été démembrée autrefois, pour ériger la Paroisse de Saint-Oüen.

La première occasion où nos anciens Historiens font mention de Clichy, est à l'année 42 du règne de Clotaire II, qui revient à l'an 625 de J. C.

Dagobert étoit à Clichy l'an 636, que l'on comptoit le 14e. de son règne, lorsqu'il envoya dans la basse-Bretagne, faire savoir aux Bretons qu'ils réparassent promptement le mal qu'ils avoient commis. Ce fut aussi dans le même lieu,

que

que *Judicaël*, leur Roi, se rendit avec des présens, promettant de donner satisfaction au Roi de France sur ce qu'il souhaitoit, & reconnoissant que son Royaume étoit soumis à celui de France. Dagobert l'ayant invité à dîner, il n'osa se mettre à table avec lui; mais le Roi étant assis, il se retira du Palais, & alla dîner dans la maison *de Dadon* le Référendaire : c'est celui qu'on a depuis appellé *S. Oüen*.

Dès l'an 717, le Monastère de Saint-Denis posséda du bien à Clichy de la libéralité du Roi Chilperic III. Comme les Bénédictins mangeoient alors de la volaille, l'Abbé leur avoit destiné cette terre, pour leur en fournir entre Pâques & Noël.

On ignore si Clichy-la-Garenne étoit une Paroisse, avant que nos Rois y eussent un Palais, ou s'il faut dire que ce fut la construction du Palais, qui donna origine à la Paroisse. Mais à juger de son ancienneté par le Saint qui est Patron de l'Eglise de temps immémorial; savoir, S. Médard, elle n'a pu être consacrée sous son invocation avant l'an 545 de J. C. qui est le tems de sa mort : si cependant cette Eglise a été d'abord sous le titre du Sauveur, comme on le tient dans le lieu, on peut en faire remonter l'antiquité plus haut.

S. Vincent de Paule avoit succédé dans la Cure de cette Paroisse, à M. *Bourgoin*, qui la quitta pour entrer parmi les Prêtres de l'Oratoire, dont il devint le troisième Général en 1641; nous avons de lui des Prônes; & il est Auteur de plusieurs autres Ouvrages. M. *Bossuet* prononça son oraison funèbre en 1662. *S. Vincent de Paule* avoit préféré cette Cure à une Abbaye qu'on vouloit lui donner. L'Eglise de Clichy possède une petite partie de ses reliques, & l'on y célèbre sa Fête avec solemnité.

La nomination de la Cure appartient au Chapitre de Saint-Benoît de Paris, qui y possède le tiers de la dîme. Trois autres Collégiales ont aussi part dans les dîmes de Clichy : savoir, Saint-Germain-l'Auxerrois, pour le territoire voisin de Passy ou d'Auteuil, celle de Saint-Honoré, pour un autre quartier; & celle de Saint-Denis de l'Etrée, située dans la ville de Saint-Denis. Chacune de ces Eglises fait un supplément de revenu au Curé.

La Paroisse de Clichy, malgré le dénombrement, s'étend encore très-près de Paris, puisqu'elle va jusqu'au fief du Coq, dit de l'Homme riche, proche les Porcherons.

Pierre Versoris, célèbre Avocat de Paris, sur la fin de l'avant-dernier siècle, avoit sa maison de campagne à Clichy-la-Garenne. On lit qu'il s'y retira l'an 1581, pour éviter la contagion qui regnoit à Paris, & qu'il y composa sa Généalogie.

L'Ordonnance que le Roi Philippe de Valois donna contre les blasphêmateurs, au mois de février 1343, est datée de Clichy dans l'ancien Livre rouge du Châtelet.

CLIGNENCOURT, écart ou dépendance de Montmartre, situé à l'opposite, & sur le côté de la montagne qui fait face à la ville de Saint-Denis. Piganiol observe que l'Abbaye de Montmartre possède à Clignencourt un fief du Monastère de Saint-Denis ; ce qui est cause, dit-il, qu'à chaque mutation d'Abbesse, cette Abbaye de Filles doit payer 1000 liv. à la manse abbatiale de Saint-Denis.

En 1579, *Jacques Liger* ou *Legier*, Trésorier du Cardinal de Bourbon, Seigneur de Clignencourt, y fit bâtir la Chapelle de la Trinité, sur la descente de la colline. Les Dames de Montmartre, chargées de l'exécution des fondations, en ont obtenu la réduction en 1728.

Dom Félibien fait remarquer que lorsque la procession septenaire de Saint-Denis arrive à Montmartre, les Chapelains de ce lieu viennent au-devant, jusqu'à cette Chapelle de la Trinité.

CLOCHE *de l'Hôtel-de-Ville*. L'usage de cette cloche, que l'on voit dans la campanile qui est au milieu du bâtiment, est de sonner pendant trois jours & trois nuits, pour annoncer la naissance des Dauphins, ou des héritiers présomptifs de la Couronne.

CLOCHE *du Palais*. Elle fut fondue en 1371, par *Jean Jouvente* : on ne la sonne que dans les grandes réjouissances ; mais le 24 d'août 1572, on s'en servit pour donner le signal du massacre des Calvinistes. Elle est dans la tour de l'horloge du Palais, & elle est la première grosse horloge qu'il y ait eu à Paris. On la doit à Charles V, qui la fit placer en 1370.

C L O I T R E S Réguliers & Séculiers de Paris, dans la plûpart desquels il y a des Locataires particuliers.

On en compte au nombre de vingt-trois.

CLOITRE *des Bernardins*, rue des Bernardins ; quartier de la place Maubert.

CLOÎTRE *de la Culture de Sainte-Catherine*, rue Culture-Sainte-Catherine ; quartier Saint-Antoine.

——— *des Jacobins*, à sa principale entrée par la rue Saint-Honoré ; l'autre, par le cul-de-sac Sainte-Hyacinte ; quartier du Palais-Royal.

——— *des Jacobins*, rue Saint-Jacques, a sa principale entrée par la rue Saint-Jacques ; une autre, par la rue de la Harpe ; & enfin une troisième, au bout de la rue des Cordiers ; quartier Saint-Benoît.

——— *des Jésuites de la rue Saint-Antoine*, est le cul-de-sac à leur Eglise & à la rue Saint-Paul ; quartier Saint-Paul.

——— *Notre-Dame de Paris*, a sa première issue au coin du Parvis ; sa seconde, dans la rue des Marmouzets ; sa troisième, à la rue d'Enfer ; sa quatrième, au terrein : quartier de la Cité.

——— *Saint-Benoît*, sa première & principale issue est dans la rue des Mathurins ; la seconde, est une arcade dans la rue Saint-Jacques ; la troisième conduit à la Sorbonne ; la quatrième, qui est le long des charniers, a sa sortie par la rue Saint-Jacques : quartier Saint-André.

——— *du Saint-Esprit*, a une sortie dans la Grève ; l'autre, derrière Saint-Jean-en-Grève : quartier de la Grève.

——— *Saint-Etienne-des-Grès*, a son entrée par la rue Saint-Jacques : quartier Saint-Benoît.

——— *Saint-Germain-l'Auxerrois*, autour de l'Eglise ; il ferme la nuit, & est la demeure de M. le Curé ; a pour issues les rues de l'Arbre-sec, des Prêtres, du petit Bourbon, & le passage au vieux Louvre : quartier du Louvre.

——— *Saint-Honoré* : ses sorties sont dans les rues Saint-Honoré, Croix des Petits-Champs, des Bons-Enfans ; il ferme de nuit : quartier Saint-Eustache.

——— *Saint-Jacques-de-la-Boucherie*, a ses issues dans

Z ij

les rues des Ecrivains, du Crucifix-Saint-Jacques, Marivaux: quartier Saint-Jacques de la Boucherie.

CLOITRE *Saint-Jacques-de-l'Hôpital*, a une sortie dans dans la rue Mauconseil; l'autre, dans la rue Mondétour: quartier des Halles.

——————— *Saint-Jean-en-Grève*, a une sortie dans la rue du Pet-au-diable; l'autre, dans celle du Monceau: quartier de la Grève.

——————— *Saint-Julien-le-Pauvre* aboutissoit anciennement dans les rues Galande & Saint-Julien: quartier de Saint-Benoît.

——————— *Saint-Louis-du-Louvre*. Il est divisé en deux parties: la première étoit celle de Saint-Thomas du Louvre, avant l'écroulement de cette Eglise; la seconde, celle du Chapitre de Saint-Nicolas, qui a été réuni en 1740 à celui de Saint-Louis-du-Louvre; les issues de ces deux parties sont rues Saint-Thomas-du-Louvre & Fromenteau: quartier du Louvre.

——————— *Saint-Magloire*, aboutit dans les rues Saint-Denis, Salle-au-Comte: quartier Saint-Jacques-de-la-Boucherie.

——————— *Saint-Marcel*, a deux sorties par la rue Mouffetard, & une autre par la rue des francs-Bourgeois: quartier du fauxbourg Saint-Marcel.

——————— *Saint-Martin*: son issue est dans la rue Saint-Martin: quartier Saint-Martin.

——————— *Saint-Merri*, aboutit d'une extrêmité à la rue Saint-Martin, de l'autre à la rue de la Verrerie: quartier Saint-Martin.

——————— *Saint-Nicolas-des-Champs*, aboutit à la rue Saint-Martin: quartier Saint-Martin.

——————— *Sainte-Opportune*, a pour issues les rues des Fourreurs, des Lavandières, de la Harangerie, de la Tableterie & Court-talon: quartier Sainte-Opportune.

CLOITRE *Saint-Victor*, avoit deux issues dans la rue Saint-Victor, avant que M. l'Archevêque de Lyon en fût Abbé, l'une devant la principale porte de l'Eglise, & l'autre par celle de la Ferme : il ne subsiste plus que cette dernière.

CLOS-AUX-BOURGEOIS. *Voy. Tom. I, pag.* 665.

CLOS-BRUNEAU étoit une vigne qui appartenoit à l'Evêque de Paris, & qu'il donna en 1202 aux Religieux de Sainte-Geneviève pour l'augmentation de la Paroisse de Saint-Etienne-du-Mont, en échange de la Paroisse de Sainte-Geneviève-des-Ardens. Son territoire consistoit dans les rues *Fromenteau, de Saint-Jean-de-Latran, de Saint-Hilaire, de Saint Jean-de-Beauvais, la rue Charretière*.

CLOS DES ARENES. *Voy. Tom. I, pag.* 289.

CLOS-MAUVOISIN. C'est le terrain où sont aujourd'hui les rues de *Saint-Julien-le-Pauvre, du Fouarre, des Rats, des trois Portes, de la Bucherie, & partie de la rue Galande*. Ce Clos appartenoit à l'Abbaye de Sainte-Geneviève, qui le donna en fief en 1202, à *Matthieu de Montmorency*, à la charge que ceux qui bâtiroient dans ce Clos, seroient de la Paroisse du Mont, sur lequel on bâtit dans la suite l'Eglise de *Saint-Etienne*, celle de Sainte-Geneviève étant devenue trop petite pour contenir tous les habitans de la Paroisse.

CLOS-PAYEN. Ainsi nommé d'une maison appartenante au sieur *Payen*. On y blanchit une quantité surprenante de toiles, à la faveur de la petite rivière de Bièvre ou des Gobelins, qui passe auprès. Il est situé dans la partie méridionale de Paris, quartier de la place Maubert, au bout du Champ & de la rue du Champ de l'Allouette.

CLOS-TOUTIN. Ce lieu est situé en partie sur la Paroisse de Vaucresson, & en partie sur celle de la Celle. Il s'appelloit anciennement *la Chapelle Rainfoin*, & est du Doyenné de Château-fort.

CLOTAUMONT. Terre située à cinq lieues de Paris, sur la Paroisse de Beaubourg, vers le midi, au doyenné de Lagny, avec haute, moyenne & basse-Justice.

CLOUD, (S.) est un gros Bourg des plus peuplés du Royaume, & celui peut-être où il y a le plus de mouvement, à cause du concours du peuple de Paris, qui s'y rend les Fêtes & les Dimanches; il a pour cela la commodité d'une galiote réglée, & d'une infinité de batelets qui voguent sur la Seine. Il est situé à deux lieues à l'ouest de Paris; longit. 19 d. 52′. 40″. latit. 48 d. 50′. 37″.

Ce lieu s'appelloit anciennement *Novigentum*, Nogent-sur-Seine ; mais *S. Cloud*, * un des fils du Roi Clodomir, Roi d'Orléans, & petit-fils du grand *Clovis* & de *Sainte Clotilde*, s'y étant retiré pour éviter les persécutions de ses oncles, & même la mort, la vie sainte qu'il y mena, & les miracles qu'il y fit, donnèrent lieu à divers établissemens qui s'y formèrent insensiblement, & ce Bourg prit le nom de ce Prince, qui fit présent de cette terre à l'Eglise de Paris. Les Evêques de Paris jouirent long-tems du droit d'exiger des habitans de Saint-Cloud, le jour de Saint André, autant de taille qu'il leur plaisoit. C'étoit un droit coutumier, auquel les habitans furent condamnés sous Charles IV, par sentence du Bailli de Saint-Cloud, laquelle fut confirmée par Arrêt du Parlement, au mois d'août de l'an 1381. En 1429, la Cour réduisit cette taille à 24 liv. & l'an 1529, à 20 liv.

La bonté de l'air & celle des eaux invitent les particuliers de Paris à avoir des maisons de campagne à Saint-Cloud pour y passer la belle saison, & l'on voit dans les Antiquités Françoises de *Fauchet*, que ce goût n'est pas nouveau, puisque ce fidèle Historien dit, » que ce Bourg a été autrefois bien » aimé ; car, outre la bonté de l'air & des eaux (que l'on » tient guérir des écrouelles) huit ou dix colonnes de marbre » mêlé, dont l'Eglise est ornée, par ce reste, témoignent la

---

* Ce Prince ayant fait réflexion sur la vanité des grandeurs, lorsqu'il fut plus avancé en âge, se coupa lui-même les cheveux ; & après avoir, pendant quelque tems, mené à Paris & en Provence une vie solitaire, fut ordonné Prêtre à Paris par l'Evêque Eusebe, vers l'an 551. Il exerça les fonctions sacerdotales peu de tems, & l'amour de la solitude le porta à se retirer dans ce lieu, qui étoit apparemment l'une des terres qui lui échut, lorsque la mort de Childebert eût amené du changement dans la distribution des terres. Il y fit construire une Communauté ou Moûtier, dans lequel il se renferma avec quelques personnes de piété. Ce Moûtier portoit le nom de *S. Martin*.

» magnificence du lieu ** ». Il y a apparence que cette vertu, que l'on attribuoit aux eaux de Saint-Cloud, n'étoit qu'une erreur populaire, qu'un siècle plus éclairé & moins crédule a détruite.

Saint Cloud bâtit ici un Monastère, qui a été sécularisé depuis, en sorte que l'Eglise est aujourd'hui Collégiale & Paroissiale. Son Saint y fut enterré, & l'on y conserve encore es reliques, qui étoient dans une crypte sous l'Eglise ; & dans un tombeau de pierre, long de 7 pieds, on lit sur le marbre noir bleuâtre qui le couvre, les trois distiques suivans, gravés en caractères dont les C sont quarrés.

Artubus hunc tumulum Chlodoaldus consecrat almis ;
Editus ex Regum stemmate perspicuo.
Qui vetitus Regni sceptrum retinere caduci,
Basilicam studuit hanc fabricare Deo :
Ecclesiæque dedit matricis jure tenendam.
Urbis Pontifici quæ foret Parisi.

Ces reliques furent mises depuis dans une châsse de cuivre doré, enrichie de pierreries, avec deux figures d'argent en relief aux deux bouts, qui représentent le Saint.

** Il y a un os du doigt de S. Cloud, dit l'*Abbé le Beuf*, dans son *Hist. du Diocèse de Paris*, tom. 7. pag. 34. enchâssé dans une boëte de crystal, soutenue d'un pied de vermeil doré, émaillé & ancien, que l'on porte en procession les premiers mercredis du mois. On trempe cet ossement en forme de croix dans l'eau, que l'on bénit pour les malades, dont l'oraison se trouve dans le Propre de la Collégiale, imprimé en 1702. Il m'a fallu entrer dans ce détail, ajoute l'*Abbé le Beuf*, afin de développer sur quoi *Fauchet* a pu être fondé, pour assurer que les eaux de Saint-Cloud passent pour avoir la vertu de guérir des écrouelles. Par cette explication, on comprend que ces eaux n'ont point cela d'elles-mêmes, & que ce seroit vraiment une erreur populaire de croire qu'elles l'aient autrement que par la bénédiction & par la vertu de la foi des malades. Alors on invoquoit ce Saint contre les écrouelles. L'Auteur de la vie de S. Cloud, imprimée en 1647, parle de 8 ou 10 colonnes de marbre mêlé, dont l'Eglise de S. Cloud est ornée : il a eu probablement en vue le mausolée de marbre qu'on voyoit au-dessus de la sépulture du Saint Prêtre, avant que les Huguenots l'eussent abattu.

L'Historien moderne de la vie de S. Cloud assure que les seconds Patrons de l'Eglise de ce Saint, sont *S. Marcel*, Evêque de Paris, & *S. Probas*, Prêtre. Il y a une Confrèrie du nom de ce dernier dans l'Eglise de Saint-Cloud.

Dans cette Eglise, il y a aussi une Chapelle *** toute incrustée de marbre, dans laquelle repose le cœur du Roi *Henri III*. Ce fut *Charles Benoise*, Secrétaire du Cabinet de ce Prince, qui fit élever ce monument à sa mémoire, & qui laissa à la postérité, ce rare exemple du fidèle & personnel attachement qu'il avoit pour son Maître. Dans cette Chapelle, est une inscription en lettres d'or.

Adsta Viator, & dole Regum vicem.
Cor Regis isto conditum est sub marmore.
Qui jura Gallis, Sarmatis jura dedit.
Tectus cucullo hunc substulit sicarius.
Abi viator, & dole Regum vicem.

Les entrailles de *Henriette-Anne Stuart*, & celles de *Philippe de France*, Duc d'Orléans, son mari, sont aussi inhumées dans cette Eglise. Sur celles de *Henriette-Anne Stuart*, il y a un marbre & une inscription, qui ont été mis aux dépens d'*Anne d'Orléans*, Duchesse de Savoie, & Reine de Sardaigne, sa fille, laquelle a aussi fondé un service, qui se célèbre tous les ans dans cette Eglise, le 30 juin.

On ne trouve de vestiges apparens de cette Eglise Collégiale, que depuis 600 ans, qui est à peu-près le tems de la bâtisse de l'Eglise que l'on voit aujourd'hui, & où *S. Martin* n'est presque plus connu comme ancien Patron, que par le Clergé.

La seigneurie de Saint-Cloud fut érigée en Duché-Pairie en 1674, en faveur de *François de Harlay*, Archevêque de Paris, & des Archevêques ses successeurs. Dans les Lettres-patentes, qui furent expédiées à ce sujet, le Roi dit : Qu'ayant résolu de décorer le Siège Archiépiscopal de la Capitale de son Royaume du titre de Duché-Pairie, & que, dans ce cas,

---

*** Cette Chapelle du titre de *S. Michel*, est fort belle & bien ornée. Elle est au côté droit du chœur. Au milieu, est une colonne torse d'un marbre rouge précieux, que M. d'*Epernon* avoit fait ériger, pour mettre au-dessus le cœur du Roi Henri III, qui mourut à Saint-Cloud. M. *Chastelain* écrivit en 1676, qu'étant en cette Eglise, on l'assura que le cœur de ce Prince n'est point sur cette colonne, que l'Auteur de la vie de S. Cloud appelle un pilier de porphyre ; mais qu'il est enterré dans le chœur, en un petit enclos, où l'on ne marche point. On fait pour lui dans cette Eglise tous les ans, un Service solemnel le second jour d'août.

étant nécessaire d'attacher ce titre à quelqu'une des terres dépendantes de l'Archevêché, il a été estimé qu'aucune ne le méritoit davantage que celle qui, ayant été donnée par *S. Cloud*, fils du Roi *Clodomir*, & petit-fils du grand *Clovis*, en porte encore présentement le nom, & qui est le plus ancien monument de la libéralité des Rois de France envers cette Eglise. Ces Lettres sont datées du 7 avril 1674. On y désigne en même-tems les terres que l'on incorpore à celles de Saint-Cloud, pour qu'il y ait le nombre suffisant de Paroisses nécessaires, pour que la terre principale soit décorée du titre de Duché-Pairie. Ces terres sont *Maisons-sur-Seine*, *Creteil*, *Ozoir*, la *Ferrière-en-Brie* & *Armentières*, sur la rivière d'Ourcq, dans le diocèse de Meaux. Si les Archevêques de Paris ont l'utile de la seigneurie de Saint-Cloud, ils n'en ont pas l'agréable : la belle & Royale Maison qu'on y voit, appartient à S. A. S. Monseigneur *le Duc d'Orléans*, Prince du Sang.

Le château de Saint-Cloud est du dessin de *le Pautre* : il est situé au couchant de Paris, à mi-côte d'une montagne qui s'élève sur la rive gauche de la rivière de Seine, & dans l'un des plus beaux points de vue des environs. Le terrein, sur lequel est cette magnifique maison & ses jardins, étoit auparavant occupé par trois maisons particulières, dont MONSIEUR, frère du Roi Louis XIV, fit l'acquisition. L'une avoit appartenu à M. d'*Hervard*, Contrôleur-général des Finances, qui trouva le moyen d'avoir un jet d'eau de 90 pieds; alors on n'avoit pu élever l'eau qu'à 50. La seconde, à M. *Fouquet*, sur-Intendant des Finances; & la troisième, à M. *Monerot*.

L'avenue de cette Maison Royale est pratiquée sur le penchant de cette montagne. Elle est fermée, à droite, par les maisons du Bourg, & à gauche, par la muraille du Parc. Elle a trois allées d'arbres bien alignés.

On entre d'abord dans une avant-cour, que l'on appelle la demi-lune. Ensuite, on passe dans la grande cour du Château par des angles. Cette entrée est une irrégularité qu'il n'a pas été possible de corriger : car, outre que l'on vouloit conserver la vue de la rivière, il s'est d'ailleurs rencontré, dans l'endroit où devoit être la principale entrée, un escarpement qui rendoit la chose impraticable. Le Château est un grand corps de bâtiment, accompagné de deux autres en retour, flanqué l'un & l'autre par un pavillon. La façade présente un avant-corps placé au milieu, & cette Maison est très-belle.

Les dedans offrent aux yeux tout ce qu'on peut voir de plus riche & de plus curieux. La galerie & les sallons sont les ouvrages les plus estimés de *Mignard*, mort premier Peintre du Roi, & ils ont un applaudissement universel. Le grand sallon est la première de ces pièces qui se présente aux yeux des curieux. Outre l'or & le marbre dont il est enrichi, on y voit avec admiration plusieurs tableaux, où le Peintre a représenté les amours de Mars & de Venus, & où Appollon fait voir à Vulcain que Mars partageoit avec lui les faveurs de Venus, sa femme.

La galerie vient ensuite, & est percée de treize fenêtres de chaque côté. Les trumeaux sont décorés de tableaux, qui représentent les maisons royales, & quelques-unes de celles des particuliers. Sur les trumeaux qui sont à droite en entrant, sont Chantilly, Villers-Coterets, le Raincy, Sceaux, le Plessis, Vaux-le-Villars, le Palais-Royal, Saint-Germain, Clagny, les Tuileries, Saint-Denis & le Luxembourg; à main gauche, sont Fontainebleau, Vincennes, le Château neuf de Saint-Germain, Versailles, Blois, Morimont, Maisons, le Val, le Pavillon de Saint-Cloud, Versailles du côté de l'Orangerie, & Chambor.

Le tableau qui est au-dessus de la porte, par laquelle on entre dans la galerie, représente la naissance d'Apollon & de Diane; & Latone indignée, qui demande à Jupiter la vengeance que méritent les Paysans de Lycie, pour lui avoir refusé des rafraîchissemens, & l'avoir insultée.

Le tableau qui est au grand plafond de cette galerie, fait voir Apollon ou le Soleil sortant de son palais. On l'a peint jeune, pour marquer la beauté de cet astre. Il est précédé d'un enfant, & accompagné des heures du jour. L'enfant porte une corne d'abondance, de laquelle sortent des fruits, pour faire connoître que c'est le soleil qui les produit. Quant aux heures du jour, elles sont en attitudes de pousser & de chasser les nuages qui nous dérobent la lumière. Au-dessous, sont de petits Zéphirs occupés à verser la rosée du matin. L'Aurore est dans son char, précédée par un Amour, qui répand des fleurs à pleines mains. L'étoile du point du jour est figurée par un jeune homme, qui porte sur sa tête, & qui tient une verge à la main, pour chasser la nuit & toutes les constellations. L'hirondelle annonce aussi, par son vol, que le jour va paroître. La nuit, accompagnée de ses deux enfans, qui sont le sommeil de la vie & celui de la mort, est à l'extrémité du tableau : elle est en mouvement, & tire à deux mains, & avec beaucoup d'empressement, ses sombres voiles.

Mignard a peint aussi, dans le berceau de cette galerie, les quatre saisons de l'année; le printemps & l'été sont représentés entre l'entrée & le plafond du milieu; l'automne & l'hiver sont depuis ce plafond, jusqu'à l'autre extrêmité de la galerie. Tous ces différens tableaux, de même que quatre petits, qui sont aux côtés du grand plafond, jettent de la variété, & font un effet qui amuse agréablement. Les quatre petits, dont on vient de parler, représentent Climene, qui présente son fils Phaéton à Apollon, pour le reconnoître; Apollon qui montre à la vertu la place brillante qu'elle mérite, & qu'il lui a destinée; Circé, à qui un Amour présente quantité d'herbes, & Icare tout épouvanté & tombant.

Au-dessus des deux fenêtres, qui sont à l'extrêmité de cette galerie, le Peintre a représenté le Mont-Parnasse, & Apollon qui montre un rossignol perché sur une branche de laurier, auquel il renvoie les Amateurs de la musique, pour en écouter les tons.

Les sujets peints en camaïeu, & placés dans huit grandes bordures rehaussées d'or, représentent Apollon devant le portique de son Temple, & la Sybille à genoux devant lui, laquelle prie ce Dieu de la faire vivre autant d'années qu'elle tient de grains de sables dans sa main; Apollon qui enseigne la médecine à son fils Esculape; l'insolent défi que le satyre Marsias fit à Apollon; Apollon qui fait écorcher Marsias; Coronis; la métamorphose de Daphné en laurier; celle de Cyparisse en cyprès, & celle de Clytie en tournesol.

Sur la gauche, au bout de cette galerie, il y a un autre sallon, qui n'est pas aussi grand que celui que l'on trouve en entrant, mais dont les peintures sont également curieuses, &c. La Chapelle est ornée de bons tableaux. C'est dans ce Château que mourut, au mois de mai 1701, MONSIEUR, frère unique de Louis XIV.

Derrière le grand corps-de-logis, du côté des jardins, est l'Orangerie, qui est un corps de bâtiment bien construit.

Quoique les jardins soient tout-à-fait irréguliers, non-seulement par la disposition du terrein, mais encore par la forme & leur enceinte, *le Nautre* a ménagé toutes ces choses avec tant d'art, que tout y paroît régulier, & qu'il en a fait un chef-d'œuvre. Les parterres en général sont d'une grande beauté, avec des boulingrins, des pièces d'eau, quantité de bosquets, &c. Ces jardins ont tous été refaits depuis quelques années.

Le Trianon est une espèce de belveder, & un réduit fort agréable. Il est dans un grand bois en forme de fer-à-cheval;

les vues en font charmantes, & ne font embarraffées d'aucun objet qui les offufque. Il s'éleve de terraffe en terraffe. Au bas de celle qui eft au-devant, eft un grand parterre de broderie, dans le milieu duquel eft le grand baffin de Venus, & aux quatre coins font autant de petits baffins ronds. Derrière ce Trianon, eft une grande allée qui monte fort haut; dans le milieu, eft un grand baffin octogone.

La première entrée du jardin eft à gauche fur l'avenue. On defcend enfuite fur une terraffe, au milieu de laquelle eft un grand perron, par lequel on defcend dans les jardins bas. Au-devant, eft une grande pièce d'eau en forme de demi-cercle. C'eft un morceau très-agréable au coup-d'œil. On entre enfuite dans une grande allée longue & large. Environ aux deux tiers du chemin, on rencontre un grand cercle, où fe forme une belle patte d'oie.

La cafcade eft un ouvrage merveilleux. Le tems l'ayant fait dépérir, feu MONSIEUR en fit reftaurer le haut en 1699, & l'on changea le bas, qui fut augmenté, & que l'on refit tout à neuf fur les deffins de *Jules-Hardouin Manfard*. Les jours que l'on en fait jouer les eaux, qui font ordinairement les premiers Dimanches du mois, il s'y rend un grand nombre de curieux.

Cette cafcade ayant été encore quelques années fans jouer, elle fut rétablie à neuf, & recommença fon jeu le 8 feptembre 1734. On l'a ornée d'un grouppe de deux ftatues coloffales, de 17 pieds de proportion, qui repréfentent la jonction de la Seine & de la Marne. Ce grouppe a été fculpté par *Adam*, l'aîné, Sculpteur du Roi, de l'Académie Royale de Peinture & Sculpture, & pofé au haut de cette cafcade. Elle a été encore une fois rétablie à neuf en 1774.

Le parc eft fort fpacieux, & on remarque, à la porte de Sèvre, un très-grand quiconge, que le Nautre a fait paroître affez régulier. Tout eft plein de boulingrins, de bofquets & de grandes pièces de gazon. Les eaux font belles & en quantité, & forment de tous côtés différens agrémens. Entre les deux cafcades, eft l'allée *du Tillet*, qui tire apparemment fon nom de la Demoifelle dont nous parlerons plus bas.

On fait dans ce Bourg des porcelaines prefque auffi belles que celles de la Chine. Cette Manufacture fut établie fur la fin du dernier fiècle par le fieur *Chicaneau*. Il y a un pont de pierre fur la rivière de Seine, compofé de 14 arches.

En allant à Saint-Cloud par Paffi, on paffe par Boulogne, Village qui s'appelloit autrefois *Menus-les-Saint-Cloud*; mais quelques habitans de Paris & des Menus ayant été en pélerinage à Notre-Dame de Boulogne-sur-Mer, ils obtinrent, l'an 1319 du Roi Philippe-le-Long, la permission de faire bâtir une Eglise au Village de Menus, & d'y instituer & ordonner une Confrèrie. L'Eglise fut nommée la Chapelle de *Notre-Dame de Boulogne-sur-Seine*, & a donné le nom de *Boulogne* au Village, & même au bois qui en est proche, & qui s'appelloit auparavant *le bois de Rouvrai*. *Voyez* BOULOGNE.

Le Chapitre de Saint-Cloud est composé d'un Doyen électif, d'un Chantre, de neuf Chanoines, dont l'un est un Régulier de Saint-Victor, avec un Chefcier, un Maître & six Enfans de chœur. Les huit Chapelains qu'il y a eu ci-devant, ont été réunis depuis peu à la Manse.

L'Archevêque de Paris nomme aux Prébendes. Il y en avoit treize dans le XVe. siècle, suivant le Pouillé de ce tems-là, où le Chefcier est nommé après tous les Bénéficiers. Le nombre des Chanoines fut diminué en 1590. Le Chefcier est connu depuis le XIIe. siècle, presque également comme le Doyen.

La Cure du bourg de Saint-Cloud n'est mentionnée aucunement dans le Pouillé Parisien du XIIIe. siècle. Il en est parlé dans celui du XVe. comme appartenante au Chapitre. Elle a dû être très-grande originairement, Marne & Garches en étant des démembremens.

Il n'y avoit point anciennement dans la Collégiale de Saint-Cloud, de Chapelle qui servît de Paroisse : on n'y voyoit point de Fonts-baptismaux. Comme ce Chapitre se régloit sur la Cathédrale, on avoit destiné pour le baptême & pour l'assemblée des Paroissiens, une Eglise du titre de Saint Jean-Baptiste, qui étoit voisine de la Collégiale. C'étoit-là proprement l'Eglise Paroissiale. Par la suite, cela forma de la difficulté, en ce que cette Eglise se trouva renfermée dans l'enceinte du Château ou Palais de l'Evêque de Paris, Seigneur du lieu, & que quelques-uns l'appellèrent *la Chapelle Episcopale* : il fut besoin d'une information, pour savoir si elle appartenoit au Chapitre & au Chefcier, ou à l'Evêque. Dans cette enquête, de l'an 1209, les témoins déposèrent qu'il y avoit eu, un peu auparavant, un chemin couvert qui, de la Collégiale, conduisoit dans cette Chapelle, & qu'il n'y avoit que cinq ans que l'Evêque Eudes de Sully l'avoit fait boucher : que le Chapitre avoit été dans l'usage d'y venir faire la bénédiction des Rameaux, & d'y lire l'Evangile ; qu'on y bénissoit aussi les Fonts le Samedi saint ; qu'on y célebroit les

mariagés, qu'on y alloit en procession tous les Dimanches; que cette même Chapelle avoit servi à Maître Radulphe, à tenir ses écoles. Il semble, par ce dernier trait, qu'il y avoit un scholastique ou écolâtre dans le Chapitre de Saint-Cloud, car c'étoient les Chanoines même qui le qualifioient de Maître dans le cours de cette procédure. Un des déposans déclara qu'il avoit vû l'Evêque *Maurice de Sully*, tenant ses plaids dans cette Chapelle, & disant aux Bourgeois du lieu: » Cette Cha-
» pelle est à vous, Messieurs, & je la fais couvrir, pendant
» que ce seroit à vous à le faire ». Ce dernier témoignage étoit d'un grand poids, & porta *Jean*, Abbé de Saint-Victor, & *P. Pulverullus*, Chanoine de Paris, élus pour arbitres, à décider que cette Chapelle de Saint-Jean appartenoit au Chapitre & au Chefcier de Saint-Cloud. La sentence est du mois de juin 1209.

On connoît, par un *Factum* imprimé en 1653, qu'il y a eu à Saint-Cloud une Chapelle de *Saint-Laurent* & une de *Saint-Médard*, qui ont été réunies au Chapitre, & la réunion homologuée. Un homme *Fabregou*, qui avoit voulu les avoir, fut débouté. La Chapelle de Saint-Laurent étoit au bout du pont, vers Boulogne. Celle de Saint-Médard, qui existoit dès le XVe. siècle, subsiste encore dans la rue *du Houdé*: le Chapitre y va processionnellement célébrer une Messe haute le jour de sa Fête. La léproserie & son cimetière étoient proche la Chapelle de Saint-Laurent, dont nous venons de parler.

L'ancien Hôtel-Dieu de Saint-Cloud étoit au bout du pont, du côté du Bourg: la Chapelle étoit sous le titre de *Saint-Eustache*.

M. le Duc d'Orléans, frère unique de Louis XIV, a fondé dans le dernier siècle à Saint-Cloud, un Hôpital de la Charité. M. de Harlay, Archevêque de Paris, consentant que les fonctions fussent faites par les Prêtres de la Mission, ordonna, le 23 juin 1689, qu'ils présenteroient à la Messe de la Collégiale, le jour de Saint-Cloud, un cierge d'une livre, avec un écu d'or pour indemnité. Les Lettres-patentes de confirmation, qui sont du 10 mai 1692, portent qu'il sera exempt de tous subsides & impositions; & que tous les procès qui en concerneront les biens & droits, seront traités en première instance à la Grand'Chambre, & pour l'exemption, à la Cour des Aydes. Cet Hôpital est servi par les Sœurs Grises.

Les Ursulines ont été établies à Saint-Cloud, en vertu de Lettres-patentes enregistrées le 7 janvier 1661.

La Communauté de la Mission, composée de quatre Prêtres, a été établie en ce lieu par MONSIEUR, frère unique du Roi, pour la Chapelle de son Château en 1688. Le contrat du 5 août, fut agréé le 14 par l'Archevêque, lequel le régla avec le Chapitre, le 12 juillet & 26 décembre de la même année.

Le pont de Saint-Cloud, existoit en 1218, & il y avoit des moulins dessus. En 1307, il étoit si vieux, que le Roi permit aux habitans de lever un droit pour son rétablissement. L'admodiation de ce droit pour deux ans, faite à *Jean de Provins*, montoit à 360 liv. Différens Auteurs de l'Histoire de Charles VI, parlent de la prise de ce pont par les Armagnacs, de la reprise par les Bourguignons. En 1411, il paroît qu'il étoit en partie de bois, & qu'on avoit construit dessus une forteresse. Le Roi Henri II, le fit rebâtir à ses dépens en 1556. Le Duc de Sully remarque dans ses Mémoires, que la Province de Normandie contribue à l'entretien de ce pont; d'autres disent que c'est la Province de Bretagne. On rapporte un conte sur l'Entrepreneur du pont qu'on voit aujourd'hui : que le diable lui apparut, & s'engagea de l'achever, & eut un chat pour sa récompense, parce que cet animal fut le premier qui y passa : cela auroit été croyable dans un siècle plus reculé. Les événemens véritables qui concernent ce pont, sont marqués dans de petites Annales de Saint-Cloud, aux années 1525, 1568, 1590, 1591. Il en est aussi mention dans les Registres du Parlement, 28 mars 1524 ; & 4 septembre 1535.

Les Anglois & Navarrois, dans les courses qu'ils firent en France en 1358, réduisirent Saint-Cloud en cendres. Au bout de 50 ans, dans le tems des guerres intestines du Royaume, sous le règne de Charles VI, ce Bourg fut pris & repris plusieurs fois. *Pierre de Fénin* écrit que pendant qu'il étoit soumis à ce Prince, son légitime Maître, *Jean*, Duc de Bourgogne, sortit de Paris à la Saint-Martin d'hiver 1416, envoya assiéger Saint-Cloud, qui fut pris par force : il y eut grande perte de gens du parti d'Orléans ; le reste se retira en la forteresse du pont, & au Moûtier de la Ville, c'est-à-dire, à l'Eglise, qui fut assiégée par les gens du Comte d'Arondel. Ceux qui étoient dedans, ne se rendirent qu'après s'être bien défendus.

Celle de toutes les maisons de plaisance de Saint-Cloud qui est devenue la plus considérable, est celle qui, en 1572, appartenoit à *Jerôme Gondi*, & qu'il avoit bâtie sur la hauteur. C'est dans cette maison que fut commis l'assassinat du Roi Henri III. Après le décès de Gondi, elle fut possédée par quatre Evêques de Paris, consécutifs de la même famille de

Gondi, sans être cependant leur vraie maison seigneuriale, laquelle étoit plus proche de l'Eglise. L'Auteur du Supplément de *Dubreul* écrivoit en 1639, que c'étoit un beau logis appartenant à *Jean-François de Gondi*, premier Archevêque de Paris; » que le jardin étoit d'une grande étendue, & estimé » pour les belles grottes qui s'y voient, & pour les fontaines, » dont l'eau fait jouer, dit-il, plusieurs instrumens: qu'en » outre, il y avoit quantité de statues de marbre & de pierre, » des parterres, compartimens, bordures, carreaux, allées » couvertes, & un bois fort frais en été: mais il ajoute que » dans celui de feue Mademoiselle *du Tillet*, situé au même » bourg de Saint-Cloud, se voyoient des pièces encore plus » belles que celles du jardin de *Gondi*.

Quand à l'ancienne maison de MM. *du Tillet*, Greffiers du Parlement, situé au bas du bourg de Saint-Cloud, c'est celle où Henri IV logea, le 29 août 1589, jour de la mort d'Henri III, où il prit le deuil, & où il fut salué par plusieurs Seigneurs. Cette même maison a donné le nom à l'allée *du Tillet*, qui fait la séparation des cascades.

Montre-tout est le lieu le plus élevé de tout le Bourg. On l'écrivoit primitivement *Mont-restor*, ce qui pouvoit venir de *mons restauratus*.

La pierre de Saint-Cloud est devenue célèbre, parce qu'elle est propre à layer.

Une curiosité de l'art, que l'Abbé Chastelain, bon connoisseur, admira à Saint-Cloud, dans la maison d'un particulier, l'an 1702, étoient les descentes tournantes de la maison de M. *de Saint-Amand*. Il y vit aussi les caves royales qui vont sous Saint-Cloud, & qui sont coupées par des rues.

CLOUTIERS. Ce sont ceux qui ont le droit de faire & vendre toutes sortes de clous de fer.

Nous ignorons la date de leurs statuts, qui portent entr'autres, que chaque Maître peut avoir jusqu'à deux Apprentifs, & que les Compagnons de Province peuvent être admis à la maîtrise, pourvu qu'ils aient servi trois ans chez les Maîtres en cette Capitale, & fait chef-d'œuvre, dont les fils de Maîtres sont exempts. Le brevet coûte 18 liv. & la maîtrise 320 liv. Patron, Saint Cloud. Bureau, rue Saint-Jacques de la Boucherie.

CLUGNY, (*Eglise de*) vis-à-vis l'Ecole de Théologie, dans la place de Sorbonne, est la Chapelle du Collège de Clugny,

Clugny, que l'on peut appeler une Eglise par sa grandeur. Elle est d'architecture gothique, mais bien éclairée par plusieurs vitraux fort exhaussés. L'autel a été refait sous le Cardinal de Bouillon, & entièrement aux dépens de la Dame *Danci*, veuve d'un Maître des Comptes, aussi bien que la boiserie du chœur & les stalles. Le tableau de l'autel représente une Nativité faite par *Venard* en 1735. Il est accompagné de deux statues aux côtés, qui représentent l'Annonciation : ils sont d'une très-bonne main. La Vierge est d'un beau caractère, & l'Ange d'une grande légéreté. Mais ce qu'il y a de plus remarquable dans cette petite Eglise, c'est le tableau du reniement de S. Pierre, d'une très-bonne école d'Italie. On y admire sur-tout la figure de la Servante qui interroge S. Pierre, & qui est éclairée par la lumière d'un flambeau ; le tout est d'une excellente manière. Ce tableau mériteroit une bordure moins pauvre.

C'est dans cette Eglise, que se chantent les Vêpres les plus tardives de tout Paris. Elles commencent tous les jours de l'année, à six heures du soir, même pendant le Carême. *Voy.* COLLEGES.

COCATRIX, ou VAL-COCATRIX, maison, fief & seigneurie, qui porte le nom & de sa situation & de la famille des *Cocatrix*, ses anciens possesseurs, qui ont aussi donné leur nom à une rue, & à un fief proche Saint-Leufroy ou le Grand-Châtelet. On croit que *Geoffroy Cocatrix* fut Echanson du Roi Philippe-le-Bel ; & il est marqué dans les tables de cire des voyages de ce Prince, que, revenant de Poitou en 1308, il logea au Val-Cocatrix le dimanche & lundi 11, & 12 d'août ; & que, pour cette résidence de deux jours, la léproserie de Corbeil eût la dîme du pain & du vin, qui furent consommés par la Cour. Il reste pareillement des Lettres du Roi *Charles-le-Bel*, données au Val-Cocatrix en avril 1326.

Cette terre & le fief de la Croix sont réunis au Seigneur de Sintry & Tremblay.

COCHES d'eau.

Il est à Paris un certain nombre de Coches d'eau, pour la commodité des Voyageurs. Ils se prennent les uns les autres, ou sur le quai de Saint-Paul, ou sur celui de la Tournelle.

En conséquence des Articles 29 & 30 du Réglement concernant ces Coches, ils doivent arriver aux jours nommés,

TOME II. A a

& ne doivent souffrir aucun retardement, ne pouvant être surchargés de marchandises ni d'allèges, & avoir des relais distribués de quatre lieues en quatre lieues, ce qui fait un service égal en tout tems.

Voici les jours & les heures de leur départ de chacun de ces Quais.

Dimanche { CHALONS, à 7 heures du matin en été, & en hiver à huit. Ce Coche est de retour à Paris le jeudi, à 6 heures du soir.
NOGENT,

Lundi. SENS, à 7 heures du matin en été, & à 8 heures en hiver. Il est de retour à Paris le vendredi, à 2 heures.

Mardi. { BRIARE, *Montargis & Nemours* réunis ; à 7 heur. du matin en été, & à 8 en hiver ; arrive à Paris le Dimanche, à 6 heures du soir.
SOISSONS, à 10 heures du matin.

Mercredi. { AUXERRE, à 7 heur. du matin en été, en hiver à 8. Ce Coche est de retour à Paris le mercredi, à 3 heur. après-midi.
CORBEIL, à 10 heures du matin, arrive à Paris le mercredi, à 2 heures.
VILLENEUVE-*Saint-George*, à 3 heures du soir, de Pâques à la Saint Remi, où il cesse tout service ; arrive à Paris le mercredi, à midi.

Jeudi. { CHALONS, à 7 heur. du matin en été, en hiver à 8. Ce Coche est de retour à Paris le lundi, à 6 heures du soir.
MONTEREAU,

Vendredi, MELUN, à 7 heures du matin en été, & 8 en hiver ; il arrive à Paris le mardi, à 4 heures du soir.

Samedi {
  AUXERRE, à 10 heures du matin.
  CORBEIL, à 10 heures du matin ; arrive à Paris le vendredi, à 2 heures.
  VILLENEUVE-*Saint-Georges*, à 3 heures du soir ; arrive à Paris le même jour.
}

Les Coches du port Saint-Paul retardent leur départ d'une heure, depuis le 1 octobre, jusqu'au 1 avril.

Le Coche Royal de Fontainebleau part de Paris tous les jours, à 7 heures précises du matin, & arrive le même jour & à pareille heure à Valvin ; 2 liv. 10 f. On le prend, quai hors Tournelle, à l'enseigne du Coche-Royal. Il repart de Valvin un pareil Coche, à 8 heures précises, qui arrive à Paris à 7 heures du soir. Ce service se fait exactement, tant que la Cour est à Fontainebleau.

COCHES *d'eau de Compiegne*. Pendant le séjour du Roi à Compiegne, il y a deux Coches d'eau, dont l'un va & l'autre revient. Ces Coches vont & viennent alternativement de Compiegne à Pont-Sainte-Maxence.

Bureaux des Coches.

Auxerre,	Quai des Célestins.
Briare,	Quai Saint-Paul.
Châlons-sur-Marne,	Porte Saint-Bernard.
Coche-Royal,	Quai hors Tournelle, près l'Hôpital-Général.
Compiegne,	Au Pec, près Saint-Germain-en-Laye.
Corbeil,	Quai hors Tournelle.
Melun, Montargis, Montereau, Nemours, Nogent,	Quai Saint Paul.
Rouen,	Poissy.
Soissons,	Au Pec, près Saint-Germain-en-Laye.
Villeneuve-Saint-Georges,	Quai hors Tournelle.

A a ij

Prix des Places.

COCHE D'AUXERRE,

menant à
{
Choisi, . . . 10 ſ.
Corbeil, . 1 l. 1
Melun, . 2 . 2
Montereau, 3 . 9
Sens, . . 5 . 3
Villen. le R. 5 17
Joigny, . 6 . 4
Auxerre, 6 . 7
}

COCHE DE NOGENT,

menant à
{
Corbeil, . . . 1 l. 1 ſ.
Melun, . . . 2 . 2
Montereau, . 3 . 9
Braye, . . . 4 . 5
Nog. en { deſc. 5 16
mont. 4 . 2 6
}

COCHE DE BRIARE,

menant à
{
Corbeil, . 1 l. 1 ſ.
Melun, . . 2 . 2
Valvin, . . 2 . 10
Moret, . . 2 . 15
Nemours, . 3 . 10
Montargis, 4 .
Bria. en { mont. 7 l.
deſc. 6 .
}

COCHE DE SENS,

menant à
{
Choiſi, . . . 10 ſ.
Corbeil, . 1 l. 10
Melun, . . 2 . 2
Montereau, 3 . 9
Sens, . . 5 . 3
}

COCHE DE MONTEREAU,

menant à
{
Corbeil, . . 1 l. 1 ſ.
Melun, . . 2 . 2
Valvin, . 2 . 10
Mon. { deſc. 3 . 9
en . { mont. 2 . 19
}

On prend, par le coche de Corbeil, 28 ſ. par place. Par celui de Melun 2 liv. 1 ſ. en montant, & 1 liv. 17 ſ. en deſcendant. Les places ſont de 20 ſols dans le Coche de Villeneuve-Saint-Georges. Par le Coche-Royal, lorſque la Cour eſt à Fontainebleau, on paye 2 liv. 10 ſ. par place, & pour le cent peſant des paquets, 2 liv. 15 ſ. Par le Coche d'Auxerre, les hardes payent 9 den. par livre, & l'on fait bonne compoſition pour les gros bagages, hardes & meubles.

COCHES d'eau, ou Galiotes de Saint-Cloud. Il part tous les jours, depuis Pâques juſqu'à la Touſſaint, à huit heures préciſes du matin, un Coche ou Galiote du bout du Pont-Royal, vis-à-vis l'entrée du Jardin des Tuileries; qui cond-

jusqu'au pont de Sève, & qui y arrive à 10 heures. Il en repart tous les jours un de cet endroit, à 4 heures après midi, & qui arrive à Paris vers les 8 heures du soir. Il en coûte cinq sols par personne. Les Batelets partent à toute heure après les Galiotes pour les mêmes endroits, moyennant 4 liv. par Batelet. Il est défendu aux Bateliers de prendre au-delà de 16 personnes.

COCHES *de terre.* Voy. VOITURES PUBLIQUES.

COCHETS. (les) Maison seigneuriale, relevant du fief du Plessis-Paté. Ce lieu ancien étoit connu au XIIe. siècle.

COCHONS. (*Marché aux*)
Ce Marché se tenoit encore sur la fin du dernier siècle, à l'endroit où est actuellement l'hôtel de Richelieu, ci-devant l'hôtel d'Antin, au bout de la rue Gaillon, d'où il a été transféré où nous le voyons aujourd'hui, le long des murs de la Pitié, vis-à-vis le Jardin-Royal des Plantes.

En 1131, le 3 d'octobre, il fut défendu de laisser vaguer des pourceaux ou cochons dans les rues de Paris, parce que le jeune Roi Philippe, fils de Louis-le-Gros, ayant passé la veille près de Saint-Gervais, un cochon s'embarrassa dans les jambes de son cheval, qui s'abattit, & ce jeune Prince tomba si rudement, qu'il en mourut le lendemain.

Il se consomme chaque année à Paris plus de 20000 porcs.

COFFRETIERS-MALLETIERS. Ce sont ceux qui font & vendent toutes sortes de coffres, malles, valises, fourreaux de pistolets, &c. Les statuts de cette Communauté sont de 1596. Il leur est notamment défendu de commencer à travailler avant cinq heures du matin, & de finir plus tard que huit heures du soir, à cause du bruit qui est inséparable de ce métier, & qui incommoderoit le voisinage.

L'apprentissage est de cinq années, & cinq années de compagnonage, avec chef-d'œuvre, dont les fils de Maîtres sont exempts. Le brevet coûte 50 liv. la maîtrise 700 liv. Patron, S. Jean Porte-Latine.

COLLE-FORTE. Il n'y a à Paris qu'un seul Fabricateur de colle-forte, qui est surnommé par excellence *le Colleur*. Il demeure au fauxbourg Saint-Marceau, près de Saint-Médard, au pont aux Tripes.

COLLEGES *de l'Université*. On les divise en *grands & petits*. Les grands Collèges sont ceux où il y a plein & entier exercice, & les autres sont ceux où l'on n'enseignoit que la Philosophie. Les premiers sont au nombre de dix, & les seconds au nombre de vingt-six.

GRANDS COLLEGES, avec l'année de leur Fondation.

1280. Le Collège d'*Harcourt*, rue de la Harpe.

1303. Le Collège *du Cardinal-le-Moine*, rue Saint-Victor.

1304. Le Collège *de Navarre*, rue & montagne Sainte-Geneviève.

1314. Le Collège *de Montaigu*, rue des sept-Voyes.

1322. Le Collège *du Plessis-Sorbonne*, rue Saint-Jacques.

1336. Le Collège *de Lisieux*, rue Saint-Jean-de-Beauvais.

1422. Le Collège *de la Marche*, rue & montagne Sainte-Geneviève.

1559. Le Collège *des Grassins*, rue des Amandiers.

1561. Le Collège *Mazarin*, quai Malaquai.

1560. Le Collège *de Louis-le-Grand*, rendu à l'Université en 1763, auquel celui *de Beauvais* a été incorporé en 1764, rue Saint-Jacques.

On y enseigne les Humanités & les Sciences ; les Langues & la Philosophie.

Après que Louis XIV eût pris les rênes de son Empire, il trouva qu'il étoit avantageux pour ses finances, d'affermer les Postes & Messageries Royales, avec défense à tous les Messagers du Royaume, de porter aucunes lettres. Par-là, les Messageries de l'Université tombèrent peu-à-peu, & ses revenus diminuèrent si considérablement, qu'elle se trouva hors d'état de soutenir l'instruction gratuite dans ses Collèges, quoiqu'elle eût obtenu un Arrêt favorable le 27 mai 1680. Mais enfin ses remontrances sur ce point furent écoutées ; & feu M. le Duc d'*Orléans*, pour lors Régent du Royaume, ayant trouvé que le rétablissement de cette instruction gratuite étoit très-utile au public & très-glorieux au Roi, fit rendre, le 14 avril 1719, un Arrêt du Conseil & des Lettres-patentes, pour l'instruction gratuite dans les dix Collèges des Arts, à commencer du premier avril de la même année, & par lequel on accorde pour toujours à l'Université de Paris, le vingt-huitième effectif du bail général des Postes & Messageries, tant Royales que de l'Université, pour stipendier honnêtement les Principaux & Professeurs, tant émérites qu'actuels, des dix Collèges de la Faculté des Arts. Cet Arrêt fut enregistré le 8 du mois suivant.

Le bail des Postes & Messageries Royales étant en 1719 de trois millions quatre cent mille livres, le vingt-huitième pour l'Université faisoit la somme de 121428 liv. que l'Adjudicataire de ce bail étoit obligé de payer sans aucune retenue, franche de toute charge, de quartier en quartier, & par avance, aux Receveurs nommés par la Faculté des Arts. *Voy.* MESSAGERS.

Cettte somme, répartie entre les Principaux & les Professeurs des neuf anciens Collèges, donnoit aux Régens de Sixième, Cinquième & Quatrième, environ 1100 liv. par an ; aux Professeurs de Troisième & Seconde, environ 1300 liv. & à ceux de Rhétorique & de Philosopie, environ 1500 liv. Et comme la fondation des Régens & Professeurs du Collège Mazarin étoit trop modique, l'Université voulant mettre une parfaite égalité entre ceux-ci & ceux des neuf autres Collèges, leur a adjugé à tous environ 500 liv. au-dessus des appointemens qu'ils reçoivent dudit Collège Mazarin, qui sont de 600 liv. pour les Régens de Sixième, Cinquième, Quatrième & de Mathématiques ; de 800 liv. pour ceux de Troisième & de Seconde ; & de 1000 liv. pour chacun des deux Professeurs de Rhétorique, & pour chacun des deux Professeurs de Philosophie. Enfin, les Principaux des Colléges susdits & les Professeurs émérites recevoient chacun 500 liv. Aujourd'hui, les appointemens sont plus considérables.

COLLEGE D'HARCOURT.

Ce Collège fut fondé en 1280, par *Raoul d'Harcourt*, Chanoine de l'Eglise de Paris, de l'ancienne & illustre Maison d'*Harcourt*, en Normandie. Comme il avoit été successivement Archidiacre dans l'Eglise de Coutance, Chancelier en celle de Bayeux, Chantre en celle d'Evreux, & grand Archidiacre en celle de Rouen, il fit cette fondation pour de pauvres Ecoliers de ces quatre Diocèses. Etant mort avant que d'avoir donné la dernière perfection à ce Collège, *Robert d'Harcourt*, que quelques-uns nomment aussi *Raoul*, Evêque de Coutance, au nom & comme exécuteur du testament de *Raoul d'Harcourt*, son frère, acheva ce qu'il avoit commencé. Non-seulement il agrandit le Collège par l'acquisition de quelques maisons, particulièrement de l'hôtel d'Avranches, mais même il lui donna 250 liv. tournois de rente amortie, par Lettre du 9 septembre 1311; ce qui fut confirmé par Lettres de *Guillaume Baufet*, Evêque de Paris, datées du jeudi avant la Saint Jean-Baptiste, 1312. Par les statuts que fit l'Evêque de Coutance, le 9 septembre 1311, il doit y avoir dans ce Collège 28 Boursiers-Etudians aux Arts & en Philosophie, & douze Etudians en Théologie, lesquels doivent être tous des quatre Diocèses ci-dessus spécifiés; cinq principaux Officiers, le Proviseur, le Prieur, le Procureur des Boursiers-Théologiens, le Procureur des Boursiers-Artiens, & le Principal. Le Proviseur, autrement appellé Maître, doit être élu quinze jours au plus tard, après qu'on aura été informé de la mort du précédent, par les huit plus anciens Boursiers-Théologiens des quatre Evêchés de Normandie, qui sont obligés de nommer un sujet capable & natif de Normandie. Ils le présentent ensuite au Chancelier de l'Université, au plus ancien Docteur-Régent de Théologie, Séculier & Normand, & au Recteur de l'Université, qui confirment l'élection; & en l'absence de l'un des trois, si les deux autres ne sont point d'accord, on doit avoir recours à l'Evêque de Paris, qui joindra son sentiment à celui des deux autres.

Le Proviseur demeure en charge pendant sa vie, à moins qu'il n'abdique, ou ne soit destitué pour mauvaise conduite. Il est le maître de recevoir les Boursiers & de les corriger, & doit avoir soin des affaires du Collège, & de pourvoir aux besoins de la Maison.

Le Prieur est élu du nombre des Théologiens, chaque année à la S. Luc, & c'est à lui à régler tout ce qui regarde les Messes, les Prédications, les Jeûnes, les disputes, les leçons, les Conférences, les Services des morts, &c.

Les Procureurs doivent être élus quatre jours après l'élection du Prieur. L'un doit être pris du nombre des Boursiers-Théologiens, & l'autre d'entre les Boursiers-Etudians aux Arts.

L'élection doit s'en faire par le Maître & les Théologiens.

Ces Procureurs élus prêtent serment au Maître & au Prieur, & doivent rendre compte l'un & l'autre deux fois l'an, aux mois d'avril & d'octobre; celui des Théologiens, en leur présence, le Maître & le Prieur étant à leur tête; & celui des Ecoliers aux Arts, en présence de six de leurs anciens, du Maître & du Prieur. Ils ne doivent être qu'un an en charge, mais ils peuvent être continués.

Le Principal étoit élu par le Proviseur & le Prieur, & établi dans la maison des Ecoliers aux Arts, où il présidoit aux Assemblées, régloit le tems des disputes, &c.

Comme l'Evêque de Paris, dans ses Lettres de confirmation, n'avoit point exempté les Ecoliers d'assister au service divin à la Paroisse, *Marin de Marigny*, Proviseur de ce Collège, obtint du Pape Clément V, une Bulle datée du premier juin 1313, laquelle permet au Maître & Collège d'Harcourt de faire célébrer l'Office divin dans leur Chapelle, de jour & de nuit, en note, ou sans note, même sans la permission de l'Evêque de Paris, si elle leur étoit refusée, après avoir été demandée.

Plusieurs personnes ont augmenté la fondation de ce Collège en différens tems. *Jean Boucard*, Evêque d'Avranches, Confesseur & Aumônier du Roi Louis XI, donna 4000 liv. tournois pour l'entretien de douze nouveaux Boursiers-Grammairiens, & cette fondation fut confirmée, après sa mort, par un Arrêt du Parlement du 9 juillet 1488; mais ces douze Bourses furent réduites à six en 1536, à cause de la diminution des revenus.

En 1509, *Godefroi Herbert*, Evêque de Coutance, fonda dans le même Collège 14 Bourses, aussi pour des Grammairiens, & donna pour cet effet la terre du bois de Préaux, & 60 liv. de rente sur les terres de la Haye & de la Hédouinière. Ces 14 Bourses furent réduites à 11, le 7 juin 1519.

L'an 1535, les Proviseur, Prieur & Boursiers acquirent la seigneurie d'Imberville, pour la somme de 5000 liv. de *Godefroi Herbert*, Seigneur de Préaux, d'Imberville, dont le vendeur remit le cinquième, tant pour un obit, que pour fonder un Boursier-Grammairien, dont il se réserva la présentation, & à ses héritiers après lui.

En 1550, *Jean Michel*, Chancelier de l'Eglise de Coutance, donna 2000 liv. pour fonder une Bourse de Théologiens, & deux d'Artiens.

Un Prêtre du diocèse de Coutance, nommé *Jean Rouxel*, donna, par actes des années 1633, 1636, 1639, 1642, 1643 & 1650, la somme de 9000 liv. pour plusieurs obits, & pour la fondation d'un Boursier de sa famille ou du moins de son pays, qui auroit 140 liv. par an ; & qui, après avoir fait ses études en Grammaire & aux Arts, entreroit parmi les Boursiers-Théologiens.

Robert Pelerin, Prêtre, & du même Diocèse, donna, en 1644, la somme de 4500 liv. pour la fondation d'un autre Boursier, aussi de sa famille, ou de son pays; lequel, après avoir pris le grade de Maîtrs-ès-Arts, étudieroit en Médecine, ou en Théologie. Le 13 janvier 1651, cette fondation fut augmentée de cinq sols par semaine pour le même Bourfier, par *Nicolas Pelerin*, frère du Fondateur de cette Bourse.

Nicolas Quintaine, Prêtre de Coutance, & Greffier de l'Université de Paris, donna l'an 1650, 4500 liv. pour un Bourfier qui, après avoir fini ses études aux Arts, passeroit parmi les Théologiens, & seroit pris de sa famille, ou du moins de la paroisse de S. Nicolas, ou de celle de S. Pierre de Coutance.

Pierre Padet, Prêtre, Licencié en Théologie de la Faculté de Paris, de la Maison & Société de Sorbonne, ancien Recteur de l'Université, & Proviseur du Collège d'Harcourt, en doit être regardé comme un des principaux Bienfaiteurs; car, par acte du 29 octobre 1645, & par son testament du 15 juin 1657, il a donné ou légué à ce Collège près de 20000 liv. tant pour la fondation de quatre obits, que d'une Messe tous les Dimanches, pour la commodité de ceux du Collège, qui ne pourront assister à la grande; & d'une somme de 60 liv. par an, pour les gages du Bibliothécaire du Collège, qui sera destitué ou continué tous les trois ans.

Guillaume des Auberis, Professeur du Roi en Philosophie, donna, en 1668, quelques rentes aux petits Bourfiers.

Le sieur *Denis*, Professeur en ce Collège, fit la même chose en 1683.

Thomas Fortin, Docteur en Théologie, Proviseur & Réparateur de ce Collège, donna, en 1677 & 1678, des sommes considérables, tant pour une Messe-basse tous les jours après son décès, moyennant 200 liv. par an, que pour fournir 100 liv. par an pour les ornemens de la Chapelle, 200 liv. pour les nécessités des petits Bourfiers, & 600 liv. aussi de rente pour les Bourfiers-Théologiens.

Louis Nouël, Professeur Royal en Philosophie, fonda, en 1691, un petit Bourfier & un obit, & donna, pour cet effet, la somme de 4500 liv.

Enfin, il y a eu un Cuisinier de ce Collège, nommé *Guion Gervais*, qui eût l'ambition d'être mis au rang des Bienfaiteurs, & donna, en 1679, la somme de 1000 liv. pour fonder une Bourse de Grammairien.

Sur le rapport de la visite faite au Collège d'Harcourt, au mois de décembre 1701, par *Edme Pirot*, Docteur en Théologie, & Chancelier de l'Eglise & Université de Paris; & par *Edme Pourchot*, ancien Recteur de l'Université, en présence d'*Antoine Portail*, Conseiller, & *Charles-Barrin de la Galissonnière*, Doyen des Substituts du Procureur-général, le Parlement, par son Arrêt du 27 juin 1703, fit un Réglement, dont voici les principaux articles.

Les qualités & fonctions de Proviseur & de Principal demeureront unies & inféparables, pour être exercées par un feul; lequel choifira un fous-Principal, qui ne dépendra que de lui, & qu'il pourra deftituer à fa volonté.

Le Provifeur principal tiendra feul les Penfionnaires comme Chef du Collège; il nourrira les Régens fuivant l'ufage du Collège d'Harcourt, & les ftatuts de l'Univerfité.

Il fera tenu de payer tous les ans à la Communauté des Bourfiers, pour le loyer des bâtimens de l'enceinte intérieure du Collège, telle qu'elle eft à préfent, la fomme de 2000 liv. le tout fans préjudice des actions des Bourfiers, contre la fucceffion de *Jean le François*, ci-devant Provifeur de ce Collège, tant à raifon de l'emprunt par lui fait de la fomme de 77000 liv. pour la réfection des maifons appartenantes au Collège, & la conftruction du nouveau bâtiment qui eft fur la rue de la Harpe, que pour autres caufes.

Que la première fondation fubfiftera toujours pour le nombre de 12 Bourfiers Théologiens, dont les 8 premiers feront pris des quatre Diocèfes fpécifiés ci-deffus, & les quatre autres feront pris de tout pays, & même on y pourra comprendre les Bourfiers de nouvelle fondation.

Que les vingt-huit petits Bourfiers de l'ancienne fondation feront réduits au nombre de dix, dont huit feront choifis des quatre mêmes Diocèfes que les huit Théologiens.

Que les Bourfiers fondés par *Jean Boucard*, Evêque d'Avranches, demeureront réduits à trois Artiens, dont l'un fera nommé par le Chapitre d'Avranches, l'autre par les Tréforiers de l'Eglife de Saint-Lo, & le troifième, par les héritiers du Fondateur, s'il s'en trouve, ou, à leur défaut, par ledit Chapitre d'Avranches, & lefdits Tréforiers de Saint-Lo tour-à-tour.

Les fondations de *Godefroy Herbert*, Evêque de Coutance, & du Seigneur de Préaux d'Imberville, feront réduites à quatre Bourfiers, dont deux feront nommés par le Chapitre de Coutance, & les deux autres, par la famille des Fondateurs; & à leur défaut, par ledit Chapitre de Coutance.

La fondation de *Jean Michel*, réduite à un feul Bourfier, qui fera nommé par les héritiers du Fondateur, pour jouir des droits des Bourfiers-Artiens, & enfuite de ceux des Bourfiers Théologiens, fans pouvoir néanmoins concourir à l'élection du Provifeur.

Que les bourfes de *Rouxel*, *Pelerin*, *Quintaine* & *Nouël* fubfifteront dans leur entier, ainfi que celle qui a été fondée par *Guillaume Gervais*, fi mieux n'aime le Collège rendre aux héritiers ce qu'il a touché du prix destiné auxdites fondations, &c.

Le Collège d'Harcourt est situé au haut de la rue de la Harpe. Sa porte a de l'apparence, & est fort riche en sculptures : elle est en retraite, & élevée sur un plan courbe, qui forme un renfoncement en voussure, orné de grands refends. Au bas, est la porte d'entrée, dont l'ouverture est quarrée, & beaucoup trop basse pour sa largeur. Sur un chambranle fort grossier, sont couchés deux lions, qui supportent l'écusson des armoiries de l'illustre & ancienne maison d'Harcourt : aux deux extrêmités, deux consoles portent une corniche très-déplacée. Sur cette corniche, dans le haut de la voussure, est un cartouche ovale, où on lit *Collegium Harcurianum*, & sur le haut de la menuiserie des deux ventaux de la porte, *Thomas Fortin, Provisor & Doctor Harcurianus, ædificavit 1675*. Deux Anges assis & adossés à ce cartouche, soutiennent une guirlande, qui borde les extrêmités intérieures du haut de l'arcade de cette grande porte : on voit à leurs pieds les attributs des Sciences enseignées dans ce Collège.

Cette voussure fort exhaussée porte un grand entablement corinthien, orné de modillons & de denticules. Au-dessus de cet entablement, s'élève un attique percé de cinq croisées, que l'œil ne sauroit voir à cause de l'énorme saillie de la corniche, & du défaut d'espace dans la rue, qui est plus étroite en cet endroit que dans tout le reste. Enfin, cette irrégulière composition est terminée par un grand fronton angulaire, qui en fait l'amortissement. Toutes les parties de cette fabrique sont mal distribuées. Elle a plus de 50 pieds de hauteur, dont on ne sauroit voir que la moitié, & par conséquent ni l'attique, ni le fronton. Nous avons plusieurs exemples de ces absurdités d'emplacemens, dans un grand nombre de façades d'édifices publics, décorés à grands frais, & que l'on ne peut appercevoir en entier.

La Chapelle est au fond de la cour. Elle fut rebâtie dans le même tems que l'on reconstruisit la porte du Collège, c'est-à-dire, en 1675. Ce fut *Nicolas Colbert*, pour lors Coadjuteur de l'Archevêque de Rouen, qui en posa la première pierre. Cette Chapelle est sous l'invocation de la Sainte Vierge & de Saint Louis : mais comme la Nation de Normandie y fait célébrer le Service divin aux fêtes solemnelles observées par l'Université, & que cette Nation a pris Saint Romain pour son Patron, cela a fait dire à quelques Ecrivains, que cette Chapelle étoit sous l'invocation de Saint Romain.

Nombre actuel des Bourses.

Douze pour la Théologie, & dix pour les Arts & la Philosophie.

Celles des Théologiens sont de, . . 50 liv. ⎫ 122 liv.
Produit des Messes & Obits, ... 72   ⎭

Celles des Arts & des Philosophes, 36 liv. ⎫ 72 liv.
Produit des Messes & Obits, . . . 36   ⎭

Ceux qui en sont pourvus, sont obligés de se nourrir, chauffer, éclairer & blanchir à leurs dépens, à l'exception du logement qu'ils ont *gratis*.

A qui affectées.

Huit de celles de la Philosophie, aux Diocèses de Coutances, Bayeux, Evreux & Rouen, deux pour chaque Diocèse, les deux autres, pour des sujets de Normandie, indifféremment.

Nominateurs & Collateurs.

Les parens de quelques-unes des Bourses de ce Collège, y nomment & présentent des sujets; les Chapitres de Coutance & d'Avranches, le Trésorier de Saint-Lo, & quelques familles ont droit de nomination à quelques-unes de ces Bourses.

Le Proviseur, qui est en même-temps Principal, est aussi Collateur.

COLLÈGE DU CARDINAL-LE-MOINE, quartier de la Place Maubert, rue Saint-Victor. Ce Collège, qui est de plein exercice, a été fondé en 1302, par *J. le Moine*, natif de Créci, diocèse d'Amiens; les uns disent qu'il étoit né de basse extraction, & les autres prétendent qu'il étoit noble, mais pauvre. Quoi qu'il en soit, *J. le Moine* parvint à l'Eminence par son mérite, & fut fait Cardinal par Boniface VIII, & son Légat en France lors du démêlé qu'il avoit avec Philippe-le-Bel, négociation dans laquelle il se comporta si sagement & si prudemment, qu'il s'acquit l'estime de l'une & de l'autre Puissance. *Voy. Baillet* * Il bâtit son Collège, qu'il voulut

---

* *Piganiol*, dans les premières éditions de son Ouvrage sur Paris, a

qu'on appellât la *Maison du Cardinal*, dans le lieu que les Grands Augustins avoient occupé avant leur installation où on les voit aujourd'hui près du Pont-Neuf. Son intention étoit d'y établir un grand nombre de Boursiers, tant Théologiens qu'Artiens; & pour engager les personnes de piété à le seconder, il consentit que les Fondateurs des Bourses en auroient la présentation, & en fixa la valeur au poids de l'argent pur; savoir, six marcs pour celles des Théologiens, & quatre pour les Artiens, poids de Paris. Il établit donc, pour sa part, quatre Bourses Artiennes & deux Théologiennes, & en donna la nomination après lui au Doyen & Chapitre de Saint-Vulfran d'Abbeville, qui doivent prendre les Boursiers dans le diocèse d'Amiens, sinon dans les Diocèses les plus voisins. Il nomma un Grand-Maître, un Prieur & deux Procureurs. Il voulut que le Chapitre de l'Eglise de Paris fît l'élection du Grand-Maître après lui. Le premier qu'il nomma fut *Simon de Giberville*, Chantre de Paris. Il défendit, par un Réglement particulier, que les Ecoliers de son Collège pussent être, ou *Recteurs* de l'Université, ou *Procureurs de Nation*. Il établit aussi un Chapelain, qu'il tira des Théologiens de son Collège, pour faire les fonctions curiales, ce qui fut approuvé par le Pape Clément V, le 5 mai 1308.

La Chapelle fut érigée en Paroisse pour l'enclos, & le Chapelain a rang parmi les Curés de Paris. Le nombre des Boursiers fut fixé par un Arrêt du Parlement, du 2 avril 1545, à vingt-quatre; savoir, dix-huit pour les Théologiens qui doivent être Maîtres-ès-Arts de l'Université de Paris, ou de celle d'Oxford, & six pour les Artiens. Une de ces Bourses est affectée au diocèse de Paris, à laquelle est attachée une Bourse fondée dans le Séminaire de Saint-Nicolas du Chardonnet, pour un Boursier Parisien, ou, à son défaut, pour un

---

avancé que le Cardinal *le Moine* avoit été Evêque de Meaux, qualité que ce Cardinal n'a jamais prise, & dont on ne trouve aucun vestige dans les archives de ce Collège, malgré les scrupuleuses recherches de l'Abbé *Beauduoin*. M. Piganiol y parle aussi avec éloge d'une statue de ce Cardinal, placée sur son tombeau, & sculptée par le célèbre *Germain Pilon*. Il paroît constant qu'on n'a jamais élevé à la mémoire du Cardinal *le Moine*, d'autre monument que la tombe dont on parle ci-dessus; & d'ailleurs il n'est guère vraisemblable qu'il ne fût resté quelque vestige d'une figure aussi précieuse, sortie du ciseau d'un des plus grands Sculpteurs de l'Europe.

autre desdits Boursiers ; M. l'Archevêque de Paris en est le nominateur. Une autre de Rheims, nommée par l'Archevêque de Rheims. Une de Soissons, nommée par son Evêque. Deux de Noyon, nommées par le Chapitre de Noyon ; & 13 au diocèse d'Amiens, dont sept, ainsi que la Cure, à la nomination de M. le Marquis *de Montebyse*, comme Seigneur de la terre de la Grange-Ménessier, près de Meaux. Quatre à la nomination du Chapitre de Saint-Vulfrand d'Abbeville, & deux à celle du Chapitre d'Amiens. Les six Bourses Artiennes sont affectées, une au Diocèse & à la nomination du Chapitre de Noyon ; & les cinq autres, dont une à la nomination du Chapitre d'Amiens, & quatre à celle du Chapitre d'Abbeville, sont affectées au diocèse d'Amiens.

Le revenu des Bourses est fixé présentement à 200 liv. en argent pour les Théologiens, & une livre ½ de pain de Chapitre par jour & un logement honnête, & à 100 liv. pour les Artiens.

Les Théologiens sont obligés de prendre les degrés dans la Faculté de Théologie de Paris, sans interruption jusqu'au Doctorat, autrement ils perdent leur Bourse. Ils reçoivent à chaque Thèse une gratification de 60 liv.

Ce Collège est une des quatre Maisons de Théologie de la Faculté de Paris, où elle a droit d'avoir un Député dans toutes ses assemblées, lequel est le Grand-Maître.

Le Cardinal *le Moine* fut apporté d'Avignon après sa mort, & inhumé dans son Collège, comme il l'avoit ordonné par son testament. Son frère *André le Moine*, Evêque de Noyon, qui avoit aussi contribué à la fondation de ce Collège, est inhumé à côté de lui dans le même tombeau.

Voici leurs épitaphes renouvellées par M. *le Roi*, Professeur d'Eloquence dans ce Collège.

D. O. M.

HIC JACET

D. D. Joannes le Moine, *Cressiacus Ambianensis. Tit. S. Marcelli & Petri Presbyter ; Card. hujus Domûs Fundator. Obiit Avenione, an. D. 1313. die 22 aug. hîcque sepultus primâ die mensis octobris.*

Hic & ad sinistrum latus jacet Eminent. Fundatoris frater D. D. Andræas le Moine, *Noviodunensis Episcopus. Obiit ann. 1315. Quos sanguis fratres conjunxerat arctior ambos junxit religio, legum prudentia, constans in Regem Regnumque fides. Quid Clerus utrique debeat & civis; te sat domus ista docebit.*

Le tableau du maître-autel est estimé; il est de *Lagrenée*, & représente S. Jean dans dans l'île de Pathmos. Ce Collège a un terrein fort spacieux. Il s'étend depuis la rue Saint-Victor, jusques sur les bords de la Seine, à la porte de Saint-Bernard. Trois grands hommes y ont enseigné en même-tems; savoir, *Turnebe, Bucchanan* & *Muret. Jean Gélida* y professoit alors la Philosophie. *Marolles, Abrég. de l'Histoire de France.*

On a aboli la fête nommée la *Solemnité du Cardinal*, où un Boursier habillé en Eminence, représentoit, pendant tout ce jour, la personne du Fondateur, & assistoit dans cet équipage à tout l'Office, suivi d'un Aumônier, qui portoit son chapeau rouge. La Nation de Picardie y alloit célébrer la première Messe, y recevoit une sportule, & ensuite alloit saluer le Cardinal, qui leur prodiguoit les dragées & les confitures sèches. De-là, on alloit à l'Eglise, où souvent ladite Eminence célébroit pontificalement la grand'Messe. On dînoit ensuite largement aux dépens du Pontife, & toute la journée se passoit sur le même ton.

L'étendue de ce Collège est de 120 pas, sur 200. En 1615, *Adrien Bourdoise* y fit passer la Communauté de Saint-Nicolas, qu'il commençoit alors.

De tous les Collèges de l'Université de Paris que la guerre civile avoit désolés, celui du *Cardinal-le-Moine* avoit été le plus maltraité, à quoi avoit beaucoup contribué sa situation à l'entrée de la Ville. Le fameux *Edmond Richer* en ayant été fait Grand-Maître & Principal, il ne s'appliqua pas seulement à veiller aux études & au bien spirituel de cette Maison; il en rétablit la clôture, l'Eglise, les autres édifices qui étoient presque tous tombés en ruine, & en fit défricher la cour, qui étoit hérissée de ronces & de chardons. Il porta même ses soins sur les dehors du Collège & sur le quartier; car il détruisit, près de Saint-Nicolas du Chardonnet, un cloaque, appellé *le trou-punais*, qui infectoit tout le voisinage. Il vint à bout de le détourner dans la Seine par de grands travaux; ce qui rendit depuis le quartier fort sain. Il remédia aussi aux ravages que les inondations de la Seine faisoient tous les hivers, en regorgeant sous terre dans le grand jardin de son Collège & dans ceux des Bernardins; en faisant élever des terrasses

terrasses & des chaussées jusqu'au Quai de la porte Saint-Bernard.

COLLEGE DE NAVARRE, fondé en 1304, par *Jeanne de Navarre* & *Philippe-le-Bel*, son mari, est le seul de l'Université où l'enseignement soit si complet. On y tient exercice public de Théologie, Philosophie & Humanités. Les Princes du Sang & les plus grands Seigneurs du Royaume y mettoient autrefois leurs enfans en pension *. Henri III étant Duc d'Anjou, & Henri IV, avant qu'il fût Roi de France, y furent Pensionnaires ensemble. Le Roi Charles IX y vint voir ces deux Princes en 1568. En 1491, le Roi Charles VIII l'honora deux fois de sa présence, & assista aux actes de Vespéries de *Louis Pinelle* & de *Jean Charon* ; ces actes se firent dans l'Eglise, le Roi & sa Cour étant au jubé, & la Faculté, les Prélats & le Parlement dans la nef.

Aux deux côtés de la porte de ce Collège, on voit les statues de *Jeanne* & de *Philippe* : on lit au-dessous de la statue du Roi, l'inscription suivante :

Philippus-Pulcher Christianissimus, hujus Domûs Fundator.

Et sous celle de la Reine :

Joanna Franciæ & Navarræ Regina, Campaniæ Briæque Comes Palatina, has Ædes fundavit 1304.

On a encore gravé ces vers au milieu :

Dextra potens, lex æqua, fides, tria lilia Regem
Francorum, Christo Principe, ad astra ferent.

L'objet de la fondation de la Reine fut originairement de faire élever gratuitement dans ce Collège 70 pauvres Ecoliers ; savoir, 20 Etudians en Grammaire, 30 en Philosophie & 20 en Théologie, le tout sous la direction de Professeurs capables de les former dans les sciences & les mœurs. Depuis

---

* Au commencement du XVIe. siècle, *Louis de Bourbon*, fils de François de Bourbon, Comte de Vendôme, & de Marie de Luxembourg, Comtesse de Saint-Paul, y fut mis en pension, pour y faire son cours de Belles-Lettres & de Philosophie. Il s'y distingua par la rapidité & l'éclat de ses progrès. Le Cardinal de Richelieu y a fait ses études & fondé une Chaire de Controverse.

ce tems-là, les Bourses ont été réduites à 30, sans y comprendre celles de M. *Fayet*, Curé de Saint-Paul, qui en fonda six pour les enfans de chœur de son Eglise. *Voy.* PAUL. (S.) On lit dans *Cocquille* (*Hist. du Nivernois*) » que le Roi est le » premier Boursier de ce Collège, & que le revenu de sa » Bourse est affecté à l'achat des verges pour la discipline scho-» lastique. Je ne sais pas, dit-il, si cette Bourse ne seroit pas » celle dont le Roi Louis XI donna en 1474 la nomination au » Doyen & au Chapitre de l'Eglise de Paris, en faveur de ses » enfans de chœur, & dont ceux qui en sont pourvus, sont » appellés *les Ecoliers de N. D.* Le Roi François I en affecta » deux autres aux enfans de chœur de la Sainte Chapelle ». On n'y admit des externes, qu'en 1404, pour l'étude de la Grammaire, de la Philosophie & de la Théologie.

De six Chaires fondées pour cette dernière Faculté, il n'en subsiste plus que quatre. En 1753, le 24 mars, Louis XV y a établi une Chaire de *Physique expérimentale*, à laquelle ce Monarque, Protecteur des sciences, a nommé M. l'Abbé *Nollet*.

Cet illustre Professeur y a continué ses leçons avec le plus grand éclat. Son âge déjà avancé, ajoutoit de la force à la vérité & à la considération de ses principes. Le concours d'Auditeurs de toutes les Nations & d'Artistes dans les genres libéraux, & d'Etudians qui venoient en affluence entendre les leçons de ce grand Maître, en font l'éloge le plus brillant & le plus sincère.

La mort, qui nous l'a ravi depuis quelques années, nous laisseroit inconsolables de sa perte, si nous n'espérions trouver dans M. *Brisson*, son Eleve, les mêmes principes & la même justesse de cet illustre Physicien.

Il y a dans ce Collège un Grand-Maître, un Proviseur, un Bibliothécaire & un Principal. Voici l'état actuel des Bourses : 1°. il y en a 20 de la Maison, nommées par le Supérieur au nom du Roi, de 134 liv. 5 s. chacune. 2°. 10 Royales pour les Grammairiens, nommées par le Grand-Aumônier de France, de 251 liv. on paye le surplus de la pension. 3°. Trois grandes Bourses fondées par Madame la *Baronne de Tours*, lesquelles se tirent au sort entre quatre Boursiers en Philosophie ou en Théologie. Toutes ces Bourses ne sont affectées à aucun pays. Il y a d'autres Bourses de famille, dont les revenus sont différens, & l'on paye le surplus de la pension.

Il y a, dans ce Collège, une société de Docteurs comme en Sorbonne. Louis XIII, par Lettres-patentes du mois de mars 1636, y réunit les Collèges de *Boncour* & de *Tournay*, pour servir de logement aux Docteurs de cette Maison ; & par d'autres Lettres-patentes du mois d'avril 1639, il donna permission au Collège de Navarre, de former une clôture à la rue *Clopin*, de la longueur de 64 toises, & de clorre aussi la rue de *Bon-pays* ou du *Bon-puits*, &c.

De tous les Collèges, c'est celui dont l'emplacement soit le plus grand. La première pierre de la Chapelle fut posée par *Simon Festu*, Evêque de Meaux, le 12 avril 1309, & la Dédicace en fut faite en 1373, par *Pierre de Villiers*, Evêque de Nevers, sous l'invocation de S. Louis.

On y voit une Bibliothèque établie par la Reine *Jeanne*. Elle est composée des meilleurs manuscrits qu'on pût trouver dans ce tems-là, où l'Imprimerie n'étoit pas encore connue. Depuis, elle fut presque ruinée, mais rétablie en 1464, sous Louis XI.

Le Collège acheta en 1637, la bibliothèque de feu M. *de Peiresc*, & cette augmentation est ce qu'il y a de mieux.

Avant la construction du bâtiment neuf destiné aux Bacheliers de la Société de Théologie de ce Collège, il y avoit au même endroit un cloître quarré en fort mauvais état. En 1731, après le décès de l'Abbé de *Fescamp*, le Roi ordonna que les revenus de la manse de ladite Abbaye seroient employés pendant 6 ans aux réparations dudit Collège.

Le fameux Nicolas *de Clemengis*, natif de *Clamange*, Diocèse de Châlons, Recteur de l'Université de Paris, Docteur de cette Maison, Trésorier de la Cathédrale de Langres, & Sécrétaire de Benoît XIII, est inhumé au milieu du chœur, sous la lampe. Voici ce qu'on lit sur sa tombe :

Qui lampas fuit Ecclesiæ, sub lampade jacet, &c.

On voit aussi dans la nef l'épitaphe de Jean *Teissier*, fameux Grammairien, natif de Nevers, connu sous le nom de *Ravisius Textor* ; il mourut le 3 décembre 1542.

Le 27 mai 1625, le Prévôt des Marchands & les Echevins de la Ville posèrent la première pierre de la fontaine que l'on remarque auprès de la Chapelle.

On peut dire, à la gloire de ce Collège, qu'il a élevé un grand nombre de sujets distingués dans les Sciences & dans l'Eglise; tels sont *Nicolas Oresme*, Grand-Maître de ce Collège, depuis Précepteur de Charles V, & mort Evêque de Bayeux en 1382. On peut voir le Catalogue de ses Ouvrages dans l'Histoire du Collège de Navarre, par *Launoy-Pierre d'Ailly*, Evêque de Cambray, & Cardinal. *Gilles Deschamps*, Evêque de Coutance, & Cardinal. *Jean Gerson*, dont le vrai nom étoit *Charlier*, Docteur, Chancelier de l'Université de Paris, Grand-Maître du Collège, & une des plus grandes lumières de l'Eglise; il défendit au Concile de Constance la bonne doctrine & les libertés de l'Eglise Gallicane. Il mourut en 1429, à 66 ans, & est inhumé à Lyon dans l'Eglise de Saint-Laurent. On voit cette épitaphe:

Pœnitemini & credite Evangelio.

Louis Lasseré, élu en 1508, Proviseur du Collège, dont on voit le portrait sur une des vitres de la Chapelle, à côté du chœur, où il est représenté à genoux, & auprès de lui ses armoiries à trois faces d'argent, en champ de gueule, & ailleurs dans le Collège. Il descendoit de l'ancienne famille de M. *de Lasseré*, Conseiller au Parlement de Paris. Il assista avec les Grands de l'Etat aux Conseils que l'on tint pour les intérêts de François I, qui étoit prisonnier en Espagne. Il fut nommé Curé de Saint-Benoît à Paris. Nous avons de lui, entr'autres Ouvrages, les vies de Saint Jérôme, de Sainte Paule & de Saint Louis, & la Lettre qui est à la tête des Sermons de *Josse Clictou*. Il faisoit les délices des plus grands Seigneurs & des meilleures sociétés, par son esprit, son enjouement & sa mémoire prodigieuse. Il est inhumé dans l'Eglise du Temple, où il demeuroit. Il mourut en 1757. *Jean de Launoy*, Auteur de l'Histoire de ce Collège, & d'un grand nombre d'autres Ouvrages. *César Egasse du Boulay*, natif de Saint-Ellier dans le Maine, Professeur de Rhétorique dans ce Collège, Auteur de l'Histoire de l'Université de Paris, 6 vol. *in-folio*. Il avoit été Recteur & Greffier dans la même Université. Il mourut le 16 octobre 1678, après avoir fondé en 1674, une Messe & un Panégyrique en l'honneur de Saint Charlemagne, qui se disent tous les ans le 28 ou le 29 janvier, par la Faculté des Arts, qui, après la Messe, va chanter un *Libera* sur la tombe du Fondateur. *Jacques-Bénigne Bossuet*, Evêque de Meaux, Précepteur du Grand-Dauphin, Conseiller d'Etat, &c. dont tout le monde connoît la réputation immortelle, & mort à 76 ans, en 1704. Philippe-le-Long ordonna que la supériorité de ce Collège seroit affectée au Confesseur du Roi, ce qui a subsisté jusqu'en 1604. Depuis ce tems, les Grands-Aumôniers de France en ont été les Supérieurs, à commencer par *Regnaud de Baune*, Archevêque de Sens, & aujourd'hui la supériorité est entre les mains de M. *de Rochechouart*, Evêque & Duc de Laon,

&c. On lit l'inscription suivante au bas du cadran de ce Collège : *Transeunt & imputantur.*

COLLEGE DE MONTAIGU.

Gilles Aicelin, Archevêque de Rouen, & auparavant de Narbonne, & de l'ancienne maison *de Montaigu* en Auvergne, fonda ce Collège vers l'an 1314. Il fut ensuite agrandi l'an 1388, par *Pierre de Montaigu*, Evêque de Laon, Cardinal & neveu de *Gilles Aicelin*, lequel, en mourant, le mit sous la direction de *Philippe de Montaigu*, son cousin, & Evêque d'Evreux.

Louis de Montaigu, dit *de Listenois*, Chevalier, prétendit que les maisons que ses parens avoient données pour cette fondation, lui appartenoient ; mais enfin, pour avoir part à cette bonne œuvre, il consentit qu'elles restassent à ce Collège, par acte du 17 janvier 1392, à condition que ce Collège s'appelleroit à l'avenir *de Montaigu*. Philippe, ci-devant Evêque d'Evreux, & pour lors de Noyon, fit, le 25 juillet 1402, des statuts pour les Boursiers, & établit le Chapitre de Notre-Dame de Paris Visiteur & Réformateur de ce Collège, & lui donna le pouvoir de nommer le Principal & d'installer les Boursiers.

Les grands biens que *Louis Mallet*, sieur *de Graville*, & Amiral de France, fit à ce Collège, portèrent le Chapitre de Notre-Dame à céder son autorité à *Jean Standoncht*, & ce Principal la transporta bientôt après au Prieur de la Chartreuse de Paris, qui en a toujours joui depuis*. *Jean Standoncht*,

---

* Sous le règne de Louis XII. en 1499, ce vertueux Principal fut accusé auprès du Parlement, d'avoir déclamé publiquement contre le procès intenté à *Jeanne de France*, & le nouveau mariage de ce Monarque avec *Anne de Bretagne*, & il fut condamné à un bannissement perpétuel. Mais quelques années après, Louis ayant été informé que cet homme dur & atrabilaire étoit foncièrement vertueux & bienfaisant, qu'il consacroit un riche patrimoine & le revenu de ses Bénéfices à la subsistance des pauvres Etudians ; qu'en le perdant, le Collège de Montaigu, qui étoit un asyle toujours ouvert aux jeunes-gens nés sans fortune, & qui montroient des dispositions pour les Lettres, avoit perdu son unique soutien, & étoit à la veille d'être détruit, il eût honte de se trouver le persécuteur d'un homme de bien. Dans une lettre qu'il écrivit au Parlement, il fit lui-même l'éloge de son ennemi ; il ordonna qu'on abolît l'Arrêt rendu contre lui, qu'on le rappellât au plutôt, & qu'on le rétablît avec honneur dans toutes ses places. *Hist. de France*, par *M. Garnier*, tom. 21, p. 96 & 97.

pendant qu'il fut Principal, fit des statuts & des réglemens pour la discipline & la manière de vivre des Boursiers de ce Collège, qui portent les caractères de la sainteté & de l'austérité de ses mœurs. Suivant ces statuts, non-seulement les Boursiers font toujours maigre, mais même jeûnent perpétuellement, à l'exception d'un petit morceau de pain qu'on leur donne le matin à dejeûner; car ils ne goûtent jamais, & ne font le soir qu'une légère collation, avec une pomme ou un petit morceau de fromage *. Le Cardinal *George d'Amboise*, Légat à *latere* en France, & le Cardinal *de Vendôme* confirmèrent les statuts & les privilèges apostoliques de ce Collège; le premier, l'an 1501, & le Cardinal de Vendôme, l'an 1568.

Parmi un grand nombre de personnes qui ont fait du bien au Collège de Montaigu, on trouve *Ulderic Gering* ou *Guering*, l'un des premiers Imprimeurs, des bienfaits duquel le Collège acheta la terre d'Annet-sur-Marne, la maison de Vézelay, & le petit Collège, ou hôtel du Mont-Saint-Michel. Ce fut sur l'emplacement de ces deux maisons voisines, que furent bâties les Classes des Grammairiens, & le reste servit à l'agrandissement de ce Collège, qui est situé au haut de la rue des Sept-Voyes, quartier de Saint-Benoît.

M. *Adrien Bourdoise*, qui avoit commencé en 1612 l'établissement de la Communauté de Saint-Nicolas du Chardonnet, dans le Collège de Rheims où il demeuroit, la transféra pendant quelque tems au Collège de Montaigu, jusqu'à ce qu'il pût la fixer où elle est aujourd'hui. *Voy.* NICOLAS. (S).

Nombre actuel des Bourses.

Soixante.

Nominateurs, & à qui affectées.

Trente-quatre pour les Artiens & Grammairiens de tous pays & diocèses, qui sont nommés par le Prieur des Chartreux de Paris, dont le Pénitencier de l'Eglise de Paris donne l'installation.

Sept pour la ville de Saint-Quentin, ou autres du diocèse

---

* Les Ecoliers de Montaigu ont toujours vécu de la sorte, jusqu'en 1744: depuis ce tems, par Arrêt du Parlement, ils sont gras à dîner & maigre à souper, & ils goûtent.

de Noyon, dont la ville & le Chapitre de Saint-Quentin en nomment quatre, & le Prieur des Chartreux de Paris, trois.

Deux de tout pays, à la nomination de M. le Vicomte *de Rochechouart*.

Deux du village d'Hornoy, diocèse d'Amiens, à la préfentation du Prieur des Chartreux d'Abbeville.

Douze de Théologie, qui doivent avoir fait au moins leur Rhétorique & leur Philosophie au Collège, en qualité de Bourfiers.

Tous ces Bourfiers font nourris, blanchis, chauffés & éclairés.

Plus, trois grandes Bourfes, qui font tirées au fort dans le Chapitre de l'Eglife de Paris, par les Bourfiers-Théologiens ou Artiens, de la valeur de 300 liv. par an, payées par le Bureau de l'Hôtel-Dieu de Paris.

COLLEGE DUPLESSIS.

Ce Collège est établi rue Saint-Jacques. Il fut fondé le 2 janvier de l'an 1322, par *Geoffroy-Dupleffis Baliffon*, Notaire ou Protonotaire Apostolique, & Sécrétaire du Roi Philippe-le-Long. Il donna pour cette fondation la maifon qu'il avoit dans la rue Saint-Jacques, avec tous ses jardins, vergers, droits, appartenances & dépendances, en faveur de quarante pauvres Maîtres & Ecoliers, dont vingt doivent étudier aux Arts; dix Maîtres ou Licenciés aux Arts, en Philosophie, & les dix autres en Théologie, ou en Droit-Canon. Il voulut qu'il fût nommé *le Collège de Saint-Martin-du-Mont*; mais malgré son intention, le public s'est obstiné à le nommer le Collège *Dupleffis*. Il ordonna aufsi qu'il y eût un Maître du Collège, actuellement Professeur en Théologie, ou du moins Bachelier donnant des leçons, & un Proviseur ou Procureur pour avoir foin du temporel. Il donna la direction générale & la nomination des Bourfiers à l'Evêque d'Evreux, son neveu; à Alain, Evêque de Saint-Malo; à l'Abbé de Marmontier, & au Chancelier de l'Eglife de Paris. Il destina la falle de cette maifon pour y transporter la Chapelle de la Vierge, qui étoit déjà bâtie ailleurs, fonda deux Chapellenies dans cette Chapelle, & une troisième pour defservir l'Oratoire de Saint-Martin, qui étoit fur la porte de la maifon. Ce Fondateur se réferva enfin le droit de faire tels changemens qu'il jugeroit à propos dans cette fondation.

Quelques tems après, s'étant fait Moine dans l'Abbaye de Marmontier, il usa du droit qu'il s'étoit réfervé; car, en

1328, il donna sa maison aux Etudians de cette Abbaye, & cette maison fut aussi-tôt appellée *le Collège de Marmontier*, & la Chapelle devint commune aux deux Collèges. Comme en fondant ce second Collège, il avoit diminué les revenus du premier, il réduisit le nombre des Boursiers à vingt-cinq, & donna la direction & l'administration générale de ce Collège au seul Abbé de Marmontier, comme il est porté par son testament du 14 août 1332. Depuis ce tems-là, les Abbés de Marmontier ont eu la supériorité de ces deux Collèges, c'est-à-dire, de celui de Saint-Martin-du-Mont, ou Duplessis, & de celui de Marmontier, & ont fait pour l'un & pour l'autre les réglemens, statuts & changemens qu'ils ont jugés convenables.

La Réforme de Saint-Maur ayant été introduite dans l'Abbaye de Marmontier en 1637, le Collège que cette Abbaye avoit à Paris, lui devint pour-lors inutile, & dans la suite ces Réformés le vendirent aux Jésuites pour agrandir leur Collège de Clermont, & employèrent les deniers provenus de cette vente à l'établissement que la Congrégation de Saint-Maur a fait au Prieuré de Notre-Dame-de-Bonne-Nouvelle d'Orléans.

Le Collège Duplessis, d'un autre côté, tomboit en ruine, & avoit besoin d'une main puissante pour le soutenir ou pour le relever. La Providence lui en fournit une. Le Cardinal de *Richelieu* ayant fait abattre le Collège de Calvi, pour faire bâtir sur son emplacement l'Eglise de Sorbonne, il ordonna, par son testament, qu'il seroit pris sur sa succession de quoi faire bâtir un Collège sur le terrain qui étoit entre la rue de Sorbonne & celle des Maçons, les grandes Ecoles & la rue des Mathurins. Les héritiers de cette Eminence, pour aller à l'épargne, & peut-être aussi flattés par le nom de *Duplessis*, qui étoit celui du Cardinal, offrirent au lieu de la fondation de ce nouveau Collège, de donner une somme considérable pour rétablir & augmenter le Collège Duplessis. Leurs offres furent acceptées ; mais comme le Cardinal avoit ordonné que ce nouveau Collège seroit uni à la Maison & Société de Sorbonne, il fallut obtenir de l'Abbé de Marmontier, qu'il se déportât du droit de supériorité qu'il avoit sur le Collège Duplessis : ce qui fut d'autant moins difficile, qu'*Amador-Jean-Baptiste de Vignerod*, neveu du Cardinal *de Richelieu*, étoit pour lors Abbé Commendataire de Marmontier. Il donna donc ses lettres de consentement, le 3 de juin 1646, aux conditions qui suivent : 1°. Que la collation des Bourses seroit réservée à lui & à ses successeurs Abbés, dont deux seroient cependant à la préfentation de l'Evêque d'Evreux, & deux autres à celle de l'Evêque de Saint-Malo. 2°. Que la Société de Sorbonne feroit obligée de rétablir & d'entretenir les bâtimens du Collège, & d'y faire refleurir les Humanités & la Philofophie. 3°. De faire célébrer, dans la Chapelle du Collège, le fervice divin, les Dimanches & Fêtes, & autres jours de fondation, avec une baffe Meffe chaque jour par un des grands Bourfiers. 4°. De commettre, à la direction du Collège, un Principal & un Procureur, tous deux Docteurs ou Bacheliers de la même Société de Sorbonne. Tout cela fut confirmé par des Lettres-patentes du Roi Louis XIV, datées du mois d'octobre de l'année 1646, & par le confentement qu'y donna l'Univerfité, le 11 mai 1647. En conféquence de cette union, la Maifon de Sorbonne nomma *Charles Gobinet*, un de fes Docteurs, pour être Principal de ce Collège.

Au mois de janvier de l'an 1650, on commença à élever le bâtiment qui eft au fond de la cour, fur lequel fe voyent les armes du Cardinal de Richelieu. Les autres édifices furent bâtis depuis, & la Chapelle le fut en 1660. Ç'a toujours été depuis un des Collèges de Paris, où la difcipline fcholaftique eft la mieux obfervée.

Nombre actuel des Bourfes.

Dix de 36 liv. ceux qui en font pourvus, payent le furplus de la penfion.

A qui affectées.

Deux pour Tours, deux pour Saint-Malo, deux pour Evreux, quatre pour Paris.

Nominateur.

LE ROI.

COLLEGE DE LISIEUX.

On rapporte l'origine de ce Collège à *Gui d'Harcourt*, Evêque de Lifieux, qui, en 1336, laiffa par fon teftament la fomme de mille livres parifis pour vingt-quatre pauvres Etudians, à la nomination de fes fucceffeurs en l'Evêché de Lifieux, outre 100 liv. parifis pour leur logement. Ces Bourfiers furent d'abord établis dans une maifon d'emprunt dans la rue des Prêtres, près de Saint-Severin; mais dans la fuite, les fonds de ce Collège furent unis à un autre, qui fut fondé l'an 1414, par *Guillaume d'Eftoutteville*, Evêque de Lifieux, &

auquel *Colard d'Estoutteville*, Seigneur de Trochi ou Torci, & *Estrad d'Estoutteville*, Abbé de Fescamp, frères du Fondateur, firent beaucoup de bien. Ce nouveau Collège fut bâti dans la rue Saint-Etienne-des-Grès, sur la montagne de Sainte-Geneviève. La fondation étoit pour douze Théologiens & Artiens, comme il se voit par le testament de l'Abbé de Fescamp, en date du 18 octobre 1422; mais la diminution des revenus a obligé de diminuer ce nombre de Boursiers. La nomination des Boursiers appartient conjointement à l'Evêque de Lisieux & à l'Abbé de Fescamp, qui en sont les Supérieurs. La Principalité est perpétuelle; & lorsqu'elle est vacante, les Boursiers-Théologiens élisent un nouveau Principal, qui doit être alternativement de Lisieux & du pays de Caux, Prêtre, & au moins Bachelier en Théologie de la Faculté de Paris, & incessamment Docteur en la même Faculté. Le Procureur n'est qu'un an en charge, & est élu par le Principal & les Boursiers-Théologiens, parmi lesdits Boursiers-Théologiens de Lisieux & du pays de Caux, alternativement. La Chapelle de ce Collège est sous l'invocation de S. Sébastien, & a été bâtie des deniers d'*Estrad d'Estoutteville*, Abbé de Fescamp, dont on a parlé ci-dessus.

Comme pour bâtir la nouvelle Eglise de Sainte-Geneviève, & en décorer la façade, on a été obligé de démolir & abattre tous les bâtimens qui composoient le Collège de Lisieux, le Roi, par ses Lettres-patentes du 7 avril 1764, a placé ce Collège dans celui de Beauvais, réuni au Collège de Louis-le-Grand, pour trois années.

Nombre actuel des Bourses.

Treize, tant grandes que petites. Celles des Théologiens sont d'environ 300 liv. Celles des Humanités de 100 liv. On paye le surplus de la pension.

A qui affectées.

A l'Evêché de Lisieux, & au pays de Caux.

Nominateurs.

L'Evêque de Lisieux & l'Abbé de Fescamp.

COLLEGE DE LA MARCHE. Ce Collège a deux Fondateurs: *Guillaume de la Marche*, qui le tenoit de *Jean de la Marche*, son oncle, l'un & l'autre ainsi nommés du lieu de leur naissance ; & *Beuve de Winville*, en Lorraine. Il étoit situé au bas de la place Maubert, dans la rue nommée *Sans-bout* ou *d'Amboise*, du nom des Seigneurs d'Amboise, qui y habitoient. Il perdit alors le nom de Collège de *Constantinople*, pour prendre celui *de la Petite-Marche*. Guillaume, en mourant, consacra la plus grande partie de ses biens pour y fonder un Principal, un Procureur, un Chapelain & six Boursiers, dont quatre doivent être originaires *de la Marche*, dans le Barrois, sa patrie ; & les deux autres *de Rosières*, aux Salines en Lorraine, où il avoit été Curé. Au défaut de sujets capables de la ville de la Marche & de Rosières, on peut choisir dans les Paroisses voisines.

Beuve de Winville, son exécuteur testamentaire fit plus ; après avoir acheté, vers l'an 1420, des Abbé & Religieux de Saint-Vincent de Senlis toutes les maisons qu'ils avoient dans la rue de la montagne de Sainte-Geneviève, il y fit bâtir le Collège *de la Marche*, où il fonda un second Chapelain, & pareil nombre de Boursiers, qui doivent être de la famille du Fondateur ; & à leur défaut, de Winville & des Villes ou Villages voisins, dans le Duché de Bar.

Le Patriarche de Constantinople, *Jean de la Roche-Taillée*, voulut qu'il fût nommé *Collège de la Marche-Winville*, du nom de ses deux Fondateurs. Ce Patriarche étoit alors Administrateur de l'Archevêché de Paris. L'Archevêque est Collateur de toutes les Bourses, & Proviseur du Collège.

Autres Bourses.

De la fondation de *Nicolas Varin*, Principal de ce Collège en 1501, deux Boursiers de sa famille ; & à leur défaut, pour des sujets des Villages des Parroches en Barrois, près de Saint-Michel.

En 1536, une Bourse fondée par *Martial Gallicher*, aussi pour sa famille ; & à son défaut, aux sujets du diocèse de Limoges.

En 1546, M. *Vari de Lucey*, Seigneur de Dombales, en Lorraine, une Bourse pour les enfans de sa Paroisse.

Trois Bourses fondées par M. *Mercier*, ancien Principal du Collège, pour trois sujets de sa famille ; & à leur défaut, pour les enfans de la ville de Briey en Barrois.

Une Bourse fondée par M. *Jacquard*, ancien Procureur & Chapelain du Collège, pour le village de Nixeville, près de Verdun ; mais il est à remarquer qu'il ne paroît aucun titre de cette Bourse, ni au Collège, ni à Nixeville.

Tous ces Boursiers, excepté celui de M. *Gallicher*, sont désignés par les Curés & Marguilliers des Paroisses ci-dessus nommés; tous sont éprouvés pendant un mois au Collège par les Officiers, & ensuite présentés par eux à M. l'Archevêque de Paris, qui leur donne des provisions.

Les Boursiers sont logés, instruits & nourris aux dépens du Collège. La somme que le Collège fait délivrer pour chacun, par les mains du Procureur, est fixée, suivant le tems, par le Supérieur-Majeur.

COLLEGE DES GRASSINS.

Ce Collège porte le nom de ses Fondateurs. *Pierre Grassin*, Seigneur d'Ablon, Conseiller au Parlement de Paris, fit son testament le 16 octobre 1569, par lequel, après avoir élu sa sépulture dans l'Eglise paroissiale de Saint-Severin à Paris, & après avoir fait plusieurs legs pieux, il veut & ordonne qu'il soit pris sur tout son bien, la somme de trente mille livres tournois, pour être employée, selon la disposition de Maître *Thierri Grassin*, Avocat au Parlement, son frère & exécuteur testamentaire, & par le conseil de Messire *Antoine le Cirier*, Evêque d'Avranches, & son oncle maternel, en un Collège de pauvres; & qu'à cette fin, leur sera achetée une maison en l'Université, de ladite somme, pour y être par eux fait exercice en l'étude & service divin; & supplie sondit frère, au cas que ladite somme de trente mille livres tournois ne suffise, y employer, & y faire son aumône, ce qu'il croit qu'il fera de bon cœur; & au cas que son fils *Pierre Grassin*, décéde sans enfans, soit avant le trépas de sondit frère, ou autrement, il veut & entend que sur tout son bien, outre & par-dessus ladite somme de trente mille livres tournois, soit pris la somme de soixante mille livres tournois, pour être employée ainsi que dessus : à quoi il prie ledit sieur Evêque d'Avranches de tenir la main, s'il lui plaît. De plus, il veut & ordonne qu'aux Bourses dudit Collège, soient préférés les pauvres de la ville de Sens & des environs, qui seront présentés par sondit frère, & après sa mort, par M. l'Archevêque de Sens, & les comptes rendus pardevant ledit sieur Archevêque, ou son Commis, appellés MM. les Gens du Roi audit Sens.

Pierre Grassin, Seigneur d'Ablon & de Pompone, & fils du précédent, survécut peu de tems à son père. Il fit son testament le lundi 7e. jour de novembre 1659, par lequel il ordonna & recommanda que le testament dudit sieur *Pierre Grassin*, Conseiller en la Cour, son père, fût accompli de point en point, selon sa forme & teneur, suppliant & requérant Maître *Thierry Grassin*, son oncle, de tenir la main à ce qu'il fût exécuté en la plus grande diligence que faire se pourra. De plus, il donna & laissa par donations & legs testamentaires audit Collège, fondé par sondit pere, la somme de 1200 liv. tournois une fois payée, & outre & par-dessus les 30000 liv. tournois d'une part, & 60000 liv. d'autre, données & léguées par sondit père audit Collège.

Après la mort des sieurs *Pierre Grassin*, pere, & de *Pierre Grassin*, fils, *Thierry Grassin* ne perdit pas un moment de vue les pieuses intentions, dont l'exécution lui avoit été confiée ; il alla même au-delà. Le 26 avril 1571, il passa un contrat d'échange, par lequel il donna 450 liv. tournois de rente en neuf parties à Messire *Jean-Jacques de Mesmes*, Seigneur des Arches, Conseiller du Roi en ses Conseils, Maître des Requêtes ordinaire de son Hôtel, & à ses co-héritiers, pour une grande maison, où présentement sont construits l'ancien corps du Collège des Grassins, & les deux maisons dans la rue des Sept-voyes, vis-à-vis l'Eglise de Saint-Hilaire, faisant partie de l'hôtel d'*Albret*, ladite maison acquise l'an 1527, le 6 avril, de noble Seigneur *Frédéric de Foix*, grand Ecuyer, fondé de procuration de haut & puissant Seigneur & Prince *Henri*, Roi de Navarre, par Messire *Jean-Jacques de Mesmes*, Seigneur de Roissy, aussi Conseiller du Roi en son privé Conseil, & Maître des Requêtes de son Hôtel, père dudit Seigneur des Arches, & co-héritiers.

Thierry Grassin acheta ensuite trois maisons situées dans la rue des Amandiers, de *Gillette* & *Isabelle de Cueurly*, sœurs, filles majeures usant de leurs droits, pour la somme de 7800 liv. tournois.

Le contrat est du mois de mai 1571. Le 15 du même mois de la même année, il acquit une autre maison, avec ses appartenances, située dans le carrefour de Sainte-Geneviève-du-Mont, ladite acquisition faite des héritiers de *Jean Clevet*, Bourgeois de Paris, moyennant la somme de 4027 liv. 10 f. tournois ; ledit sieur *Thierry Grassin*, tant comme héritier & exécuteur testamentaire des sieurs Pierre Grassin, père, & Pierre Grassin, fils, ses frères & neveu, que de son chef, & augmentant leurs dispositions, mû comme eux d'affection envers la patrie & le pays de Sens, lieu de sa naissance, & à ce que ledit pays soit dorénavant pourvu de gens doctes, & pour la faveur des bonnes lettres, donna de son bon gré, & sans aucune contrainte, non-seulement lesdites maisons au Principal & Boursiers dudit Collège, mais encore 2851 liv. 12 f.

11 demi-pites tournois de rente annuelle, en vingt-six parties constituées sur l'Hôtel-de-Ville de Paris.

L'acte de donation est du 13 février 1578. Le même *Thierry Graffin* fit un projet Latin de statuts non signés pour ledit Collège, par lequel il ordonna, entre autres choses, qu'il y eût, outre le Principal, six grands Boursiers & douze petits, & que chacun des grands Boursiers eût soin de deux petits. Il fit enfin son testament le 5 février 1584, & entre plusieurs dispositions qu'il fit, voulut que tous & chacun les Livres imprimés qui se trouveroient au jour de son décès en la maison où il demeuroit, rue Sainte-Avoye, tant du feu sieur d'Ablon, son frère, que de son neveu & de lui, fussent pris pour en faire une Librairie au Collège des Graffins, pour l'instruction de ceux qui habiteront ledit Collège, &c. Il ordonne aussi par ce testament que *Antoinette le Rebours*, femme de *Jean Sevin*, Président en la Cour des Aydes, & sa seule héritière du côté maternel, achete une maison rue des Amandiers, joignant l'entrée du Collège des Graffins, d'un côté, & de l'autre côté, tenant aux maisons par lui acquises de *Cueurly*, & qu'elle paye les droits de lods & ventes, & fasse promettre indemnité au Seigneur, dont elle est mouvante, afin d'être ci-après tenue en main-morte par ledit Collège.

Cent ans après la mort de ce dernier Fondateur, c'est-à-dire, l'an 1684 & 1685, on fut obligé de restaurer la grande porte de ce Collège. Il y avoit sur l'ancienne une inscription équivoque, que l'on n'a point mise sur la nouvelle; elle étoit conçue en ces termes :

Le Collège des Graffins fondé pour les pauvres de Sens.

Sur la fin du siècle dernier, & au commencement de celui-ci, la mauvaise administration du temporel de ce Collège avoit considérablement diminué ses revenus, & causé même du dérangement dans la discipline. Le 14 août 1705, le Parlement rendit un Arrêt sur le requisitoire du Procureur-général, par lequel il fut ordonné que les titres qui concernent l'établissement, fondation & dotation du Collège des Graffins, ensemble les statuts, réglemens, si aucun il y a, avec les comptes de la recette & dépense dudit Collège, pendant les dix dernières années, seront mis au greffe de la Cour par les Principal & Procureur dudit Collège, pour, après en avoir été pris communication par mondit sieur le Procureur-général, être requis par lui ce qu'il jugera nécessaire pour le bien dudit Collège. Le 11 mars 1707, le Parlement rendit un

Arrêt, qui ordonna que les statuts & titres, ensemble les comptes de l'admininistration des biens dudit Collège des Grassins pendant les dix dernières années, &c. seroient remis à *Edme Pirot*, Docteur de la Maison & Société de Sorbonne, Chanoine & Chancelier de l'Eglise & de l'Université de Paris, & à *Edme Pourchot*, Syndic & ancien Recteur de l'Université de Paris, & Professeur émérite en Philosophie, pour donner leurs avis sur ce qu'ils estimeroient devoir être réformé ou observé dans ledit Collège, pour y rétablir ou y maintenir l'ordre & la discipline, &c. Après que lesd. sieurs Pirot & Pourchot se furent plusieurs fois transportés audit Collège, & qu'ils eurent tout considéré, examiné, & discuté, ils donnèrent leurs avis sur l'administration des biens & sur la discipline qui y doit être observée, & cet avis fut homologué par Arrêt du Parlement, du 4 mai 1710.

Par cet Arrêt, il est ordonné, entr'autres choses, que les 12 Bourses de ce Collège qui avoient été suspendues depuis quelques années, le seront jusqu'à l'entier payement des dettes actuellement exigibles, & au remboursement de la rente due au sieur *Montade*, &c.

Pierre Grassin, Ecuyer, Seigneur d'Arcis, de Dyenville, de Mormant, Directeur-général des Monnoies de France, qui a hérité des sentimens des Fondateurs de ce Collège, comme de leur nom, est venu généreusement en soutenir l'état chancellant ; il a entrepris d'en acquitter les dettes, & y a fait élever, à ses dépens, 12 ou 15 jeunes-gens du diocèse de Sens, préférant toujours les Gentilshommes à ceux qui ne le sont point.

Il y a dans la Chapelle de ce Collège deux tableaux qui méritent d'être remarqués : l'un représente la résurrection du fils de la veuve de Naïm, par *Vouët* ; dans l'autre, on voit *Tobie* conduit par un Ange : celui-ci est de la première manière de *le Brun*.

COLLEGE MAZARIN, (*ou des Quatre-Nations.*)

Le nom de *Collège Mazarin* est le véritable, & celui que le Cardinal *Mazarin*, son Fondateur, a voulu qu'il portât. Celui de *Collège des Quatre-Nations* lui a été donné par le public, à cause qu'il est destiné à l'éducation d'un certain nombre de Gentilshommes nés dans une des quatre Provinces nouvellement venues, ou retournées sous la domination du Roi.

Le terrein, sur lequel ce Collège & les maisons qui en dépendent sont bâtis, faisoit autrefois partie des grand & petit hôtel & du séjour de Nesle. Comme il est bon de faire connoître l'ancien Paris, on va faire, d'après Piganiol, un petit détail historique de ces hôtels & séjour de Nesle, & ensuite du Collège Mazarin ou des Quatre-Nations.

La consistance des grand & petit hôtels de Nesle, jardins, vergers, jeu de paume & place, qui en faisoient partie, comprenoit le terrain qui étoit dans toute l'étendue en long de l'ancien fossé de Nesle, (procès-verbal dressé par *Verdun & Fontaine*, Architectes) jusques à la rivière, & de-là remontant dans la Ville, embrassoit & contenoit tout ce qui se trouve en continuant le long du Quai d'une part, jusqu'à la rue Saint-André-des-Arcs, & à la porte de Bussi, de l'autre; en sorte que toutes les maisons & rues qui se trouvoient intermédiares entre ledit fossé, la rue Saint-André & la porte de Bussi sont sur le terrain des grand & petit hôtels & séjour de Nesle.

Ces hôtels furent possédés par les Seigneurs dont ils portoient le nom, jusqu'en 1308, qu'*Amaury de Nesle* les vendit au Roi Philippe-le-Bel, & s'obligea, par le même acte, de faire ratifier les enfans de *Guy*, son frère, en son vivant Maréchal de France. Onze ans après, c'est-à-dire, en 1319, *Philippe-le-Long* en fit don à la Reine *Jeanne*, sa femme, pour elle, ses hoirs, & ayans cause, avec pouvoir de l'aliéner au profit des Monastères, ou autres personnes, &c. *Charles*, Régent du Royaume, pendant la prison du Roi *Jean*, son père, fit don, en 1357, au Roi de Navarre, son beau-frère, & à sa sœur, des grand & petit hôtels de Nesle, à leurs vies & survivans d'eux, & hoirs mâles, à condition qu'au cas qu'ils mourussent l'un & l'autre sans hoirs mâles de leurs corps, lesdits hôtels & appartenances reviendront à lui (*Charles*) & à ses hoirs, *si comme ils étoient avant le présent don*.

En 1380, le Roi *Charles VI* donna au Duc *de Berry*, son oncle, son hôtel de Nesle, & ce fut dans cet hôtel que mourut ledit Duc *de Berry*. Après sa mort, le Roi en fit don, l'an 1416, à la Reine, pour en jouir sa vie durant. Quoique l'emplacement de cet hôtel fût grand, le Duc *de Berry* s'y trouva néanmoins trop serré; il acquit en 1385, un fonds de sept arpens de terre ou environ, au-delà des fossés de Nesle, & plaça, sur une partie de ce fonds, des écuries, auxquelles on alloit par un pont qu'on fit sur le fossé de la Ville.

Ces écuries, appellées le *séjour de Nesle*, furent ravagées & détruites du vivant même du Duc *de Berry*, & le terrein de ces sept arpens passa ensuite à plusieurs particuliers, en

nature

nature de terres labourables & de prés. C'est sur ce fonds que furent depuis bâties les maisons, qui, en 1663, furent acquises pour le Collège Mazarin. Après la mort du Duc de Berry, le Roi, comme on l'a dit, donna, en 1416, le grand & le petit hôtel de Nesle à la Reine, pour en jouir sa vie durant. Il en fut encore fait un pareil don par le Roi en 1446, au Duc de Bretagne, pour lui & ses hoirs mâles descendans de *sa chair* en loyal mariage.

François I eut dessein d'établir à l'hôtel de Nesle un Collège pour les Lettres Grecques, & d'y fonder quatre Chapelains; mais ce projet n'eut aucune suite. En 1552, il y eut des Lettres de Henri II, qui furent vérifiées au Parlement & à la Chambre des Comptes, pour faire vendre la place & l'hôtel du grand Nesle, à l'instar de l'aliénation des hôtels de Flandres, d'Artois & de Bourgogne, qui avoient été aliénés auparavant, & ensuite est dit: *Voulons & ordonnons, & nous plaît que ladite maison, place, pourpris & tenue du grand Nesle, ainsi qu'elle se poursuit & comporte, soient & demeurent disjoints, désunis & mis hors de notre Domaine . . . . . . Que lesdits lieux soient vendus à la charge de cens & rentes, portant lods & ventes au profit du Roi.*

Les Religieux de l'Abbaye de Saint-Germain-des-Prés formèrent leur opposition à la réserve de la directe, & des censives au profit du Domaine du Roi, & elles furent admises. En 1559, François II donna à la Reine, sa mère, le petit hôtel de Nesle, pour l'établissement & séance d'une Chambre des Comptes de cette Reine, & pour en user par ladite Reine-mère sa vie durant.

Les grand & petit hôtels & séjour de Nesle ont plusieurs fois changé de forme & de nom depuis ce tems-là. C'est sur une partie de leur terrain, qu'ont été bâtis l'hôtel de Nevers, nommé depuis l'hôtel de Guénégaud, depuis l'hôtel de Conti, & aujourd'hui l'hôtel des Monnoies; la rue Guénégaud & quelques maisons, jusqu'au premier pavillon du Collège-Mazarin. Quand ce Collège fut fondé en 1663, on acheta, pour sa construction, quatorze maisons situées sur l'emplacement où avoit été autrefois le séjour de Nesle, & que les vendeurs déclarèrent être dans la censive de l'Abbaye de Saint-Germain-des-Prés, aux Fermiers de laquelle, par Arrêt du Conseil du 26 janvier 1688, les lods & ventes de ces maisons furent adjugés. *Hist de Paris, par Dom Félibien, pag. 836.*

Le Cardinal *Mazarin* étant au lit de la mort, & sur le point de quitter les honneurs & les richesses dont il jouissoit dans ce monde, fit venir à Vincennes, où il étoit, *Nicolas le Vaſſeur & François le Foin*, Notaires, Gardes-notes au Châtelet de Paris, & par-devant eux paſſa un contrat le 6 mars 1661, par lequel il déclara qu'ayant depuis long-tems formé le deſſein d'employer en œuvres de piété & de charité une ſomme conſidérable des grands biens qu'il avoit reçus de la divine bonté & de la magnificence du Roi, & ſur-tout de fonder à Paris un Collège & une Académie pour l'inſtruction des enfans des Gentilshommes ou des principaux Bourgeois, qui auroient pris naiſſance à Pignerol, ſon territoire, & aux vallées y jointes; aux Provinces d'Alſace, & aux pays d'Allemagne contigus; en Flandres, en Artois, en Haynault & en Luxembourg; en Rouſſillon, en Conflans & en Sardaigne, en ce qui en eſt réduit ſous l'obéiſſance du Roi, par le traité fait à Munſter, le 24 octobre 1648, & par celui fait en l'île, appellée des Faiſans, le 7 novembre 1659; afin de rendre ces Provinces Françoiſes, par leur propre inclination, auſſi bien qu'elles le ſont maintenant par la domination de Sa Majeſté. A quoi le Cardinal *Mazarin*, par l'affection qu'il avoit conſervée pour le lieu de ſa naiſſance, voulut joindre les Italiens de l'Etat eccléſiaſtique, pour les obliger de plus en plus à continuer leur zèle au ſervice de la France.

Ainſi le Cardinal, par cet acte, ou contrat, fonda un Collège & une Académie de quinze perſonnes tirées dud. Collège des Quatre-Nations ci-deſſus, & veut que *des ſoixante Ecoliers qui doivent être entretenus & inſtruits dans ledit Collège, il y en ait quinze de Pignerol, territoire & vallées y jointes, & de l'Etat eccléſiaſtique en Italie, préférant ceux de Pignerol, territoire & vallées y jointes, à tous les autres, les Romains enſuite; & au défaut d'eux, ceux des autres Provinces de l'Etat eccléſiaſtique en Italie; quinze du pays d'Alſace, & autres pays d'Allemagne contigus; vingt du pays de Flandres, Artois, Haynault & Luxembourg; & dix du pays de Rouſſillon, Conflans & Sardaigne.*

Les 15 perſonnes pour l'Académie ſeront tirées du Collège, ſans aucune diſtinction deſdites Nations; & ſi le Collège n'en peut fournir un ſi grand nombre, le ſurplus, juſqu'au-dit nombre de quinze, ſera pris des perſonnes d'icelles Nations, quoiqu'elles n'aient point étudié audit Collège. Les ſoixante Ecoliers du Collège & les quinze perſonnes de l'Académie ſeront logés, nourris, & inſtruits gratuitement au moyen de la préſente fondation.

Les Gentilshommes ſeront toujours préférés aux Bourgeois, tant pour le Collège que pour l'Académie; & ceux qui auront le plus long-tems étudié au Collège, préférés à ceux qui y auront moins étudié, pour être admis en l'Académie, pourvu que ceux qui auront le plus étudié, soient également propres pour l'Académie.

Son Eminence se réserve le nom & le titre de Fondateur dud. Collège & de l'Académie; & à son défaut, l'aîné de ceux qui porteront son nom & ses armes, aura les mêmes droits, avec toutes les prérogatives des Fondateurs.

Son Eminence, ou à son défaut, l'aîné de ceux qui porteront son nom & ses armes, aura la nomination des soixante Ecoliers du Collège & des quinze de l'Académie, sans néanmoins qu'il puisse être nommé aucune personne que des Nations & qualités ci-dessus, & aux conditions ci-devant énoncées. Il aura pareillement la nomination de l'Ecuyer de l'Académie.

Mondit Seigneur le Cardinal, Duc, supplie très-humblement Sa Majesté, que la présente fondation soit en sa protection perpétuelle, & des Rois ses successeurs. Son Eminence prie aussi MM. les Gens du Roi du Parlement, de veiller à la conservation de la présente fondation, tant pour le Collège & la Bibliothèque, que pour l'Académie; de les visiter quand il leur plaira, & de s'en faire représenter les réglemens & les comptes : ce qu'ils pourront faire à toujours, conjointement ou séparément.

Son Eminence prie encore MM. de la Maison & Société de Sorbonne, que les douze plus anciens Docteurs de ladite Maison & Société, qui y seront actuellement demeurans, & non d'autres, aient la direction générale dudit Collège & de la Bibliothèque, & que ces douze nomment, incontinent après que l'établissement en sera fait, quatre Docteurs, tels qu'il leur plaira, de ladite Maison & Société de Sorbonne, pour être les Inspecteurs dudit Collège & de la Bibliothèque; desquels quatre Inspecteurs, il y en aura deux qui n'en feront la fonction que pendant deux années après l'établissement; & que de deux ans en deux ans, il y en aura deux nommés au lieu des deux qui en devront sortir ; en sorte que desdits quatre Inspecteurs, il y en ait toujours deux anciens & deux nouveaux. Si aucun des Inspecteurs décédoient durant le tems de leurs fonctions, les Nominateurs en pourront nommer d'autres pour achever le tems de la fonction du décédé ; & sont priés de ce faire incessamment, afin que ces places soient toujours remplies.

Mondit Seigneur le Cardinal, Duc, prie que ledit Collège

C c ij

soit du Corps de l'Université, pour en faire un membre, & jouir des mêmes privilèges & avantages en commun, outre ceux qu'il plaira à Sa Majesté de lui attribuer en particulier, & que l'Académie ait les mêmes droits que les autres Académies.

L'établissement dudit Collège, auquel la Bibliothèque est jointe, & de l'Académie, sera fait sous le bon plaisir du Roi en la Ville, Cité ou Université, ou aux Fauxbourgs de Paris, en même, ou divers lieux ; le tout, selon que les exécuteurs de la présente fondation, ci-après nommés, le trouveront plus à propos.

Le Collège sera composé d'un grand-Maître, qui sera Docteur de la Maison & Société de Sorbonne, & qui aura la supériorité, intendance & direction sur tous les autres Officiers du Collège & de la Bibliothèque, & sur tous les Ecoliers ; d'un Procureur commun, qui sera Docteur ou Bachelier de ladite Maison & Société de Sorbonne, selon qu'il plaira aux Nominateurs ; de quatre Principaux, & de quatre sous-Principaux.

Le grand-Maître, en cas d'absence, maladie, ou légitime empêchement, pourra commettre telle personne que bon lui semblera, pour avoir en son lieu pareille supériorité, intendance & direction.

Le Procureur commun fera les recettes & dépenses dudit Collège, sans toutefois qu'il puisse faire aucune dépense extraordinaire, que de l'ordre par écrit du grand-Maître, dont l'ordre suffira jusqu'à la somme de cent livres ; & en cas de plus grande dépense extraordinaire, sera pris l'ordre par écrit, tant du grand-Maître, que des quatre Inspecteurs de la Maison de Sorbonne.

Le Principal & le sous-Principal de Pignerol, territoire & vallées y jointes, & des Italiens de l'Etat ecclésiastique, seront de l'Ordre des Religieux Théatins, & choisis par les vocaux de la Maison de Sainte-Anne-la-Royale, de la fondation de son Eminence ; & en cas qu'ils soient refusans de nommer, ou qu'il n'y ait pas nombre suffisant de Religieux dudit Ordre, soit de ladite Maison, ou d'autres, les Nominateurs de la Société & Maison de Sorbonne pourront aussi nommer le Principal, ou l'un d'eux, pour ladite Maison, ainsi que des autres.

Les Principaux des autres Nations seront Bacheliers de la Maison de Sorbonne, & les sous-Principaux tels qu'il plaira aux Nominateurs, pourvu qu'ils soient du nombre des suppôts de l'Université de Paris ; les uns & les autres nommés par les douze anciens de la Maison & Société de Sorbonne, comme il est dit ci-dessus.

Plus, il y aura, audit Collège, huit classes & autant de Régens : savoir, six d'Humanités & deux de Philosophie; tous lesquels Régens seront Bacheliers en Théologie, & nommés par le grand-Maître.

Il y aura un Chapelain aussi nommé par le grand-Maître, de telle qualité qu'il lui plaira.

Les Serviteurs communs dudit Collège seront aussi nommés par le grand-Maître, & le Principal de chacune Nation nommera les Serviteurs particuliers pour le service de sa Nation.

Ne sera fait aucune distinction des Nations pour tous les Officiers ci-dessus, tant Commis, que Particuliers.

Les Nominateurs de la Maison & Société de Sorbonne, les grands-Maîtres & les Principaux sont priés de n'avoir aucunes autres considérations, que de nommer les plus capables, eu égard à la fonction à laquelle ceux qui seront nommés, devront être employés, & de prendre garde que les purs sentimens de la religion, & la probité des mœurs soient joints à la suffisance.

Les Ecoliers de chacune Nation seront régis & gouvernés par les Principaux & sous-Principaux établis pour leurs Nations : chacun sous-Principal, soumis à son Principal ; & les Principaux, même des Religieux de l'Ordre des Théatins, soumis au grand-Maître. Les Officiers d'une Nation seront indépendans des autres, & tous soumis à la supériorité, intendance & direction du grand-Maître, comme dit est. Le grand-Maître sera soumis aux quatre Inspecteurs, & ceux-ci aux douze plus anciens Docteurs de la Maison & Société de Sorbonne, y demeurans.

Les comptes du Collège seront rendus par le Procureur commun d'icelui, en la présence du grand-Maître & des quatre Principaux, par-devant les quatre Inspecteurs, qui pourront visiter le Collège, & la Bibliothèque quand bon leur semblera. A l'égard de la Bibliothèque, il y aura un Bibliothécaire, qui sera aussi nommé par les douze anciens Docteurs de la Maison & Société de Sorbonne, y demeurans ; un sous-Bibliothécaire, & deux Serviteurs de la Bibliothèque, lesquels sous-Bibliothécaire & Serviteurs seront choisis par le Bibliothécaire, qui en demeurera responsable. Le Bibliothécaire sera tenu de se charger des Livres de la Bibliothèque, dont il fera inventaire, ou récollement de celui qui en aura été fait ; de quoi il donnera trois copies signées de lui, l'une entre les mains de MM. les Gens du Roi du Parlement, une autre qui sera mise en la Bibliothèque de la Maison & Société de Sorbonne, & une autre entre les mains du grand-Maître du Collège. Sera fait pareillement un inventaire, ou mémoire des Manuscrits Grecs & Latins, que mondit Seigneur le Cardinal, Duc, donne audit Collège, avec sa Bibliothèque des Livres imprimés. Sera aussi fait un mémoire des tablettes, tables, armoires, bancs, & sièges servans à ladite Bibliothèque, que son Eminence donne encore par ces présentes.

Veut son Eminence, que ladite Bibliothèque soit ouverte à tous les gens de lettres, deux fois par chacune semaine, à tel jour qu'il sera avisé par les quatre Inspecteurs & par le grand-Maître dudit Collège.

Il y aura à l'Académie un Ecuyer, un Créat, un Maître à danser, un Maître tant à faire des armes, qu'à voltiger, un Maître de Mathématiques, & les Serviteurs nécessaires.

L'Ecuyer sera nommé par son Eminence, ou par l'aîné de ceux qui porteront son nom & ses armes, & les autres Officiers nommés par l'Ecuyer.

Les quatre Inspecteurs & le grand-Maître pourront faire les réglemens pour la police particulière du Collège & de la Bibliothèque ; & l'Ecuyer, ceux de la police particulière de l'Académie.

Quant aux réglemens généraux, ils seront faits par son Eminence, ou par l'aîné de ceux qui porteront son nom & ses armes, à la charge d'être vus ; savoir, pour le Collège & la Bibliothèque, par les 12 anciens Docteurs de la Maison & Société de Sorbonne, y demeurans ; & ceux de l'Académie, par deux Ecuyers des Académies du Roi.

Les réglemens, tant généraux que particuliers, pourront être changés, suivant les occurrences par les personnes, & selon les formes ci-dessus ; mais à la charge qu'il ne sera apporté aucuns changemens au dessein principal de la présente fondation, ni aux intentions de mondit Seigneur Cardinal, Duc.

Mondit Seigneur supplie très-humblement Sa Majesté d'agréer & autoriser la présente fondation, avec toutes ses circonstances & dépendances, & d'en accorder toutes Lettres nécessaires, avec les droits, exemptions & privilèges qu'il lui plaira, & que les Lettres en soient vérifiées & registrées au Parlement de Paris, aux autres Compagnies Souveraines, & par-tout ailleurs, où besoin sera.

Pour faire l'achat des places nécessaires à l'établissement dudit Collège, de la Bibliothèque & de l'Académie, payement des droits d'amortissement & indemnité, bâtimens, emmeublemens, ornemens, linge d'Eglise, chevaux pour l'Académie, ustensiles, & toutes autres dépenses, & pour les subsistances dudit Collège & de l'Académie, même pour l'achat de quelques Livres pendant l'année, afin d'être ajoûtés à la Bibliothèque, mondit Seigneur Cardinal, Duc, veut que sur les plus clairs de ses deniers comptans de ses économies & épargnes, dont il est ci-devant fait mention, & de ses autres effets, il soit pris deux millions de livres, & icelle somme mise entre les mains des sieurs exécuteurs de la présente fondation, par les ordres desquels seront faits les achats, bâtimens & autres dépenses, selon qu'ils jugeront le tout plus à propos, & conformément aux intentions que son Eminence leur a déclarées.

Que tout ce qui restera de ladite somme de deux millions de livres, après le payement des places, bâtimens, & autres choses nécessaires pour l'entier établissement, sera mis en fonds d'héritages, ou rentes, par les mains desdits sieurs Exécuteurs, pour subvenir à la subsistance, réparations & entretenemens dudit Collège, de la Bibliothéque & de l'Académie.

Plus, mondit Seigneur le Cardinal, Duc, donne audit Collège, Bibliothèque & Académie, 45000 liv. de rente à lui appartenant sur l'Hôtel-de-Ville de Paris, de la nature qu'elles sont, dont il ne se paye à présent que 15000 liv. effectifs par chacun an, sans autres garanties desdites rentes, sinon qu'elles lui appartiennent.

Et d'autant que ce que dessus ne pourra satisfaire à l'entier établissement & à la subsistance de la présente fondation, mondit Seigneur le Cardinal, Duc, supplie très-humblement Sa Majesté, que le revenu temporel de l'Abbaye de Saint-Michel-en-l'Herm, dont son Eminence est à présent Titulaire, en quoi que ledit revenu puisse consister, soit uni audit Collège, Bibliothèque & Académie, & que même le titre de ladite Abbaye soit supprimé, y ayant assez de considérations particulières pour ladite union & suppression; en réservant une somme telle qu'il sera ordonné par Sa Majesté, pour l'entretennement des bâtimens, & pour le nombre des Prêtres Séculiers que Sa Majesté jugera nécessaire pour y faire le service divin, & subvenir aux frais dudit service; suppliant très-humblement S. M. que les Prêtres Séculiers y soient commis par les quatre Inspecteurs dudit Collège, & que lesdits Prêtres soient révocables à volonté.

Et si tout ce que dessus n'étoit point encore trouvé suffisant par les sieurs Exécuteurs de ladite fondation, mondit Seigneur le Cardinal, Duc, supplie encore très-humblement Sa Majesté, d'y joindre & unir quelque autre Bénéfice, avec pareille suppression de titre, ou autres conditions, afin que ladite fondation, que son Eminence a estimé utile & avantageuse à la Religion & au Royaume, puisse subsister à jamais.

Et pour Exécuteurs de la présente fondation, jusqu'à l'actuel établissement du Collège, de la Bibliothèque & de l'Académie, mondit Seigneur le Cardinal, Duc, nomme Messire *Guillaume de la Moignon*, Chevalier Conseiller du Roi en tous ses Conseils, premier Président au Parlement; Messire *Nicolas Fouquet*, aussi Conseiller du Roi en tous ses Conseils, Procureur-général de Sa Majesté, & Sur-intendant des Finances de France: Messire *Michel le Tellier*, Conseiller du Roi en ses Conseils, Sécrétaire d'Etat & des Commandemens de Sa Majesté: Messire *Zongo Ondedei*, Evêque de Fréjus; & Messire *Jean-Baptiste Colbert*, Conseiller du Roi en ses Conseils, Intendant des maisons & affaires de son Eminence, auxquels sieurs Exécuteurs, & à chacun d'eux, les uns en l'absence des autres, mondit Seigneur le Cardinal, Duc, donne pouvoir de faire & agir tout ce qui sera nécessaire pour l'entière exécution de la présente fondation, tant pour l'achat des places, que pour les bâtimens communs & particuliers, Eglise, & toutes les choses en dépendantes, en la forme & manière, & en tel lieu que lesdits sieurs Exécuteurs aviseront, & pour les nourritures, rétributions, appointemens, gages, salaires des Officiers du Collège, de la Bibliothèque & de l'Académie, & d'en faire le partage entre lesdits Officiers, ainsi que lesdits sieurs Exécuteurs verront bon être.

En cas de décès d'aucun desdits sieurs Exécuteurs, les survivans en nommeront d'autres en la place des décédés, en telle sorte que le nombre en soit toujours complet, jusqu'à ce que la présente fondation soit actuellement & entièrement exécutée.

Ce qui a été ainsi dicté & nommé par mondit Seigneur le Cardinal, Duc, auxdits Notaires soussignés; & par l'un d'eux, l'autre présent, relu à son Eminence, qui a déclaré que telle est sa volonté, pour valoir par forme de disposition testamenfaire, à cause de mort, ou autrement, en la meilleure forme que faire se peut; & que s'il manque quelque chose pour l'exécution & interprétation de sa volonté, il s'en remet entièrement aux ordres qui seront donnés par lesdits sieurs Exécuteurs testamentaires de la présente fondation, lesquels il veut être suivis entièrement, & en toutes choses, sans aucune réserve, tout ainsi que si son Eminence l'avoit elle même ordonné. Ce fut fait, dicté, nommé & relu, comme dessus, audit château de Vincennes, en l'appartement de son Eminence, l'an M.DC.LXI, le VI. jour de mars, avant midi. Et à signé. *Signé, le Vasseur & le Fouin.*

Cette fondation étant la plus grande & la plus magnifique qu'un particulier puisse faire, on a cru devoir en rapporter l'acte, qui en est la pièce fondamentale.

Ce contrat de fondation fut confirmé, loué & approuvé par Lettres-patentes du Roi, données à Saint-Germain-en-Laye, au mois de juin 1665; dans lesquelles, pour donner des marques de la satisfaction que le Roi avoit de cet établissement, Sa Majesté veut que cette fondation soit censée & réputée royale, & jouisse des mêmes avantages, privilèges & prérogatives que si elle avoit été faite & instituée par Sa Majesté.

Ces Lettres-patentes furent regiſtrées au Parlement le 14 d'août 1665, à la charge que nul Principal ne pourra être reçu, qu'il ne soit né dans les terres dudit Seigneur Roi, ou qu'il n'ait obtenu Lettres de naturalité bien & duement vérifiées; & en outre, que les Lettres d'économat du 20 mai 1662, vérifiées en ladite Cour, le 23 mai ensuivant, seront exécutées selon leur forme & teneur, en attendant que sur les consentemens portés par le contrat du 18 août 1664, les Bulles d'union audit Collège de l'Abbaye de St.-Michel-en-l'Herm, aient été obtenues avec Lettres-patentes du Roi, pour les autoriser.

Elles furent regiſtrées en la Chambre des Comptes, ensemble ledit contrat de fondation, y mentionné, à la charge que nul Principal & Régent ne pourra être reçu, qu'il ne soit Naturel François, ou qu'il n'ait obtenu des Lettres de naturalité duement vérifiées par la Chambre, le 16 d'avril 1688.

Le lendemain, huitième jour d'avril de la même année, elles furent aussi regiſtrées en la Cour des Aides, à la même charge que celle que la Chambre des Comptes avoit apposée.

Le Collège ayant été bâti, & étant en tel état qu'on y pouvoit faire l'ouverture des Classes, & commencer l'exercice des Lettres auquel il étoit destiné, les Exécuteurs de cette fondation présentèrent une requête à l'Université de Paris, le 22 octobre 1674, pour l'agrégation du Collège Mazarin à l'Université, & le faire jouir des mêmes privilèges, droits & avantages, dont jouissent les autres Collèges.

L'Université, après une assemblée générale tenue aux Mathurins, & après avoir ouï les Doyens & les Procureurs des quatre Facultés, consentit à l'agrégation du Collège Mazarin à son Corps, moyennant les conditions suivantes: premièrement, qu'il sera soumis, ainsi que les autres Collèges de ladite Université, aux loix, coutumes & statuts de ladite Université: secondement, qu'on n'y enseignera que les Arts qui sont nommés dans le titre de fondation, & qu'on ne pourra y enseigner, ni la Théologie, ni le Droit, ni la Médecine: troisièmement, qu'il n'y aura point d'Académie pour les exercices du corps, unie audit Collège, comme le Cardinal, Fondateur, l'avoit ordonné: quatrièmement, qu'aucun Théatin, ni même aucun Régulier, ne pourra jamais être grand-Maître de ce Collège: cinquièmement, qu'on n'y recevra personne ayant charge dans ledit Collège, qui ne soit du Corps de l'Université de Paris.

Louis XIV donna ensuite la dernière main à cette fondation, par ses Lettres-patentes données à Versailles au mois de mars de l'an 1688, lesquelles contiennent XL. art. qui confirment ou corrigent ceux de la fondation.

Par l'art. II. de ces Lettres-patentes, le Roi veut que la nomination des Ecoliers appartienne à l'aîné mâle de la maison *de Mazarin*, en qualité de Fondateur; & au défaut de mâle, ou s'il ne remplissoit point les places de personnes capables, quatre mois après qu'il sera averti de la vacance, par le Grand-Maître, ladite nomination & entière provision sera dévolue au Roi de plein droit.

Le IIIe. porte que les Nobles seront préférés, pour la nomination, à ceux qui ne le seront pas; mais qu'il n'y aura entr'eux aucune distinction dans le Collège, quand ils y auront été reçus.

Par le Ve. il est dit que nul ne sera pourvu desdites places, s'il n'est au moins âgé de 10 ans accomplis; & que nul n'y sera reçu, après avoir atteint l'âge de 15.

Dans le VIIe. il est dit que s'il ne se trouvoit pas le nombre suffisant d'Ecoliers desdites Provinces, en ce cas, le Roi en choisira d'autres lieux de son Royaume, si l'aîné de la maison *de Mazarin* n'a pas nommé aux places vacantes dans les quatre mois d'après la vacance desdites places.

Dans le VIII°. il est dit que tous lesdits Ecoliers seront instruits, logés, nourris & meublés gratuitement, tant en santé, que maladie, pendant le cours ordinaire des Classes, & qu'il leur sera donné à chacun la somme de cent livres, tous les ans, pour les habits & linges de leurs personnes.

Le IX°. ordonne qu'il y ait pour le gouvernement du Collège, un grand-Maître, qui sera aussi Principal, Docteur de la Maison & Société de Sorbonne; un Procureur, Docteur ou Bachelier de ladite Maison; un sous-Principal; quatre sous-Maîtres & un Chapelain.

Le XII°. art. déroge à l'article de la fondation, qui portoit que le Principal & les sous-Principaux de la Nation Italienne seroient Théatins.

Par le XV°. il est dit qu'il y aura neuf Classes dans ce Collège, six d'Humanités, deux de Philosophie, & une de Mathématique; mais qu'il y aura deux Régens de Rhétorique, dont l'un enseignera le matin, & l'autre l'après dîner, ainsi qu'il sera réglé par le grand-Maître.

Par le XXI°. & le XXII°. art. il est dit que le Bibliothécaire sera nommé par la Maison & Société de Sorbonne, & choisi, autant qu'il se pourra, du nombre des Docteurs de la Maison; qu'il aura la nomination d'un sous-Bibliothécaire & de deux Serviteurs, qui n'auront d'autre soin que celui de la Bibliothèque; lesquels il pourra destituer, lorsqu'il le jugera à propos.

Par le XXIV°. la Bibliothèque doit être ouverte au public deux jours de la semaine, le lundi & le jeudi, depuis huit heures du matin, jusqu'à dix heures & demie; & depuis deux heures après midi, jusques à quatre en hiver, & jusques à cinq en été.

L'art. XXVIII°. porte que le grand-Maître, le Procureur & le Bibliothécaire seront perpétuels, & leur nomination appartiendra à la Maison & Société de Sorbonne.

Par le XXIX°. il est dit que cette même Maison & Société aura la direction générale de tout le Collège; à l'effet de quoi, elle nommera quatre Docteurs, qui auront la qualité d'Inspecteurs du Collège, & qui en feront, pendant quatre ans seulement, les fonctions, s'il n'est jugé à propos de les continuer.

XXX°. Le grand-Maître aura la supériorité & la préséance sur tous les Officiers du Collège; & après lui, le Procureur, si ce n'est que le Bibliothécaire, étant Docteur, soit plus ancien que le Procureur, auquel cas le Bibliothécaire aura seulement la préséance.

XXXIe. Les Inspecteurs visiteront, le plus souvent qu'ils pourront, le Collège, y décideront, avec le grand-Maître, toutes les affaires qui regarderont la discipline, recevront les plaintes, entendront les comptes du Procureur, & tiendront la main à l'exécution de la fondation.

XXXIIIe. Les réglemens, qui seront jugés nécessaires dans la suite des tems, seront faits par l'aîné de la maison *de Mazarin*, avec l'avis de la maison de Sorbonne; mais ils ne pourront être exécutés, qu'ils ne soient confirmés par Lettres-patentes du Roi.

Par le XXXIVe. art. le Roi enjoint à ses Avocats & Procureur-général de visiter, le plus souvent qu'ils pourront, le Collège, soit séparément ou conjointement, & de tenir la main à l'exécution de la fondation, &c. sans qu'ils puissent néanmoins commettre, pour ladite visite, personne en leur place.

Par le XXXVIIIe. le Roi veut que ce Collège porte le nom *de Mazarin*, & qu'il jouisse de tous les droits qui appartiennent aux maisons de fondation royale, &c.

Par le XXXIXe. le Roi déroge à tout ce qui pourroit être contraire au présent réglement dans la fondation, & nommément à l'établissement d'une Académie, pour apprendre les exercices militaires, nonobstant ce qui est porté par ses Lettres-patentes du mois de juin 1663. Ces Lettres-patentes furent registrées au Parlement le 23 mars 1688; en la Chambre des Comptes, le 7 d'avril de la même année; & en la Cour des Aides, le lendemain 8 avril.

Depuis ces Lettres-patentes & l'établissement des études dans ce Collège, on a fait deux changemens considérables dans la fondation. 1°. Les Ecoliers qui devoient être au nombre de 60, ont été réduits à 30. 2°. Le Roi, par sa Déclaration du 21 d'avril 1724, registrée au Parlement le 10 mars de la même année, ordonna qu'à l'avenir l'on recevroit dans le Collège-Mazarin, les enfans des Gentilshommes de Bresse, Bugey & Gex, au lieu & place de ceux de Pignerol & vallées de ses dépendances, qui sont aujourd'hui sous la domination du Duc de Savoie, Roi de Sardaigne: bien entendu néanmoins que les Gentilshommes qu'on voudra faire élever dans ledit Collège, seront nommés par le Duc *de Mazarin*, suivant les conditions de la fondation dudit Collège.

Le Collège Mazarin est situé vis-à-vis le Louvre, la rivière de Seine entre deux. Le bâtiment en fut commencé sur les deſſins de *Levaux*, premier Architecte du Roi, & exécuté par *Lambert* & *d'Orbay*, auſſi Architectes, après que, ſur la fin de l'année 1662, on eût démoli, pour cet effet, la tour de Neſle, qui étoit un reſte des anciens hôtels & ſéjour de Neſle.

La façade extérieure de ce Collège forme un demi-cercle, dans le centre duquel eſt un corps d'architecture avancé, où eſt la principale porte de la Chapelle, & où quatre colonnes & deux pilaſtres d'ordre corinthien, forment un portique magnifique; ce corps d'architecture eſt accompagné de deux ailes de bâtimens, en portion de cercle, d'une ordonnance moins élevée, décorées de pilaſtres ioniques, & d'une baluſtrade ſur la corniche, qui en cache le toit. C'eſt par ces deux ailes, que le corps d'architecture du centre ſe raccorde avec les deux pavillons des extrêmités, qui ſont ornés de pilaſtres corinthiens, avec des vaſes ſur les entablemens, & ont la même élévation que ledit corps.

Pour entrer dans la Chapelle, il faut monter ſur un perron de ſept marches; au-deſſus de la baie de la porte, eſt une inſcription en lettres d'or, gravée ſur une table de marbre noir, & enfermée dans une bordure: cette inſcription eſt conçue dans les termes les plus meſurés, & les plus conformes au culte que nous devons à Dieu.

D. O. M.
Sub invocatione Sancti Ludovici.

C'eſt-à-dire, *à Dieu très-bon & très-grand, ſous l'invocation de S. Louis.* On reconnoît aiſément l'Univerſité de Paris, à la juſteſſe & à la préciſion qu'on remarque dans cette inſcription.

Des gens moins attachés aux grands principes de la Religion, auroient mis:

Sancto Ludovico ſacrum.

Sur la friſe de ce frontiſpice, eſt cette inſcription:

JUL. MAZARIN. S. R. E. CARD. BASILICAM GYMNAS.
F. C. A. M. DC. LXI.

Au milieu du fronton triangulaire, eſt un cadran; & à côté & au-deſſus, ſont ſix groupes de figures, qui furent poſés l'an 1677: les deux premiers de ces grouppes repréſentent les quatre Evangéliftes. Les figures de S. Jean & de S. Luc, avec leurs attributs, font de l'ouvrage de *Desjardins*, Sculpteur eftimé; les troifième & quatrième font compofés des figures des Pères de l'Eglife Grecque, qui font S. Bazile, S. Athanafe, S. Jean-Chryfoftôme & S. Grégoire de Nazianze. Les cinquième & fixième grouppes repréfentent les quatre Docteurs de l'Eglife Latine, qui font S. Jerôme, S. Auguftin, S. Ambroife & S. Grégoire-le-Grand.

Le Maire, en décrivant la ville de Paris, a remarqué que le dôme de cette Eglife, ou Chapelle, a une beauté fingulière dans fa figure, qui au-dehors eft ronde, & ovale en-dedans; ce qui a été pratiqué avec beaucoup d'art, afin de ménager, dans les épaiffeurs, l'efpace de quatre efcaliers à-vis, pour monter non-feulement à autant de tribunes, qui font dans le grand ovale du milieu de l'Eglife, mais encore pour monter fur le comble de tout l'édifice.

Ce dôme eft décoré, en-dehors, de pilaftres & de bandes de plomb doré, qui répondent à ces pilaftres. Il eft terminé par un campanile, entouré d'une baluftrade de fer, & furmonté d'un globe doré, qui porte une croix. Les proportions de ce dôme font fi belles, que la plûpart des Architectes, à commencer par feu M. *Blondel*, le regardent comme un chef-d'œuvre de l'art.

Les dedans de l'Eglife font décorés de pilaftres corinthiens, & de pilaftres d'ordre compofite. Les figures de femmes en bas-relief, qui font placées dans les angles, au-deffus des arcades, repréfentent les huit Béatitudes, & font de l'ouvrage de *Desjardins*, de même que les 12 Apôtres en médailles, les têtes de Chérubins, & plufieurs autres ornemens de fculptures, qui font au-deffus des tribunes.

Le fanctuaire eft fous la coupole du dôme; & aux deux côtés de cet ovale, il y a deux Chapelles ouvertes par deux grands arcades. Aux côtés de ces Chapelles, font des places deftinées pour recevoir les tombeaux de ceux du nom de Mazarin.

Dans la frife qui règne fous le dôme, on lit cette infcription en lettres d'or :

Sedebit fub umbraculo ejus in medio Nationum. Ezéch. chap. 31. v. 17.

Sur les quatre portes feintes, qui font entre les pilaftres, qui femblent foutenir le dôme, font autant d'infcriptions. Les voici :

Præcedebat fapientiam omnium Orientalium. 3. Lib. Reg. cap. 4.

Cor ejus adversum Regem Austri. David XI.
Ab oriente paret usque in Occidentem. Matth. cap. 24.
Extendet manum suam super Aquilonem. Sap. II.

Les armoiries, sculptées sur les clefs des voûtes, sont celles des quatre Provinces limitrophes, en faveur desquelles cette fondation a été faite.

Le tableau du grand-autel représente la Circoncision de Jésus-Christ, & est d'*Alexandre Véronese*. Ceux des autels des Chapelles ont été peints en Italie; mais on n'en connoît point les Auteurs. Les petits tableaux, qui sont dans des bordures rondes, ont été peints par feu *Jouvenet*, un de nos plus habiles Peintres.

Le Cardinal de Mazarin étant mort au château de Vincennes, le 9 de mars de l'an 1661, son corps fut mis en dépôt dans la Chapelle de ce Château, & y demeura jusqu'au 6 de septembre 1684, qu'il fut transporté dans la Chapelle de ce Collège, où on lui a fait élever un superbe mausolée de marbre, sculpté par *Coizevox*. Le Cardinal y est représenté, en marbre blanc, à genoux sur une tombeau de marbre noir. Aux faces de ce tombeau, sont des Vertus en bronze, de grandeur naturelle, assises dans des attitudes convenables.

Sous l'arc, qui est derrière ce tombeau, est l'épitaphe que voici:

D. O. M.

Et perenni Memoriæ

Julii, *Ducis Mazarini, S. R. Ecclesiæ Cardinalis. Italiæ ad Cazale, Germaniæ ad Monasterium, totius denique orbis Christiani ad montes Pyrenæos pacatoris. Qui cùm res Gallicas Ludovico-Magno, adhuc impubere felicissimè administrasset, atque illum jam adultum, & Regni curas capessentem, fide, consilio, ac indefesso labore juvasset, depressis undique Franciæ hostibus, ipsisque famæ suæ æmulis, virtutum splendore, beneficiis, clementiá devictis ac devinctis, placidè & piè obiit, anno R. S. 1661, ætatis* LIX. *Templum hoc, & Gymnasium ad educationem Nobilium, adolescentium ex* IV *Provinciis Imperio Gallico recens additis oriundorum, extrui testamento jussit, & magnificè dotavit.*

Avant que de quitter cette Chapelle, on y remarquera

que le pavé est à compartimens de marbre blanc noir, & jaspé, avec des étoiles, qui sont des pièces honorables de l'écu des armes du Cardinal, Fondateur.

Le Collège consiste en trois cours de différentes grandeurs, sur lesquelles règnent plusieurs grands corps de bâtimens. La première de ces cours est entièrement entourée de bâtimens, où sont deux beaux portiques ornés de pilastres d'ordre corinthien. Par l'un de ces portiques, l'on entre dans la Chapelle; & par l'autre, on va au grand escalier, qui conduit aux principaux appartemens & à la Bibliothèque.

La seconde cour est non-seulement plus grande que la première, mais est même une des plus grandes qu'il y ait à Paris : elle n'a des bâtimens que de deux côtés seulement. C'est au rez-de-chaussée de ces batimens, que sont les Classes. Les appartemens du premier & du second étage sont occupés par les principaux Officiers du Collège, par les Professeurs, par les Boursiers, par les sous-Maîtres, &c. Les Régens ou Professeurs sont toujours choisis parmi tout ce qu'il y a de plus habile dans les Belles-Lettres & dans les Sciences. On y a vu de nos jours un Professeur de Mathématique d'une grande réputation : c'étoit *Pierre Varignon*, Prêtre, Professeur-Royal en Philosophie Grecque & Latine, Pensionnaire de l'Académie des Sciences, Membre de la Société-Royale de Londres & de l'Académie de Berlin. Il mourut dans ce Collège le 3 décembre 1722, & fut inhumé dans la Chapelle.

La Chaire de Mathématique de ce Collège a été occupée, dans la suite, par le célèbre Abbé *de la Caille*, mort à Paris le 21 mars 1762, âgé de 49 ans. Il s'appelloit *Nicolas-Louis*, & étoit fils de M. *de la Caille*, qui, après avoir servi long-tems dans la Gendarmerie & dans l'Artillerie, s'étoit retiré à Rumigni, près de Rozoi en Thiérache, où il se livroit à l'étude des Mathématiques, qu'il cultivoit avec succès : il inventoit même des machines très-ingénieuses. Le jeune *la Caille* naquit ainsi dans le sein des Arts & des connoissances curieuses ; il en prit le goût, & s'y fortifia par l'éducation qu'il reçut dans la maison paternelle. Il quitta Rumigni, pour aller à Paris y faire ses dernières études. Dans le cours de ces occupations, le hasard lui ayant fait tomber entre les mains les *Elémens d'Euclide*, son premier goût se réveilla, & l'étude des Mathématiques devint son unique objet, & sur-tout la partie de cette science, qui concerne l'Astronomie. Guidé dans cette étude par feu M. *de Cassini*, qui remarquoit des dispositions dans ce jeune Elève, pour exceller dans la connoissance des astres, il y fit des progrès qui lui méritèrent

bientôt

bientôt des places utiles & des distinctions honorables. On le vit successivement Professeur de Mathématiques au Collège-Mazarin, Associé de l'Académie Royale des Sciences, de celles de Petersbourg, de Berlin, de Stockolm, de la Société-Royale de Londres, de celle de Gottingue & de l'Institut de Boulogne. Au mois de juillet 1750, il fut chargé par le Roi de faire un voyage au Cap de Bonne-Espérance & à l'Isle de Bourbon, & il a rendu son nom immortel par les observations & les découvertes importantes qu'il a faites dans le cours de ce voyage. L'Abbé de *la Caille* a d'ailleurs donné au public d'excellentes leçons élémentaires d'Algebre, de Géométrie, de Méchanique, d'Optique & d'Astronomie. Il a continué long-tems les Ephémérides de *Desplasses*. Ses nouvelles observations sont renfermées, en partie dans un Livre qu'il publia en 1757, sous le titre de *Fundamenta Astronomiæ*. Il a aussi beaucoup contribué à la perfection des Traités de M. *Bouguer*, sur la gradation de la lumière & sur la navigation.

La troisième cour de ce Collège est la plus petite, & c'est la cour des cuisines, des offices, &c.

On n'a parlé qu'en passant de la Bibliothèque de ce Collège; mais comme elle est nombreuse & publique deux jours de la semaine, elle mérite que l'on en fasse un petit détail historique. Le Cardinal *Mazarin* a eu successivement deux Bibliothèques, & l'une & l'autre avoient été formées par *Gabriel Naudé*, l'homme de son tems qui se connoissoit le mieux en Livres. Il parloit de la première comme de tout ce qu'il y avoit de plus curieux en Europe, en fait de Livres. Elle étoit composée de 40000 volumes, & fut vendue & dissipée en 1652, par Arrêt du Parlement de Paris. Celle qu'on y voit à présent, est composée d'un pareil nombre de volumes, ou à peu-près, & fut aussi amassée par *Naudé* & par *la Poierie*, qui, de sous-Bibliothécaire, en devint Bibliothécaire après la mort de *Naudé*, arrivée le 30 juillet 1653. On commença à former cette nouvelle Bibliothèque, en achetant un grand nombre de Livres des débris de la première, qui avoient été achetés par des Libraires & des Particuliers, qui voulurent bien s'en défaire. Le *Syndic des Libraires*, dit *Guy Patin*, *s'y étoit employé tout de bon*. On acheta ensuite celle de feu M. *Descordes*, pour le prix de 19 ou 20 mille livres.

Après la mort de *Naudé*, le Cardinal fit acheter sa Bibliothèque, dont il donna 20000 liv. Le même *Guy Patin* dit qu'elle étoit très-pleine de petits Livres, bons, rares & curieux, qui ne se pourroient, qu'avec grande peine, retrouver, ni ren-

TOME II. D d

contrer ailleurs. On y voit donc tous ces Livres, & un grand nombre d'autres qu'on a achetés depuis. Il y avoit aussi beaucoup de manuscrits; mais après la mort du Cardinal, M. *Colbert* les fit transporter dans la Bibliothèque du Roi; ainsi il n'y en a plus dans celle de ce Collège.

Guy-Paul-Jules Mazarin, Duc de Mazarin, Pair de France, étant mort le 30 de janvier 1738, sans laisser de postérité masculine, la nomination des Ecoliers, qui doivent remplir ces places ou Bourses, est dévolue au Roi, conformément à l'art. II. des Lettres-patentes du Roi Louis XIV, données à Versailles au mois de mars de l'an 1688. Cependant le Roi, suivant son inclination bienfaisante, a bien voulu céder son droit de nomination à *Philippe-Jules-François Mancini*, Duc de Nivernois & de Donziois, Pair de France, & petit-neveu du Cardinal *Mazarin*, quoiqu'il ne soit pas du nom de *Mazarin*.

COLLEGE-DE-LOUIS-LE-GRAND ET COLLEGE DE BEAUVAIS, rue Saint-Jacques, quartier de Saint-Benoît. *Pour l'historique, voy.* JÉSUITES.

Ce Collège a été fondé en 1560, par *Guillaume Duprat*, Evêque de Clermont; sous le nom de *Collège de Clermont*, érigé en fondation royale par Lettres-patentes du mois de novembre 1682, sous celui de *Louis-le-Grand*, réuni à l'Université par Lettres-patentes du 21 novembre 1763. Il y a dans ce Collège six fondations de Bourses.

1°. La fondation de *Guillaume Duprat* est de cinq Bourses, dont une pour un enfant de la ville de Mauriac en Auvergne, à la nomination des Consuls & habitans de ladite Ville. Les quatre autres sont à la libre collation du Bureau d'Administration de ce Collège.

2°. La fondation faite en 1582 par le Roi Henri III, de six Bourses, dont trois sont à la nomination du Roi, & trois à la nomination du Bureau.

3°. La fondation faite en 1616, par *Raoul Bontemps*, d'une Bourse pour un de ses parens par préférence; à la nomination du Bureau.

4°. La fondation d'une Bourse, faite en 1653, par *Eustache Meurice*, pour un enfant de Poislard, près de Breteuil, au diocèse d'Amiens; à la nomination du Bureau, sur la présentation du Curé dudit Poislard. Cette Bourse n'a que 208 liv. de revenu.

5°. La fondation faite en 1701, par *Jean de Molony*, Evêque de Lunerik en Irlande, de six Bourses, réduites à deux en 1764.

Ces Bourses sont affectées aux parens du Fondateur, du nom de *Molony*, & aux familles d'*Obrienne*, *Macnemara* & *Macmahon*, du diocèse de Laon, autrement dit *Kellaloé*, & aux familles d'*Artur*, *de Créagh* & *de Withe*, du diocèse de Lunerik; & à leur défaut, à des Irlandois, pourvu qu'ils soient Catholiques; à la nomination du Bureau.

6°. La fondation de deux Bourses, faite en 1764, sur le produit de la vente de la Bibliothèque, donnée au Collège par *Achille de Harlay*. Ces Bourses destinées à deux pauvres Gentilhommes, sont à la nomination de M. le Prince *de Tingry*, & de ses descendans mâles & femelles, avec préférence pour les mâles. Après eux, la nomination appartient à tous les descendans de la maison de Harlay; & à leur défaut, à M. le premier Président & à M. le Procureur-général du Parlement de Paris.

Le Collège de Dormans, dit *de Beauvais*, a été incorporé à celui de Louis-le-Grand, par Lettres-patentes du 7 avril 1764. Il étoit où l'on voit aujourd'hui celui de Lisieux, dans la rue à laquelle il a donné le nom, la rue Saint-Jean-de-Beauvais, & que l'on appelloit anciennement le *Clos-Bruneau*.

Ce Collège avoit été occupé par les Boursiers du Collège de Laon, transférés, en 1339, à l'hôtel du Lion-d'or, qui leur fut donné par *Gérard de Montaigu*, Avocat du Roi au Parlement de Paris, & qui fut acheté en 1370, par le Cardinal *Jean de Dormans* [*], Evêque de Beauvais & Chancelier de France, pour y placer le Collège de Beauvais. *Voy.* COLLEGES DE LAON & DE PRESLES: *voy. aussi* COLLEGE DE LISIEUX.

Ce Cardinal fonda successivement vingt-quatre Bourses pour des enfans du diocèse de Soissons, & par préférence pour ceux de Dormans. Il affecta une des Bourses de sa dernière fondation, à un Religieux-Profès & Prêtre de l'Abbaye de Saint-Jean-des-Vignes de Soissons, & trois à des Sujets de Buisseal & d'Athis, au diocèse de Rheims.

En 1501, *Jean Notin* fonda dans ce Collège une Bourse Chapelaine & deux Artiennes, pour des enfans de Compiegne. Il n'existe que vingt Bourses Artiennes. Ces Bourses sont

---

[*] Ce Chancelier-Cardinal étoit fils de *Jean de Dormans*, Procureur au Parlement, qui avoit pris le nom *de Dormans*, parce qu'il étoit né dans ce Village situé sur la rivière de Marne-en-Champagne. Ses fils en achetèrent la seigneurie, & depuis ils signèrent *de Dormans*, Seigneurs *de Dormans*

conférées par le Parlement de Paris sur la présentation de l'Abbé de Saint-Jean-des-Vignes de Soissons.

En 1729, *Jean Vittement* a fondé une Bourse Théologienne pour un des Boursiers du Collège de Beauvais, qui aura fini son cours de Philosophie, avec préférence pour les parens du Fondateur, & pour les Sujets de la ville de Dormans.

Miles de Dormans, Evêque d'Angers, puis de Bayonne, & de Beauvais, Chancelier de France, & neveu du Cardinal *de Beauvais*, fit bâtir l'Eglise ou Chapelle de ce Collège, & employa à ce bâtiment 3000 florins d'or, légués à cet effet par son oncle. Le Roi Charles V en posa la première pierre, & quelque tems après elle fut dédiée sous l'invocation de Saint Jean l'Evangéliste. *Miles de Dormans* fonda aussi dans ce Collège quatre Chapelains, avec deux Clercs de Chapelle, pour y faire le service divin, & chanter les heures canoniales. Le tableau qui est sur l'autel, est de *le Brun*. Il représente Saint Jean l'Evangéliste dans l'île de Pathmos, recevant du Ciel l'inspiration de son Apocalypse. C'est un des beaux tableaux de cet excellent Peintre.

Au milieu du chœur de la Chapelle de ce Collège, est un tombeau de marbre, sur lequel il y a deux statues en cuivre de deux Evêques, de grandeur naturelle. L'une représente *Miles de Dormans*, Evêque de Meaux, puis Archevêque de Sens, mort le 2 d'octobre de l'an 1405, l'un & l'autre inhumés sous ce tombeau. Dans cette même Chapelle, on voit six statues de pierre, dont trois représentent trois hommes, & les autres trois femmes. Les trois figures d'hommes sont celle de *Jean de Dormans*, Licencié ès-Loix, Chanoine de Paris & de Chartres, & Chancelier de l'Eglise de Beauvais, mort à Sens le 13 de novembre 1380, à l'âge de 20 ans, dont le corps fut apporté à Paris, & enterré dans cette Chapelle; de *Bernard de Dormans*, Chevalier, Chambellan du Roi Charles V, mort à Paris au mois de janvier 1381, qui voulut être enterré au cimetière des Saints-Innocens, parmi les pauvres; & de *Renaud de Dormans*, Archidiacre de Châlons-sur-Marne, Chanoine de Paris, de Chartres & de Soissons, & Maître des Requêtes de l'Hôtel, qui mourut à Paris au mois de mai 1386, & fut inhumé dans cette Chapelle.

Les trois figures de femmes sont: 1°. celle de *Jeanne Baube*, femme de *Guillaume de Dormans*, Chancelier de France, & mère des trois hommes dont on vient de parler, & des deux Dames dont nous allons faire mention. Jeanne mourut le 14 de novembre 1405 : 2°. celle de *Jeanne de Dor-*

mans, mariée, en premières noces, à *Pierre de Rochefort*, Chevalier; & en secondes, avec *Philibert de Paillart*, Président au Parlement, morte l'an 1407 : 3°. celle d'*Yde de Dormans*, femme de *Robert de Nesle*, Seigneur de Sanchoi & de Saint-Venant, morte le 8 d'octobre 1379, & enterrée dans cette Chapelle.

Vers les commencemens du seizième siècle, les Professeurs qui enseignoient dans les écoles de la rue du Fouare, ayant commencé à se répandre dans les autres Collèges, quelques-uns des plus habiles se retirèrent dans le Collège de Beauvais, & y établirent des écoles publiques; le Maître & le sous-Maître changèrent pour-lors de nom, & prirent celui de Principal & de sous-Principal.

Ce Collège, qui est contigu à celui de Presle, a été uni a ce dernier, pour l'exercice des Classes, depuis 1597, jusqu'en 1699, auquel tems on fit un mur de séparation entre ces deux Collèges, pour laisser en entier l'exercice des Classes à celui de Beauvais. Dans le tems que ces deux Collèges étoient unis, on appelloit celui de Beauvais, *Collegium Præleo-Bellovacum*; mais depuis la séparation, il a repris son premier nom de *Dormano-Bellovacum*. La grande porte du Collège de Presle est dans la rue des Carmes, vis-à-vis la porte de l'Eglise de ces Religieux; & celle du Collège de Beauvais, est dans la rue à laquelle il a donné le nom.

Ce fut au Collège de Beauvais, que *S. François Xavier* professa la Philosophie en 1531, dans le dessein d'être reçu de la Maison & Société de Sorbonne. Il abandonna ensuite ce projet, pour se mettre au nombre des Disciples de S. Ignace de Loyola.

Arnaud d'Ossat, plus fameux encore par son mérite, que par la pourpre Romaine dont il fut revêtu, a aussi professé dans ce Collège.

Deux hommes célèbres dans la république des Lettres ont eu successivement, de nos jours, l'administration de ce Collège; savoir, MM. *Rollin* & *Coffin*.

Charles Rollin, né le 30 janvier 1661, occupa d'abord, à l'âge de 22 à 23 ans, la Chaire de Seconde au Collège du Plessis, & peu-à-près il passa à celle de Rhétorique. Le fameux M. *Hersan*, à qui il succédoit dans cette place, lui céda encore, en 1688, la survivance d'une Chaire d'Eloquence au Collège-Royal. En 1694, il fut élu Recteur de l'Université; & quatorze ans après, on le nomma Coadjuteur de M. *Bouillier*, qui étant alors Principal de Beauvais, avoit besoin de secours pour la régie de ce Collège. En 1701, M. *Rollin* fut reçu de l'Académie Royale des Inscriptions & Belles-Lettres. Il en obtint peu-après la vétérance, afin d'être plus en état de vaquer aux occupations que lui donnoit le soin de son Collège. Lorsqu'il l'eût mis sur un bon pied, il quitta sa Coadjutorerie, pour se livrer entièrement au Cabinet. Son tems fut partagé alors entre l'étude & différentes occupations, où il fut obligé de se livrer, à la prière de l'Université. En 1720, il fut promu, pour la seconde fois, au Rectorat, après lequel il ne s'occupa plus qu'à enrichir le public de différens Ouvrages, qui ont eu le succès le plus éclatant. Tels sont : 1°. un *Traité de la manière d'étudier & d'enseigner les Belles-Lettres*; 2°. l'*Histoire Ancienne des Egyptiens, des Carthaginois, des Assyriens, des Babyloniens, des Medes, des Perses, des Macédoniens & des Grecs*: 3°. l'*Histoire Romaine, depuis la fondation de Rome, jusqu'à la bataille d'Actium.*

La mort de l'Auteur, arrivée le 14 de septembre 1741, l'empêcha de remplir son projet. Cet Ouvrage a été continué avec succès par le savant M. *Crévier*, l'un de ses plus dignes Elèves, qui a rempli avec honneur la Chaire d'Eloquence du Collège de Beauvais pendant plusieurs années.

M. *Rollin*, en quittant la Coadjutorerie de la Principalité de Beauvais en 1712, eut pour successeur l'illustre M. *Coffin*, qui devint Principal en titre après M. *Boutillier*, lequel mourut en 1713.

M. *Coffin*, né à Buzanci, diocèse de Rheims, le 4 octobre 1676, montra, dès son enfance, les plus heureuses dispositions pour les Belles-Lettres. M. *Rollin*, qui recherchoit de toutes parts les meilleurs Sujets, l'attacha à son Collège en 1701, en lui donnant une Chaire de Seconde, que M. *Coffin* quitta en 1712, étant devenu Coadjuteur & ensuite Principal. Il fut nommé Recteur de l'Université en 1718. Ce fut à la sagesse de ses négociations, que le public fut redevable de l'instruction gratuite établie dans l'Université. L'honoraire des Professeurs fut alors assigné sur le vingt-huitième effectif du bail général des Postes & Messageries du Royaume; cette grande affaire fut terminée au mois d'avril 1719, & le 12 mai suivant, M. *Coffin* l'annonça au public par un Mandement; lequel, aussi-bien que tous les discours que cet illustre Recteur eut occasion de prononcer à cet effet, sont autant de pièces d'éloquence dignes des beaux jours de Rome. On peut consulter, à ce sujet, un Recueil en deux volumes *in-12*, dans lequel un habile Editeur (M. l'*Abbé Crévier*) a rassemblé toutes les différentes pièces, tant en vers qu'en prose, qui sont sorties de la plume de M. *Coffin*. Ces précieux monumens sont précédés d'un éloge historique de leur Auteur. Il mourut le 20 juin 1749, & repose dans la Chapelle du Collège de Beauvais. Voici son épitaphe, dans laquelle on donne, avec autant de précision que d'élégance, un détail succinct des vertus, des talens & des ouvrages de l'illustre défunt. Elle est de M. *Crévier.*

D. O. M.

Hic resurrectionem expectat Carolus Coffin, *Clericus Remensis, antiquus Academiæ Parisiensis Rector, hujus Collegii Primarius, qui domum hanc, quam per sex & triginta rexit annos gloriâ auctam, ingenti Discipulorum multitudine frequentatam; studiis doctrinæ & pietatis insignitam. Postremo etiam legato non mediocri per testamentum adjutam, æternum sui memorem mœrendo fecit. Magni* Rollini *successor & æmulus. Cæteras ejus laudes certatim prædicant bonæ artes. Quas Orator idem & Poeta egregius, Latio plaudente, coluit. Academica juventus, cujus studia novi præmii accessione stimulavit: Academia princeps quam justissimâ Regis optimi* Lud. XV, *munificentiâ dotandam curavit. Denique Ecclesia Parisiensis cui pios, dulcesque hymnos Christianus vates cecinit. Viro bonis omnibus, dùm viveret carissimo, benè post mortem precentur omnes boni. Vixit annos* LXXII, *menses* VIII, *dies* XIV. *Obiit die vigesimâ secundâ Junii, anno 1749. Quo die anniversarium pro se sacrum in perpetuum celebrari præcepit.*

Requiescat in pace.

Par Lettres-patentes du 21 novembre 1763, les Boursiers de tous les Collèges, dans lesquels il n'y avoit pas plein & entier exercice, ont été réunis dans le Collège de Louis-le-Grand. Les Bourses sont fixées à la somme de 400 liv.

BUREAU D'ADMINISTRATION *pour le gouvernement du Collège des Boursiers réunis au Collège de* LOUIS-LE-GRAND.

M. de la *Roche-Aimon*, Archevêque de Reims, premier Duc & Pair de France, Grand-Aumônier de France; & à cause de cette qualité, Président de ce Bureau.

Il y a quatre Conseillers du Parlement, un de Grand'Chambre, deux des Enquêtes & un des Requêtes; sept Notables, un Principal, & un Grand-Maître temporel; un Sécretaire du Bureau, un Archiviste, quatre Avocats, quatre Procureurs, un Notaire, un Huissier au Parlement, un Huissier-Priseur, & un Huissier au Châtelet; un Médecin, un Chirurgien & un Apothicaire. En l'absence du Grand-Aumônier de France, le Bureau est présidé par le plus ancien des Officiers du Parlement; ou, à leur défaut, par le Substitut du Procureur-général du Roi, ou enfin par le plus ancien des Notables.

MM. les Administrateurs s'assemblent deux fois par mois au Bureau, à quatre heures de relevée, les premier & troisième jeudis de chaque mois; & en cas que ces jours soient jours de Fête, le jour suivant non-férié, & toutes les fois que la nécessité des affaires l'exige.

Les délibérations du Bureau ne peuvent être prises qu'au nombre de sept Administrateurs; & dans tous les cas où elles ne doivent pas être prises à la pluralité des deux tiers des suffrages, elles le seront à la pluralité des voix; & en cas de partage, la voix de celui qui présidera sera prépondérante. Les Collèges sont divisés en quatre départemens, chacun de sept Collèges; & chaque département est sous l'inspection d'un des Officiers du Parlement & de deux Notables; le Substitut du Procureur-général tient lieu d'un Notable dans un desdits départemens.

Le domicile du Bureau est au Collège de *Louis-le-Grand*, où doivent se faire les significations à la personne du Grand-Maître temporel, dans le tems que les Administrateurs sont assemblés; à peine de nullité, ainsi qu'il est prescrit par l'article X des Lettres-patentes du 16 août 1764, lesquelles autorisent cependant à faire extraordinairement les significations instantes, à la charge de les réitérer le jour du Bureau, & de ne pouvoir employer en taxe les significations extraordinaires.

Les vacances du Bureau sont les mêmes que celles du Parlement; néanmoins le Bureau s'assemble en octobre, le premier jeudi après la rentrée des Classes; & en novembre, le lendemain des Mercuriales.

On reçoit au Bureau du Grand-Maître tous les jours, depuis neuf heures du matin, jusqu'à midi. On ne paye que les lundis & jeudis matin seulement.

Le Bureau de *Discipline* tient ses assemblées ordinaires les premier & troisième lundi de chaque mois. Il s'assemble extraordinairement toutes les fois que les affaires l'exigent. Il est composé du *Recteur actuel* de l'Université & de sept autres anciens Recteurs, & du Principal du Collège de Louis-le-Grand. Il est sous l'inspection du Tribunal de l'Université, ainsi qu'il en est usé par rapport aux autres Collèges de ladite Université ; les Boursiers renvoyés par le Principal & les Examinateurs-Émérites, peuvent se pourvoir à ce Tribunal.

REGLEMENT

Concernant les Boursiers des Collèges de non-exercice, réunis dans celui de Louis-le-Grand ; Extrait des Lettres-patentes du Roi Louis XV, du 20 août 1767, & registrées au Parlement le 4 de septembre audit an.

TITRE TROISIEME.

Des Boursiers.

ARTICLE PREMIER.

Tous les Boursiers des Collèges réunis seront tenus de commencer leurs études par les Humanités ; & il n'en sera reçu aucun qui ne soit en état d'entrer au moins en Sixième ; qu'il n'ait neuf ans commencés, & moins de treize révolus, à l'exception seulement des Enfans de chœur des Cathédrales, qui pourront être reçus jusqu'à leur seizième année accomplie.

II.

Les Boursiers qui ne résideroient pas dans le Collège de Louis-le-Grand, ou qui s'en feroient absentés pendant plus de 15 jours, hors le tems des vacances, & sans une permission par écrit du Principal & des Examinateurs, seront privés de leur Bourse, & il y sera nommé par ceux qui en ont droit ; en conséquence, les Boursiers des différens Collèges réunis, qui, en vertu de quelque titre que ce soit, même revêtu de Lettres-patentes registrées au Parlement, auroient la liberté de jouir de leurs Bourses, sans résider dans ledit Collège, seront tenus de s'y rendre .... sinon, lesd. Bourses seront de droit vacantes.

III.

Lesdits Boursiers ne pourront être reçus dans ledit Collège, que depuis le 15 septembre de chaque année, jusqu'au premier novembre exclusivement, & pendant la quinzaine de Pâques: ceux qui auront négligé de s'y préfenter à ces deux époques, perdront, pour cette année feulement, les fruits de leurs Bourfes, qui refteront dans la caiffe du Collège, auquel elles feront attachées.

IV.

Aucun Bourfier ne pourra pofféder deux Bourfes à la fois, foit de celles des Collèges réunis à celui de Louis-le-Grand, foit des Bourfes fondées en d'autres Collèges.

V.

Chaque Bourfier fera tenu d'avoir à Paris deux Correfpondans, qui feront leur foumiffion, fuivant le modèle attaché fous le contre-fcél des Lettres-patentes de ce jour.

Modèle.

Aujourd'hui font comparus, par-devant les Notaires fouffignés, M. . . . . . & M. . . . . lefquels, attendu que M. . . . . âgé de . . . . étant né le . . . . . du légitime mariage de . . . . . a été nommé pour remplir, dans le Collège de Louis-le-Grand, une des Bourfes du Collège de . . . . . & ce, fuivant les provifions de M. . . . . en date du . . . . fe font lefdits . . . . Comparants folidairement obligés envers le Bureau d'Adminiftration du Collège de Louis-le-Grand, de reprendre ledit . . . . à la fortie de fon tems d'étude, pour le remettre à fa famille; & fi avant ledit tems, ledit . . . . étoit congédié du Collège, ou fi après le tems d'épreuve ordonné par l'article VIII du titre III du Réglement attaché fous le contre-fcel des Lettres-patentes, du 20. août 1767, ledit . . . . n'eft pas jugé capable de ladite Bourfe, lefdits Comparants s'obligent pareillement, fous ladite folidité, de reprendre ledit . . . . . pour le remettre à fa famille. (*Dans le cas où la Bourfe exigeroit un fupplément, il fera ajouté à l'acte:*
Et attendu que la Bourfe, dont ledit
eft pourvu, exige un fupplément de
par chacun an, lefdits Comparants, fous ladite folidité, s'obligent de payer ladite fomme au Collège de Louis-le Grand, & d'avance de trois mois en trois mois.) Elifant lefdits Comparants pour l'exécution des Préfentes, leurs domiciles en leurs demeures fufdites; auxquels lieux, promettant, obligeant, fous ladite folidité, renonçant, fait & paffé, &c.

VI.

Le Sujet proposé se présentera au Principal du Collège & aux Examinateurs, avec la soumission de ses deux Correspondans, son extrait-baptistaire & ses Lettres de nomination. (*Voyez-en le modèle ci-après.*) Si ces pièces sont en règle & trouvées conformes aux Réglemens, ils procéderont, sur le champ, à son examen; & sur leur avis par écrit, & le vu de la quittance des droits reçus par le Grand-Maître temporel, si aucuns sont dûs, il sera installé, par le Principal, dans la Classe pour laquelle il aura été admis.

VII.

Ledit Principal présentera au Bureau, qui suivra immédiatement l'installation des Boursiers, toutes les pièces énoncées dans l'article précédent, dont sera fait registre, & elles seront déposées dans les archives du Collège, auquel ladite Bourse est affectée.

VIII.

Les Sujets reçus seront éprouvés pendant deux ans, dans le cours desquels les Examinateurs, conjointement ou séparément, leur feront subir plusieurs examens; & à la fin de la seconde année, ils décideront définitivement, s'ils seront confirmés dans la jouissance de leurs Bourses, ou s'ils seront renvoyés.

IX.

Les Boursiers, ainsi admis, ne pourront être renvoyés que par une délibération desdits Principal & Examinateurs, prise à la pluralité des deux tiers des voix, & dans laquelle les motifs du renvoi dudit Boursier seront insérés, dans le cas seulement où ledit Boursier refuseroit de signer sa démission sur le Registre des délibérations desdits Principal & Examinateurs.

X.

Les Boursiers des Collèges réunis, exceptés ceux mentionnés aux deux articles suivans, ne jouiront à l'avenir de leurs Bourses, que jusqu'à leur Philosophie inclusivement, si ce n'est cependant qu'ils n'aient déclaré par écrit audit Principal, dans la première semaine de Carême de leur année de Physique, qu'ils entendent concourir, pour être agrégés: auquel cas, ils jouiront de leur Bourse pendant encore une année, à condition toutefois qu'ils obtiendront à la fin de leur Philosophie le degré de Maître-ès-Arts, & un certificat de capacité, qui leur sera délivré par le Principal & les Examinateurs, après leur avoir fait subir un examen sur les matières relatives à la classe d'Agrégés, pour laquelle ils se destineront, dont ils seront tenus de justifier auxdits Administrateurs, au plus tard au second Bureau d'août ; faute de quoi, leur Bourse sera de droit vacante.

XI.

Les Boursiers qui se destineront à l'étude de la Théologie, pourront jouir de leur Bourse après leur Philosophie ; à la charge par eux d'obtenir des Nominateurs de leur Bourse, de nouveaux brevets, qu'ils présenteront au Bureau d'Administration, au plus tard entre Pâques & la Pentecôte de leur seconde année de Philosophie, & à la charge de justifier aud. Bureau, dans le délai prescrit par l'article précédent, & sous les peines y portées, de leurs Lettres de Maître-ès-Arts : ceux desdits Boursiers qui se destineront à être Agrégés, pourront aussi, après leur troisième année de Théologie, jouir, pendant un an, de leur Bourse, en se conformant à ce qui est prescrit par l'article précédent pour les autres Boursiers, si ce n'est qu'ils ne seront tenus de se déclarer & de subir l'examen prescrit par ledit article, que dans la troisième année de leur Théologie.

XII. & XIII.

. . . .
. . . .

XIV.

Lorsque les Supérieurs-Majeurs des Collèges réunis à celui de Louis-le-Grand jugeront à propos de visiter, interroger & examiner les Boursiers desdits Collèges, ils se transporteront par eux, ou par un fondé de procuration spéciale, audit Collège, après en avoir prévenu la veille au plus tard par écrit le Principal, lequel nommera un Maître de Quartier, pour, à la tête desdits Boursiers, recevoir lesdits Supérieurs-Majeurs à la porte du Collège, & les conduire chez le Principal, où en sa présence, ou d'un des sous-Principaux ou Préfets d'études par lui pour ce choisi, lesdits Supérieurs-Majeurs examineront lesdits Boursiers, & s'informeront de leurs mœurs & conduite, & de leurs progrès dans les études ; pourront, lesdits Supérieurs-Majeurs, lors desdits examens, renvoyer les Boursiers qu'ils jugeront devoir être renvoyés.

XV.

Il sera payé par le Grand-Maître aux Boursiers, qui, après en avoir obtenu la permission, tant du Principal & des Examinateurs, que du Bureau d'Administration, se retireroient au Séminaire, une somme de 300 liv. par an, payable par quartier, sur le certificat de résidence donné par le Supérieur du Séminaire.

Modèle des Lettres de Nomination aux Bourses, prescrit par l'Art. XVI du Tit. II du Réglement arrêté par le Roi, le 20 août 1767, & attaché sous le contre-scel des Lettres-patentes.

N. N... dilecto nostro N... Diœcesis N.... salutem in Domino, Bursam in Collegio N.... Parisiis fundatam, nunc, per sanctiones regias Versaliis datas 22 novemb. 1763, translatam in Collegium Ludovici-Magni Academicum, cujus vacatione adveniente, collatio, provisio & omnimoda dispositio ad nos pleno jure spectant & pertinent, liberam nunc & vacantem per obitum (vel per dimissionem, vel per expulsionem, vel per non admissionem) dilecti nostri N... ejusdem Bursæ ultimi possessoris pacifici, tibi tanquam sufficienti, capaci & idoneo contulimus, & donavimus, conferimus ac donamus per præsentes, ut illâ juxtà Collegii Ludovici-Magni statuta, & consuetudines fruaris; qua propter dicti Collegii Administros necnon Bursariorum Examinatores, per sanctiones regias datas Compendii, 20 augusti 1767, institutas requirimus, quatenùs te in possessionem dictæ Bursæ ponant & inducant, seu poni aut induci faciant. Datum N... sub signo, sigilloque nostris, ac Secretarii nostri chirographo, anno Domini.... die verò mensis N. N.

Petits Colleges réunis à celui de Louis-le-Grand, suivant l'ancienneté de la fondation de chacun.

1180.

COLLEGE DE NOTRE-DAME DES DIX-HUIT. Ce Collège étoit situé d'un côté devant le Collège de Clugny, & de l'autre devant le Collège de Calvi. Le Cardinal *de Richelieu* le fit abattre, pour aggrandir la Sorbonne. Il fut fondé par *Joſſe de Londres*, Chanoine de l'Egliſe de Paris, pour dix-huit pauvres Ecoliers. Les Bourſes ſont à la nomination du Doyen de l'Egliſe de Notre-Dame. Il n'y a que huit Bourſes exiſtantes.

La premiere habitation des Séminariſtes des 33 fut dans une ſalle de ce Collège, où ils ne couchoient que ſur de la paille.

1257.

COLLEGE DES BONS-ENFANS Il n'exiſte dans ce Collège que 2 Bourſes, fondées en 1478, par *Jean Pluyette*, en faveur des enfans de ſa famille, & au défaut du Meſnil-Aubry & de Fontenay. Les Marguilliers de ces deux Paroiſſes préſentent à M. l'Archevêque de Paris, qui eſt Collateur des Bourſes. *Voy.* SÉMINAIRE DES BONS-ENFANS.

1268.

COLLEGE DU TRÉSORIER. C'eſt le vrai nom de ce Collège, & de la rue où il eſt ſitué, & non pas *des Tréſoriers*, comme le dit le peuple. Ce Collège a été fondé par *Guillaume de Saone*, Tréſorier de l'Egliſe de Rouen, & on lui a donné le nom de la dignité du Fondateur.

Les Lettres de cette fondation ſont du mois de novembre 1268. Selon leur diſpoſition, il doit y avoir douze pauvres Ecoliers étudians en Théologie, & douze étudians aux Arts. Les ſtatuts que le Fondateur leur donna, ſont datés du Dimanche après l'Aſſomption, 1280. L'Univerſité aſſemblée au Collège de Navarre, le 5 mars 1678, fit de nouveaux Réglemens pour ce Collège, après avoir ouï le rapport de *Pierre Halley* & d'*Antoine le Moine*, Doyens des Facultés de Droit & de Médecine, qu'elle avoit commis pour faire la viſite de cette Maiſon. Le Parlement fit auſſi quelques autres Réglemens; & par ſon Arrêt du 17 août 1679, toutes les Bourſes ſont à la collation des Archidiacres du grand & du petit Caux, & les Bourſiers doivent être de l'un, ou de l'autre pays de Caux; & s'il ne s'y en trouvoit point de propres à l'étude, alors les Collateurs ſeroient libres de les choiſir ailleurs, pourvu qu'ils fuſſent du diocèſe de Rouen. Il n'exiſte dans ce Collège, que dix Bourſes.

1291.

COLLEGE DES CHOLETS. Ce Collège, qui a donné ſon

nom à la rue Saint-Symphorien, a été fondé en 1292, par *Jean de Bulles*, Archidiacre du grand Caux dans l'Eglise de Rouen, *Evrard de Nointel* & *Girard de Saint-Juft*, Chanoines de celle de Beauvais, & tous trois Exécuteurs teftamentaires du Cardinal Cholet, mort le 2 août 1291. Ils ne crurent point pouvoir faire un meilleur ufage de la fomme de 6000 liv. qu'il avoit laiffée pour la guerre contre *Pierre*, Roi d'Arragon, qu'en fondant un Collège en faveur de 16 pauvres étudians des diocèfes de Beauvais & d'Amiens. Ils achetèrent, avec la permiffion du Pape Boniface VIII, l'hôtel de Senlis, qui avoit appartenu à *Gauthier de Chambly*, Evêque de Senlis, & auquel ils joignirent enfuite pour fix pauvres Ecoliers des mêmes Diocèfes, étudians en Philofophie, une maifon contiguë à cet hôtel; le tout, dans la cenfive de l'Abbaye de Sainte-Geneviève, aux Abbé & Religieux de laquelle, lefdits Exécuteurs payèrent 600 liv. pour l'indemnité, fuivant un accord fait entre eux, le jeudi d'après la Saint-Martin de l'an 1295. Au mois de juillet de la même année, *Evrard de Nointel* & *Girard de Saint-Juft* dreffèrent des ftatuts pour ce Collège; & par l'un des articles, ces deux Chanoines, Fondateurs, fe réfervent le pouvoir de nommer aux Bourfes, & veulent qu'après la mort de l'un des deux, le furvivant feul ait le pouvoir d'établir, de corriger & de deftituer; & qu'après la mort des deux, les Chapitres de Beauvais & d'Amiens choifiront, pour la fupériorité de ce Collège, chacun un de leurs Chanoines, qui foit né dans une de ces deux Villes; & s'il ne s'en trouvoit pas de capable, le Doyen d'Amiens ou l'Archidiacre, en cas que l'Evêché fût vacant, auront le pouvoir d'inftituer & de deftituer les Bourfiers de l'Evêché d'Amiens; & le Doyen, ou l'Archidiacre de Beauvais, auront le même pouvoir à l'égard des Ecoliers du diocèfe de Beauvais. La fondation & les ftatuts furent confirmés par Boniface VIII, le 26 janvier 1296.

Après la mort de ces deux Exécuteurs teftamentaires, le Cardinal *Jean le Moine*, qui fut fubftitué en leur place, revit les ftatuts, & fonda, en 1303, dans ce Collège, quatre Chapelains, dont deux doivent être du diocèfe de Beauvais, & deux de celui d'Amiens, pour dire tour-à-tour au moins deux Meffes par jour dans la Chapelle de Saint-Symphorien, qui étoit vis-à-vis la porte de ce Collège, & étoit dépendante de l'Abbaye de Sainte-Geneviève; car, ce ne fut qu'en 1504, que les Bourfiers du Collège des Cholets obtinrent de l'Evêque de Paris & de l'Abbé de Sainte-Geneviève, la permiffion d'avoir une Chapelle dans leur Collège. La Dédicace de cette dernière se fit le 10 août 1519, sous l'invocation de Sainte Cecile, en mémoire du Fondateur *Jean Cholet*, qui avoit été Cardinal sous le titre de Sainte Cecile. *Geoffroi Duplessis*, Fondateur du Collège qui porte son nom, & dont il est parlé à cet article, légua à celui des Cholets, en 1332, la somme de 100 liv. en reconnoissance des secours qu'il avoit reçus autrefois du Cardinal *Cholet*. Le Collège des Cholets étoit composé de 20 Boursiers-Théologiens, à la nomination des Chapitres d'Amiens & de Beauvais, & de 20 petits Boursiers Artiens présentés par les Théologiens au *Custos* de la Maison, qui en donnoit les provisions. Ce Collège étoit gouverné par un Prieur, que les Boursiers-Théologiens élisoient tous les ans le 23 octobre.

Ce Prieur régloit tout, & présidoit au Chapitre de la Communauté, où tout se décidoit à la pluralité des voix. Les Boursiers-Théologiens élisoient tous les ans l'un d'entre eux pour être Procureur; il administroit le temporel de la Maison, & rendoit compte de son administration tous les six mois à la Communauté. Il y avoit au-dessus de ces deux Officiers, deux Grands-Maîtres, dont l'un est Chanoine de Beauvais, & l'autre d'Amiens, nommés par les Chapitres de ces deux Eglises; & le *Custos*, qui étoit toujours une personne de distinction, nommée par les Boursiers-Théologiens. La maison des Cholets a son Député dans les délibérations de la Faculté de Théologie de Paris, de même que les Maisons de Sorbonne, de Navarre & du Cardinal-le-Moine. Les grandes Bourses de ce Collège sont les meilleures de Paris, non-seulement par leur valeur, mais encore par l'avantage qu'avoient ceux qui en étoient pourvus, de nommer à celles des Artiens.

Aujourd'hui le Bureau d'Administration nomme à ces dernières. Il n'existe plus que seize Boursiers-Théologiens & huit Artiens.

Le corps de *Jean Cholet* * fut inhumé dans l'Eglise de l'Abbaye de Saint-Lucien de Beauvais, dont il avoit été Chanoine;

---

* Ce Cardinal fut envoyé à Lyon en 1289, par Philippe IV, pour y faire, en présence du Légat, un Traité de paix entre la France & la Castille, & pour ménager une ligue des deux Couronnes contre l'Arragon. Le Pape Martin IV l'employa aussi dans les plus grandes négociations.

cependant,

cependant, ce Cardinal a, dans la Chapelle de ce Collège, une espèce d'épitaphe en quatre vers.

Belgarum me primus ager nutrivit, honorat
Roma, seni curæ fœdera pacis erant.
Religio, pietas, studiorum insignia crescunt,
Me duce; quis fuerim comprobat ista domus.

La rue, dans laquelle ce Collège est situé, se nommoit autrefois, selon Sauval, la rue des Chiens, parce qu'elle tient à une rue qui porte encore ce nom. On la nomma ensuite la rue Saint-Symphorien, à cause d'une Chapelle qui étoit sous l'invocation de ce Saint, & qui, dans les anciens Titres, est nommée *Oratorium sive Capella Sancti Symphoriani in vineis*, la Chapelle de Saint-Symphorien-aux-vignes, à cause que ce quartier étoit planté de vignes. Cette Chapelle ne subsiste plus, & l'Editeur de Sauval se trompe, quand il la confond avec une autre du même nom, qui est auprès de Saint-Denis-de-la-Chartre, & qu'il dit servir aujourd'hui à la Confrèrie des Peintres de S. Luc.

1308.

COLLEGE DE BAYEUX.

Ce Collège fut fondé l'an 1308, par *Guillaume Bonnet*, Evêque de Bayeux, né dans le diocèse du Mans, & élevé dans celui d'Angers. Il étoit fils de *Bertrand Bonnet*, Seigneur de Beuville & de la Chapelle. Ce Collège n'a de Normand que le nom ; car, par les Lettres de fondation, *Guillaume Bonnet* veut qu'il y ait douze Boursiers, dont six doivent être de l'Evêché du Mans, & particulièrement du Désert, à la nomination de l'Evêque du Mans, & de l'Archidiacre de Passaye, & six de l'Evêché d'Angers, à la nomination de l'Evêque & du Trésorier d'Angers. Il les charge de prier, non-seulement pour lui, ses parens & bienfaiteurs, mais encore pour le Cardinal *Gervais de Clinchamp*, des biens duquel *Guillaume de la Fosse*, son Exécuteur testamentaire, avoit contribué de quelque chose à cette fondation. Il ordonna aussi que tous les ans les Boursiers célébreroient son anniversaire à Saint-Severin, le jour de son décès. *Robert Benoît*, Chanoine de Bayeux, & Exécuteur du testament de *Guillaume Bonnet*, dressa, le 30 novembre 1315, des statuts pour ce Collège, & ajouta quatre nouvelles Bourses aux douze anciennes. Le 15 août 1543, *Pierre Mathé* & *Jean Corbin*, Conseillers au

TOME II. e

Parlement de Paris, Vicaires-Députés par les Evêques du Mans & d'Angers, pour visiter & réformer le Collège de Bayeux, firent de nouveaux statuts, où il n'est fait mention que de douze Boursiers. Le Parlement réforma quelques articles de ces statuts, par son Arrêt du 12 juin 1551.

Les 6 mai & 12 juin 1713, les Evêques du Mans & d'Angers firent signifier à l'Université, qu'ils souhaiteroient qu'on fît observer dans ce Collège le règlement qui avoit été fait le 19 janvier 1706, au Parlement de Paris, pour le Collège des Cholets. L'Université fit encore, le 6 février 1716, quelques réglemens pour ce Collège. Il n'existe plus que six Bourses.

1313.

COLLEGE DE LAON.

Ce Collège est attenant le grand Couvent des Carmes de la place Maubert; mais il n'a pas toujours été en cet endroit. Il fut fondé en 1313, par *Guy de Laon*, Chanoine de Laon, & Trésorier de la Sainte-Chapelle de Paris, & par *Raoul de Presles*, Clerc du Roi, pour des Ecoliers du diocèse de Laon & de Soissons. *Guy de Laon* donna pour sa part cent livres de rente amortie, vingt sur la Prévôté de Laon, & quatre-vingt sur Crespy en Laonois, avec toutes les maisons & places qu'il possédoit à Paris, soit dans la rue de Saint-Hilaire, qu'on nomme aujourd'hui la rue des Carmes; soit entre cette rue & le clos Bruneau, où est à présent la rue Saint-Jean de Beauvais. *Raoul de Presles*, de son côté, assura 200 liv. de rente assignées sur les bois de Lisy, sur un moulin & sur d'autres fonds. Ils se réservèrent l'un & l'autre la disposition & la régie de leur Collège pendant leur vie. Ainsi, il n'y avoit point de communauté de biens, il n'y en eut que de demeure & d'habitation.

La désunion s'étant mise entre ces Boursiers de deux différens Diocèses, on fut obligé, en 1323, d'en venir à une séparation, & de faire deux Collèges, l'un nommé le *Collège de Laon*, & l'autre le *Collège de Presles* (*Voy.* COLLEGE DE PRESLES) ou *de Soissons*. Celui de Laon occupoit les logemens qui donnoient sur la rue du clos-Bruneau, où est aujourd'hui le Collège de Lisieux, & auparavant de Beauvais, moyennant 14 liv. parisis de rente, qu'il en faisoit au Collège de Laon. Celui de Presles ou de Soissons eut le terrain qui est du côté de la rue Saint-Hilaire, à la charge de 24 liv. de rente envers le Collège de Laon. *Guy de Laon* y établit, en 1327, un Principal, un Chapelain & seize Boursiers, ou Etudians aux Arts ; & peu avant sa mort, arrivée au mois de mai 1328, il dressa des statuts, qui furent confirmés en 1329, par *Albert de Roye*, Evêque de Laon, lorsqu'il accepta la supériorité de ce Collège. Tout ce qu'on vient de dire du Collège de Laon, ne souffre point de difficulté : il n'en est pas de même de ce que l'on va dire.

Le Maire, & les deux savans Bénédictins qui ont donné l'Histoire de la Ville de Paris, rapportent qu'en 1339, *Gerard de Montaigu*, Avocat-général au Parlement de Paris, légua, par son testament, aux Boursiers du Collège de Laon, sa maison appellée l'*Hôtel du Lion-d'or*. Il est assez extraordinaire que dans un aussi petit espace de terrein que celui qu'occupent le Couvent des Carmes & le Collège de Laon, il y eût deux maisons différentes, qui se nommassent la *Maison du Lion* & l'*Hôtel du Lion*. Au reste, cela est singulier, sans être absolument impossible ; mais il est encore plus mal-aisé d'entendre ce que les deux Historiens Bénédictins ajoutent ; savoir, que le Collège de Laon paya, en 1508, pour sa part de l'acquisition du Collège de Dace, 814 liv. Il n'est parlé nulle part de cette acquisition faite par le Collège de Laon, & les deux Historiens que l'on vient de citer nous ont assuré que la possession du Collège de Dace demeura aux Carmes. Le Couvent de ces Religieux étoit d'ailleurs si *angustié*, qu'on ne doit pas supposer qu'ils en aient vendu une partie au Collège de Laon. Voilà donc deux faits de l'Histoire du Collège de Laon que nous ignorons, & que, selon les apparences, nous ignorerons long-tems.

Les Boursiers du Collège de Laon quittèrent leur ancien Collège en 1340, & vinrent s'établir dans l'hôtel du *Lion-d'or*, situé entre la rue Saint-Hilaire ou des Carmes, & celle de la montagne Sainte-Geneviève. Ils s'y sont logés commodément, & ont fait bâtir dans la suite un grand corps-de-logis, qui donne dans la rue des Carmes.

Le Fondateur avoit établi, dans ce Collège, un Principal, un Chapelain & seize Boursiers ; mais plusieurs particuliers ont fondé depuis de nouvelles Bourses en faveur des pauvres Etudians en Philosophie, en Théologie, en Droit & en Médecine, & cet établissement a produit des Sujets excellens, qui ont brillé dans ces quatre Facultés.

M. *Cousin*, Président en la Cour des Monnoyes de Paris, mort le 26 février 1707, fit, par son testament, une fondation à perpétuité au Collège de Beauvais, pour six Boursiers destinés à l'Etat ecclésiastique, qui doivent être nourris, entretenus & défrayés de tout, depuis la Philosophie, jusqu'à la prise du bonnet de Docteur en Théologie. Cette fondation n'ayant point été acceptée au Collège de Beauvais, elle fut transportée au Collège de Laon.

Les Boursiers sont choisis au concours par les Chanceliers de Notre-Dame & de Sainte-Geneviève & le Principal du Collège, & présentés à M. l'Evêque de Laon, qui confère ces Bourses, & qui a la pleine collation de la première vacante, après son avénement & son sacre.

Aujourd'hui, elles sont réduites à trois, à cause de l'insuffisance des revenus.

Bourses fondées au Collège de Laon.

En 1313, dix-sept Bourses Artiennes pour des Sujets de la ville & du diocèse de Laon, à la nomination de M. l'Evêque de Laon. Fondateur, *Guy de Laon*.

En 1360, fondation par *Adée de Cerny*, d'un Boursier-Chapelain du diocèse de Laon, à la nomination de M. l'Evêque. Cette Bourse est suspendue.

En 1365, par *Jean de Coucy*, de deux Bourses pour des Etudians en Médecine, originaires du diocèse de Laon, par préférence du village de Coucy, à la nomination de M. l'Evêque de Laon. Ces Bourses sont suspendues.

En 1375, par *Jean le Caron*, d'une Bourse Artienne, pour un Sujet du diocèse de Laon, & par préférence du village de Monchalon, à la nomination de M. l'Evêque de Laon.

En 1388, les deux Bourses-Théologiennes, fondées par *Raoul de Rousselot*, Evêque de Laon, réunis à Louis-le-Grand. Elles étoient à la nomination de M. l'Evêque de Laon, & affectées à des Maîtres-ès-Arts du diocèse de Laon, & par préférence à ceux qui avoient rempli dans le Collège des Bourses-Artiennes. Elles sont suspendues.

En 1390, par *François de Montaigu*, d'une Bourse-Chapelaine, à la collation de M. l'Evêque de Laon, pour un enfant de la famille du Fondateur; ou à défaut, du diocèse de Laon, avec préférence pour ceux de Montaigu & des lieux circonvoisins.

En 1407, par *Raoul de Harbes*, d'une Bourse pour un enfant de sa famille; & à défaut des parens du Fondateur, pour un enfant du village de la Hérie, au diocèse de Laon. Cette fondation n'a été mise en règle qu'en 1764. La nomination appartient à M. l'Evêque de Laon; & le Boursier, après son cours d'études dans la Faculté des Arts, a la liberté d'étudier, pendant 3 ans, dans une des Facultés supérieures à son choix. On l'appelle le Boursier du *Soufflet vert*.

En 1409, par *Jean Motel*, de deux Bourses, l'une Chapelaine & l'autre Artienne, pour des parens du Fondateur; & à leur défaut, pour des Sujets de la ville d'Origny & des lieux circonvoisins, à la nomination de M. l'Evêque de Laon.

En 1536, par *Michel Roussel*, d'une grande & d'une petite Bourse, pour des Religieux de l'Abbaye de Saint-Quentin-les-Beauvais; & à leur défaut, pour des enfans du lieu de Poix, au diocèse d'Amiens, à la collation de M. l'Evêque de Laon, sur la présentation du Prieur Régulier de Poix, pendant les deux premiers mois qui suivent la vacance; & de l'Abbé ou Prieur Régulier de l'Abbaye de Saint-Quentin, pendant les deux mois suivans; passé lesquels, la présentation est dévolue, pendant un mois, au Prieur même Séculier de Poix. Ces deux Bourses sont réduites à une seule; & le revenu est de 125 liv.

En 1542, par *Jean Berthoul*, d'une Bourse pour un enfant du village de Chaourse, & par préférence pour les parens du Fondateur, & successivement pour des enfans des villages de Montcornet, Séchelles, Agnicourt, Vigueux, Viney & Lisley; à la collation de M. l'Evêque de Laon; sur la présentation des Maire & Echevins du village de Chaourse. Le Boursier doit commencer ses études dans la Faculté des Arts. Il peut ensuite étudier en Théologie, jusqu'au bonnet de Docteur inclusivement.

En 1596, par *Antoine le Pot*, d'un Boursier-Artien; lequel, après avoir fini son cours de Philosophie, peut étudier en Théologie pendant une année seulement. Cette Bourse est affectée aux enfans du village de Bresles, au diocèse de Beauvais; où à leur défaut, à des enfans des Villages proche Beauvais, dont la Cure est dépendante de l'Abbaye de Saint-Quentin. Cette Bourse est à la collation de M. l'Evêque de Laon, sur la présentation du Prieur Claustral & du Chapitre des Religieux de l'Abbaye de St. Quentin-les-Beauvais. Elle ne produit que 75 liv. de revenu.

En 1603, par *Antoine Chrétien*, d'une Bourse-Artienne, pour un de ses parens; & à défaut, pour un enfant du village de Challenois, au diocèse de Laon, à la nomination de M. l'Evêque de Laon. Le revenu n'est que de 120 liv.

En 1656, par *Charles de Vendeuil*, d'une Bourse pour un enfant de chœur de l'Eglise Cathédrale de Laon, à la présentation du Chapitre de ladite Eglise, & à la collation de M. l'Evêque de Laon. Le Boursier doit être capable au moins de la quatrième Classe : il doit jouir de sa Bourse pendant six ans ; & si, avant l'expiration des six années, il a fini son cours de Philosophie, il peut employer le surplus des six années à l'étude de la Théologie.

En 1678 & 1683, par *Gilles Tilorier*, d'une Bourse-Théologienne & d'une Bourse-Artienne, pour des enfans de sa famille, avec préférence pour ceux du nom du Fondateur ; & à défaut de parens, pour des pauvres Etudians de la ville & fauxbourgs de Marle, ceux du nom de Garbe devant être préférés ; à la collation de M. l'Evêque de Laon, sur la présentation du Curé & du Maire de Marle, & du plus proche parent du Fondateur, & par préférence de celui qui portera son nom ; & où le plus proche parent seroit mineur de 25 ans, il doit être remplacé par le Curé de Saint-Nicolas-sous-Marle. Ces Bourses sont tellement affectées aux parens du Fondateur, que si elles sont occupées par des étrangers, ils sont obligés de les céder aux parens qui se présentent.

En 1708, par *Louis Cousin*. Nous avons parlé plus haut de cette fondation.

1313.

COLLEGE DE PRESLES.

On a dit, à l'article du Collège de Laon, que le Collège de Presles ou de Soissons avoit été fondé en 1313, par *Raoul de Presles*, Clerc & Secrétaire du Roi, conjointement avec *Guy de Laon*, Trésorier de la Sainte-Chapelle, & Chanoine de Paris & de Laon. Le Collège de Laon ayant été transféré depuis dans la rue de la montagne Sainte-Geneviève, le Cardinal *Jean de Dormans*, Evêque de Beauvais, & Chancelier de France, en acheta les bâtimens, & y fonda le Collège de Beauvais, ainsi qu'on l'a dit à cet article. *Raoul de Presles* & *Jeanne du Châtel*, sa femme, augmentèrent cette fondation en 1324, de deux Chapelles, de deux Chapelains & de quinze Boursiers du diocèse de Soissons, & elle devint encore plus considérable par l'achat que fit en 1455, le Principal nommé *Jean Panechaire*, de trois maisons, avec cour & jardin, pour la somme de soixante écus d'or, qu'il paya aux exécuteurs testamentaires de *Laurent l'Enfant*, Prêtre.

Ce Collège a été uni à celui de Beauvais pour l'exercice des Classes, depuis 1597, jusqu'en 1699, & l'on fit une muraille de séparation entre d'eux, pour laisser l'exercice au Collège de Beauvais ; lequel a été, ainsi que celui de Presles, réuni au Collège de Louis-le-Grand, en conséquence des Lettres-patentes du 10 octobre 1764.

Les Bourses sont affectées à des Sujets du diocèse de Soissons, & par préférence des lieux de Presles, Cys, Ru, Saint-Marc & les Boves.

Il n'y en a que huit existantes, auxquelles il est nommé par le Bureau d'Administration. *Voy.* COLLEGE DE LOUIS-LE-GRAND, & BARTHELEMI. (*Massacre de la Saint*)

1316.

COLLEGE DE NARBONNE.

Ce Collège a été fondé par *Bernard de Farges* ou *de Fargis*, Archevêque de Narbonne, qui donna la maison qu'il avoit dans la rue de la Harpe, pour y retirer neuf pauvres Ecoliers de son Diocèse, qui étudieroient aux Arts ou en Théologie. Les statuts qu'il dressa pour ce Collège, sont datés du 5 octobre 1317. Il affecta à l'entretien de ces neuf Boursiers les revenus du Prieuré Rural de la Madeleine, situé auprès du lieu nommé *Redorta*, dans le diocèse de Narbonne.

Un Jurisconsulte, nommé *Amblard Cérène*, voulut avoir l'honneur d'entrer, pour quelque chose, dans la fondation de ce Collège, & fonda une Bourse pour un Chapelain. *Pierre Roger*, qui avoit été Boursier de ce Collège, par dispense, car il n'étoit pas du diocèse de Narbonne, & qui parvint par degrés à la Papauté, sous le nom de Clément VI, se ressouvint, dans sa gloire, de l'éducation qu'il avoit reçue dans ce Collège; & pour lui donner des marques de sa bienveillance, y unit le Prieuré de N. D. de Marseille, situé auprès de Limoux, dans le diocèse de Narbonne.

En 1379, le 16 du mois d'août, *Jean*, Archevêque de Narbonne, fit de nouveaux statuts, bien plus étendus que ceux du Fondateur. Un des articles porte qu'il y aura quatre Prêtres, qui diront tous les jours la Messe dans la Chapelle du Collège, le premier pour *Amblard Cérène*, Fondateur, & les trois autres pour les Fondateurs, & particulièrement pour le Pape Clément VI.

En 1544, le Cardinal *Jean de Lorraine*, Archevêque de Narbonne, fit de nouveaux statuts, qui furent publiés par *Jacques Spifame*, Chancelier de l'Université, & Président au Parlement, & acceptés par le Principal & les Boursiers, le 30 janvier de la même année. Il fixa le nombre des Boursiers à seize, y compris le Principal, le Procureur & le Chapelain, & leur assigna 20 liv. par an à chacun, au lieu de 5 sols par semaine, & le double aux trois Officiers.

Le 7 mars 1599, il y eut un grand changement dans ce

Collège, où l'on introduisit l'exercice public des basses Classes. Depuis, il fut supprimé, de même que les Boursiers, & le tout réduit à un Principal & à un Procureur.

Enfin, il y a été établi cinq Bourses, qui doivent être conférées à des Sujets de la Ville, du Diocèse, ou de la Province de Narbonne. M. l'Archevêque de Narbonne en est Collateur.

La Chapelle étoit sous l'invocation de S. Sébastien.

1321.

COLLEGE DE CORNOUAILLES.

Ce Collège a été fondé par *Galeran Nicolas*, ou *Nicolaï*, dit de *Grève*, Clerc, Breton, pour cinq Boursiers; & en 1379, *Jean de Guestry*, Maître-ès-Arts & en Médecine, du diocèse de Cornouailles, en fonda quatre autres, & acheta une maison rue du Plâtre Saint-Jacques, pour les y loger. L'un de ces Boursiers devoit être Prêtre, & avoit six sols par semaine, & les autres quatre sols, comme ceux de la première fondation. En 1443, le sieur *Duponton*, Principal, y fonda deux Bourses; & le 11 décembre 1709, M. *Valot*, Conseiller au Parlement, & Chanoine de Notre-Dame, y en fonda aussi une.

Ces Bourses sont affectées à des Sujets du diocèse de Quimper. M. l'Archevêque de Paris en est le Nominateur; mais il n'en existe plus que deux.

1325.

COLLEGE DE TREGUIER & DE LÉON, fondé par *Guillaume Koetmohan*, Grand Chancelier de l'Eglise de Tréguier, Docteur-Régent en la Faculté de Droit de Paris, & natif de la paroisse de Saint-Gilles-de-Pommerit, au diocèse de Tréguier. On voit, par la date du testament du Fondateur, que l'inscription qui étoit autrefois sur la porte de ce Collège, n'étoit pas vraie, étant conçue en ces termes:

Collegium Trecorense, fundatum anno Domini
M. CCCC.

Car ce Collège fut fondé par le testament de *Guillaume Koetmohan*, fait en 1325, pour huit Ecoliers de la famille du Fondateur; ou, à leur défaut, pour huit Etudiants du diocèse de Tréguier. L'institution ou la destitution des Boursiers fut laissée à *Guillaume de Koetmohan*, neveu du Fondateur, &

après sa mort, à tel autre de sa famille que ce neveu nommeroit; & au cas qu'il ne nommât personne, le patronage en étoit dévolu, suivant ce même testament, au plus notable Gradué du diocèse de Tréguier.

Le 5 décembre de l'an 1412, la fondation fut considérablement augmentée par *Olivier Donjon*, Docteur-Régent en Droit à Paris, & originaire aussi du diocèse de Tréguier. Le 25 avril de l'an 1575, *Laurent*, Seigneur Marquis *de Koergroadez*, Patron du Collège de *Léon*, autrement dit *de Kerembert*, situé auprès de celui de Tréguier, donna à ce dernier l'emplacement du Collège de Léon, qui étoit absolument tombé en ruines, & le Collège de Tréguier le fit rebâtir. Par l'acte de donation, le Seigneur de *Koergroadez* retint pour lui & ses successeurs la nomination de deux Bourses; ce qui s'exécute encore.

Henri IV ayant formé le dessein de bâtir le Collège-Royal de France, fit estimer les Collèges de Tréguier & de Cambray, pour le construire sur leur emplacement. Par le contrat passé pour cet effet, le 28 juin 1610, entre les Commissaires du Roi & les Boursiers de ce Collège, il est porté que les Boursiers du Collège de Tréguier auront leur demeure dans la moitié du grand corps-d'hôtel, qui seroit entre les deux ailes, & qu'en attendant, ils prendroient annuellement la somme de quatre cens livres au trésor des bâtimens. Comme on ne bâtit alors qu'une aile du Collège-Royal, occupée par le Syndic des Professeurs-Royaux, par brevet, les Boursiers du Collège de Tréguier se trouvèrent sans Collège depuis 1610, & même depuis l'an 1646, ils n'avoient pas été payés des 400 liv. de rente que le Roi s'étoit engagé de leur donner. Enfin, le sieur *Grolleau*, Principal de ce Collège, obtint, le 17 avril 1717, un Arrêt du Conseil d'Etat, qui rétablit ces 400 liv. de rente, & adjugea au Collège de Tréguier 28100 liv. pour les arrérages de ladite rente, de laquelle somme le Roi promit de faire un fonds au Trésor-royal, pour être converti en rente au profit dudit Collège. Pour l'exécution dudit Arrêt du Conseil d'Etat, S. M. donna des Lettres-patentes du 4 mai 1717, qui furent regîstrées au Parlement, le 10 juin suivant.

Ce Collège étoit composé d'un Principal & de six Boursiers originaires du diocèse de Tréguier, & de deux Boursiers du Collège de Léon.

Suivant un Arrêt contradictoire du Parlement de Paris, rendu le 5 septembre 1684, le Patronage de la Principalité & de la moitié des Bourses appartient à M. l'Evêque de Tréguier, & l'autre moitié au sieur *de Robien*, Président à Mortier au Parlement de Bretagne. Ils nomment aux Bourses de la première fondation alternativement; mais M. l'Evêque nomme seul à celles de la seconde. Les Bourses du Collège de Léon sont affectées à des Sujets du diocèse de Léon. Aujourd'hui il y a dans ce Collège quatre Boursiers de la fondation de *Koetmohan*, deux de celle de *Donjon*, & deux du Collège de *Kerambert*. Quant aux deux Boursiers de Léon, ils sont au patronage du Marquis de *Koergroadez*, dont les droits sont exercés par Me. *Douchain*.

1327.

COLLEGE D'ARRAS, rue du même nom, quartier de la place Maubert, vis-à-vis le Collège du Cardinal-le-Moine. Ce petit Collège réuni à celui de Louis-le-Grand en 1763, fut fondé en 1327, par *Nic. le Candrelier*, Abbé de Saint-Vaast, d'Arras, tant de ses propres deniers, que des legs & aumônes de quelques personnes pieuses. Il y a quatre Bourses affectées à des Sujets de la ville & du diocèse d'Arras, à la nomination de l'Abbé de Saint-Vaast, & quatre autres Bourses libres, à celle du Bureau d'Administration, établies lors de la réunion. Le Collège d'Arras avoit été originairement établi dans la rue *Chartière*, vers le *Clos-Bruneau*, & ensuite transporté où il est aujourd'hui.

1331.

COLLEGE DE BOURGOGNE.

Ce Collège est situé rue & vis-à-vis l'Eglise des Pères Cordeliers, sur le terrein où l'on a élevé en 1775, le magnifique bâtiment de l'Académie Royale & du Collège des Chirurgiens. *Jeanne de Bourgogne*, Reine de France & de Navarre, épouse de Philippe-le-Long, Comtesse d'Artois & de Bourgogne, le fonda en 1331. Elle commit, en mourant, l'exécution de ce dessein à *Pierre*, ci-devant Evêque d'Autun, & alors Cardinal; au Frère *Nicolas de Lire*, Cordelier; à *Thomas de Savoye*, Chanoine de l'Eglise de Paris; & au Frère *Guillaume de Vading*, aussi Cordelier, tous quatre nommés exécuteurs de son testament.

La Reine avoit ordonné que son hôtel de Nesle seroit vendu, & le prix employé à la fondation d'un Collège pour 20 pauvres Ecoliers Séculiers ou Réguliers, du Comté de Bourgogne. Au mois de février de l'an 1332, en l'absence de *Thomas de Savoye* & de *Guillaume Vading*, les deux autres Exécuteurs testamentaires achetèrent, des deniers provenus de la vente de l'hôtel de Nesle, une maison située auprès des Cordeliers, & la nommèrent la *Maison des Ecoliers de Madame Jeanne de Bourgogne, Reine de France*. Ils y firent construire une Chapelle sous l'invocation de la Sainte Vierge, & assignèrent à ce nouveau Collège deux cens livres parisis de rente, de forte monnoie, à prendre sur les profits du Sceau & de la Prévôté de Paris. Ils ordonnèrent qu'il y auroit 20 Boursiers-Séculiers, qui n'étudieroient qu'en Philosophie, & du nombre desquels seroient le Principal, Maître, ou Licencié ès-Arts, qui feroit des Leçons de Philosophie aux autres Boursiers, & le Chapelain du Collège; que personne ne seroit reçu en ce Collège, qu'il n'eût été auparavant examiné par le Chancelier de l'Eglise de Paris & par le Gardien des Cordeliers, auxquels appartiendroit l'institution du Principal, du Chapelain, & des autres Boursiers; que le Principal & le Chapelain seroient perpétuels, &c.

Le Pape Jean XXII approuva & confirma ce qu'avoient fait les deux Exécuteurs testamentaires, par son Bref du 28 juin 1334; & Guillaume, Evêque de Paris, en fit de même, le 28 août 1335.

Quelques particuliers ayant fondé de nouvelles Messes, on jugea à propos d'établir un second Chapelain dans ce Collège, pour soulager l'ancien, & cet établissement fut confirmé par *Jean*, fils aîné du Roi, Duc de Normandie, &c. comme ayant le bail & le gouvernement des Duché & Comté de Bourgogne. Ses Lettres de confirmation sont du 17 juillet 1350. Par un Arrêt du Parlement de Paris, rendu le 13 septembre 1336, il fut dit qu'après cinq ans de séjour en ce Collège, soit qu'on eût obtenu le degré de Maître-ès-Arts, ou non, les Bourses seroient vacantes. Par un autre Arrêt du 14 novembre 1566, il fut défendu au Chancelier de l'Université de Paris & au Gardien des Cordeliers, de conférer la Bourse de Principal à quelqu'un qui ne fût pas de la nation de Bourgogne, & sans avoir pris sur cela l'avis des Boursiers de ce Collège.

Le 6 novembre 1607, sur la Requête présentée par les Boursiers, *Silvius de Pierrevive*, Chancelier de l'Université de Paris, & Frère *Gilles Chehere*, Gardien des Cordeliers, réduisirent les Bourses à six, les revenus actuels du Collège ne pouvant suffire à davantage. Le même *Pierrevive* & *Jacques Balin*, Gardien des Cordeliers, firent de nouveaux réglemens, le 2 d'avril 1624, auxquels *Nicolas Coquelin*, Chancelier de l'Université, & *Claude Fraßen*, Gardien des Cordeliers, en ajouterent en 1680. Ces deux derniers en firent encore de plus amples., le 11 août 1688, qui furent homologués au Parlement, le 7 septembre suivant, & acceptés par les Boursiers de ce Collège, le 15 de novembre de la même année. Ces derniers portent, entre autres choses, que les Boursiers seront tous de Franche-Comté ; qu'il y aura deux Professeurs en Philosophie, &c. Il n'existe que 15 Bourses.

1333.

COLLEGE DE TOURS.

Etienne de Bourgueil, Archevêque de Tours, fonda ce Collège en 1333, pour un Principal & six Boursiers, qui doivent être natifs de Touraine, & qui sont nommés par l'Archevêque de Tours.

Ces années dernières, on a fait des réparations considérables à ce Collège, & on a mis sur la grand-porte :

Collegium Turonense fundat. anno 1333.

Instaurat. anno 1730.

Il est situé dans la rue Serpente. Toutes les Bourses sont suspendues. *Voy.* GRISY.

1336.

COLLEGE DE HUBANT. (ou de l'*Ave Maria.*)

Ce Collège fut fondé en 1336, par *Jean de Hubant*, Clerc, Conseiller du Roi, dans une maison qu'il acheta de S. M. au mois d'août 1327, moyennant 180 liv. & dans laquelle il établit quatre pauvres Etudians, un Maître ou Principal, & un Chapelain ; & donna, pour cet effet, une maison, rue des Poirées, la troisième partie des dîmes du territoire de Cormilliers, & la maison qui compose encore à présent ce Collège.

Selon la fondation, les Boursiers doivent être tirés du village de Hubant, dans le Nivernois, ou des lieux circonvoisins, & doivent y être élevés depuis l'âge de huit ou neuf ans, jusqu'à seize. Il institua pour Gouverneurs & Administrateurs perpétuels, l'Abbé de Sainte-Geneviève & le Grand-Maître du Collège de Navarre. Comme l'intention du Fondateur étoit que ces Boursiers fussent particulièrement dévoués à la Sainte Vierge, il fit mettre son Image sur la porte de ce Collège, comme aussi celles de S. Jean-Baptiste, de S. Jean l'Evangéliste, & des quatre enfans qu'il vouloit y faire élever, & y fit écrire, en lettres d'or, ces deux mots de la salutation Angélique, *Ave Maria*. C'est à cause de cette inscription, qu'on a nommé ce Collège de l'*Ave Maria*, nom qui a presque entièrement fait oublier celui *de Hubant*, qu'il porta d'abord, & qu'on ne lui donne plus que très-rarement.

Il n'existe aucun Boursier dans ce Collège.

1341.

COLLEGE D'AUTUN, ou *du Cardinal Bertrand*, fondé en 1341, par *Pierre Bertrand*, natif d'Annonay en Vivarez, Evêque d'Autun, & depuis Cardinal sous le titre de Saint Clément. Ce Cardinal étoit fils d'un Médecin, natif d'Aurillac, dans le diocèse de Saint-Flour, & s'étoit établi à Annonay en Vivarez. Il donna la maison qu'il avoit à Paris dans la rue Saint-André-des-Arcs, pour servir de Collège, & elle fut appellée de son nom, le Collège *du Cardinal Bertrand*, ou d'*Autun*. Comme cette maison étoit dans la censive de l'Abbaye de Saint-Germain-des-Prés, le Cardinal pria le Pape Benoît XII d'écrire en sa faveur à l'Abbé & aux Religieux de cette Abbaye, ce que le Pape lui accorda, & l'Abbé & les Religieux firent ce que le Cardinal souhaitoit d'eux. La Bulle est du 12 décembre 1339.

Pour agrandir son Collège, il avoit acheté quelques maisons contiguës; & en 1341, il augmenta les revenus, de sorte qu'ils pussent suffire à l'entretien de quinze Boursiers, tous nés dans les diocèses de Vienne, du Puy, de Clermont, ou de Saint-Flour, avec préférence pour ceux de la ville & banlieue d'Annonay. Il ordonna que cinq de ces Boursiers étudieroient en Philosophie, cinq en Théologie, & cinq en Droit-Canon.

Pierre du Coulombiers, Evêque d'Arras, & neveu, par sa mère du Cardinal *Bertrand*, bénit, la même année, l'autel de la Chapelle, en présence de *Pierre de la Palu*, Patriarche de Jérusalem; de *Guy*, Archevêque de Lyon, & de *Jean de Précy*, Abbé de Saint-Germain-des-Prés; & l'année d'après, il en fit la Dédicace, sous l'invocation de la Sainte Vierge.

Le Cardinal *Bertrand* mourut le 24 juin 1349; & son neveu, qui fut aussi Cardinal du titre de Sainte Susanne & Evêque d'Ostie, travailla beaucoup à mettre ce Collège en état de perfection; mais il mourut en 1361. *Oudard de Moulins*, Président en la Chambre des Comptes, augmenta de trois Bourses la fondation de ce Collège, pour trois Sujets de la ville de Moulins; & pour cet effet, lui légua, par testament, une somme d'argent, dont les Exécuteurs testamentaires achetèrent une terre de cinquante livres parisis de rente, par contrat passé le 28 d'août 1398.

En 1644, *André de Sazea*, Evêque de Bethléem, & Principal de ce Collège, fonda deux Bourses pour deux enfans de la ville d'Annonay, & lieux circonvoisins.

Pierre Bertrand dut le chapeau de Cardinal à la peine qu'il se donna pour justifier les entreprises que les Ecclésiastiques faisoient sur les droits du Souverain. *Pierre de Cugnières*, Avocat-général au Parlement de Paris, ayant soutenu, en présence du Roi Philippe de Valois, l'an 1329, que la Jurisdiction ecclésiastique étoit une usurpation de la séculière, qu'elle tâchoit d'anéantir ; *Bertrand*, qui n'étoit encore qu'Evêque d'Autun, lui répondit avec plus de zèle que de raison, ce qui n'empêcha pas qu'il n'eût pour récompense le chapeau de Cardinal. On peut voir son discours dans la Bibliothèque des Pères & ailleurs.

On remarque que *Charles de Monchal*, mort Archevêque de Toulouse, avoit été élevé dans ce Collège, dont il fut Boursier, puis Principal, & enfin, Précepteur de l'Abbé de la Valette, fils du Duc d'Epernon, qui se démit de cet Archevêché en faveur de son Précepteur.

La réunion qu'on en fit au Collège de Louis-le-Grand, mit à portée de louer une partie des bâtimens, & d'y placer l'Ecole Gratuite de Dessin. Cet établissement, dont on reconnoît de plus en plus l'utilité, a été formé & autorisé par des Lettres-patentes données à Fontainebleau, le 20 octobre 1767, & registrées en Parlement le premier décembre suivant. Le Directeur & les Administrateurs de cette Ecole ont été approuvés & mis sous l'autorité & la Présidence de M. le Lieutenant-général de Police, par Arrêt du Conseil du 19 du même mois. Cette Ecole vient d'être transférée, cette année 1776, dans l'amphithéâtre de l'ancienne Académie de Chirurgie, rue des Cordeliers.

Il n'existe que deux Bourses dans ce Collège.

1346.

COLLEGE DE CAMBRAY, ou DES TROIS-EVEQUES.

Ce Collège a été fondé en 1346, par *Hugues de Pomare*, Evêque de Langres & ensuite d'Autun ; par *Hugues d'Arcy*, Evêque de Laon, successivement Archevêque de Rheims ; & par *Guy d'Auffonne*, Evêque de Cambray & puis d'Autun. Comme *Guy d'Auffonne* fut celui qui contribua le plus à sa fondation, & que sa maison fut convertie en ce Collège, on le nomma le *Collège de Cambray*, & quelquefois le *Collège des Trois-Evêques*. Par la fondation, il doit y avoir un Maître ou Principal, un Chapelain, qui est aussi Procureur, & sept Boursiers. Les premiers statuts de ce Collège furent dressés la même année de sa fondation, par les Exécuteurs testamentaires des trois Evêques-Fondateurs. Ils furent confirmés depuis par Jean, Evêque de Préneste, Cardinal & Légat du Pape Clément VII, le 9 juillet 1379, & par Aimeri de Maignac, Evêque de Paris, le 20 juillet 1380. Par ces statuts, il est ordonné que les Ecoliers de la portion de *Hugues de Pomare* seront pris de l'Evêché d'Autun; ceux de la portion de *Hugues d'Arcy*, de l'Evêché d'Auxerre, & à leur défaut, de celui d'Autun; & ceux de la portion de *Guy d'Auffonne*, d'Avesnes, au diocèse de Cambray, qui étoit le lieu où il étoit né. Depuis la mort des Fondateurs, toutes les Bourses ont toujours été à la nomination de l'Université de Paris.

Le Roi Louis XIII ayant fait abattre une partie du Collège, pour élever le Collège-Royal, dont il avoit posé la première pierre en 1610, donna, en dédommagement, à celui de Cambray, la somme de 20000 liv. dont il promit de payer la rente, jusqu'à ce qu'il eût fait bâtir un autre corps-de-logis, pour y loger le Principal, le Chapelain & les Boursiers, ainsi qu'il paroît par le contrat passé à ce sujet, le 18 d'avril 1612.

Deux Professeurs de la Faculté de Droit & le Professeur de Droit-François, dont la Chaire a été fondée en 1680 par le Roi Louis XIV, ont professé dans le Collège de Cambray, jusqu'à la construction des nouvelles Ecoles, près de Sainte-Geneviève.

Les Bourses sont à la nomination du Chancelier de l'Université & de l'Eglise de Paris. Outre les sept Bourses de la première fondation, il en a été établi trois autres en 1767, une pour chacun des trois Diocèses.

1343.

COLLEGE DE MIGNON, ou DE GRANDMONT.

Il fut fondé, en 1343, par *Jean Mignon*, Archidiacre de Blois en l'Eglise de Chartres, Maître des Comptes à Paris, pour douze Boursiers de sa famille, autant qu'il se pourroit faire, & chargea ses héritiers & les exécuteurs de son testament, de donner la dernière perfection à cette bonne œuvre. Il mourut en 1345; mais ses héritiers & exécuteurs testamentaires négligèrent d'accomplir la fondation, jusqu'à ce que l'Université s'en étant plainte au Roi *Jean*, l'an 1353, ce Prince fit venir devant lui *Robert Mignon*, frère du défunt, & le principal exécuteur de son testament, avec les Députés de l'Université ; & après avoir entendu les raisons de l'un & des autres, il donna des Commissaires, pris du Conseil & du Parlement, qui, ayant examiné les raisons pour & contre, firent leur rapport au Roi en son Conseil, & il y fut ordonné que *Robert Mignon*, pour accomplir l'intention du Fondateur, acheteroit, dans le fief du Roi, sous Noël prochain, huit vingt livres parisis de rente amortie, pour l'entretien de douze Ecoliers, auxquels il donneroit la maison où demeuroit feu son frère, une autre de même valeur, avec quinze lits garnis, les autres meubles, & une Chapelle, avec tous les ornemens nécessaires & mentionnés dans le testament dudit *Jean Mignon*. Par ce même Arrêt, qui fut donné au mois de juillet, le Roi amortit la maison & les autres biens qui lui seront assignés ; & par-là, devenant Fondateur du Collège, il s'en retient, & après lui, à ses Successeurs Rois, la garde, le gouvernement, la visite, l'institution & la destitution des Boursiers, réservant cependant toujours aux parens la préférence pour les Bourses.

Pour lors, *Robert Mignon* commença à exécuter la fondation faite par son frère ; mais ce fut *Michel Mignon*, fils de *Robert*, & neveu de *Jean*, qui en fit bâtir la Chapelle, qui fut dédiée sous l'invocation de Saint Leu, Saint Gilles. A peine ce Collège fut-il, pour ainsi dire, sur pied, qu'il fut un sujet presque continuel de procès. Ceux qui en eurent successivement la Principalité, en remplirent si négligemment les fonctions, que le relâchement dans la discipline & dans les études s'y introduisit. Il en fallut venir à des Requêtes, à des visites faites par des Commissaires du Parlement, à des Arrêts, à des Réglemens.

Le 4 août 1539, *Jean le Veneur*, Evêque de Lisieux, Cardinal, & Grand-Aumônier de France, y rétablit la discipline, tant pour le service divin, que pour les études, & pour l'entien des 12 Boursiers.

Le 24 d'avril 1584, le Roi Henri III donna le Collège-Mignon à l'Abbé de Grandmont, avec 1200 liv. de rente, en échange du Prieuré que les Religieux de Grandmont occupoient à Vincennes, & qui avoit été fondé par Louis-le-Jeûne en 1164, lequel Prieuré est aujourd'hui possédé par les Minimes. Le Recteur de l'Université s'opposa à ce changement, pour empêcher la suppression des douze Bourses ; mais le

fameux

fameux *Chopin* ayant remontré dans le Plaidoyer qu'il prononça, le 4 août 1592, qu'il n'étoit pas question de suppression, mais seulement de changemens de Boursiers-Séculiers en autant de Réguliers, la cause fut appointée, & Arrêt fut ensuite rendu le 18 juin 1605 ; qui confirma ledit échange du Prieuré de Vincennes, avec le Collège-Mignon, supprima le Principal & les douze Boursiers ; ordonna qu'il n'y auroit dans ce Collège, que huit Religieux de l'Ordre de Grandmont, pour y faire leurs études, & dont le Chef s'appelleroit Prieur, & que ce Collège seroit appelé, à l'avenir, le Collège de Grandmont. Toutes les Bourses sont suspendues.

Ce Collège a été entièrement rebâti vers l'année 1747 & 1748, par le sieur *Carpentier*, Architecte. Il a donné le dessin du portail & de l'intérieur de la Chapelle, où l'autel étoit placé dans le fond ceintré, qui étoit décoré par une Assomption de la Vierge en sculpture. Aujourd'hui cette Chapelle est devenue l'Imprimerie de *Simon*, Imprimeur du Parlement, lequel occupe tout ce Collège.

1353.

COLLEGE DE JUSTICE.

Ce Collège a pris son nom de *Jean de Justice*, Chantre & Chanoine de l'Eglise de Bayeux, qui, par son testament, en ordonna la fondation pour douze Boursiers, dont huit doivent être de l'Archevêché de Rouen, & par préférence, pour les enfans du Doyenné de Saint-Georges, & quatre de l'Evêché de Bayeux. Ces Bourses sont à la nomination du Proviseur du Collège. Il n'existe plus que trois Boursiers, deux du diocèse de Rouen, & un de celui de Bayeux.

Du Breul dit que *Jean de Justice* étoit aussi Chanoine de l'Eglise de Paris, & Conseiller au Parlement de la même Ville ; mais il n'en est rien dit dans l'acte de fondation que les Exécuteurs de son testament passèrent à Paris, le 15 novembre 1358, cinq ans un mois & treize jours après la mort de *Jean de Justice*, arrivée le 2 septembre 1353.

Il a été fait dans ce Collège deux fondations postérieures. La première, en 1519, par *Etienne Haro*, d'une Bourse en faveur d'un enfant de chœur de l'Eglise de Rouen, à la nomination du Proviseur, sur la présentation du Chapitre. Cette Bourse n'a que 60 liv. de revenu.

Pierre Lizet, natif de la petite ville de Salers, en Auvergne, & qui, par son mérite, parvint à être premier Président du Parlement de Paris, fut le Fondateur de la seconde pourcinq autres Bourses dans ce Collège, par acte passé le 13 mars 1563 *. Il ordonna que deux de ces Bourses fussent toujours données à ses parens ou à ses alliés; & à leur défaut, à des Ecoliers de la ville de Salers, ou des lieux les plus proches; & les autres Bourses, à des Orphelins de Paris, ou des environs. Ces Bourses ont été réduites à trois, une pour Salers & deux pour Paris. Çà toujours été le Curé & les Consuls de Salers qui ont nommé à celles qui étoient affectées à leur Ville; & le Prieur de Saint-Victor, à celles qui sont pour les Parisiens. Il n'existe qu'une Bourse de cette fondation, alternativement, pour un Sujet de la ville de Salers, & pour un enfant de Paris.

Il est dit, par un statut de ce Collège, qu'un Ecolier qui, au bout de six ans, ne sera pas en état de soutenir un acte dans la rue du Fouarre, sera privé de sa Bourse & renvoyé du Collège. Les statuts sont de 1358.

1358.

COLLEGE DE BOISSI.

Godefroy ou *Geoffroy Vidé*, Prêtre, Chanoine de l'Eglise de Chartres, & Clerc du Roi, mort le 20 août 1354, & *Etienne Vidé*, Chanoine de Laon & de St.-Germain-l'Auxerrois, son neveu, & exécuteur de son testament, étoient l'un & l'autre du village de *Boissi-le-Sec*, dans le diocèse de Chartres, & y avoient pris naissance de parens pauvres, comme le dit Etienne lui-même dans un des articles de son testament **.

Ce Collège fut originairement fondé pour l'entretien d'un Maître ou Principal, d'un Chapelain, Prêtre, & de six Boursiers. Le Principal, le Chapelain & les Boursiers doivent tous être issus de la famille des Fondateurs *Godefroi & Etienne Vidé*; & à leur défaut, des pauvres de *Boissi-le-Sec*, ou des Villages voisins; & au défaut de ceux-ci, de la paroisse

---

* M. *Jaillot* prétend qu'il y a erreur dans cette date; car, dit-il, on lit dans l'épitaphe de ce Magistrat, enterré à Saint-Victor, qu'il mourut le 7 juin 1554.

** Il y déclare qu'il veut que les Boursiers de sa fondation soient pauvres, & de basse extraction, comme lui & ses ancêtres avoient été: *Qui non sint nobiles, sed de humili plebe & pauperes, sicut nos & prædecessores nostri fuimus*.

de Saint-André-des-Arcs, & être choisis par les exécuteurs testamentaires; & après eux, par le Chancelier de l'Eglise & de l'Université de Paris, & par le Prieur des Chartreux.

La maison des Fondateurs, & quelques autres qu'on acheta dans le voisinage, furent destinées pour le logement des Boursiers, du Principal & du Chapelain. On peut voir le dénombrement des biens destinés à l'entretien de ce Collège, dans l'acte d'acceptation qu'en fit l'Université, le 7 de mars 1358, lequel est rapporté dans son histoire.

Le Chancelier de l'Eglise de Paris, & le Prieur des Chartreux de la même Ville sont donc les Supérieurs-Visiteurs de ce Collège, & les Collateurs des Bourses, suivant l'intention des Fondateurs, confirmée par les statuts de l'an 1366. Ces statuts furent renouvellés l'an 1680, par M. *Coquelin*, Chancelier de l'Eglise de Paris, & par le Père *Dom Léon Hinselin*, Prieur de la Chartreuse de cette Ville. Les revenus de ce Collège étoient considérablement diminués, lorsqu'en 1503, *Michel Chartier*, qui en étoit Principal, remit les choses en meilleur état. En 1519, il rétablit tous les bâtimens, & les augmenta d'une Chapelle, qui fut dédiée sous l'invocation de la Sainte Vierge, de S. Michel & de S. Jérôme. Ce Collège étant encore retombé en décadence, fut relevé par *Guillaume Hodey*; après qu'il fût devenu paisible possesseur de la Principalité en 1693, il l'augmenta d'une septième Bourse. Ce Principal employa plus de 50000 liv. à faire rebâtir la maison, y rétablit des Boursiers, & y fit observer les anciens & nouveaux statuts. Il doit être regardé comme le second Fondateur de ce Collège, dont il a fait aussi l'Histoire manuscrite. Il mourut au mois de février de l'an 1717, âgé de 80 ans.

Une inscription qu'on avoit mise dans la Chapelle, a fait penser à *du Breul*, pag. 713, que les Fondateurs étoient de *la noble lignée des Chartiers d'Orléans*. Il s'est trompé; ils étoient nés à Boissi, & de parens pauvres, comme nous l'avons dit ci-dessus. Mais en 1519, *Michel Chartier*, Principal du Collège de Boissi, qui pouvoit être de cette famille, y fit bâtir une Chapelle, qui fut bénite par l'Evêque de Mégare, le 25 octobre 1528. *Voyez plus haut.*

Parmi les hommes illustres que ce Collège a produits, *Claude de Saintes*, qui en a été Principal, est sans doute un des plus distingués. Il étoit du Perche, & non pas de Chartres, comme l'ont dit les savans Bénédictins, qui nous ont donné l'Histoire de la Ville de Paris. Il fut reçu Chanoine-Régulier dans l'Abbaye de Saint-Cheron, proche de Chartres, en 1536, & y fit profession à l'âge de 15 ans, en 1540. Il quitta son Monastère, pour venir étudier à Paris, où le Cardinal de Lorraine, qui estimoit son esprit, le mit au Collège de Navarre. Il y fit ses Humanités, sa Philosophie & sa Théologie, & prit le bonnet de Docteur en 1555. Il fut ensuite Curé de Beaville-le-Comte, au diocèse de Chartres; & en 1561, il fut fait Principal du Collège de Boissi. Le Cardinal de Lorraine, qui se servoit de lui pour toutes les affaires de doctrine, engagea la Reine Catherine de Médicis à l'employer au Colloque de Poissy, & le fit député avec *Simon Viguier*, & dix autres Théologiens de la Faculté de Paris, au Concile de Trente. De retour de ce Concile, il disputa & écrivit contre les Calvinistes; & enfin, fut nommé à l'Evêché d'Evreux, le 30 mars de l'an 1575. Il empêcha le Calvinisme de pénétrer dans le diocèse qui lui étoit confié; mais il eut le malheur de tomber dans des erreurs, qui, pour être opposées à cette hérésie, n'en étoient pas moins dangereuses. Il se livra, sans réserve, au parti des Ligueurs, & crut, avec ces furieux, que pour conserver la Religion Catholique-Romaine, il étoit permis d'attenter à la vie de ses Rois: erreur qui a toujours été condamnée, & notamment dans ces derniers tems, où ayant été renouvellée dans plusieurs écrits, & mise en pratique, elle a été constamment foudroyée, comme entièrement opposée à la doctrine de Saint Paul, qui nous ordonne d'obéir à toutes les Puissances établies par droit divin, quelque Religion qu'elles professent, & plus fortement encore par l'exemple de Jesus-Christ, qui a payé le tribut aux Empereurs Payens. *De Saintes* fit entrer la ville d'Evreux dans sa rebellion; mais cette Ville ayant été obligée de capituler, & de se rendre à l'obéissance du Roi Henri IV, *de Saintes* trouva moyen d'en sortir, & d'aller à Louviers. Au mois de juin 1591, le Roi ayant dessein d'assiéger Rouen, voulut auparavant se rendre maître de Louviers, qui s'opposoit à son passage. Il le prit le 5 de ce mois, sans coup férir; car un Prêtre, nommé *Jean de la Tour*, lui en livra une des portes. L'Evêque d'Evreux, qui y étoit venu pour se mettre en sûreté, & pour encourager les rebelles, y fut pris & arrêté. On envoya aussi-tôt des Commissaires à Evreux, pour faire l'inventaire de ses papiers, parmi lesquels il s'en trouva un écrit de sa main, dans lequel il s'efforçoit de justifier l'assassinat du Roi Henri III, & de prouver que le Roi Henri IV méritoit un pareil traitement. Des principes si horribles le firent conduire prisonnier au château de Caen. On instruisit son procès dans les formes, & il fut atteint & convaincu du crime de Leze-Majesté, & par-conséquent condamné à mort; mas le

Roi, le plus clément de tous les hommes, commua la peine en une prison perpétuelle, & l'envoya, pour le reste de ses jours, au château de Crevecœur, dans le diocèse de Lisieux, où il mourut, après deux ans de prison, en l'an 1593. L'Historien d'Evreux a copié trop fidelement sur cet article, le Dictionnaire de *Moreri* & M. *Dupin* ; car, s'il est vrai que Louviers n'ait été pris qu'en 1591, & que *de Saintes* ne soit mort que deux ans après, la date de sa mort ne doit pas être rapportée à l'année 1591, comme ils la rapportent ; mais bien à l'an 1593.

Il existe dans ce Collège sept Boursiers, parens du Fondateur.

1370.

COLLEGE *de Notre-Dame de Bayeux*, *dit de* MAITRE-GERVAIS, *rue du Foin*.

Gervais Chrétien, connu sous le nom de *Maître-Gervais**, fut le Fondateur de ce Collège. Il étoit né de parens fort pauvres, qui demeuroient dans la paroisse de *Vendes*, Doyenné de Fontenay, diocèse de Bayeux. A l'âge de 15 ou 16 ans, il fut envoyé à Paris par le Seigneur de Vendes, pour mener un lévrier à *Jean de France*, Duc de Normandie, fils aîné du Roi Philippe de Valois. Ce Prince ayant remarqué à la physionomie & aux discours de *Gervais*, qu'il avoit de l'esprit, commanda qu'on le fît étudier au Collège de Navarre. Il fit des progrès surprenans dans les Lettres & dans les Sciences, sur-tout dans la Théologie & dans la Médecine, & son savoir ne demeura point sans récompense : car, outre que le Roi Charles V le choisit pour être son premier Physicien ou Médecin, il devint Chanoine de l'Eglise de Paris, Archidiacre de celle de Chartres, Chanoine de la Marre & d'Arry dans l'Eglise de Bayeux, & Chancelier de cette même Eglise. Ce fut de ses épargnes, qu'il fonda le Collège de son nom, pour donner à des pauvres Ecoliers le moyen d'étudier. L'acte de fondation est du 20 février 1370. Charles VI l'approuva par ses Lettres-patentes de l'an 1378. (*Voy. Tom. I. Bibliothèque du Roi, pag. 596.*) Aimeric de Maignac, Evêque de Paris, y donna son consentement, de même que le Pape Grégoire XI

---

* Il possédoit, par les libéralités de Charles V, trois maisons, rue Erembourg de Brie (Bouttebrie) & deux autres, rue du Foin, qui étoient contigues aux premières, qu'il destina pour ce Collège.

par trois de ses Bulles, dont l'une est de l'an 1376, & les autres de 1377.

Ce Collège est principalement affecté aux Etudians du diocèse de Bayeux, & doit être occupé par un Principal & 26 Boursiers partagés en deux Communautés, dont l'une doit être composée de 12 Artiens, ou Etudians des Humanités; & l'autre de huit Etudians en Théologie, deux en Médecine, deux en Droit-Canon, & deux en Mathématiques. Le 22 de septembre de l'année de la fondation, on incorpora à ce Collège, les Boursiers d'un Collège que *Robert Clement* avoit fondé en 1349, dans la rue Haute-feuille, en une maison appellée le *Pot-d'Etain*, à cause que les biens que ce Fondateur avoit laissés, ses dettes payées, ne montoient qu'à 18 liv. de rente. Les deux Bourses pour les Etudians en Mathématiques ont été fondées par le Roi Charles V, qui donna aussi à la Chapelle de ce Collège, laquelle est sous l'invocation de la Vierge, un Reliquaire de vermeil, sur lequel est cette inscription :

*Charles, par la grace de Dieu, Roi de France, V*e*. de ce nom, a donné ce Joyau, avec la Croix qui est dedans, aux Ecoliers du diocèse de Notre-Dame de Bayeux, le 14 février 1374.*

Il ajouta, à ces bienfaits, la concession des dîmes de Saineville & de Caënchi.

Les deux Bourses fondées par le Roi Charles V, pour des Etudians en Mathématiques, ont donné lieu à plusieurs Mathématiciens de professer cette science dans ce Collège. Parmi ces Professeurs, on distingue *Oronce Finé*; qui est regardé comme le Restaurateur de la Mathématique en France. Le fameux *Postel* y enseignoit en 1563, ainsi qu'il paroît par la Lettre qu'il écrivit cette année à *Masius*, & qui est datée de ce Collège. *Gilles Personne*, sieur de *Roberval*, de l'Académie Royale des Sciences, & Professeur Royal en Mathématique, a professé aussi, jusqu'à sa mort, dans ce Collège, où il avoit fixé sa demeure.

Nous ne voyons pas que le Roi Charles V ait fait d'autres biens à ce Collège, cependant, par ses Lettres du mois d'avril 1378, il prend la qualité & l'autorité de Fondateur, & ordonne que son Aumônier & son sous-Aumônier auront la collation des Bourses, & droit de visite & de correction dans ce Collège. C'est en vertu de ces Patentes, que le Grand-Aumônier de France jouit de tous ces droits.

Maitre-Gervais Chrétien mourut le 10 mai 1382. Il avoit

fondé dans l'Eglise de Notre-Dame de Paris un obit, qui se dit tous les ans à pareil jour. Les Boursiers de son Collège devoient y assister, & alors on leur marquoit des places dans les bas sièges du chœur.

En 1699, on cessa de remplir les Bourses, & on mit ce Collège sous la direction de deux Conseillers d'Etat, & de deux Docteurs en Théologie de la Faculté de Paris. Il y a deux Chapelles en titres de Bénéfices, qui rapportent environ 300 liv. chacune. L'un des deux Chapelains est Procureur du Collège, & fait les fonctions de Principal.

Il y a environ 50 obits fondés dans ce Collège, pour être chantés en notes, avec les Vêpres & Vigiles; mais ils ne se disent plus qu'à basse-voix, depuis un Arrêt du Conseil rendu sur la permission accordée par le Cardinal de Noailles, Archevêque de Paris.

Dès qu'on eût cessé de remplir les Bourses, on démolit l'ancien bâtiment de ce Collège, pour en élever de vastes & de solides, ce qui augmenta considérablement les revenus. Il n'existe que 18 Bourses.

1380.

COLLEGE DE DAINVILLE.

Ce Collège fut fondé en 1380, par *Michel de Dainville*, Archidiacre d'Ostravan dans l'Eglise d'Arras, Chapelain & Conseiller du Roi, tant en son nom, que comme exécuteur des dernières volontés de *Gerard & Jean de Dainville*, ses frères; le premier, Evêque d'Arras, puis de Térouenne, & enfin de Cambrai; & le second, Maître-d'Hôtel des Rois Jean & Charles V. La fondation fut de 318 liv. 16 s. 10 den. tournois de rente sur les halles & les moulins de la ville de Rouen. Outre cela, *Michel de Dainville* donna sa maison, pour servir de demeure aux douze Boursiers ou Ecoliers, en faveur desquels il fit cette fondation. De ces Boursiers, six doivent être du diocèse d'Arras, & six de celui de Noyon, au choix & à la nomination du Doyen & du Chapitre de chacune de ces deux Eglises.

Il y a eu deux nouvelles Bourses fondées en 1722, par le sieur Abbé de Targny. Il n'existe que douze Boursiers.

Auprès de la porte de ce Collège, dans la rue des Cordeliers, au coin de celle de la Harpe, on voit un bas-relief, où les Rois Jean & Charles V, & les Fondateurs présentent à la Sainte Vierge, le Principal & les Boursiers de ce Collège.

1391.

COLLEGE DE FORTET. Le 12 août 1391, *Pierre Fortet*,

Chanoine de l'Eglise de Paris, fit son testament, dans lequel, après une grande quantité de legs pieux, & des dispositions en faveur de ses parens, il fonda un Collège pour un Principal & huit Boursiers, dont quatre doivent être d'Aurillac, sa patrie, ou du diocèse de Saint-Flour, & pris, par préférence, dans le nombre de ses parens ; & quatre de la ville de Paris. Il nomma *Pierre Fortet*, son neveu, pour Exécuteur, à l'égard des biens d'Aurillac ; & pour ses biens de Paris, il en nomma cinq ; savoir, *Laurent de Mongerie, Jean de Chanteprime*, Chanoines de l'Eglise de Paris ; *Guillaume Curton*, Prêtre, Vicaire de la même Eglise ; *Guillaume Langlois* & *Guillaume Doisse*. Il laissa, à ces Exécuteurs, le pouvoir de déclarer & d'interpréter sa volonté. *Pierre Fortet* mourut le 24 avril 1394, suivant le Nécrologe de Paris ; & il paroît, par une conclusion capitulaire du 8 mai suivant, que ces cinq Exécuteurs testamentaires remirent au Chapitre de Paris, en corps, l'exécution du testament du sieur *Fortet*. Il est fait mention de cette renonciation sur les Registres de l'Eglise de Paris. On ne voit point aujourd'hui de titre particulier qui ait appellé le Chapitre de l'Eglise de Paris à l'exécution testamentaire, au défaut des Exécuteurs nommés ; mais le Chapitre avoit un titre, soit qu'il fût émané de la volonté du Testateur, soit que l'exécution testamentaire lui appartînt, suivant l'usage & le droit commun de ce tems-là, comme il semble le dire dans un acte qui sera ci-après cité. Quoi qu'il en soit, on voit qu'après la renonciation des cinq Exécuteurs testamentaires, il se chargea d'exécuter le testament.

Pierre Fortet avoit destiné, à la fondation du Collège, sa maison des *Caves*, qui étoit située au coin de la rue des Cordiers, qui aboutit à la rue Saint-Jacques ; mais le Chapitre de l'Eglise de Paris, n'ayant pas trouvé le lieu commode, acheta de *Louis de Listenois*, Seigneur de Montaigu, une autre maison située dans la rue des Sept-voyes, & qui lui parut plus convenable. Le contrat d'acquisition est daté du pénultième jour de février 1397. Il y fit construire un Collège, & y établit un Principal & des Boursiers, & pour y maintenir une bonne discipline, il donna des statuts à ce Collège, le 10 avril 1396. Ces statuts indiquent en général le droit du Chapitre : *Nos ejusdem Magistri* Petri Forteti *laudabile propositum volentes juxtà ejusdem voluntatem, prout possumus, ad effectum deducere, cum ad nos jure ordinario executio dicti* Petri *spectet, & ad nullum alium.*

Quoique nous ne voyons pas aujourd'hui quel est ce droit ordinaire, il est constant que depuis ce tems, jusqu'à présent, le Chapitre de l'Eglise de Paris a conservé, sans interruption, le droit & la possession de faire exécuter les anciens statuts, & de les réformer suivant les besoins du Collège, d'y faire des visites par le ministère des Proviseurs, toujours nommés du Corps du Chapitre, de nommer des Principaux, Procureurs, Chapelains, & autres Officiers du Collège ; de conférer les Bourses, passer les actes concernant le temporel du Collège, & homologuer ceux qui ont été faits entre les Principaux, les Procureurs & les Boursiers, sous l'agrément & autorité du Chapitre.

Ce droit du Chapitre de Paris a été toujours reconnu par les parties intéressées, depuis la fondation, jusqu'à présent. Les parens, qui sont appellés par préférence aux quatre premières Bourses, ont toujours pris des provisions du Chapitre, & les Principaux & les Boursiers qui se sont succédés dans ce Collège, se sont toujours soumis à sa supériorité.

L'Université de Paris fut la première à reconnoître ce droit dans le tems de la fondation du Collège ; car, elle lui envoya des Députés, pour demander communication du testament de *Pierre Fortet*. Le Chapitre satisfit à sa demande, & depuis ce tems-là, l'Université y vient faire ses visites, comme dans les autres Collèges qui ont des Supérieurs. Le 2 septembre 1420, le Recteur fut député au Chapitre par l'Université, afin de demander la préférence pour la Principalité du Collège *Fortet*, en faveur de *Jean du Sellier*, lequel fut nommé le 16 du même mois. Cette supériorité du Chapitre de Paris, sur le Collège Fortet, a été aussi reconnue par nos Rois mêmes. Dès l'an 1416, le Roi envoya trois Députés au Chapitre de Paris, pour l'engager à nommer *Jean de Rouvraie*, Maître-ès-Arts, pour Principal, à la place de *Jean François*, qui étoit absent ; ce que le Chapitre fit, & le sieur *de Rouvraie* fut installé le 19 octobre 1416, par les Proviseurs du Collège, après avoir prêté serment.

Le Parlement a aussi toujours reconnu ladite supériorité par ses Arrêts. En 1576, il s'éleva une grande contestation entre le Chapitre de Paris, l'Université & *Jean de Cinqarbres*, sur la nomination d'un Principal. Le Chapitre avoit nommé *Charles de Goussancourt*, l'un de ses Membres ; & les Boursiers avoient nommé *Cinqarbres*, & avoient interjetté appel comme d'abus de la nomination du sieur de Goussancourt. Le Parlement, par son Arrêt du 4 septembre 1576, confirma la nomination faite par les Boursiers, maintint *Cinqarbres*, & reconnut en même tems la supériorité du Chapitre de Paris sur ce Collège. *La Cour*, dit l'Arrêt, *sans préjudicier aux droits du Chapitre, prétendant être fondés sur l'intendance dont ils ont joui passé à cent ans audit Collège*, ordonne que Maître Jean Cinqarbres *demeurera Principal dudit Collège de Fortet, faisant par lui ce qui est en la fondation dudit Collège, que le Principal est tenu de faire*.

Cet Arrêt, qui semble impliquer contradiction, en ce qu'il maintient la nomination faite par les Boursiers, sans préjudicier aux droits dudit Chapitre, fut cependant rendu par un motif très-équitable, & qui concilie la contradiction apparente qu'il semble renfermer; car il y avoit véritablement abus dans la nomination du Chapitre, parce que l'élection du sieur *de Goussancourt* avoit été faite pendant le service divin.

La question de la supériorité de ce Collège fut encore agitée deux ans après; c'est-à-dire, en 1578, au sujet de la nomination faite par le Chapitre à une Bourse. *Cinqarbres*, nouveau Principal, prétendit que la nomination aux Bourses appartenoit au Collège, & que le Chapitre de Paris n'avoit aucun titre de supériorité. Les Boursiers s'unirent au Principal, & le Procureur du Collège intervint dans la cause. La supériorité du Chapitre ayant été reconnue lors de la plaidoierie, par *Cinqarbres* même, qui déclare qu'étant nouvellement pourvu de la Principalité, & n'étant pas bien instruit, il avoit voulu contester la supériorité du Chapitre; mais que depuis en ayant été fait certain, il ne vouloit la revoquer en doute. Le Parlement, par son Arrêt du 3 septembre 1578, décida absolument la question.

Des quatre dispositions de cet Arrêt, il n'y en a pas une qui ne confirme la supériorité du Chapitre. La première met hors de Cour sur les demandes du Principal, par lesquelles il contestoit au Chapitre le droit de supériorité & de nomination aux Bourses; la seconde confirme la nomination faite par le Chapitre; la troisième charge le Chapitre de l'exécution de la fondation, & lui prescrit une règle pour nommer aux Bourses; & la quatrième enfin charge encore le Chapitre d'entendre les comptes du Procureur du Collège, ou par lui-même, ou du moins par ses Députés.

Le Chapitre a continué sa possession sans interruption, & même sans trouble, depuis 1578, jusqu'au commencement de ce siècle; car, ayant pourvu le sieur *Bernard Collot* de la Principalité en 1704, à peine fut-il dans cette place, qu'il prétendit que la nomination que le Chapitre avoit faite d'un Procureur, n'étoit pas valable, & demanda la destitution dudit

Procureur. L'affaire fut portée au Châtelet, où le 8 juillet 1707, il intervint une première Sentence, qui débouta le sieur *Collot* de sa demande, & le condamna aux dépens. Le 9 février 1708, seconde Sentence, qui enjoint au sieur *Collot* de recevoir le serment d'un Boursier, pourvu par le Chapitre, & que le sieur *Collot* n'avoit pas voulu recevoir. Ce même Principal, de son autorité particulière, ayant destitué le sieur *Corteille*, Procureur, le Châtelet rendit une troisième Sentence, le 19 septembre 1712, laquelle ordonna que par provision, le sieur *Corteille* seroit réintégré, & appointa sur le fond des contestations ; mais lorsque le procès fut instruit, le sieur *Collot* s'en désista, par acte du 13 décembre 1714. Le même Principal, de son autorité, chassa du Collège le sieur *de Ferrière*, Boursier, pourvu par le Chapitre ; mais le 21 mai 1715, ce Boursier fut réintégré par Sentence des Requêtes du Palais, qui fait défenses au sieur *Collot* de récidiver, & le condamne aux dépens.

Le sieur *Collot* interjetta appel de ces Sentences ; mais ne trouvant pas de moyen pour le soutenir, il rechercha un accommodement ; & MM. *Maingui* & *Dreux*, pour-lors Proviseurs du Collège Fortet, firent agréer au Chapitre un projet de transaction, par Délibération du 27 avril 1716 ; & le 8 mai suivant, la transaction fut passée entre MM. *Maingui*, *Dreux* & le sieur *Collot*. Dans cette transaction, le sieur *Collot* reconnoît que le Chapitre de Paris, en qualité de Supérieur & de Proviseur du Collège Fortet, est en droit, de tous les tems, d'établir & destituer le Procureur dudit Collège. En 1728, le sieur *Corteille* étant mort, le sieur *Collot* persuada à de nouveaux Boursiers, peu instruits des droits du Chapitre, que c'étoit à eux à nommer un Procureur : ils nommèrent *Louis Grand-Jean de Vesle*, un des Boursiers ; le Chapitre, de son côté, par sa conclusion du 3 septembre 1728, nomma *Pierre Germain*, Professeur au Collège de Montaigu. Le Chapitre se pourvut aussi-tôt aux Requêtes du Palais, pour être maintenu, & obtint, le 28 avril 1729, Sentence de maintenue contre les sieurs *Collot* & *de Vesle*. Ceux-ci & les Boursiers interjettèrent conjointement appel comme d'abus de la nomination du sieur *Germain* ; & appel simple de la Sentence de maintenue.

Le premier septembre 1729, la Cour rendit un premier Arrêt contradictoire, qui ordonna que le sieur *Germain* feroit seul les fonctions de Procureur ; mais le sieur *Collot* le traversa toujours, & ajouta une infinité d'incidens, de demandes & d'appellations à son appel comme d'abus ; ce qui força le

Chapitre de demander sa destitution. La Cour, par son Arrêt du 30 mai 1732, pour rendre la cause susceptible de l'Audience, divisa toutes ces contestations. Elle renvoya aux Gens du Roi l'appel simple de la Sentence de maintenue, & tous les autres incidens, & ne retint que la connoissance de l'appel comme d'abus de la nomination du Procureur, pour y être préalablement fait droit. Pour donner un prétexte à l'appel comme d'abus, le sieur *Collot* prétendit que la possession du Chapitre, tant de la supériorité sur le Collège, que de la nomination à la Principalité, aux Bourses & à la Procure, étoit abusive; & comme il trouva en son chemin la transaction qu'il avoit passée le 8 mai 1716, & l'Arrêt du 3 septembre 1578, pour faire tomber ces deux titres, il appella comme d'abus de la transaction, & forma tierce opposition à l'Arrêt. Le Parlement, par Arrêt contradictoirement rendu le 15 avril 1734, faisant droit sur les appellations comme d'abus, dit qu'il n'y avoit abus, déclara ledit *Bernard Collot* non-recevable dans son opposition formée à l'Arrêt du 3 septembre 1578.... La Cour faisant droit sur le requisitoire de son Procureur-général, fait défenses audit *Collot* d'entreprendre, ni poursuivre aucun procès sans l'avis & conseil par écrit de *la Vigne*, ancien Avocat, que la Cour a nommé d'office, & condamne ledit *Collot* & les Boursiers aux dépens, &c.

Après avoir rapporté tout ce qui prouve la supériorité du Chapitre de Paris sur le Collège Fortet, il ne reste plus qu'à faire connoître ceux sur qui cette supériorité s'exerce. Ce Collège est composé d'un Principal, d'un Procureur & de seize Boursiers, qui sont tous à la nomination du Chapitre de Paris. Le Principal & huit Boursiers ont été fondés par *Pierre Fortet*, ainsi qu'il a été dit plusieurs fois; mais depuis cette première fondation, il y en a eu quatre autres. La première est du 10 mai 1558, & fut faite pour deux Bourses, par *Jean Beauchesne*, Grand-Vicaire de l'Eglise de Paris, & Sécretaire du Chapitre, pour trois de ses parens du village de Courcelles; ou, à leur défaut, pour trois enfans de chœur de Notre-Dame. La seconde est du 23 août 1578, & aussi de deux Bourses. Le Fondateur fut *Nicolas Warin*, Prêtre du diocèse de Noyon, qui avoit été Principal du Collège Fortet. Il fit cette fondation pour des Etudians de sa famille; & à leur défaut, pour de pauvres Ecoliers du village de *Curlu*, diocèse de Noyon; ces deux Bourses ont été réduites à une, par l'insuffisance des fonds. La troisième est du 11 août 1612; & de quatre Bourses fondées par *Claude Croisier*, Prêtre du diocèse de Clermont en Auvergne, qui avoit été aussi Principal du ce Collège, deux sont affectées à ses parens, & deux à des enfans de Brugheac, près de Vichi, au diocèse de Clermont. La quatrième est du 29 juillet 1721, & fut faite par *Joseph-Thibaud Gremiot*, Prêtre du diocèse de Besançon, en faveur de deux pauvres Ecoliers de ce Diocèse, dont l'une pour sa famille, & l'autre à la libre disposition du Collateur. Le Chapitre de Paris nomme de plein droit à 14 Bourses de ce Collège, & il confere la quinzième sur la présentation de l'aîné de la famille *Gremiot*.

La diminution des revenus du Collège, & la cherté de toutes les choses nécessaires à la vie, ont donné lieu à la suppression des deux Bourses fondées par le sieur de Beauchesne.

Depuis la fondation faite par *Pierre Fortet*, l'an 1391, ç'a toujours été le Chapitre de Paris qui a nommé, sans interruption, à la Principalité & aux Bourses de ce Collège.

L'établissement d'un Procureur pour la gestion & l'administration du temporel de ce Collège, est l'ouvrage du Chapitre de Paris, & du 11 mai 1414. Depuis ce tems, jusqu'à présent, le Chapitre a toujours nommé, sans interruption, à la Procure du Collège, lorsqu'elle a été vacante. Rarement y a-t-il nommé des Boursiers, parce que deux raisons très-pertinentes semblent les en exclure presque toujours. L'une est que l'attention que demande le temporel, détourneroit les Boursiers de leurs études, qui doivent être leur principal objet: la seconde, est que, selon la fondation, les Boursiers, qui doivent être pauvres, ne seroient pas par conséquent en état de donner caution pour la sûreté de leur administration.

Le bâtiment du *Collège Fortet* n'a rien de remarquable, ni rien qui le distingue; il consiste en la maison que le Chapitre de Paris acheta en 1397, de *Louis de Lissenois*, Seigneur de Montaigu, & en quelques petites portions des hôtels de *Marly-le-Châtel* & de *Nevers*. Sur la porte est une inscription, qui marque l'année de la fondation de ce Collège, & celle de la construction du vestibule qu'on y voit encore aujourd'hui.

Aureliacensium, & Forteticæ familiæ decus, D. Petrus Fortetus, *Parisiensis Canonicus, has ædes sacratissimis Musis anno Domini* 1391 *dicavit. Prudentissimi moderatores ruinosum vestibulum restituebant, anno Domini* 1560.

La Chapelle est sous l'invocation de S. Geraud, en son vivant, Seigneur d'Aurillac.

C'est dans ce Collège, & dans une assemblée d'environ 80 personnes, qu'on y tint en 1585, que fut conçue cette fatale *Ligue*, qui a coûté tant de sang à la France, qui a fait massacrer deux de nos Rois, & qui pensa renverser la Monarchie. Ce fut dans cette assemblée, que 16 personnes furent choisies pour veiller sur les 16 quartiers de Paris, & rapporter fidelement tout ce qui s'y passeroit ; ce qu'ils firent avec assez de bonheur pour eux, & de malheur pour la France.

1402.

COLLEGE DE SAINT-MICHEL.

Guillaume de Chanac, Evêque de Paris, fonda ce Collège en l'honneur de Saint Michel. Il étoit Limousin & de noble extraction. Quelques Ecrivains disent qu'il étoit de la maison de *Pompadour* ; mais qu'il aima mieux porter le nom de sa mère, qui étoit *Chanac*, & ce Collège a été nommé indifféremment le Collège de *Chanac*, de *Pompadour* & de *Saint-Michel*. On voit, dans un Arrêt du Parlement du 9 février 1510, qu'*Antoine de Pompadour*, Chevalier, représentoit le Fondateur de ce Collège.

Guillaume de Chanac donna sa maison située dans la rue de Bièvre pour cette fondation, avec cent livres de rente, des ornemens pour la Chapelle, & des Livres pour la Bibliothèque. Voici comment il s'explique dans son testament fait l'an 1348, sur le nombre des Boursiers qu'il veut qu'il y ait dans ce Collège : *Statuimus & ordinamus quod in domo nostra quam habemus Parisiis in vico de Bievrea, decem vel duodecim Scholares habeant mansionem.* Un autre *Guillaume de Chanac*, Evêque de Chartres & de Mende, & Cardinal, par son testament de l'an 1384, donna à ce Collège la somme de 500 liv. avec sa crosse & sa mitre, & plusieurs Livres, pour être mis dans la Bibliothèque, avec ceux que son oncle avoit donnés.

Bertrand de Chanac, Archevêque de Bourges, Patriarche de Jérusalem, (*Voy.* PATRIARCHES. *Marché des*) Administrateur de l'Evêché de Pui, & Cardinal ; à l'exemple de ses deux parens, donna aussi à ce Collège une pareille somme de 500 liv avec une grande maison située dans le fauxbourg S. Marcel, & nommée, à cause de lui, la *Maison du Patriarche*. Toutes ces donations furent confirmées par Arrêt du Parlement, rendu le 23 de septembre 1402, qui ordonna que les Boursiers seroient nés en Limousin, conformément à l'intention des Fondateurs, qui étoient natifs de cette Province.

Par le compte rendu au Parlement de l'état des Collèges, le 12 novembre 1763, celui du Collége de Saint-Michel se monte à 5568 liv. 10 f.

M. le Comte *de Perigord* a droit de nommer aux Bourfes. Elles font toutes fufpendues.

Ce Collège a autrefois fervi d'hofpice à une homme qui, de nos jours, a fait une grande figure dans le monde. *Guillaume Dubois*, né à Brive-la-Gaillarde, en Limoufin, où il fit fes Humanités, jufqu'à la Rhétorique inclufivement; vint à Paris en 1669, pour y continuer fes études, & y apporta pour toute reffource, l'expectative d'une Bourfe dans ce Collège. En attendant qu'il y en eût une de vacante, il y fut logé dans un bouge, & nourri par l'Abbé de Jayac, qui étoit auprès de M. *Faure*, Principal de ce Collège : quelques-uns difent même qu'il fervit M. *Faure*. Ce même Guillaume Dubois devint dans la fuite Archevêque de Cambray, Cardinal de l'Eglife Romaine, & premier Miniftre d'Etat. Il mourut le 10 août 1723, âgé de 66 ans, 11 mois & 4 jours.

1412.

COLLEGE DE RHEIMS.

Guy de Roye, Archevêque de Rheims, ayant acheté l'hôtel de Bourgogne, fitué au mont Saint-Hilaire, le 12 mai 1412, ce Prélat y établit auffi-tôt un Collège, qui fut ruiné par les Anglois de la faction des Ducs de Bourgogne, en 1418; mais retabli en 1443, par ordre de Charles VII, dans lequel ce Prince incorpora le Collège de Rhetel, qui étoit fitué dans la rue des Poirées, & fondé par *Gauthier de Lanoy*, pour des pauvres Ecoliers du Rethelois, à la nomination de l'Abbé de Saint-Denis de Rheims, & du Grand-Prieur de Saint-Remi de la même Ville. *Jeanne de Brefles* avoit fondé auffi dans ce même Collège de Rethel, quatre Bourfes pour des Ecoliers du Comté de Porcien. Le Collège de Rhetel étant alors entièrement ruiné, l'Abbé de Saint-Denis de Rheims & le Grand-Prieur de Saint-Remi fembloient avoir abandonné leur droit; & d'ailleurs comme la difpofition des Bourfes de Porcien étoit dévolue au Roi, parce qu'il ne reftoit aucuns héritiers de la Demoifelle de Brefles, le Roi, en 1443, mit le Collège de Rhetel & les Bourfes de Porcien au Collège de Rheims *.

---

* Le Collège de Rheims a été le Berceau de la Communauté de S. Ni-

Cette union soutint pendant quelque-tems ce dernier Collège, dont l'entière administration, la supériorité & la disposition des Bourses passèrent à l'Archevêque de Rheims. Enfin, il tomba dans un si pauvre état, qu'en 1720, il n'y avoit plus de Boursiers, & qu'il n'y restoit plus que deux Officiers. Le Cardinal de *Mailly*, pour lors Archevêque de Rheims, entreprit de le rétablir, & se servit de *Louis le Gendre*, Chanoine de l'Eglise de Paris, pour le visiter & le réformer. Celui-ci dressa des statuts le premier d'août de la même année, qui furent confirmés par le Cardinal *de Mailly*, le 4 octobre suivant. Selon ces statuts, il doit y avoir dans le Collège de Rheims, un Principal & un Chapelain, avec sept Boursiers, dont cinq doivent être du diocèse de Rheims, un de la Ville & du Duché de Rhetel, & un autre du Comté de Porcien. A ces Boursiers, on en ajouta en même-tems un huitième, en ne faisant qu'une bourse des deux que *Jean Gerbais*, Docteur de Sorbonne, & Principal de ce Collège, y avoit fondées en 1699. Aujourd'hui, il n'y a plus que deux Bourses existantes.

Dans la basse-cour du même hôtel de Bourgogne, il y avoit encore un autre Collège, nommé *Cocquerel*, à cause que *Nicole Cocquerel*, natif de Montreuil-sur-Mer, y avoit tenu de petites écoles. Il ne reste plus de ce Collège qu'un seul bâtiment, qui est dans la rue Chartière, & où il n'y a ni Principal, ni Boursiers, & qui est devenu une manufacture de carton.

1427.

COLLEGE DE SÉEZ.

Ce Collège est situé dans la rue de la Harpe, du même côté que ceux de Narbonne & de Bayeux, & comme eux de la Paroisse de Saint-Séverin, dans la censive de Saint-Jean de Latran. *Grégoire Langlois*, Evêque de Séez, ordonna, par son testament, la fondation de deux Colleges, l'un à Paris & l'autre à Angers. *Jean Langlois*, Prêtre, né à Lonlay, dans le diocèse du Mans, Curé de Saint-Séréné, près de Monseur, dans le même Diocèse, & Exécuteur du testament de Grégoire Langlois, son oncle, fonda ce Collège le 24 février 1427, en faveur de huit Boursiers, dont quatre doivent être du diocese de Séez, & les quatre autres de l'Archidiaconé de

---

colas-du-Chardonnet, qui y commença par dix Ecclésiastiques, que M. Bourdoise y établit en 1612. *Voy.* NICOLAS-DU-CHARDONNET (S.).

Passaye,

Paffaye, dans le diocèse du Mans. Dans ce nombre de huit, étoient compris le Principal & le Chapelain, tous deux perpétuels & à double Bourfe. L'Evêque de Séez devoit conférer trois de ces Bourfes, & celle du Principal, qui étoit double; & l'Archidiacre de Paffaye, les trois autres Bourfes & l'Office de Chapelain, dont la Bourfe étoit pareillement double. Par les ftatuts que *Jean Langlois* fit, le 24 février 1427, (vieux ftyle) le Maître aura 7 f. par femaine, le Chapelain 6 f. le Procureur 6 f. & chacun des Bourfiers 5 f. de bonne monnoie, le marc d'argent valant 8 liv. ou environ.

Ce Collège eft foumis à la vifite de l'Univerfité, dont le Recteur eft Juge né des différends qui naîtroient entre les Bourfiers.

Jean Aubert, Principal du Collège de Laon, Commiffaire, député par *Jacques Camus*, Evêque de Séez, pour la vifite dudit Collège, en ayant trouvé les revenus augmentés par la bonne adminiftration du Principal, ordonna, le 21 août 1634, que fur la totalité du revenu, il feroit pris 144 liv. par an, pour l'entretien de deux nouveaux Bourfiers qu'il y établit, & dont l'un étoit du diocèfe de Séez, & l'autre de l'Archidiaconé de Paffaye *.

La Chapelle étoit fous le titre de l'Annonciation de la Vierge.

Dans ces derniers tems, on a élevé un corps de bâtiment magnifique, qui règne fur la rue de la Harpe, & qui a coûté près de cent mille livres, par les libéralités de Meffire *Char-*

---

* Il n'eft pas étonnant que le Magiftrat chargé en 1763, de rendre compte au Parlement de l'état des Collèges, fe foit plaint du peu d'exactitude du mémoire qu'on lui avoit remis fur le Collège de Séez : on y dit qu'il a été fondé par *Grégoire Langlois*, Evêque de Séez, en 1427; & ce Prélat mourut le 13 mai 1404 : on y parle des Bourfiers fondés par cet Evêque, & l'on ne fait nulle mention de ceux que *Jean Aubert* y établit en 1634. L'Evêque de Séez donna, par contrat du 27 mars 1737, une fomme de 40000 liv. à ce Collège, à rente au denier 25, à condition que la moitié du revenu feroit mife en réferve, & accumulée jufqu'à ce qu'elle formât 10000 liv. pour chacune des trois Bourfes, à la fondation defquelles cette réferve étoit deftinée. Il paroît, par une tranfaction du 2 février 1742, paffée entre les héritiers de M. *Lallemant*, Evêque de Séez, & le Syndic de ce Diocèfe, que la fomme de 40000 liv. avoit été fournie par le Clergé de Séez, & que par-conféquent la rente lui en appartenoit. *Recherches fur Paris*, quart. *Saint-André-des-Arts*, pag. 76.

les-*Alexandre Lallemant*, Evêque de Séez, & par les soins de Maître *Claude Simon*, Docteur en Théologie de la Faculté de Paris, Clerc de la Chapelle du Roi, ancien Archidiacre de Passaye, & Principal de ce Collège. Il n'existe que deux Bourses.

On voit, sur la grand-porte, un marbre noir, sur lequel est écrit en lettres d'or :

Collegium Sagiense Reæd.
Ann. 1730.

Au-dessous de cette porte, sont, d'un côté, les armes de *Grégoire Langlois*, Evêque de Séez, Fondateur de ce Collège, qui portoit de gueules à trois pommes de pin d'or; de l'autre côté, sont celles de M. *Lallemant*, alors Evêque de Séez, & Réparateur de ce Collège; il portoit de gueules, au lion d'or.

COLLEGE DE SUESSE. *Sauval* parle d'un Collège de ce nom, qui subsistoit en 1410, où étoit l'ancien Collège de Lisieux. On ne sait si ce Collège de *Suesse* ou de *Danemarck*, ne seroit point celui de Dace.

——————— DE THOU, *ou* DU TOU. Dans des comptes des années 1421, 1423 & 1427, rapportés par Sauval, *tom. III, pag. 296, 316 & 579*, il est fait mention de ce Collège. L'Abbé le Beuf, *tom. I. pag. 208*, dit qu'il existoit, en 1393, & qu'on le trouve indiqué sous le nom de *Collegium de Tulleio*. Du Boulai le nomme *du Tou, de Tulleio & de Tullo*. Il semble que ce Collège, sur lequel M. *Jaillot* n'a point trouvé d'autre éclaircissement, n'étoit pas situé rue Chartière, comme l'ont avancé quelques Historiens, mais dans la rue des Sept-voyes.

——————— DE TONNERRE. Il étoit situé près de Saint-Jean de Latran. L'amortissement du 3 décembre 1406, indique qu'il avoit été fondé par l'Abbé & par les Religieux de Saint-Jean-en-Vallée. Il devoit ce nom à *Richard de Tonnerre*, alors Abbé de Saint-Jean.

——————— DE TORCHI, fondé au commencement du XVe. siècle, par *Guillaume d'Estouteville*, Evêque de Lisieux, & ses deux frères. Il étoit situé dans des maisons que cet Evêque avoit achetées de l'Abbaye de Sainte-Geneviève, rue Saint-

Etienne-des-Grès, & cette fondation étoit pour 12 Théologiens & 24 Artiens. Le nom de *Torchi* est celui d'une terre que portoit un des frères de cet Evêque. Alors les Ecoliers de Lisieux logeoient dans une maison prise à loyer, rue des Prêtres-Saint-Séverin. Dans la suite, le Collège de Lisieux fut réuni avec celui-ci; lequel, en conséquence, fut appellé, par Arrêt de la Cour, *Collège de Torchi*, dit *de Lisieux*. Il étoit naturel de rassembler, dans le même endroit, les Boursiers d'un même Diocèse.

1519.

COLLEGE DU MANS est situé à l'entrée de la rue d'Enfer, du côté de la place de Saint-Michel. Le Cardinal *Philippe de Luxembourg*, Evêque du Mans, ayant résolu de fonder un Collège dans l'Université de Paris, pour douze pauvres Ecoliers de son Diocèse; & ayant été prévenu par la mort, en laissa l'exécution à *Christophe de Chauvigné*, Chanoine du Mans, & à ses autres Exécuteurs testamentaires. Ceux-ci choisirent l'ancien hôtel des Evêques du Mans, situé dans la rue de Rheims, sur la montagne de Sainte-Geneviève, & qui tomboit en ruine.

Le Cardinal *Louis de Bourbon*, Successeur de *Philippe de Luxembourg* en l'Evêché du Mans, entra dans leurs vues, en leur donnant cet hôtel, à condition que le Procureur des Boursiers en rendroit tous les ans, à lui & à ses successeurs Evêques du Mans, le jour de S. Julien, la somme de 25 liv. jusqu'à ce que le Collège lui eût fourni un fonds d'indemnité d'un pareil revenu. Ce fut sur l'emplacement de ce Palais Episcopal, que les Exécuteurs du testament de Philippe de Luxembourg bâtirent un Collège tout neuf, qui contenoit une Chapelle, 36 chambres, pour loger les Boursiers, les Régens & les Pensionnaires; les classes, & les autres commodités nécessaires, ce qui coûta plus de 14000 liv. Du nombre des Boursiers, il y en a un qui est le Supérieur ou Principal, & un autre qui est tout ensemble Procureur & Chapelain. Ce dernier est tenu de célébrer trois Messes, qu'il doit chanter à haute voix. Le Principal, le Procureur & les Boursiers sont tenus d'ailleurs à célébrer quatre grands Services par an, pour le Cardinal, leur Fondateur.

Les Exécuteurs testamentaires, suivant les vues du Fondateur, assignèrent à chaque Boursier vingt-cinq livres de revenu, & le double au Principal & au Procureur-Chapelain, avec défenses d'augmenter les Bourses, de peur que la bien-être ne les portât à négliger les études, & à la dissipation. Les statuts sont datés du Mans, le 9 de juin 1526. Les revenus de ce Collège étoient tellement diminués en 1613, que *Charles de Beaumanoir*, Evêque du Mans, consentit à la suspension des exercices publics, & permit au Principal, Procureur & Boursiers de louer les chambres du Collège à leur profit. On n'enseigna dès-lors dans ce Collège, que la Philosophie, & l'on ne l'y enseignoit même plus, lorsque les Jésuites du Collège de Clermont achetèrent celui du Mans la somme de 53156 liv. que le Roi Louis XIV paya pour eux, des deniers de son Trésor-Royal; ce qui paroit par deux Arrêts du Conseil, l'un du 18 mai 1682, & l'autre du mois de juin suivant.

Comme il étoit ordonné, par ces Arrêts du Conseil, que les deniers provenans de la vente du Collège du Mans, seroient employés à l'achat d'une maison, qui porteroit le titre de *Collège du Mans*, cela fut exécuté en 1683, qu'on acheta une maison située à l'entrée de la rue d'Enfer, laquelle coûta 37000 liv. Ainsi, il restoit plus de 16000 liv. & cette somme fut si bien mise à profit, qu'en 1690, les Bourses de ce Collège rapportoient 100 liv. chacune, & 150 liv. en 1702. Cette même année, *Louis de la Vergne-Montenard de Tressan*, Evêque du Mans, fit un Réglement daté du 6 décembre, par lequel le revenu du Principal & du Procureur-Chapelain est fixé à 400 liv. pour chacun, outre leur logement, &c. Il n'y a plus aujourd'hui d'exercices d'Humanités, ni de Philosophie; mais en 1716, la vie commune y fut rétablie comme dans son origine. C'est toujours l'Evêque du Mans qui nomme le Principal, le Procureur-Chapelain & les Boursiers. Il n'existe que dix Bourses.

Ce Collège n'étant pas de plein-exercice, a été, ainsi que les autres dans le même cas, réuni au Collège de Louis-le-Grand, par Lettres-patentes du 21 novembre 1763.

1257.

COLLEGE DE SAINTE-BARBE.

Cette Maison, qui est située à un des bouts de la rue Charretière, est dans la censive de Sainte-Geneviève, & a été fondée à deux différentes fois.

Le 30 mai 1430, *Jean Hubert*, Docteur & Professeur en Droit-Canon, prit des Religieux de Sainte-Geneviève un terrain planté de vignes, joignant la Chapelle de *Saint-Symphorien*, moyennant 60 s. 2 den. parisis de cens, qui, en

1553, fut réduit à 4 f. tournois. Ce fut fur ce terrain, que *Jean Hubert* fit bâtir un Collège compofé de quatre corps-de-logis, & qui fut loué à des Principaux amovibles, qui y entrenoient plufieurs Régens & un plein exercice de claffes. Il y eut jufqu'à quatorze Régens à la fois, neuf d'Humanités, un de Grec & quatre de Philofophie. Ce fut fous la Principalité de *Jacques-Antoine Govean*, Portugais, que S. Ignace, qu'on nommoit pour-lors *Inigo*, étudioit dans ce Collège, & que ce Principal voulut un jour lui faire donner *la fale*, c'eft-à-dire, le fouet, comme détournant les autres de leur devoir, ainfi qu'il eft rapporté dans fa vie.

La plus grande partie de ce Collège appartenoit à *Robert du Guaft*, Docteur-Régent en la Faculté de Droit-Canon, & ancien Curé de Saint-Hilaire, lorfqu'en 1556, pour affermir l'état de ce Collège, il y fonda, à perpétuité, un Principal, un Procureur & un Chapelain, tous trois Prêtres nés dans les diocèfes d'*Evreux*, *Rouen*, *Paris* ou *Autun*; & quatre Bourfiers, dont il voulut qu'un fût natif de la *Neuville-d'Aumont*, Paroiffe de Saint-Nicolas, diocèfe de Beauvais; un autre de la Paroiffe de *Saint-Nicolas-des-Aleux-le-Roi*, près de Poiffy; & les deux autres de la Paroiffe de *Saint-Hilaire de Paris*, à la nomination du plus ancien des Confeillers-Clercs au Parlement, du Chancelier de l'Univerfité en l'Eglife de Paris, & du plus ancien des Profeffeurs en Droit.

Le contrat de fondation fut paffé par-devant *François Creffan* & *Pafquier Valée*, Notaires au Châtelet de Paris, le 19 novembre 1556, enregiftré au Parlement, le 9 décembre fuivant, en conféquence des Lettres-patentes obtenues au mois de février, & qui avoient été enregiftrées au Parlement, le 9 mars de la même année. Le Fondateur nomma pour premier Principal de ce Collège, *Robert Certain*, pour-lors Curé de Saint-Hilaire, & le même qui a donné fon nom à un puits qu'il fit bâtir dans ce quartier, & qui fubfifte encore à préfent. Outre les quatre Bourfes fondées par *Robert du Guaft*, on en a fondé deux autres dans la fuite; l'une de 250 liv. par *Simon Ménaffier*, Docteur en Théologie, fous-Pénitencier, Chapelain de l'Eglife de Paris, & Procureur de ce Collège, pour les Etudians de fa famille; & l'autre de 120 liv. par le fieur *Seurat*, auffi pour des Etudians de fa famille.

Robert de Guaft, Fondateur de ce Collège, n'étoit propriétaire que de quatre portions de ce qui le compofe, & n'avoit pu acquérir la cinquième, parce qu'elle appartenoit à des Mineurs. Il laiffa à *Robert Certain*, qu'il avoit inftitué Principal, une fomme d'argent, pour faire l'acquifition de cette portion, lorsque ceux à qui elle appartenoit, seroient devenus Majeurs. Il la fit en effet, mais en son propre & privé nom ; & en mourant, il fit les pauvres de Paris ses légataires universels.

Ceux-ci voulurent aussi-tôt entrer en possession de cette cinquième partie : le Collège s'y opposa, & cria contre l'infidélité de *Robert Certain* ; mais après soixante ans de procédures, les Parties transigèrent, & le Collège s'obligea de payer tous les ans au Bureau des Pauvres, la somme de 200 liv. rachetable de celle de 4800 liv. Le Collège s'étant trouvé redevable, en 1682, de deux années d'arrérages de cette rente, le grand Bureau des pauvres fit saisir réellement les maisons qui lui appartenoient ; mais le Collège, par l'avis du Recteur, des Doyens des Facultés, & des Procureurs des Nations, remboursa cette rente, & paya au Receveur du grand Bureau la somme de 4800 liv. arrérages, frais & loyaux-coûts. A ce procès en succéda un autre. Le Roi ayant rétabli en 1679, l'étude du Droit-Civil à Paris, cette Faculté demanda au Conseil la suppression de l'un des Collèges de Sainte-Barbe ou de Bourgogne, pour en faire des écoles de Droit plus spacieuses & plus utiles pour le public. Après plusieurs délibérations, il intervint un Arrêt dudit Conseil, qui ordonna la vente du Collège de Sainte-Barbe, & des maisons qui en dépendoient ; pour, des deniers qui en proviendroient, bâtir des écoles de Droit dans un lieu plus convenable.

Les Officiers de ce Collège ne se découragèrent point ; & un an après cet Arrêt, le Roi en donna un autre, par lequel la fondation de ce Collège fut maintenue.

Ce fut sur la fin du règne d'Henri III, que les leçons publiques y furent interrompues ; & quand dans la suite on voulut les y rétablir, l'Université s'y opposa, pour ne pas partager, entre un plus grand nombre de Régens, le revenu des Messageries dont elle jouissoit. Mais étant toujours zélée pour soutenir l'état chancellant de ce Collège, elle lui donna, par contrat du 21 juin 1683, la somme de 48750 liv. tant pour l'acquit de ses dettes, que pour réparer les anciens édifices, & pour une Chapelle, qui ne fut bâtie qu'en 1694, & bénite le 3 décembre de l'année suivante. Le Collège, de son côté, céda à l'Université quelques places & bâtimens, le tout contenant environ 313 toises. En conséquence de ce contrat, le Principal, le Chapelain, le Procureur & les Boursiers occupoient le moindre des trois corps-de-logis qui composent ce Collège. Les deux autres étant dans la portion réunie à l'Université, ont servi à retirer deux cens pauvres Ecoliers, ou environ, nommés *Gilotins*, du nom de *Germain Gillot*, Docteur de Sorbonne, qui, le premier, en raſſembla dans ce lieu; charité qui a été continuée par M. *Durieux*, auſſi Docteur de Sorbonne, & Principal du Collège du Pleſſis. On compte parmi les habiles Profeſſeurs qui ont enſeigné dans ce Collège, *Jean-François Fernel*, premier Médecin de Henri II; *George Buchanam*, grand Poëte & grand Hiſtorien; & *Edme Pourchot*, qui, après avoir long-tems profeſſé la Philoſophie avec ſuccès au Collège-Mazarin, & avoir été Recteur de l'Univerſité, vint enſeigner la Langue Hébraïque dans le Collège de Sainte-Barbe. Il n'exiſte que deux Bourſes.

COLLEGES
Sans exercice, non-réunis à Louis-le-Grand.

1325.

COLLEGE DES ECOSSOIS, *rue des Foſſés-Saint-Victor, quartier de la place Maubert.*

Ce Collège reconnoît deux Fondateurs: ſavoir, *David*, Evêque de Murray, en Ecoſſe, qui le fonda en 1325, pour quatre pauvres Etudians de la nation Ecoſſoiſe, dont un Théologien & trois Artiens; & *Jacques Beatoun* ou *Béthun*, Archevêque de Glaſcow, Ambaſſadeur en France de *Marie Stuart*, ou du Roi *Jacques*, ſon fils.

Le ſchiſme d'Angleterre, qui éteignit en Ecoſſe l'exercice public de la Religion Catholique, & les événemens funeſtes qu'il occaſionna, forcèrent pluſieurs jeunes Ecoſſois d'abandonner leur patrie, & de chercher un aſyle en France: l'étude étoit la ſeule reſſource qui pouvoit leur procurer les ſecours les plus néceſſaires. *Jacques de Béthun* * intéreſſa *Marie Stuart*

---

* Parmi les Chartes que *Jacques Beatoun* apporta d'Ecoſſe, il y en a une qui eſt d'autant plus importante, qu'elle intéreſſe la royale & infortunée maiſon de *Stuart*, & qu'elle détruit abſolument la calomnie que Buchanam avoit impudemment avancée contre elle. Par cette Charte, qui eſt datée du 12 de janvier de l'an 1364, *Robert le Sénéchal*, ſecond du nom, fonda à perpétuité une Chapelle dans l'Egliſe de Glaſcovv, pour ſatisfaire à l'obligation que le Pape lui avoit impoſée, lorſque Sa Sainteté lui accorda la diſpenſe d'épouſer *Eliſabeth More*, nonobſtant la parenté qui étoit entre lui & elle. Il eſt dit, dans cet acte de fondation, qu'il y avoit quelque tems qu'*Eliſabeth More* étoit morte, & il eſt ſigné de *Jean le Sénéchal*,

G g iv

en leur faveur : cette Reine infortunée leur fit des pensions; sa captivité & ses malheurs ne suspendirent, ni ne diminuèrent ses bienfaits ; elle perpétua même leur reconnoissance par le legs qu'elle leur fit. *Jacques de Bethun* sentit la nécessité de former des Ecclésiastiques capables de fortifier dans la Religion les Ecossois qui ne l'avoient pas abandonnée ; de ranimer la foi chancelante au milieu des persécutions, & d'en faire naître l'esprit & l'amour dans le cœur des enfans. Pour remplir ses vues, il légua tous ses biens, fonda une Congrétion de pauvres Ecossois, dans une maison rue des Amandiers,

---

Seigneur de Kile, fils aîné & héritier de Robert & d'Elisabeth More, lequel regna lui-même sous le nom de Robert III. L'on voit, par ce qu'on vient de dire, l'impudence de *Buchanam*, qui, sans la moindre preuve, & par-conséquent sans raison, a écrit dans son Histoire d'Ecosse, que *Robert II* avoit épousé, en premières noces, *Euphemie Rosse*, de laquelle il avoit eu *Walter David*, & quelques autres enfans ; & qu'après la mort de ladite *Euphemie*, il avoit épousé, l'an 1374, *Elisabeth More*, qui avoit été auparavant sa Concubine, & de laquelle il avoit eu plusieurs enfans, avant qu'elle fût sa femme, entr'autres *Jean* & *Robert*, dont le premier monta sur le trône, après la mort de son père, sous le nom de Robert III. Comment Robert II pouvoit-il épouser, en 1374, *Elisabeth More*, puisque, selon la Charte de fondation, elle étoit morte avant l'an 1364. Ce fut *Euphemie Rosse* que Robert II épousa en 1374, & par-conséquent le droit d'aînesse ne pouvoit être disputé à *Jean*, Seigneur de Kile, puisque dès l'an 1364, il avoit signé l'acte de cette fondation.

Cette Charte fut apportée en l'Abbaye de Saint-Germain-des-Prés de Paris, par *Louis Inese*, Principal du Collège des Ecossois de Paris, l'an 1694, le 26 de mai ; & là ayant été examinée par MM. *Hilaire Rouillé du Coudray*, *Camille le Tellier*, connu sous le nom d'*Abbé de Louvois*, *Eusèbe Renaudot*, *Etienne Baluze*, *Honoré Caille*, sieur *du Fourny* ; *Nicolas Clément*, Garde de la Bibliothèque du Roi ; *Jean Mabillon* & *Thierry Ruinard*, Moines Bénédictins ; elle fut déclarée véritable, c'est-à-dire, être de celui dont elle portoit le nom, & du tems dont elle étoit datée.

Après cet examen, on fit faire cinq copies authentiques de cette Charte, par les Savans qu'on vient de nommer. L'une fut donnée à *Jacques II*, Roi de la Grande-Bretagne, une autre à l'Eglise Métropolitaine & à l'Université de Glascow, la troisième à l'Abbaye de Saint-Germain-des-Prés, la quatrième au Collège des Ecossois de Douay, & la cinquième au Collège des Ecossois de Paris, pour être jointe à la Charte originale, qui fait le sujet de cet article. *Description de Paris*, par Piganiol, Tom. V, p. 204, & suiv.

& nomma les Prieurs des Chartreux pour avoir la direction & intendance de cette fondation, choisir les Boursiers & se faire rendre les comptes; ce qui s'observe encore aujourd'hui.

Depuis l'an 1572, époque du dernier Evêque de Murrai, la nomination des quatre Boursiers avoit été dévolue à l'Evêque de Paris : ces places avoient été souvent données a des Prêtres Ecossois, qui avoient fini leurs études. M. de Gondi, Archevêque de Paris, crut qu'il seroit plus utile de réunir le Collège & la Congrégation; il réduisit les quatre Bourses à deux, & les unit à la Communauté de l'Archevêque de Glascow, par son décret du 29 août 1639, confirmé par Lettres-patentes du mois de décembre suivant, enregistrées le premier septembre 1640. *Robert Barclai*, Principal de ce Collège, acheta, en 1662, une place sur les Fossés-Saint-Victor, sur laquelle il fit bâtir la maison que nous y voyons : elle fut achevée en 1665, & la Chapelle en 1672 : elle est sous l'invocation de Saint André, Apôtre, Patron de l'Ecosse. On y remarque une urne de bronze doré sur un monument de fort beaux marbres, dans laquelle est renfermée la cervelle de Jacques II, Roi d'Angleterre, mort à Saint-Germain-en-Laye, le 16 de septembre 1701. La Nation doit ce monument de leur Roi, à l'amour & au zèle du Duc de *Perth*, Gouverneur de Jacques III, qui le fit ériger à ses frais. Ce Seigneur s'étoit expatrié, & avoit abandonné ses biens pour ne point quitter son Prince; exemple de fidélité, qui l'a immortalisé, & lui a gagné les cœurs de tout le monde. Ce monument est de *Louis Garnier*, Sculpteur habile de l'Académie de Peinture & de Sculpture de Saint-Luc de Paris, décédé à 89 ans, le 21 septembre 1728.

L'épitaphe en est bien faite & remue les entrailles des Lecteurs. La voici :

D. O. M.
JACOBI II.

Magnæ Britanniæ, &c. Regis. Ille partis terrá ac mari triumphis clarus, sed constanti in Deum fide clarior, huic regna, opes, & omnia vitæ florentis commoda postposuit. Per summum scelus à suá sede pulsus, Absalonis impietatem, Architophelis perfidiam, & acerba Semei convitia, invictá lenitate & patientiá, ipsis etiam inimicis amicus superavit. Rebus humanis major, adversis superior, & cœlestis gloriæ studio inflammatus, quod regno caruerit, sibi visus beatior, miseram hanc vitam felici, regnum terrestre cœlesti commutavit.

Hæc domus quam pius Princeps labentem substinuit, & patriæ fovit, cui etiam ingenii sui monimenta omnia, scilicet sua manu scripta custodienda commisit, eam corporis ipsius partem quæ maxime animus viget, religiose servandam suscepit.

VIXIT ANNOS
LXVIII.
OBIIT KAL. OCT. ANNO
SALUTIS HUMANÆ
M. D. CCI.
JACOBUS DUX DE PERTH,
PRÆFECTUS INSTITUTIONI
JACOBUS III.
MAGNÆ BRITANNIÆ REGIS,
Hujus domus Benefactor mœrens posuit.

Cette Maison n'est pas seulement fondée pour des Etudians ; elle est encore destinée à former des Missionnaires pour le Royaume d'Ecosse : ainsi, c'est en même-temps un Collège & un Séminaire. C'est sous ce double point de vue qu'elle est considérée dans les Lettres-patentes du 15 décembre 1688, enregistrées le 12 juillet 1689. Ce Collège est rempli par des Ecossois, qui sont réputés vrais & naturels Sujets du Roi. *Voy.* GRISY.

1330.

COLLEGE DES LOMBARDS.

Ce Collège fut fondé en 1330, par quatre Italiens ; savoir, *André Chinni*, né à Florence, Evêque d'Arras, puis de Tournay, & ci-devant Clerc, ou Chapelain du Roi Charles-le-Bel, ensuite Cardinal ; *François de l'Hôpital*, Bourgeois de Modène, Clerc des Arbalêtriers du Roi ; *Renier Jean*, Bourgeois de Pistoye, Apothicaire à Paris ; & *Manuel Rolland*, de Plaisance, Chanoine de Saint-Marcel-les-Paris, tous alors domiciliés dans la Capitale.

Ces quatre personnes de concert, & chacune selon ses facultés, fondèrent onze Bourses, pour autant de pauvres Ecoliers natifs des Villes où ces quatre Fondateurs avoient pris naissance, & qui n'auroient pas plus de vingt livres parisis de revenu. L'Evêque fonda quatre de ces Bourses, le

Bourgeois de Modène trois, celui de Pistoye autant, & celui de Plaisance une. Ils promirent de donner à chacun des Ecoliers pourvu de ces Bourses, 14 florins de Florence par an, ou de leur donner des fonds équivalens: on exigea qu'ils fussent Clercs, & qu'ils n'eussent pas 20 liv. de rente pour être admis. Outre cela, l'Evêque d'Arras donna à ces pauvres Ecoliers la maison où il les avoit établis, située dans la rue Saint-Hilaire, qu'on nomme aujourd'hui des *Carmes*, & voulut que ce Collège se nommât la *Maison des Pauvres Ecoliers Italiens de la Charité de la Bienheureuse Marie*. Les Fondateurs nommèrent en même-tems trois Proviseurs ou Directeurs de leur Collège, qui étoient trois Clercs habitués à Paris, dont l'un étoit de Toscane, un autre de Lombardie, & le troisième des environs de Rome. Ils nommèrent aussi le Chancelier de l'Eglise de Paris & l'Abbé de St.-Victor pour Visiteurs & Protecteurs de ce Collège.

Il falloit que quelque fondation particulière eût associé des Boursiers Espagnols aux Boursiers Italiens, si nous en croyons Dom Félibien & Piganiol.

Le désordre se mit ensuite dans le temporel de cette Maison, au point qu'elle se trouva ruinée & entièrement abandonnée. Deux Prêtres Irlandois, *Patrice Maginn* & *Malachie Kelli* la demandèrent au Roi, pour y faire instruire des Prêtres de leur Nation, & les rendre capables d'aller faire des Missions dans les Royaumes d'Angleterre, d'Irlande & d'Ecosse, parmi les Protestans. Le Roi leur accorda leur demande par ses Lettres-patentes de l'an 1677. Aussi-tôt ces deux pieux Irlandois posèrent la première pierre de ce Collège, qu'ils firent rebâtir, & mettre dans l'état où il est présentement. Il n'y a point d'exercice public de Classes dans cette Maison, qui n'est qu'une retraite & un asyle pour une quarantaine de Prêtres Missionnaires, & pour autant de jeunes Ecoliers, tous Irlandois, qui ne subsistent que par les charités des fidèles *. On lit sur la porte une inscription, qui marque les deux différens états de ce Collège.

Collegium Beatæ Mariæ Virginis, pro Clericis Hibernis in Academiâ Parisiensi studentibus, instauratum anno 1681, pro Italis fundatum, anno 1330.

---

* Le nombre en est considérablement augmenté depuis, car on le porte à 165 dans le compte rendu au Parlement, le 12 novembre 1763. Aujourd'hui, il y a 100 Prêtres & 60 Etudians, dont un très-petit nombre ne paye qu'une modique pension.

Guillaume Postel enseigna autrefois dans le Collège des Lombards, & l'on remarque que ce fût avec tant de célébrité, que la grand'salle de cette Maison ne pouvant contenir la foule de ceux qui venoient l'entendre, il étoit obligé de les faire descendre dans la cour, & de leur faire leçon par une des fenêtres.

On a fait, il y a quelques années, des réparations considérables à ce Collège, & sur-tout à la Chapelle, qui a été reconstruite des libéralités de M. l'Abbé *de Vaubrun*, de la Maison & Société de Sorbonne, sur les desseins & sous la conduite de M. *Bosery*, Architecte. On voit au portail un ordre corinthien, qui sert de fond à un porche elliptique, décoré de colonnes & de pilastres ioniques, qui porte un entablement, lequel est terminé par un fronton brisé, dans le tympan duquel sont les armes de M. l'Abbé *de Vaubrun*.

Ce Collège va être incessamment transféré dans la rue du Cheval-vert, où l'on construit actuellement un bâtiment propre pour contenir plus commodément les deux Communautés qui composent ce Collège, dont l'une est de *Prêtres* ordonnés en Irlande; & l'autre de *Clercs*, tous Irlandois destinés aux Missions.

AUTRES PETITS COLLEGES

Non-incorporés à Louis-le-Grand.

1353.

COLLEGE DE BONCOURT réuni, en 1638, au Collège de Navarre, par Lettres-patentes de Louis XIII du mois de mars, pour former une Société de Docteurs dans ce Collège, à l'instar de celle de Sorbonne.

Il a été fondé en 1353, par *Pierre de Boncourt* ou *Bécoud*, sieur de Fléchinel, Gentilhomme de Teroüenne, qui affecta sa maison située à la montagne Sainte-Geneviève, & quelques dîmes qu'il avoit en Flandre, à l'établissement & dotation d'un Collège, *pour huit pauvres Ecoliers étudiant en Logique & Philosophie, qui auront chacun quatre sols par semaine;* déclarant, par le même acte du 18 novembre 1357, où l'on voit ses Lettres du 12 septembre 1353, que son intention est que ces huit places soient remplies par des Ecoliers *pris & élus, toutes fois que le cas si offera*, en le Evesquié de Thérouenne, excepté ce qu'il y a dud. Evesquié au pays de Flandres, & qu'ils soient nommés par l'Abbé de Saint-Bertin à Saint-Omer, & par celui du Mont-Saint Eloi. (du diocèse d'Arras)

Il étoit de plein exercice, & a eu pour Principal *Pierre Galand*; & entr'autres Professeurs, *Bossulus*, depuis Précepteur de Dom Carlos, fils de Philippe II, Roi d'Espagne; & *Pierre Marcassus*, qui professoit la troisième classe en 1617, & fut ensuite Précepteur de *François de Vignerod*, Marquis du Pont de Courlay, frère de *Marie-Madeleine de Vignerod*, Duchesse d'Aiguillon. *Marcassus* est Auteur d'une Traduction de l'*Argenis de Barclay*; d'une autre du Grec de *Longus*, sur les amours de Daphnis & Chloë, traduction, bien au-dessous de celle d'*Amiot*, qui n'a d'autre défaut que les lacunes que la bienséance a voulu que ce Prélat y laissât. Il a composé aussi une Histoire Grecque en 3 vol. dont il n'y a eu que le premier d'imprimé, les deux autres étant tombés dans le mépris que le premier en a fait concevoir. Il est aussi l'Auteur de quelques Commentaires sur *Ronsard*, & de plusieurs Romans.

Ce Collège a eu pour Pensionnaires M. d'*Avaux*, Ministre d'Etat, & le célèbre *Voiture*.

Le Collège de *Boncourt* communique avec celui de *Navarre*, par un pont qui traverse la rue *Clopin*.

1252.

COLLEGE DE CALVI, ou *la Petite-Sorbonne*.

Après que le Cardinal de Richelieu eût fait bâtir le Collège de Sorbonne, il ordonna que l'on bâtît la belle Eglise que l'on voit à présent; & pour lui donner toute l'étendue qu'elle a, cette Eminence acheta le Collège de *Calvi*, qui étoit tout proche, & avoit aussi été fondé par *Robert Sorbon*; ce qui fit appeller le Collège de Calvi, *la Petite-Sorbonne*, & donna lieu de mettre sur la porte :

Sorbona parva vocor, mater mea Sorbona major.

——————— DE CLERMONT. Ce Collège, appellé aujourd'hui le Collège de *Louis-le-Grand*, a été fondé par *Guillaume Duprat*, Evêque de Clermont, fils d'*Antoine Duprat*, Chancelier de France & Cardinal. Il étoit occupé par les Jésuites, qui y commencèrent leurs exercices en 1563. On y enseignoit les Humanités, la Philosophie, les Mathématiques & la Théologie, à un grand nombre d'Ecoliers, tant Pensionnaires qu'Externes. *Voy.* JÉSUITES *du Collège de Louis-le-Grand.*

1269.

COLLÈGE DE CLUGNY. Ce Collège fut fondé par *Yves de Vergy*, Abbé de Clugny, en 1269. Il en acheta la place, bâtit le réfectoire, le dortoir & la moitié du cloître, qu'il entoura de bonnes murailles. *Yves de Chalant*, son neveu, & son successeur en l'Abbaye de Clugny, fit bâtir l'Eglise, le Chapitre & l'autre moitié du cloître, & y mit une Bibliothèque. Il fut destiné pour les Religieux de la Congrégation qui viendroient étudier à Paris. Ces deux Fondateurs firent des réglemens pour ce Collège, qui furent confirmés & augmentés par *Henri de Fautières*, élu Abbé de Clugny en 1308. Suivant ces statuts, ce Collège est uniquement destiné à l'étude de la Philosophie & de la Théologie. Tous les Prieurs & Doyens dépendans de l'Abbaye de Clugny sont obligés d'entretenir chacun un ou deux Boursiers en ce Collège, ce qui doit faire le nombre de 28 Boursiers; & s'il arrive que les Prieurs & Doyens négligent d'y envoyer des Ecoliers, ils n'en payent pas moins les pensions auxquelles leurs Maisons ont été taxées. Malgré toutes ces précautions, il n'y a aujourd'hui dans ce Collège que six Boursiers, sans compter le Prieur. Sauval dit que les Abbés de Clugny choisissoient ce Collège pour y faire leur demeure, lorsqu'ils venoient à Paris, jusqu'à ce que *Pierre de Chalus* eût acheté une partie du Palais des Thermes; mais il se trompe, car les Abbés de Clugny avoient leur hôtel dans le fauxbourg Saint-Germain.

Plusieurs Abbés, Prieurs & Docteurs en Théologie de cette Congrégation ont été inhumés dans la Chapelle de ce Collège, sous des tombes plates. On en voit une à l'entrée du chœur, à droite, en marbre noir, sur laquelle on lit cette épitaphe :

D.   O.   M.

Anna d'Arconna

Rothomagensis Abbatissa ; hic jacet, obitum tacet ; clara vixit, sed queis satis obscurata ullus vix scit ; cauta parum illi medicorum series, sic incauta labitur; satis sit & tamen pateat quod nullo artis volubro devoluta saxo tandem huic devolvitur. Obiit die 20 septembr. an. 1630.

Voyez CLUGNY.

---

* Cette épitaphe, rapportée par le Maire dans son Paris ancien & nou-

COLLEGE DE CONSTANTINOPLE. *Voy.* COLLEGE DE LA MARCHE.

On prétend que peu après la prise de Constantinople, en 1204, on s'occupa des moyens de réunir les Eglises Grecque & Latine, & qu'un de ceux qui parurent les plus propres, fut d'envoyer des Professeurs à Constantinople, & d'en faire

veau, avoit passé jusqu'ici, dans l'esprit de bien des personnes, pour une énigme, & elle en est une réelle par l'obscurité & la barbarie de son style, où se lit le mot *volubro*, qui ne fut jamais Latin; d'ailleurs cette épitaphe laissoit des impressions désavantageuses à la mémoire de Madame d'*Arconne*. Ayant consulté, sur cette épitaphe, un savant Religieux; il m'indiqua l'Histoire de l'Abbaye de Saint-Amand de Rouen, par le Père de *la Pomeraye*, pag. 63. En effet, on voit là & l'explication de l'énigme & la justification de Madame d'*Arconne*, qui a été plus malheureuse que coupable.

Anne d'Arconne étant Abbesse de Saint-Amand de Rouen, passa les premières années de son gouvernement dans l'union & la tranquillité; mais sur la fin elle se vit exposée à de rudes épreuves. Trois Religieuses, voyant qu'il s'étoit glissé divers abus dans l'administration de la Maison, présentèrent Requête contre leur Abbesse au Parlement de Rouen. La Cour, avant que de faire droit sur cette Requête, ordonna que préalablement il seroit fait une visite à l'Abbaye de Saint-Amand, & commit, à cet effet, le célèbre Docteur *Hallier*, pour lors Grand-Vicaire de Rouen. Cependant, il arriva que dans le fort de ces brouilleries, *Anne de Souvré*, Abbesse de Préaux, vint à passer par Rouen, & y fit quelque séjour avec son frère Evêque d'Auxerre: le peu de tems qu'elle y demeura, ouvrit une nouvelle scène contre *Anne d'Arconne*. L'Abbesse de Préaux, sans songer à l'odieuse tache qu'elle alloit imprimer sur son nom en devenant dévolutaire, crut qu'elle pouvoit se servir de cette voie, & obtint, sous ce prétexte, des Bulles en Cour de Rome sur la nomination du Roi, à la faveur desquelles elle prit possession de l'Abbaye de Saint-Amand. Procès alors entre les deux Abbesses, qui dura près de deux ans. Enfin, par Arrêt du Grand-Conseil, *Anne d'Arconne* fut maintenue dans son Abbaye; mais victorieuse de tous les artifices & de tous les détours de la chicane, elle mourut à Paris subitement, avant l'expédition de son Arrêt, fut enterrée au Collège de Clugny, & ensuite transférée aux Dames de la Visitation de la rue Saint-Jacques, où elle gît présentement.

On sent bien que l'Auteur de cette épitaphe a voulu s'égayer par l'application qu'il a faite des différens sens de *devolvere*, *devoluta*, mais en pareille occasion, le badinage est bien froid & bien déplacé. *Descrip. de Paris*, par Piganiol, tom. VI, pag. 367.

venir des jeunes-gens, qu'on feroit étudier à Paris: on ajoute qu'en conséquence on fonda, en 1206, un Collège, qu'on nomma le *Collège Grec* ou *de Constantinople*. Cette opinion est plausible, mais elle est destituée de preuves. *Voy.* M. Jaillot, *dans ses Recherches sur Paris*, quart. *de la place Maubert*, pag. 91.

COLLEGE-COQUEREL. *Voy.* COLLEGE DE RHEIMS.

1275.

——————— DE DACE. Un Docteur Danois avoit donné, en 1275, aux Ecoliers de sa Nation, une maison située à Paris, & qu'ils échangèrent dans la suite pour une autre qui étoit contiguë au couvent des Carmes, & qu'on nommoit le *Collège de Dace*. Comme cette maison étoit en très-mauvais état, *Jean Basse*, Ecolier Danois, laissa entrevoir aux Carmes qu'il ne seroit pas éloigné de la leur vendre; mais il y avoit un grand empêchement, car elle n'avoit été accordée aux Ecoliers Danois par les Abbé & Religieux de Sainte-Geneviève, qu'à condition d'en payer le cens à leur Abbaye, & de ne la pouvoir jamais aliéner à personnes, Ecclésiastiques, ou Régulieres. Le Pape Clément VII, par sa Bulle du 7 mai 1383, leva toutes ces difficultés; car les Commissaires qu'il nomma pour l'examen de cette affaire, ayant trouvé que tout ce que les Carmes avoient exposé à ce Pape étoit véritable, permirent aux Ecoliers Danois de vendre leur Collège, & aux Carmes de l'acheter. Ainsi, Jean Basse le vendit aux Carmes l'an 1384.

L'Université forma opposition à cette vente, & l'affaire ayant été portée au Parlement, il y eut Arrêt le 7 & le 8 août de l'an 1386, par lequel la Cour ordonna que le Collège de Dace seroit donné aux Carmes, moyennant 24 liv. parisis de rente amortie, dont ils feroient assiette aux Ecoliers de Danemarck à Paris, en lieu convenable. Il y eut encore dans la suite plusieurs contestations & plusieurs Arrêts du Parlement, à l'occasion de cette vente; mais la possession du Collège de Dace est demeurée aux Carmes.

——————— DE LA NATION DE PICARDIE. *Voy.* CHAPELLE *de Saint-Nicolas des Ecoliers*, &c. pag. 258.

1520.

——————— DE LA PETITE-MERCY, *au bas de la rue*

des Sept-voies, près de l'Eglise Saint-Hilaire. Ce Collège ou Hospice de la maison bâtie rue du Chaume, fut fondé en 1520, par *Allain d'Albret*, Comte de Dreux, qui donna aux Religieux de la Merci une place & une masure, faisant partie de son hôtel d'Albret. Les Religieux de la Merci y construisirent aussi-tôt un Collège pour les Religieux de leur Ordre, qui viendroient étudier à Paris. La place, où est bâti ce Collège, fut amortie par le Roi & par l'Abbé & les Religieux de Sainte-Geneviève, moyennant douze sols parisis de cens & rente foncière par chacun an, partie de soixante-cinq sols deux deniers, dont tout l'hôtel d'Albret étoit chargé.

1328.

COLLEGE DE MARMONTIER. En 1328, *Geoffroi Duplessis* donna sa maison aux Etudians de l'Abbaye de Marmontier, & cette maison fut aussi-tôt appellée le *Collège de Marmontier*, dont la Chapelle devint commune avec le Collège du Plessis. Il réduisit le nombre des Boursiers à 25, & donna l'administration générale des deux Collèges au seul Abbé de Marmontier, ainsi qu'il est porté par son testament du 14 août 1332. Depuis ce tems-là, les Abbés de Marmontier ont eu la supériorité de ces deux Collèges, c'est-à-dire, de celui de Saint-Martin-du-Mont ou du Plessis, & de celui de Marmontier, & ont fait, pour l'un & pour l'autre, les réglemens, statuts & changemens qu'ils ont jugé convenables.

La Réforme de Saint-Maur ayant été introduite dans l'Abbaye de Marmontier en 1639, le Collège que cette Abbaye avoit à Paris, lui devint pour lors inutile, & dans la suite les Réformés le vendirent, en 1641, aux Jésuites, pour aggrandir leur Collège de Clermont, & employèrent les deniers provenus de cette vente à l'établissement que la Congrégation de Saint-Maur a fait au Prieuré de Notre-Dame-de-Bonne-Nouvelle d'Orléans.

Voy. COLLEGE DU PLESSIS & JÉSUITES.

——— DE RÉTHEL. *Voy.* COLLEGE DE RHEIMS.

——— DE SORBONNE. *Voy.* SORBONNE.

——— DE SUEDE. Ce Collège subsistoit en 1330, dans la rue Serpente. Il en est fait mention dans l'acte de fondation du Collège des Lombards, du 25 février 1333; on y énonce une maison *in vico Serpentis, sui ab una parte cohæret domus*

Scolarium de Sueciá. On n'a pu découvrir, ni quand il a été fondé, ni quand il a été détruit.

COLLÈGE DE TOURNAY.

Ce Collège étoit contigu à celui de Boncourt; & comme il n'y avoit pas d'exercice dans le premier, il y avoit une porte de communication, par laquelle les Boursiers du Collège de Tournay alloient aux classes de celui de Boncourt, sans passer par la rue. Ce Collège avoit auparavant servi d'hôtel aux Evêques de Tournay, qui le donnèrent ensuite pour en faire un Collège; mais on ignore le tems de cette fondation. Il ne reste plus aujourd'hui le moindre vestige du Collège de Tournay. *Voy.* COLLEGE DES LOMBARDS.

——————— DE VENDÔME. Il étoit situé en 1367, à l'extrémité de la rue de l'Eperon, entre les rues du Battoir & du Jardinet.

——————— DES BONS-ENFANS, *quart. Saint-Honoré, rue du même nom.*

Il a été institué pour l'instruction gratuite des enfans de chœur du Chapitre & Paroisse de Saint-Honoré; on y enseigne les basses-classes jusqu'aux Humanités aux enfans du quartier. Il y a deux Régens. Sa fondation, que nous ignorons, est assez considérable.

Dans plusieurs Villes du Royaume, les plus anciens Collèges ont eu le surnom de *Bons-Enfans*; celle de Paris en a eu deux ainsi surnommés. Le plus ancien des deux, est celui-ci, qui a donné son nom à la rue proche Saint-Honoré, laquelle, en montant à droite, étoit bornée par le cimetière de cette Eglise. C'est sans fondement que *Geoffroy Cueur* passe pour Fondateur de ce Collège, quoiqu'il soit inhumé dans la Chapelle. *Voy.* CHAPELLE DE SAINT-CLAIR, *pag. 256. Etienne Belot & Ada*, sa femme, y établirent treize pauvres Ecoliers, (on l'appella pour lors l'*Hôpital des pauvres Ecoliers*) dont le Proviseur devoit être le Chanoine de Saint-Honoré pourvu de la Prébende, qu'ils fondèrent en 1208. L'Evêque de Paris conferoit ces Bourses. L'Evêque *Jacques du Chatelier* avoit réuni, en 1432, ce Collège & sa Chapelle au Chapitre de Saint-Honoré, qui se disoit fort pauvre; mais sur la représentation faite par l'Université, que les Chanoines avoient célé qu'il y avoit eu un Chapelain fondé & érigé, l'Evêque cassa cette union en 1434, & le Collège continua comme il étoit. *Jacques Colin*, qui est mort Abbé de Saint-Ambroise de

Bourges, en avoit été Principal. La Chapelle de ce Collège n'a point été établie sous le titre de Saint-Clair, mais sous celui de la Sainte-Vierge. S. Clair en est aujourd'hui regardé comme le Patron, à cause d'une Confrèrie qui y fut établie en 1486. Cette Chapelle étoit le titre d'une Chapellenie, dont l'Evêque étoit Collateur. Enfin, ce Collège qui avoit été négligé pendant les guerres, fut uni en 1602, aussi bien que la Chapelle, au Chapitre de Saint-Honoré. *Voy.* FONTENET, ou FONTENAY-EN-FRANCE.

COLLEGE-ROYAL DE FRANCE.

Ce Collège, qui est situé place de Cambray, est redevable de sa fondation à François I. Il en avoit conçu l'idée dès le commencement de son règne : son dessein étoit de le placer à l'hôtel de Nesle, (aujourd'hui le Collège Mazarin) & d'y faire bâtir une Chapelle, qui devoit être desservie par quatre Chanoines & par quatre Chapelains ; mais la guerre & les événemens qui la suivirent, en retardèrent l'exécution.

Nos Historiens ont varié sur l'époque de l'érection de ce Collège. Du Breul, du Boullai, la Caille, &c. la placent en 1529 ; Genebrard & Dom Félibien en 1530 ; enfin, Belleforest & M. le Président Hénault la réculent à l'année suivante. M. Jaillot pense qu'on pourroit concilier ces dates, en disant que François I manifesta son dessein & sa volonté par ses Lettres-patentes du 24 mars 1529, & par la commission du 19 décembre suivant, pour le payement des sommes nécessaires à la construction de ce Collège ; & qu'il fixa en 1530, le nombre & les honoraires des Professeurs, qu'il nomma & qu'il institua l'année suivante. Cette fondation vraiment royale devoit répondre à la magnificence de son Auteur : douze Professeurs en la Langue Hébraïque, Grecque & Latine devoient avoir 200 écus d'or chacun par an, être logés dans ce Collège, & y donner des leçons gratuites à 600 Ecoliers. Les circonstances ne permirent point alors de construire les édifices projettés, & les Professeurs continuèrent d'enseigner dans les salles du Collège de Cambrai, & dans d'autres Collèges. Charles IX y ajouta une chaire de Chirurgie ; Henri III, une de Langue Arabe ; Henri IV, une d'Anatomie & une de Botanique ; Louis XIII, une seconde de Langue Arabe & une de Droit-Canon ; Louis XIV, une de Langue Syriaque, une seconde de Droit-Canon & une de Droit-François. Le feu Roi a fait quelques changemens dans ce

Collège ; il a ordonné, par Arrêt rendu en son Conseil le 20 juin 1773, que les fonds de la chaire de Langue Syriaque seroient appliqués à l'établissement d'une chaire de Méchanique ; ceux de la chaire de Philosophie Grecque & Latine, à celui d'une chaire de Littérature Françoise ; que la seconde chaire de Langue Arabe seroit convertie en une chaire des Langues Turque & Persanne ; l'une des deux chaires de Médecine-Pratique, en chaire d'Histoire-Naturelle ; & l'une des deux chaires de Droit-Canon, en chaire de Droit de la Nature & des Gens ; de sorte qu'après lesdits changemens, il y ait dans le Collège-Royal, outre l'Inspecteur chargé de veiller à la discipline, un Professeur d'Hébreu & de Syriaque, un d'Arabe, un de Turc & de Persan, deux de Grec, un d'Eloquence Latine, un de Poésie, un de Littérature Françoise, un de Géométrie, un d'Astronomie, un de Méchanique, un de Physique expérimentale, un d'Histoire-Naturelle, un de Chymie, un d'Anatomie, un de Médecine-Pratique, un de Droit-Canon, un de Droit de la Nature & des Gens, & un d'Histoire.

François I, pour témoigner une distinction particulière aux Professeurs qu'il avoit institués, leur donna, par ses Lettres-patentes du mois de mars 1545, la qualité de Conseillers du Roi, & le droit de *Committimus*, & les fit mettre sur l'Etat comme Commensaux de sa Maison. C'est à ce titre qu'ils prêtoient & qu'ils prêtent encore serment entre les mains du Grand-Aumônier. Après la mort du Cardinal *Barberin*, qui remplissoit cette place, Louis XIV donna la direction de ce Collège au Secrétaire d'Etat, dans le département duquel est la Maison du Roi. C'est Sa Majesté qui nomme aux chaires vacantes.

Ce ne fut qu'en 1609, qu'à la sollicitation du Cardinal *du Perron*, du Duc *de Sulli* & du Président *de Thou*, Henri IV résolut de faire abattre le Collège de Tréguier, qui menaçoit ruine, & d'y faire construire un bâtiment de 30 toises de long, sur 20 de large. On y devoit pratiquer quatre grandes salles, & l'étage supérieur devoit être arrangé pour y placer la Bibliothèque du Roi. La mort de ce Monarque suspendit l'exécution de ce projet, mais elle ne le détruisit pas : Marie de Médicis fit acheter au nom du Roi, le Collège de Tréguier, le 28 juin 1610, & Louis XIII posa la première pierre du Collège-Royal, le 28 août de la même année. On ne construisit alors qu'une partie des bâtimens projettés ; actuellement on travaille à le continuer, & la première pierre du nouveau bâtiment a été posée par M. le Duc de la Vrillière, le 22 mars 1774. Nous renvoyons pour ce détail au mot MONUMENS PUBLICS RÉCENS.

COLLEGE DES SÉCRÉTAIRES DU ROI, est la Compagnie des Sécrétaires du Roi : il y a le grand & le petit Collège.

Le grand Collège est la Compagnie des Sécrétaires du Roi, Maison, Couronne de France & de ses Finances, qui sont attachés à la grande Chancellerie de France.

Cette Compagnie étoit autrefois composée de six Collèges différens.

Le premier, qu'on appelloit le *Collège ancien*, ne fut d'abord composé que de 60 personnes ; savoir, le Roi, & 59 Sécrétaires. Ce Collège fut depuis augmenté de 60 Sécrétaires appellés *Gagers*, pour les distinguer des autres qu'on appelloit *Boursiers*.

Le second, appellé le *Collège des Cinquante-quatre*, composé de 54 nouveaux Sécrétaires du Roi, créé par Edit de Charles IX, en 1570, & confirmé par Henri III, en 1583.

Le troisième, appellé de *Soixante-six*, composé de 66 Sécrétaires du Roi, créés à diverses fois, & unis en Collège par Henri IV en 1608, auxquels furent joints les 46 créés par Edit de Louis XIII, en 1641 ; ce qui fit en tout, dans ce Collège, 112 Sécrétaires du Roi.

Le quatrième, appellé des *Six-vingt* des Finances créés à trois fois ; savoir, 26 par Henri IV, 10 par Louis XIII en 1605, & 84 encore par Louis XIII, en 1635.

Le cinquième, appellé *Collège des vingt de Navarre*, fut créé & établi en 1607, par le Roi Henri IV, qui les amena en France avec la Couronne de Navarre ; ils étoient ses Sécrétaires, lorsqu'il n'étoit encore que Roi de Navarre.

Le sixième & dernier, appellé des *Quatre-vingts*, fut créé à deux fois par Louis XIV ; savoir, 46 en 1655, & 34 en 1657.

Ces six Collèges différens ont depuis été réunis en un seul & même Collège, qu'on appelle le *grand Collège des Sécrétaires du Roi*, qui ont tous le même titre.

Le petit Collège est composé des Sécrétaires du Roi, établis près des Cours & petites Chancelleries. *Voy.* SÉCRÉTAIRES DU ROI.

COLLEGIALES. Ce sont des Eglises desservies par des Chanoines Séculiers ou Réguliers, dans lesquelles il n'y a point de Siège Episcopal, à la différence des Eglises cathédrales, qui sont aussi desservies par des Chanoines, lesquelles tirent leur nom du Siège Episcopal, ou Chaire de l'Evêque.

Pour former une Eglise Collégiale, il faut du moins trois Prêtres-Chanoines.

Entre les Collégiales, plusieurs sont de fondation royale, comme les Saintes-Chapelles; les autres de fondation ecclésiastique; d'autres encore, ont été fondées par des Laïques.

Il y a eu autrefois des Abbayes qui ont été sécularisées, & qui forment présentement de simples Collégiales.

Quelques Eglises Collégiales jouissent de certains droits épiscopaux; par exemple, dans les quatre Collégiales de Lyon, tous les Chanoines, & même tous les Chapelains, lorsqu'ils officient, portent la mître.

COLLÉGIEN. Village à cinq lieues de Paris, vers le levant, & à une lieue & demie ou environ de Lagny, qui est à son nord-est; du nord au midi, il est presque entre Torcy & Croissy, & de l'occident à l'orient entre Logne & les deux Bucy: c'est un pays de labourages de toute sorte, & sans vignes. Il y a environ 20 feux.

L'Eglise est petite & basse & sans ailes, & ne paroît avoir que 150 ans d'antiquité. *S. Remi* de Rheims & *S. Hilaire* de Poitiers en sont les Patrons. La collation de la Cure appartient à l'Evêque, *pleno jure*.

Le Seigneur est gros-Décimateur: cette seigneurie appartient à M. *de Torcy*. Le fief de *Piscoc* est sur cette Paroisse.

COLLISÉE, par corruption pour le *Colossée*. Ainsi nommé de la statue colossale de Néron, qui étoit auprès. C'étoit un prodigieux & superbe amphithéâtre commencé par *Vespasien* dans son huitième Consulat, & achevé par son fils Titus. Il étoit de figure ronde en dehors, quoique l'arène fut en ovale. Il contenoit 85000 spectateurs assis, (quelques-uns disent 200000 personnes) sans compter ceux qu'on appelloit *Excuneati*, qui demeuroient debout dans les passages, & dont le nombre montoit à plus de 2000. Dans une demi-heure, tout ce monde pouvoit entrer & sortir, sans confusion par le moyen des galeries spacieuses, & des issues qui étoient en bas.

Ce qui reste de cet amphithéâtre, est encore un des plus majestueux monumens de Rome. L'on prétend aussi que le Colisée qui fut fait à Veronne, étoit d'une magnificence achevée, quoiqu'il ne fut pas si spacieux que celui de Rome.

Celui dont nous parlons ici présente un genre de spectacle extraordinaire, & pour ainsi dire entièrement différent de ceux des Romains. Il consiste en danse, en musique, en concerts, en joûtes sur l'eau, en feux d'artifice, & autres amusemens, comme en courses de chevaux, en prix d'adresse, loteries, &c. Cette nouveauté y attire le monde le plus brillant de la Capitale, & offre aux yeux quantité de tableaux divers, & des plus agréables.

La grandeur de cet édifice, quoique de beaucoup inférieure aux Colisées de Rome & de Véronne, sa construction singulière, & la magnificence de tout ce qui en décore l'intérieur, méritent l'attention des curieux.

Son emplacement est dans les Champs-élisées, à peu de distance du Jardin des Tuileries. C'est la position la plus heureuse qu'on ait pu choisir.

Il s'annonce par une esplanade sablée, entourée d'un portique circulaire, formé par des colones de treillage, qui conduit à un premier vestibule, d'où l'on passe dans un second décoré de colonnes ioniques, feintes en marbre, dont les bases & les chapitaux sont dorés, & forment une galerie, dont chaque travée est occupée par des boutiques de Marchands de bijoux, de curiosités, & d'objets de luxe. De-là, on passe dans une vaste rotonde de plus de soixante pieds de diamètre, où l'on danse; cette partie, la plus brillante de l'édifice, est décorée par un grand ordre de colonnes corinthiennes, avec leur entablement, surmonté d'une attique ou galerie, avec cariatides à l'aplomb des colonnes, couronné par une calotte ornée de caisses & d'arabesques, dorées sur un fond de marbre. Le centre est occupé par un grand œil couvert en vîtres sur chassis de fer, servant à éclairer cet édifice, jusqu'au moment où les lustres & girandoles, qui y sont en quantité, mais distribués avec intelligence, remplacent la clarté du jour.

Un ordre de colonnes ioniques supporte des tribunes saillantes sur le mur de fond de la galerie qui environne la rotonde, galerie qui communique à quatre salles décorées de glaces, servant de Cafés; à plusieurs vestibules décorés comme celui d'entrée, & à des escaliers commodes qui communiquent aux galeries supérieures, qui jouissent de la vue intérieure de la rotonde; à des terrasses pour prendre l'air, & à plusieurs grandes salles décorées avec goût, où sont placés divers spectacles & jeux amusans.

L'un de ces vestibules du rez-de-chaussée conduit à une grande colonnade d'ordre toscan, qui entoure un vaste bassin rempli d'eau, par le moyen d'une pompe construite par le sieur *de Vitry*, Maître Plombier, sur lequel on donne le spectacle de la joûte & celui des feux d'artifice, exécutés par les plus habiles Artistes en ce genre, en concurrence alternativement.

La Musique, les Ballets allégoriques ou comiques qu'on y exécute, le tableau varié & animé que l'affluence du public occasionne, & qui est lui-même un spectacle amusant ; la richesse & la décoration, où l'éclat des marbres feints & la dorure ont été prodigués ; la fraîcheur des peintures qui remplissent les plafonds, tout excite la curiosité. Au pourtour on a exécuté diverses plantations, qui commencent à former un beau couvert & une promenade agréable. L'empressement & l'assiduité du public, qui seconde les efforts des Entrepreneurs en recompensant leur zèle, les exciteront de plus en plus à inventer de nouveaux moyens de lui plaire, & de mériter son suffrage.

Toute cette composition est due à M. *le Camus*, déjà connu par la construction des Halles aux bleds.

COLOMBES. L'étymologie de ce nom est fort naturelle ; c'étoit un lieu où les colombes & les pigeons étoient en abondance. Ce Village est à deux lieues de Paris, vers le nord-ouest, sur une pente douce qui regarde le nord, dans le second pli que fait la Seine au sortir de Paris. Cette Paroisse est l'une des plus grosses des environs de Paris. Son territoire produit tout ce que la nature fournit autour de Paris.

L'Eglise est sous le titre de Saint Pierre & Saint Paul. Il n'y reste d'ancien que la tour qui est vers le nord du bâtiment, & qui est suivie d'une Chapelle terminée en calotte, ce qui se ressent fort le commencement du XIIIe. siècle, pour ne pas dire du XIIe.

La collation de la Cure est à la pleine & entière disposition de l'Archevêque de Paris.

Il y a à Colombes plusieurs maisons bourgeoises fort belles.

COLPORTEURS. C'étoit anciennement des gens de mauvaise foi, qui rodoient de Ville en Ville, vendant & achetant de la vaisselle de cuivre, d'étain, & autres semblables marchandises, qu'on ne doit vendre qu'en plein marché. C'est en ce sens que ce mot est employé dans des réglemens de la 25e. année d'Henri VIII, *ch. vj.* & par d'autres de la 33e. année du règne du même Prince, *ch. jv.* C'est ce qu'on appelle en France *Porte-balles*, *Coureurs*, *Mercelots* ou *Brocanteurs*.

En tems de contagion, les *Colporteurs* & Revendeuses ne peuvent vendre ni porter par la Ville aucunes hardes, habits, linges, ni autres meubles, sur peine de la hart. Il est défendu à toutes personnes même aux Fripiers, d'en acheter, sur peine d'amende & de punition corporelle.

Nous nommons aujourd'hui *Colporteurs*, des gens qui font métier de porter dans les maisons des marchandises, comme étoffes, pommades, linge, &c. ou de petits Marchands qui les crient dans les rues. On les appelle ainsi, parce qu'ils portent & étalent ce qu'ils ont à vendre dans une petite manne ou cassette pendue à leur cou, avec une large courroie de cuir, ou une sangle ; ou des gens qui font métier de porter des Livres dans les maisons, ou de vendre des papiers publics dans les rues. Comme ce sont pour l'ordinaire ces sortes de gens qui font le commerce des Livres ou papiers volans, non autorisés, leur état à Paris a attiré l'attention du Gouvernement : leur nombre est fixé ; leurs noms doivent être enregistrés à la Chambre Royale & Syndicale de la Librairie.

Par l'article premier du titre X du Réglement pour la Librairie & Imprimerie de Paris, arrêté au Conseil d'Etat du Roi, Sa Majesté y étant, le 28 février 1723, aucun ne pourra faire le métier de Colporteur, s'il ne sait lire & écrire, & s'il n'a été présenté par les Syndic & Adjoints des Libraires & Imprimeurs, au Lieutenant-général de Police, & par lui reçu sur les conclusions du Procureur de Sa Majesté au Châtelet ; ce qui sera fait sans frais.

Par l'article II, les Maîtres Imprimeurs, Libraires, Fondeurs de caractères, ou Relieurs, leurs fils, Compagnons & Apprentifs, qui, par pauvreté, infirmité d'âge ou de maladie, ne pourront exercer leurs professions, seront préférés à tous autres pour être Colporteurs. Tous les Colporteurs seront tenus, trois jours après qu'ils auront été reçus, de faire enregistrer leurs noms & leurs demeures dans le Livre de la Communauté, avec soumission d'y venir déclarer les maisons où ils iront loger, dans le cas de changement de domicile ; & ils feront pareille déclaration aux Commissaires des quartiers où ils demeureront, à peine d'interdiction & de cinquante livres d'amende.

Il est ordonné, par l'art. III, que le nombre des Colporteurs demeurera réduit & fixé à cent vingt, dont les huit premiers plus anciens reçus, auront leurs départemens dans les cours & salles du Palais, où les autres ne pourront aller vendre que par succession, & en la place de ceux qui seront décédés; mais il leur sera permis de vendre par la Ville & les Fauxbourgs, & les lieux qu'ils trouveront les plus avantageux pour le débit ; sans qu'au surplus les uns ni les autres puissent avoir aucuns imprimés ailleurs que dans leurs maisons; le tout à peine d'interdiction, de 50 liv. d'amende & de prison.

Par l'art. IV, Sa Majesté fait défenses auxdits Colporteurs, de colporter, vendre & débiter aucuns Livres, Factums, Mémoires, Feuilles ou Libelles, sur quelque matière ou de quelque volume que ce soit, à l'exception des Edits, Déclarations, Ordonnances, Arrêts, ou autres Mandemens de Justice, dont la publication aura été ordonnée; des Almanachs & des Tarifs; comme aussi de petits Livres, qui ne passeront huit feuilles, brochés & reliés à la corde, imprimés avec privilège ou permission par les seuls Imprimeurs de Paris, avec le nom du Libraire; le tout à peine de prison, de confiscation & de punition corporelle, selon l'exigence des cas.

Art. V. Ne pourront, lesdits Colporteurs, tenir boutique ou magasin, ni faire imprimer aucune chose en leur nom, ou pour leur compte.

Art. VI. Seront tenus, iceux Colporteurs, de porter une marque ou écusson de cuivre au devant de leurs habits, où sera écrit *Colporteur;* & chacun d'eux aura une balle, dans laquelle ils porteront les imprimés qu'ils exposeront en vente, tels qu'ils sont ci-dessus énoncés, & qu'il leur est permis de colporter, vendre & débiter ; le tout à peine d'amende, de prison, de confiscation & de punition exemplaire. Fait défenses à toutes personnes, sans exception, qui ne seront du nombre des cent vingt Colporteurs, de colporter, exposer en vente, crier par les rues, & débiter en particulier dans cette Ville & Fauxbourgs de Paris, en aucune manière, ni sous quelque prétexte que ce soit, aucuns écrits, Livres ou Livrets, ou autres imprimés ; à peine de prison & de punition corporelle.

Par l'article I de l'Ordonnance de S. M. concernant les Colporteurs, du 29 octobre 1732, le Roi fait très-expresses défenses à tous Colporteurs de la Ville & Fauxbourgs de Paris, de crier dans les rues, ni d'y vendre & débiter aucuns imprimés, dont la permission seroit de plus ancienne date que d'un mois, à moins que ladite permission n'en ait été renouvellée; & ce, sous peine d'emprisonnement de leurs personnes, & de 50 liv. d'amende.

L'art. II, leur défend, sous les mêmes peines, de crier, vendre, ni débiter aucuns ouvrages, de quelque espèce & nature qu'ils soient, même aucunes Sentences rendues par des Juges hors du ressort de ladite Ville de Paris, ni aucuns Arrêts du Conseil, que préalablement ils n'en aient obtenu la permission du Lieutenant-général de Police; & ne pourront, sous les mêmes peines, publier & crier lesdites Sentences & Arrêts plus de quatre jours après ladite permission.

Par l'art. III, défend pareillement S. M. aux Colporteurs de crier, vendre, ni autrement débiter tous imprimés, sous quelque titre & dénomination que ce soit, quand bien même ils seroient revêtus de privilèges ou permissions, qui auront été imprimés ailleurs que dans ladite Ville de Paris, ou qui auront été composés pour les différentes Provinces du Royaume, s'ils n'ont pareillement obtenu du Lieutenant-général de Police, la permission de vendre & distribuer lesdits imprimés.

Art. IV. Leur fait S. M. très-expresses défenses d'annoncer au public les différens imprimés qu'ils auront la permission de crier & débiter dans ladite Ville, sous d'autres titres & dénominations que ceux qui sont mis en tête desdits imprimés; & ce, sous les mêmes peines d'emprisonnement de leurs personnes, & de 50 liv. d'amende.

Les Colporteurs sont tenus, sous peine de destitution, de représenter tous les ans, dans le courant du mois de mars, leurs plaques & lettres aux Syndic & Adjoints, pour être par eux vues & visées de nouveau. Les places de ceux qui n'y satisfont pas, sont réputées vacantes, & données à d'autres dans le mois suivant. Il en est de même pour les Afficheurs. *Voy.* AFFICHEURS.

COMBEAUX. Village éloigné de Paris de quatre lieues, en tirant vers l'orient d'hiver, près de la Queue, qui n'en est qu'à demi-lieue sur le chemin de Tournan & de la Champagne. Sa situation est dans une plaine. Le pays consiste en terres labourables & sans vignes. La Paroisse n'est que de 14 ou 15 ménages. L'Eglise est proportionnée au petit nombre d'habitans; c'est une espèce de Chapelle terminée en demie rcle, sous le titre de Saint Côme & Saint Damien. La Cure est à la collation de l'Archevêque de Paris. Le Seigneur haut-Justicier est celui de Monjay.

COMBREUX. Seigneurie à huit lieues de Paris, sur une des grandes routes de la Brie & de la Champagne, à cinq lieues de Corbeil & à six de Melun. Cette seigneurie relève du Seigneur d'Egrefins, Paroisse de Neuf-Moûtier. Le Château est au midi de l'Eglise de la Madeleine.

COME, (Saint) *Eglise Paroissiale.*
Cette Eglise a été bâtie vers l'année 1212, aux dépens de l'Abbé & des Religieux de Saint-Germain-des-Prés, qui en eurent le Patronage jusqu'en 1345, qu'ils en furent privés par un Arrêt du Parlement rendu en faveur de l'Université, à l'occasion d'une querelle qui s'étoit élevée entre les Domestiques de cette Abbaye & les Ecoliers de l'Université. Depuis cet Arrêt, l'Université a toujours nommé à la Cure de Saint-Côme.

Cette Eglise est petite & proportionnée au peu d'étendue de la Paroisse. Le grand autel est décoré de colonnes corinthiennes, & d'une menuiserie assez propre. Le tableau représente la Résurrection de Jesus-Christ, & a été peint par *Houasse*, de l'Académie Royale de Peinture & de Sculpture.

Nicolas de Besze, né à Vezelay, le 17 novembre 1483, reçu Conseiller au Parlement de Paris en 1515, Seigneur de la Selle & de Chalioué en Donziois, Archidiacre d'Etampes, Prieur Commendataire de Saint-Eloy de Longjumeau, mort le 29 novembre 1543, fut inhumé à Saint-Côme, dans la nef, où se voyent ses armes gravées sur une tombe de marbre noir, & peintes sur une des vitres. Elles sont de gueules à la face d'or, chargées de trois roses d'azur, & accompagnées d'une clef d'argent en pointe. On voit aussi à un pilier, qui est à main gauche, & proche de ladite tombe, un petit cadre de bois fort simple, d'environ deux pieds de haut, sur lequel est une feuille de parchemin enfumée, fendue de vieillesse par le milieu, sortant du cadre, & retirée à peu-près comme si elle étoit grillée. Elle contient trois épitaphes, que *Théodore de Besze*, un des Patriarches du Calvinisme, a consacrés à la mémoire de *Nicolas de Besze*, son oncle. Comme les caractères autrefois enluminés, ne s'en liroient aujourd'hui qu'avec peine, & qu'il étoit à craindre que dans peu ils ne fussent plus lisibles, feu M. *de la Monoye* fit copier ces épitaphes,

& les inséra dans le quatrième tome du *Menagiana*, qu'il fit imprimer en 1715, d'où a été extrait celle qui est ci-après en Latin.

TUMULUS
NICOLAI A BEZA

Viri amplissimi Regiique in Parisiensi Curia Senatoris.

Marmoreas, Lector, nullas hîc stare columnas,
  Æra nec artificis vivere jussa manu,
Nec tumuli cernes operosam surgere molem ;
  Qualia Mausoli fama sepulchra canit.
Scilicet hos titulos, hos quærere debet honores,
  Qui nil, quo melius nobilitetur, habet.
Hic autem magni, quondam pars magna Senatus,
  Aut nullo, aut solo Beza Catone minor,
Quem sic eripuit virtus ter maxima morti
  Ut satis vivat posthumus ipse suis,
Cur tandem à tumulo famam nunc captet inanem
  Illi quem vivo vita peracta dedit.
Imò, si verum fas nobis dicere, sed fas
  Dignus, qui tumulo non tegeretur erat.

Les deux derniers vers de cette épitaphe ont donné prise à la critique de plus d'une façon, comme l'a fort bien remarqué feu M. *de la Monoye* ; car, outre que le Poëte y fait longue la dernière syllabe d'*imò*, toujours breve dans Martial, dont l'exemple doit servir de règle, c'est que *dignus qui tumulo non tegeretur*, présente un sens fort équivoque, signifiant également qu'un homme ne devoit jamais mourir, ou qu'il ne méritoit pas l'honneur de la sépulture. *Théodore de Beze,* ayant apperçu ces fautes, fit divers changemens dans cette épitaphe Latine, dans l'édition qu'il publia à Genève en 1562, où les deux derniers vers se lisent ainsi :

Fas alios igitur nomen debere sepulchris,
  Beza suum contra nobilitat tumulum.

Dans la Chapelle de la Vierge, on voit cette épitaphe encastrée dans un des murs.

Viro clarissimo Carello Loisello, *juris utriusque peritissimo, quod & assiduè per annos 45, navata forensibus negotiis opera, & libri ab eo editi complures non mediocri suis temporis orna-*

mento, ac posteritatis commodo testantur. Vixit annos 63, obiit anno sal. 1628, 5 cal. novemb.

Tout proche, est une autre épitaphe sur une table de marbre, avec cette inscription :

Petrus Puteanus, *Claudii Puteani Senatoris amplissimi filius, ex* Claudiâ Sanguinâ filiâ Barbaræ Thuanæ, *quæ fuit* Christophori Thuani *Senatûs Principis soror,* Clementis Puteani *juris ævo suo peritissimi nepos, optimis parentibus optimè respondit. Doctrinâ, pietate, prudentiâ, fide, gravitate, constantiâ probatissimus. Regi à Consiliis & Bibliotecis. Imperii Gallicani jura exemplis summo labore provisis Rempublicam ministrantibus consultissimè suggessit, procerum, & clarissimorum ubique virorum officiis observantiâ frequenti conventu celebratissimus. Vixit annos 69, menses 1.*

Hic situs 19 cal. januarii ann. Christi 1652, immortalis vitæ per Christum gratiam expectat Jacobus Puteanus *fraternæ gloriæ consors, orbitatis suæ mœstitiam* Nicolaï Rigaltii *verbis amicitiæ veteris honorem testantibus, quanto per Christianæ modestiæ præcepta fas est solatio consolatur.*

A côté de cette épitaphe, il en est une autre, avec cette inscription :

Jacobus Puteanus, *Claudii Senatoris amplissimi filius, ex* Claudiâ Sanguinâ, *filiâ* Barbaræ Thuanæ, *quæ fuit Christophori Thuani Senatûs Principis soror,* Clementis Puteani *juris ævo suo peritissimi nepos, Regi à Consiliis & Bibliothecis Prior S. Salvatoris Varengevillæ & Marchesii, fratre suo Petro orbatus, & ei quinquennio superstes viri nunquam amisit. Sic verò temperavit, ut officia sapientes viri nunquam deseruerit, totus fratri similis, Regni res procurantibus charus, ab amicis quotidie ad ipsum convenientibus eximiè cultus, universæ Galliæ viris bonis probatus, apud exteros nominis ac variæ eruditionis famâ clarus, hic situs & fratris reliquiis appositus 15 cal. decemb. ann. Christi 1656. Beatam spem expectat. Vixit annos 65, mensem unum, dies 20.*

Cæsar Puteanus, *ex fratre Clemente nepos & hæres patrui virtutum ac beneficiorum memor, hoc monumentum posuit.*

Ismaël Bullialdus, *qui* Puteanos *assiduè coluit, & cum Jacobo ad ipsius vitæ terminum habitavit, testamento rogatus solatium sibi quærens, hæc verba sua monumento mœrens inscripsit.*

Dans la Chapelle de Saint-Roch, vis-à-vis de l'autel, est une table de marbre noir faite en ovale, au-dessus de laquelle est écrit :

Hîc situs est clarissimus Audomarus Talæus, (Omer Talon) *in Senatu Patronus consultissimus, qui exortis in regno factiosis motibus Christianissimi Regis autoritatem fortiter capitis periculo, & libertatis jacturâ propugnavit.*
Ibi quoque condita est charissima conjux Susanna Choart, Iacobi Choartii *illustris & excelsæ memoriæ viri filia, quæ cum maritum officiosissime coluisset, eundem vita functum diuturnâ viduitate honestavit, pietate insignis, charitate ergà miseros & pauperes ferè impar, sacram hanc ædiculam suis sumptibus extructam desideravit esse totius familiæ conditorium. Obiit ille 60 annos, natus 6 februarii ann. 1618 ; hæc exactis 78 annis 19 aprilis ann. 1648, superstites sacris & regiis dignitatibus aucti, pium hoc monumentum posuêre.*

Aux côtés de cette épitaphe, il en est deux autres. Voici celle qui est à droite :

D. O. M.

Et gloriosis manibus Jacobi Talæi Audomari & Susannæ Choartiæ *primogeniti, qui ætatis flore privatorum causis, mox Advocatus generalis publicis regioque patrocinio in Principe Senatu annis 12, functus in Comitem Consistorianum adscitus est ; dein universas ferè Regni Provincias missus Dominicus in se suscepit, turbatas composuit, pacatas placide rexit, cunctis quoque sacratissimi consilii reique publicæ negotiis occupatus mirum ingenii, integritatis, comitatisque fuit exemplar ; sed præclaras animi dotes constans ejus pietas ; indeficiensque tàm erga suos quàm erga miseros quosque charitas longè superavit, vir acri magnoque judicio, morum gravitate & humilitate christianâ commendabilis : hunc cita mors leni morbo tristi familiæ eripuit beatiore vitâ remunerandum anno ætatis 60, 6 mai 1648, prædecesserat ann. 1640, 19 decemb.* Catharina Gueffier *uxor charissima non impar virtutum : & si radiis lucet mariti suo etiam habuit, quibus viro gratissima & cunctis munificentissima extitit matrona nobilis, in egenos ad eo larga, ut nemini cesserit preterquam viro.*

L'épitaphe qui est à gauche, est conçue en ces termes :

D. O. M.

Audomarus Talæus, *Confistorianus Comes, & in summo Galliarum Senatu Advocatus Regius, Oratorum Princeps in foro, Patrum Oraculum in Curiâ, inter eruditos primus, improbis scopulus; miseris portus, Regiæ majestatis, autoritatis Senatûs, quietis publicæ, formæ judiciorum, Patriarum Legum, Religionis avitæ, juris Ecclesiæ Gallicanæ vindex acerrimus, vir invidæ constantiæ, integritatis incorruptæ, cui unum idemque munus visum est Regis esse Advocatum & populi civem optimum, qui remp. difficillimo belli civilis tempore sapientissimis consiliis sustinuit, Regi semper fidus, populo nunquam suspectus, hîc situs est, sanctissimè obiit 29 decembris anno 1652, ætatis suæ 57 privatorum causas annis 15, regias 22, egit; Francisca Doujat marito incomparabili cum quo annis 27 suavissimè vixit, amoris ludúsque sui monumentum fecit.*

Dans la même Chapelle, proche de l'autel, du côté de l'Evangile, il y a une table de marbre noir, avec cette inscription :

Hic situs est Joannes Dautruy, *Tricassinus inter primores almæ Sorbonæ Magistros insignis, qui destinatam exponendis sacris litteris Cathedram, ac ipsius intuitu recens extractam primus itâ implevit, ut ipsi secundus haud facilè queat inveniri; cujus inexhaustum sapientia pectus triginta quatuor annis assiduè nova peperit opera, nova etiamnum parturiens; & ad anteriora semper extendens semetipsum sicut doctrinæ sic vitæ adeo inculpatæ, ut alteram sœculi sui labem semper damnaverit, alteram pene nescivisse credatur, quo candidum viri animum ferè quinquaginta annis veluti proprium habuit illustrissima* Talœorum *familia, carissimas corporis reliquias postquam Deo redditus est animus, gentilitio monumento adoptat. Obiit anno 1646, die 19 aug. ætatis 70.*

Dans cette même Chapelle, ont été inhumés : *Denis Talon*, qui, après avoir exercé pendant long-tems une des Charges d'Avocat-général au Parlement de Paris, à la satisfaction du Roi, & avec l'admiration du public, fut fait Président à Mortier au même Parlement, & mourut le 2 mars de l'an 1698, âgé de 71 ans.

Louise-Angelique Favier du Boulay, veuve de *Denis Talon*,
dont

dont on vient de parler, étant morte en son château du Boulay en Beauce, le 28 septembre 1732. Son corps fut transporté dans cette Chapelle, où il fut inhumé. Elle étoit âgée de 88 ans.

Jacques Bazin, Marquis *de Bezons*, Maréchal de France, Chevalier des Ordres du Roi, Gouverneur de Cambray, &c. mourut à Paris le 22 mai 1733, étant dans la 88°. année de son âge. Il voulut que ses cendres fussent mêlées avec celles d'une femme dont il s'étoit toujours fait honneur de descendre; car il étoit petit-fils de *Pierre Bazin*, Trésorier de France à Soissons, & de *Susanne Talon*, sœur d'*Omer Talon*, Avocat-général au Parlement de Paris.

Proche de la porte de la Sacristie, l'on voit la statue d'un homme à genoux, en habit de Docteur, élevé sur une colonne de pierre, & à côté une plaque de cuivre, avec cette inscription :

Nobilissimo, piissimo, omnique disciplinarum genere cumulatissimo D. Claudio Espencæo, Theologorum hujus sæculi facilè Principi, paterno quidem genere, ex clarissimo Espencæorum, materno illustri Ursinorum familia orto, divini verbi præconi celeberrimo, pauperum patri benignissimo, qui cum per 46 annos continuos in hac prima omnium Academia litteris humanioribus, philosophicis & divinis operam cum omnium incredibili admiratione navasset, à Rege Christianissimo Francisco I Melodunum; Henrico II, Bononiam; à Francisco II, Aureliam; à Carolo IX, Pissiacum Religionis componendæ ordinandæque nomine inter primos hujus augustissimi Regni proceres partim Legatus, partim Orator de re Christianâ sanctissimè doctissimèque disceptasset, per multos in sacro sanctam Scripturam commentarios edidisset, tandem gravissimo calculi morbo diù multumque vexatus, cum omnium Principum Senatorum, Nobilium, Plebeïorumque luctu ac desiderio, obiit anno ætatis 60, die 5 octob. 1571.

Gui Gassarus Flaminius, Prior Sanctæ fidei apud Columerios ejusdem Amanuensis, & per annos 17 negotiorum gestor devincissimus, hanc effigiem cum suo elogio piæ Domini charissimi & benignissimi memoriæ erigebat, & mœrens ponebat anno 1572, die ultima januarii.

Celui dont on vient de rapporter l'épitaphe, descendoit, par son père, de l'ancienne maison d'*Espense*, une des plus nobles de la Province de Champagne, & laquelle est fondue dans l'illustre maison *de Beauveau*, par *Madeleine d'Espense*, sœur de celui qui donne lieu à cet article. Par le mariage de cette Demoiselle avec *Alof de Beauveau*, il se forma une branche de la maison *de Beauveau*, qui prit le nom *de Beauveau d'Espense*, & cette branche subsiste encore aujourd'hui. Claude *d'Espense* fut donc homme de condition, un des grands Théologiens de son temps, employé par François I à Melun, par Henri II à Boulogne, par François II à Orléans, & par Charles IX à Poissy, avec les premiers Prélats du Royaume, tantôt comme Député, & tantôt comme Arbitre dans les disputes de Religion. Cependant, avec tant de mérite, il ne parvint jamais à la Prélature.

Dans la même Eglise, est inhumé M. *Bouthilier*, Avocat célèbre. Voici son épitaphe :

> *Jam functum senio sat venerabili*
> *Ad se me vocitat Cælicolum pater :*
> *Quid me fletis ibi dulcia pignora ?*
> *Reddi depositum præcipit æquitas,*
> *Nunc idcircò animam restituo polo*
> *Nec non corpus humo, parcite fletibus.*

François Bouthilier de Chauvigny, ancien Evêque de Troyes, mort à Paris le 15 de septembre 1731, dans la 90e. année de son âge, fut aussi inhumé dans cette Eglise. C'étoit un Prélat éclairé, & né avec beaucoup de talent pour les grandes affaires, ces qualités lui méritèrent une place dans le Conseil de Régence, pendant la Minorité du Roi Louis XV.

On a dit ci-devant, que depuis l'an 1345, le Patronage de la Cure de Saint-Côme appartenoit à l'Université de Paris; on a ajouté aussi que, par Arrêt contradictoirement rendu au Parlement de Paris, le 2 d'avril 1667, le Patronage de l'Université avoit été déclaré Laïque. Ainsi, le droit que l'Université a de nommer à cette Cure, à celle de Saint-André-des-Arcs & de Saint-Germain-le-Vieux, ne peut être, ni prévenu, ni interrompu par résignation, ni par permutation, malgré les prétentions de quelques-uns de leurs Curés, qui ont fait des tentatives pour disposer de leurs Cures.

Au premier pilier de cette Eglise, est adossé un monument que les Maîtres en Chirurgie de Paris ont fait élever à la mémoire de feu *François de la Peyronie*; premier Chirurgien du Roi, mort à Versailles le 24 août 1747. Son buste, qui forme un médaillon de marbre, semble présenté par le Génie de la Prudence. Ce Génie est de bronze, de même qu'une urne, qui est placée derrière avec plusieurs attributs de la Chirurgie.

Ce morceau, qui est de *Vinache*, est parfaitement exécuté. M. de la Peyronie est celui de tous les célèbres Chirurgiens qui a montré plus de zèle pour le progrès & la perfection de son Art, & qui a fait le plus de dépense pour l'honneur de son Corps, dont il est le digne Chef. C'est à ses soins que l'on est redevable de l'établissement de l'Académie Royale de Chirurgie en 1731. Il a, de plus, enrichi sa Compagnie de legs considérables. 1°. Il lui a légué sa Bibliothèque, qui étoit très-nombreuse. 2°. Il lui a donné sa belle terre de Marigny, dont le Roi a fait l'acquisition pour la somme de 200000 liv. 3°. Il a institué cette Compagnie sa Légataire universelle, pour les deux tiers de ses biens. Les Maîtres en Chirurgie de Montpellier ont eu aussi une part considérable dans ses bienfaits : il leur a donné deux maisons qu'il avoit à Montpellier, & les a chargés de faire construire dans cette Ville un amphithéâtre de Chirurgie, pour lequel il leur a donné la somme de 100000 liv. Il les a, de plus, institués ses Légataires universels pour un tiers de ses biens. Son principal objet dans ces différentes dispositions, étoit de donner un certain lustre à la Chirurgie, & de contribuer, de tout son pouvoir, à la gloire d'un Art si utile à l'humanité.

COMÉDIE. On en attribue l'invention aux Grecs, aussi-bien que de la Tragédie ; mais leurs commencemens sont également obscurs. Il faut distinguer trois formes que prit la Comédie chez les Grecs, tant par le génie des Poëtes, que par les Loix des Magistrats, & le changement du gouvernement populaire en celui du petit nombre ; d'où on a compté trois différentes sortes de Comédie, la vieille, la moyenne & la nouvelle. La vieille, où il n'y avoit rien de feint ni dans les sujets, ni dans les noms des Acteurs. La moyenne, où les sujets n'étoient point feints : c'étoient des histoires véritables, mais les noms étoient supposés ; & la nouvelle, qui n'avoit rien que de feint, les Poëtes en imaginoient non-seulement les sujets, mais ils supposoient aussi les noms.

A Rome, la Comédie fut d'abord un spectacle très-grossier, & digne des mœurs de ceux qui l'y introduisirent, comme un acte de religion capable de fléchir la colère des Dieux. Ce ne fut, dans les premiers tems, qu'une espèce de danse de Village au son de la flûte; & à la suite de la danse, venoit un Histrien, qui récitoit des vers rudes & sans art, pleins de traits de raillerie, lancés au hazard sur les Spectateurs, selon qu'ils se montroient plus ou moins ridicules. Cette espèce de poésie fut long-tems connue sous le nom de *versus fescennini*. La première Comédie fut jouée à Rome environ 40 ans après la mort de Sophocle & d'Euripide. Ce genre de spectacle se perfectionna peu-à-peu; & les différens degrés par lesquels il passa, produisirent diverses sortes de Comédies. Les unes furent appellées *Fabulæ prætextatæ*, ou *Trabeatæ*, parce que les Acteurs y portoient la robe Prétexte, comme représentant les actions de ce qu'il y avoit de plus distingué dans la République: c'étoit un genre héroï-comique. Dans d'autres Comédies, on représentoit les actions du commun du peuple, & on les appelloit *Togatæ*. C'étoit le genre purement comique. En général, on donnoit le nom de *Togatæ* à toutes les Comédies écrites en Latin, pour les distinguer de celles qu'on nommoit *Palliatæ*, qui étoient des Comédies Grecques, dont les Acteurs portoient un manteau. Enfin, il y avoit des farces nommées *Tabernariæ*, où l'on représentoit les actions des gens de la lie du peuple, qui fréquentoient les cabarets. Il y avoit encore chez les Romains une sorte de pièces dramatiques, qu'on nommoit Atellanes, *Fabulæ Atellanæ*. Ce spectacle tempéré par la sévérité italique, paroît n'avoir été qu'un badinage ingénieux, où on ne souffroit rien de contraire aux bonnes mœurs, & c'est peut-être par cette raison que ces pièces ne rendoient pas infâmes ceux qui les jouoient.

COMÉDIE FRANÇOISE. (la)

On a vu, sous les Rois de la première race, des espèces de Comédiens appellés *Farceurs*, *Jongleurs*, ou *Histrions*; mais ils furent chassés par le Roi Charlemagne, à cause de l'indécence de leurs jeux. On ôta ensuite des pièces de ce tems-là, tout ce qui pouvoit blesser la pudeur, & l'on représenta dans les Eglises des Mystères de la Religion. Comme tout se corrompt par l'usage, on mêla à ces pièces saintes les bouffonneries les plus sacrilèges, qui les firent interdire une seconde fois.

Les Poëtes de Provence, nommés *Troubadours*, imaginèrent un genre de poëme plus épuré, qu'ils mirent en action sous le nom de chant, & peu-à-peu ils en firent des Comédies. Ce spectacle inconnu jusqu'alors, plut beaucoup aux François; & les grands Seigneurs attirèrent chez eux les Auteurs de ces Comédies. Ils les mirent en réputation,

& insensiblement il se forma des Poëtes comiques, que les récompenses & l'émulation perfectionnoient de jour en jour. Les Pélerins qui revenoient des Croisades, récitoient & chantoient publiquement dans les rues de Paris, des cantiques qu'ils avoient composés durant leur voyage. Le peuple prit plaisir à les entendre ; & ils achetèrent un lieu commode, où ils pussent élever un Théâtre. Ils mirent en action les Mystères de la Passion de Notre-Seigneur ; ils la représentèrent devant les Parisiens, qui assistoient à ce spectacle avec tant d'affluence, que le Prévôt de Paris fut obligé de l'interdire. Les Pélerins obtinrent bientôt une permission de continuer leurs jeux, & achetèrent, à cet effet, l'Hôpital de la Trinité, où, sous le nom de Confrères de la Passion, ils représentoient, tous les Dimanches & toutes les Fêtes, des Mystères du Nouveau Testament.

Cet établissement fit un si grand bruit dans la Capitale, que toutes les principales Villes de Province voulurent l'imiter. Cependant, comme on se lassa de voir représenter des choses trop sérieuses, les Confrères mêlèrent à leurs cantiques, des chants profanes, & joignirent des farces bouffones aux Mystères sacrés. Ils s'associèrent avec le *Prince des Sots* *

---

* La Comédie a été pendant long-tems parmi nous un des organes de la politique, comme elle l'avoit été chez les Athéniens. La Cour engageoit les Poëtes comiques à traiter les matières concernant l'Etat, & à parler des circonstances où se trouvoit le Royaume, afin de disposer le peuple à la levée des impôts, en le prévenant, l'animant, & l'échauffant sur la justice & la nécessité des guerres qu'on entreprenoit. On n'en rapportera ici qu'un seul exemple.

Louis XII faisoit la guerre à Jules II, qui l'avoit indignement trompé, & qui de plus, eut l'audace de renouveller les extravagantes prétentions de quelques-uns de ses Prédécesseurs sur le temporel des Rois : on représenta aux Halles à Paris, le mardi-gras 1511, une pièce, où ce fougueux Pontife étoit joué sous le nom de *Prince des Sots*, accompagné de *Mère Sotte*, qui vouloit se faire passer pour Eglise.

MERE SOTTE.

La thiare en tête, vêtue des habits Pontificaux, & dessous habillée en Mère Sotte :

Si deussai-je de mort mourir,
Ainsi qu'Abiron & Dathan,

& ses Sujets. Ces Comédiens, ou, pour mieux dire, ces Farceurs, s'étoient établis, quelques années auparavant, sous le nom d'*Enfans sans soucis*. C'étoient plusieurs jeunes-gens de famille, qui s'étoient formés en société, sous l'autorité d'un Chef, à qui ils avoient donné le titre de *Prince des Sots*, ou *de la Sotise*. Ils avoient inventé un genre de farce, qui renfermoit d'abord une critique fine & sensée des mœurs de

> Ou damnée être avec Satan,
> Si me viendront-ils secourir;
> Je ferai chacun accourir
> Après moi, & me requerir
> Pardon & merci à ma guise,
> Le temporel veux acquerir
> Et faire mon nom florir,
> En bref, voilà mon entreprise,
> Je me dis Mère Sainte Eglise,
> Je veux bien que chacun le note;
> Je maudis, j'anathématise;
> Mais sous l'habit pour ma devise,
> Porte l'habit de Mère Sotte.
> Bien sais qu'on dit que je radotte
> Et que suis folle en ma vieillesse,
> Mais grumeler veux à ma porte,
> Mon fils le Prince en telle sorte,
> Qu'il diminue sa noblesse,
> &c.

Elle tâche, dans une autre scène, d'attirer les Seigneurs François dans son parti; mais voyant qu'elle n'y peut réussir, elle adresse la parole à ceux du Clergé, qu'elle a séduits, & leur dit:

> Prélats, debout, allarme, allarme,
> Abandonnez Eglise, Autel,
> Que chacun de vous soit bien farme,
> Que l'assaut aux Princes l'on donne
> J'y veux être en propre personne.
> A l'assaut, Prélats, à l'assaut.
> *Recherches sur les Théâtres.*

Les Prélats attaquent les Seigneurs François qui les repoussent, & les chassent du Théâtre après les avoir bien battus. On examine ensuite de plus près *Mère Sotte*; on reconnoît qu'elle n'est point l'Eglise; on se

eur tems. Ils jouèrent sur le théâtre de la Trinité ; mais les Religieux de cette Maison, fatigués du scandale que ces farces occasionnoient, obligèrent les Confrères à en sortir. Ceux-ci louèrent une partie de l'hôtel de Flandres, & s'y établirent ; mais ils furent encore contraints de placer ailleurs leur théâtre; & pour ne pas être exposés à changer si souvent, ils achetèrent l'ancien hôtel de Bourgogne, & l'ayant fait accommoder à leurs usages, ils y continuèrent leurs représentations. Ils eurent ordre, quelques années après, de ne jouer à l'avenir que des sujets profânes & honnêtes, & de ne plus entremêler dans leurs jeux aucunes scènes, qui eussent rapport aux Mystères de notre Religion. Les Confrères de la Passion, qui étoient des espèces de Religieux, aimèrent mieux quitter tout-à-fait leurs spectacles, que de cesser de représenter des choses saintes. Ils louèrent donc leur théâtre à une troupe de Comédiens, déjà formée depuis que les farces étoient à la mode, & ils se réservèrent deux loges, qui furent appellées *Loges des Maîtres*, pour assister aux spectacles *gratis*, toutes les fois que bon leur sembleroit.

Il y avoit un autre théâtre à Paris, outre celui dont on vient de parler. Les Clercs de la Basoche, qui s'étoient rendus recommandables depuis long-tems, à cause de leur poésie, avoient obtenu la permission de jouer leurs ouvrages en public. Ils composèrent des pièces, sous le titre de *Moralités*, dans lesquelles ils personnifièrent les vertus & les vices. Ils y joignirent des farces, qui étoient des espèces de satyres contre ce qu'il y avoit à Paris de plus respectable par le rang & la naissance. Cet abus fut reprimé ; le Parlement, en continuant de permettre aux Basochiens de jouer des farces, leur ordonna de supprimer tout ce qui pouvoit blesser la réputation des particuliers & choquer la pudeur. Comme nos Comédiens ne se conformèrent pas toujours à cette loi, ils en furent souvent punis, soit par la prison, soit par l'interruption de leurs jeux.

Outre les trois théâtres dont on vient de faire mention, c'est-à-dire, celui de la Trinité, celui de l'hôtel de Flandres & celui de l'hôtel de Bourgogne, qui est occupé aujourd'hui par les Acteurs de la Comédie Italienne, on en comptoit en-

---

mocque d'elle, & on lui ôte la thiare & les habits Pontificaux, qu'elle profanoit. M. *de Saint-Foix*, *Essais Historiques sur Paris*, tom. IV, pag. 53 & suiv.

core à Paris vingt autres, qui avoient été élevés en différens tems. On les va placer ici selon les années de leur fondation.

Théâtres Anciéns.

En 1552, les Théâtres des Collèges de *Rheims* & de *Boncourt* furent établis par les soins du célèbre *Jodelle*, qui a fait le premier des Tragédies en France. Le Roi Henri II y assista avec toute sa Cour.

Le Théâtre sur la *Table de Marbre* fut placé en 1580, dans la grand'salle du Palais. Cette Table servoit autrefois aux festins que les Rois donnoient à des Empereurs, & à d'autres Souverains qui passoient par leurs Etats. Ce Théâtre fut érigé pour les Basochiens.

En 1684, une Troupe de Comédiens de Province vint s'établir à Paris, & loua une grande salle de l'hôtel *de Clugny*, rue des Mathurins, où elle fit construire un Théâtre. Le Parlement choqué que cette Troupe osât, de sa pleine autorité, donner des spectacles au public, rendit un Arrêt, qui défendit à ces Comédiens de continuer leurs représentations.

Le Théâtre de l'*hôtel de Bourbon* fut construit sous Henri III en 1588. Ceux qui y jouèrent, étoient des Comédiens Italiens, que ce Prince avoit fait venir de Venise sous le nom de *Gelosi*. Ils introduisirent dans leurs pièces des Pantomimes, & formèrent un spectacle tout nouveau, & jusqu'alors inconnu en France. Les Comédiens de l'hôtel de Bourgogne souffrirent impatiemment l'arrivée de ces étrangers, & ils n'eurent pas de peine à obtenir que leurs jeux fussent supprimés.

Quelques Comédiens de Province étant venus à la Foire Saint-Germain, se prévalurent des franchises ordinaires de cette Foire, pour donner au peuple des divertissemens comiques, & dressèrent un Théâtre en 1596. Les autres Comédiens, qui s'étoient établis à Paris avec privilège, trouvèrent mauvais que d'autres qu'eux voulussent amuser le public. Les Acteurs Forains eurent des partisans, qui les soutinrent contre les entreprises de leurs adversaires; & malgré tout ce qu'on put faire pour empêcher les derniers venus de jouer sur leur Théâtre, ils continuèrent leurs représentations pendant tout le tems de la Foire, & c'est de-là que les *Spectacles Forains* ont pris naissance.

En 1660, il fut permis à une Troupe de Comédiens de Province, d'élever un Théâtre au Marais, dans une maison connue sous le nom d'*Hôtel d'Argent*, situé au coin de la rue de la Poterie, près de la Grève, à condition qu'ils payeroient à chaque représentation un écu tournois aux Confrères de la Passion. Le mérite des Acteurs & le choix des pièces leur donna plus de vogue que n'en avoient les autres Troupes. Comme ils se trouvoient trop à l'étroit dans ce quartier, ils louèrent un jeu de paume dans la vieille rue du Temple, où ils jouèrent jusqu'au tems de la mort de Molière, où les deux Troupes se réunirent. Ce fut sur ce Théâtre du Marais, que deux Comédiennes (les D^{lles}. *Marotte Beaupré* & *Catherine des Urlis*) se donnèrent rendez-vous pour se battre l'épée à la main, & se battirent, en effet, à la fin de la petite pièce. Sauval dit qu'il étoit ce jour-là à la Comédie.

En 1632, d'autres Comédiens de Province vinrent encore s'établir à Paris; & choisirent aussi un jeu de paume dans la rue Michel-le-Comte, pour y jouer leurs Comédies. Mais à peine eurent-ils ouvert leur spectacle, que les habitans de cette rue portèrent des plaintes contre eux; le Parlement fit droit sur leur requête, & on obligea cette troupe de Comédiens de fermer leur Théâtre.

En 1635, il y eut un nouveau Théâtre construit au faux-bourg Saint-Germain, durant le tems de la Foire. En 1650, on éleva, dans le même Fauxbourg, celui de la Croix-blanche, où une Troupe de jeunes-gens de famille, parmi lesquels se trouvoit Molière, donna des pièces qui n'eurent point de succès, & qui firent tomber ce spectacle.

En 1658, Molière fit dresser un Théâtre au Louvre, dans la salle des Gardes. L'ouverture en fut faite en présence du Roi & de toute la Cour; les premières pièces qu'on y donna, furent la Tragédie de *Nicomede*, & une farce intitulée, les *Docteurs amoureux*. Le Théâtre du *petit Bourbon*, vis-à-vis de Saint-Germain-de-l'Auxerrois fut donné ensuite à la Troupe de Molière, qui y joua, pour la première fois, en 1658, le 3 novembre. Sa Troupe débuta par l'*Etourdi* & le *Dépit amoureux*.

Le Théâtre *du Palais*, où a été depuis l'Opéra, devint, après la démolition du petit Bourbon, le lieu où Molière fit jouer sa Troupe. Après sa mort, cette salle fut donnée à Lulli, pour y placer l'Opéra. Molière commença à jouer sur le Théâtre du Palais-Royal en 1660.

Nous avons vu à Paris des *Comédiens Espagnols*. Cette Troupe parut en France en 1660; elle avoit suivi la Reine, femme de Louis XIV. Elle resta 12 ans à Paris avec une pension du Roi; mais ils ne purent s'y soutenir, parce que personne ne fréquentoit ce Spectacle.

La Troupe de *Mademoiselle*, qu'elle avoit fait venir de Province, & qui s'étoit dressé un Théâtre au fauxbourg Saint-Germain, ne joua que pendant le tems d'une Foire; le peu de succès de leurs jeux, fit disperser les Comédiens. Ils parurent en 1661.

En 1662, on vit une Troupe d'enfans, appellée la *Troupe du Dauphin*, sous la direction du sieur Raisin & de sa femme, s'établir à la Foire Saint-Germain. Cette Troupe est sur-tout célèbre à cause du fameux *Baron*, qui, à l'âge de 12 ans, annonça dans ses débuts les talens supérieurs qu'il a montrés depuis.

Le Roi voulant avoir un Théâtre fixe dans son Château des Tuileries, fit partager en deux une grande salle, dont une partie fut employée au Théâtre, & l'autre servit pour contenir l'assemblée. Cette salle de spectacle fut construite en 1672. C'est aujourd'hui où les Comédiens François représentent, en attendant le rétablissement de leur Salle.

Après la mort de Molière, sa Troupe acheta une maison dans la rue Mazarine, dans laquelle il y avoit un fort beau Théâtre; elle y joua en 1673, pour la première fois, & la pièce dans laquelle elle débuta, fut *Laodamie*, Tragédie de Mademoiselle Bernard. On appella ce Théâtre, le *Théâtre de Guénégaud*.

Le Théâtre des *Bamboches* a été ainsi nommé d'un Peintre appellé *Bamboche*, qui ne peignoit que de petites figures. Un particulier s'avisa de faire construire au Marais une salle d'assemblée avec un Théâtre, où il ne fit paroître que de petits enfans; mais ce Spectacle, qui plut d'abord par sa nouveauté, ne subsista que quelques mois: il fut élevé en 1677. *Voy.* THEATRE.

Ceux qui placent l'époque de l'établissement du Théâtre de la Comédie Françoise en 1688, se trompent; ce n'est que l'année d'après, que les Comédiens en firent l'ouverture par la Tragédie de *Phédre* & la Comédie du *Médecin malgré lui*. Comme le concours du Collége Mazarin & de la Comédie, qui étoit alors dans cette rue, devenoit incommode à l'un & à l'autre, le Roi ordonna aux Comédiens d'abandonner le Théâtre de Guénégaud, & de chercher un lieu plus propre à leurs représentations. Ils firent l'acquisition du *Jeu de paume de l'Etoile*, situé dans la rue des Fossés-Saint-Germain-des-Prés, & de deux autres maisons à côté, où, sur les desseins de *François d'Orbay*, Architecte de réputation, on bâtit l'hôtel des Comédiens du Roi, & ils y ont continué leurs représentations jusques à Pâques 1770; que, de l'agrément du Roi, ils ont passé sur le grand Théâtre du Palais des Tuileries, pour y représenter la Comédie jusqu'au tems que la Salle nouvelle, qu'ils ont projetté de faire faire, soit construite. Les Muses ont obtenu les honneurs du Louvre (a dit fort bien un Journaliste) & elles y brillèrent d'un nouvel éclat. La première représentation se fit le 23 avril 1770. Comme les plans de cette nouvelle Salle ne paroissent point, on n'en peut rien dire.

Les Comédiens François reçoivent une pension du Roi de douze mille livres. Ils jouent ordinairement à la Cour, depuis la S. Martin, jusqu'au jeudi devant la Passion. Mais lorsque le Roi va à Fontainebleau, une partie de la Troupe suit la Cour; & indépendamment des appointemens de douze mille livres, chaque Acteur a une pistole par jour.

Il se tient une assemblée générale * des Comédiens tous les lundis à l'Hôtel de la Comédie Françoise, à onze heures précises. C'est le tems que les Auteurs prennent pour y présenter les pièces de leur composition, qui sont examinées par l'Assemblée, & sur lesquelles les Acteurs & Actrices portent leur jugement. Pour l'ordinaire, les Semainiers en font la lecture en leur particulier; & s'ils la trouvent digne d'être lue à leurs Camarades, ils leur en rendent compte. Alors on choisit un jour de la semaine, pour la lire à tous les Comédiens assemblés, & les Auteurs en font eux-mêmes la lecture, ou en chargent quelqu'un qui puisse s'en acquitter passablement. Si elle est reçue, elle est inscrite à son rang. Les Comédiens ne peuvent se dispenser de jouer une Pièce qu'ils

---

* Il est enjoint aux Comédiens, par l'art. 37 de l'Arrêt du Conseil du 18 juin 1757, registré au Parlement le 7 septembre 1761, de former leur Conseil de plusieurs Avocats au Parlement, & d'un Avocat au Conseil. L'art. 2 du nouveau Réglement arrêté par MM. les premiers Gentilshommes de la Chambre, le premier juillet 1766, établit un Comité, qui s'assemblera une fois par semaine, pour prendre connoissance de toutes les affaires de la Comédie. Ce Comité sera composé de six hommes seulement & du premier Semainier. Ce Comité répond de tout ce qui pourroit se faire de contraire au service de la Cour, du Public & des intérêts de la Comédie.

ont reçue, sous quelque prétexte que ce soit, (sinon pour des choses graves) ni même en retarder les représentations; sans le consentement de l'Auteur.

Il revient aux Auteurs, du produit de leurs Pièces, pour une Tragédie & une Comédie en cinq Actes, le neuvième net de la représentation, le quart des pauvres prélevé, aussi-bien que la dépense journalière de la Comédie; & pour les Pièces en trois Actes, le douzième; & en un Acte, le dix-huitième.

Quand les Acteurs ont jugé que la Pièce est digne d'être jouée, c'est aux Auteurs à faire la distribution des rôles comme bon leur semble, & ils doivent se munir de l'approbation de la Police.

L'Auteur de deux Pièces en 5 Actes, & celui de trois Pièces en 3 Actes, ou de quatre Pièces en un Acte, aura son entrée sa vie durant.

L'Auteur d'une Pièce en 5 Actes jouira de son entrée pendant trois ans: l'Auteur d'une Pièce en 3 Actes, pendant deux ans, & celui d'une en un Acte, un an seulement. Un Auteur jouira de son entrée aussi-tôt que sa Pièce aura été reçue.

Le 3 mars 1737, les Comédiens François députèrent le sieur *Quinault-Dufresne*, à MM. de l'Académie Françoise, pour leur offrir leur entrée à la Comédie. L'offre des Comédiens fut acceptée; & depuis ce tems, MM. les Académiciens en ont joui.

En 1699, par Arrêt du Conseil, l'entrée au Théâtre fut augmentée d'un sixième en sus; & deux ans après, il fut ordonné, par un autre Arrêt, que le sixième seroit pris sans aucune charge. Et au mois de février 1716, le prix fut encore augmenté d'un neuvième au profit de l'Hôtel-Dieu de Paris. Autrefois, pour l'entrée aux Comédies, on ne donnoit que cinq sols au parterre, & dix sols aux galleries & aux loges; & lorsque pour des Pièces nouvelles, il convenoit de faire des frais extraordinaires, le Lieutenant-Civil du Châtelet fixoit le prix des entrées ce jour-là.

Le 30 avril 1693, le nombre des voix de la Comédie fut fixé à deux, & celui des violons à six; au lieu de six voix, & de douze violons, que les Comédiens avoient avant ce Réglement.

Pour éviter toute contestation qui pourroient arriver dans la Troupe, à l'égard des Pièces de Théâtre, tant anciennes que nouvelles, il ne s'en joue aucune que de concert de toute la Compagnie assemblée.

S'il arrive quelques démêlés entre les Acteurs & les Actrices, à raison de la Comédie, ils sont réglés par le premier Gentilhomme de la Chambre en année.

Les Acteurs & Actrices partagent leur profit, après les charges déduites, sur le pied de 23 parts.

Quand quelqu'un d'eux vient à décéder, ou que d'autres se retirent de la Troupe, le Gentilhomme de la Chambre en année en fait son rapport à la Cour, qui ordonne des parts & portions vacantes comme il lui plaît, suivant les brevets particuliers, qui doivent en être signés par le premier Gentilhomme de la Chambre. L'origine des parts de chaque Comédien François vient de l'acquisition de leur Hôtel.

Les Comédiens ont chacun en particulier, sur l'Hôtel de la Comédie, un fonds de treize à quatorze mille livres. Ils peuvent, s'ils le veulent, donner cette somme en entrant dans la Troupe, qui leur en fait la rente tant qu'ils jouent la Comédie, & on la leur rembourse, quand ils se retirent du Théâtre. S'ils ne sont point en état de la donner d'abord, on leur retient sur leur part, tous les ans, à peu près la moitié de ce qu'ils gagnent, jusqu'à ce qu'ils aient rempli ce fonds.

Nul Acteur ne peut engager son fonds à ses Créanciers, ni ses Créanciers en poursuivre le remboursement avant sa sortie ou sa mort. Alors les Héritiers ou les Créanciers peuvent exiger le remboursement contre la Troupe. Le Successeur rembourse la Troupe, & entre dans tous les droits de son Prédécesseur, pour être, à son tour, remboursé; & ainsi successivement.

Les Comédiens François ayant quelque grace à demander au premier Président *de Harlay*, députèrent un d'entr'eux, pour parler au nom de tous. Il se présenta à M. de Harlay, & lui dit qu'il venoit de la part de *sa Compagnie*, pour le supplier de telle chose. *J'en parlerai à ma Troupe*, répondit M. de Harlay, & nous verrons ce qui se pourra faire.

Les trois jours où il y a le plus de monde à la Comédie Françoise, sont le lundi, le mercredi & le samedi. C'est pour ces jours-là qu'on réserve les meilleures Pièces, ou les Pièces nouvelles.

Les autres jours, le Spectacle est moins fréquenté, excepté les dimanches, où il y a aussi beaucoup de peuple.

La garde de la Comédie Françoise est composée d'un Sergent-Major, d'un Sergent-Commandant, de deux autres Sergens, de 4 Corporaux, & de 30 Soldats du Régiment des Gardes-Françoises.

Anecdotes sur quelques Pièces de la Comédie Françoise.

Après la Campagne de Catalogne, pendant laquelle le Grand *Condé* avoit été obligé de lever le siège de Lérida, ce Prince se trouvoit à la première représentation d'une Pièce, dont il protégeoit l'Auteur, & contre laquelle la cabale excitoit des rumeurs continuelles. Indigné de voir que sa présence n'imprimât aucun respect, le Prince se leva dans sa loge, & désignant du doigt un homme du parterre, qui paroissoit faire plus du bruit que les autres, il s'écria : *Qu'on me prenne cet homme-là.* L'homme se retourne fièrement, & répond : *On ne me prend point, je m'appelle Lérida.* Aussi-tôt il se glisse & se perd dans la foule empressée à le sauver. On dit que le Grand Condé, lorsque sa colère fut passée, admira lui-même cette repartie si ferme, si spirituelle, & qu'il chercha à en connoître l'Auteur, promettant de lui accorder ses bonnes graces. Mais celui qui avoit su si bien parler, sut encore mieux se taire, & garda pour jamais l'incognito.

Il arriva un orage à peu-près semblable à l'une des premières représentations de l'*Andronic de Campistron*. Le Prince de .... qui étoit sur le Théâtre, fatigué du tumulte des cabaleurs, s'avisa de dire tout haut : *Mais taisez-vous donc, Messieurs du parterre* : une voix lui répondit par ce vers, que le Père d'Andronic venoit de prononcer quelques minutes auparavant :

Prince, n'avez-vous rien à nous dire de plus ?

Et un autre ajouta sur le champ, le vers qu'Andronic avoit dit en réponse :

Non : d'en avoir tant dit, il est même confus.

Long-tems après, lorsque cette Tragédie intéressante eût triomphé de ses ennemis, & qu'elle eût été mise, par l'opinion publique, au nombre de ces Pièces du second ou du troisieme ordre, dans lesquelles les passions sont énervées & les situations affoiblies par la lâcheté du style, on la donna pour le début d'un Acteur qui arrivoit de Lille en Flandre, & qui vouloit paroître avantageusement dans le rôle d'Andronic. Cet Acteur déplut souverainement, & quand il vint à réciter ce vers :

Mais pour ma fuite, Ami, quel parti dois-je prendre ?

Un Plaisant du parterre s'empressa de répondre:

L'Ami, prenez la poste, & retournez en Flandre.

Dans le temps qu'on portoit des habits à larges panniers, un Duc, fort curieux de sa parure, mais qui n'avoit jamais servi à la guerre, où ses ancêtres s'étoient distingués, se trouvoit placé sur les bancs du Théâtre, près d'un vieux Capitaine de Grenadiers, très-simplement vêtu; & affectoit d'étaler, sur les genoux de ce Capitaine, le pannier d'un habit de velours couleur de rose, superbement brodé en argent. Le vieux Guerrier repoussoit le pannier; & aussi-tôt le Duc l'en couvroit de nouveau. Enfin, ces mots échappèrent au Duc irrité: *Mon petit Monsieur, vous ne me connoissez donc pas? Point du tout, mon grand Monsieur*, répond froidement le Capitaine; *mais j'étois fort connu de votre Père.*

Baron joua, dans un âge très-avancé, le rôle de *Misaël*, dans la Tragédie des *Macchabées*. Il étoit alors si foible par le poids de son grand âge, qu'il fallut l'aider à se relever, lorsqu'il se jetta aux pieds de Salmonée; sur quoi l'on fit ces vers:

 Et le vieillard Baron, en l'honneur d'Israël,

 Fait le rôle enfantin du jeune Misaël;

 Et pour rendre la Scène exacte,

 Il se fait raser à chaque Acte.

La Tragédie de *Titus* n'eut point de succès, & sa chûte donna lieu au vers suivant, qui fut fait sur le champ dans le parterre:

 Titus perdit un jour; un jour perdit Titus.

Zelmire, Tragédie du même Auteur, eut un sort bien différent: le succès en fut prodigieux, & s'est soutenu avec le même éclat sur tous les Théâtres de l'Europe. On a traduit cette Pièce en Allemand, en Hollandois, en Italien; on l'a représentée jusqu'à 26 fois dans un hiver sur le Théâtre de Venise. Il y a peu de Tragédies qui donnent à l'ame des secousses aussi violentes, & qui y portent une douleur aussi profonde. En voici une preuve très-singulière. Elle étoit jouée dans le Château d'un Prince par toute sa famille, en présence d'une foule de Gentilshommes accourus du voisinage: un vieux Militaire, qui étoit placé près du Prince, & qu'on avoit remarqué tout fanglottant, tout baigné de larmes pendant les premiers Actes, voyant au cinquième, Zelmire & Polidore prêts à être immolés & fans aucun espoir de fecours, se jetta éperdu fur les genoux du Prince, & lui dit: *Ayez pitié de moi; s'ils périssent, il faudra me remporter mort dans ma maison.*

Puisque nous parlons des ouvrages de M. de Belloy, disons tout de fuite un fait relatif à sa Tragédie de *Gaston & Bayard*. Cette Pièce imprimée en 1769, ne fut jouée à Paris qu'en 1771, après qu'elle eût paru fur tous les autres Théâtres du Royaume, & même fur ceux des Cours étrangères. Un grand Roi, célèbre aujourd'hui dans l'Europe par des vertus heroïques & de fublimes talens, voulut lui-même, en 1770, n'étant encore que Prince Royal, repréfenter cette Pièce avec les Principaux Seigneurs de sa Cour: il ne dédaigna point de se charger du rôle de Bayard; & l'un des Princes, ses frères, remplit celui de Gaston. On dit même que ce Monarque a voulu être peint dans fon habit de Bayard. C'est à ce sujet que M. *de Belloy* a fait ce vers connu:

Il fait être Héros jusques dans ses plaisirs.

Depuis, la même Tragédie fut jouée à Bruxelles avec tant de succès, que le Prince Charles de Lorraine la faisoit repréfenter de préférence, toutes les fois qu'il invitoit des étrangers à son Spectacle. On voit que nos Héros François sont de tous les pays où il y a des Héros.

Le premier Acte de *Julie ou le Triomphe de l'Amitié*, Comédie en trois Actes, par M. *Marin*, fut fort applaudi à la première représentation; le second le fut moins, & le troisième déplut généralement. Ce qui contribua à cette chûte, c'est que tous les personnages sont trop honnêtes, & sont tous les plus honnêtes-gens du monde, jusqu'aux Valets: il n'y a point de contraste & à force de mettre trop d'intérêt, l'intérêt général s'évanouit. Ce qui précipita encore le mauvais succès de cette Comédie, ce fut le bon mot d'un Spectateur: *Nous faifions alors une guerre peu heureuse, & fur tout fur mer.* Un Plaisant s'avisa d'obferver, au milieu d'une scène attendriffante, que les *Marins n'étoient pas heureux cette année.* Cela étoit exactement vrai. Ce bon mot passa de bouche en bouche, & se vérifia pour l'Auteur dans cette occasion. On lui confeilla néanmoins de faire quelques changemens à fa Pièce. Il la retoucha en entier, & fit un troisième Acte tout neuf; mais les Comédiens

diens différèrent d'apprendre ces corrections; & M. *Marin* renonça à la gloire qu'il pouvoit retirer du succès, pour ne pas s'exposer à l'humiliation qu'auroit pu lui procurer une chûte plus décidée.

COMÉDIE ITALIENNE. (la) Il y a long-tems que nous avons des Comédiens en France. En 1577, nous avions la Troupe appellée *la Gelosi*, qui jouoit à l'hôtel de Bourbon, sans avoir d'établissement fixe; quelques années après, elle fut remplacée par une autre, qui fut supprimée elle-même en 1662. Il en vint une nouvelle, à qui on permit de jouer sur le Théâtre de l'hôtel de Bourgogne, alternativement avec les François. Elle jouoit aussi alternativement avec la Troupe de Molière au petit Bourbon, & depuis sur le Théâtre du Palais-Royal. Ce ne fut qu'en 1680, que les deux Troupes Françoises s'étant réunies à l'hôtel de Guénégaud, après la mort de Molière, les Comédiens Italiens se trouvèrent seuls en possession de l'hôtel de Bourgogne. Ils continuèrent leurs représentations jusqu'à l'année 1697, que le Roi fit fermer leur Théâtre. Les Pièces Italiennes qu'ils jouoient, étoient à l'in-promptu : on attachoit de simples cannevas concis de chaque pièce aux murs du Théâtre, par derrière les coulisses, où les Acteurs alloient voir, au commencement de chaque scène, ce qu'ils avoient à dire. Cette façon de représenter une Comédie, donnoit lieu à la variété du jeu, & l'on croyoit voir toujours une Pièce différente, lorsqu'elle étoit jouée par différens Acteurs; mais il falloit que les Acteurs eussent beaucoup d'esprit, une imagination vive & fertile, pour que cette méthode fût du goût des Spectateurs, ou que les Spectateurs eussent bien peu de goût, pour s'accommoder de toutes les inepties qui sortoient souvent de la bouche des Acteurs.

Le Théâtre de la Comédie Italienne fut fermé pendant 19 ans, & les Comédiens qui composoient cette Troupe, se retirèrent chacun chez eux. M. *le Duc d'Orléans*, Régent du Royaume, en fit venir d'autres en 1716. Il avoit donné ordre à M. Rouillé, Conseiller d'Etat, de faire chercher les meilleurs Comédiens d'Italie, pour en former une Troupe, qu'il prit à son service. *Lelio* fut chargé de ce soin. Il choisit en Acteurs & en Actrices tout ce qu'il crut le plus propre à féconder les vues de Son Altesse Royale. Ils vinrent à Paris au nombre de dix; & en attendant que l'hôtel de Bourgogne fût en état, M. le Régent leur permit de jouer sur le Théâtre du Palais-Royal, les jours qu'il n'y auroit point d'Opéra. Ce fut le 18 mai 1716, qu'ils débutèrent par une Pièce Italienne,

TOME II.   K k

intitulée l'*Heureuse surprise*. Le 20 du même mois, leur établissement fut annoncé par une Ordonnance du Roi. Le premier juin suivant, ils prirent possession du Théâtre de l'hôtel de Bourgogne, avec le titre de *Comédiens Italiens ordinaires de S. A. R. Monseigneur le Duc d'Orléans, Régent.* Ce Prince étant mort le 2 décembre 1723, la Troupe obtint le titre de *Comédiens Italiens ordinaires du Roi*, avec 15000 liv. de pension; & en conséquence, elle fit mettre sur la porte de l'hôtel de Bourgogne les Armes du Roi, & au-dessous, sur un marbre noir, cette inscription en lettres d'or.

HÔTEL

Des Comédiens ordinaires du Roi,

Entretenus par Sa Majesté.

Rétablis à Paris en l'année M. D. CC. XVI.

Les Comédiens Italiens voulant réparer leur Salle de Spectacle à l'hôtel de Bourgogne, rue Mauconseil, louèrent la loge du sieur Fouré, aux Boulevards, où ils ont joué pendant l'été de l'année 1760, & y ont donné des Bals. Ils sont rentrés dans leur Hôtel au mois d'octobre, & ont ouvert leur Spectacle par un Prologue analogue à leur retour, & deux Parodies; l'une de la Tragédie de Tancrede, & l'autre de l'Opéra d'Eglé. Voici la description de la Salle nouvellement réparée.

Description de la Salle des Comédiens Italiens.

En 1760, cette Salle exigeant une grande réparation, tant pour ce qui concernoit la solidité du bâtiment, que pour la décoration, M. le Duc d'Aumont, premier Gentilhomme de la Chambre, ordonna cet ouvrage, qui devint considérable, & par le travail & par la manière dont il a été traité. L'Artiste suivant les ordres qui lui avoient été donnés, avoit conservé tous les planchers & tous les poteaux, qu'il ne pouvoit supprimer sans un renversement total de la construction primitive. Il n'a donc rien changé à l'ancienne disposition; mais il a tellement ménagé la décoration, qu'il semble que la Salle soit construite à neuf, par le grand nombre de commodités qui s'y trouvent actuellement.

L'avant-scène étoit décorée par deux colonnes accouplées d'ordre corinthien, de toute la hauteur de la Salle, & surmontée d'un architrave en relief, qui se lioit avec la frise &

la corniche peinte sur le plafond. Le sofite de ces colonnes étoit orné de rinceaux d'un goût antique, avec de belles rosettes dans les milieux. Le socle régnoit avec le dessous des balcons. Toute cette avant-scène étoit peinte en marbre blanc veiné, & tous les chapitaux, bases & ornemens dorés; dans l'épaisseur de cette avant-scène, étoient pratiqués deux escaliers, conduisant à tous les balcons & aux loges grillées placées sous le Théâtre.

Les balcons de niveau avec les premières loges, sont d'une très-belle composition; ils ont été principalement remarqués, & les Artistes en font cas. Les grilles des petites loges qui sont dessous, sont de bon goût, & s'accordent bien avec l'ensemble général.

Toute cette Salle est peinte en marbre blanc veiné, & tous les ornemens sont en or. Les poteaux des premières loges sont décorés par des têtes de lions en consoles, tenant un feston de laurier. Les devantures sont ornées de feuilles de refend & de canaux; le dessous de ces devantures est soutenu par des consoles très-mâles. Le dessous des plate-bandes est orné de rosettes qui s'entrelacent, & de postes courantes.

Les appuis des secondes loges sont ornés successivement de lyres avec des branches de laurier, & une guirlande de chêne, & de médaillons pareillement ornés de guirlandes. Les plate-bandes de ces secondes loges sont les mêmes que celles des premières.

Ceux des troisièmes loges sont embellis par des têtes d'Apollon, & des rinceaux d'ornemens. Des consoles d'un bon genre ornent les poteaux des secondes & des troisièmes. Autour de celles-ci, règnent les deux premières moulures de l'architrave de l'avant-scène, lesquelles servent de tailloir aux consoles, & suppléent l'architrave de la corniche qui est mâle, & dont tous les ornemens sont bien entendus. Dans la frise, règnent au pourtour des festons de fruits. Le plafond est peint en ciel; des Génies artistement grouppés soutiennent les lustres, qui semblent attachés aux guirlandes, avec lesquels les Génies se jouent.

L'escalier qui conduisoit aux premières & secondes loges, a été totalement changé, & on en a substitué un nouveau, beaucoup plus large & plus commode. On a ménagé à l'entrée un beau vestibule, qui communique au parterre & à l'escalier des troisièmes, dont cependant la communication est interrompue, pendant le Spectacle, par une grille de fer qu'on ouvre à la fin, & qui laisse au public un grand espace pour sortir. Telle étoit la disposition de la Salle, lorsque vivement sollicités par des personnes de la plus grande distinction, de faire construire des loges dans l'avant-scène, pour être louées à l'année, les Comédiens Italiens se déterminèrent à en supprimer les colonnes, pour satisfaire à l'empressement du public, d'une part; & d'autre côté, pour ne point empiéter sur les secondes & troisièmes loges, tant la fureur des petites loges est devenue à la mode.

En conséquence, pendant les trois semaines de vacances, les colonnes ont été jettées bas, & ont été remplacées par trois loges de chaque côté, contenant chacune six places, & deux loges de soubassement pareilles à celles qui sont sous les balcons. Ces loges sont en saillie de sept à huit pouces sur le poteau, où se termine le balcon, dont les places deviennent meilleures qu'elles n'étoient auparavant, & se terminent en plan circulaire du côté du Théâtre. Leur décoration est la même que celle qui règne dans toute la Salle. Derrière ces nouvelles loges, sont adroitement pratiqués des escaliers qui y conduisent, & qui descendent sous le Théâtre, ce qui rend la communication plus facile qu'elle n'étoit auparavant, parce que l'escalier du côté de la Reine descendoit seulement jusqu'en bas. Ce changement en a occasionné un général dans la Salle, qui a été repeinte & dorée de nouveau en entier. Elle est présentement dans l'état le plus brillant. Tous les fonds des loges, qui étoient en marbre de brèche violette, ont été peints en damas jaune, ce qui fait un meilleur effet, & est plus avantageux aux femmes. Il n'est resté du plafond que la corniche, le reste a été peint & changé.

Quand les colonnes étoient en place, un simple sofite orné de rinceaux dans le goût antique qu'elles portoient, terminoit la Salle. En y suppléant des loges, il a fallu changer la forme du plafond vers le Théâtre; il se termine présentement en une voussure, au milieu de laquelle sont les armes du Roi, soutenues par quatre Vertus, la Force, la Justice, la Prudence & la Tempérance. Sur le plafond, dans l'angle, du côté de la Reine, est le Temple du Goût, où de petits Génies attachent des médaillons des Auteurs qui ont travaillé pour ce Théâtre: de l'autre côté, sont des Génies tenant le haut d'une grande & vaste draperie, qui forme le rideau, & qui, lorsqu'il est levé, se joint aux pentes qui descendent le long des loges, jusques sur le Théâtre: au-dessous des armes, sur le rideau, est Thalie, tenant la devise *castigat ridendo mores*, de la main droite; de l'autre, un masque accompagné de plusieurs petits Génies, dont un regarde à travers un masque, & lance un trait, (emblême qui paroît très-propre à cette

Muse, qui, sous le masque, lance des traits piquans) & les autres levent le rideau, qui masque l'entrée du Palais de cette Muse. Sur une guirlande au-dessous, on lit ces mots, *Pastorum carmina ludo.* Le Public, quoique regrettant l'ancienne avant-scène, qui étoit le seul cadre que nous eussions à Paris dans nos Salles de Spectacle, a paru très-satisfait du nouvel arrangement, qui n'a rien gâté à cette Salle.

Toutes les peintures & dorures ont été faites avec le plus grand soin. Le plafond & le rideau, qui sont à présent les morceaux les plus intéressans, sont très-bien imaginés. La draperie est d'une très-grande vérité; l'étoffe, dont le dessus est une grande broderie d'or, & le dessous un velours cramoisi, est parfaitement exécutée. L'entrée du Temple de Thalie, à moitié découverte, dans le péristile duquel est une cassolette jettant des parfums, soutenue par trois figures de femmes, fait un très-bel effet, parce qu'elle se lie avec la richesse de la draperie.

M. *Girault*, Architecte & Ingénieur-Machiniste des Spectacles du Roi, en survivance, qui fut chargé par M. le Duc d'*Aumont*, en 1760, de la restauration & de l'embellissement de cette Salle, a fait en dernier ces changemens. M. *Canot* a peint & exécuté le plafond & le rideau, qu'il a imaginés, de concert avec M. *Girault*.

On a garni les premières loges de banquettes à dossier, où les femmes seront plus commodément.

Les beaux jours pour la Comédie Italienne sont les lundis & les jeudis. Les dimanches & les samedis sont encore des jours où l'on donne de bonnes Pièces, & où le Spectacle est fréquenté.

La Garde de la Comédie Italienne est composée d'un Sergent-Major, de deux autres Sergens, de quatre Caporaux, & de trente Soldats du Régiment des Gardes-Françoises.

COMÉDIENS. Ce sont ceux qui font profession de représenter des Pièces de Théâtre, composées pour l'instruction & l'amusement du public.

On donne ce nom en général aux Acteurs & Actrices, qui montent sur le Théâtre, & jouent des rôles tant dans le comique que dans le tragique, dans les Spectacles où l'on déclame; car à l'Opéra on ne leur donne que le nom d'*Acteurs* ou *d'Actrices*, *Danseurs*, *Filles des chœurs*, &c.

La profession de Comédien est honorée en Angleterre: on n'y a point fait difficulté d'accorder à Mademoiselle *Olfilds*, un tombeau à Westminster, à côté de Newton & des Rois.

En France, elle est moins honorée. L'Eglise Romaine les excommunie, & leur refuse la sépulture chrétienne, s'ils n'ont pas renoncé au Théâtre avant leur mort. *V.* ACTEURS.

On tient pour certain que les Comédiens dérogent ; mais il en faut excepter ceux du Roi, qui ne dérogent point, comme il résulte d'une Déclaration de Louis XIII, du 16 avril 1641, registré en Parlement le 24 du même mois, & d'un Arrêt du Conseil du 10 septembre 1668, rendu en faveur de *Floridor*, Comédien du Roi, qui étoit Gentilhomme ; par lequel il lui fut accordé un an, pour rapporter ses titres de Noblesse, & cependant défenses furent faites au Traitant de l'inquièter pour la qualité d'Ecuyer.

Les Acteurs & Actrices de l'Opéra ne dérogent pas non plus, attendu que ce Spectacle est établi sous le titre d'*Académie Royale de Musique*.

La part que chaque Comédien a dans les profits, peut être saisie par ses Créanciers. *Arrêt du 2 juin 1693. Journal des Audiences.*

COMMANDERIES. *Voy.* JEAN DE LATRAN. (Saint) & TEMPLE. (le)

COMMERCE. Le commerce de la Ville est si étendu dans le Royaume, qu'il seroit difficile de faire l'énumération de toutes ses parties, sans en laisser échapper plusieurs. Nous dirons ici en général qu'il se fabrique à Paris quantité d'étoffes d'or, d'argent & de soie, des ferrandines & moërres lissées, des taffetas, & plusieurs autres sortes d'ouvrages & étoffes mêlées de soie & de laine, des galons d'or & d'argent, des rubans de toutes sortes, des bas au métier & à l'éguille, &c. *Voy.* MANUFACTURES.

Voici une idée du commerce que faisoient autrefois quelques Villes de la Généralité de Paris.

Commerce que faisoient autrefois quelques Villes de la Généralité de Paris.

Il paroît que plusieurs Villes de cette Généralité avoient autrefois un commerce beaucoup plus étendu, que celui qu'elles font aujourd'hui. *Saint-Denis*, par exemple, avoit, vers le milieu du XIVe. siècle, des Teinturiers renommés. En 1368, on fut obligé de faire un Réglement, pour restreindre le nombre de ses Drapiers. L'Abbé de Saint-Denis qui protégeoit leur commerce, écrivit, à l'occasion de cett teinture, *que la Ville étoit moult propice au métier de draperies.* Les Ouvriers en soie y abondoient de même. Nous trouvons dans un Manuscrit de l'Abbaye de Saint-Germain-des-Prés, que l'on disoit communément en proverbe dans le XIIIe. siècle, *soie de Saint-Denis.*

On pense que la foire du Landit peut avoir contribué à soutenir son industrie, par les débouchés qu'elle lui ouvroit pour le débit. Ce Landit a beaucoup exercé nos Ecrivains ; il semble, selon quelques-uns, qu'il n'étoit autre chose dans son origine qu'un *indictum*, ou concours du peuple, qui s'y assembla tous les ans, lorsque *Charles-le-Chauve* y eut fait transporter les instrumens de la Passion, que *Charlemagne* avoit déposé à Aix-la-Chapelle.

Marly-la-Ville a une Fabrique de draps, & plusieurs Foires pour les bestiaux ; aujourd'hui les femmes ne s'y occupent plus qu'à faire de la dentelle ; les hommes y travaillent au labourage. *Budé* nous apprend que de son tems un arpent de terre s'y affermoit huit boisseaux de bled.

On sait que *Provins* a eu des Manufactures, & que ce sont les Ouvriers de cette Ville qui ont porté en Angleterre l'art de fabriquer les étoffes.

Dès le IXe. siècle, sous le règne de *Louis-le-Gros*, *Lagny* étoit une Ville de commerce. L'Abbé *Raoul* fut obligé de diminuer le nombre de ses Changeurs en 1130, & de les réduire à six : cette réduction fut confirmée en 1188, par l'Abbé *Jean*.

Sous *Louis VII*, on ouvroit la foire de Lagny le jour des Innocens, que l'on avoit choisi sans doute pour exposer à la vénération du peuple, les reliques de ces Saints Martyrs. *Thibaud VI*, Comte de Champagne, donna quinze livres aux Chartreux de Paris, à prendre sur cette Foire ; une des Chapelles de Notre-Dame de Paris y avoit de même un droit. Au commencement du XIVe. siècle, cette Foire fut transférée au second jour de janvier. On le prouve par ces mots d'un ancien Manuscrit, *la Foire de Lainny-sur-Marne est livré le lendemain de l'an reneuf.*

Les draps étoient alors l'objet du commerce des Marchands de cette Ville ; elle étoit en relation avec Paris, qui lui avoit accordé une Halle *assise ès Halles au bout de la Halle Saint-Denis.*

Henri II, par une Déclaration rendue le 1 février 1553, établit quatre Foires à Lagny : la première, le lundi de la seconde semaine d'après Pâques ; la seconde, le 3 mai ; la troisième, le jour de Saint Laurent ; & la quatrième, le jour de

Saint André. Aujourd'hui, on n'en tient plus que deux ; une le 3 février, l'autre le 30 décembre, & trois Marchés par semaines.

Les ravages causés par les guerres, & les pertes que souffrirent les Manufacturiers, purent opérer la cessation ou l'interruption du commerce dans la plûpart des lieux où il fleurissoit, & porter le découragement dans les Arts. La ville de Lagny en fournit un exemple : deux incendies qu'elle essuya dans le XIIe. siècle, le premier sous *Louis VII*, en 1157 ; le second sous *Philippe-Auguste*, en 1184, causèrent un grand dommage à ses Manufactures ; une grêle désola ses campagnes en 1176. Elle répara ses pertes ; mais les guerres du XIVe. & du XVe. siècle vinrent renouveller ces plaies, & portèrent un coup mortel à son industrie ; livrée au pillage & brûlée par les Anglois en 1358, elle devint encore le théâtre de la guerre pendant les règnes de *Charles VI*, de *Louis XI* & de *Henri IV*. Il est vrai que *Charles V* en tira des Arbalêtriers, qui lui rendirent de grands services aux sièges d'Etampes, de Nogent & de Marolles, & que *Charles VII* loua *la grande & vertueuse résistance* que les habitans opposèrent aux Anglois en 1431 ; mais tout cela ne nous montre que des Soldats, & Lagny avoit eu des Fabriquans. *Voyez* CHANGEURS, FOIRES.

COMMISSAIRE *aux Saisies réelles*. C'est un Officier qui a soin du régime des immeubles, qui en fait faire les baux judiciaires, qui en reçoit le revenu, & qui en rend compte. Le *Commissaire aux Saisies mobiliaires* est le gardien des meubles saisis, pour en empêcher le dépérissement.

COMMISSAIRES *de Police*, (les) ou *Commissaires-Enquêteurs & Examinateurs au Châtelet de Paris*. Ils sont divisés dans vingt-un Quartiers de la ville de Paris, suivant les départemens ci-après ; savoir :

Pour la *Cité*, 3.
Pour le quartier de *Saint-Jacques de la Boucherie*, 2.
Pour celui de *Sainte-Opportune*, 2.
Pour le quartier du *Louvre*, ou *de Saint-Germain-l'Auxerrois*, 2.
Pour celui du *Palais-Royal*, 3.
Pour le quartier *Montmartre*, 2.
Pour celui de *Saint-Eustache*, 2.
Pour le quartier des *Halles*, 2.

Pour celui de *Saint-Denis*, 3.
Pour le quartier de *Saint-Martin*, 3.
Pour celui de *la Grève*, 2.
Pour le quartier de *Saint-Paul*, 2.
Pour celui de *Sainte-Avoye*, 2.
Pour le quartier du *Temple*, ou *du Marais*, 2.
Pour celui de *Saint-Antoine*, 2.
Pour celui du *fauxbourg Saint-Antoine*, 1.
Pour le quartier de la *Place Maubert*, 2.
Pour celui de *Saint-Benoît*, 2.
Pour le quartier de *Saint-André-des-Arcs*, 3.
Pour celui du *Luxembourg*, 3.
Pour celui de *Saint-Germain-des-Prés*, 3.

Quoique ces Messieurs aient chacun un Quartier affecté, ils chevauchent sur les Quartiers les uns des autres, soit pour veiller à la police générale & à la sûreté publique. En conséquence, ils ont droit de faire exécuter les Edits & Réglemens concernant la police & l'ordre public. Ils reçoivent les plaintes, dont ils sont obligés de rendre compte aux Magistrats, font les informations, dressent les procès-verbaux préparatoires de Justice, font les interrogatoires d'ajournement personnel. Ils peuvent interroger & informer d'office les délinquans arrêtés en flagrant délit, les faire emprisonner, sans cependant les faire écrouer de leur propre autorité, & faire assigner sur leurs ordonnances. Ils apposent les scellés dans la ville, fauxbourgs & banlieue de Paris ; & par suite, par-tout le Royaume, au cas toutefois qu'ils en soient requis par les Parties. Ils font les enquêtes & interrogatoires sur faits & articles, entendent les comptes, font les partages, les ordres & contributions, les liquidations de dommages & intérêts, & les taxes de dépens, &c.

COMMISSAIRES *des Pauvres*.
Dans chaque Paroisse on élit un Bourgeois, homme de bien, afin de lever sur ceux des Paroissiens, dont le Greffier lui donne le rôle & la taxe, cette taxe même pour le soulagement des pauvres de sa Paroisse. Chaque Commissaire a soin d'un certain nombre de pauvres qu'on lui a marqués. Il leur fait distribuer quelques aumônes par semaine ; & le pauvre étant mort, il en fait vendre les meubles, & porte les deniers au Bureau. Ce Commissaire doit tirer d'un Maître des Requêtes, 10 liv. 8 s. d'un Président ou Conseiller, 10 liv. 8 s. d'un Sécrétaire, d'un Auditeur des Comptes, d'un Avo-

cat, 2 liv. 12 f. d'un Bourgeois, d'un Marchand, 1 liv. 6 f. d'un Artifan, 13 f.

Un Commiffaire des Pauvres, qui a exercé fa Charge avec probité, peut devenir Commiffaire du grand Bureau, où il a droit de voix active & paffive, & peut un jour devenir Directeur d'Hôpital. *Voy.* BUREAU *général des Pauvres.*

COMMISSAIRES *Jurés de la Marée.* Ce font ceux qui ont infpection & jurifdiction fur les vendeurs de marée. *Voy.* CHAMBRE DE LA MARÉE, *pag.* 182.

——————— *Généraux de la Voyerie.* (les) Ils font au nombre de quatre; leur Office leur donne le titre de *Confeillers du Roi*; ils font attachés au Bureau des Finances & à la Chambre du Domaine. Leurs fonctions font de veiller à la défectuofité des bâtimens de la ville & fauxbourgs de Paris; à la reconftruction des nouveaux; à fuivre l'exécution des plans & alignemens arrêtés au Bureau des Finances; à ce qu'il ne foit fait aucune baie pour portes ou croifées, fans la permiffion dudit Bureau; à ce qu'il ne foit pofé aucune enfeigne, tableau ou infcription fans permiffion. La finance de cet Office eft de quatre-vingt mille livres; outre ce, il y a les frais de réception. Ils font tenus de faire leur rapport tant au Bureau des Finances, qu'à la Chambre du Domaine, des contraventions qu'ils ont découvertes; & c'eft fur leur rapport, que ces deux Tribunaux prononcent contre les délinquans.

Les Avocats & Procureurs au Parlement plaident & occupent en l'une & l'autre defdites Chambres.

Le Bureau des Commiffaires de la Voyerie eft rue Beaubourg, au coin de la rue des vieilles Etuves. Ils ont un Collecteur pour le recouvrement des amendes. *Voyez* VOYERIE.

COMMUNAUTÉ *de Marchands. Voy.* JURANDES, MARCHANDS.

——————— *des Arts & Métiers. Voy.* JURANDES.

——————— *des Avocats & Procureurs de la Cour*, c'eft-à-dire, du Parlement, eft une Jurifdiction économique, déléguée par la Cour aux Avocats & Procureurs, pour avoir entre eux l'infpection fur ce qu'ils doivent obferver par rapport à l'ordre judiciaire, pour maintenir les règles qui leur font prescrites, recevoir les plaintes qui leur sont portées contre ceux qui y contreviennent, & donner leur avis sur ces plaintes. Ces avis sont donnés sous le bon plaisir de la Cour ; & pour les mettre à exécution, on les fait homologuer en la Cour.

Sous le nom de *Communauté des Avocats & Procureurs*, on entend quelquefois la Chambre où se tient cette Jurisdiction, quelquefois la Jurisdiction même, & quelquefois ceux qui la composent.

Beaucoup de personnes entendant parler de la *Communauté des Avocats & Procureurs*, s'imaginent que ce terme de *Communauté* signifie que les Avocats & Procureurs ne forment qu'une même Communauté ou Compagnie : ce qui est une erreur manifeste, les Avocats ne formant point un Corps même entre eux, mais seulement un ordre plus ancien que l'état des Procureurs, dont il a toujours été séparé au Parlement ; les Procureurs, au contraire, formant entre eux un Corps ou Compagnie, qui n'a rien de commun avec les Avocats, que cette Jurisdiction a appellée la *Communauté*, qu'ils exercent conjointement pour la manutention d'une bonne discipline dans le Palais, par rapport à l'exercice de leurs fonctions.

L'assemblée se tient dans la Chambre de Saint-Louis, & non dans la Chambre dite de la *Communauté*, où les Procureurs délibèrent entre eux des affaires qui intéressent seulement leur Compagnie.

Le Bâtonnier des Avocats préside à la *Communauté des Avocats & Procureurs*, & s'y fait assister, quand il le juge à propos, d'un certain nombre d'anciens Bâtonniers, & autres anciens Avocats, en nombre égal à celui des Procureurs de *Communauté* ; & s'ils se trouvent partagés d'opinions, ils se retirent au Parquet des Gens du Roi, pour y être réglés.

Le Bâtonnier des Avocats, & les anciens Bâtonniers & autres Avocats qu'il appelle avec lui, vont, quand ils le jugent à propos, à la *Communauté*, pour y juger les plaintes, conjointement avec les Procureurs de *Communauté* ; mais comme il est rare qu'il y ait quelque chose qui intéresse les fonctions d'Avocat, ils laissent ordinairement ce soin aux Procureurs de *Communauté* ; c'est pourquoi le plus ancien se qualifie de *Président de sa Communauté* ; ce qui ne doit néanmoins s'entendre que de leur *Communauté* ou *Compagnie* particulière, & non de la *Communauté des Avocats & Pro-*

cureurs, où ces derniers ne préfident qu'en l'abfence des Avocats.

COMMUNAUTÉ *des Procureurs*, est l'Affemblée de ceux des Procureurs au Parlement qui font prépofés pour adminiftrer les affaires de la Compagnie, & qu'on appelle par cette raifon *Procureurs de Communauté*. Cette Affemblée fe tient dans une chambre du Palais, qui eft près de la Chapelle Saint-Nicolas, & qu'on appelle la *Communauté*. On ne doit pas confondre cette Affemblée avec la Communauté des Avocats & Procureurs. *Voyez ci-devant* COMMUNAUTÉ *des Avocats*.

——————— *Ecclésiaftiques*. Corps politiques compofés de perfonnes Eccléfiaftiques qui ont des intérêts communs. Ces Communautés font de deux fortes ; favoir, Régulières & Séculières.

Les Communautés Régulières font les Collèges ou Chapitres de Chanoines Réguliers, les Maifons conventuelles de Religieux, les Couvents de Religieufes : ceux qui compofent ces Communautés Régulières, vivent enfemble & en commun ; ils ne pofsèdent rien en propre. Les Communautés Eccléfiaftiques Séculières font les Chapitres des Eglifes Cahédrales & Collégiales, les Séminaires & autres Maifons compofées d'Eccléfiaftiques, qui ne font point de vœux & ne font aftreints à aucune règle particulière. Il y a auffi plufieurs Communautés Religieufes de l'un & de l'autre fexe, qui forment des Maifons particulières ; & d'autres, de Filles ou Veuves qui ne font point de vœux, ou au moins de vœux folemnels ; & qui font en très-grand nombre. *Voyez chacune d'elles fous leur nom particulier*.

——————— *Religieufes*. *Voyez le furnom qu'elles portent*.

COMPAGNIE, fe dit en général d'une affociation libre de plufieurs particuliers, qui ont un ou plufieurs objets communs. Il y a des Affociations de perfonnes religieufes, militaires, commerçantes, &c. ce qui forme plufieurs fortes de Compagnies différentes par leur objet.

——————— *des Indes*. *Voy*. HÔTEL, &c.

COMPIEGNE, en Latin *Compendium*. Cette Ville eft la Capitale de l'Election de fon nom, & une des vingt-deux de la Généralité de Paris. Elle est située sur la rivière d'Oyse, à 17 lieues de Paris, au 20e. deg. 29 min. 41 sec. de longitude; & au 49 deg. 24 min. 50 sec. de latitude septentrionale, & placée entre l'Election de Senlis & les Généralités de Soissons & d'Amiens. On lui donne sept lieues & demie de long, sur trois & demie de large. La rivière d'Oyse la partage en deux; un peu au-dessus de Compiegne, elle reçoit l'Aisne & l'Aronde. On compte dans cette Election 58 Paroisses & 5959 feux.

La situation de Compiègne est fort agréable; & elle a de très-belles promenades sur le bord de la rivière; celle que forme le rempart, depuis la Porte-neuve, jusqu'à la porte de Pierre-fond, ont une vue charmante sur la plaine & sur la Forêt. Il y a cinq autres portes, nommées la porte Notre-Dame, la porte d'Ardoise, la porte de Paris, celle de Soissons & la Porte-Chapelle. Le pays des environs est découvert, & a des colines ornées de vignes, qui le décorent plutôt qu'elles ne l'enrichissent: on en abandonne le vin aux Conducteurs des bateaux qui sont sur l'Oyse, & toute la consommation s'en fait sur les lieux. Il y a aussi des grains, des laines & des bois, qui, avec la bonneterie de la Ville, forment l'objet de son commerce.

La Justice de Compiegne est partagée entre le Roi & les Religieux Bénédictins de l'Abbaye de *S. Corneille*. On croit que cette Ville existoit du tems des Gaulois & des Romains. Les enfans de *Clovis* & les plus anciens de nos Rois ont toujours beaucoup aimé ce séjour: c'est dans l'Assemblée qui y fut tenue, que *Louis-le-Débonnaire* fut condamné à abdiquer l'Empire. Sous *Charles-le-Chauve*, elle prit une nouvelle forme: ce Prince la fit rebâtir presque en entier & lui donna le nom de *Calcopolis*, *Charleville*. Il fonda en même-tems l'Abbaye de *Saint-Corneille*, & y plaça le Saint-Suaire, que *Charlemagne* avoit fait déposer à Aix-la-Chapelle.

Sous Philippe I, on tira cette précieuse Relique du vase d'ivoire où elle étoit, pour la mettre dans une châsse d'or, qui fut donnée par Mathilde, Reine d'Angleterre. En 1628, on ouvrit cette châsse, & on y trouva *un linge long de deux aunes, qui parut être de coton, ou de fin lin, tissu de façon de toile de damas, épaissie par les aromates. Procès-verb. de l'ouverture de la châsse, sous François I, en 1516.*

Plusieurs de nos Rois ont été inhumés dans l'Eglise de *Saint-Corneille*; savoir, *Louis II*, *Louis V*, *Hugues-le-Grand & Jean*, Dauphin de Viennois. Le corps de Henri III y a été déposé jusqu'à la mort de Henri IV, en 1610. On voit dans l'Eglife des Carmélites un magnifique monument de *J. B. le Moine*, où eft le cœur du Comte de *Touloufe*. Les Bénédictins affurent qu'ils pofsèdent les reliques de *S. Corneille* & de *S. Cyprien*: probablement celles que l'on voit à Ronce, au diocèfe de Gand, ne font pas les véritables.

Charles-le-Chauve avoit fait bâtir deux Châteaux à Compiegne. S. *Louis* fonda l'Hôtel-Dieu : la Chapelle & la grande falle du nouveau Château font encore un ouvrage de ce Monarque. *Louis XI*, *François I*, le Connétable *de Montmorency*, *Louis XIV* & *Louis XV* y ont ajouté les bâtimens & les ornemens qui le décorent aujourd'hui.

Le pont de cette Ville, que l'on nomme le *Pont-neuf*, a été bâti en 1733, par les libéralités du Roi. Il ne lui manque qu'un trottoir de chaque côté, pour le rendre un des plus beaux ponts du Royaume. Sa longueur eft d'environ 340 pieds, & fa largeur d'environ 36 ou 40 pieds, entre les murs du parapet. Il eft compofé de 3 arches plates & fort grandes, de deux piles & de deux culées. L'arche du milieu eft de 12 toifes d'ouverture, & les deux autres de 11 toifes chacune. Il eft orné, aux quatre coins, de quatre tours ou pans arrondis. Les Armes de France font au haut de la grande arche & fculptées par *Couftou*, le jeune ; & au-deffus s'élève fur un piedeftal, une pyramide de 30 pieds de haut, portant moitié de fon épaiffeur en dehors des parapets, & l'autre moitié en dedans. Les panneaux du piedeftal font chargés d'une infcription, l'une du côté du pont, & l'autre du côté de la rivière : la première eft conçue ainfi :

LUDOVICO XV.

Quod via publica, hinc Lutetiam, illinc Noviodunum, correctá, ftratá & munitá, Compendium novo ponte lapideo decoravit. Anno M. D. CC. XXX.

La feconde eft gravée fur le panneau oppofé, & en ces termes :

Iter tutum viatoribus, & nautis facile commercium.

Cette pyramide eft furmonté d'un globe de cuivre doré, dans lequel eft plantée une croix de fer, dont les extrémités font ornées d'ouvrages de cuivre doré. La levée de l'ancien pont eft un ouvrage admiré des connoiffeurs. Il a environ 200 pieds de longueur, fur 30 de large. La levée a 15 à 20 pieds de hauteur, sur 40 à 50 de largeur. Ce pont bâti sur trois arches, favorise l'écoulement des eaux dans le temps des débordemens.

Il y a à Compiegne une Prévôté, un Bailliage, un Grenier à sel, une Maîtrise particulière des Eaux & Forêts, & une Capitainerie des chasses. Ses murs en certains endroits paroissent revêtus de quelques restes de ses anciennes fortifications. Louis XIV y a donné l'image des sièges & des combats. On voit encore au-dessus de la Ville les vestiges des travaux que ce Monarque fit faire à cette occasion.

Une des portes de cette Ville paroît avoir été bâtie sous Henri III ; on y a représenté la Sainte-Vierge, les armes du Roi, celles de la Ville & trois couronnes, dont deux sont sur une même ligne & la troisième plus élevée, avec cette inscription : *manet ultima cœlo*.

La forêt de Compiegne a 29600 arpens d'étendue. On la nommoit autrefois la forêt de Cuise, *Cotia* ou *Caussia*, ou *Cocia Sylva*. Nos Rois y prennent tous les ans le plaisir de la chasse. La beauté de ses arbres & la quantité du gibier qui s'y trouve, la rendent un des plus délicieux endroits de la France, & peut-être de l'Europe entière. On peut voir dans Piganiol, *tom.* 9, *pag.* 262, l'état des carrefours de cette forêt, par Gardes & Triages, avec les noms des routes qui tombent dans lesdits carrefours.

On a remarqué que le séjour de la Cour avoit répandu dans Compiegne cette douceur & cette politesse qui ne se trouvent pas dans bien d'autres Villes. Ses habitans ont beaucoup de goût pour la magnificence & les plaisirs. Le Duc de Bavière leur a fait l'honneur de s'inscrire parmi les Chevaliers de leur Arquebuse, & de demeurer dans leur Ville jusqu'à sa rentrée dans ses Etats.

On a tenu à Compiegne six Conciles, depuis le huitième jusqu'au quatorzième siècle. Dans le commencement du quinzième, la Ville eut beaucoup à souffrir des guerres entre la France & l'Angleterre. En 1415, *Charles VI* la reprit sur le Duc de Bourgogne, dont la perfidie avoit attiré les Anglois en France. Ce même Duc l'assiégea en 1430. La Pucelle d'Orléans vint s'enfermer dans ses murs, & lui en fit lever le siège ; mais la bravoure de cette guerrière lui devint fatale. Comme elle étoit engagée fort avant dans le combat, *Guillaume de Flavy*, Gouverneur de la place, lui en ferma la barrière par jalousie ou par erreur : la Pucelle tomba au pouvoir d'un Gentilhomme Picard, qui la vendit à *Jean de Luxembourg*, & celui-ci la revendit sur le champ aux Anglois pour la somme de dix mille francs, & cinq cent livres de pension. Les Anglois avoient intérêt de faire périr cette fille, pour mettre l'esprit du soldat en garde contre tout ce qui lui paroîtroit avoir l'air du merveilleux ou du prodige. Ils l'accusèrent comme *Sorcière*, *Séductrice*, *Hérétique* & *ayant forfait à son honneur* : ils la condamnèrent d'abord à une prison perpétuelle, *au pain de douleur & à l'eau d'amertume* : ensuite, par un second jugement, ils la firent brûler à Rouen, dans la place du vieux Marché. La fable raconte que l'on vit une colombe sortir du milieu des flammes, & que son cœur se trouva entier dans les cendres. M. *Pelluche* prétend avec plus de vraisemblance, que notre Héroïne ne monta point sur le bûcher, & qu'elle épousa en Lorraine un *Louis des Armoises*.

Il n'y a que deux Paroisses dans Compiegne, Saint-Jacques & Saint-Antoine. Saint-Clément est une Eglise Collégiale, composée d'un Doyen & de six Chanoines. Les Canonicats valent deux cent livres de revenu. Ce Chapitre fut fondé l'an 919, par *Frédérine*, femme du Roi Charles-le-Simple.

Avant la révolution arrivée en 1763, les Jésuites avoient un Collège dans cette Ville, où ils avoient été établis en 1656. Ils y jouissoient d'une pension du Roi de 3000 liv. à prendre sur les ventes ordinaires de la forêt, & d'une Chapelle nommée Notre-Dame de Bonne-Nouvelle, qui est sur la porte Pierre-fond, & laquelle rapporte environ 1800 liv. par an. Ce Collège a été donné depuis à des Professeurs de l'Université de Paris. Le sieur *Pierre le Comte*, un des habiles Maîtres-ès-Arts & de Pension de cette Université, y enseignoit la Rhétorique ; mais depuis on a confié ce Collège à des Religieux Bénédictins.

COMPTES. (*Chambre des*) Cour établie principalement pour connoître & juger en dernier ressort de ce qui concerne la manutention des Finances, & la conservation du Domaine de la Couronne.

Dans l'origine, il n'y avoit que la Chambre des Comptes de Paris, qui est présentement la première & la principale de toutes. *Voy.* CHAMBRE DES COMPTES, *pag.* 173, *& suiv.*

CONCEPTION. *Voy.* RECOLLETTES.

CONCERT. Ce sont des assemblées de voix & d'instrumens,

mens, qui exécutent des morceaux de musique. Il y a dans la Capitale un grand nombre de ces Concerts ; les uns ne consistent que dans des symphonies, & les autres dans la symphonie avec les voix, & à grand chœur. Tel est le Concert qu'on appelle *des Associés*, &c.

Le 24 août, veille de S. Louis, on élève auprès de la grande porte des Tuileries, du côté du jardin, une espèce d'amphithéâtre ; tous les Symphonistes de l'Opéra s'y rendent, & à l'entrée de la nuit, on forme un grand Concert composé des plus belles symphonies des anciens Maîtres François. C'est un hommage que l'Académie Royale de Musique rend au Roi. On ignore pourquoi l'ancienne musique, beaucoup moins brillante que la nouvelle, & par cette raison moins propre aujourd'hui à former un beau Concert, est pourtant la seule qu'on exécute dans cette occasion : peut-être croit-on devoir la laisser jouir encore de cette prérogative dans une circonstance où personne n'écoute.

CONCERT SPIRITUEL. (le) Il fut établi au mois de mars de l'année 1725, au Château des Tuileries, par privilège du Roi, & il se tient dans la grande salle des Cent-Suisses. Ce privilège fut accordé en faveur de *François Philidor*, fils d'un Musicien de ce nom, & ordinaire de la Musique de la Chapelle, à condition que le Concert dépendroit toujours de l'Opéra, & que *Philidor* lui payeroit six mille livres par an.

Le Concert Spirituel se donna, pour la première fois, le dimanche de la Passion de l'année 1725 : c'étoit le 18 du mois de mars. Il commença par une suite d'airs de violon de *la Lande* ; par un caprice du même Auteur, suivi de son *Confitebor*. On joua après cela un Concerto *de Corelli*, intitulé *la Nuit de Noël* ; & le Concert finit par le *Cantate Domino*, de la Lande. Il dura depuis six heures du soir jusqu'à huit, avec l'applaudissement général de toute l'assemblée, qui fut très-nombreuse.

Joseph Mouret eut, après *Philidor*, la direction de ce Concert, conjointement avec *Simart* ; mais le sieur *de Thuret* ayant obtenu le privilège de l'Opéra, jugea à propos de rentrer dans ses droits ; il en confia le soin à M. *Rebel*, jusqu'en l'année 1741, que le sieur *de Thuret* l'afferma six mille livres par chacune année au sieur *Royer*, ordinaire de la Musique de la Chambre du Roi, & Maître de Musique des Enfans de France. Celui-ci s'associa le sieur *Capperon*, ordinaire de l'Académie Royale de Musique. Par les soins & l'intelligence de ces deux Associés, le Concert Spirituel a attiré un grand nombre d'Auditeurs, qui n'ont pu qu'applaudir au choix & au goût qui y règnoit. On y exécutoit, & on y exécute encore de grands morceaux de symphonie, des Motets, & d'autres Pièces des plus célèbres Maîtres, qui ont travaillé sur des paroles Latines. Des Virtuoses enchantent & surprennent les Amateurs les plus difficiles & les plus délicats, par la manière hardie & savante dont ils jouent sur leurs instrumens des Sonates & des Concerto. Les voix récitantes se font aussi admirer par la beauté & l'éclat de leurs sons, & encore plus par le goût infini, & l'expression raisonnée qu'elles mettent dans leur chant.

La salle où l'on donne le Concert Spirituel a changé plusieurs fois de décoration. Il n'y avoit dans les commencemens que des banquettes, & quelques gradins élevés autour des murs. Deux ans après, on changea cette disposition, & l'on fit une balustrade sur trois faces. La première opposée à la tribune, où sont placés les Symphonistes & les autres Musiciens; la seconde étoit un pan coupé; & la troisième alloit se joindre à la tribune, du côté du Jardin des Tuileries. Cette distribution fut entièrement encore changée l'année suivante. Au lieu de six rangs de gradins qui s'élevoient extrêmement, & dont les appuis étoient d'une hauteur incommode, & qui n'occupoient qu'un des côtés, & une partie du fond de cette salle, on fit règner des loges tout autour avec des gradins.

Lorsque le Roi vint à Paris, après la Campagne de 1744, il alla loger au Château des Tuileries. On fut obligé alors de détruire toutes les loges, & les décorations de la salle du Concert. Le jour de la Toussaint de cette même année, comme cette salle étoit occupée, on avoit affiché que le Concert s'exécuteroit dans celle de l'Opera; mais M. *de Vintimille*, alors Archevêque de Paris, ne voulut point qu'il s'exécutât dans ce lieu profane, & il n'y eut point de Concert ce jour-là. Le 8 décembre suivant, jour de la Conception de la Vierge, il se tint dans la salle du Château de Tuileries; mais il n'y avoit point de loges; seulement on y avoit dressé des banquettes, & placé des chaises dans le parterre. Enfin, en 1748, sous la direction de M. *Royer*, cette salle prit une forme toute nouvelle.

Le Théâtre du Concert fait voir au fond un grand ordre d'architecture, divisé par un jeu d'orgues, qui embellit le Spectacle, & fortifie l'accompagnement. M. *Daquin*, Organiste du Roi, est le premier qui ait touché seul sur cet instrument.

L'orchestre est mieux coupé, & les Concertans sont placés favorablement pour les voix, pour la symphonie & pour l'assemblée. Un rang de loges remplit agréablement le tour de la salle. On y entre par un corridor & des escaliers commodes. Ces loges sont surmontées d'une galerie, qui les couronne sans les charger. Le plain-pied est garni de bancs & de chaises; & le Directeur n'a rien épargné pour mériter l'approbation du public, qui a fort applaudi à cet arrangement, qui, dans le cas où le Roi & la Famille Royale viendroient loger au Palais des Tuileries, peut s'enlever en cinq heures de tems & se replacer de même.

Après la mort de M. *Royer*, le sieur *Capperon*, son Associé, crut qu'il ne pouvoit mieux faire que de s'associer le sieur *de Mondonville*, connu par ses talens; ce fut alors que le Concert Spirituel prit encore un nouveau lustre, & on peut dire, à la louange de ces deux Directeurs, qu'ils ne négligèrent rien pour le rendre chaque fois de plus en plus intéressant; mais malgré ces peines & ces soins, le produit ne répondant point au succès qu'ils s'en promettoient, ils ont quitté cette entreprise, qui a passé dans celles des sieurs *d'Auvergne* & *le Breton*, sous l'administration & régie des Officiers qui composent le Bureau de la Ville, comme étant chargés de celles de l'Académie Royale de Musique, dont le Concert Spirituel dépend.

Aujourd'hui, les sieurs *Gaviniès*, *Gossec* & *le Duc*, dont les talens chéris du public ont fait le charme de ce Concert, en sont les Directeurs. L'empressement du public à le suivre, prouve qu'il ne pouvoit être dirigé par des Artistes plus intelligens. On admire le goût & la variété qui président au choix des ouvrages que l'on y donne, & l'habileté des personnes qui les exécutent.

CONCHES. Paroisse distante de six lieues de Paris, vers le levant, & à une demi-lieue de Lagny, vers le midi. Il est situé au-dessus du ruisseau dit *Crochet*, qui coule d'orient en occident, en sorte que la pente du côteau regarde le nord. Le territoire des environs de l'Eglise ne consiste qu'en vergers, arbres fruitiers & boccages: les labourages sont plus loin. Il n'y a guères plus que 18 feux.

L'Eglise est sous le titre de la *Sainte Vierge*. Ce n'est qu'une espèce de longue Chapelle; mais assez large pour avoir un autel collateral, dédié à *Sainte Anne*, où l'on dit tous les jours une Messe.

Ll ij

La Cure exiſtoit au moins dès le XIIIe. ſiècle, & eſt à la nomination de l'Abbé de Lagny, qui eſt gros-Décimateur & Seigneur Suferain de cette Paroiſſe.

Le nom de *Conches* eſt aſſez commun dans le Royaume. Outre la ville de *Conches*, diocèſe d'Evreux, il y a *Conches*, village de Bearn.

CONCIERGERIE *du Palais*, (la) eſt dans l'endroit qu'on appelle la *vieille Cour du Palais*. La porte d'entrée eſt fort près du mai. Le Jardin du Roi étoit autrefois où eſt aujourd'hui la Conciergerie, & on le nommoit le *Grand Préau*. Le Roi y aſſembloit quelquefois ſon Conſeil, ainſi qu'il paroît par ce paſſage de Monſtrelet : *Le 21 mai ont été aſſemblés entre la Salle du Palais, la Chambre du Parlement & les grandes Galeries, par bas au grand Préau, premièrement le Roi, MM. le Roi de Sicile, les Ducs de Berry, de Bourgogne, & pluſieurs autres Seigneurs, Ducs, Comtes & Barons, Chevaliers, Ecuyers, Bourgeois, Archevêques, Evêques, Abbés, Prélats, Religieux, Clergé, & par ſpécial, l'Univerſité, &c.*

Aujourd'hui ce ſont les priſons du Parlement. L'incendie du 10 janvier 1776, ayant détruit ce lieu, on s'occupe maintenant à le réparer.

CONCIS. Ecart ou Hameau de la Paroiſſe d'Hierre, à quatre lieues & demie de Paris, à l'orient d'hiver du milieu de cette Capitale. *Voy.* HIERRE. C'étoit un canton de la forêt de Senart, qui en a été détaché pour le cultiver : ainſi l'étymologie de ce mot eſt aiſée à reconnoître. Il vient de *concædes*, abattis d'arbres.

MM. du Séminaire de Saint-Sulpice ont une maiſon à *Concis*, avec une Chapelle domeſtique : & comme ils jouiſſent auſſi à Hierre des biens que *Jeanne d'Evreux*, troiſième femme du Roi *Charles-le-Bel*, avoit donnés aux Chartreux de Paris, pour la fondation de leur Infirmerie au XIVe. ſiècle, & qui appartinrent, environ 150 ans après par échange, à *Jean Budé*, il ſemble que ces fonds étoient ſitués au même lieu de Concis.

Le revenu de ces terres appartenantes aux Chartreux, vers le commencement du règne de Charles V, montoit à 56 liv. par an.

Il y a à Concis un pont ſur la rivière d'Hierre.

CONFERENCE. *Voy.* PORTE DE LA.

CONFISEURS. Ce sont ceux qui font & vendent des confitures sèches ou liquides, syrops, dragées, gelées, marmelades, & généralement toutes espèces de fruits secs & confits. Il y en a un grand nombre dans la rue des Lombards. Les Confiseurs font partie du Corps des Epiciers, le second des Six-Corps Marchands. *Voy.* EPICIERS.

CONFLANS, *& le Bourg du Pont de* CHARENTON *.

Ce Village situé à une grande lieue de Paris, est sur le bord de la Marne & de la Seine, qui séparent le grand Archidiaconé de Paris de celui de Josas & de celui de Brie.

Aux extrêmités des anciens ponts, il se formoit ordinairement un Hameau ou un Village, ou bien un Bourg du côté que la route conduit à un lieu considérable, ou à une contrée peuplée : si au contraire il y avoit un côté qui conduisît à un moindre nombre de lieux, ou qui ne conduisît à aucun endroit, on y bâtissoit moins de maisons, ou même il n'y en avoit aucune. La chose est sensible au pont de Charenton. A l'extrêmité, qui finit au rivage droit de la Marne, il s'est formé, du côté qui mène à Paris, un Bourg assez considérable ; tandis que du côté qui conduit à Saint-Maur ou à Vincennes, les maisons sont fort écartées, & il y a fort peu d'habitans. A l'autre extrêmité de ce pont, la différence est encore plus sensible. Il y a un Hameau qui forme une rue du côté qui mène dans la Brie ; & en sortant de ce pont, à main droite, il n'y a pas de maisons, parce que ce côté-là ne conduit qu'à des terres labourées.

On peut donc dire que le territoire de Conflans s'étend, d'une part, du côté de Berci, la Grand-Pinte, & presque jusqu'aux barrières du fauxbourg Saint-Antoine ; d'un autre côté, qu'il comprend le village des Carrières, jusqu'au Bourg de Charenton, dont une partie est de son ressort, jusqu'au Carrefour qui est à la tête du pont situé sur la Marne.

---

* Conflans ou Confluent, en Latin *Confluentia, Confluentium, Confluentum, Conflentium*, est en général un endroit où se fait la jonction de deux rivières. Ces sortes d'endroits s'appelloient aussi *Condé*, d'un vieux mot François, qui est encore en usage en quelques endroits ; par exemple, Condé, dans le Hainaut, est une Ville où se fait la jonction de la Haine & de l'Escaut. *Coblentz*, en Allemagne, signifie aussi la même chose : c'est-là que la Moselle se jette dans le Rhin.

On n'a point de certitude absolue, que dès le temps de César il y ait eu un pont à l'endroit qu'on appelle *Charenton*. Il y en a seulement quelqu'apparence à en juger par la facilité qu'eurent les troupes Romaines, lorsqu'au retour de leur vaine tentative sur Lutèce, du côté de la rivière de Bièvre, elles vinrent repasser la Seine à Melun, afin de se rendre proche de la même ville de Lutèce, du côté du rivage droit de la Seine.

On croit que la rivière de Marne étoit en cet endroit, comme ailleurs, remplie d'Isles grandes & petites, qui avoient facilité la construction d'un pont de bois. Du moins, il est constant par la vie de S. Merry, qu'il existoit au VIIe. siècle un pont, sous le nom de pont de Charenton, *pons Carantonis*, & que ce pont étoit alors facile à rompre & à défaire, ce qui indique un pont de bois.

Il y avoit dès-lors beaucoup d'habitans proche le pont de Charenton; & il y a toute apparence que c'étoit du côté de Paris, par la raison que les habitans se fixent plus ordinairement du côté par où passent les Voyageurs. C'est pourquoi on a appellé *Bourg de Charenton*, ou *Bourg du pont de Charenton*, toutes les maisons qui sont depuis le bout du pont, jusqu'au haut de la montagne où se trouve la porte du Bourg. C'est-là que sont établis le Bureau des Aydes, le département de la Maréchaussée, le Bureau de la Poste aux lettres, celui de la Poste aux chevaux, la Maison des Sœurs de la Charité, &c. cependant l'Eglise paroissiale n'est point en ce lieu, non plus qu'au lieu appellé les *Carrières de Charenton*, & qui est plus grand & aussi peuplé que le Bourg même; mais dans le village de *Conflans*, plus voisin de Paris que n'est ce Bourg.

L'Eglise de *S. Pierre de Conflans*, de la Paroisse de laquelle est le Bourg du pont de Charenton, est un bâtiment du XVIe. siècle. Il est tout voûté, & a un collatéral de chaque côté, mais sans abside ou sans fond en forme de rond-point. Cette Eglise est, dans le Pouillé Parisien du XIIIe. siècle, au rang de celles dont la nomination appartient au Prieur de Saint-Martin, & tous les Pouillés imprimés y sont conformes. Il a existé certainement une Léproserie au pont de Charenton, & il paroît qu'il y a eu aussi un Hôpital.

Dans le dernier siècle, il s'est formé sur le territoire de la Paroisse de Conflans, deux Communautés; l'une d'hommes, & l'autre de filles. Celle d'hommes est censée comprise dans le territoire joignant le bourg de Charenton; ce sont les Carmes Déchaussés, qui, pour cela, sont appellés communément les *Carmes de Charenton. Voy.* CARMES. Avant que ces Religieux eussent fait bâtir aux Carrières, proche leur maison, il y avoit entre Conflans & Charenton un écho qui répétoit jusqu'à dix fois.

L'autre Communauté établie à Conflans est un Prieuré de Bénédictines, sous le titre de *la Conception* & de *S. Joseph*. Il reconnoît pour son Institutrice, *Charlotte le Bret*, qui de Religieuse de Farmoutier étant devenue Prieure de Saint-Thomas-de-la-Val, au diocèse de Sens, jetta les fondemens d'un nouveau Monastère de son Ordre à Lagny, l'an 1641. C'est ce même Couvent qui, au bout de 12 ou 13 ans, fut rapproché de Paris, à cause des guerres, & placé à Conflans dans l'Hôtel ou Palais de Bourgogne ; c'est-à-dire, l'ancien séjour des Ducs, que la Duchesse d'Angoulême lui vendit. Depuis ce temps, ce Monastère a fourni plusieurs Abbesses à diverses Maisons de Bénédictines.

La situation de ce Monastère est des plus avantageuses. On y respire un air très-sain, & on y jouit d'une vue charmante & très-étendue. Cette Maison est parfaitement bien entretenue, de même que les jardins qui sont très-agréables.

Le chœur des Religieuses & la Chapelle qui y est jointe, sont de la plus grande propreté, & l'Office s'y fait avec la dignité & l'exactitude la plus édifiante.

Près de la balustrade du maître-autel, du côté de l'Evangile, on voit un monument de marbre orné de dorure, où repose le cœur de *Guy de Duras*, Duc de Quintin, que l'on appelloit le Maréchal *de Lorges*. Ce monument est couronné de ses armes. Il avoit deux filles Religieuses à Conflans ; savoir, *Elisabeth-Gabrielle de Durfort*, qui a été ensuite Abbesse d'Andeceis, & *Claude-Susanne de Durfort*, morte Abbesse de Saint-Amand de Rouen.

L'Evêque de Paris est le plus ancien Seigneur de Charenton que l'on trouve, & il jouissoit d'un droit de péage sur le pont de ce lieu & à Maumoulin, au sujet duquel il plaidoit en 1486.

Il y avoit un Fort au bout du pont de Charenton. Il subsistoit au XIVe. siècle avec distinction, & il avoit un Capitaine particulier. *Jean de l'Hôpital* l'étoit en 1380 ; *François*, son frère, lui succéda. Il falloit aussi que sa situation eût mérité l'attention de nos Rois, puisqu'ils s'étoient choisis un séjour tout auprès : & en 1578, on voyoit proche de ce pont une maison & un jardin, qu'on appelloit le *Séjour du Roi*. *Voy.* CARRIERES *de Charenton*. M. l'Abbé le Bœuf s'étend fort au long sur ce sujet : on peut voir ce qu'il en dit dans son

Histoire du Diocèse de Paris, Tom. V, pag. 10, 11, 12, & suiv.

François de Harlay, Archevêque de Paris, souhaitant avoir une maison de plaisance dans le voisinage de Paris, en acheta, l'an 1672, de M. le Duc de Richelieu, une en roture à Conflans, accompagnée d'une Isle sur la rivière, & la fit rebâtir à neuf, puis la légua à ses successeurs. M. de Harlay y mourut d'apoplexie, le 6 août 1695. Elle est située sur la pente d'un côteau, qui donne une vue charmante sur la rivière & sur une vaste plaine. Les bâtimens sont très-irréguliers, & d'un goût assez bizarre. C'est ordinairement le fort des édifices qui se font pièce à pièce, & dans lesquels chaque Possesseur ne suit que son goût particulier.

Le savant *Antoine Loisel*, Avocat au Parlement de Paris, nous apprend dans la quatrième Partie de ses Opuscules, que ce que nous appellons aujourd'hui le Château de Conflans, étoit, au commencement du XVIe. siècle, la maison de campagne d'un célèbre Avocat, nommé *Dix-hommes*, qu'on *disoit*, ajoute-t-il, *être celui qui avoit apporté le premier les bonnes Lettres au Barreau*. Il avoit fait mettre sur la porte de derrière de cette maison, par laquelle il entroit, lorsqu'il venoit à Conflans par le côté de la rivière, ce distique Latin, imité de Terence.

Consequor ex hoc rure senex quod comicus olim
Ut neque agri aut urbis me satias capiat.

Il y a dans Térence :

Ex meo propinquo rure hoc capio commodi.
Neque agri, neque urbis odium me unquam percipit ;
Ubi satias fieri cœpit, commuto locum. Eunuch. act. v. sec. vi.

Cette inscription a subsisté long-tems, & on la voyoit encore dans les commencemens du XVIIe. siècle, lorsque MM. *de Villeroi* étoient propriétaires de cette maison.

Il paroît que ce fut *Nicolas le Jay*, premier Président au Parlement de Paris, à qui cette maison fut adjugée en 1634, qui fit construire, ou du moins réparer à neuf les belles terrasses qui en font le principal ornement. Il y en a trois l'une sur l'autre, bien revêtues en pierres de taille, & accompagnées de marches & de rampes, qui font un très-bon effet. Sur deux socles, qui sont des deux côtés de la dernière rampe; on voit un lion qui tient dans fes pattes l'écuffon des armoiries de M. *le Jay*. On dit que ce fut M. *de Harlay* qui fit ajouter au bout de la galerie de ce Château, une aile en retour, efpèce de hors-d'œuvre qui ne fymmétrife en aucune façon avec le corps du grand bâtiment. Au refte, il y a dans cette partie un appartement très-commode, d'où la variété des points de vue l'emporte fur celle des autres. On dit que ce fut fur le grand balcon qui donne fur la Seine, que ce Prélat fut frappé d'apoplexie.

Les jardins font du célèbre *André le Nôtre*, que l'on regarde comme le créateur de l'art du jardinage. Il a trouvé moyen de mafquer l'irrégularité du terrein, en féparant ces jardins par une grande allée couverte, qui eft à la hauteur de la dernière terraffe. Cette allée conduit à un petit pavillon, qui s'avance vers la Seine en forme de baftion. Le dedans de ce pavillon forme une efpèce de grotte ornée de peintures, par *le Sueur*. Junon eft repréfentée dans le plafond : on voit dans la frife des tritons & des dauphins, faits de coquilles blanches, avec beaucoup d'art. Les trumeaux qui font entre les angles & les ouvertures, font ornés avec beaucoup de goût : les deux qui font du côté de la rivière, renferment chacun une grande glace de huit à neufs pieds de haut, fur deux pieds de large : dans chacun des autres, eft une niche, de laquelle s'élève un jet d'eau; au milieu de cette grotte eft un baffin rond de marbre blanc, élevé d'environ deux pieds & demi, fur une bafe du même marbre.

Les eaux de cette grotte, celles des baffins, & en général toutes les eaux dont cette maifon eft abondamment pourvue, font fournies par deux grands réfervoirs placés dans l'endroit le plus haut de Conflans, au-delà de l'Eglife paroiffiale. Ces deux réfervoirs fe voyent dans la cour d'une efpèce de ferme, où font les remifes & les écuries : l'eau y eft portée par une machine hydraulique, placée entre une petite ifle, qui eft fur la Seine & le rivage de cette rivière. Le bâtiment qui renferme cette machine, eft folidement conftruit, & communique à la terre par un pont de bois de plufieurs arches.

Entre les maifons fituées fur la Paroiffe de Conflans, la plus belle de toutes, outre qu'elle eft Seigneurie, eft le Château de Berci, bâtie fous la conduite de *François Manfard*.

Ce fut au bourg de Charenton, territoire de Carrières & Conflans, que Charles V, Régent de France, campa, le 30 juin 1358, avec trente mille chevaux, pendant que Paris ne le reconnoissoit pas, mais le Roi de Navarre: *Et étoit le Corps dudit Régent logé en l'hôtel du Séjour ès Carrières. Et de-là il vint au pavillon, qui fut fait vers le moulin à vent, pour parlementer avec le Roi de Navarre, le 8 juillet.* Des Ursins, en son Histoire de Charles VI, parlant de Charenton, dit qu'en 1405, *le tonnerre y abattit huit cheminées, rencontra un Compagnon, auquel il ôta le chaperon & la manche dextre de sa robe, & passa sans lui mal faire : & par un trou entra en la Maison du Daufin, & en une chambre rencontra un jeune homme, lequel il tua, lui consumant les chairs & les os & tout.*

On lit dans l'Histoire du même Roi, écrite par le Fèvre, qu'en l'an 1418, le Duc de Bretagne vint à Charenton, pour faire la paix entre le Dauphin & le Duc de Bourgogne, à cause que la peste étoit à Paris ; mais que ce fut en vain, les deux Princes n'ayant pu s'accorder.

Selon un autre monument du tems, Henri V, Roi d'Angleterre, allant à Troyes en 1420, pour son mariage avec Catherine de France, s'arrêta en passant à Charenton, où la Ville de Paris lui fit présenter quatre charretées de *moult* bon vin.

Le pont de Charenton, qui avoit été pris par les Anglois sous le règne de Charles VII, fut repris le 11 janvier 1436, par les gens du Capitaine de Corbeil, nommé *Ferrière*, & par les soins de *Jean de Blaisy*, qui en chassèrent la Garnison Angloise.

En 1590, le 25 avril, le pont de Charenton fut attaqué par l'armée du Roi Henri IV, & emporté ; & ceux qui firent résistance dans le Fort qui le défendoit, ayant été pris, furent pendus. Le même Roi fit construire un pont vis-à-vis Conflans, par où il envoyoit ses partis courir la campagne vers Gentilly, Issy, Vaugirard ; mais avant la fin de septembre, les armées liguées étoient redevenues maîtresses de ce pont.

L'Histoire de France fait aussi mention à l'an 1649, d'une prise du pont de Charenton, par le Prince *de Condé*, sur les Parisiens.

Sous ce pont, il y a un très-beau moulin.

CONFLANS-SAINTE-HONORINE. Village situé à cinq lieues de Paris, à l'endroit où se fait la jonction de l'Oise avec la Seine, autrefois nommé Conflans-sur-Oise, & depuis

Sainte-Honorine, à cause de la translation du corps de cette Sainte dans ce lieu, où elle avoit été apportée de Graville, sous le règne de *Charles-le-Simple*.

L'Eglise a d'abord été titrée de Notre-Dame : on veut qu'elle ait été surnommée *des Ardens*, peut-être à cause de quelque concours du peuple dans le temps que la maladie des ardens règna, c'est-à-dire, au Xe. siècle. Ce n'étoit alors qu'une Chapelle ; mais les Seigneurs de Beaumont-sur-Oise ayant eu la dévotion de bâtir une Eglise plus spacieuse au XIe. siècle, & de faire venir à Conflans des Moines de l'Abbaye du Bec, pour y demeurer, il se fit alors une seconde translation du corps de Sainte Honorine de la vieille Chapelle en la nouvelle Eglise, à laquelle assista S. Anselme, Abbé du Bec, & depuis Archevêque de Cantorbery, avec Geoffroy, Evêque de Paris, c'est-à-dire, entre les années 1079 & 1087. Il se fit un grand nombre de miracles, & l'on réclamoit particulièrement cette Sainte au sujet des captifs ou prisonniers. Sa châsse est élevée derrière l'Autel de l'Eglise du Prieuré : elle est couverte de plusieurs plaques de cuivre, & autres de bas argent.

Suivant un des anciens privilèges de ce Monastère, le Prieur est Seigneur de tout le lieu & territoire de Conflans, le jour de la translation de Sainte-Honorine, fixé à celui de l'Ascension. A Conflans ce jour est composé de 48 heures. Il commence le mercredi des Rogations à midi, qui est l'heure à laquelle on descend la châsse de la Sainte, qui est portée le lendemain en procession par le Village ; & il finit à midi du vendredi, auquel tems on la remonte, & alors cesse le droit Seigneurial-général du Prieur, & il est restreint à la Seigneurie particulière, laquelle ne relève que du Roi. A la procession susdite assistent, outre le Curé de la Paroisse, celui d'Erbelay & celui d'Eragny, selon un Mémoire pour le Prieuré d'Argenteuil, imprimé en 1719, *pag. 6*.

En 1751, l'Eglise menaçant ruine par son ancienneté, a été détruite en vertu d'un Arrêt du Conseil, & l'on en a rebâti une autre un peu à côté, vers le septentrion, & plus petite, laquelle a été bénite en 1752, au mois d'avril, par M. *Charles de Sailly*, Aumônier de Madame la Dauphine, Chantre & Chanoine de la Sainte-Chapelle du Palais à Paris, en vertu de la Commission de M. l'Archevêque de Paris.

L'Eglise Paroissiale de Conflans est du titre de S. Maclou, Evêque d'Aleth en Basse-Bretagne, appelé ailleurs S. Malo. Elle est située, comme celle du Prieuré, sur le haut de la montagne, & un peu plus vers le couchant. Au milieu du bâtiment, est élevé un clocher de pierre du XII. ou XIIIe. siècle. Les piliers du chœur paroissent être du même tems. La nef est des derniers siècles. Le sanctuaire est un gothique de 300 ans ou environ. Derrière ce sanctuaire, se voyent les commencemens d'un nouveau chœur & d'un nouveau sanctuaire, dans un goût d'architecture, qui ressent le règne de François I, ou d'Henri II. La nomination de la Cure appartient au Chancelier de l'Eglise de Paris. On ignore quel est l'Evêque qui fit présent de cette nomination à ce Dignitaire. Ce Chancelier étoit tenu de rendre foi & hommage à l'Evêque de Paris, pour les revenus qu'il avoit à Conflans ; faute de quoi l'Evêque pouvoit faire saisir ces revenus, comme il arriva le 10 février 1431.

Dans celui des Châteaux de Conflans, qui appartenoit sous le règne de Charles VI, à MM. *de la Trémouille*, existoit au moins dès ce temps-là une Chapelle du titre de S. Thibaud, qui étoit desservie par un Chapelain à leurs gages. Il ne reste plus de cette Chapelle que le mur méridional, qui peut avoir 400 ans.

Il y avoit deux Forteresses ou Châteaux à Conflans, élevés comme on en voit encore les restes, sur la crête de la montagne, au bas de laquelle, du côté du midi, passe la rivière de Seine, & au nord de laquelle est un vallon formé par la nature. Les Seigneurs de ces Châteaux furent d'abord les Comtes de Beaumont-sur-Oise. Thibaud, Comte de Beaumont, sous Philippe-Auguste, est le premier qui ait dû en faire hommage à l'Evêque de Paris, *pro Castro & Castellania de Confluente*, & pour cela l'Evêque devoit l'en investir, en lui mettant un anneau d'or au doigt. Cette seigneurie passa depuis aux *Montmorenci*. *Matthieu de Montmorenci* étoit tenu, à cause de cette seigneurie, d'être l'un de ceux qui portoient l'Evêque le jour de son intronisation, & même il avoit le premier rang entre les quatre Barons tenus à ce devoir, par la raison que Conflans étoit le premier fief de l'Evêque de Paris.

Des deux tours situées sur la montagne, un peu plus bas que le Prieuré, la plus grosse, qui étoit quarrée, & qui reste aujourd'hui découverte, fut appellée le vieux Château ou la Baronnie : & l'autre située entre cette grosse tour & l'Eglise paroissiale, fut appellée le Château-neuf, quoi qu'il ne soit guères moins vieux que l'autre, ou simplement la tour ; & c'étoit sur le terrein dépendant de cette dernière, que se trouva bâtie la Chapelle de Saint-Thibaud, dont nous venons de parler, fondée probablement par *Thibaud*, Comte de Beaumont, ci-dessus nommé. A l'égard de la Baronnie attachée au vieux Château, ou grosse tour quarrée, M. *Charles de la Grange*, Maître des Comptes, en étoit Seigneur en 1650, comme aussi de Neuville; & aujourd'hui, elle appartient à M. le Marquis de Castellane. La seigneurie du neuf Château, dit simplement la Tour, fut vendue anciennement par un des descendans de M. *de la Trémouille*, & portant leur nom, à M. *de Tillières*, dont une fille a épousé M. le Comte *de Tavannes*, actuellement Seigneur & jouissant d'une portion des droits de Travers. Ce Travers de Conflans est un droit qui se lève sur tout ce qui se passe sur la Seine à Conflans. Ceux entre lesquels le revenu du droit de Travers est aujourd'hui partagé, sont MM. le Duc de Châtillon, le Comte de Tavannes, Seigneur du Château neuf, dit la Tour, & le Comte d'Argenteuil, gendre de Madame la Marquise de Menard.

CONFRERIE. Gens qui ont une dévotion à quelque Saint, à quelque Mystère, ou à quelqu'autre chose que la Religion révère, & qui, moyennant quelque somme modique, se font écrire sur le registre où sont les noms des Confrères. Ce registre se garde à la Paroisse, ou au lieu auquel on honore particulièrement le Saint, ou la chose sainte; & à de certains jours de l'année, les Confrères vont visiter ce lieu ou cette Paroisse, & y faire leurs dévotions. Nous citerons ici quelques-unes des principales Confrèries de cette Ville.

CONFRERIE (la grande) *de Notre-Dame aux Seigneurs, Prêtres, Bourgeois & Bourgeoises de Paris.*
Cette Confrèrie est établie dans l'Eglise de la Madeleine. Elle est comme la mère de toutes les autres Confrèries; car elle est si ancienne, qu'on ne sait point quand elle a commencé.

——————— *aux Goulus*, ou *de Notre-Dame de Liesse*. *Voy.* HÔPITAL *du Saint-Esprit.*

——————— *de Notre-Dame de Lorette*. *Voy.* CHAPELLE *de Notre-Dame de Lorette.*

(Saint) ——————— *de Miséricorde.* *Voy.* NICOLAS-DES-CHAMPS.

CONFRERIE *de Paris. Voy. tom. I, pag.* 847.

——————— *des Sept-Douleurs. Voy. tom. I , pag.* 353.

——————— *de Jérusalem. Voy.* CORDELIERS.

——————— *de S. Quentin & de S. Eutrope. Voy.* GERVAIS & PROTAIS. (Saints)

——————— *des Avocats , Procureurs, &c. Voy.* YVES. (Saint)

——————— *des Messagers de l'Université.* Aux Mathurins.

——————— *des Secrétaires du Roi. Voy.* SECRÉTAIRES DU ROI.

——————— *du Rosaire. Voy.* JACOBINS.

——————— *du Scapulaire.* Aux Carmes de la place Maubert, où le peuple se rend en grand concours.

——————— *Royale des Pénitens. Voy. pag.* 96.

CONFRERIE *& Confrères de la Passion.* Acteurs qui représentoient autrefois les Mystères de la Passion de N. S. & dont le Roi Charles VI érigea la Troupe en Confrèrie, le 4 décembre 1402 , sous le titre de *Maîtres, Gouverneurs & Confrères de la Confrèrie de la Passion & Résurrection de N. S. fondée dans l'Eglise de la Sainte-Trinité, à Paris.* Ils représentèrent pendant près de 150 ans, des Pièces de piété ou de morale , sous le titre de *Moralités*, dans la grande salle de l'Hôpital de la Trinité, qui avoit 21 toises de long, sur 6 de large, & qu'ils avoient louée des Religieux Prémontrés établis pour faire le Service divin dans la Chapelle de cet Hôpital. Ensuite, ces Acteurs achetèrent l'hôtel de Bourgogne, où sont aujourd'hui les Comédiens Italiens *.

---

* On voit encore dans la rue Françoise , au-dessus de la porte par où entrent les Comédiens, la représentation sculptée des attributs de la Passion de N. S.

Le Parlement leur accorda un privilège exclusif, par Arrêt du 17 novembre 1548; mais avec défense de jouer aucuns Mystères, sous peine d'amende arbitraire, leur permettant seulement de représenter des Pièces profanes, honnêtes & licites. Comme ils ne crurent point qu'il leur convenoit de représenter des Pièces toutes profanes, ils louèrent leur hôtel de Bourgogne & leur privilège, à une Troupe de Comédiens qui se forma pour lors, & se réservèrent deux loges pour eux & leurs amis, qu'on appella les *Loges des Maîtres*. Ce fut sur ce nouveau Théâtre, que *Jodelle* fit jouer des Tragédies & des Comédies sous Henri II; *Baïf*, sous Charles IX; *Robert Garnier*, sous Henri III; *Hardi*, *Mairet*, *Tristan* & *Corneille*, sous Louis XIII & Louis XIV; & *Racine*, sous le règne de ce dernier Prince.

CONGÉLATIONS, PETRIFICATIONS, TERRES, SABLES, PIERRES, ARBORISATIONS, &c. *que l'on trouve aux environs de Paris*.

Dans les souterreins de l'Hôtel-Royal de l'Observatoire, on voit plusieurs roches de congélations & de stalactites formées par les eaux qui distillent de la voûte.

On a trouvé dans le puits de l'Ecole-Royale-Militaire, des pierres blanches, des turbinites devenus cailloux, des buccins agathifés, du bois noirci comme du charbon, de petites coquilles montées dans des parties sulphureuses, & de la fausse glaise.

Sur le chemin qui va de Picpus à Vincennes, on apperçoit dans une sablonnière de petits cailloux jaunâtres, avec des ramifications noires très-délicates.

La montagne de Montmartre est remplie dans ses carrières à plâtre, de pierres spéculaires & d'autres fossiles.

Celles de Saint-Maur, Vincennes, les Chartreux, fournissent les mêmes fossiles, & des pierres qui sont moitié pierre & moitié caillou.

Les eaux minérales de Passy donnent, dans leurs terres sablonneuses, la pierre spéculaire, des pyrites, des échinites, des bélemnites, des turbinites bien conservées de seize pouces de longueur, des grossopetres & des madrépores.

On y voit aussi des pierres tendres représentant des feuilles d'ozier, de saulx, de persicaire, des varec ou *fucus*, & d'autres plantes inconnues. Les pierres sont mêlées de petites coquilles nacrées, qui montrent à la fois les trois règnes.

Dans les fours à chaux du village de Sévre, il y a des pierres marneuses, où l'on apperçoit des jeux de la Nature dans des arborisations assez distinctes, que l'on pourroit nommer pierres arborisées.

Sur les montagnes du village de Biévre, on trouve des pierres moitié cailloux, & des silex jaspés de rouge & de bleu, approchant du jaspe rouge. On y voit encore du bois pétrifié, & des grès veinés de cercles bleus, d'autres sur un fond couleur de chair, imitant les rayons du soleil.

Le caillou représentant un morceau de fromage, s'y rencontre, mais rarement. On y a trouvé du bois jaune pétrifié, qu'on dit être du sapin.

On voit du bois pétrifié aux environs de Juvify & de Champlan.

Au-dessus de Champigny, à trois lieues de Paris, il y a de très-beaux cailloux qui imitent l'agate, avec des veines de matière crystalline, qui sont susceptibles d'un très-beau poli. Les environs sont remplis de pierre à fusil.

Les environs de Versailles offrent aux Curieux un bois pétrifié & jaunâtre.

Au château d'Anet, bâti par *Henri II*, pour *Diane de Poitiers*, on voit dans le milieu des pierres dont il est construit, des cailloux noirs en forme de géodes.

Entre ce Château & Yvri, on trouve des cailloux crystallisés, des fossiles & des pierres, qui ne sont autre chose que des ossemens d'animaux pétrifiés.

Auprès du bourg de Conflans-Sainte-Honorine, on trouve des grottes extrêmement curieuses par les stalactites & les congélations.

Les caves du château de Fontainebleau, dites le *Pressoir du Roi*, sont remplies de congélations faites en tubes, qui tombent de la voûte.

Le village de Trilport, à une lieue de Meaux, offre des cailloux ondés.

Les vignes des environs de Lagny sont garnies de pierres plates, dures comme des cailloux, & de couleur blanche, qui, étant concassées, se réduisent en lames de deux ou trois lignes d'épaisseur; & sur chaque revers de ces lames, on distingue des roseaux & des herbes aquatiques, toutes couchées les unes sur les autres, & du même sens.

Les vignes de Saint-Thiébaut, auprès de cette Ville, présentent de gros troncs d'arbres pétrifiés, portant plusieurs moignons de racines, couvertes de petits buccins de marais qui s'y sont incrustés, & remplis de même matière que celle du tronc de l'arbre.

Entre

Entre Coulommiers & la Paroisse de Chailly, il se trouve des pierres vertes, qui sont comme de véritables congélations; dont la couleur tire sur le blanc sale.

CONGREGATION. *Voy.* FILLES *de la.*

CONGREGATIONS *Ecclésiastiques. Voy.* DOCTRINE CHRETIENNE. (la) INSTITUTION *de l'Oratoire.* (l') LAZARE. (Saint) ORATOIRE. (l')

CONNETABLIE (la) & *Maréchaussée de France, Justice ordinaire de la guerre.*

Cette Chambre unique dans tout le Royaume, a son siège à la Table de Marbre, qui est dans la galerie des prisonniers, près de la Chambre de la Tournelle. Les Maréchaux de France y vont rarement; mais leur Jurisdiction y est exercée par un Lieutenant-général, un Lieutenant-particulier, un Procureur du Roi & un Greffier. Il y a, en outre, plusieurs autres Officiers. Elle connoît en première instance, & primitivement à tous autres Juges, pour raison du fait de la guerre, seulement des actions personnelles entre les gens de guerre, des contrats & cédules faites entr'eux; & à cette occasion, du payement des gages & soldes des gens de guerre; des malversations commises par les Trésoriers & Payeurs des Compagnies, ou leurs Commis, des fautes & abus que commettent les Officiers de Maréchaussées dans l'exercice de leurs charges & commissions; des différends entre tous les Officiers; des Lettres de rémission, de pardon, d'innocence, qui s'obtiennent par les gens d'ordonnance, gens de guerre, &c. pour crimes & délits commis au camp, ou en garnison, & de plusieurs autres matières qui sont spécifiées en 12 articles d'une Ordonnance de l'an 1356, confirmée par un Edit du mois d'août 1573, vérifié au Parlement de Paris, le premier mars 1712, & les appellations de ses jugemens sont portées au Parlement.

Les Commissaires & Contrôleurs des guerres y ont séance, suivant la Déclaration du Roi de l'année 1574. Ce sont les Trésoriers-généraux de l'ordinaire des guerres qui payent les gages des Officiers de ce siège; & les Receveurs-généraux des domaines & bois, ceux de l'Amirauté & ceux des Eaux & Forêts de France.

CONSEIL. (*le Grand*)

La Jurisdiction de ce Tribunal, qui fut établie sous Charles VIII, est aussi étendue que le Royaume. Il connoît des évocations & réglemens des Juges, des nullités & contrariétés d'Arrêts, de la conservation des Jurisdictions des Présidiaux & Prévôtés des Maréchaux, des Bénéfices consistoriaux, Archevêchés, Evêchés, Abbayes, &c. & de tous autres Bénéfices qui sont à la nomination, présentation & collation du Roi, à la réserve de la Régale, dont la connoissance appartient à la Grand'Chambre du Parlement. Il connoît aussi des droits de joyeux avénement à la Couronne, du serment de fidélité des Archevêques & Evêques, des indults des Cardinaux, de celui du Parlement de Paris, de la contravention aux privilèges des Sécrétaires du Roi, des appellations de la Prévôté de l'Hôtel, &c.

Avant le changement arrivé en 1738, le Grand-Conseil étoit composé d'un premier Président, de huit Présidens, de 54 Conseillers, de deux Avocats-généraux, d'un Procureur-général, de 12 Substituts, qui furent créés premièrement par Edit du mois de mai 1586, pour être du Corps du Grand-Conseil ; d'un Greffier en chef, de quatre Sécrétaires de la Cour, qui ont été créés en 1635 ; de deux Greffiers principaux, l'un pour les Audiences, & l'autre pour la Chambre du Conseil ; d'un Greffier-Garde-sacs, d'un des présentations, d'un premier Huissier, de 20 autres Huissiers, & de 23 Procureurs.

Le Roi, par Edit du mois d'août 1717, ordonna que le premier Président, les Conseillers, les Avocats & Procureurs-généraux, le Greffier en chef & le premier Huissier alors pourvus, & qui le seroient ci-après, lesquels ne seroient pas issus de race noble, ensemble leurs veuves qui demeureroient en viduité, & leurs enfans & descendans, tant mâles que femelles, nés & à naître en légitime mariage, seroient réputés Nobles, pourvu que lesdits Officiers aient servi vingt ans, ou qu'ils décédent revêtus de leursdits Offices.

Comme dans cet Edit il n'est point fait mention des Substituts, le Roi, par sa Déclaration du 22 mai 1719, accorde la Noblesse au Doyen des Substituts du Procureur-général du Grand-Conseil, & aux Doyens ses Successeurs audit Office, aux mêmes conditions qu'aux autres Officiers du Grand-Conseil ci-dessus nommés.

Avant l'an 1690, les Offices de Présidens n'étoient que des commissions attribuées à des Charges des Maîtres des Requêtes, & le plus ancien étoit premier Président ; mais cette année-là, ils furent érigés en titres d'Offices, & le Roi créa une Charge de premier Président, & huit de Présidens, par Édit du mois de février.

Les Présidens, les Conseillers & les Avocats-généraux servent par sémestre; mais le premier Président & le Procureur-général servent toute l'année. Les sémestres des Présidens & des Avocats-généraux commencent en janvier & en juillet; & ceux des Conseillers, en octobre & en avril.

Les habits de cérémonie du Grand-Conseil sont, la robe noire de velours pour les Présidens, & celle de satin noir pour les Conseillers, les Avocats & Procureurs-Généraux, le Greffier & les Sécrétaires de la Cour.

Le premier Président du Grand-Conseil en titre d'Office, (*Messire Michel de Verthamont*) étant mort le 2 janvier 1738, le Roi, par un Édit donné dans le même mois, supprima cette Charge, & celles des huit Présidens au Grand-Conseil, & en fit rembourser la finance. Sa Majesté décida que, suivant l'ordre anciennement établi dans son Grand-Conseil, la fonction de Président y seroit exercée à l'avenir par les Maîtres des Requêtes ordinaires de son Hôtel. En conséquence, le Roi fit expédier, sans aucune finance, des commissions à huit Maîtres des Requêtes à son choix, pour exercer par sémestre la fonction ordinaire de Président, & il attribua au plus ancien le droit de présider dans chaque sémestre. Outre ces huit Présidens, le Roi se réserva de commettre un des Conseillers en son Conseil d'Etat, pour présider en Chef au Grand-Conseil, ce qui ne doit avoir lieu qu'autant que Sa Majesté le trouvera convenable pour le bien de son service, & avec la condition de ne donner ces commissions que pour une année seulement.

A l'égard de ce qui peut concerner le bon ordre, la discipline & la dignité du Grand-Conseil, Sa Majesté ordonna qu'il en seroit rendu compte au Chancelier de France, comme étant, par sa dignité, le seul Chef de cette Compagnie.

Le Grand-Conseil a tenu long-temps ses séances à l'hôtel d'*Aligre*, rue Saint-Honoré. Depuis que le Roi a donné ses ordres pour l'achevement du Louvre, S. M. y a destiné pour son Grand-Conseil un logement, qui occupe une partie du terrein adossé à la superbe colonade.

Ce Tribunal fut supprimé en 1768, & les causes qui y étoient portées, furent renvoyées au Parlement de Paris, auquel le Roi en attribua la connoissance. Depuis, il fut rétabli; mais il n'a subsisté que jusqu'au mois de février 1771, lors de la grande révolution survenue dans presque tous les Tribunaux du Royaume, & enfin reconstitué à l'époque du rappel des Parlemens.

On lit dans les Essais Historiques de M. *de Saint-Foix*, sur Paris, *tom. II*, pag. 268, qu'à la fin de la dernière audience, avant les jours gras, celui qui préside se lève, va à la table du Greffier, y trouve un cornet & des dés, commence le jeu, & le cornet passe ensuite successivement aux Conseillers, aux Avocats, aux Procureurs, aux Huissiers, & même aux Laquais, qui continuent de jouer jusqu'à la nuit.... Voici l'idée de M. *de Saint-Foix* sur cet usage. » Nos Rois, » dit-il, avoient des Fous en titre d'Office, & qui, étant » couchés sur l'état de leur Maison, avoient leurs causes com- » mises à la Prévôté de l'Hôtel, &, par appel, au Grand- » Conseil. Ces Fous pour se divertir, pour divertir les autres, » ou autrement, se faisoient des procès, dont le Grand-Con- » seil renvoyoit apparemment la plaidoirie aux jours de » Carnaval, de même que l'on plaidoit & que l'on plaide » encore, je crois, ces jours-là une *Cause grasse* au Châtelet » & au Parlement. Le Président du Grand-Conseil, après » avoir oui les Avocats, demandoit un cornet & des dés pour » décider des affaires ordinairement ridicules ». Voilà la conjecture de M. *de Saint-Foix*; il avoue en même-tems qu'elle n'est appuyée sur aucunes preuves.

Bureaux du Grand-Conseil.

BUREAU pour la communication des Requêtes en cassation & révision.

——————— Pour les affaires Ecclésiastiques.

BUREAUX (deux) pour la communication des instances, pour les réunions de Justices ou Offices, & de Législation.

——————— Pour les affaires de Chancellerie & Librairie.

——————— Pour l'examen des Demandes en cassation des Jugemens de compétence, rendus en faveur des Prévôts, des Maréchaux, ou des Juges Présidiaux.

——————— Des Postes & Messageries. *Voy. l'Almanach Royal.*

Bureaux des Commissions extraordinaires.

BUREAU pour les affaires du Commerce.

BUREAU pour l'aliénation des Domaines réunis.

——————— Pour juger les contestations au sujet des Pensions d'oblats, ou de Religieux Laïques, immeubles, droits, privilèges, immunités & possessions appartenants à l'Hôtel-Royal des Invalides & à l'École-Royale-Militaire ; la Régie des cartes, & les Appels des ordonnances des sieurs Intendans, au sujet desdites contestations.

——————— De la grande & petite Direction des Finances.

——————— Pour les affaires des Domaines & Aydes.

——————— Pour les affaires des Gabelles, cinq grosses Fermes, Tailles, & autres affaires de Finance. *Voy. l'Almanach Royal.*

Bureaux des Affaires particulières.

BUREAU pour la représentation & examen des titres des Propriétaires des droits de Péages, Passages, Pontonages, Travers, & autres qui se perçoivent sur les ponts & chaussées, chemins & rivières navigables, & ruisseaux y affluans, dans toute l'étendue du Royaume, & pour plusieurs affaires particulières renvoyées à ce Bureau.

——————— Pour les contestations concernant les payemens en écritures & comptes en Banque.

——————— Pour les affaires des vivres de terre & de marine, étapes, fourages, lits d'Hôpitaux & de Garnison ; & pour plusieurs affaires particulières renvoyées à ce Bureau.

——————— Pour les contestations au sujet des Actions de la Compagnie des Indes, & des concessions de terres à la Louisiane, accordées par ladite Compagnie, & Associés auxdites concessions ; & pour les affaires particulières renvoyées à ce Bureau.

——————— Pour juger en dernier ressort toutes les demandes & contestations dans lesquelles la Compagnie des Indes sera Partie ; les contestations nées & à naître concernant les billets provenus de différens emprunts faits sur des Actions de ladite Compagnie ; & pour plusieurs affaires renvoyées à ce Bureau, & la vérification des titres des Droits maritimes.

BUREAU pour la liquidation des dettes des Communautés, Arts & Métiers de Paris ; examen & révision de leurs comptes depuis 1689 ; & pour plusieurs affaires renvoyées à ce Bureau.

——————— Pour le soulagement des Maisons & Communautés de Filles Religieuses dans tout le Royaume.

——————— Pour la liquidation des dettes du Canada.

——————— Pour la liquidation des Offices sur les cuirs, supprimés par Edit du mois d'août 1759 ; la liquidation des Offices Municipaux supprimés par Edits des mois d'août 1764, & mai 1765 ; & l'examen des demandes en indemnité, conformément à la Déclaration du 21 novembre 1763, & en exécution de l'Arrêt du Conseil, du 20 février 1764.

——————— Pour la liquidation des Offices Domaniaux supprimés par Edit d'avril 1768.

BUREAU *Général* des Conservateurs des Hypothèques, pour les oppositions au Sceau.

——————— De l'Hôtel-de-Ville. *Voy.* plus haut.

——————— des *Commissaires-Généraux* aux saisies réelles.

——————— Des Consignations pour toutes les Jurisdictions, à l'exception des Requêtes du Palais.

——————— Des Finances, Chambre du Domaine & Trésor.

——————— De la Voyerie.

——————— D'Administration concernant le Collège de LOUIS-LE-GRAND. *Voy.* plus haut.

BUREAU *Général* de la Régie de la petite Poste établie à Paris. *Voy.* POSTE.

CONSEILS DU ROI (les) sont au nombre de quatre. Le premier est le Conseil d'Etat, qui se tient le dimanche & le mercredi ; le second est celui des Dépêches, qui se tient le samedi ; le troisième est le Conseil-Royal des Finances, qui se tient le mardi ; & le quatrième est le Conseil-

Royal *; il ne se tient que tous les quinze jours. Sa Majesté préside à tous ces Conseils, auxquels assistent les Ministres & Sécrétaires d'Etat; le Chancelier & le Contrôleur-général des Finances, & aussi un grand nombre de Conseillers d'Etat. *Voy. l'Almanach Royal.*

Il y a plusieurs autres Conseils, pour lesquels on peut consulter aussi l'Almanach Royal; tels que le Conseil-Royal de Commerce; celui pour la Maison de Saint-Cyr; le Conseil de la Maison & Finance de M. le Duc d'Orléans; le Conseil Souverain de Bouillon; le Conseil de la Ferme.

CONSERVATEURS DES HYPOTHEQUES sur les rentes; & des caisses & oppositions faites au Trésor-Royal. *Voy.* aussi l'*Almanach Royal.*

CONSTRUCTEURS. (les) Ce sont les Artistes qui donnent les plans & les ordres aux Charpentiers, & qui font exécuter la construction des navires, galères, ou autres bâtimens de mer.

Les Constructeurs ne font point en cette Capitale un Corps de Communauté; mais seulement dans les Ports du Roi, où sont les Maîtres Charpentiers, les contre-Maîtres & Charpentiers entretenus, dont les fonctions sont réglées par l'Ordonnance de Louis XIV, pour les Armées navales & Arsenaux de Marine, suivant l'Arrêt du 15 avril 1689.

Un Charpentier de navire ne doit point être reçu Maître, qu'il n'ait travaillé dans les Ports, & qu'il n'ait fait son chef-d'œuvre.

---

* Ce Tribunal Suprême en 1422, sous Charles VI, étoit ordinairement composé du Connétable, du Chancelier, de quelques Seigneurs, d'un certain nombre de Magistrats tirés du Parlement & des autres Cours Supérieures. Le Chancelier, ainsi qu'aujourd'hui, présidoit en l'absence du Roi. Les Maîtres des Requêtes de l'Hôtel, réduits sous Charles VI, au nombre de trois, présentoient toutes les Requêtes adressées directement au Roi, excepté celles qui concernoient la conscience ou la pieuse libéralité de nos Monarques, renvoyées au Confesseur & à l'Aumônier, auxquels il étoit expressément enjoint de ne se charger d'aucune autre affaire. Les Maîtres des Requêtes signoient les Lettres expédiées en conséquence des demandes faites au Conseil: huit Sécrétaires du Roi, servant alternativement, dressoient ces expéditions. Avant que d'être admis au grade de Sécrétaire du Roi, il falloit avoir exercé les fonctions de Notaire. *Hist. de Fr. par Villaret, tom.* 14, *pag.* 234.

CON

CONSULS. (les) Derrière l'Eglise de Saint-Merri, est l'Hôtel des *Consuls*, ou la Maison Consulaire. On voit sur la porte une statue de Louis-le-Grand, de *Simon Guilain*, qui n'est pas trop bonne: c'est dans cet Hôtel que les Juge & Consuls de Paris tiennent leur Siège, & y donnent audience trois jours de la semaine, matin & soir, le lundi, le mercredi & le vendredi. Il y a dans cette Jurisdiction un Juge & quatre Consuls.

Cette Jurisdiction fut instituée par le Roi Charles IX, en l'année 1563. On ajoute que ce fut après avoir vu renvoyer hors de Cour & sans dépens, deux Marchands qui plaidoient depuis dix ans au Parlement. Cette Justice connoît de toutes les causes & procès concernant le commerce & le fait de marchandise, même entre les privilégiés, qui ne peuvent, sur le fait de leur trafic, se servir de leurs privilèges. Elle connoît des différends pour le payement des billets entre Marchands & Négocians.

Les appellations des Jugemens de cette Jurisdiction sont portées au Parlement.

Cette Jurisdiction est exercée par cinq Marchands, dont le premier est appellé *Juge*, & les autres *Consuls*. Ils sont renouvellés tous les ans, le 28 janvier, & sont électifs. Ils vont ensuite prêter serment au Parlement. Ils choisissent le Greffier, & le Greffe appartient au Consulat, qui en fit l'acquisition lors de l'établissement de cette Justice.

La première Jurisdiction des Consuls qui ait été établie en France, est celle de Toulouse, qui le fut par Edit du mois de juillet 1549, sous le règne de Henri II. Le premier Juge doit avoir 40 ans au moins, & les Consuls 27, à peine de nullité de leur élection.

Le Juge & les Consuls se tirent des Drapiers, des Epiciers & Apothicaires; des Merciers, Joyalliers & Quincailliers; des Pelletiers, des Bonnetiers, des Orfèvres: les Libraires, les Marchands de vin, les Marchands de bois & les Marchands de laine ont les mêmes privilèges, & parviennent de même au Consulat & à l'Echevinage.

CONTROLE des *Actes*. Voy, BUREAU pour l'*Insinuation*, &c.

CONTROLE-GÉNÉRAL.

Les Bureaux comprennent,

1°. Les détails des fonds & dépenses du Trésor-Royal: la

Caisse des amortissemens : la Caisse des arrérages : les débets à la poursuite du Contrôleur des bons d'état du Conseil, & des Contrôleurs des restes : le dixième & le quinzième d'amortissement : la liquidation des Offices supprimés ; & les droits dans lesquels le Roi est rentré.

2°. Les Pays d'Etats ci-après. La Bretagne, le Languedoc, la Bourgogne, la Provence, l'Artois & la Flandre, qui renferme les Etats de Lille, Douay & Orchies, & ceux de Cambray. Toutes les affaires de la ville de Marseille, qui sont du département des Finances ; & l'administration municipale des Villes des Pays d'Etats, pour ce qui concerne la Finance. L'enregistrement des affaires rapportées au Conseil-Royal des Finances, ainsi que des décisions. La subrogation aux places vacantes dans les commissions extraordinaires du Conseil concernant les Finances.

3°. *Le Bureau des Dépêches*, qui consiste dans l'ouverture & le rapport au Ministre de toutes les Lettres, Requêtes, Placets & Mémoires dans le renvoi qui en est fait, soit aux Intendans des Finances, soit aux autres départemens, dans l'expédition des affaires instantes & du Cabinet. Les passe-ports donnés par le Contrôleur-général. Les Mémoires pour le travail du Roi & les décisions de Sa Majesté, pour la nomination aux Intendances, & autres graces qu'elle accorde en Finance. L'expédition de toutes les affaires qui n'ont point de département fixe, ou que le Ministre traite directement.

4°. *Le Bureau des Rentes*, qui consiste dans la confection de l'état de toutes les rentes sur l'Hôtel-de-Ville, & le détail de tout ce qui a trait aux Payeurs desdites rentes, leurs Contrôleurs & les Syndics des Tontines. La rédaction de tous les Arrêts en réformation d'erreurs de nom, pour rentes perpétuelles ou viagères, & autres ayant rapport à cette partie. L'état des gages de la Chambre des Comptes de Paris, de la Cour des Monnoyes, des Sécrétaires du Roi du Grand-Collège, de la Chambre des Comptes de Dijon, de la Cour des Aydes de Bordeaux, & de ce qui reste dû de ceux du Parlement de Paris, du Grand-Conseil, de la Cour des Aydes, du Parlement de Dijon, de la Chancellerie, près le même Parlement ; du Parlement de Bordeaux & Chancellerie ; de la Cour des Monnoyes de Lyon & Chancellerie, près ladite Cour. Les charges assignées sur les cinq grosses Fermes, celles sur les Gabelles de France & de Lyonnois, & celles assignées sur les traites.

5°. Les affaires contentieuses du Conseil-Royal ; l'exécution des Edits concernant l'administration municipale, à l'exception de ce qui concerne l'ordre politique des Villes & Communautés; leurs octrois & leurs dettes; la vérification des états au vrai des Fermes générales & des petites Gabelles; celles des comptes de passe-ports, des états de dépenses faites par l'Adjudicataire des Fermes sur le prix de son bail, en vertu d'Arrêts ou autres autorisations, & des états des immeubles des Fermes qui passent d'un bail à un autre; le *visa* des passe-ports émanés de MM. les Secrétaires d'Etat; le cahier du temporel du Clergé; les Mémoires de l'Imprimerie Royale.

6°. La signature des Arrêts, Edits & Déclarations du Roi, à l'exception des Arrêts en commandement, Lettres-patentes, & le dépôt de toutes les minutes; la rédaction des Arrêts portant subrogation de MM. les Maîtres des Requêtes & des Fermiers-généraux; la signature de tous les états au vrai & rôles passant au Conseil-Royal des Finances; les Ordonnances pour la capitation de la Cour & de Paris.

7°. Le détail des Monnoies; l'examen & le rapport au Ministre de tous les Mémoires & projets relatifs à l'administration des Finances.

8°. La recherche & collection des Chartes, & autres monumens intéressans; l'Histoire & le Droit public du Royaume; les travaux littéraires ordonnés à ce sujet par Sa Majesté, & la correspondance qu'ils exigent; la garde du dépôt général des Chartes, & celle des Archives & Bibliothèque des Finances.

9°. Les états & distribution des fonds; les expéditions des Ordonnances & des dépenses de la Finance; celles qui concernent les fonds destinés aux dépenses de la guerre, de l'Artillerie, de la Marine, des Colonies, des Affaires étrangères & des Troupes de la Maison du Roi; la confection des états des gages & appointemens du Conseil; la liquidation de tous les Offices supprimés, & droits dans lesquels le Roi est rentré. Les débets à la poursuite du Contrôleur des bons d'états du Conseil & des Contrôleurs des restes. Les états de situation de tous les comptes & des Comptables, & les affaires contentieuses.

10°. Les dépenses du Trésor-Royal; la Caisse des arrérages; la Caisse des amortissemens; les Registres des Finances; les expéditions des dépenses de la Maison du Roi; les états de situation des Caisses; le dixième d'amortissement; le payement des capitations de retenue, & toutes les affaires qui n'ont pas de département fixe.

11º. Le Contrôle du Trésor-Royal.
12º. Les enregistremens & le dépôt des Ordonnances.
13º. Le Sécrétariat.

Ces Bureaux font à Paris, chez M. le premier Commis des Finances.

14º. *A Versailles*, celui des pensions, gratificatious & la correspondance des Bureaux de Paris.

COPEAUX, (Fief de) est un arrière-Fief relevant de Bretigny, à six lieues & demi de Paris. Il est situé dans la grande rue du fauxbourg Saint-Victor, vis-à-vis la rue Censier.

Il consiste en un corps-de-logis couvert de tuile & d'ardoise, cour, deux écuries; plus, en trois arpens de marais clos de murs en partie, & de la rivière des Gobelins. Ce Fief fut vendu par échange, le 1 décembre 1468, par *Jacques de Saint-Benoît*, Seigneur de Bretigny, au sieur *Dumesnil Maupas*, qui s'en est réservé la mouvance.

COQUILLAGES *qui se trouvent dans l'étendue de la Généralité de Paris.*

Dans le canton appellé la *Vallée de Tissart*, du fauxbourg Saint-Germain, on trouve des peignes, des tellines, des vis, des buccins & des huîtres.

On a tiré du *puits de l'Ecole-Militaire*, de petites coquilles montées dans des parties sulphureuses & de la fausse glaise.

Au château de *Bicêtre*, on trouve des pelures d'oignons, des huîtres, des boucardes, des buccins, des tellines, des vis & des sabots renfermés dans des pierres.

Dans le village de *Vaugirard*, auprès de Paris, les mêmes fossiles paroissent dans les sablonnières, avec les peignes & le corail fossile.

Le village d'*Issy* offre dans les carrières différens fossiles; principalement des huîtres, des buccins, des vis, des sabots, des ostéocoles & des cornes d'ammon.

Dans la plaine de *Palaiseau*, les cames & les tellines se voient assez souvent imprimées sur des cailloux & sur des morceaux de grès.

Aux eaux minérales de *Passy*, les coquilles des trois classes, les univalves, les bivalves, les multivalves s'y voyent presque toutes; telles que les lépas chambrés & à cabauchons, les dentales, les antales, les limaçons, les buccins, les vis, les murex, les volutes, les huîtres, les cames, les moules, les boucardes, les manches de couteau, les oursins faits en cœur, les vermisseaux, les pholades à deux pièces de trois espèces, dont une à queue. Quelques-unes de ces coquilles sont coloriées, & parfaitement bien conservées.

Dans la forêt de *Bondy*, à deux lieues de Paris, on voit des cailloux, qui renferment de petites coquilles qui imitent la corne d'ammon, & que l'on nomme *plan-orbis*.

Auprès de *Versailles*, on trouve des buccins, des vis, des cames, des limaçons à bouche applatie, tels que l'épéron, des tellines, des tonnes, comme la harpe, la porcelaine, le bonnet chinois ou le cabauchon, des poulettes & des boucardes.

Dans le village d'*Ennouville*, proche Méru, on voit les mêmes pièces, excepté le corail fossile, la pelure d'oignon, des glossopètres, des nérites, des tubulaires marins, des tonnes, &c.

Le village d'*Errouville*, auprès de Pontoise, offre pareillement des fossiles dans des sablonières, avec cette singularité, qu'ils sont chargés de ramifications noirâtres, assez distinctes. Les sabots, les buccins, les tellines sont les plus fréquens.

Auprès de la même Ville, dans la terre de *Stoors*, on voit des glossopètres, & quantité de pierres chargées de buccins & de peignes.

Au village de *Gacourt*, à six lieues de Paris, dans le champ appellé des *Quatre-vents*, on trouve des pierres très-dures pleines de buccins; d'autres offrent les empreintes, ou les noyaux de peignes & de boucardes.

Dans les carrières de *Saint-Leu*, auprès de Chantilly, les pierres tendres sont remplies de moules, de peignes, de boucardes, & d'autres fossiles.

Les pierres du *Pont de Trilport*, à une lieue de Meaux, sont pleines de coquillages.

Auprès de *Lisy*, sur la rivière d'Ourque, on trouve sur le côteau, dans un sable très-fin, plusieurs petits coquillages, du coral blanc oculé & calciné, couvert de tartre, ou devenu caillou, avec des gazons très-poreux, remplis d'une infinité de loges d'insectes, d'un travail admirable.

A *Mary*, près de Meaux, ce sont de gros morceaux de millepores, & des gâteaux d'insectes de la longueur de la main, d'un joli travail. Il y a aussi du corail fossile & des œillets de mer, des champignons de mer très-évasés, des dentales & des vermisseaux, des pierres appellées *Brontia ceraunia*, entièrement agatifées; de petits lépas, & des gros faits en cábauchon; d'autres, en forme de dés à coudre, volutés en dedans, épineux en dehors, & quelques-uns chambrés.

Ces deux derniers Villages fourniffent de gros limaçons de trois efpèces, des cadrans, des éperons, des fabots, des buccins, de groffes vis appellées tirebours, des lépas appellés *bonnets chinois*, des murex nommés rochers, des pourpres, la vis nommée tarrière, des nérites, des volutes, des tonnes, des fufeaux, des porcelaines.

Sur les côteaux du village de *Lify*, on voit de gros blocs de grès pleins de coquillages faillans. Quand les pluies ont détaché les fablons de ces lits de grès, ils reftent fufpendus, & forment par-deffous de fort belles rocailles. On y voit beaucoup de buccins, des cames rayées & unies, des moules, des tellines, des huîtres, des manches de couteau, des boucardes, des arches de noé, des pelures d'oignon, des pétoncles & des gloffopètres.

Les fablons de *Merry* abondent en petites cornes d'ammon lenticulaires, ou pierres lenticulaires, conglutinées par un limon qui fe tient fur la vulve d'une huître ou d'un peigne.

De l'autre côté de la Marne, vis-à-vis de ce Village, font des carrières de pierres dures, toutes remplies de coquilles de la même efpèce que celles de Merry & de Lify.

Dans les fablons d'*Auvers*, on trouve quelques glands de mer attachés fur des fragmens de coquilles.

Les environs de *Saint-Jouarre* font remplis de roches & de bancs de pierre de meulière, pleines de coquilles.

Les fablonnières des environs de l'Abbaye de *Chelles*, de *Brou* & de *Saint-Maur* contiennent beaucoup de fragmens de toutes fortes de coquilles, la plûpart volutées & bivalves.

Près le château de *Gilles-Voifin*, eft un trou, où les Laboureurs vont chercher de la marne, qui n'eft compofée que de coquilles brifées, telles que des moules, de groffes vis, des limaçons, des buccins; des huîtres à bec, &c. Une autre marnière, à un quart de lieue, eft d'une nature plus dure, avec des veines grisâtres, & quantité de buccins & de moules écrafées.

La plaine entre *Auvers* & Villeneuve, eft toute remplie de fragmens de belles cames. Les murs de ce Château font bâtis de cailloux, qui contiennent des racines pétrifiées avec leur chevelure. On en ramasse dans les bois, les bruyères & les chemins.

Proche le château de *Chamarande*, à deux lieues d'Etampes, se trouvent des espèces de poches & de pierres creuses, qui tiennent par un pédicule sur des pierres de meulière, & qui renferment des buccins crystallisés, couverts d'une espèce de moule blanche pétrifiée.

Les pierres des environs du *Pont-Bicheret*, à une lieue de Lagny, contiennent de petits buccins de marais, qui se sont pétrifiés comme le marins.

On a trouvé dans des feuilles, sur la côte de la *Chapelle*, sous *Crecy*, & du côté de *Quincy* & du *Pont-aux-Dames*, une veine de trois ou quatre pouces de haut, toute remplie de coquillages extrêmement minces, tels que des buccins, des limaçons, des cornes d'ammon. Ils sont tous enfermés dans une pierre à chaux fort dure, avec des parties de pierre à fusil très-noires.

On apperçoit aussi aux environs de *Quincy*, du bois pétrifié, & des dentrites naissantes.

A une demie-lieue de *Clermont en Beauvoisis*, sur le territoire du village de *Saint-Felix*, dans une cavée qui conduit à l'Abbaye de Froidemont, on voit toutes sortes de coquillages fossiles enfermés dans de la craie. La veine de ces coquilles commence à une croix de pierre, sur le chemin du village de *Thury* à celui du *Fay*, & finit en descendant, environ à 40 toises. Dans les vignes qui sont au-dessus, on trouve une grande quantité de coquilles plus grandes, mais moins bien conservées.

Sur la montagne du *Tillois*, auprès de Beauvais, on voit plusieurs fossiles, tels que des peignes, des tellines, des Cames, des huîtres, &c.

A *Nogent-sur-Seine*, on voit des pierres qui représentent des plantes & des arbres.

Voilà des témoins irréprochables du passage des eaux de la mer sur les lieux que nous habitons. Ces coquillages sont autant de présens que le déluge semble avoir fait aux Amateurs de l'Histoire Naturelle, pour enrichir leurs cabinets. Ils ne doivent à la nature du sol qui les concerne, que la propriété de les conserver. Nous avons obligation de cette Description à M. d'*Argenville*, & il seroit inutile de songer à rien ajouter à ce détail. *Voy. son Oryctologie, tom. II.*

CORBEIL. Ville de l'isle de France, sur la Seine, qui y

reçoit la Juine. On ne sauroit placer l'origine de son Comté, plus tard qu'environ l'an 900, puisque l'on trouve un de ses Comtes en 940, ou à peu près. Le premier s'appelloit *Haymond*; les autres, *Burchard*, élevé à la Cour de Hugues-Capet; *Mauger*; *Guillaume*, son fils, surnommé *Vorlangus*; *Rainaud*; *Bouchard II*, du nom; & *Eudes*, fils de *Bouchard*. En 1120, *Louis-le-Gros* l'acheta, & ainsi finit le règne de sept Comtes, qui avoit duré environ deux siècles. Plusieurs Reines ont eu ce Comté en appanage. Il y a quatre Paroisses, & une Collégiale sous le titre de S. Exupère, par corruption S. Spire.

Corbeil est à sept lieues sud de Paris, trois nord-ouest de Melun : longitude 20′. 6″. latitude 48′. 38″. On prétend que Corbeil tire son nom de *Corbulo*, Gouverneur des Gaules.

L'Eglise de Saint-Spire. Elle est la première qui fut construite lors de la formation du nouveau Corbeil, & où le Fondateur mit des Chanoines. L'édifice qui subsiste de nos jours, porte des marques de différens siècles, & n'a rien que d'assez simple ; on le trouve un peu écrasé, selon la mode du tems. La Chapelle de Saint-Martin, située dans la même Eglise, servoit de Paroisse : elle est qualifiée Cure ou Eglise paroissiale en 1482, & dite être à la présentation du Chapitre. Le Curé y est aussi désigné, comme ayant douze livres de revenu dans la manse du Chapitre. La première dignité de cette Collégiale portoit le titre d'Abbé, sans que pour cela il y eût jamais eu de Moines en cette Eglise. Cette Abbaye étoit du nombre de celles qu'on appelloit les Abbayes ou Eglises Royales, dont les deux Frères du Roi *Louis-le-Jeune*, appellés *Henri* & *Philippe*, furent Abbés successivement. Outre l'Abbé, il y avoit un Chantre. En 1203, *Eudes de Sulli* régla la résidence des Chanoines, dont l'Abbé étoit alors un nommé *Hugues*, & le cérémonial de l'Abbé fut réglé en 1690. L'Abbé a le droit de porter la crosse & la mître, & ne paye point de Bulles.

Le Chapitre fut augmenté au commencement du dernier siècle, par la réunion qui y fut faite de celui de Notre-Dame de la même Ville ; & le cloître de Saint-Spire servit à loger ce dernier. Alors le nombre des Prébendes, qui auroit approché de trente, fut réduit au nombre de seize. Ainsi, il y eut deux Prébendes assignées pour l'Abbé, une pour le Chantre, neuf Canonicats, & le revenu des quatre portions restantes fut employé à la Fabrique de l'Eglise, aux Enfans de chœur, au payement des Prébendes de l'Abbaye de Saint-Victor & du Prieuré de Notre-Dame-des-Champs : en même-temps, les Chapelains furent réduits au nombre de six. Ces changemens se firent le 15 septembre 1601.

L'Abbaye, ou première dignité de cette Collégiale Royale, est à la présentation de M. de Villeroi, comme Seigneur engagiste de Corbeil, & les Canonicats de même.

Eglise Saint-Guenaut. Le Comte *Haymond* ayant fait bâtir l'Eglise de Saint-Spire, près de son Château, fit pareillement construire celle de Saint-Guenaut dans ce Château même, proche l'embouchure de la Juine dans la Seine. Il y fonda quatre Prêtres, & depuis l'Eglise ayant été rebâtie & agrandie, le Clergé y fut augmenté. Saint-Guenaut étoit une Collégiale Régulière, qui devint ensuite Séculière, Louis-le-Gros l'ayant donnée à l'Abbaye de Saint-Victor. *S. Louis* augmenta, en 1258, du nombre de trois, les Chanoines du Prieuré de Saint-Guenaut, assignant à cet effet la somme de 40 liv. à prendre sur le domaine de Corbeil. Ce Prieuré fut conservé par Arrêt en 1267, dans la possession de la justice, *infrà barras Corbolii*. L'Abbé Châtelain marque dans le récit de ses Voyages, que cette Eglise est la Paroisse du Château, & que Madame *de Blémur*, qui a écrit des Ouvrages de piété, en a eu soin, & y a demeuré. Il n'y réside plus qu'un Chanoine de Saint-Victor.

Eglise de Saint-Jean de l'Hermitage. Cette Eglise, qui est renfermée dans la Ville, a été fondée avant le milieu du onzième siècle, & seulement 80 ou 75 ans après celles de Saint-Spire & de Saint-Guenaut. Son Fondateur est *Nanterus* ou *Nantier*, Vicomte de Corbeil sous le Roi Henri. Ce Vicomte la donna à *Guntier* ou *Gontaire*, Abbé de Saint-Pierre-des-Fossés, afin qu'il y mît de ses Religieux. Au XIIe. siècle, les maisons qui l'environnoient, formoient un Bourg, dit le *Bourg Saint-Jean*.

Le Prieur de ce lieu jouissoit autrefois d'un droit fort singulier. Le Curé de Saint-Port, au diocèse de Sens, lui devoit, le jour de S. Jean-Baptiste, trois chapeaux de roses vermeilles & trois paires de gants rouges, pour une terre assise à Saint-Port, nommée la *Terre des Chapeaux*, & il devoit les apporter en dînant, sur peine de cinq sols d'amende.

Eglise de Notre-Dame. On ignore en quel tems, & par qui cette Collégiale a été fondée; à en juger par la tournure des ceintres d'un pilier à l'autre, on trouve l'indication des commencemens de l'architecture gothique: ainsi son établissement seroit au plutôt, du tems des Comtes *Bouchard II*, ou d'*Eudes*, son fils; & sous le règne de Philippe I, qui commença

en

en 1060. Quelqu'en ait été le Fondateur, on voit qu'il voulut imiter le Comte *Haymon* dans le nombre des Chanoines qu'il avoit fondé en l'Eglise de St.-Spire. Ces 12 Chanoines avoient aussi à leur tête, un Abbé. En 1125, *Bernerus* ou *Bernier* jouissoit de cette dignité. Ces Prébendes n'étoient point Monastiques. Par la suite, ces Chanoines n'eurent plus d'Abbé tiré de leur Corps. Dans une Sentence arbitrale de l'an 1224, le Roi Louis VIII s'en dit être Abbé. Enfin, cette dignité fut supprimée, pour éviter les débats. En 1297, le Curé d'Essone, sur le territoire duquel Corbeil est bâti, étoit quelquefois qualifié Curé de Notre-Dame de Corbeil, ou bien il avoit consenti que le Desservant de la Succursale qui y étoit, fût appellé Curé *. L'Eglise est d'une structure fort massive, & avec une aile de chaque côté & des galeries. La tour est plus délicatement travaillée, quant aux parties extérieures & élevées. Au portail se voyent de chaque côté trois statues longues & étroites, dont celle du milieu représente une Reine. La Chapelle de Saint-Yon servoit de Paroisse au XVe. siècle.

On a élevé dans cette Paroisse un monument très-honorable à la mémoire d'un des plus dignes Pasteurs qu'ait jamais eus cette Eglise. Il s'appelloit *Joseph Adine* : ses vertus & ses talens sont énoncés dans l'épitaphe suivante, qu'on lit sur un marbre proche du Jubé, en entrant au chœur.

Hic requiescit
Deo, proximo, non sibi natus
Josephus Adine, Autissiodorensis,
Hujusce urbis Corboii dignissimus Pastor,
Quem ad aras omnipotentis
Incessu gravi, Angelico vultu,
Omnium in se oculos habentem
Vidimus.
Quem in sublimi leges docentem divinas ;
Justorum virtutes inflammantem ,

---

* Corbeil occidental doit être regardé comme la portion qui est aujourd'hui la plus remarquable, & la plus peuplée de tout le territoire d'Essone ; aussi, le Curé y fait-il sa résidence à l'Eglise de Notre-Dame, son Annexe, ou Succursale, qui a succédé à Saint-Nicolas, pendant que son Vicaire réside à Essone, Eglise matrice. *Le Bœuf, Hist. du Dioc. de Paris,* Tom. II, pag. 154.

>*Pœnitentium animos erigentem,*
>*Peccantium corda profligantem*
>*Audivimus.*
>
>*Quem in secreto verum animarum medicum*
>*Verbo, lacrimis, exemplo*
>*Vidimus, audivimus, habuimus,*
>*In quibus omnibus immorantem*
>*Corbolium videbat, mors rapuit, Cœlum*
>*Voluit.*
>*Verum*
>*Æternum pietatis suæ monumentum*
>*Gregi reliquit suo.*
>*Solemnia S. Joseph omni celebranda œvo,*
>*Oret pro grege in Cœlis,*
>*Quem in terris paterno fovebat affectu,*
>*Eique requiem quâ jam fruitur obtineat;*
>*Æternam.*
>*Obiit die decimâ octavâ aprilis,*
>*Anno Domini 1684, œtatis suœ 52.*

Saint-Jean-en-l'Isle. Cette Eglise est ainsi désignée, pour la distinguer de Saint-Jean-du-Prieuré-de-l'Hermitage, qui est beaucoup plus ancien. Elle est située dans une Isle formée par la rivière de Juine, avant qu'elle se jette dans la Seine. Elle doit sa fondation à la Reine *Isburge* ou *Isemburge*, épouse de Philippe-Auguste, qui jouit du Comté de Corbeil à titre de Douaire, & qui s'y retira après le décès de ce Roi, arrivé vers l'an 1223.

Cette Princesse y établit douze Prêtres, qui feroient profession de la Règle de Saint-Augustin, selon l'Ordre des Chevaliers de Saint-Jean de Jérusalem, & assigna pour leur nourriture, 50 muids de grain, à prendre sur le minage des grains qui se vendoient au Marché de Corbeil. Louis VIII confirma cette fondation en 1224, & *Guerin de Montaigu*, Grand-Maître de l'Ordre, alors dit de Rhodes, & à présent de Malthe, l'acceptant, leur conféra le petit Hôpital de Tigery, voisin de Corbeil, avec ses dépendances: outre cela, à la prière de la Reine, il permit aux Religieux d'élire dans leur Ordre un Prieur & Commandeur.

Sauval assure que cette Commanderie de Saint-Jean-en-l'Isle est autrement dite la *Grande Trésorerie:* qu'il y a six Ecclésiastiques, dont trois sont Religieux & trois Séculiers, & un Clerc entretenu par le Commandeur, & que le Service s'y fait régulièrement. Il ajoute que le Prieur est croffé & mitré.

L'Eglife de ce Prieuré eft un grand édifice gothique en forme de croix, & tel que la Reine *Ifemburge* le fit conftruire. Il eft fans ailes, mais avec des galeries & une nef fort longue. On y voit des fépultures prefque de tous côtés. La plus confidérable eft celle d'*Ifemburge*, qui étoit dans le chœur élevée d'un pied ou un peu plus, & qui en a été ôtée depuis, pour être placée au fond de la croifée, du côté du midi. Cette tombe de cuivre la repréfente avec la couronne & le fceptre, avec cette infcription autour, en lettres gothiques capitales :

Hic jacet, Ifburgis *Regum generofa propago ;*
Regia quod Regis fuit uxor fignat imago.
Flore nitens morum vixit, patre Rege Dacorum,
Inclita Francorum Regis adepta thorum.
Nobilis hujus erat, quod in orbis fanguine claro
Invenies raro, mens pia, cafta caro.
Annus millenus aderat deciefque vicenus,
Ter duo, terque decem, cum fubit ipfa necem,
Felicis duce vitæ fubducta caducæ.

On y lit tout de fuite :

Hugo de Plagliaco me fecit.

On montre dans l'une des galeries de cette Eglife, une vieille chaife de bois, qu'on croit avoir fervi à cette Reine pour entendre la Meffe.

Sous le règne de Philippe-le-Hardi, *Jean de Villiers*, Grand-Maître des Chevaliers de Saint-Jean de Jérufalem, trouva que la maifon de Saint-Jean-en-l'Ifle étoit très-propre à y tenir les affemblées de fes Chevaliers. C'eft pourquoi il fit bâtir cette grande falle, qu'on appella le Palais, joignant le cloître & dortoir des Religieux. C'eft probablement où ce Roi logea quelquefois ; car il refte des Chartes de lui, datées de l'Hôpital de Corbeil.

Ce fut dans ce Prieuré que defcendit le Roi Henri IV, lorfqu'il voulut s'affurer la ville de Corbeil ; & là, les habitans vinrent lui en préfenter les clefs.

On voyoit à Corbeil dans le XVe. fiècle, une Eglife Succurfale d'Effone, fous le titre de S. Nicolas, & qui fut abattue au commencement des guerres civiles de la Religion, vers le règne de Charles IX, dans l'appréhenfion que les ennemis ne s'en servissent avantageusement, pour battre de-là la ville de Corbeil, sur les murs de laquelle elle commandoit; & il n'en resta de vestige que dans le nom de la porte qui y conduisoit, que l'on continua d'appeller *la porte Saint-Nicolas.* Elle étoit au midi de la Ville. Cette destruction fut cause que l'on retira les Chanoines de l'Eglise de Notre-Dame, où ils étoient, afin que leur Eglise devînt particulière aux habitans de Corbeil, en servant au même usage qu'avoit fait celle de Saint-Nicolas. De là vint la coutume qui subsistoit encore en 1644, de dire l'*Eglise & Fabrique de Notre-Dame & Saint-Nicolas de Corbeil.*

Il y avoit aussi une *Chapelle Royale* à deux étages, bâtie par S. Louis en 1258. La Chapelle de dessous étoit en l'honneur de Saint-Jean Baptiste; celle de dessus, en l'honneur de la Sainte Vierge, avec un autel de Saint-François à droite, & un de Saint-Pierre à gauche. Ce Prince y établit trois Chanoines Réguliers, pour y célébrer l'Office divin, ordonnant que l'un des trois célébreroit chaque jour dans la Chapelle-basse, & les deux autres dans celle de dessus. Cette Chapelle ne subsiste plus.

L'Hôtel-Dieu. On le croit si ancien, que l'on dit que la Reine *Adele* de Champagne, veuve de Louis VII, n'en fut que la Restauratrice & Bienfaitrice. Il est desservi par quatre Sœurs, qui portent l'habit noir & le voile blanc.

La Léproserie. On dit qu'elle fut établie sous le titre de S. Lazare, par *Eudes de Sully*, Evêque de Paris, en 1201, pour les femmes tant du voisinage de Corbeil, que du voisinage de Melun. On y voyoit encore des Lépreux en 1548, suivant un Arrêt du Parlement, qui ordonne d'y en enfermer un. En 1631, cette maison étoit devenue un hermitage. On ne lui donnoit plus le nom de Maladrerie de Saint-Lazare de Corbeil, on l'appelloit le *Mont Saint-Michel.*

Les Récollets. Cette Maison est au fauxbourg septentrional de Corbeil. En 1637, les Officiers de cette Ville présentèrent Requête à l'Archevêque de Paris, pour leur permettre de recevoir ces Religieux; ce qui leur fut permis le 10 mai.

Le titre de Châtellenie fut attribué à la ville de Corbeil, dès le règne de Louis VII.

Le Vicomte étoit une fonction temporelle à Corbeil, que les Comtes créèrent, lorsque la dignité de Comte fut devenue héréditaire vers le règne de Hugues Capet. Cette dignité a été attachée à la seigneurie de Tigery, qui n'est éloignée de Corbeil que d'une lieue.

Cette Ville a été l'apanage de plusieurs Reines, dont la première fut *Adele de Champagne*, comme nous l'avons dit plus haut. Plusieurs Rois y ont fait leur résidence. Il s'y est tenu différentes assemblées, & elle a soutenu divers sièges & souffert des pillages. Sous le règne de Charles VI, après la perte de la bataille d'Azincourt, l'an 1415, le Duc de Bourgogne l'assiégea, & elle fut défendue par le Seigneur de la *Tour-Bourbon* & *Barbasan*. Ce Duc resta environ un mois sans pouvoir la prendre; il y perdit beaucoup de monde, & ses grosses bombardes y demeurèrent. George d'Amboise fut enfermé dans la grosse tour en 1487; il n'étoit alors qu'Evêque de Montauban. Cette Ville manqua d'être prise en 1562, par le Prince de Condé. Les moulins à papier, qui étoient sur la Juine, furent détruits. Sous Henri IV, le Château situé au bout du pont, vers le Fauxbourg, eut fort à souffrir des Espagnols, qui s'emparèrent de la Ville & y commirent plusieurs meurtres, le 16 octobre 1591; mais Henri IV ne tarda pas à la reprendre.

L'office de Prévôt est le plus ancien de ceux qui ont été établis dans Corbeil, après la dignité de Vicomte. Les Capitaines n'ont point une antiquité si reculée.

Le Pape *Caliste II*, retournant de Paris à Rome en 1120, séjourna à Corbeil; S. Bernard y fut domicilié. Le Cardinal *Vivien*, Légat en France du Pape Alexandre III, entre les années 1160 & 1170, y conféra avec S. *Thomas* de Cantorbery. S. Pierre de Tarentaise y fut logé dans la Maison du Roi en 1174.

Corbeil fut aussi l'un des lieux où le fameux *Abailard* eut une école, sous le règne de Louis-le-Gros, avant qu'il vînt enseigner à Paris.

Le commerce de cette Ville consiste principalement en peaux de buffles, & autres cuirs. C'est la rivière de Juine partagée en plusieurs branches, qui rend ce lieu commode pour les tanneries. Il s'y tient deux Foires par an; l'une le jour de S. Spire, premier août; l'autre le jour de S. Michel; & deux Marchés par semaine, les mercredis & vendredis, où se vendent du bled, du fromage de Brie, & toutes sortes de denrées. Les pêches de Corbeil étoient renommées; elles y sont très-bonnes; & le sieur de la Barre prétend que le fruit qui y est représenté au-dessus d'une tour, dans les armoiries des sieurs *du Donjon*, est une pêche & non une pomme. Il y a à Corbeil une Manufacture de toiles peintes, comme à Joui en Josias.

La Gruerie de Corbeil est considérable. Il y eut en 1694,

des Lettres-patentes de Louis XIV, en forme de Déclaration, qui règle l'étendue de la Capitainerie des chasses, depuis cette Ville jusqu'à Charenton, Morbras, Sucy, Boissy, Villecrêne, Combs-la-Ville, Bois-l'Evêque, Moissy, Cramayel, Plessis-Picard, Pouilli-le-Fort, & grand-chemin de Paris à Melun. Elles furent enregistrées en Parlement, le 1 juillet de la même année.

Il y eut, vers le milieu du dernier siècle, un moulin à poudre, établi proche Corbeil, sur la rivière de Juine, & plus près d'Essone. Il est fort connu par les trois malheurs qui y sont arrivés dans le siècle où nous sommes, sur-tout en 1745, le 5 juillet, & à pareil jour l'année suivante.

A la Fête de S. Spire, Patron de la Collégiale, on dit une Messe de minuit.

En 1019, un incendie réduisit la ville de Corbeil en cendres. Cette Ville a une Compagnie d'Arquebusiers.

Le vieux Corbeil. On appelle ainsi la partie de cette Ville, qui est au rivage oriental de la Seine, & qui n'en est guère regardée que comme Fauxbourg, d'où l'autre Corbeil a tiré son nom. Ce vieux Corbeil existoit dès le sixième siècle, & étoit une terre appartenante à S. Germain, Evêque de Paris, qui y avoit fait bâtir une Eglise, qu'on croit avoir été en l'honneur de S. Vincent. En 800 & 810, ce n'étoit qu'un simple Village, *Villa*. Ainsi, il ne faut pas s'imaginer que c'ait été une Ville qui ait été détruite par les Normands, dans la suite du même siècle. On l'appelloit alors tout simplement *Corboïlus* ou *Corboïlum*, l'épithète de vieux n'ayant été employée que depuis qu'il y eut un nouveau Corbeil bâti de l'autre côté de la Seine.

La Paroisse du vieux Corbeil est située dans la Brie, & comprise dans l'Archidiaconé de ce nom. Elle est bornée d'un côté par la rivière de Seine, & des autres côtés, par celles d'Ethioles & Peray. Elle s'étend aussi jusques dans Tigery, dont une partie la reconnoît pour sa Paroisse. On y voit quelques vignes sur les côteaux voisins de la Seine; le reste est en terres labourables. Il y a peu de maisons proche l'Eglise, quelques-unes au vieux Marché, d'autres à Tigery, quelques Fermes dans la campagne, en sorte que le plus grand nombre est au bas de la montagne & le long du rivage de la Seine, où l'Eglise de Saint-Jacques sert de Succursale. L'Eglise Paroissiale est titrée de S. Germain, Evêque de Paris. C'est une des belles Eglises du Diocèse; elle est bâtie sur le haut de la montagne, ce qui fait qu'on l'apperçoit de loin. L'édifice paroît être du commencement du XIIIe. siècle; le chœur est orné de galeries, qu'on croiroit même du XIIe. Elle est entièrement voûtée, accompagnée d'une aile de chaque côté; mais sans rondpoint, & elle finit en quarré. Les vitrages du fonds sont de forme oblongue & de verre très-rouge, suivant la coutume du XIIIe. siècle. Le devant de cette Eglise est décoré d'un beau vestibule, ou porche voûté, soutenu de colonnes délicates. Le côté septentrional de l'Eglise est soutenu par la tour du clocher, surmontée d'une haute flèche d'ardoise.

S. Germain & S. Vincent, Martyr, ancien Patron, sont représentés au grand-autel, dont le retable est couvert d'étoffe, comme dans les Cathédrales. La Cure a toujours été, & est encore de plein droit à la nomination de l'Evêque de Paris. *Eustache du Bellay*, fait Evêque de Paris en 1551, avoit été Curé de Saint-Germain de Corbeil.

L'Eglise de Saint-Jacques, que l'on voit aujourd'hui sur le territoire de la Paroisse de Saint-Germain du vieux Corbeil, étoit originairement une Chapelle de Templiers, qui fut bâtie au XIIIe. siècle, sous le règne de S. Louis, & qui étoit accompagnée des lieux réguliers convenables à cette Communauté. Cet Ordre ayant été détruit vers la fin du règne de Philippe-le-Bel, ce bien passa à la maison du Prieuré de S. Jean-en-l'Isle de Corbeil, & leur Eglise fut donnée, par la faveur de Philippe-le-Long, alors Comte de Corbeil, aux habitans du Fauxbourg, pour les dispenser de monter à Saint-Germain, leur Paroisse.

Cette Eglise subsiste encore telle qu'elle avoit été bâtie au XIIIe. siècle; & le Curé de Saint-Germain, qui a choisi son domicile auprès, laissant son Presbytère d'en haut à son Vicaire, y fait les fonctions curiales. Sa construction ressemble à celle des anciens réfectoires voûtés des grandes Abbayes, & elle n'est soutenue, par le milieu, qu'au moyen de trois colonnes très-délicates.

Les principaux Fiefs situés sur la Paroisse de Saint-Germain du vieux Corbeil, sont le Val-Cocatrix & le Tremblay.

CORDELIERES, (le Couvent des) ou *Religieuses de Sainte-Claire & de Saint-François*, rue de l'Oursine, quart. de la place Maubert. Il a été fondé en 1270, premièrement à Troyes, par *Thibaud VII*, Roi de Navarre, & Comte de Champagne & de Brie; & en 1289, transféré à Paris, dans le lieu où il se voit aujourd'hui. Elles habitèrent dans trois maisons, que *Gallien de Pois*, Chanoine de Saint-Omer, leur avoit léguées par son testament de 1287.

Marguerite de Provence, femme de S. Louis, appuya cet établissement de toute son autorité, & fit commencer l'Eglise comme elle est à présent, & se retira, quelques années avant sa mort, dans une maison qu'elle avoit fait bâtir, & qu'elle leur laissa avec toutes ses dépendances *. *Blanche*, sa fille, veuve de Ferdinand de la Cerda, Roi de Castille, fils aîné d'Alphonse X, s'y fit Religieuse, & donna de grands biens à ce Monastère, où elle mourut le 7 juin 1322, & y fut inhumée **. Elle fit construire le cloître, où l'on voit ses armes en divers endroits.

Leur Règle est à peu-près celle du grand Couvent des Cordeliers de cette Ville. Il n'y a rien de singulier dans leur Eglise. Le 17 juillet 1590, les troupes d'Henri IV, qui s'étoient postées dans ce Monastère, le pillèrent & le détruisirent en grande partie. La guerre civile les força encore en 1652, de l'abandonner; mais elles y rentrèrent au mois d'octobre de la même année.

Cette Maison a d'abord été régie par des Abbesses perpétuelles. Dans un Chapitre Provincial, tenu à Saint-Quentin, au mois de mai 1629, il fut ordonné qu'à l'avenir elles seroient triennales. Ce titre fut supprimé en 1674; & des Prieures, qu'on choisit tous les trois ans, ont succédé aux Abbesses.

Les Petites-Cordelières de la rue de Grenelle ont été réunies à cette Maison, lors de leur suppression, en 1749. *Voy.* CORDELIERES (*Petites*) ci-après.

CORDELIERES. (*Petites*)

Ce Couvent ne fut, dans son origine, qu'un secours du Couvent des Cordelieres de la rue de l'Oursine, fauxbourg St.-Marceau. Dans un tems, où les établissemens des Ordres Religieux se multiplioient dans Paris, peut-être plus qu'il ne convenoit, ces Cordelières demandèrent la permission de fonder & d'instituer un petit Couvent, pour servir de secours à leur Monastère du Fauxbourg. Le Roi Louis XIII le leur permit

---

* Il paroit que cette maison est le *Châtel* que S. Louis avoit en ce lieu dont il est fait mention dans différens actes.

** C'est une Tradition conservée chez les Cordelières, que *Blanche* s'y fit Religieuse; mais M. Jaillot ne la trouve fondée sur aucune preuve, & qu'il est d'ailleurs certain qu'elle fut enterrée aux Cordeliers, ainsi que l'attestent les registres de ces Religieux. *Voy. quinze de la place Maub.* pag. 80.

par ses Lettres-patentes du 25 mars 1632, vérifiées au Parlement le 17 d'août 1633. Dès la même année, le 31 décembre, un Auditeur de la Chambre des Comptes, nommé *Pierre Poncher* & *Sœur Marguerite Poncher*, sa sœur, leur donnèrent une maison & une place dans la rue des Francs-bourgeois, au Marais, & l'Archevêque de Paris permit ce nouvel établissement, par ses Lettres du 23 mai 1632. Elles prirent le nom de *Religieuses de Sainte-Claire de la Nativité*. Elles ne furent pas long-tems sans s'appercevoir que ce Couvent étoit trop resserré ; mais il fallut attendre les moyens d'aller s'établir ailleurs. Enfin, en 1687, elles se trouvèrent en état d'acheter l'*hôtel de Beauvais*, situé à l'entrée de la rue de Grenelle, où avoient logé en 1686, le Doge de Gênes & les quatre Sénateurs qui étoient venus avec lui, pour faire satisfaction au Roi de la part de leur République, qui avoit eu le malheur de déplaire à Sa Majesté. Dès le mois d'août de l'an 1687, le Roi permit à ces Religieuses de s'y établir, & amortit cet acquêt en leur faveur, par ses Lettres-patentes dudit mois d'août, qui furent vérifiées au Parlement, le 2 du mois de septembre suivant. Elles firent leur Eglise dans la salle des bals de cet hôtel, & ce changement se fit avec peu de dépense. Elles sont *Urbanistes*, & en suivent la Règle ; mais elles ont néanmoins quelques constitutions qui leur sont particulières. Elles sont gouvernées par une Abbesse perpétuelle, & sont soumises aux Supérieurs-généraux des Cordeliers ; mais reçoivent leurs Confesseurs de la main de l'Archevêque de Paris.

Aujourd'hui cette Communauté ne subsiste plus. Elle fut supprimée par un décret de M. *de Beaumont*, Archevêque de Paris, du 4 juin 1749, approuvé par Lettres-patentes de Sa Majesté, données à Compiègne en juillet 1749, & registrées au Parlement par Arrêt du 8 avril 1750. Cette Maison avoit été acquise par les Religieuses de l'Ordre de Sainte-Claire de la Nativité de Jesus, établies à Paris, rue des Francs-bourgeois, suivant le contrat passé devant de Launay, Notaire à Paris, le 15 mai 1686, des Créanciers & Directeurs de la succession de M. *Pierre de Beauvais*, Conseiller du Roi en ses Conseils, & de *Catherine de Bellier*, sa veuve, auxquels ladite maison appartenoit, par la vente qui leur en avoit été faite par Dame *Marie Fourée de Dampierre*, veuve de *Louis Foucaut de Saint-Germain*, Vice-Amiral & Maréchal de France, Comte de Dognon, par contrat passé devant le Cat, Notaire à Paris, le 23 mars 1661, auxquels ladite maison appartenoit, par l'acquisition que ledit Seigneur Maréchal &

ladite Dame, sa femme, en avoient faite de Dame *Marie-Christine de Zamet*, épouse séparée de biens de Messire *Hector Roger de Pardaillon de Gondrin*, Marquis d'Antin, par contrat passé devant Ogier, Notaire à Paris, le 28 mai 1657, à laquelle Dame *Marquise d'Antin* ladite maison appartenoit, par la donation entre-vifs qui lui en avoit été faite par *Sébastien Zamet*, Evêque de Langres, par acte passé devant Fournier, Notaire à Mussy-l'Evêque, le 4 novembre 1651, insinué à Paris & à Langres.

En 1763, cette Maison & toutes ses appartenances, Eglise, bâtimens, jardins, &c. ont été acquis par M. *de Beaumanoir de la Boissière*, ancien Capitaine de Dragons, Chevalier de l'Ordre de Saint-Louis, par contrat passé devant Sauvage, Notaire à Paris, le 7 mars 1763, des héritiers & représentans de M. *de Saint-Simon*, Evêque de Metz, à qui elle appartenoit, suivant la déclaration qui lui en avoit été faite par M. le Comte *de Saint-Simon*, sous le nom duquel cette maison lui avoit été adjugée pour la somme de trois cent cinquante mille livres, par Arrêt rendu à la Barre de la Cour, devant M. de Salaberi, Conseiller de la Grand'Chambre, le 28 juin 1752, sur la provocation qui en avoit été faite, ainsi qu'il est porté en l'Arrêt, à cause de la suppression du Monastère des *Petites-Cordelières*, établi ci-devant dans ladite maison.

CORDELIERS. (*du Grand Couvent*) (les) *S. François d'Assise* en Ombrie, est l'Instituteur des Frères Mineurs, vulgairement nommés *Cordeliers*, à cause qu'ils ont une corde pour ceinture. Il fit une Règle, qui fut approuvée par le Pape Innocent III, en 1210, & envoya en France quelques-uns de ses Disciples, qui furent très-favorablement reçus à Paris en 1216 ou 1217; mais où ils demeurèrent cependant quelques années sans établissement fixe. Après la mort de S. François, les Disciples qu'il avoit à Paris, eurent le Père *Ange de Pise* pour premier Gardien, & changèrent plusieurs fois de demeure, jusqu'en 1230, que l'Evêque de Paris leur permit de s'établir dans cette Ville. On voit dans ses Lettres, qu'Eudes, Abbé de Saint-Germain-des-Prés, & les Religieux de cette Abbaye ne firent que prêter aux Frères Mineurs le lieu & les maisons qu'ils habitèrent, comme hôtes, dans la Paroisse de Saint-Côme, proche la porte Gibart, à condition qu'ils n'y auroient, ni cloches, ni cimetière, ni autel consacré, & que l'Abbaye conserveroit sa Justice temporelle sur lesdits lieux, sauf les droits curiaux de Saint-

Côme. A ces conditions, ils ajoutèrent encore celle-ci : qu'au cas que lesdits Frères Mineurs quittassent cet emplacement & allassent s'établir ailleurs, la place qu'on leur avoit prêtée, & tous les bâtimens qu'ils auroient élevés, demeureroient en propriété à l'Abbaye de Saint-Germain-des-Prés, sans aucune réserve. On voit par-là que, selon le véritable esprit de la Règle de S. François, ceux qui en faisoient profession, ne devoient rien avoir en propre, soit en commun, soit en particulier, non pas même les maisons où ils demeureroient.

Dix ans après, les Abbé & Religieux de Saint-Germain-des-Prés se relâchèrent en faveur des Frères Mineurs, & leur permirent d'avoir une Eglise, avec cloches & cimetières. Dans la suite, les Frères Mineurs eurent plusieurs occasions d'augmenter l'enceinte de leur Couvent, & ils ne les laisèrent point échapper.

Au mois d'avril de l'an 1234, S. Louis quitta l'Abbaye de Saint-Germain de cent sols parisis de rente annuelle qu'elle lui faisoit pour trois jours de pêche tous les ans, dans l'étendue de la rivière de Seine, moyennant qu'en contre échange, l'Abbé & les Religieux de ladite Abbaye céderoient & amortiroient aux Frères Mineurs, un grand logis, appellé en Latin *porprisium*, pour accroître leur habitation.

Les Frères Mineurs augmentèrent encore considérablement leur Monastère en 1240, par l'achat que l'on fit pour eux, de deux pièces de terre, dont l'une étoit contiguë au Monastère desdits Frères Mineurs, & l'autre étoit dans le Fauxbourg. L'Abbé & les Religieux de Saint-Germain consentirent à cette aliénation en faveur des Cordeliers, sauf les droits, la propriété & la Seigneurie temporelle & spirituelle de l'Abbaye.

S. Louis, dont la charité étoit sans bornes, fit bâtir l'Eglise des Cordeliers d'une partie de l'amende de dix mille livres, au payement de laquelle il condamna *Enguerand de Coucy*, 4e. du nom, pour avoir fait pendre, sans forme de procès, trois jeunes Gentilshommes Flamands, qui étudioient la Langue Françoise dans l'Abbaye de Saint-Nicolas-aux-Bois, & qui, en chassant, avoient eu le malheur de poursuivre leur proie jusques sur les terres de ce Seigneur.

Cette Eglise ne fut dédiée qu'après le retour de S. Louis de la Terre-Sainte; savoir, le 6 juin 1262 ou 1263, sous l'invocation de Sainte-Madeleine. Le Roi laissa aux Cordeliers de ce Couvent, par son testament, une partie de sa

Bibliothèque, & quatre cent livres d'argent, somme alors fort considérable.

Comme les Jacobins & les Cordeliers avoient partagé l'affection & les bienfaits de S. Louis, ils partagèrent aussi l'honneur d'inhumer dans leurs Eglises plusieurs Princes & Princesses issus de ce Roi.

L'Eglise des Cordeliers fut brûlée par un incendie arrivé le 19 novembre de l'an 1580, sur les 9 ou 10 heures du soir, par l'imprudence d'un Religieux de ce Couvent, qui, étant seul dans l'Eglise où il vouloit achever de dire l'Office, attacha une bougie allumée au lambris de la Chapelle Saint-Antoine de Padoue, où il y avoit quantité d'*ex voto* en cire; s'étant endormi, le feu y prit, & se communiqua avec tant de rapidité & tant de violence, qu'en un moment toute l'Eglise fut embrâsée, sans qu'on pût y apporter le moindre secours. Les cloches furent fondues, le chœur, la nef, les Chapelles, & une partie du cloître furent ravagées par le feu, qui détruisit la plûpart des tombeaux qu'on y voyoit auparavant, & dont Corrozet nous a conservé la mémoire. Ces tombeaux étoient de marbre noir, & les effigies des Princes & Princesses qui y avoient été inhumées, étoient de marbre blanc ou d'albâtre. On peut voir leurs noms & épitaphes dans Corrozet.

Le Roi Henri III touché de l'incendie de cette Eglise, donna une somme considérable pour faire rebâtir le chœur, & les Chevaliers de l'Ordre du Saint-Esprit, qu'il venoit d'instituer, y contribuèrent aussi. On commença donc à rebâtir le chœur en 1582, & le 19 novembre 1585, il fut béni, & le grand autel dédié sous l'invocation de *Sainte Madeleine*, de *Saint Roch* & de *Saint Sébastien*. La nef & les bas-côtés furent rebâtis l'an 1606, par les soins & les libéralités de *Christophe de Thou*, premier Président du Parlement de Paris, & de *Jacques-Auguste de Thou*, son fils.

Cette Eglise est une des plus grandes de Paris: elle a 320 pieds de longueur, sur plus de 90 de largeur, y compris les Chapelles des bas-côtés. On n'y voit point, comme dans presque tous les édifices gothiques, & même dans quelques-unes de nos Eglises modernes, ces lourds massifs qui supportent les arcades. Ce bâtiment n'est point voûté; il est seulement plafonné d'une charpente, qui, s'étant noircie à la longue, obscurcit beaucoup le dedans, & le rend d'un aspect assez désagréable. Le buffet d'orgue est un des plus parfaits qu'il y ait à Paris, par l'égale bonté de tous ses jeux. Le célèbre

Marchand, ce fameux Organiste si supérieur à tous ceux de son tems, avoit choisi cet orgue par préférence à tout autre.

Le grand-autel a été réparé & décoré magnifiquement en 1703. Il est orné de plusieurs colonnes de marbre & d'un beau tableau, qu'on dit avoir été peint par *le Franc*, en 1585. Feu P. *Fraßen*, aidé des libéralités du Roi Louis XIV, décora cet autel d'un tabernacle de marbre, dont la matière & l'ouvrage sont également admirés des connoisseurs. L'architecture du jubé est assez belle pour le tems où il a été construit. Il est orné de deux niches remplies par des statues de S. Pierre & de S. Paul.

Il y a dans cette Eglise deux Confrèries fameuses; l'une du *Tiers-Ordre de S. François*; & l'autre, du *Saint-Sépulchre*, dont les Cordeliers ont la garde à Jérusalem, depuis l'an 1336. On appelle les Confrères, *Pélerins de Jérusalem*, ou *Palmiers*, ou *Croisés*. Cette Confrèrie doit son origine à quelques Bourgeois de Paris, qui avoient fait le voyage de Jérusalem. S. Louis & les Seigneurs de Sa Cour, & plusieurs autres qui avoient accompagné ce Prince dans son premier voyage à la Terre-Sainte, demandèrent à y être agrégés.

Les statuts & les réglemens de cette Confrèrie furent confirmées par le Pape Eugène IV, l'an 1435, qui accorda aux Confrères plusieurs indulgences. Le Roi & les Princes sont toujours de cette Confrèrie. Tous les dimanches & les Fêtes solemnelles on dit dans la Chapelle qui lui est affectée, une grande Messe, où il y a eau bénite, prône, pain-béni & offrande; mais le dimanche de Quasimodo, est le jour le plus solemnel: on y disoit la Messe, & le Sermon en Grec. Henri IV y rendit le pain béni, l'an 1609, le dimanche de Quasimodo; & Marie de Médicis en fit autant à pareil jour de l'an 1610.

Voici les tombeaux qu'on voit encore dans cette Eglise, & les noms des personnes les plus distinguées par leur naissance, ou les plus connues par leur esprit ou par leur science, qui y ont été inhumées.

Louis de Luxembourg, *Comte de Saint-Pol*, Connétable de France, à qui le Roi Louis XI fit trancher la tête en place de Grève, le 19 décembre 1475.

Derrière le chœur, & à côté du grand-autel, on voit un tombeau de pierre, sur lequel est couchée la statue d'un Prélat: c'est la figure de *Pierre Filhol*, de Gannat en Bourbonnois, Archevêque d'Aix en Provence, Lieutenant-général pour le Roi François I, au Gouvernement de Paris & Isle de France ; lequel, après avoir vécu 102 ans, trépassa le 22 janvier 1540. Ce tombeau est un de ceux qui ont échappé à l'incendie de l'an 1580.

Au côté gauche du Sanctuaire, près du maître-autel, est un monument adossé à la grille du chœur. On y voit une figure de bronze, à demi-couchée. L'épitaphe qui accompagne ce tombeau, est ainsi conçue :

Alberto Pio de Sabudia, Carpensium Principi. Francisci Regis fortunam secuto, quem prudentia clarissimum reddidit, doctrina fecit immortalem, & vera pietas Cœlo inservit. Vixit annos 55, hæredes mœstiss. pos. an. M. D. XXXV.

Albert Pio, dépouillé de sa Principauté de Carpi par le Duc de Ferrare, se retira à Paris, où il y employa les dernières années de sa vie à écrire contre les nouvelles opinions. S'étant avisé de critiquer les plaisanteries qu'Erasme à jettées dans ses Colloques, il devint l'objet des bons mots de ce bel esprit, qui même ne l'épargna pas après son décès ; car ce Prince étant mort à Paris, revêtu d'un habit de Cordelier, dans lequel il ordonna qu'on l'inhumât, Erasme composa cette Satyre ingénieuse, qu'il joignit à ses premiers Colloques, sous le titre d'*Exequiæ Seraphicæ*, Enterrement Séraphique. C'est aussi à l'occasion de cet enterrement Monacal, que Marot a dit dans sa seconde Epître du Coq à l'Ane : *Témoin le Comte de Carpi, qui se fit Moine après sa mort.* Ce tombeau est encore un de ceux qui ont échappé à l'incendie de cette Eglise.

Alexandre de Ales, Religieux de cet Ordre, fut inhumé dans la nef, vis-à-vis le Crucifix, sous un tombeau élevé d'environ deux pieds, transféré depuis entre le chœur & le Sanctuaire, sous la grille, à hauteur d'appui, qui les sépare. Sur cette tombe on lit :

R.   P.

Alexandri de Ales
Doctoris irrefragabilis,
Quondam Sanctorum Thomæ Aquinatis,
Et Bonnaventuræ Præceptoris,
Epitaphium.

Clauditur hoc saxo famam sortitus abundè,
Gloria Doctorum, Decus, & flos Philosophorum ;

Auctor Scriptorum vir Alexander variorum;
Norma Modernorum fons veri, lux aliorum,
Inclitus Anglorum fuit Archilevita, sed horum
Spretor cunctorum, frater collega Minorum,
Factus egenorum, fit Doctor primus eorum.
Obiit anno Dom. 1245. Cal. septembris
Si quis honos meritis, si qui virtute coluntur
Hunc animo præfer, hunc venerare Patrem.

Reverendus Pater Benignus d Genua,
Totius Ordinis Sancti Francisci,
Minister Generalis,
Pro sua in sanctum Doctorem pietate,
Et Religionis zelo,
Hoc monumentum erigi curavit,
Ann. Dom. 1622. mart. 25.

Alexandre de Ales ou *de Hales*, dit le *Docteur irréfragable* & la *Fontaine de vie*, étoit Anglois, & avoit pris le surnom de *Ales* ou *Hales* d'un Monastere dans le Comté de Chester, où il avoit été élevé. Il vint à Paris; & après y avoir pris le bonnet de Docteur, il y professa la Philosophie & la Théologie avec beaucoup de réputation. Son savoir étoit soutenu par une grande piété, & sur-tout par une grande dévotion à la Sainte Vierge.

S. Thomas & *S. Bonnaventure* avoient été ses Ecoliers. Il composa, par ordre du Pape Innocent IV, un Commentaire sur les quatre Livres des Sentences, c'est-à-dire, une somme de Théologie, dans laquelle il fait paroître beaucoup de subtilité, & une connoissance médiocre de l'antiquité ecclésiastique. C'est le seul des ouvrages qui porte son nom, qui soit certainement de lui.

L'on voit aussi devant le grand autel, au côté gauche, la tombe de *Jean de la Haye*, Religieux de l'Ordre de S. François, né à Paris le 20 mars 1593. Il fut Prédicateur ordinaire de la Reine Anne d'Autriche. Il a donné au public 40 volumes *in-folio*, dont il y en a 19 intitulés, *Biblia Maxima*. C'est une Polyglotte accompagnée d'interprétations & de Commentaires. M. *Simon* prétend que le P. *de la Haye* n'avoit pas la capacité nécessaire pour réussir dans un pareil ouvrage; & le peu de cas qu'on fait aujourd'hui de cette Bible, confirme le jugement qu'en a porté cet habile Critique. Il mourut dans ce Couvent le 15 d'octob. de l'an 1661, & l'on voit sur sa tombe, l'épitaphe que le P. *Jacques Seguin*, du même Ordre, y a fait mettre.

Dans le chœur, on lit cette épitaphe:

CY GIST

Haut & puissant Seigneur, Messire Bernard de Beon & du Massé, *Seigneur de Boutteville, Cornefou, Esclassan, & Chevalier de l'Ordre du Roi, Capitaine de 50 hommes d'armes de ses Ordonnances, son Conseiller en ses Conseils d'État, & Lieutenant pour Sa Majesté au pays de Xaintonge, Angoumois & Limousin, lequel décéda à Monceaux, le 8e. jour d'août 1607.* Priez Dieu pour lui.

André Thevet fut aussi inhumé dans l'enceinte du chœur, sous une tombe plate, sur laquelle on mit cette épitaphe:

CI GIST

Vénérable & scientifique personne, Maître André Thevet, *Cosmographe de quatre Rois; lequel, étant âgé de 88 ans, seroit décédé dans cette ville de Paris, le 23e. jour de novembre 1590.* Priez Dieu pour lui.

Thevet est Auteur de plusieurs Ouvrages très-médiocres, & qui ne sont aujourd'hui guère lus. Il étoit d'Angoulême, & passa la meilleure partie de sa vie à voyager.

François de Belleforêt, Gentilhomme, né dans le Comté de Cominges, au mois de novembre 1530, mort à Paris, le 1 janvier 1583, âgé de 53 ans; il étoit fort savant & écrivoit beaucoup; mais avec peu de discernement, & peu de clarté dans le style.

Dans la Chapelle, on voit la statue de *Gilles le Maître*, premier Président au Parlement de Paris; & de Dame *Marie Sapin*, sa femme. Ce premier Président mourut le 5 décembre 1562. Auprès de cette sépulture, contre le mur, sont attachées trois lames de cuivre, sur lesquelles sont gravées autant d'épitaphes.

Dans la Chapelle de Gondi a été inhumé le corps de *Dom Antoine*, prétendu Roi de Portugal; il étoit fils de *Dom Louis*,

Louis, Infant de Portugal, & d'une Juive, nommé *Violante Gomez*. Il fut pourvu de la Commanderie d'Ocrato, ou de Crato, de l'Ordre de Saint-Jean de Jérusalem, qui rapportoit en ce temps-là 25000 ducats de rente. Le Commandeur de Crato accompagna le Roi Dom Sébastien en Afrique, & se trouva à la bataille d'Alcaçar, donnée au mois d'août de l'an 1578, où le Roi fut tué, & *Dom Antonio* fait prisonnier. Comme celui-ci avoit beaucoup d'esprit, il cacha si bien ce qu'il étoit, que sa prison ne fut pas longue, & qu'il se racheta pour 2000 croisades. Après la mort du Roi Cardinal, *Antoine* prétendit devoir succéder au Royaume de Portugal, & fut d'abord assez heureux pour être proclamé Roi à Santaren, puis à Lisbonne, où il fut mis en possession. Cependant n'ayant point de force pour s'y maintenir contre le Duc d'Albe, qui commandoit l'armée de Philippe II, & qui prenoit sans résistance, toutes les Places dont il approchoit, il fallut qu'*Antoine* se cachât, & il le fit avec tant de bonheur, que depuis le mois d'octobre 1580, jusques à celui de juin 1581, il fut toujours en Portugal. Enfin, il fut obligé de passer en France, où il finit une vie malheureuse aux yeux des hommes; mais peut-être heureuse en effet, puisqu'elle semble l'avoir ramené à Dieu. Nous avons de lui des Pseaumes pénitenciaux, en Latin, qui ont plusieurs fois été traduits en notre Langue. Il n'y a ici que le corps de *Dom Antoine*, son cœur ayant été inhumé dans l'Eglise des Religieuses de l'*Ave Maria*.

Diego Bothelh, l'un des plus grands Seigneurs de Portugal, qui tiroit son origine des Rois de Bohême, eut tant d'attachement pour le Roi *Antoine*, qu'il lui sacrifia ses amis, ses parens, sa femme, ses enfans, ses espérances, & les avantages qu'on lui offroit, s'il vouloit abandonner ce Prince; mais il lui fut constamment fidèle, & ne souhaita pour toute récompense, que d'être enterré aux pieds de ce cher Maître. Dom *Diego Bothelh* mourut en 1607.

MM. *de Longueil*, Marquis de Maisons, avoient une Chapelle & leur sépulture dans cette Eglise depuis plus de 300 ans. Dans l'épaisseur du mur de cette Chapelle, est un tombeau, sur lequel est représenté *Antoine de Longueil*, Evêque de Saint-Pol de Léon, qui mourut le 25 août 1500. *Jean-René de Longueil*, Marquis de Maisons & de Poissy, Président à Mortier au Parlement de Paris, Académicien Honoraire de l'Académie Royale des Sciences, mort à Paris le 15 septembre 1731; & *René-Prosper de Longueil*, Marquis de Maisons & de Poissy, fils dudit *Jean-René de Longueil* & de *Marie-*

Louise Bauyn d'Angervilliers, sa femme, mort à Paris la nuit du 20 au 21 d'octobre 1732, âgé de 18 mois, sont les derniers qui ont été inhumés dans cette Chapelle, & en eux a fini la branche des *Longueil*, Marquis de Maisons & de Poissy, &c.

La Chapelle des *Besançon* renferme les cendres de plusieurs Magistrats de ce nom, & de plusieurs autres des familles des *Bullion* & des *Lamoignon*, qui en descendent par *Charlotte de Besançon*, femme de *Charles de Lamoignon*, Conseiller d'Etat, mort en 1573. Cette Chapelle fut décorée d'une belle menuiserie, & de plusieurs autres ornemens, aux dépens de M. *de Bullion*, Sur-Intendant des Finances, dont on voit ici le buste en marbre blanc, au-dessus d'un tombeau de marbre noir. Son corps y fut apporté & inhumé au mois de décembre 1640.

Le P. *Bouhours*, dans ses Remarques sur la Langue Françoise, tom. I, pag. 21; & *Ménage*, dans ses Observations, tom. II, pag. 212, rapportent que le sur-Intendant *de Bullion* ayant fait décorer cette Chapelle, & quelques Cordeliers étant venus lui demander à quel Saint il vouloit qu'elle fût dédiée, il leur avoit répondu: *Hélas, mes Pères, ils me sont tous indifférens; je n'en affectionne aucun en particulier.*

Les *Lamoignon* sont originaires du Nivernois, & descendent de *Guillaume de la Moignon*, qui vivoit du tems de S. Louis, & à qui on donne la qualité de Chevalier, dans un Titre de l'an 1288, par lequel *Agnès*, sa veuve, acquit de *Guillaume Augeron*, Chevalier, la Maison-forte & Seigneurie de Pomay. Leur postérité suivit la profession des armes jusqu'à *Charles de Lamoignon*, issu d'une branche cadette; lequel vint s'établir à Paris, où il fut Conseiller au Parlement, puis Maître des Requêtes, & enfin Conseiller d'Etat. Son mérite lui acquit l'estime & la confiance du Roi Charles IX. Il avoit épousé *Charlotte de Besançon*, & de ce mariage sont issus tous les *Lamoignon*, qui ont brillé dans le Parlement de Paris & dans le Conseil de nos Rois. *Charlotte de Lamoignon*, fille de *Charles* & de *Charlotte de Besançon*, fut mariée à *Jean de Bullion*, Maître des Requêtes; & de leur mariage naquit *Claude de Bullion*, Marquis de Gallardon, Seigneur de Bonnelles, & qui fut Sur-intendant des Finances, Chancelier & Garde des Sceaux des Ordres du Roi, & Président à Mortier au Parlement de Paris, &c.

Aujourd'hui, S. M. Louis XVI vient d'élever à la dignité du Ministère, Messire *Chrétien-Guillaume de Lamoignon de*

Malesherbes, ancien premier Président de la Cour des Aydes, pour le département de sa Maison, du Clergé & de la ville de Paris. Toute la France connoît le mérite de cet illustre Magistrat.

Les *Bullions* sont originaires du Mâconnois. *Jean de Bullion II*, du nom, fut Sécrétaire du Roi, & eut de *Jeanne Vincent*, sa femme, *Jean de Bullion III*, du nom, Maître des Requêtes. Celui-ci épousa *Charlotte de Lamoignon*, fille de *Charles de Lamoignon*, & de *Charlotte de Besançon*. De leur mariage, naquit *Claude de Bullion*, qui fut successivement Conseiller au Parlement de Paris, Maître des Requêtes, Conseiller d'Etat, Sur-intendant des Finances, Chancelier & Garde des Sceaux des Ordres du Roi, Président à Mortier au Parlement de Paris, & un des grands hommes de robe de son siècle, &c.

On voit, dans cette même Chapelle, les épitaphes de *Charles*, de *Guillaume* & de *Madeleine de Lamoignon*. Celle de *Charles* a été composée par *Guillaume de Lamoignon*, son petit-fils, premier Président du Parlement de Paris. Celle de ce premier Président, mort au mois de décembre de l'an 1677, est de la composition de *Chrétien de Lamoignon*, son fils, mort Président à Mortier du même Parlement, qui a été inhumé à Saint-Leu.

Madeleine de Lamoignon, sœur de *Guillaume de Lamoignon*, premier Président du Parlement de Paris, & fille de *Chrétien de Lamoignon*, Président à Mortier au même Parlement, & de *Marie Deslandes*, est aussi inhumée dans cette Chapelle; de même que *Chrétien de Lamoignon*, Marquis de Basville, Président à Mortier au Parlement de Paris, mort le 28 d'octobre de l'an 1729, dans la cinquante-quatrième année de son âge.

La Chapelle des *Briçonnet* est auprès de la petite porte de cette Eglise, vis-à-vis la rue Haute-feuille. On y voit quatre bustes de marbre blanc, accompagnés d'inscription, qui nous apprennent qu'ils représentent *François Briçonnet*, Conseiller en la Cour des Aydes, Seigneur de Glatigni, mort le 27 septembre 1673, âgé de 81 ans; *Thomas Briçonnet*, Conseiller en la Cour des Aydes, mort le 20 décembre 1658, âgé de 60 ans; *Charles Briçonnet*, Président à Mortier au Parlement de Metz, mort le 12 mai 1680, âgé de 61 ans. C'est celui-ci qui vendit au Roi Loui XIV, la terre de Glatigni, par contrat passé par-devant Beauvais, Notaire, le 5 juin 1675. *Guillaume Briçonnet*, frère aîné du Cardinal *Briçonnet*, & cinquième aïeul de *Charles*, avoit acquis cette terre, qui a été possédée de père en fils, par MM. Briçonnet, pendant plus de 200 ans. Le quatrième buste représente *Thomas d'Elbene*, Sécrétaire du Roi, mort l'an 1593. A l'un des piliers de cette Chapelle, on voit une figure de mort, qui tient en ses mains l'épitaphe de *Catherine Briçonnet*, femme d'*Adrien du Drac*, laquelle mourut le 10 septembre 1680, âgée de 82 ans.

Vis-à-vis de la Chapelle de la Confrèrie du Saint-Sépulcre est la tombe d'un homme qui a mérité l'estime du public, en fondant une chaire de Théologie dans l'Ecole de Sorbonne. Sur cette tombe est écrit :

HIC JACET

Venerabilis vir Magister,

Joannes de Rouen, Rothomagensis,

Singulari pietate, eximiâ doctrinâ,

Et accuratâ Linguarum peritiâ,

Dum vixit, conspicuus.

Obiit pridiè non. novemb. 1615.

Proche de cette tombe, on voit attachée à la muraille une autre épitaphe de ce même Docteur.

En 1672, fut bâtie, au bout de cette Eglise, une fort belle & grande Chapelle, sous l'invocation de Sainte-Elisabeth, Reine de Hongrie, & c'est ici que s'assemblent les Confrères du Tiers-Ordre de Saint-François. Une épitaphe, qui est au milieu sur une tombe plate, nous apprend que Marie-Therese d'Autriche, Reine de France, étoit Supérieure de cette Confrèrie. Voici cette épitaphe :

CY GIST

Très-illustre & puissante Dame, Madame Claude-Françoise-Angelique de Pouilly d'Esne, *Marquise d'Esne, Baronne de Manouville, &c. épouse de très-illustre & puissant Messire* Alexandre, *Marquis de Redon, de Pranzac, & d'autres lieux, & Souverain d'Argilliers, laquelle étant Supérieure de cette Congrégation, sous la Reine Très-Chrétienne, acheva saintement sa vie le* 22 mars 1672.

Ce fut la Reine Marie-Thérèse d'Autriche, qui, par ses libéralités, donna au feu P. *Frassen* les moyens d'orner cette Chapelle, & son autel, comme nous le voyons.

Plusieurs autres familles distinguées dans la robe ou dans l'épée ont eu leurs sépultures dans cette Eglise. Telles sont celles des *Aimeret*, des *Riantz-Villeray*, des *Hardi-la-Trousse*, de la *Palu-Bouligneux*, des *Vertamon*, des *Faucon de Ris*, &c.

C'est dans cette Eglise, que MM. de l'Académie Françoise font célébrer les Services qu'ils font faire à la mort de leurs Confrères.

Les Chevaliers de l'Ordre de Saint-Michel y font aussi célébrer deux grand'Messes solemnelles; l'une, le 8 mai, Fête de l'apparition de Saint-Michel, pour le Roi, Chef & Souverain Grand-Maître de cet Ordre, & pour les Chevaliers & Officiers vivans; & l'autre, le premier Lundi de l'Avent de chaque année, pour le repos des ames des Rois, Chefs & Souverains, Grands-Maîtres, & des Chevaliers & Officiers morts.

Le portail de l'Eglise des Cordeliers se ressent du goût gothique, qui régnoit au commencemment du treizième siècle, & qui a régné encore long-tems après. La statue de S. Louis qu'on voit, est estimée des Antiquaires, & regardée comme très-ressemblante. Ce portail est situé sur une petite place, où commence la rue de l'Observance, qui fut percée en 1672, & qui a été ainsi nommée, à cause que la grande porte du Couvent des Cordeliers y donne. Sur cette porte, qui est sur la même ligne que le portail de l'Eglise, on lit cette inscription :

Le Grand-Couvent

De l'Observance de Saint François, 1673.

Ce Couvent occupe un grand emplacement, & consiste en bâtimens anciens & sans symmétrie, & en bâtimens modernes & réguliers, sous lesquels est le cloître le plus beau qu'il y ait à Paris. Ce bâtiment est un quarré oblong, au milieu duquel il y a un parterre. Il est construit de pierre de taille, & d'une même symmétrie, à cela près cependant que le corps du bâtiment, qui est du côté de l'Eglise, n'a été élevé que d'un étage, afin de ne pas ôter le jour aux Chapelles : au lieu que les trois autres corps de bâtiment sont élevés de trois étages, & contiennent plus de cent chambres. Le cloître, qui est dessous, consiste en quatre corridors voûtés correctement, & dont les arcades en ceintre très-surbaissé, sont fermées par des grilles de fer, faites aux dépens de plusieurs personnes, dont on a eu soin de conserver la mémoire, en y faisant mettre leurs armes. Ces bâtimens furent commencés en 1673, & achevés dix ans après, comme il paroît par cette inscription mise au-dessus d'une porte qui est à côté du Chapitre.

Hoc Claustrum

Decennio elaboratum,

Extremam obtinuit manum,

Anno 1683.

Cette salle du Chapitre est dans un des côtés du cloître. Elle est ouverte par cinq arcades gothiques non fermées. Elle est ornée d'un côté, par la peinture d'une Eglise, du même goût que celle de ce Couvent, dont les bas-côtés sont représentés en perspective. Dans une très-petite frise, qui règne tout autour, dans le haut de la menuiserie, & directement sous les solives, sont peintes, dans de petits quarrés, les têtes des Cardinaux, Patriarches, Généraux d'Ordre, Saints & Saintes de l'Ordre de Saint-François. Au milieu de cette salle, est une tombe plate, élevée d'un pied, sur laquelle est écrit :

Hic Jacet

Frater Nicolaus de Lira, *Sacræ Theologiæ venerabilis Doctor, cujus vitæ & doctrinæ fama diffusa est per diversa mundi climata, postillavit enim primus Sacra Biblia ad Litteram, à principio usque ad finem, multaque alia scripsit volumina: Provinciæ Franciæ alumnus, in Conventu Vernolensi custodia Normaniæ habitum minorum accepit, quem honorificè, exemplariterque quadraginta octo annis portavit, & illustrissimæ Joannæ de Burgundiæ, quondam Franciæ, & Navarræ Reginæ, nec non Attrebatensis, & Burgundiæ Comitissæ, &c. à confessionibus, & extremæ voluntatis, executor fuit, mortemque obiit anno Domini 1340, die 23 octob.*

F. M. *Doles, Rhedonensis, Doctor Parisiensis, & hujus Conventûs Gardianus, ob summam in beatum Doctorem pietatem, hunc tumulum, & reliquum hujus Capituli ornatum, erigi, & restaurari curavit, anno Domini 1631.*

Des Auteurs contemporains lui avoient composé un autre éloge, qu'ils firent graver en lettres d'or sur un marbre noir, qui fut attaché vis-à-vis son tombeau ; mais on ne le voit plus aujourd'hui, soit qu'on l'ait ôté, soit qu'il soit caché par le lambris.

Nicolas de Lyre tiroit son nom d'un Bourg du diocèse d'Evreux, où il étoit né, & où ses parens, qui étoient Juifs, l'abandonnèrent, sans qu'on en sache la raison. S'étant fait baptiser, il prit l'habit de Saint-François, chez les Cordeliers de Verneuil, au tems de leur fondation, sous le règne de Louis-Hutin, en 1291. Il vint ensuite à Paris, où il acheva ses études, prit le bonnet de Docteur, enseigna plusieurs années, & composa la plûpart des Ouvrages que nous avons de lui. Non-seulement *de Lyre* fut savant dans la Langue Hébraïque & dans le Rabinisme, dans un tems où l'ignorance régnoit encore parmi nous ; mais aussi dans la Théologie. Il avoit même beaucoup de talens pour les affaires, & l'on dit que *Philippe d'Evreux* prenoit ses avis sur tout ce qu'il entreprenoit de considérable. Nous voyons dans le codicille de la Reine *Jeanne*, Comtesse de Bourgogne, femme du Roi Philippe V, fait en 1325, que *de Lyre* est nommé un des Exécuteurs testamentaires de cette Princesse. Il mourut le 23 d'octobre 1340, comme le marquent les épitaphes qu'on vient de rapporter, & non pas en 1349, comme le disent Dom Felibien & Dom Lobineau.

C'est dans une des salles de ce Couvent, qu'en conséquence d'un réglement fait par le Roi, en date du 25 avril 1728, se tiennent les Chapitres ou Assemblées générales de l'Ordre de Saint-Michel, en présence d'un Chevalier Commandeur des Ordres du Roi, Commissaire de Sa Majesté ; savoir, le 8 mai, Fête de l'apparition de Saint-Michel, & le premier lundi de l'Avent de chaque année, comme nous l'avons déjà dit. Elles se tenoient auparavant dans la Sainte-Chapelle de Vincennes. A la fin de chaque Assemblée, on distribue, à tous les Chevaliers présens, des médailles d'argent, dont l'empreinte a rapport à quelque événement de la vie du Roi régnant.

La Bibliothèque & le Réfectoire méritent d'être vus. Comme cette Communauté étoit la plus nombreuse de Paris, il falloit que le Réfectoire fût proportionné. La marmite, insinue Sauval, étoit si grande, qu'elle a passé en proverbe, & il ajoute que le gril étoit encore plus grand, qu'il étoit monté sur quatre roues, & capable de tenir une manequinée de harengs.

Outre les grands Sujets qui ont illustré ce Couvent, & dont on a parlé en décrivant l'Eglise & le Chapitre, on doit remarquer qu'au commencement de ce siècle, il y avoit encore ici un Religieux, dont la France, l'Espagne & l'Italie ont admiré le savoir, les grands talens pour le gouvernement Monastique, & la grande vertu; c'est le P. *Claude Frassen.* Il a donné au public un cours de Philosophie, un cours de Théologie, & un Livre intitulé, *Disquisitiones Biblicæ*; une traduction des Lettres de S. Paulin, & plusieurs Ouvrages de piété. Le P. *Frassen* mourut le 26 de février 1711, vers les deux heures après midi, dans la 91e. année de son âge, & la 74e. de sa profession Religieuse.

La grande Observance fut introduite dans ce Convent en 1502, par *Gilles Dauphin*, quarantième Général de l'Ordre. *Voy. l'Histoire de France, tom. 21, pag. 258.*

Clément XIV (*Laurent Ganganelli*) a réuni, par son Bref du 9 août 1771, les Conventuels & les Observantins qui existent en France, & les a soumis à l'obéissance du Général des Conventuels, dont ils ont pris la forme de l'habit & les constitutions que ce Pape leur a données.

Cette maison sert de Collège aux jeunes Religieux de l'Ordre, qui viennent à Paris étudier en Théologie. Parmi le grand nombre de ceux qui s'y sont distingués, on peut remarquer *S. Bonaventure*, *Jean Duns*, dit *Scot*, parce qu'il étoit Ecossois, & appellé le *Docteur subtil*, &c. Cet Ordre a aussi donné à l'Eglise quelques Papes & plusieurs Cardinaux.

CORDIERS. (les) Ce sont ceux qui ont le droit de vendre & fabriquer toutes sortes de cordes & cordages de navigation, sangles, licols de poil & crin mêlés de chanvre, traits, fouets, soupentes de nerfs, &c.

Les statuts de cette Communauté sont du règne de Charles VI, en 1394, augmentés & confirmés par plusieurs Rois, ses Successeurs.

Il leur est notamment défendu par leurs statuts, de travailler pendant la nuit, à cause des fraudes & tromperies qui pourroient se glisser dans leurs fabrications.

L'apprentissage est de quatre ans, dont sont exempts les fils de Maîtres.

Le brevet coûte 15 liv. & la maîtrise 200 liv. Patron, la Conversion de S. Paul.

CORDON. Fief, terre & seigneurie de la Brie, à sept lieues de Paris, & une lieue par-delà Brie-Comte-Robert, de la Paroisse de Grisy; ce lieu est agréablement situé sur le bout de la plaine, d'où les vallées du bas font un bel aspect. On y voit des labourages, des vignes, des boccages & des fontaines.

Cette terre appartient à M. *de Levy*, Président de la Cour des Aydes.

CORDONNIERS. (les) Sont ceux qui ont le droit de faire & vendre toutes sortes de souliers, bottes, bottines, &c.

Les statuts que les Maîtres de cette Communauté présentèrent aux Etats-généraux, sous Charles IX, furent approuvés & confirmés par Lettres-patentes données à Fontainebleau en 1573, registrées au Parlement l'année suivante, & depuis confirmées par Henri IV, Louis XIII & Louis XIV, sous le règne duquel ils reçurent quelques changemens, par trois Déclarations registrées au Parlement.

Tous les Maîtres, même les Privilégiés, qui vendent leurs ouvrages aux Halliers, sont tenus de les marquer des deux premières lettres de leur nom; savoir, les souliers, sur le quartier en-dedans; les bottes, en-dedans de la genouillère; & les semelles, sur la première semelle du talon.

Les Maîtres Cordonniers ont le droit & la jouissance de 17 piliers, rue de la Tonnellerie, pour y vendre des souliers les jours de marché.

Chaque Maître ne peut avoir qu'une boutique, mais autant de Compagnons que bon lui semble; ceux qui sont Apprentifs de Paris, doivent être préférés aux étrangers.

Tous les Compagnons trouvés avoir été trois jours sans boutique & sans Maître, doivent être conduits ès prisons du Châtelet; celui qui quitte son Maître pour s'établir, ne peut prendre boutique dans le même quartier.

Les Compagnons de Province, qui épousent la veuve ou la fille d'un Maître, gagnent la franchise par six années de service, pour être admis au chef-d'œuvre.

L'apprentissage est de quatre ans. Le brevet coûte 30 liv. & la Maîtrise 578 liv. Patron, S. Crépin, S. Crépinien, dont la Confrèrie est à l'Eglise Cathédrale.

CORDONNIERS. (*les Frères*) Communauté de Frères Cordonniers, qui s'unissent sans faire aucun vœu, pour vivre du travail de leurs mains, & servir Dieu dans une observance, qui leur est commune.

Elle fut formée en 1645, à l'instigation du Baron *de Renti*, Gentilhomme fort vertueux & zélé pour le progrès de la Réligion. Il s'associa un Cordonnier du Duché de Luxembourg, nommé *Henri-Michel Buch*, surnommé le *bon Henri*, à cause de sa probité dans sa profession, de son exactitude à remplir ses devoirs, de sa douceur & de son humanité. Il rassembla quelques personnes de son état, assez vertueuses pour imiter ses exemples & le Baron *de Renti*, conjointement avec M. *Coquerel*, Docteur de Sorbonne, leur donna des réglemens, qu'ils observent encore exactement aujourd'hui, & qui furent adoptés par les Tailleurs ; mais ces deux Communautés se sont séparées depuis. Ils prient, travaillent & mangent en commun ; ils récitent certaines prières, ne chantent que des Pseaumes, des Hymnes ou des Cantiques, & donnent le superflu de leur profit aux pauvres. Il seroit à souhaiter que dans toutes les Communautés d'Arts & Métiers, il y eût de semblables associations.

Ces Frères ont la réputation de chausser très-proprement, & de donner d'excellente marchandise.

CORMEILLES.

Village ou Bourg distant de Paris de quatre lieues, à une lieue ou un peu plus au-delà d'Argenteuil, par rapport à Paris, sur une petite éminence dont on approche au sortir de la partie du vignoble d'Argenteuil, du côté qu'il est en pays plat. Ce lieu est entouré de vignes ; tout en est plein du côté de Sartrouville, comme du côté d'Argenteuil, & elles paroissent mieux cultivées qu'en plusieurs autres lieux, puisqu'on n'y souffre point d'arbres.

S. Martin est le Patron de Cormeilles. Le chœur de l'Eglise se termine en quarré. Elle est accompagnée d'une haute tour, qui peut avoir 300 ans de construction. Elle a un jubé suivant l'ancien usage.

Le chœur seul est voûté en pierre. La Cure a toujours été à la pleine collation de l'Evêque de Paris.

Il y a à Cormeilles un Bailliage & une Châtellenie. L'exposition de ce Bourg, quoique regardant le midi, n'est point nuisible à la santé. Un peu au-delà, la montagne tourne vers le couchant, & donne ouverture au vent du nord, pour rafraîchir les ardeurs du midi.

Gui-Patin, célèbre & savant Médecin, avoit sa maison de campagne à Cormeilles, & il en parle souvent dans ses Lettres imprimées. Les allées de son jardin s'étendoient, dit-il, jusques sur la montagne. Nous y avons, ajoute-t-il, force cerisiers. Dans un autre endroit, il parle des belles cerises & des mûres de Cormeilles. Le moulin de ce Bourg est fort renommé dans les écrits de M. *Cassini*, faits pour mesurer la France par triangles.

CORMIER. (Prieuré du) Ce lieu, qui est de la Paroisse de Roissy en Brie, présente les restes d'un des plus anciens bâtimens du diocèse de Paris, à une petite demi-lieue de l'Eglise paroissiale, du côté de l'orient, & à un quart de lieue dans la forêt. Ce sont les ruines d'une tour, qui est dans une enceinte de vieux fossés pleins d'eau, où l'on trouve un petit pont d'une arcade seulement. En dedans, sont des restes de murs d'un bâtiment, où l'on ne peut rien reconnoître. Cette tour, qui paroît être du IXe. ou X^e. siècle, est quarrée & bâtie de moëllon. Elle avoit deux ou trois étages voûtés. L'étage d'en bas subsiste encore, & sa voûte est soutenue par quatre chapiteaux ou corbeaux de pierre de taille semblables à ceux de dessous la grosse tour du portail Saint-Germain-des-Prés. L'entrée est au levant. Du côté du midi & du septentrion, est une arcade absolument ronde, en forme de fenêtre. Au second étage, il reste une fenêtre du côté du couchant, construite comme les autres avec son ceintre. Rien ne prouve que ç'ait été une tour à mettre des cloches. On croit que ce sont les restes d'une petite maison de campagne qu'auroit pu avoir le Roi Charles-le-Chauve, dans la forêt de Roissy. La bâtisse est dans le goût de son tems. C'est-là où se seroient battues les monnoies de la seconde Race, sur lesquelles on lit *Ranciaco*; de même qu'on entend de Combeaux, celles de la première Race, où il y a *Cambellis fit*. en sorte que cette tour étoit une espèce de fortification de ce temps-là, & un lieu propre à cacher des trésors. Il a pu s'écouler deux ou trois siècles, jusqu'à ce que quelques Hermites profitèrent des ruines de cette solitude, pour s'y retirer, & y bâtir un petit Oratoire du titre de la Sainte Vierge; & comme par le laps du tems, il y étoit crû quelques cormiers, arbre dont le fruit convient assez à des Solitaires, ce canton particulier de la forêt de Roissy fut nommé le *Cormier*, & par la suite *Notre-Dame du Cormier*.

Ce Bénéfice est aujourd'hui possédé par un Chanoine Régulier de la Congrégation de France; mais il n'y a plus de Service dans le lieu, n'y restant que les ruines dont nous venons de parler, & qui sont presque toutes couvertes d'arbres de la forêt.

CORPS-DE-GARDES *du Guet à pied & à cheval*. Il y a des Corps-de-Gardes distribués en différens quartiers de Paris; & les rondes se font de jour & de nuit par la Cavalerie & l'Infanterie.

Position des Corps-de-Gardes de Cavalerie de la Compagnie d'Ordonnance du Guet.

Grande rue du fauxbourg Montmartre, à l'ancienne maison de la *Fonderie*.

Rue neuve Saint-Augustin, vis-à-vis l'hôtel d'Antin, près de la rue de Gaillon.

Rue du Bac, du côté de celle de Sève.

Rue de la Harpe, près de la rue des Mathurins, à la Croix-de-fer.

Rue Saint-Antoine, au coin de l'égout, au petit-hôtel de Sully.

Du Guet à pied.

Porte Saint-Honoré, près les Capucins; à la barrière Saint-Honoré, près la rue des Petits-champs; à la pointe Saint-Eustache, rue Saint-Denis, vis-à-vis la rue aux Ours; à la grille du fauxbourg Saint-Martin, au-dessus de l'égout; aux Enfans-rouges, rue de la Corderie, au coin de celle de Bausse; au marché du cimetière Saint-Jean; rue Saint-Antoine, près de la Boucherie; grande rue du fauxbourg Saint-Antoine, au coin de celle de Charonne; à la porte Saint-Michel; au Marché-neuf; au petit Châtelet; à la place Maubert; au petit Marché Saint-Germain-des-Prés; rue de Sève, près les Petites-Maisons; aux Porcherons; à Saint-Médard, près de l'Eglise.

Position des Corps-de-Gardes de la Garde de nuit.

Porte Saint-Landry; isle Louvier; la Tournelle 2; la Halle au vin; Saint-Victor; le Port au plâtre; Port Saint-Paul; Port au bled; Port de la Grève; Quai de l'Ecole; Malaquais; Porte de la Conférence; l'isle des Cygnes; Port de la Grenouillière; Saint-Nicolas.

Sur les Boulevards.

La porte Saint-Honoré; la Poissonnière; la porte du Temple; la porte Saint-Antoine; la barrière des Gobelins; la porte Saint-Jacques; la barrière de Vaugirard; la Sablonnière.

CORROYEURS. (les) Ce font ceux qui donnent aux cuirs, en fortant des mains du Tanneur, un apprêt qui les rendant plus fouples, les difpofe à être facilement employés par les Selliers, Bourreliers, Cordonniers, &c.

Cette Communauté a obtenu des Statuts fous le règne de Philippe de Valois, en 1345. Chaque Maître ne peut faire qu'un Apprentif. L'apprentiffage eft de cinq années. Le brevet coûte 30 liv. La maîtrife 650 liv. avec chef-d'œuvre, dont les fils de Maîtres font exempts. Patron, S. Thibault. Bureau, Quai Pelletier.

Les Corroyeurs, par un droit qu'ils ont de temps immémorial, doivent porter la châffe de S. Merry, lorfque l'on fait quelque Proceffion générale pour les néceffités publiques.

COSSIGNY. Ce Village paroît tirer fon étymologie du nom de *Cofinius*, qui étoit ufité parmi les familles Romaines. Un *Cofinius*, Romain, ayant eu en ce lieu fa demeure & fon bien, c'eft de-là qu'aura été formé le nom *Cofiniacum*, qu'on a depuis écrit avec la lettre *c*, & enfuite avec une double *ff*. Dans tout le Royaume, cette Paroiffe eft la feule du nom.

Coffigny eft fitué à 6 ou fept lieues de Paris, vers l'orient d'hiver, & à une lieue de Brie-Comte-Robert. Son territoire eft en plaines labourables, pour la plus grande partie, avec quelques petites pentes, dont l'écoulement forme le ruiffeau, qui paffe au bas de Grify, & va fe jetter dans l'Hière.

L'Eglife fut rebâtie en 1664, & la première pierre pofée par M. *de Péréfixe*, Archevêque de Paris, qui fit préfent de 3000 liv. Ses armoiries font aux vitrages. On voit auffi fur les mêmes vitres, des infcriptions gothiques; mais elles proviennent de l'ancienne Eglife. On ne peut y diftinguer que le nom de *Nicolas*, qui étoit celui d'un perfonnage qui y eft repréfenté en robe rouge, avec les marques d'hermine, comme les Docteurs en Droit. Cette Eglife eft fous l'invocation de *S. Vaaft*, Evêque d'Arras.

La nomination de la Cure appartient de plein-droit à l'Archevêque de Paris. Le Curé eft gros-Décimateur. En 1738, le Château étoit fitué dans un bois, & montroit de l'antiquité par fes dehors.

COSSIGNY. Petit Hameau de la Paroiffe de Saint-Pierre de Bretigny, connu dès le commencement du XIIe. fiècle. Il appartient au Couvent de Longpont, par donation de *Hersonde*, sœur de *Henri*, Prieur de Longpont.

COTTIGNY. Fief situé à Meudon, qui, du tems de S. Louis, étoit possédé par *Jean de Lagny*, Orfèvre de Paris. Il le donna, le 1 mars 1265, à l'Abbaye de Porroy, ou Porroyal. Il consistoit en huit arpens de vignes, soixante sols parisis de menus cens, un pressoir, avec trois droitures & demie. Ce pressoir étoit appellé *Torcular comitis vel de conteignies*.

COUBERON.
Cette Paroisse est à l'orient de celle de Clichy & de l'Abbaye de Livry en Launois, dont elle n'est éloignée que d'une demi-lieue. Elle est située dans un fond dominé par des bois, du côté de Clichy & de Montfermeil. C'est un pays de labourages, prairies & boccages.

L'Eglise est sous le titre de Saint Christophe: mais comme la Fête de ce Saint arrive le 25 juillet avec celle de Saint Jacques, le peuple a cru que c'étoit ce Saint Apôtre qui étoit le Patron de Couberon, en sorte que le concours s'y fait maintenant le premier jour de mai. La Cure est à la pleine collation de l'Archevêque.

Le Château bâti sur la pente, est déjà un peu ancien.

COUBERT. Village situé à l'orient d'hiver de Paris, sur la route de Provins, Troyes, &c. à la distance d'une lieue & demie de Brie-Comte-Robert, & de sept & demie de Paris, dont une plaine de labourages entre Grisy & Soularre.

Le Château est situé dans un lieu que l'on dit s'être nommé autrefois le *Plessis-Courbard*; car anciennement ce même lieu étoit partagé en trois, *Courbard-la-Ville*, qui étoit le haut du Village où est l'Eglise; & *Courbard-la-Boulaye*, qui est la rue où passe à présent le grand chemin, qui conduisoit autrefois entre la fontaine Sainte-Geneviève & la Ferme de la fontaine; de sorte que la pièce voisine s'appelle encore la *Pièce des Hôtelleries*.

L'Eglise est sous le titre de Sainte Geneviève. La fontaine du nom de cette Sainte est au midi de Coubert, entre les deux chemins, qui vont de ce Village à Sognoles, un peu au-dessus du petit bois & moulin de Fontaines. Elle est voûtée & accompagnée d'un grand bassin revêtu de pierre de taille, & entouré de murs à hauteur d'appui.

Le chœur, qui est en pierre, est un bâtiment du XIIIe. siè-

COU

de, en forme de grande Chapelle terminée en rond-point & fans galeries. Il reſte au vitrage du Sanctuaire, du côté ſeptentrional, quelques panneaux rouges de figure ronde du même ſiècle, repréſentant la fuite de Notre-Seigneur en Egypte, & l'adoration des Mages ; ce qui détermine à penſer que l'on y avoit repréſenté la vie de la Sainte Vierge, & qu'elle étoit primitivement la Patrone de l'Egliſe. La nef n'eſt qu'en plâtre & plus nouvelle. Il y a une Chapelle de chaque côté du Sanctuaire.

La Cure eſt à la nomination de l'Archevêque. Dans le Regiſtre des viſites de l'Archidiacre, de l'an 1700, l'Abbé de Chaume eſt dit Patron & gros-Décimateur avec le Curé.

Cette terre a appartenu au fameux *Samuel Bernard*, qui a fait bâtir le ſuperbe Château que l'on y voit. Il obtint des Lettres-patentes du Roi en 1725, qui uniſſoient à cette terre & ſeigneurie, les fiefs, terres & ſeigneuries de Foyolles, Tancarville & quatorze autres fiefs, leurs Juſtices & dépendances, pour ne faire qu'une ſeule & même terre, & qui érigeoient cette terre en Comté, ſous le nom de *Comté de Coubert*, à la charge d'en rendre foi & hommage au Roi.

COUDRAY, *ou* LE COUDRAY.

Cette Paroiſſe eſt ſituée à 8 lieues de Paris, du côté du midi, & à une lieue par-delà Corbeil, ſur le rivage gauche de la Seine, & ſur un côteau qui regarde le ſeptentrion. Le territoire eſt varié par divers petits bois ; il y a auſſi des vignes, mais davantage de terres labourables. Il s'étend du côté du grand chemin de Fontainebleau, juſqu'au Pleſſis-Cheſnay, dont il comprend tout le côté, qui eſt à main gauche en venant de Paris. On peut y compter environ 180 Communians.

Cette Paroiſſe eſt la dernière du dioceſe de Paris de ce côté-là, étant ſuivie immédiatement de celle de Saint-Fargeau, qui eſt du dioceſe de Sens. L'Archevêque de Paris nomme à la Cure, & le Curé eſt gros-Décimateur. L'Egliſe eſt titrée de *la Sainte Vierge*.

Il y a un autre *Coudray*, entre Aunay & Blancmeſnil.

COULOMMIERS, Ville de la Brie, ſur le Morin, à 13 lieues, Eſt de Paris ; quatre, ſud-eſt de Meaux, dans un terrein gras & fertile ; au 20e. deg. 44 min. de longitude ; & au 48e. deg. 48 min. de latitude ſeptentrionale, avec Bailliage.

L'Election de Coulommiers eſt placée à l'orient de Paris,

entre celles de Meaux, de Rosoy, de Provins & la Généralité de Châlons. On lui donne huit lieues de long, & cinq lieues & demie de large. Elle est arrosée par les rivières du grand & du petit Morin & quelques ruisseaux.

On ne trouve guère de situations aussi belles & aussi riantes, que celle de Coulommiers. Cette Ville avoit un fort beau Château, qui, tout imparfait qu'il étoit, avoit déjà coûté plus de deux millions. *Dury*, célèbre Architecte d'Argentan, avoit commencé à le bâtir en 1613, par ordre de *Catherine de Gonzagues*, Duchesse Douairière de Longueville. Il y a environ 40 ans, que M. le Duc de Chevreuse l'a fait démolir.

Coulommiers a passé dans la maison de Luynes. Cette Ville avoit déjà été érigée en Duché-Pairie, dans le siècle précédent : ce titre a été renouvellé par Louis XIV. Il y a quatre portes principales, dont trois ; savoir, celle de Paris, de Provins & de Meaux, tiennent chacune à un Fauxbourg, auquel elles ont donné leur nom. Un rempart agréable, orné d'arbres pour l'agrément de la promenade, règne autour de la Ville ; au bas, est un fossé large & profond. Le terrein des environs est très-fertile, & produit beaucoup de bled ; c'est ce qui forme le principal commerce de la Ville, dont les Négocians entretiennent, par ce moyen, une grande relation avec Meaux & Paris. On y fait de même une très-grande quantité de fromages, dont une partie passe en consommation sur les lieux, & l'autre est apportée à Paris par les Débitans.

Il y a à Coulommiers deux Couvents. Celui de la Congrégation est occupé par des Chanoinesses de Saint-Augustin, qui y ont beaucoup de Pensionnaires ; on y compte près de 30 Religieuses. Les pensions même y sont très-modiques, à cause de l'abondance des choses nécessaires à la vie ; on ne les porte guère au-delà de 50 écus.

Celui des Capucins est situé hors de la Ville. Ces Pères y sont au nombre de huit ou dix. Ils doivent cette Maison à la piété & aux bontés de Madame la Duchesse de Longueville. Sous l'autel, est une fort belle grotte de rocailles, qui paroît être l'ouvrage de quelque industrieux Capucin.

L'Hôtel-Dieu a pour Administrateurs le Maire & les Echevins ; il est desservi par des Sœurs de la Charité. C'est une fondation des habitans de la Ville, qui ont eu la générosité de consacrer une partie de leurs biens au soulagement de leurs semblables.

Les malheureux trouvent encore un asyle dans l'Hôpital
de

de la Charité, qui a été fondé par le Cardinal *de Bissy*. L'administration est entre les mains de M. l'Evêque de Meaux, du Curé, du Baillif, & du Procureur-Fiscal de Coulommiers. Une Dame de Charité préside au bon emploi des deniers; des Sœurs de Saint-Lazare le gouvernent.

La Paroisse de Coulommiers est sous l'invocation de Saint-Denis. Le Prieuré de Sainte-Foi étoit occupé autrefois par des Religieux; il dépend de l'Abbaye de Conques, de l'Ordre de S. Benoît. Depuis la sécularisation, il n'y a plus qu'une Manse de Sacristain, & quelques Prêtres habitués pour la Desserte.

Il y avoit autrefois une Commanderie de Malthe; on l'a retirée de la Ville, pour la transporter à la Maison-neuve, à quelque distance delà.

Le Collège n'est pas fort considérable; mais il suffit pour l'éducation des jeunes-gens de la Ville & des environs.

Le Gouvernement de Coulommiers fait partie de celui de Champagne & de Brie.

Les Appels de son Bailliage sont portés directement au Parlement.

Armilly a un Château qui paroît fort ancien; on ne sait pas précisément le temps dans lequel il a été bâti. Il y a dans l'étendue de cette Paroisse, un Prieuré de l'Ordre de S. Benoît, qui dépend de l'Abbaye de Molême.

Aunoi, Paroisse à une demie lieue de Coulommiers, a un Hameau dans sa dependance, & le château du Ru.

La Cure de *Beauteil* est conférée de plein-droit par l'Evêque. Celle de Boissy-le-Châtel est à la présentation du Prieur de Reuil; on y voit un ancien Château.

A deux lieues de Coulommiers, est la Paroisse de *Chèvru*, qui n'a guère que 50 feux. Elle a une Commanderie, & le Commandeur est Seigneur du lieu.

Doué, Paroisse un peu plus considérable, a un fort beau Château, dont on vante les bâtimens & les jardins. Elle est dans l'étendue du diocèse de Meaux, & le Chapitre de la Cathédrale nomme à sa Cure.

La *Ferté-Gaucher* est une petite Ville située sur la rivière du Morin, dans la Brie Champenoise. Elle a un Prieuré conventuel de Chanoinesses de Sainte-Monique, qui sont sous la dépendance immédiate de l'Evêque, & une Manufacture de serges.

Autrefois, il y avoit à la porte de la Ville, une maison de Chanoines-Réguliers, qui dépendoient de l'Abbaye de Saint-Jean-des-Vignes. Ce n'est plus maintenant qu'un simple

Prieuré, sous le titre de Saint-Martin ; la Maison conventuelle a été détruite. L'Hôtel-Dieu n'est fondé que pour quatre lits ; il est gouverné par des Sœurs de la Charité. La Commanderie de Malthe est sous le titre de Saint Jean-Baptiste. Le Doyenné est un des cinq qui forment l'Archidiaconé de Brie.

Le Prieuré de *Ragnon* est situé sur la Paroisse de la Haute-Maison, & à la collation de l'Abbé de Chambre-Fontaine, qui nomme de même à la Cure de l'endroit.

Celui de la Maison-Dieu, situé sur la Paroisse de Saint-Martin-des-Champs, étoit autrefois sur la tête d'un particulier ; aujourd'hui, il est réuni à l'Abbaye de Molême, qui en perçoit les revenus.

Le château de *Pommeuse* paroît d'une architecture ancienne; cependant, il n'est pas moins admiré des Connoisseurs, pour la beauté du travail ; on loue son parc & ses jardins. Celui de *Saint-Ouen* a été bâti par Madame *de Ville*. Il y en a de fort beaux à *Marolles*, à *Maupertuis*, à *Sablonnière*, &c. &c.

COUPIERE. Ecart de la Paroisse de Gif, à cinq lieues de Paris.

Cours ou *Enclos de Paris* ; *ou Traverses d'une rue à une autre.*

COUR ANCIENNE *du Palais*, (la) se termine à l'extrémité des rues de Nazareth, de Sainte-Anne, de la Draperie, & dans la rue Saint-Eloi, quartier de la Cité. C'est dans cette cour, qu'est l'escalier qui conduit à la Sainte-Chapelle, & que le Tribunal de la Chambre des Comptes est situé. Dans cette cour, est aussi une petite fontaine.

COUR au Ris, ou *Auri*, ou *du Roi*, de *Courtavoye* & *Cour de Savoye*, ou *Oris* & *Court-orry*. C'étoit le cul-de-sac par où l'on entroit à l'Opéra, & qui s'appelloit simplement *Cul-de-sac de l'Opéra*, avant l'incendie de la salle de ce Spectacle, arrivé le 6 avril 1763.

——————— *aux Bœufs*. Cette cour assez spacieuse, étoit au-dessus d'une descente qui conduit à la rivière, dans la rue de la Tuerie.

——————— *Basile*. Nom que portoit en 1359, la rue du Bouloy, située alors vis-à-vis d'un cimetière de la Paroisse de

Saint-Eustache, & qui fut vendue à M. le Chancelier Séguier.

COUR *Briſſet*, (la) rue de la Mortellerie.

——— *d'Albret*. (la) Elle faiſoit partie de la maiſon de Blois, qui fut au Comte de Penthievre, près de Saint-Hilaire, & qui fut donnée par moitié à Jean de la Cheſnaie, en 1516. L'*Hôtel d'Albret* étoit anciennement celui des Comtes de Blois.

——— *de Bavière*. (la) Elle eſt ſituée, rue Bordet, où étoient autrefois les hôtels de Bourbon, de Bavière, d'Orléans & de Tournai. On trouve des veſtiges de l'hôtel de Bavière, dans un grand logis maintenant habité par des Artiſans.

——— *de la Juſſienne*, ou COUR *Tricot*. (la) Elle eſt ſituée près de la Chapelle de la Juſſienne.

——— *de la Moignon*. (la) Elle traverſe la cour-neuve du Palais, & conduit au quai des Morfondus.

——— *de Rouen*. (ou *Cul-de-ſac de la*) Cette cour a maintenant un débouché dans la rue de la Comédie Françoiſe, à travers la nouvelle cour du Commerce. *Voy.* COUR DE COMMERCE. L'hôtel de l'Archevêque de Rouen étoit ſitué à l'extrêmité de ce cul-de-ſac, & lui en avoit fait donner le nom.

——— *de Saint-Benoît*. (la) Elle eſt ſituée au coin des rues des Marionnettes & de l'Arbalêtre. Les Artiſans qui y demeurent, ont les mêmes privilèges que ceux dont jouiſſent les gens de métier, établis ſur le fief de Saint-Jean de Latran, auquel cet emplacement de 472 toiſes eſt contigu.

——— *de Saint-Denis-de-la-Chartre*. Quartier de la Cité, au bout du pont Notre-Dame.

——— *de Saint-Julien-le-Pauvre*, où eſt la Chapelle ou Prieuré de Saint-Julien. *Voy.* CLOITRE, *pag.* 356.

——— *de Sainte-Catherine*. (la) Il y a attenant les Filles-Dieu, rue Saint-Denis, deux cours nommées, l'une la *Cour de Sainte-Catherine*, & l'autre la *Cour des Miracles*.

La cour de Sainte-Catherine a pris son nom des Religieuses de l'Hôpital de Sainte-Catherine, à qui elle appartient. Elle conduit à un jardin appellé autrefois le Pressoir, où ces Religieuses vont quelquefois prendre l'air.

COUR *de Vérité*, (la) rue des Amandiers, vis-à-vis le Collège des Grassins.

——————— *des Carmelites*, (la) dans la rue Saint-Jacques, quartier du Luxembourg, prend depuis la porte d'entrée, à côté de la fontaine, & a sa sortie par la porte qui donne dans la rue d'Enfer. Ce passage n'est pas souvent fréquenté.

——————— *des Enfans de la Trinité*; quartier Saint-Denis, rue Grenetat.

——————— *des Miracles*.

Il y a, attenant le Monastère des Filles-Dieu, rue Saint-Denis, deux cours nommées, l'une, la *Cour de Sainte-Catherine*; & l'autre, la *Cour des Miracles*. On trouve dans Paris plusieurs petites rues, où des logis véritablement accompagnés d'une cour, qui portent le nom de cour des *Miracles*. Ces logis sont ordinairement habités par des gueux de profession, ou par de pauvres Artisans. Lorsqu'au commencement du siècle dernier, on bâtit de grandes maisons dans les rues de la Truanderie, des Francs-Bourgeois, & dans quelques autres, & que d'honnêtes-gens vinrent y demeurer, les fripons, les gueux, & les mauvais pauvres, qui jusqu'alors y avoient fait leur demeure, furent obligés d'en sortir. On croit, avec beaucoup d'apparence, qu'alors ils se répandirent dans la cour des Miracles, dont on va parler, ou dans celle du Roi François, qui est vis-à-vis; dans la cour Brisset, rue de la Mortellerie; dans la cour Gentien; dans la cour de la Jussienne; dans les rues du Bacq & de Sève, &c. Bien que la plûpart de ces lieux soient aujourd'hui habités par de pauvres gens, qui gagnent honnêtement leur vie, on ne laisse pas de les appeler encore quelquefois *Cours des Miracles*, en mémoire de leur origine. De toutes ces cours, il n'y en a point de plus célèbre, que celle qui conserve encore ce nom, & qui est située entre la rue neuve Saint-Sauveur, & le Couvent des Filles-Dieu. Elle consiste en une place considérable,

& en un très-grand cul-de-sac. On assure qu'avant qu'on enfermât les mendians dans l'Hôpital-général, à Bicêtre, &c. on comptoit dans cette cour, plus de 500 familles entassées les unes sur les autres.

On donna à ce lieu, & aux autres qui étoient habités par de pareils gens, le nom de *Cours de Miracles*, par ironie, & pour se moquer de ces gueux imposteurs, qui, contrefaisant dans les rues les borgnes, les boîteux, les aveugles, les moribonds, escroquent des aumônes, qu'on ne leur auroit pas faites sans cette supercherie; & qui n'étoient pas plutôt dans leurs repaires, qu'ils se débarbouilloient, se dégraissoient, & devenoient sains & gaillards en un instant, & sans miracle.

COUR *des Saints*, (la) est un passage contigu à celui de la Sacristie de Saint-Jacques de la Boucherie. Cette cour est proprement la cour des Charniers de cette Eglise. On l'appelle la *Cour des Saints*, parce que l'on y avoit déposé plusieurs images des Saints Apôtres, qui, selon une Tradition ancienne, étoient autrefois à chaque pilier du chœur. On les ôta en 1626, lorsqu'on supprima une clôture de pierre à panneaux, qui environnoit le chœur, pour y mettre une fermeture de bois.

────── *du Collège d'Autun*, (la) rend de la rue Saint-André-des-Arcs, à celle de l'Hirondelle; quartier Saint-André. Comme ce Collège a été réuni à celui de Louis-le-Grand, on a mis à sa place une Ecole gratuite de Dessin; au moyen de quoi, cette cour ne sert plus de passage.

Cette Ecole de Dessin vient d'être transférée, rue des Cordeliers, à l'ancien amphithéâtre de Saint-Côme, & a été ouverte le 2 mai 1776.

────── *du Commerce*, a ses entrées par la rue de la Comédie Françoise, cul-de-sac de Rouen, & rue Saint-André-des-Arcs. Elle a été construite en 1776, avec toutes les boutiques qu'on y voit, sur l'emplacement de plusieurs jeux de paume, qu'on appelloit de *Manus*.

────── *du Dragon* (la) *de Sainte-Marguerite.*
En face de la rue Sainte-Marguerite, & au-dessus de l'égout, est une grande porte, sur laquelle est un dragon de sculpture. Cette porte donne entrée dans un grand emplacement, où étoit l'Académie à monter à cheval de M. de

Longpré. Il est aujourd'hui entouré de maisons, & se nomme la *Cour du Dragon*, par allusion au prétendu dragon de Sainte-Marguerite. Cette cour & les bâtimens qui la forment, appartenoient à Madame *Crozat*, mère de M. *Crozat*.

COUR *du Marché des Quinze-vingts*, (la) a trois issues, une par la rue Saint-Honoré, une par la rue Saint-Louis, & la troisième par la rue Saint-Nicaise. Cette cour sert de Marché au pain, le mercredi & le samedi ; & pendant le Carême & les jours maigres, il s'y vend du poisson de mer & du poisson d'eau-douce.

Cette cour forme un petit quarré long, qui n'est pas assez spacieux, pour former un Marché tel qui conviendroit en cet endroit.

——————— *du More*. (la) Cette cour est située, rue Saint-Martin, à côté de l'Eglise de Saint-Julien-des-Ménestriers. Elle se nommoit en 1330, la rue Paloé. Cette cour, ainsi que les autres de cette espèce, dont il est parlé chacune à leur article, étoit une retraite à filoux & à voleurs. Les Bourgeois des environs de celle-ci obtinrent en 1559, du Prévôt des Marchands & des Echevins, la permission de la faire fermer par les deux bouts ; & en 1568, *Robert Rouelle*, Conseiller au Parlement, Locataire à longues années de la maison située au coin de la même rue, du côté de la rue Saint-Martin, obtint, pour la somme de 60 liv. permission des Gouverneurs de l'Hôpital de Saint-Julien, de faire bâtir sur cette rue une chambre, qui la couvre encore aujourd'hui, & qui va du premier étage de cette maison, au jubé de l'Eglise de Saint-Julien.

——————— *du Palais Abbatial* (la) de Saint-Germain-des-Prés, a pour issues les rues du Colombier & de Bussi, quartier Saint-Germain : elle est fermée par deux belles grilles de fer, au-dessus desquelles sont les armoiries de l'Abbé qui les a fait faire. Cette cour, qui forme une petite éminence, est presque quarrée ; c'est une des belles de Paris, ayant en face le Palais Abbatial.

——————— *du Roi François*. Rue Saint-Denis, près des Filles-Dieu, vis-à-vis la cour Sainte-Catherine.

——————— *du Temple*. *Voy*. TEMPLE. (le)

COUR & HÔPITAL *de Sainte-Geneviève*. Un peu en-deçà de l'Eglise de Saint-Jacques-du-haut-pas, est une maison ancienne & mal bâtie, au-dessus de la porte de laquelle, on a placé une statue de Sainte Geneviève. Cette maison a servi d'asyle aux Pauvres, & étoit connue sous le nom que nous rapportons ici. Elle étoit, ainsi que son jardin, d'une assez grande étendue. Le 4 juin 1604, dit M. *Jaillot*, M. *Léonard Thuillier*, Proviseur du Collège des Lombards, en fit l'acquisition, ainsi que du *clos Gaudron*, auquel elle confinoit; il y établit un Hôpital, & y fit bâtir une Chapelle, &c. Il le légua aux Marguilliers de Saint-Jacques-du-haut-pas, par son testament du 2 janvier 1617. Les Feuillans & le Curé de Saint-Jacques en occupent aujourd'hui la plus grande partie.

——————— *Ferron* ou *Ferri*. Nom que l'on donnoit en 1220, à la rue Cocatrix.

——————— *Neuve du Palais*, (la) a son entrée dans la rue du Harlay, & sa sortie à la cour de la Moignon; quartier de la Cité. Dans cette cour, qui est quarrée, il y a deux grands escaliers, pour monter dans les salles du Palais.

——————— ou PASSAGE *de Saint-André-des-Arcs*, (la) traverse de la rue Saint-André, à celle du cimetière; quartier de Saint-André.

——————— *Saint-Eloi*, ou *des Barnabites*, (la) donne devant le portail du Mai du Palais, & dans la rue de la Barrillerie; quartier de la Cité.

——————— *Saint-Jean de Latran*. Quartier Saint-Benoît: place de Cambrai, & rue Saint-Jean-de-Beauvais.

——————— *Saint-Leu*. C'étoit ainsi que l'on nommoit la rue Salle-au-Comte, en 1623 & 1651.

——————— *Saint-Martin*. (la) C'étoit anciennement le lieu de la sépulture des morts de la Paroisse de Saint-Nicolas-des-Champs, qui n'étoit primitivement qu'une simple Chapelle construite proche le Monastère de Saint-Martin-des-Champs, & sur son terrein.

COUR des Aydes. Voy. AYDES.

——— des Comptes. Voy. CHAMBRE.

——— des Monnoies. Voy. MONNOIE. (la)

——— du Parlement. Voy. PARLEMENT.

COURBE. (la) Petit canton situé entre Carrières & Bezons, où l'on a trouvé en *rayonnant*, pour planter de la vigne, beaucoup de corps morts ; un entr'autres, qui avoit un esponton & un sabre, ce qui peut dénoter qu'il y auroit eu quelque combat en ce lieu. Un peu plus loin, est un canton appellé le *Camp*.

COURBEVOYE. Ainsi nommé du Latin *curva via*, chemin tortueux, car le chemin l'est véritablement en cet endroit.

Courbevoye est le seul écart considérable de la Paroisse de Colombes. Il en est à près d'une lieue, en tirant vers le pont de Neuilly, au bout duquel il est situé sur la montagne, à la réserve du Château, & de quelques maisons qui sont dans le bas.

Dans la suite, ce lieu s'étant aggrandi, & comme il est éloigné de Colombes, on y a construit une Chapelle, qui est sous le titre de l'Eglise Paroissiale S. Pierre & S. Paul.

Le Couvent de Pénitens, qui est sur le haut de la côte, un peu au-delà de la Chapelle des habitans, fut fondé en 1658, par *Jean-Baptiste Forne*, ancien Consul de Paris, Administrateur de l'Hôtel-Dieu ; & par un nommé *Olivier Marechal*, Marchand à Paris, & dont l'épouse, appellée *Sainte Jourdain*, est dite aussi Fondatrice.

M. *Dagoumer*, Proviseur d'Harcourt, &c. s'étoit retiré à la campagne sur la fin de ses jours, & occupoit à Courbevoye une maison, qu'il louoit de ces Pères du Tiers-Ordre de Saint-François.

On lit sur une tombe placée dans leur Eglise, l'épitaphe de ce Philosophe.

Hic jacet Guillelmus Dagoumer, *Natione Normannus*, (il étoit de Louviers, au diocèse d'Evreux) *professione &*

ingenio nobilis Philosophus, Universitatis Parisiensis non semel Rector & vindex acerrimus, Collegii Harcuriani Provisor beneficus. Hâc in eremo optatam laborum quietem, invenit mortuus in Christo die 15 aprilis, anno reparatæ salutis M. DCCXLV, *ætatis 85.*

COURCELLE, paroît être l'écart le plus notable de la Paroisse de Gif, à cinq lieues de Paris, vers le couchant d'hiver. Son nom est diminutif de *Curtis*, & doit être en Latin *Curticella*. En 1638, Noble *Jean Hoquingam*, Commissaire des guerres, en étoit Seigneur; & en 1697, M. *Feydeau* y avoit un Château.

COURCELLES & LA PLANCHETTE. Ce sont deux lieux situés entre Clichy & Villiers-la-Garenne, & tous deux de la Paroisse de Clichy.

COURCELLES. Simple maison près de Vigneu, auprès de Villeneuve-Saint-Georges. Il y a deux autres Courcelles dans le Diocèse.

COURQUETELLES ou COURQUETENES.
Ce Village est éloigné de Paris de 8 lieues, & de Brie-Comte-Robert, de deux. Il est dans la plaine, qui, au-dessus du château de Villemain, commence à Grify, & finit aux approches d'Ozoir-le-Vouloir. C'est un pays de labourages & de prairies.

L'Eglise est du titre de S. Loup, Evêque de Sens. Les Carmes-Billettes, Seigneurs de Malassise, y ont une Chapelle. La Cure est à la pleine nomination de l'Evêque. Le Curé est gros-Décimateur, avec les Abbayes de Saint-Victor de Paris & d'Iverneau.

On voit dans la Chapelle Seigneuriale, l'épitaphe de *Jean-Baptiste de Vigny*, Lieutenant-général d'Artillerie, mort en 1707, & qui s'étoit trouvé à sept batailles & en quarante-cinq sièges.

Hostica fulminibus toties qui mœnia vertit
 In cineres, factus nunc cinis ipse jacet.

COURCOURONNE. Village situé sur une petite éminence, dans la plaine qui s'étend entre Corbeil & la rivière d'Orge, à une lieue de cette Ville, vers le couchant d'été, & à six & demie de Paris. Ce pays est sans vignes.

L'Eglise est bâtie sur un lieu un peu plus élevé, & est, dit-on, sous l'invocation de la Sainte-Vierge. C'est une espèce de Chapelle longue, dont il n'y a de voûté, que le petit Sanctuaire, en forme de demi-coupole, qui peut être de trois ou quatre cent ans. La Cure étoit érigée sous le règne de S. Louis. Un Evêque de Paris en avoit accordé la nomination à l'Abbé de Saint-Victor.

Il y a à Courcouronne une Chapelle, que l'on croit être du titre de Saint Guenaul ; mais cependant que l'on trouve être de celui de la Sainte Vierge, & dont le Titulaire est tenu de faire l'école & d'aider au Curé. En 1724, elle étoit à la présentation du Marquis de Saint-Chamand.

M. *de Montaran* est Seigneur de Courcouronne, aussi-bien que de Lices.

COURS (*ancien*), BOULEVARD ou REMPART.

Ce Cours est composé de trois allées formées par quatre rangées d'ormes. Celle du milieu a soixante pieds de largeur, & les deux autres, dix-huit à vingt pieds chacune. Pour faciliter aux carrosses l'accès de ce rempart, on a fait, à côté de la porte Saint-Antoine, une rampe douce de 48 pieds de largeur ; à l'entrée de cette rampe, & à côté de la porte d'un petit jardin, qu'on a pratiqué en cet endroit, on a mis deux inscriptions, l'une du côté de la Ville, & l'autre vers le Fauxbourg. La première est conçue en ces termes, qui marquent que cet établissement fut fait dans le tems que le Roi fit un voyage en Flandres, pour y faire fortifier les Places nouvellement conquises.

LUDOVICUS-MAGNUS & vindicatas conjugis augustæ dotales urbes valida munitione cinxit, & hoc vallum civium deliciis destinari jussit. Ann. R. S. H. M. DCLXXI.

La seconde est ainsi :

LUDOVICUS-MAGNUS promotis Imperii finibus ultrà Rhenum, Alpes & Pyrenæos, Pomoerium hoc, more prisco propagavit. Ann. R. S. H. M. D. CLXXI.

Entre la porte Saint-Antoine & l'Esplanade, qui est à la tête du Fauxbourg de ce nom, est une demi-lune, aux extrémités de laquelle sont deux statues de pierre, plus grandes que le Naturel, assises sur des trophées d'armes, & sculptées par *Thomas Renaudin*. Elles furent faites pour servir d'ornement à cette porte, lors de l'entrée de la Reine en 1660. Celle qui est à main gauche, en allant vers le Fauxbourg, représente Hercule coëffé de la dépouille du lion de Némée, & appuyé sur sa massue, comme s'il vouloit se délasser de ses travaux. Elle est allégorique à l'Hercule Gaulois, c'est-à-dire, à *Louis-le-Grand*, qui vient se délasser de ses travaux guerriers dans la Capitale de son Empire. La figure, qui est de l'autre côté, est celle de Pallas. Sa tête est chargée d'un armet orné de plumes, & son corps est couvert d'une cuirasse légère & d'un petit jupon. On a voulu nous représenter par cette figure, la Reine Anne d'Autriche, mère de Louis XIV, laquelle, par ses conseils, avoit contribué à la gloire des armes du Roi son fils, ainsi que Minerve avoit contribué à celle d'Hercule.

Quelques années après, on continua la formation de ce Cours, depuis la porte de Saint-Martin, jusques à celle de Saint-Honoré, de la même manière que celui ci-dessus d'écrit; mais comme la partie qui règne depuis cette première porte, jusqu'à celle de Saint-Denis, se trouvoit trop resserrée d'un côté, par les maisons bâties dans la Ville, & de l'autre, par un parapet en pierre, qui retenoit les terres & fermoit la rue basse du rempart, on a jugé, en 1771, qu'il étoit nécessaire d'élargir cette partie, pour faciliter le passage des carrosses, & en même-tems de faire un trottoir pour la commodité des gens de pied. Pour cet effet, on a abattu le parapet, & l'on a anticipé de quelques issues sur la rue basse du rempart, pour en construire un nouveau, où l'on a mis une balustrade de fer, ce qui fait un très-bel effet. On y a aussi replanté de nouveaux ormes à la place des anciens, mais à une distance mieux proportionnée.

Comme les pluies rendoient très-souvent la route de ce Cours ou Boulevard impraticable aux voitures, on a, en 1772, ferré ce chemin de pierre de meulière & de cailloutage.

On peut dire qu'aujourd'hui ce Cours ou Boulevard fait une des plus vivantes & des plus agréables promenades. *Voy.* BOULEVARDS, tom. *I*, pag. 659.

COURS-LA-REINE (le) est une promenade magnifique, au-delà des Tuileries, & le long de la rivière. Ce fut la Reine *Marie de Médicis* qui fit planter ce Cours en 1628. Les Lettres-patentes du Roi à ce sujet furent données à Paris, le 2 avril de cette année; elles portent que cette promenade, qui doit avoir environ 750 toises de longueur commencera à l'Abreuvoir-l'Evêque, hors la fausse-porte des Tuileries, & finira auprès de la Savonnerie de Chaillot. Ce Cours a 1540 pas communs de longueur, sur 40 de largeur. Au milieu, il y a un rond de 100 pas de diamètre. Quatre rangs d'ormes espacés de 12 pieds en 12 pieds, forment trois allées, dont celle du milieu a 20 pas de largeur. A chaque bout, il y a un portail d'architecture, fermé par des portes de fer en balustres. (Le portail du côté des Tuileries ne subsiste plus.) Les arbres de ce Cours, qui n'avoient pas encore cent ans, ayant paru néanmoins trop vieux, on les fit arracher; & le 27 novembre de l'an 1723, le Duc d'*Antin*, pour lors Sur-intendant des Bâtimens du Roi, le fit replanter en sa présence. Il fit la cérémonie de planter lui-même le premier de ces arbres, & attendit que tous les autres le fussent; ce qui fut exécuté en trois heures.

Au bas de ce Cours & de l'autre côté du fossé qui le borde, est une espèce de barraque, où est établi un Limonnadier-Pâtissier, qui fournit tous les rafraîchissmens que l'on puisse desirer, soit en vin, biere, limonade, &c. & toutes sortes de gâteaux & pâtisseries. L'on trouve aussi en cet endroit des chaises pour se reposer & respirer le frais.

Ce Cours est séparé de la chauffée ou grand-chemin qui conduit à Versailles par des fossés secs, & revêtus de pierre de taille. Comme cette chauffée est entre ces fossés & la riviere, qu'elle est sans parapet, & que ce chemin est très-fréquenté, au mois de janvier 1729, on a fait mettre des lanternes, depuis l'endroit où étoit la porte de la Conférence, jusqu'au bout du Cours, qui est près de Chaillot.

Entre ce Cours & la Savonnerie, dont on parlera dans la suite, il y avoit autrefois un terrein, qu'on nommoit le *Pré de la Savonnerie*, & dans lequel, sous le règne de Louis XIV, on élevoit des maronniers-d'inde & des arbustes de différentes espèces, pour en fournir aux jardins des Maisons Royales.

En 1719, on y jetta les fondemens d'un grand édifice, auquel on travailla avec tant de vivacité, qu'en très-peu de tems, il fut à-demi construit; mais en 1723, il fut tellement détruit, qu'il n'en reste plus que la moindre partie. On a dit que cet édifice avoit été élevé pour être l'Hôtel de la Monnoie; mais on n'a jamais bien su à quel usage il étoit destiné;

ce qu'il y a de constant, c'est qu'il entroit dans le projet chimérique & fatal du systême de *Law*.

COURTABEUF. Hameau qui relève en partie de Montlhery, & en partie de Magny-l'Essarts, dont un nommé *Josias*, natif de Rouen, étoit possesseur vers l'an 1650, & plaidoit avec *Charles d'Escoubleau*, Marquis de Sourdis, Seigneur de Magny, au sujet de l'hommage.

COURTERY. Ce Village situé à cinq lieues de Paris, dans un vallon, forme presque un triangle avec Courberon & le Pin, dont le premier est au couchant d'hiver, l'autre au levant d'hiver, ayant au septentrion Ville-parisis, dont il est séparé par une montagne. Le territoire consiste en terres labourables & prairies.

Il reste quelques tuyaux de fer de la fontaine qui est au-dessus du Village, lesquels conduisent l'eau au Château.

L'Eglise est sous l'invocation de S. Médard; il n'y a d'ancien que la tour où sont les cloches. La Cure est à la collation de l'Archevêque.

Le fief de Clecy ou Clercy est situé sur cette Paroisse.

Il y a un autre Courtery au diocèse de Sens, dans les environs de Melun.

COURTIERS. Ce sont ceux qui se chargent de procurer la vente ou l'achat de toutes sortes de marchandises, c'est-à-dire, qu'ils sont porteurs de paroles, & accordent ou arrêtent les négociations & marchés entre les Négocians & Marchands qui les requièrent.

Il s'en trouve dans presque tous les Corps, notamment dans l'Orfévrerie, l'Epicerie, la Mercerie & chez les Marchands de vin, &c.

COURTILLE, (la) est un endroit qui est à l'extrêmité du fauxbourg du Temple, sur le chemin, & de la paroisse de Belleville. Il consiste en un grand nombre de cabarets, où le peuple va se divertir les Fêtes & les Dimanches. *Courtille* est un vieux mot usité autrefois à Paris, qui signifioit un jardin champêtre, où les Bourgeois alloient se divertir, & qui apparemment, dit Sauval, venoit de *Courti*, dont se servent les Picards, pour signifier la même chose. C'est de-là que furent formés les mots de *Courtillia*, *Cortilia*, *Curtillia* & *Curtillerii*, qu'on trouve dans de vieux Titres, pour signifier des Jardiniers, des jardins.

Il y avoit dans ces quartiers, outre la Courtille du Temple, la Courtille Saint-Martin, de Barbette & de Boncelais. De toutes ces Courtilles, il n'y a plus que celle du Temple qui ait conservé son nom; mais d'ailleurs elle a bien changé de face; car autrefois il n'y avoit que des jardins, & aujourd'hui il y a plus de cabarets que de jardins.

C'est dans un de ces cabarets, qui a pour enseigne le *Tambour*, qu'un nommé *Jean Ramponeau* a attiré, en 1760, toute l'attention du public. Cet homme, par son industrie, avoit trouvé le moyen de donner son vin à un sol par pinte meilleur marché que ses confrères. Ce bon marché (3 s. 6. den. la pinte) conduisit une telle affluence de monde chez lui, qu'il y en avoit autant dehors que dedans, qui attendoient leur tour pour entrer, quoiqu'il y eût un emplacement considérable. Cette affluence de peuple excita la curiosité des personnes de la plus grande distinction, qui voulurent voir par eux-mêmes ce prodige. *Gaudon*, Joueur de Marionnettes, crut qu'en faisant voir *Ramponeau* sur son théâtre, il y attireroit le même nombre de Spectateurs; il l'engagea moyennant une somme, que *Ramponeau* accepta; mais ayant réfléchi que cela dérangeroit son commerce, il n'exécuta point son engagement; ce qui donna lieu à *Gaudon* de le poursuivre en Justice. Les Avocats les plus célèbres ont travaillé dans cette cause. (Mrs. *de Beaumont* & *Coqueley de Chauffepierre*) Il n'y a pas jusqu'à Voltaire, qui n'ait donné quelques traits de sa plume à ce sujet.

Ramponeau a aujourd'hui plus de cent mille livres de bien. Son fils tient la Courtille, & lui la Grand'Pinte, à la barrière d'Antin, où il a acheté du sieur *Magny* la vaste maison qu'il occupe, dans laquelle il a fait pour plus de soixante mille livres de construction.

COURT-NEUVE, (la) anciennement *Saint-Lucien*. Ce Village est situé à deux lieues de Paris, dans la plaine, derrière l'Abbaye de Saint-Denis, & arrosé de l'eau de quelques branches de la petite rivière de Crould, & de quelques sources qui viennent de Baubigny & de Drancy. C'est un pays de labourages & de prairies. Le nom de Court-Neuve fut donné au lieu où étoit l'oratoire de S. Lucien, dès le règne du Roi Robert, & la Court-Neuve étoit une dépendance de ce lieu.

L'Eglise est assez petite, & d'une bâtisse qui n'a pas 200 ans. S. Lucien, Martyr, Apôtre du Beauvaisis, en est le Patron. Elle est construite dans un lieu fort solitaire, & couverte du côté du couchant par une charmille demi-circulaire. L'ancienne Eglife Paroiffiale de Saint-Lucien étoit à quelque diftance de-là, & au milieu des maifons. Au feizième fiècle, l'ufage étoit introduit de dire Saint-Lucien de la Court-Neuve.

COUTELIERS. Ce font ceux qui font & vendent des couteaux, cifeaux, rafoirs, canifs, grattoirs, inftrumens de Chirurgie, & autres outils tranchans, fabriqués de fer & d'acier.

Les Maîtres de cette Communauté prennent par leurs Statuts, la qualité de *Fevres*, *Couteliers*, *Graveurs* & *Doreurs* fur fer & acier, trempé ou non, qu'ils ont obtenue fous Charles IX en 1565, confirmée par Lettres-patentes de plufieurs de nos Rois, fes Succeffeurs.

Les Maîtres de cette Communauté font obligés d'avoir un poinçon, pour marquer leurs ouvrages, avec défenfes de le contrefaire.

Les veuves ou filles de Maîtres affranchiffent les Compagnons qu'elles époufent.

Les Compagnons de Province qui y ont fait trois ans d'apprentiffage, feront reçus à la Maîtrife par chef-d'œuvre, pourvu toutefois qu'ils aient fervi chez un Maître en qualité de Compagnons, pendant l'efpace de trois ans. L'Apprentiffage eft de cinq ans.

Le brevet coûte 30 liv. La Maîtrife 800 liv. avec qualité. Patron, la Décollation de Saint Jean-Baptifte. Bureau, place de Grève.

COUTURIERES. Ouvrières autorifées à employer & mettre en œuvre les étoffes qui fervent à habiller les femmes, foit en robes, jupes, manteaux, &c. Cette Communauté eft fi nombreufe, qu'elle eft, pour ainfi dire, fubdivifée en quatre claffes; favoir:

Les Couturières en robes, celles qui travaillent en corps d'enfans, les Couturières en linge, & celles qui ne travaillent qu'en garnitures.

Elles ne peuvent faire qu'une Apprentiffe à la fois, dont le tems eft fixé à trois ans, pour celles qui veulent parvenir à la Maîtrife.

Le brevet coûte 20 liv. 10 f. la Maîtrife 174, avec chef-d'œuvre. Patron, S. Louis. Bureau, rue de la Verrerie.

COUVENT de Belle-Chaffe. *Voy.* CHANOINESSES.

COUVENTS *de Paris*. *Voy.* par les différents noms qu'ils portent.

COUVREURS. Ce sont ceux qui garnissent & couvrent le toit des maisons & édifices, en tuiles, en ardoises, &c. Cette Communauté a des Statuts très-anciens, quoique sans date, qui ont été renouvellés sous Charles IX, par Lettres-patentes du mois de juillet 1566. Chaque Maître ne peut avoir qu'un Apprentif obligé pour six ans; lequel, par des conditions particulières à cette Communauté, gagne 20 sols par jour la première année ; les suivantes, 2 sols par jour de plus ; & la sixième, 30 sols, sans être nourri, ni logé. Les Couvreurs qui travaillent sur les rues, sont obligés de mettre des défenses, pour avertir les passans, sous peine d'amende.

Le brevet coûte 55 liv. la Maîtrise 1200 liv. avec chef-d'œuvre. Patron, Saint Julien-le-Pauvre. Bureau, cour Saint-Julien-le-Pauvre.

COUVERNE. *Voy.* GOUVERNE.

COYE, *anciennement* COIZ.
Ce Village est le dernier du diocèse de Paris, du côté qu'il confine à celui de Senlis, à gauche de la grande route qui conduit de Paris à cette dernière Ville. Il est dans une grande solitude, & entouré de forêts presque de tous les côtés. Sa distance de Lusarches n'est que d'une bonne lieue, & de huit de Paris. Le terrein en est sablonneux, quoique le lieu soit dans un vallon, & il y a quelques étangs, qui forment la petite rivière de Luze. Les habitans sont la plûpart Bucherons ou Cordiers ; sur-tout en cordes à puits, les terres n'étant propres qu'aux menus grains, & exposées aux courses des bêtes fauves. Il y a néanmoins quelques vignes sur une côte, vers l'orient du Village. Ce lieu suit la coutume de Senlis, dont il n'est éloigné que de 3 lieues.

L'Eglise est sous le titre de Notre-Dame. Elle étoit, avant le XVe. siècle, de l'Evêché de Senlis; & depuis ce temps-là, la Cure est à la pleine collation de l'Evêque de Paris.

CRECHE, (la) ou la représentation de la Naissance du Sauveur en figures de cire, de grandeur naturelle. *Voy. l'art. de la* RUE DE LA BUCHERIE.

CRECHE,

CRECHE. (*Communauté des Filles de la*) *Voy.* S. FRAN-ÇOIS DE SALES.

CRESPY *en Valois.* Ville de l'Isle de France, Capitale du Duché de Valois, Election de la Généralité de Paris, avec un Présidial, Bailliage & Prévôté; à 7 lieues au nord de Meaux; 5, au sud de Compiègne; 13, nord-est de Paris. Longit. 20′. 28″. Latit. 49′. 12″. Les ruines & les masures que l'on voit aux environs, font connoître qu'elle a été autrefois plus spacieuse qu'elle n'est présentement : aussi semble-t-il que ce qui est aujourd'hui environné de murailles, construit & amassé autour du Château, n'étoit que la clôture & la basse-cour, lorsque ce Château étoit en bon état, & bien bâti sur le haut d'une coline. Il n'en reste plus que quelques masses de pierres ouvragées par endroits, certains pans de murailles, un donjon, l'apparence d'une Chapelle toute détruite, & d'une autre plus entière. La conciergerie & le corps-d'hôtel, où se tient l'audience de la Ville, sont des dépendances logeables de ce Château, qu'on croit avoir été bâti par Dagobert.

Les bâtimens de cette Ville sont assez beaux. Dans les dehors, il y a beaucoup de maisons & de jardins de plaisance : c'est dans cette Ville, que François I signa, le 24 septembre 1544, un Traité de paix avec l'Empereur, avec des conditions honorables pour la France. Il y a un Précepteur pour instruire la jeunesse, établi en vertu des Ordonnances d'Orléans & de Blois, avec une Prébende. L'art. IX est conçu en ces termes : » Outre ladite Prébende Théologale, une autre Pré-
» bende, où le revenu d'icelle demeurera destiné pour l'en-
» tretenement d'un Précepteur, qui sera tenu, moyennant ce,
» instruire les jeunes enfans de la Ville gratuitement & sans
» salaire ; lequel Précepteur sera élu par l'Archevêque ou
» Evêque du lieu, appellés les Chanoines de leur Eglise & le
» Maire, Echevins, Conseillers ou Capitouls de la Ville, &
» *destituable* par ledit Archevêque ou Evêque, par l'avis des
» dessus dits ».

Le sieur Abbé *Bourgeois* s'est distingué dans cette place, par les bons Elèves qu'il a formés, & qui ont paru avec honneur dans l'Université de Paris. Depuis sa retraite, il continue, dit-on, d'en instruire un petit nombre pour son amusement. On ne peut trop l'encourager à ne point mettre bas les armes ; ses peines sont trop utiles & trop agréables aux Supérieurs & aux Magistrats de cette Ville.

CRESSELY. Ferme près de Magny-Leffart, laquelle appartient au Collège de la Marche.

CRETEIL. Village situé à deux lieues & demie de Paris, vers l'orient d'hiver, à la rive gauche de la Marne, dans une espèce de plaine qui règne entre cette rivière & la Seine distante de demi-lieue, quoique l'on trouve dans cette plaine quelques petites éminences entre Creteil, Bonneuil & Mesly, qui dépend du premier.

Le peu qu'on y voit en côte ou en pente, est planté de vignes ; le reste qui forme le plus grand espace, est labouré. Les bords de la Marne fourniffent quelques pâcages & quelques bocages. Le nombre des habitans peut monter à 498.

L'Eglise est du commencement du XIIe. siècle, ou de la fin du XIe. Le chœur est environ du XIIIe. Tout le bâtiment est vaste & accompagné d'un collatéral, à droite & à gauche, sans cependant qu'on puisse tourner derrière le Sanctuaire. On voit dans la Chapelle du fonds de l'aile septentrionale, le modèle qui a servi pour l'image de la Sainte Vierge de la Métropolitaine, devant la tribune de l'Evangile. Il y a sous le chœur une crypte ou voûte, soutenue par quatre colonnes délicates du XIIIe. siècle, dans laquelle il reste encore un grand cercueil de pierre taillée en angle ou dos d'âne, lequel est rempli d'offemens, que M. le Cardinal de Noailles fit fermer en 1697. On voit aux vitres de l'Eglise les deux Saints Martyrs *Agoard* & *Aglibert*, armés de pied en cap, tout de fer, suivant l'usage des moyens & bas siècles. On découvrit, il y a 40 ou 50 ans, plusieurs tombeaux de pierre, dans l'un desquels fut trouvée une pièce de monnoie ancienne ; & dans l'autre, de petites boules ou espèces de boutons, que l'on prit pour des grains de chapelet.

Dans la Chapelle, qui est au fond de l'aile méridionale, font des reftes de vitrages rouges du XIII. siècle.

La nomination de la Cure appartient à l'Archevêque de Paris, qui est Patron & gros-Décimateur. *George Braban*, Prêtre du diocèse de Langres, fut le premier nommé, le 4 septembre 1598.

Il y avoit au XIVe. siècle à Creteil, un beau manoir que le Roi Charles VI donna à une Demoiselle, qu'on appelloit la *Petite Reine*, & dont le nom étoit Mademoiselle de *Belleville*, fille d'un Marchand de chevaux. Cependant l'Abbé le *Bœuf* dit qu'il est difficile de dire si ce manoir étoit à Créteil même, ou à Mesly, ou à l'endroit de la maison de M. le Chevalier *de Courchamp*.

Il existe encore dans Creteil deux fiefs, le fief *Pontault* & celui d'*Ormoy*.

CROICY ou CROISSY.

Village situé à trois lieues de Paris, sur le rivage droit de la Seine, à l'opposite de l'ancien Charlevanne, & d'un autre endroit appellé la Malmaison, nom relatif au séjour des Normands en ce lieu, au IXe. siècle, comme l'est celui de *Malus Portus*, Malport.

Pierre de Nemours, Evêque de Paris, donna en 1211, l'Eglise de Croicy à *Boson*, Prieur de Saint-Léonard de Noblat en Limousin. L'acte de cet établissement déclare qu'ils devoient être deux Chanoines Réguliers en cette Eglise (ce qui formoit un Prieuré,; & que s'il arrivoit au Prieur de Noblat de changer ce Prieur, celui qu'il lui substitueroit, seroit tenu de prêter serment de fidélité & d'obéissance à l'Evêque de Paris. *Adam*, Archidiacre de Paris, consentit à cette donation, sauf ses droits & ceux du Doyen Rural.

Saint-Martin étoit regardé comme le seul Patron de l'Eglise de Croicy; mais on ne tarda pas à y voir établir le culte de Saint-Léonard du pays de Limousin, par la raison que les Religieux venus de la maison de son nom, y solemnisèrent sa Fête, en ayant apporté des reliques avec eux. Dès le règne de *Philippe-le-Hardi*, il y avoit un grand Pélerinage à Croicy, & on nommoit ce lieu simplement *Saint-Léonard*. Ce concours est marqué dans le Recueil des miracles de S. Louis, composé par Guillaume, Cordelier, vers l'an 1280. On peut se convaincre par la multitude de tableaux votifs qu'on a vus en cette Eglise, que la dévotion envers ce Saint étoit grande.

L'Auteur de la Concordance des Bréviaires de Rome & de Paris, assure, au 6 novembre, que ce Saint y est sur-tout réclamé pour les enfans en chartre : ailleurs on l'invoque pour les captifs & les prisonniers : à Croicy, sa Fête est chommée.

Le bâtiment de l'Eglise que l'on voit aujourd'hui, est le même qui avoit été construit lors du nouvel établissement des Chanoines de Noblat, & il a encore une partie des vitrages de ce tems-là. Les deux statues qu'on voit au fond de chaque côté, paroissent d'un goût de sculpture de 400 ans, ou environ. Du côté du nord, est celle de S. Léonard, vêtu d'une dalmatique ou tunique, dont les orfrois sont ornés de figures en forme d'entraves & de chaînes. L'autre statue en face représente Saint Louis. Le tableau du grand-autel a été donné par la Reine-Mère ; c'est un crucifix peint par *Simon Vouet*.

Entre plusieurs Réguliers de différentes Congrégations qui ont possédé ce Prieuré & régi la Cure, l'un des plus célèbres est le fameux Abbé *de Vertot*, qui en prit possession, lorsqu'il étoit Chanoine Régulier de l'Ordre de Prémontré, & qui sut allier aux devoirs d'un Pasteur zélé, l'étude des Belles-Lettres & de l'Histoire. Ce fut dans ce lieu qu'il composa l'Histoire de la conjuration de Portugal, qu'il fit imprimer en 1689, & qui a été connue depuis sous le titre de Révolutions. Il permuta ensuite la Cure de Croicy, pour une autre du pays de Caux. Cette Cure est gouvernée depuis environ 60 ans, par des Religieux de Saint-Antoine, reconnus Chanoines Réguliers, par un Arrêt du Grand-Conseil. Le premier a été le P. *Mortier*.

Cette Terre relève de Montmorenci.

Il n'y a pas de bac à Croicy pour le public ; on est obligé, pour y aller de Paris & pour en revenir, de passer sur le pont de Chatou. Il y a seulement le bac pour passer du village de la Chaussée à Croicy, que le Roi a fait mettre pour les tems de la chasse.

On a varié dans la dénomination de ce Village. Aujourd'hui plusieurs disent, *Croicy-Saint-Martin & Saint-Léonard*.

CROISSY EN BRIE.

De cinq ou six Paroisses connues en France, sous le nom de Croissy, il y en a deux situées dans le diocèse de Paris. L'une est sur le bord de la Seine, près de Chatou, vers Saint-Germain-en-Laye, & dans l'Archidiaconé de Paris ; l'autre, est celui de Brie, Doyenné de Lagny ; c'est celle dont il s'agit ici.

Ce Village est à cinq lieues & demie de Paris, vers le levant, entre Beaubourg & Collégien, qui en sont très-voisins. Torcy qui est plus éloigné, en est à une lieue, du côté du septentrion. Croissy est dans un petit vallon exposé au couchant, où l'on ne voit point de vignes, quoiqu'il y en ait eu autrefois. Le bien du pays sont des terres labourables, avec quelques prés, à la faveur du petit ruisseau qui y passe, & qui se jette dans la Marne, une lieue plus bas, proche Noisel.

L'Eglise Paroissiale a pour Patron S. Marcel de Châlons-sur-Saone. Elle n'a que la forme d'une Chapelle surmontée d'un petit clocher, mais elle eſt très-propre. La Cure a toujours été conférée par l'Ordinaire, *pleno jure*.

L'école pour les filles eſt fondée : ce ſont des Sœurs tirées de Nevers, qui en ont la direction ; elles ont auſſi ſoin des malades.

Jean-Baptiſte Colbert, Miniſtre & Sécrétaire d'Etat, Chancelier des Ordres du Roi, a été qualifié de Marquis de *Torcy & Croiſſy*, dans les Lettres-patentes qu'il obtint en 1726, pour la réunion de ces deux ſeigneuries ; & ſon fils *Jean-Baptiſte-Joachin Colbert* a porté depuis le titre de Marquis de *Croiſſy*.

Le territoire de Croiſſy renfermoit au XIIe. ſiècle plus de bois qu'on n'y en a vu depuis. On y fit de grands défrichemens ſous le Roi *Philippe-Auguſte* : ce qui confirme dans l'opinion que la grande forêt *Lauconia* étoit en ces quartiers-là. *Voy*. LOGNES.

CROIX *de Fer*. (la) *Voy*. PALAIS DES THERMES.

CROIX *de la Bretonnerie. Voy.* SAINTE.

CROIX *de la Cité. Voy.* SAINTE.

CROIX *du Tiroir*. (la) eſt le nom d'une croix & d'un carrefour de la rue de l'Arbre-ſec, à l'endroit où elle aboutit à la rue Saint-Honoré. Elle eſt nommée dans les anciens Titres *, la *Croix du Traïhouer*, ou *Traihoir*, ou *Trahoir*, du

---

* Dans des Titres plus anciens que ceux-ci, qui ſont cités par Piganiol, le nom de Tiroir eſt ainſi écrit, *Tirouer*, en 1259 ; *Tyroël*, vers le même tems ; *Tyroer*, dans le Nécrologe de N. D. au 8 des ides de juin ; *Tirouer*, en 1317, dans les Regiſtres du Parlement, au 2 mars, & dans un Mémoire d'environ 1370 ; *Tyrouer*, dans un compte de 1455. Cette uniformité, dit l'Abbé le Beuf, dans ſon *Hiſt. de la Ville & du Dioc. de Paris*, t. I, p. I, p. 59, inſinue qu'il faut ſonger à ces anciens tiroirs qui ſervoient à étendre & tirer les étoffes, que des Titres Latins, du tems de S. Louis, appellent *Tiratoria*. Il convenoit, ajoute cet Ecrivain, qu'il y en eut un dans un quartier qui ſe peuploit de plus en plus de Marchands, leſquels en apportoient de Normandie, Picardie & ailleurs. C'eſt ce qu'une Ordonnance du Roi Philippe de Valois, de l'an 1335, appelle *tendaris, ſeu locus communis in quo panni tirantur ſeu tenduntur.* Il ne convenoit pas moins qu'il y eût auprès de ce tiroir d'étoffes, un lieu couvert,

Trihouer, du Tiraver, du Tiroer, du Tiroir. On s'est bien donné de la peine pour trouver l'origine de ce nom. Les uns l'ont fait venir de *trahere*, tirer; & les autres de *trier*, parce qu'autrefois, disent-ils, ce carrefour étoit une espèce de marché, où l'on trioit & tiroit les bêtes qu'on achetoit, ou même parce qu'on s'y amusoit à tirer de l'arbalête. D'autres enfin l'ont fait venir de ce que c'étoit un lieu patibulaire du tems de Clotaire II, & ce fait peut être vrai; mais ce qu'ils ajoutent, que c'est ici que la Reine Brunehault fut tirée à quatre chevaux, ou traînée à la queue d'une jument indomptée, est détruit par Frédégaire, Abbon & Aimon, Historiens contemporains, qui disent tous que cette Princesse finit ses jours en Bourgogne, auprès d'un Village nommé Rionne, sur la rivière de Vigenne, à quelque distance de Châlons.

Sauval croyoit que le nom de cette croix pourroit bien venir du nom d'un fief appellé le fief de Therouenne, qui s'étendoit jusqu'à la rue Saint-Honoré, & qu'au lieu de dire *la Croix de Thérouenne*, on avoit dit la *Croix du Tiroye* & du *Tiroir*; mais cette conjecture n'est guère plus certaine que les autres.

Ce qu'il y a de constant, c'est que cette croix étoit autrefois au milieu de la rue, & que François I y fit faire une fontaine. Elle fut depuis entourée de Bouchers, & les degrés de son perron étoient occupés par des Fruitiers & par des Vendeurs d'herbes. Quoique cette croix & cette fontaine fussent situées de manière qu'elles causoient bien de l'embarras, & que les habitans du voisinage, & même le Prévôt des Marchands, en eussent porté leurs plaintes au Conseil, ce ne fut cependant qu'en 1636 qu'elles furent ôtées & mises

---

pour y déposer les pièces de marchandises; & ce lieu construit à la légère, selon la mode de ce tems-là, en forme de halle ou pavillon en charpente, n'étoit apparemment couvert que de branchages ou de chaume, ce qui aura pu le faire appeller *Château-Festu*. V. CHATEAU-FETU. Vers l'an 1400, c'étoit la seule place dans Paris où l'Evêque pût faire faire justice, mais non pas jusqu'à la mort. Le même Abbé *le Beuf* a vu un rouleau de ce tems-là, contenant les pouvoirs de son Prévôt & de son Bailli; & à l'article de ce Prévôt, on y lit ce qui suit. » Item, ledit Prévôt a connoissance de pendre & ardoir hors la banlieue de Paris, & faire couper oreilles » à Paris à la Croix du Tirouer, & doivent être faits tels jugemens par le » Conseil des Bourgeois dudit Evêque, à ce présent & appellé son Procu- » reur. *Ibid*, pag. 60.

à un pavillon qui avoit été bâti en 1606, par les soins de M. *Miron*, Prévôt des Marchands, pour servir de réservoir aux eaux d'Arcueil, qui s'y rendent par des canaux qui passent sous le pavé du Pont-Neuf, & sont distribués ensuite en plusieurs endroits de la Ville. Cette fontaine a été réédifiée en 1776, & la croix n'a point été retablie.

Au reste, depuis un tems immémorial, cet endroit est un lieu patibulaire ; peut-être étoit-ce pour cette raison qu'on y avoit planté une croix, afin que les patiens l'eussent devant les yeux, & qu'elle leur servît de consolation dans leur dernier moment. C'est ici que se font les exécutions pour crime de fausse monnoie, ou pour des crimes commis dans ce quartier.

CROIX-FONTAINE, (*Château de*) est une maison de campagne, sur le bord de la Seine, à neuf lieues de Paris, entre Corbeil & Melun, appartenant à M. Bouret, Fermier-général. Ce lieu doit son nom à une fontaine abondante, qui coule au pied d'une croix.

La maison est située au bas d'une montagne. La Seine en baigne la terrasse, & y présente sans cesse aux yeux un tableau vivant & varié. La partie inférieure des jardins forme un potager magnifique, dominée par une longue allée de tilleuls, qui va se terminer à un cavalier, où est une belle pièce d'eau. La partie supérieure est en amphithéâtre & distribuée en massifs, en bosquets & en allées, dont quelques-unes vont aboutir à un canal superbe, qu'entretient une source d'eau-vive. Au-dessous de ce canal, sont encore des potagers immenses, coupés de murs & garnis d'espaliers.

Il y a au-dessus de la maison, une troisième pièce d'eau, qui produit dans la cour une fontaine intarissable, décorée d'une niche en congélations. Des canaux de la même source sont distribués dans la maison pour toutes les commodités domestiques.

La maison est belle au-dehors & agréable au-dedans. On y distingue particulièrement une très jolie Chapelle ; dans le sallon, des panneaux de boiserie, avec des trophées de chasse en bas-reliefs, d'un travail admirable ; & dans la salle à manger, un grand nombre d'excellens tableaux de *Desporte*.

Les écuries du Château, qui bordent l'avant-cour en face de la rivière, sont d'une belle architecture. Un abreuvoir pratiqué au-dedans & au-milieu de cet édifice, est entretenu par une source d'eau-vive, décorée dans le même goût que la fontaine de la cour. Dans l'intérieur des écuries & dans toute leur étendue, des têtes de cerfs en saillie sont placées d'espace en espace; au-dehors, deux chevaux de grandeur naturelle surmontent le fronton & décorent l'entrée.

Pavillon du Roi.

Mais ce qui mérite la curiosité & l'admiration de tous ceux qui aiment les belles choses, c'est le nouveau bâtiment construit sur la hauteur qui domine Croix-Fontaine. Le point de vue en est en même-tems le plus agréable & le plus étendu qu'on puisse souhaiter. La Seine, qui coule au bas de la montagne, y forme un arc de cercle immense, qui, quoique tracé par la nature, semble avoir été décrit au compas. Du côté opposé, est une vaste plaine; & entre la plaine & la rivière, s'étend la forêt de Rougeau. C'est à la sortie de cette forêt qu'est placé ce bel édifice appellé le *Pavillon Royal*. Sa Majesté frappée de la beauté de cet aspect, le plus heureux que la Nature pût offrir, parut souhaiter qu'il y eût un pavillon, & le pavillon fut élevé: monument du zèle d'un Sujet qui a tout fait pour plaire à son Maître.

Le Roi Louis XV y alla, pour la première fois, le 31 août 1759. Sa Majesté y est retournée depuis tous les ans. Comme cette description seroit fort longue, nous renvoyons le Lecteur au 9e. Tome de Piganiol, *pag. 187 & suiv.* Nous dirons seulement que l'on doit à l'habileté du sieur *Carpentier*, célèbre Architecte, les rares beautés de ce pavillon, où l'on ne voit ni profusion, ni colifichet. Les sieurs *Tassard* & *Pineau* méritent aussi les plus grands éloges, pour la perfection de la sculpture; & tous ces Artistes conviennent que sans le goût supérieur de celui qui a fait élever ce bel édifice, leur art n'eût jamais atteint ce haut degré de perfection.

On a fait, au sujet de ce pavillon, quatre vers qui méritent d'être cités.

Si pour plaire à son Maître, il fit une folie;
Cette folie, au moins, est digne d'un François:
L'excuse en est dans le succès;
Et tel qui le blâme, l'envie.

CRONE étoit anciennement de la Paroisse de Villeneuve-Saint-Georges. Il en est éloigné d'une petite demi-lieue du côté du midi, & par conséquent à quatre lieues & demie seulement de Paris. Il est situé dans un vallon, au bas d'une côte garnie de vignes, vers le midi, sur le rivage droit de la rivière d'Hierre, à un quart de lieue en deçà de Montgeron, dont la vue domine sur ce vallon. Ce pays est fort varié en terres, vignes & prairies, ce qui forme un paysage agréable. On y voit un grand nombre de maisons bourgeoises des Parisiens, que la beauté du lieu & la facilité de s'y transporter, en remontant la Seine, y a fait construire.

L'Eglise est du titre de Notre-Dame. Les quatre piliers du chœur & le portail sont du XIIIe. siècle. La nef n'est pas si ancienne ni si solide. En entrant, on voit à droite sur un pilier, cette inscription en lettres gothiques :

Bonnes gens plaise vous sçavoir que l'Eglise de Notre-Dame de Crosne fut dédiée le premier dimanche de juillet mil v. c. & ix, par Révérend Père en Dieu Frère Jehan Nervet, Evesque de Magarence, Prieur de Sainte-Catherine-du-Vau-des-Ecoliers. Ensuite mention d'indulgences accordées.

Les habitans ont choisi *Saint Eutrope* pour second Patron. La Cure est à la présentation de l'Abbé de Saint-Germain-des-Prés.

Nicolas Boileau-Despréaux étoit natif de Crône. Il vint au monde le 1 novembre 1636, dans la maison de campagne que son père y avoit.

CUEILLY. Hameau à trois petites lieues de Paris, sur la rive gauche de la Marne, & dépendant de Champigny. Il est situé dans le haut des vignes du côté de Villiers. Il y a sept ou huit maisons & un Château.

CUL-DE-SACS de Paris. *Voy. à la fin de l'Article* RUES.

CULTURES. *Voy.* CULTURE DE SAINTE-CATHERINE, au mot HÔPITAUX : de *Saint-Gervais*, au mot GERVAIS (Saint) : du *Temple*, au mot TEMPLE : de *Saint-Martin*, au mot MARTIN (Saint) : des *Filles-Dieu*, ou mot FILLES-DIEU.

CURES. On compte 474 Cures dans le diocèse de Paris, dont 59 dans la Ville, Fauxbourgs & Banlieue de Paris ; & six dans des lieux exceptés de l'Ordinaire.

CURES DE PARIS,

En la Cité.

Année de fondation.

- 1461 La Madeleine.
- 1638 Saint-Germain-le-Vieux.
- 1107 Saint-Pierre-aux-Bœufs.
- 1200 Saint-Landry.
- 1107 Sainte-Croix.
- 1107 Saint-Pierre-des-Arcis.
- 1138 Saint-Barthelemy.
- x. S. Sainte-Marine.

En la Ville.

- vje. S. Saint-Germain-l'Auxerrois.
- .... Saint-Eustache.
- 1633 Saint-Roch.
- 1673 N. D. de Bonnes-Nouvelles.
- 1617 Saint-Leu.
- .... Les SS. Innocens.
- 853 Sainte-Opportune.
- x. S. Saint-Jacques de la Boucherie.
- 1200 Saint-Merry.
- 1260 Saint-Josse.
- 1315 Saint-Jacques de l'Hôpital.
- .... Saint-Nicolas-des-Champs.
- .... Saint-Sauveur.
- 1213 Saint-Jean en Grève.
- vje. S. Saint-Gervais.
- xij. S. Saint-Paul.
- 1623 Saint-Louis-en-l'Isle.

En l'Université.

- xje. S. Saint-Severin.
- 1243 St.-Nicolas du Chardonnet.
- xiij. S. Saint-Etienne-du-Mont.
- 1183. Saint-Benoît.
- 1158 Saint-Hilaire.
- 1212 Saint-Côme.
- 1212 Saint-André-des-Arcs.
- 1308 Saint-Jean du Cardinal-le-Moine.

Aux Fauxbourgs.

- jve. S. Saint-Martin, Cloître Saint-Marcel.
- .... Saint-Médard.
- xe. S. Saint-Hippolite.
- 1633 Saint-Jacques-du-haut-Pas.
- .... Saint-Sulpice.
- .... Saint-Pierre du gros-Caillou, Succursale.
- 1180 Saint-Laurent.
- 1712 Sainte-Marguerite.

Année de fondation.	
1639 La Madeleine de la Ville-l'Evêque.	.... S.-Pierre de Chaillot.
.... S.-Philippe du Roule.	1674 Saint-Louis des Invalides.

Lieux exceptés de l'Ordinaire.

.... Saint-Jean-Baptiste & Saint-Denis.	xiije. S. Les Quinze-vingts.
1245 La Sainte-Chapelle.	..... St.-Symphorien, dans l'enclos de Saint-Germain-des-Prés.
.... Le Temple.	
xije. S. Saint-Jean de Latran.	

Cures de la Banlieue Ecclésiastique.

Saint-Pierre de Montmartre.	Saint-Médard de Clichy.
St. Lambert de Vaugirard.	Saint-Jacques de Montrouge.
La Chapelle S.-Denis.	Saint-Martin de Villiers-la-Garenne.
La Villette S.-Lazare.	Paſſy.
S.-Germain de Charonne.	Conflans.
	Goneſſe.
Auteuil.	Sève.
Notre-Dame de Boulogne.	

CYR, (*Saint*) eſt un Village du diocèſe de Chartres, à une petite lieue de Verſailles, où ſont une Egliſe Paroiſſiale, une Abbaye de Filles de l'Ordre de Cîteaux, & un Couvent de Filles, fondé par le Roi Louis XIV, ſous l'invocation de S. Louis.

Le but qu'on ſe propoſe en parlant de Saint-Cyr, eſt de faire connoître le Monaſtère de Saint-Louis, dont le Roi Louis XIV a été le Fondateur, & Dame *Françoiſe d'Aubigné*, Marquiſe *de Maintenon*, l'Inſtitutrice.

Cette pieuſe Dame étant à Montchevreuil, y fit la connoiſſance d'une Religieuſe Urſuline, nommée Madame *de Brinon*, que la ruine de ſon Couvent avoit obligée d'aller chercher à vivre chez ſa mère. Madame *de Maintenon* lui ayant trouvé beaucoup d'eſprit & un grand zèle pour inſtruire les jeunes enfans de la campagne, lui donna ſon amitié. Madame *de Brinon* ayant perdu ſa mère quelque-tems après, ſe retira dans le Couvent de Saint-Leu, à deux lieues de Pontoise, où elle demeura deux ou trois ans, & où elle fit amitié avec une Religieuse nommée Madame *de Saint-Pierre*, qui étoit aussi de Rouen, & sortie de son Couvent pour la même raison que Madame de Brinon; elles furent encore obligées de sortir de ce Couvent par le même motif, & louèrent une maison à Auvers, où elles prirent de petites filles en pension pour subsister. Elles quittèrent Auvers, pour venir s'établir à Montmorency, dans l'espérance d'y être mieux, & s'y occupèrent aussi à élever des Pensionnaires.

Madame *de Brinon*, qui avoit toujours été en commerce de Lettres avec Madame *de Maintenon*, l'alla voir à Saint-Germain, où la Cour étoit. Cette dernière la loua beaucoup de ce qu'elle employoit ses talens d'une manière si utile au prochain, l'exhorta à continuer, & lui promit de la protéger dans ce dessein. Elle commença par lui confier plusieurs petites filles, qu'elle faisoit charitablement élever en différentes maisons, & paya des pensions plus fortes qu'elle n'auroit payées ailleurs.

Les deux Religieuses, sur-tout Madame *de Brinon*, entrèrent si bien dans les vues de cette généreuse Protectrice, que Madame *de Maintenon*, qui alloit de tems en tems à Montmorency, fut très-satisfaite de la manière dont les Pensionnaires étoient élevées, & leur proposa de s'approcher d'elle & de venir à Ruel; ce qu'elles firent sur la fin de l'année 1682, & trouvèrent à Ruel une maison spacieuse, commode & meublée, avec une Chapelle & un Chapelain, & toutes les autres choses nécessaires pour le spirituel & le temporel, aux dépens de Madame de Maintenon.

Tout étant ainsi préparé, elle établit dans cette maison plusieurs Pensionnaires, pour y être nourries & entretenues à ses frais, & l'on prétend que leur nombre montoit jusqu'à 60. Madame *de Maintenon* fit aussi venir des personnes sages & entendues, pour aider Madame *de Brinon* dans ce travail, qui, de son côté, appella deux Ursulines de son Couvent, errantes comme elle l'avoit été. Elles étoient sœurs, & se nommoient *du Brosque d'Angien*, d'une famille noble de Normandie. Madame *de Maintenon* paya leur pension comme celles de toutes les personnes qu'elle avoit appellées à Ruel, pour être auprès des Pensionnaires, & leur tenir lieu de Maîtresses. Elle couroit à Ruel toutes les fois qu'elle pouvoit se dérober de la Cour, & s'occupoit à suivre ses Pensionnaires dans leurs exercices; mais comme elle ne les trouvoit pas encore assez à sa portée, elle songea à les approcher d'elle, c'est-à-dire, de Versailles.

Il s'en présenta une occasion fort naturelle ; on agrandissoit alors le petit Parc de Versailles, & la clôture du grand ayant rendu beaucoup de fermes & de maisons qui s'y trouvoient enfermées, comme inutiles au Roi, qui en faisoit les remboursemens, Madame *de Maintenon* proposa à Sa Majesté de lui en prêter une pour sa petite Communauté de Ruel, & Sa Majesté lui offrit le *Château de Noisy*, qu'elle accepta.

Les réparations faites, le lendemain de la Purification de l'an 1684, on commença à déménager de Ruel, pour venir à Noisy. Dès que la Communauté y fut logée, Madame *de Maintenon* s'y rendoit presque tous les jours, & elle étoit si contente de la bonne éducation de ses Pensionnaires, qu'elle en faisoit souvent le récit au Roi. Ces conversations firent impression sur le cœur du Roi, & lui inspirèrent le dessein d'augmenter le nombre de ces Pensionnaires, afin d'avoir part à cette bonne œuvre. Il convint donc avec Madame *de Maintenon*, de mettre à Noisy ces jeunes filles Nobles, auxquelles il payeroit pension, & régla pour cela un fonds à prendre sur les aumônes. Madame *de Maintenon* porta le Roi à jetter les yeux sur la Noblesse, parce que ces personnes sont plus à plaindre que toutes les autres, quand elles se trouvent sans bien & sans éducation.

On vint aussi-tôt de tous côtés présenter des Demoiselles à Madame *de Maintenon*, & le nombre de cent fut bientôt rempli.

Cette Dame ne se bornoit pas à la seule instruction sur la Religion, à laquelle cependant elle donnoit la plus grande attention ; elle vouloit aussi qu'on leur formât l'esprit & le cœur, relativement à tous les devoirs de la vie civile, & qu'on s'appliquât à les rendre raisonnables, sages, dociles, aimables dans la Société, & en tout ce qui peut contribuer à s'y faire aimer. Elle partagea dès-lors les Demoiselles en quatre chambres ou classes, comme elles le sont aujourd'hui, & pour les distinguer entr'elles, elle leur donna des rubans de couleurs différentes.

La première classe composée des plus grandes, eut le *ruban bleu* ; la seconde, le *jaune* ; la troisième, le *verd* ; & la quatrième, le *rouge*. Chaque classe ou chambre prit le nom de la couleur du ruban que portoient les Demoiselles qui l'occupoient. Madame de Maintenon jugea aussi qu'il étoit convenable de leur donner un habit uniforme, qui fût simple, modeste, & qui ne laissât pas que d'avoir quelque chose de noble.

Cet habit est d'étamine brune du Mans, & consiste en un manteau & une jupe, un corps de baleine, le reste à l'avenant. La coëffure est de toile blanche, avec une dentelle ou mousseline médiocrement fine. Elles ont un ruban sur la tête, montrent les cheveux, & se coëffent à peu-près selon la mode du tems; mais toujours plus simplement & plus modestement. Elles ont une dentelle ou un bord de mousseline autour du col, attaché au manteau, des manchettes de même espèce, & une ceinture de la couleur de la classe.

Ces Demoiselles s'occupoient dans les classes, ainsi qu'elles font aujourd'hui, aux exercices qu'on apprend ordinairement aux jeunes personnes. Les grandes brodoient, faisoient de la tapisserie, de la dentelle, &c. Madame *de Maintenon* vouloit qu'elles sussent de tout.

Les Dames de la Cour disoient au Roi tant de bien de cette Communauté, & de la bonne éducation qu'on y donnoit, qu'il résolut de voir par lui-même ce qui en étoit. Il alla donc à Noisy au retour d'une chasse, lorsqu'on s'y attendoit le moins. Madame *de Brinon* le reçut, & le mena aux classes & dans la Chapelle, & l'instruisit de tout.

Sa Majesté fut très-contente de cette visite; elle en parloit souvent, & se sentit inspirée d'en faire quelque chose de plus grand & de plus solide. Madame *de Maintenon* saisit cette occasion. Elle lui représenta le pitoyable état où étoient réduites la plûpart des familles Nobles, par les dépenses que les Chefs avoient été obligés de faire à son service, les besoins que leurs enfans avoient d'être soutenus, pour ne pas tomber tout-à-fait dans l'abaissement; que ce seroit une œuvre digne de sa piété & de sa grandeur, de faire un établissement stable, qui fût l'asyle des pauvres Demoiselles du Royaume, où elles fussent élevées dans la piété & dans tous les devoirs des filles de leur condition. Elle fut en cela secondée par le P. *de la Chaise*, Jésuite, Confesseur du Roi.

Sa Majesté forma donc le dessein de fonder une maison plus nombreuse que celle de Noisy, & se fixa à 250 Demoiselles, qui doivent y être gratuitement reçues, élevées, nourries, & entretenues de toutes choses jusqu'à vingt ans, aux dépens de la fondation, & sans qu'il en coûte rien aux parens. On doit les prendre depuis sept ans jusqu'à douze, & aucune n'y peut rester passé vingt ans accomplis.

En y entrant, elles doivent faire preuve de quatre degrés de Noblesse du côté paternel, dont le père fait le premier degré. Pour remplir cet objet, le Roi se proposa d'y attacher des revenus considérables, dont un des principaux seroit la manse Abbatiale de Saint-Denis, alors vacante par la mort du Cardinal de Retz. Sa Majesté ordonna un projet de dépense, afin de voir à peu-près combien il en coûteroit pour faire subsister une maison aussi nombreuse ; car, outre les 250 Demoiselles, il falloit une Communauté de Dames pour les gouverner, des Sœurs Converses, des Servantes & des Domestiques pour les servir. Le nombre des Dames fut d'abord fixé à trente-six, & celui des Sœurs Converses, à vingt-quatre. Madame *de Maintenon* crut que ce nombre suffiroit ; mais l'expérience a fait voir depuis, qu'on ne pouvoit se dispenser d'augmenter le nombre des unes & des autres, & ce fut sur ses conseils que le Roi, par ses Lettres-patentes du 3 mars 1694 & du 10 avril 1707, ordonna que le nombre des Dames, des Sœurs Converses & des Servantes, &c. ne pourroit excéder celui de 80 personnes, & que dans ce nombre il y auroit toujours, autant que faire se pourroit, 40 Dames pour vaquer assidûment à l'éducation & instruction des Demoiselles, & pour remplir les autres fonctions & charges de la maison.

Le jour de l'Assomption de l'an 1684, le Roi prit sa dernière résolution sur ce sujet. M. *de Louvois* fut chargé du projet de dépense ; & Sa Majesté pensa, de son côté, à choisir un lieu convenable pour cet établissement. Comme le Roi savoit que Madame *de Maintenon* visitoit souvent cette Communauté, & qu'il falloit accommoder cette inclination avec l'obligation où elle se trouvoit d'être à la Cour, ce lieu ne devoit pas être éloigné de Versailles : il pensa même à y faire cet établissement ; mais Madame *de Maintenon* s'y opposa, le suppliant de considérer que ce séjour pourroit préjudicier au bien qu'on se proposoit, parce que l'affluence de monde qui vient à la Cour, tant pour le service du Roi, que pour d'autres affaires, pourroit causer une dissipation qu'il seroit difficile d'empêcher.

En conséquence de ces réflexions, le Roi chargea M. *de Louvois* & *Hardouin Mansard* de chercher aux environs de Versailles un lieu commode ; ils n'en trouvèrent point de plus propre que celui de *Saint-Cyr*. La facilité d'y avoir de l'eau, fut sur-tout ce qui les détermina pour ce Village, car c'étoit ce qui manquoit à Noisy, & avoit empêché qu'on n'y fît cet établissement. Sur leur rapport, le Roi s'arrêta à Saint-Cyr, & voulut d'abord prendre l'Abbaye qui est dans ce Village, & donner à ses Religieuses un autre lieu près de Paris, où Sa Majesté leur offrit de leur faire bâtir un Monastère, & de les dédommager amplement de tout le reste ; mais ces

Dames firent naître tant de difficultés, qu'on les laissa où elles étoient, & qu'on s'attacha à un autre fief du même Village de Saint-Cyr, qui appartenoit à M. *Séguier de Saint-Brisson*. Ce qu'il y possédoit, ayant été estimé quatre-vingt-dix mille livres, le contrat en fut passé en forme d'échange, entre le Maréchal *de la Feuillade*, Ier. du nom, & le sieur *Séguier de Saint-Brisson*.

Aussi-tôt *Jules-Hardouin Mansard* travailla à faire un plan de la maison, & supputa à combien reviendroit le bâtiment qu'on projettoit. Le Roi ayant vu & approuvé ce plan, & donné ordre de l'exécuter, on choisit les plus habiles Entrepreneurs, & les plus habiles Ouvriers, qu'on fit venir de tous côtés. Le Roi donna aussi des troupes, en sorte qu'il y eut environ 2500 hommes qui, le premier jour de mai de l'an 1685, furent mis en œuvre.

On commença par abattre la maison du sieur de Saint-Brisson, & à jetter les fondemens de la nouvelle. M. de Louvois, chargé de régler la dotation, fit un Mémoire, où il la porta à deux cent mille livres de rente; mais le Roi se borna à cent cinquante mille livres, comptant la manse Abbatiale de l'Abbaye de Saint-Denis, sur le pié de cent mille livres de rente, & chargea son Trésor-Royal des autres cinquante mille livres, en attendant qu'il eût trouvé des fonds de terre, jusqu'à la concurrence de cette somme.

Comme les choses nécessaires aux besoins de la vie ont beaucoup augmenté de prix, le Roi se crut obligé dans la suite d'augmenter la fondation de trente mille livres de rente, sans compter la Ferme de Saint-Cyr, qu'il avoit donnée auparavant à cette maison, valant seize cens livres de rente.

Pendant que toutes ces choses se faisoient, on disposoit à Noisy plusieurs Demoiselles d'entre les grandes, qui avoient témoigné le plus de désir d'être de celles qui devoient composer la Communauté des Dames. On y joignit quelques filles du dehors, qui promettoient de la vocation, & on les mit dans une Chapelle séparée des Demoiselles, pour faire leur Noviciat. Au mois d'octobre, elles y entrèrent au nombre de douze, & furent mises sous la direction de l'Abbé *Gobelin*, Supérieur de la maison, & sous celle de Madame *de Brinon*, qui leur tint lieu de Maîtresse des Novices. Pendant ce tems d'épreuve, Madame *de Brinon*, par ordre de Madame *de Maintenon*, fit des constitutions qu'elle prit en partie de la Règle des Ursulines, & en partie de ce qu'elle savoit des intentions du Roi, & de celles de Madame de Maintenon,

qui

qui ne vouloient point faire des Religieuses, mais seulement une Communauté de filles pieuses, capables d'élever, dans la crainte de Dieu & dans les bienséances de la vie, le nombre des Demoiselles prescrit par la fondation ; à quoi elles s'engageroient par des vœux simples de pauvreté, de chasteté, d'obéissance ; & par un quatrième, d'élever & d'instruire des Demoiselles : cependant Madame de Brinon ne laissa pas d'y insérer des maximes & des règles assez parfaites.

Le Roi voulut que ces Dames eussent un habit particulier, qui fut grave & modeste, mais qui n'eût rien de Monacal ; qu'elles ne s'appellassent, ni ma Mère, ni ma Sœur, mais *Madame*, avec le nom de famille ; qu'elles eussent chacune une croix d'or pendante sur l'estomac, parsemée de fleur-de-lys gravées, ainsi qu'un Christ d'un côté, & un S. Louis de l'autre ; que les Sœurs Converses eussent des croix d'argent gravées de la même manière. Madame *de Maintenon* s'occupa ensuite à faire faire un habit tel qu'elle l'avoit imaginé. Il consistoit en un manteau & une jupe d'étamine du Mans noire, un jupon propre & de la même étoffe, un corps de baleine, des souliers de maroquin noir, un grand manteau de chœur, ayant une queue de trois quarts de long, des gants noirs bronzés. Pour coëffure, un bonnet de taffetas noir, avec une gaze noire gaudronnée tout autour, comme on les portoit alors ; un ruban noir sur la tête, une coëffe de taffetas, & une espèce de voile de pomille froncé par derrière, qui descendoit plus bas que les coudes. Pour achever l'habillement, elles avoient sur le col un mouchoir de taffetas noir, avec un bord de baptiste, large de quatre doigts, & attaché par-devant par de petits rubans noirs, qu'on nomme *non-pareilles*. Les manchettes étoient de toile unie, & médiocrement fine, attachées en dedans du bras par un ruban noir ; & la croix d'or pendante sur la poitrine, & attachée par un tissu de laine noire.

Pendant ce tems-là, la maison de Saint-Cyr s'achevoit, & fut en état d'être meublée le 15 du mois de mai 1686. Le Roi fit la dépense des meubles, & chargea du soin du détail, Madame *de Maintenon*, la laissant maîtresse d'y employer telle somme qu'elle jugeroit à propos. Elle n'abusa point de cette liberté ; mais quoiqu'elle ne prît au juste que le nécessaire, il ne laissa pas d'en coûter au Roi 50000 écus.

Vers la fin de l'année du Noviciat de celles qui s'y étoient enfermées pour parvenir à la Profession, on pria M. *de Villeroy*, Evêque de Chartres, de venir les examiner. Il ne put le faire par lui-même ; mais il envoya deux de ses Grands

Vicaires, dont l'un étoit l'Abbé *de Brisai d'Enonville*. Ils étoient chargés, non-seulement d'examiner la vocation de ces filles ; mais encore de faire, au nom de l'Evêque, tout ce qui seroit nécessaire pour autoriser cet établissement. Ils commencèrent par remettre à Madame *de Brinon* les constitutions qu'elle avoit faites, & que l'Evêque de Chartres avoit vues, examinées & approuvées provisionnellement. Ils la revêtirent ensuite de la Supériorité, lui donnant pour cela la commission de l'Evêque de Chartres, par laquelle il l'établissoit, instituoit & commettoit première Supérieure de la maison de *Saint-Louis*, & lui donnoit plein pouvoir de la régir & gouverner pendant toute sa vie, selon les intentions du Roi, & sous les ordres de Madame *de Maintenon*, dérogeant sur ce point aux constitutions, qui marquoient que les Supérieures seroient triennales, le Roi & Madame *de Maintenon* ayant jugé à propos que cela fût ainsi, à cause qu'il n'y avoit pas de Communauté formée, & que toutes les Novices étoient si jeunes, que, selon les apparences, il ne falloit pas moins que la vie de Madame *de Brinon*, pour les mettre en état de gouverner.

Ces deux Grands Vicaires lui dirent que devenant Supérieures d'une maison, où l'on devoit faire un quatrième vœu d'élever & d'instruire les Demoiselles, il étoit à propos qu'elle le fît aussi, parce que celui qu'elle avoit fait comme Ursuline, étoit différent, en ce qu'elle n'étoit obligée qu'à instruire la jeunesse en général, sans distinction de personnes, & sans être obligée à l'éducation ; au lieu que dans ce nouvel Institut, on devoit s'engager non-seulement à instruire, mais encore à élever des Demoiselles, ce qui comprend tous les devoirs des mères Chrétiennes envers leurs enfans. Elle fit donc ce quatrième vœu ; & dès-lors, elle mit la croix de supériorité, qui est différente de celles des Dames, en ce que le Christ, le S. Louis & les autres ornemens sont en relief. Ensuite, ils examinèrent la vocation des filles qui étoient au Noviciat, après quoi ils s'en retournèrent.

Dans ce même-tems, le Roi fit expédier un Brevet à Madame *de Brinon*, pour l'établir Supérieure perpétuelle, dans lequel il marquoit que voulant, par une distinction particulière, lui témoigner l'estime qu'il avoit de sa vertu, il la présentoit au sieur Evêque de Chartres, pour être par lui reçue & instituée première Supérieure de la maison *de Saint-Louis* ; qu'elle demeurera en ladite charge pendant toute sa vie, nonobstant tout réglement porté par les Lettres de fondation, & par les constitutions de ladite maison ; auquel

Sa Majesté dérogeoit expressément par le présent Brevet, en faveur de ladite Dame *de Brinon* seulement, sans tirer à conséquence, & sans qu'aucune autre Supérieure puisse être, après ladite Dame, continuée, au-delà du tems prescrit par les constitutions & Lettres-patentes.

Quelques jours après le départ des Grands Vicaires, on fit revêtir les Novices de l'habit du nouvel Institut, à la réserve du grand manteau, de la croix d'or & du voile, que l'on réserva pour la profession. Ce fut à la Pentecôte 1686.

Peu de jours après, Madame *de Maintenon*, l'Abbé *Gobelin* & Madame *de Brinon* choisirent quatre Novices pour les joindre à eux, après qu'elles auroient fait profession, afin de recevoir les huit autres par la voie du scrutin. Ce choix étant fait, ils firent faire les vœux à ces quatre premières, le 2 de juillet 1686. Ce furent Madame *de Maintenon* & Madame *de Brinon* qui leur donnèrent le manteau d'Eglise, la croix d'or & le voile; car, comme ces vœux n'étoient point solemnels, elles ne devoient pas recevoir ces marques de consécration de la main du Prêtre. Ces quatre Dames furent vocales aussi-tôt après leur profession, l'Evêque de Chartres les ayant dispensées des règles ordinaires, à cause qu'elles commençoient la Communauté.

Le lendemain, Madame *de Maintenon*, l'Abbé *Gobelin* & Madame *de Brinon* les assemblèrent dans la Chapelle, où ils leur proposèrent de recevoir à la profession les huit autres Novices qui restoient. Cela se fit par la voie du scrutin, & les nouvelles Professes leur donnèrent leurs voix, après Madame *de Maintenon* & Madame *de Brinon* ; car l'Evêque de Chartres avoit donné pouvoir à Madame *de Maintenon* de donner sa voix dans les Chapitres de cette maison, & aux élections des Supérieures.

Ces huit Novices firent leur profession le 6 juillet de la même année 1686, & alors il y eut un Corps de Communauté composé d'une Supérieure & de 12 Professes.

Cette Communauté demeura à Noisy jusqu'au premier août suivant. Pendant qu'on se disposoit au déménagement, le Roi & Madame *de Maintenon* continuoient à s'occuper de la fondation. Comme elle étoit faite pour des Demoiselles, S. M. voulut que toutes celles qui y seroient reçues, fissent leurs preuves de Noblesse ; & voulant aussi que toutes les familles Nobles de son Royaume pussent participer à cette grace, elle n'exigea que quatre degrés du côté paternel, & n'obligea à rien du côté des mères, afin que les mésalliances ne portassent point de préjudice à ceux qui en auroient faites.

M. d'*Hozier* fut nommé par le Roi pour faire les preuves; & d'abord ce fut le Roi qui les paya; mais depuis il en chargea la fondation, & on les régla à six-louis par perſonne. Ils valoient alors onze livres pièce. Quoiqu'on n'exige que quatre degrés de Nobleſſe pour la commodité des parens, ils ſont libres de pouſſer plus loin leurs preuves; mais en ce cas-là, c'eſt à eux à payer le ſurplus.

Le Roi voulut auſſi, par une diſtinction particulière, que les Domeſtiques de cette maiſon portaſſent ſa livrée, & que la maiſon portât pour armes, d'azur à une croix hauſſée d'or, ſommée d'une couronne royale auſſi d'or, & fleur-de-lyſée aux trois autres extrêmités. Ces armes lui furent accordées par Lettres-patentes du mois de décembre 1694, regiſtrées au Parlement le 13 août 1701.

Le bâtiment du Monaſtère Royal de Saint-Cyr fut commencé le premier de mai de l'année 1685, & entièrement achevé en juillet 1686, moyennant la ſomme d'un million quatre cent mille livres que le Roi paya. Cette maiſon fut meublée avec une magnificence royale; tout étoit neuf, bien choiſi, bien fait, bien commode, &c. La ſacriſtie, la roberie, la lingerie, les claſſes, les dortoirs, les cellules, les infirmeries, l'apothicairerie, & les cuiſines furent garnies de toutes les choſes convenables.

Tout étant ainſi diſpoſé, la Communauté commença à déménager de Noiſy, le 26 juillet 1686; & le déménagement finit le premier d'août ſuivant. Madame *de Brinon* vint à Saint-Cyr avec la Communauté, dont elle étoit Supérieure perpétuelle; mais Madame de *Saint-Pierre* & les deux Urſulines n'y vinrent point. Madame *de Maintenon* fit donner à la première une penſion de 500 liv. & une de 300 liv. à chacune des deux autres.

Le 4 d'août, deux des Grands Vicaires de l'Evêque de Chartres, accompagnés de l'Abbé Gobelin, ſe rendirent à Saint-Cyr, pour bénir l'Egliſe & la dédier ſous l'invocation de la Sainte Vierge & de S. Louis. Ils entrèrent enſuite proceſſionnellement en-dedans, où ils bénirent le chœur & tout le reſte de la maiſon; puis ils mirent les Dames en clôture, & leur enjoignirent de la garder auſſi régulièrement que ſi elles étoient vraiement Religieuſes.

Madame de Brinon ayant été diſgraciée pour des raiſons qu'il eſt inutile de rapporter ici, elle ſe retira dans l'Abbaye de Maubuiſſon, où la maiſon de Saint-Cyr lui a fait 2000 liv. de penſion pendant qu'elle a vécu. Après ſa ſortie de la maiſon de Saint-Cyr, Madame de Maintenon fit élire une Supérieure, & le choix tomba fur Madame *de Loubert*, qui étoit la première Professe, & fille de beaucoup de mérite. On reçut plusieurs Sujets au Noviciat, pour accroître la Communauté; & Madame *de Maintenon* fit venir de Paris des filles de la Communauté du Père *Barré*, Minime; lesquelles on mit aux classes en qualité de Maîtresses, en attendant qu'il y eût assez de Dames pour remplir leurs places.

Le Clergé de cette maison n'avoit été jusqu'alors composé que de trois Prêtres, dont le plus jeune faisoit les fonctions de Sacristain; mais Madame *de Maintenon* ayant donné pour Directeur à cette maison, l'Abbé *Godetz des Marets*, qui fut ensuite Evêque de Chartres, avec MM. *Brisacier* & *Tiberge*, des Missions étrangères, & voulant donner à cette Communauté des Confesseurs à demeure, ces Messieurs lui conseillèrent d'y appeler les Prêtres de la Mission de Saint-Lazare.

Le Roi fit venir M. *Joly*, pour lors Supérieur général de cette Congrégation, & lui ayant déclaré son dessein, celui-ci y forma de grandes difficultés; mais Sa Majesté les leva, en lui disant qu'il le vouloit, & la chose fut conclue. M. *Joly*, tant en son nom, qu'en celui de sa Congrégation, convint de donner cinq Prêtres, à chacun desquels on donneroit quatre cent livres, & trois Frères à 300 liv. chacun, & plusieurs autres choses portées par le traité qu'on fit avec eux. Dans la suite, on ajouta trois autres Prêtres, pour faire des Missions dans les terres de cette maison, & un Frère, & on leur donna les mêmes pensions qu'aux huit autres. Ces Messieurs s'établirent à Saint-Cyr, au mois d'août 1691.

Pendant ce tems-là, le Roi avoit fait vivement solliciter le Pape par le Duc *de Chaulnes*, son Ambassadeur, pour la suppression du titre Abbatial de Saint-Denis, & pour l'union de la manse au Monastère Royal de Saint-Cyr, & cette union avoit été accordée par une Bulle du Pape Innocent XII, du 23 janvier 1692.

Madame *de Maintenon*, après avoir fait de fréquentes réflexions, & avoir pris l'avis de personnes éclairées & d'expérience, résolut de faire changer les vœux simples en vœux solemnels; mais on laissa la liberté de demeurer dans les vœux simples à celles des Dames qui n'en voudroient pas faire de solemnels. Quelques-unes s'en tinrent à leurs premiers vœux; mais le plus grand nombre recommença un nouveau Noviciat en 1692. Pour le leur faire faire, on fit venir de Chaillot trois Religieuses de Sainte-Marie, dont la première se nommoit la *Mère Priolo*, pour lors Supérieure de cette Communauté; les deux autres étoient les Mères Marie-Constance Gobert & Marie-Elisabeth le Moine. C'étoient trois filles d'un grand mérite, & de beaucoup de vertu, principalement la Mère Priolo.

Vers ce tems-là, mourut l'Abbé Gobelin, premier Supérieur de Saint Cyr. M. Joly, Général de la Mission, lui succéda dans cette Supériorité; & depuis, les Généraux de la Mission ont toujours rempli cette place. Ce Noviciat dura une année, pendant laquelle, sur la supplique des Dames de Saint-Cyr, le Pape envoya un Bref à l'Evêque de Chartres, pour l'érection de la maison de Saint-Cyr, en un Monastère de l'Ordre de Saint-Augustin.

Après une information de *commodo* & *incommodo*, l'Evêque de Chartres donna son Décret, par lequel il rendit cette maison, de Séculière qu'elle étoit, Régulière de l'Ordre de Saint-Augustin. Le Décret est daté du premier décembre 1692, & fut registré au Grand-Conseil, & confirmé par Lettres-patentes. Ce fut à peu-près vers ce tems-là, que le Roi fit, pour ce Monastère, l'acquisition de Chevreuse, qu'il lui donna pour remplir une partie des cinquante mille livres de rente, qui restoient à mettre en fonds, & dont il ne reste plus à employer que le fonds de 20750 liv. de rente, qu'on lui paye sur le Trésor-Royal, en attendant qu'il se présente une occasion d'en faire un emploi.

L'année du Noviciat étant finie, on fit quelque changement dans la coëffure, on alongea les manches de la robe & on réduisit la queue du manteau à une demi-aune, au lieu de trois quarts qu'elle avoit auparavant. On donna aux Dames de cette maison d'autres constitutions, & on employa l'Abbé *Tiberge* pour les composer. Toutes les Dames de ce Monastère se soumirent à ces constitutions, & on les partagea en trois bandes, pour leur faire faire des vœux solemnels.

La cérémonie des six premières se fit le 11 décembre 1693; celle de la seconde bande, le premier janvier 1694; & la troisième, le 3 mars de la même année. Quelques-tems après la profession, on les remit dans les charges; mais comme Madame *de Loubert* n'avoit pas voulu passer aux vœux solemnels, on élut pour Supérieure Madame *de Fontaines*, une des premières Professes.

Madame *de Maintenon* étant informée que la plûpart des Demoiselles qui sortoient de Saint-Cyr, se trouvoient fort embarrassées, elle représenta au Roi, que pour rendre son œuvre plus accomplie, il seroit nécessaire qu'on pût leur donner en sortant une somme capable de pourvoir au moins aux nécessités les plus pressantes, ou qui pût leur servir de dot, lorsqu'elles sont appellées au mariage, ou à être Religieuses : le Roi approuvant cette pensée, assigna vingt mille écus tous les ans à prendre sur les fiefs & aumônes, pour doter les Demoiselles de mille écus chacune, comptant qu'il en sortiroit à peu-près vingt par chacun an ; mais comme ce nombre se trouve quelquefois plus considérable, le Roi a encore fait don à la maison de Saint-Cyr, des places de régale, où l'on met les Demoiselles qui veulent être Religieuses, & la maison leur donne trois cent livres pour leurs premiers besoins.

Outre la somme de trois mille livres que la maison donne à toutes celles qui sortent, elle leur donne encore, lorsqu'elles se sont distinguées par leur conduite, un petit trousseau de linge, & un habit propre & honnête.

Madame *de Maintenon* depuis qu'elle eut fait faire des vœux solemnels aux Dames de Saint-Cyr, avoit toujours eu envie de leur faire prendre l'habit Religieux ; mais par déférence pour le Roi, qui n'aimoit pas cet habit, elle ne le leur avoit pas donné. En 1707, ayant trouvé le Roi mieux disposé sur cet article, elle lui proposa ce changement, & Sa Majesté y consentit. Aussi-tôt les Dames de Saint-Cyr présentèrent une supplique à l'Evêque de Chartres pour ce changement d'habit, & il leur accorda très-volontiers leur demande.

Le jour de la cérémonie fut fixé au jour de l'Assomption de la Vierge, de l'an 1708 ; & dès la veille, ces Dames prirent cet habit. Le lendemain, jour de la Fête, l'Evêque de Chartres & Madame *de Maintenon* s'étant rendus à Saint-Cyr & dans l'Eglise, l'Evêque fit aux Dames une exhortation sur la cérémonie pour laquelle ils étoient assemblés ; ensuite il bénit les grands voiles, puis les Dames vinrent toutes l'une après l'autre le recevoir de sa main, ou de celles de Madame *de Maintenon*; & après quelques prières, elles se retirèrent. Cet habit, qui est le même que celui que ces Dames portent aujourd'hui, est d'étamine du Mans, & consiste en une robe & un scapulaire : les manches de la robe sont retroussées deux ou trois fois, de manière qu'elles descendent à trois doigts près du poignet ; mais elles sont abattues au chœur & au Chapitre. Le scapulaire est de même étoffe que la robe. Deux ceintures servent, l'une à attacher la robe, & l'autre à prendre le scapulaire par-devant & par-derrière. Celle qui attache la robe, est un tissu de laine noire de la largeur de deux doigts, éfilée par les deux bouts, & descendant jusqu'aux genoux, &c.

A cette ceinture, est attaché un chapelet noir, où il y a un petit Crucifix, une tête de mort, & quelques médailles. Pour coëffure, elles ont un bandeau, une guimpe ronde, un petit voile de toile blanche, un autre voile d'étamine noire, & par-dessus, un autre grand voile, aussi d'étamine noire. Il n'y a eu aucun changement dans les croix d'or, ni dans le grand manteau d'Eglise que ces Dames portoient auparavant.

Voilà en abrégé tout ce qui s'est passé pour l'institution, fondation & établissement des Dames & Demoiselles du Monastère Royal de *Saint-Louis de Saint-Cyr* ; & voici la description du vaste & superbe bâtiment que le Roi Louis XIV y a fait bâtir.

Cet édifice est du dessin de *Jules-Hardouin Mansard*, alors premier Architecte du Roi, & depuis Sur-intendant des bâtimens de S. M. & non pas du dessin de *François Mansard*, comme l'assurent Brice & Dom Beaunier. *François Mansard* étoit mort en 1666, long-tems avant que Louis XIV eût formé le dessein de faire bâtir cette maison.

Elle consiste en un grand corps de bâtiment de 108 toises de long, qui forment trois cours de front, séparées par deux ailes de bâtiment, le long de chacune desquelles sont en dehors une cour & deux parterres. L'Eglise desservie par les Pères de la Mission, ou de Saint-Lazare, est au bout de la plus grande longueur du bâtiment. Elle a six toises de large, sur vingt-six de long.

La disposition générale de toute la maison consiste en rez-de-chaussée, en grands corridors, réfectoires, & autres pièces nécessaires pour l'usage d'une Communauté très-nombreuse. Il y a dans l'étage de dessus, de grandes chambres, où les jeunes Demoiselles travaillent ; des cellules particulieres pour les Dames, & des chambres communes. Le jardin est un ancien bois qu'on a conservé, & dans le terrein duquel on a ménagé un potager suffisant pour les besoins de la maison.

Madame *de Maintenon* avoit demandé d'être inhumée dans le cimetière ; mais les Dames de Saint-Louis de Saint-Cyr ne jugèrent point à propos de suivre là-dessus les mouvemens de son humilité ; elles l'inhumèrent dans le chœur de leur Eglise, afin que par leurs prières, elles donnassent à sa mémoire des marques plus fréquentes de leur reconnoissance. La tombe qui couvre le caveau où son corps fut mis, est de marbre blanc, & l'on y lit l'épitaphe suivante, où il paroît qu'on a touché trop légèrement la grande part que cette illustre personne avoit eue à l'établissement de cette maison ; mais la raison qu'on eut d'en user ainsi, fut qu'il n'y avoit point de place pour s'étendre davantage.

Ici Repose

Très-illustre Dame Madame Françoise d'Aubigné, Marquise de Maintenon, Dame d'Atour de Christine-Victoire de Bavière, Dauphine de France.

Aussi persévéramment que sagement chère à LOUIS-LE-GRAND. Femme excellente au-delà de toutes les femmes de son siècle, & de plusieurs siècles précédens; nulle autre n'ayant été ni plus connue, ni moins connue. Illustre par sa naissance, plus illustre par son esprit, par la droiture de sa raison, & par sa prudence; mais sur-tout recommandable par sa solide vertu & par sa sincère piété; & digne du souvenir de tous les gens de bien. Une SECONDE ESTHER, par la manière dont elle a su plaire au Roi. Une SECONDE JUDITH, par l'amour de la retraite & de l'oraison, avec ses chères filles. Plus forte que l'adversité; supérieure à la plus haute prospérité. Pauvre au milieu des richesses, par sa libéralité envers les misérables; humble au comble de la gloire, par son affection pour la modestie Chrétienne; vraiement austère dans le séjour des délices & des plaisirs. Sans vengeance dans les injures & les calomnies. Elle a vécu long-tems, parce qu'elle avoit une grande mesure de bonnes œuvres à remplir. Elle a trop peu vécu, parce qu'elle a laissé un grand vuide dans tout ce qu'elle remplissoit heureusement. Pour élever à perpétuité 250 Demoiselles pauvres, mais Nobles, elle a formé cette maison très-magnifique, très-remplie de piété, & très-utile à tout le Royaume & à la Religion. Elle a voulu y vivre cachée durant plusieurs années, y mourir bien préparée, y être fort simplement inhumée, dans la vue de s'attirer, non les louanges, mais les prières de tant de bouches innocentes, pour parvenir plutôt, après sa mort, à vivre éternellement avec Dieu.

Elle est décédée le 15 avril 1719, âgée de 83 ans.

Voici la même épitaphe en Latin :

Hic Jacet

Illustrissima Domina D. FRANCISCA D'AUBIGNÉ, Marchionissa DE MAINTENON, Christinæ-Victoriæ Bavaricæ, Galliarum Delphinæ, à muliebri cultu.

LUDOVICO-MAGNO *tam constanter, quam sapienter chara.*

Fœmina antè omnes sui ævi, fœminas
Pluriumque retro sæculorum
 Longè præstantior :
Nec alia magis simul, & minùs nota.
Natalibus clara, ingenio, ratione, ac
Prudentiá ; clarior, solidá virtute
 Et sincerá pietate,
Suprà modum MIRABILIS,
Bonorumque memoriâ digna.
Summá apud Regem gratiâ
 ESTHER ALTERA.
Continuo orationis studio,
Et secessu, cum suis puellis
 ALTERA JUDITH.
Fortuná primùm adversante, fortior ;
Eadem ad prodigium favente, superior ;
In opibus, liberalitate ergà pauperes,
 Inops :
In gloriæ apice, Christianá modestiá,
 Humilis :
In mediis deliciarum illecebris,
 Verè austera :
In injuriis & calumniis nunquàm ultrix.
Multùm vixit, ut quæ ampliorem bonorumque
 Operum mensuram implendam
  Haberet.
Parùm vixit, ut quæ vacuum ingens
In iis quæ feliciter implebat, reliquit ;

Domum hanc egentibus, sed nobilibus
Ducentis quinquaginta puellis, in perpetuum
Educandis, splendidissimam, piissimam, toti
Regno, ac Religioni utilissimam, instituit.

In eáque per plures annos abdita vivere,
Rite parata mori, absque pompá sepeliri
Voluit ; tot castorum labiorum, non laudes,
Sed preces, post mortem exoptans,
 Citiùs ad Deum perventura.

 Obiit anno salutis 1719, die verò aprilis 15, annos natâ 83.

DAM

DAMASQUINEURS. Ce sont ceux qui ont l'art d'enjoliver le fer, l'acier, ou autres métaux, en le gravant ou le taillant, pour remplir ensuite avec un fil d'or ou d'argent, les rainures qu'on y a faites. Le nom que cet art a conservé, désigne assez qu'il a été inventé à *Damas*, Ville fameuse du Levant, d'où sont sortis les Ouvriers qui ont fait les plus parfaits ouvrages de *damasquinerie*.

Les Damasquineurs ne forment point en cette Capitale un Corps de Communauté, d'autant qu'il y a divers Artisans à qui, par leurs statuts, il est permis d'orner leurs ouvrages de damasquinure ; entr'autres, les Doreurs, Fourbisseurs, Arquebusiers, Eperonniers, &c. *Voy.* les Corps relatifs à cet objet.

DAMIENISTES *de Sainte-Claire. Voy.* AVE-MARIA.

DAMIETTE. Fief de l'Abbaye de Gif, relevant du Roi par la seigneurie de Voisins-le-Bretonneux, réunie au Domaine de Versailles. Damiette est connu dès le règne de Philippe-le-Hardi, puisque cette terre avoit donné le nom à une famille. Il peut se faire que ce lieu ait été ainsi appellé par quelques-uns des Croisés du tems de S. Louis. Damiette est un écart de Gif.

DAMMARD. Le diocèse de Paris a un grand nombre d'Eglises sous l'invocation de S. Médard, pour lequel les Rois de la première & seconde race avoient une grande dévotion. Dam-Mard est comme qui diroit Saint-Mard ; car *Dam* & *Dom* viennent de *Domnus*, & Saint-Mard est une abréviation de Saint-Médard. Ainsi, Dam-Mard est en Latin *Domnus Medardus*.

Il y a toute apparence que cette Paroisse ne faisoit qu'un avec Torigni, qui s'étendoit jusques dans ce canton-là, & terminoit le diocèse de Paris sur une partie du pays Meldois ; & que le nombre des habitans s'étant augmenté par la fécondité du terroir, a donné l'origine à l'établissement de cette nouvelle Paroisse.

Le chœur de l'Eglise est d'une structure du XIIIe. siécle ;

mais les collatéraux sont plus récens. Outre Saint Médard, on honore particulièrement Saint Vincent dans cette Paroisse, parce que c'est un pays de vignes. C'est peut-être par cette raison que l'aigle du chœur est représenté grimpé sur la figure d'un tonneau de cuivre. La Cure est à la pleine collation de l'Archevêque de Paris; anciennement c'étoit l'Abbé d'Hermières qui en avoit la préfentation.

Les habitans font pour la plûpart Vignerons, le terrein s'étant trouvé propre à la vigne, foit par la qualité du fol, foit par l'expofition vers le midi, fecondée du voifinage de la Marne, qui paffe au bas du même côté.

Dammard appartient à l'Abbaye de Lagny, & c'est un de ses anciens revenus; à d'autres particuliers qui y tiennent une partie de seigneurie comme bien engagiste du Roi; & au Chapitre de Notre-Dame, à qui appartiennent les dîmes de cette troisième partie de seigneurie.

Il y a 120 ans que *Timoleon Billiad*, Contrôleur-Général, avoit sa maison de campagne à Dammard.

DAMMARTIN, *Dominium Martini*, *Castrum Domini Martini*, est un gros Bourg qui a pris son nom d'un de ses Seigneurs nommé *Martin*, & de *Domnus*, dont on a fait *Dom* & *Dam*, comme nous venons de le dire à l'article précédent. Il a le titre de Comté, & a passé successivement de plusieurs maisons illustres dans l'auguste maison de Bourbon-Condé.

Ce Bourg est situé à 7 lieues nord-est de Paris, & à 3 nord-ouest de Meaux, dans le canton de l'Isle de France, nommé la *Goelle en Parifis*, pour le distinguer d'un petit pays d'Artois, qu'on nomme aussi la Goelle. On y compte environ 350 feux.

L'Eglise paroissiale, qui est sous l'invocation de S. Jean-Baptiste, dépend de l'Abbaye de Saint-Martin-aux-Bois, & est desservie par un Prieur-Curé, qui est un Chanoine Régulier de la Congrégation de Sainte-Geneviève. Il y a aussi une Collégiale sous l'invocation de Notre-Dame, & dont le Chapitre est composé d'un Doyen & de six Chanoines: c'est aussi le chef-lieu d'un Bailliage. Il ne reste plus du Château de Dammartin qu'une grosse tour qui tombe en ruine. Le Roi Louis XV, allant à Rheims pour la cérémonie de son Sacre, coucha à Dammartin, le 17 d'octobre 1722.

DAMPIERRE, *Donna-Petra*, *Damni-Petra*, *Damna Petra*; Bourg à sept lieues & demie de Paris, dans le fond d'une vallée dominée par plusieurs montagnes, mais moins couvert que le Château. Il y a beaucoup de labourages.

L'Eglise est sous le titre de Saint Pierre, comme celles du diocèse de Paris, dont le Village porte le nom de Dampierre, du nom Latin *Domnus Petrus*. La Cure est à la pleine collation de l'Archevêque de Paris.

Le Château a été bâti par Charles de Lorraine, Cardinal, & Archevêque de Rheims : il est entouré de fossés remplis d'eau-vive, & des tours rondes à l'antique, se présentent sur le devant de l'édifice. Le célèbre *Jules-Hardouin Mansard* y a fait plusieurs augmentations & embellissemens, tels que plusieurs galeries & portiques dans la seconde cour, à la faveur desquels on se promène à couvert, & la façade du Château. Le fronton est chargé des armes du Duc de Chevreuse, parce que c'est en ce lieu qu'a été conservé le titre de Duché de Chevreuse, lorsque le Roi acheta Chevreuse en 1692.

A côté de la Chapelle est un corps de bâtiment détaché, que l'on appelle l'*Astrée*, parce qu'on y a peint plusieurs histoires de ce Roman. Dans le parterre, se présentent en face neuf jets-d'eau, de grandes allées à perte de vue, à droite & à gauche ; plusieurs canaux, un entr'autres, sur lequel on va se promener, au bout duquel on a pratiqué une petite Isle flanquée de quatre jets-d'eau, & dans laquelle est un petit corps-de-logis avec toutes les commodités & aisances, cuisine, office, &c. On a fait passer un bras de la petite rivière d'Ivette, pour distribuer l'eau en plusieurs lieux : il se rejoint dans le parc à l'autre bras, & y fait des cascades. Le parc est très-grand : il renferme l'Eglise de la Paroisse de S. Forget, & avance fort du côté de Chevreuse.

La terre de Dampierre, ci-devant incorporée au Duché de Chevreuse, est possédée avec ses dépendances depuis l'an 1663, par la maison d'*Albert*.

DANSE. *Voy.* ACADÉMIE *de Danse*, tom. I, pag. 175.

DANSER, & *Joueurs d'instrumens*. (Maîtres à)

Ces Maîtres sont ceux qui ont seuls le droit de tenir salle ou école pour la danse, instrumens, donner des sérénades, concerts, jouer aux noces, assemblées publiques, & non dans les cabarets, sous les peines portées par les Sentences du Châtelet, du 2 mars 1644, & Arrêt du Parlement en 1648. On ne peut rien dire de précis sur la création de cette Communauté, dont les anciens Statuts & Ordonnances données par nos Rois sont de tems immémorial & sans date. Ils en ont obtenu de nouveaux en 1656, confirmés par Lettres-patentes de Louis XIV, & regiſtrées au Châtelet & en Parlement, en 1653.

Le Chef de cette Communauté avoit le titre de *Roi de tous les Violons, Maîtres à danſer & Joueurs d'inſtrumens*, &c. mais le Roi Louis XV, en 1773, a aboli ce titre. Les Aſpirans devoient faire expérience devant ce Roi des Violons, ſoit fils de Maîtres ou autres.

Les Violons de la Chambre du Roi, qui ſont reçus ſur leurs brevets de retenue, payent leurs droits de réception. L'apprentiſſage eſt de 3 à 4 ans. Le brevet coûte 40 liv. & la maîtriſe 650 liv. Patron, Saint Julien des Meneſtriers. Bureau, à Saint-Julien.

DANSEURS *de Corde*, ceux qui, avec un contrepoids, ou ſans contre-poids dans leurs mains, marchent, danſent, voltigent ſur une corde de différente groſſeur, qui quelquefois eſt attachée à deux poteaux oppoſés, d'autre fois eſt tendue en l'air, lâche ou bien bandée.

Quelques Littérateurs prétendent que l'art de danſer ſur la corde a été inventé peu de tems après les *Jeux corniques*, où les Grecs danſoient ſur des outres de cuir, & qui furent inſtitués en l'honneur de Bacchus, vers l'an 1345 avant J. C. Les Grecs firent de ce dernier un art très-périlleux, & le portèrent au plus haut point de variété & de rafinement : delà, les noms de *Neurobates, Oribates, Schœnobates, Acrobates*, qu'avoient chez eux les Danſeurs de corde, ſuivant la diverſe manière dont ils exécutoient leur art. Les Romains nommoient leurs Danſeurs de corde *Funambuli*, & Térence en fait mention dans le Prologue de ſon *Hécyre*; on peut voir ſur ce ſujet la Diſſertation de M. Grodeek, Savant d'Allemagne, imprimée à Dantzick (*Gedani*) en 1702, in-8°.

On voit à Paris des Danſeurs de corde pendant toute l'année ſur le boulevard du Temple, au ſpectacle de Nicolet, & dans d'autres loges, & pendant les Foires de Saint-Germain, Saint-Ovide, &c.

DECHIREURS, Officiers ſur les Ports, établis pour empêcher qu'on ne déchire aucun bateau propre à la navigation.

DECHIREURS *de Bateaux*, Ouvriers qui achetent des

bateaux qui ne font plus en état de fervir, qui les déchirent, & en vendent les planches & les débris.

DÉCOUPEURS, Ouvriers qui ont le droit de découper les taffetas, de piquer toutes fortes de fatins, de faire des mouches pour les ajuftemens de femmes, & qui font des deffins fur des étoffes, par le moyen de fers gravés qu'ils y appliquent à chaud ; ce qu'on appelle *gauffrer*. Cette efpèce d'Ouvriers forme une Communauté peu nombreufe à Paris. Ils ont été féparés de celle des Brodeurs, dont ils étoient membres autrefois. La mode des découpures étant venue, cette Communauté fe vit compofée de plus de 60 Maîtres à leur aife ; mais le tems de la nouveauté étant paffé, ces ouvrages font fort déchus, & le nombre des Maîtres fe réduit à huit, qui font même encore peu occupés.

L'apprentiffage eft de fix années. Le brevet coûte 10 liv. La maîtrife 500 liv. Cette Communauté fait partie de celle des Gauffreurs. *Voy.* GAUFFREURS.

DÉGRAISSEURS. Ce font ceux qui ont l'art d'enlever les taches fur toutes fortes d'étoffes, fans en altérer la couleur, & de leur rendre leur premier luftre. Ils ne font point en cette Ville une Communauté particulière, & font réunis à celle des Marchands Fripiers. *Voy.* FRIPIERS.

DEGRÉ. Qualité que l'on prend dans les Univerfités, à caufe des études qu'on y a faites.

Les Degrés qui font en ufage dans les écoles de Théologie, de Philofophie, de Droit & de Médecine, où l'on ne s'inftruit que par le tems & par l'acquifition fucceffive, font appellés *Degrés Académiques*, dont le premier eft le degré de *Bachelier* ; le fecond, de *Licencié* ; & le troifième, de *Docteur*, qui eft celui auquel on afpire, pour jouir de tous les honneurs & de tous les privilèges qui y font attachés. Quelques Docteurs affurent que les *Degrés Académiques* n'ont été inventés que depuis le règne de Charlemagne ; mais on ne peut point l'affurer, puifqu'on trouve le terme *Baccalaureus* employé long-tems avant Charlemagne. Du Boulay cite dans fon Hiftoire de l'Univerfité de Paris, deux Auteurs qui prouvent la grande ancienneté du mot *Bachelier*. Le premier eft *Raoul Glaber*, Moine de Clugni, qui vivoit fous les Rois Robert & Henri I ; & le fecond Auteur eft *Ordericus Vitalis*, qui vivoit fous Philippe I & Louis-le-Gros, fon fils. Le titre de *Bachelier* commence à diftinguer l'Ecolier des autres, qui n'ont point encore acquis de distinction. En effet, l'on entendoit par ce titre, un jeune Ecolier, qui pourtant en savoit plus que les autres, & qui, se faisant remarquer dans les disputes, fut appelé *Bachelier*, du mot *bataille* ou *batailler*; mais d'autres Auteurs dérivent ce mot de *baculus*, bâton, parce que les jeunes soldats combattoient avec des bâtons, comme *Dominici* l'a établi par l'autorité des Capitulaires de Charlemagne, *Lib. 5. cap. ult.* où il est dit: *Armati veniant cum lorica & scuto ancipite atque fuste*. Et l'on a transporté dans les écoles cette manière de se battre avec un bâton à la main. *Voy. Ménage*. Les Licenciés sont ainsi appellés, parce qu'ils ont la licence d'enseigner; mais pour acquérir cette permission & ce degré, il faut avoir étudié pendant un certain temps, & rapporter un certificat en forme du temps de l'étude, que le Concordat a fixé à cinq ans; savoir, deux de Philosophie, & trois de Jurisprudence ou de Théologie. Quant au terme *Docteur* ou *Maître*, il est fort ancien, & a de grands avantages sur les Bacheliers & sur les Licenciés, parce qu'on leur a affecté les mois de janvier & de juillet, que l'on appelle par cette raison, *mois de rigueur*, dans lesquels le Concordat, *Art. 54*, veut que les Docteurs soient préférés aux autres Gradués, parce que le Docteur est présumé avoir plus de connoissance & de science que ceux qui n'ont pas étudié pendant aussi long-tems que ceux qui ont acquis le Doctorat. Au reste, il y a des Bénéfices en France, qui exigent l'un ou l'autre des trois Degrés pour pouvoir les posséder; tels sont les Cures des Villes murées, les dignités des Chapitres, & quelques autres. *Voy.* ARTS. (*Faculté des*) DROITS. (*Faculté des*) MÉDECINE. (*Faculté de*)

DEGRÉS. (*les Grands*) *Quart. de la place Maubert, sur le quai de la Tournelle*. C'est une descente formée de plusieurs marches, pour la commodité des Blanchisseuses & des Porteurs-d'eau, qui ont affaire à la rivière.

DELIVRANCE. (*Notre-Dame de Bonne*) *Voy.* ETIENNE-DES-GRIS. (S.)

DENIS. (*Saint*) Ville célèbre de l'isle de France, jointe à la banlieue de Paris, sur la petite rivière de Crould, à deux lieues nord de Paris; longit. 20 deg. 1′, 22″; latit. 48 deg. 56′, 8″. Avec un Bailliage, un Hôtel-Dieu, un Chapitre Royal, plusieurs Paroisses, plusieurs Maisons Religieuses,
&

& une célèbre Abbaye de Bénédictins, où sont les tombeaux de nos Rois.

Le lieu où l'Eglise de Saint-Denis se trouve bâtie, étoit le territoire du village appellé *Catolacum*, où étoit celui que l'on a nommé depuis Saint-Martin de l'Etrée & Saint-Marcel, sur le grand chemin qui va de Pontoise à Paris, le nom de *Strata*, qui a formé celui de l'Etrée, venant de là : & à droite en arrivant de Paris, étoit un champ, où le premier édifice qu'on y construisit, fut une Chapelle sur la sépulture de Saint-Denis, qui devint par la suite une Basilique accompagnée d'un Monastère. Ce fut autour de cette Abbaye, que commença à se former la ville de Saint-Denis, pendant que le village de Saint-Marcel & de Saint-Martin de l'Etrée, ancien *Catolacum*, restoit sans cloture & au milieu des champs. Elles furent les premières Eglises Paroissiales du lieu : celle de Saint-Marcel n'est pas postérieure de beaucoup à celle de Saint-Martin, & l'on croit que Gontran en fit bâtir le premier édifice *.

Le Roi Dagobert fit faire dans l'Eglise de la Basilique de Saint-Denis, beaucoup de décorations, tant en or qu'en pierreries, & voulut que l'on ornât de quelques sculptures les dehors, où le fond pratiqué en forme de chevet rond. Ce chevet ou abside étoit apparemment le lieu où il fit transporter les trois corps Saints d'un autre lieu de la même Eglise; ce qui donna lieu à Saint Eloi de l'embellir de plusieurs ouvrages d'orfévrerie. Dagobert y établit la Psalmodie conti-

---

* Nous avons dit, t. I. p. 25, que Saint-Denis n'étoit anciennement qu'un petit Hameau appellé *Cathuel*, du nom d'une Dame nommée *Catulle*, qui ayant reçu le corps de S. Denis, & fait enlever ceux de S. Rustique & de S. Eleuthere, Martyrs, les ensevelit dans un champ, & marqua, quelque tems après, le lieu de leur sépulture, par un tombeau qu'elle y fit élever, &c. Mais ceux qui ont dérivé ce nom de *Catulla*, se sont fondés sur les seconds actes de Saint-Denis, où il est marqué que la pieuse femme qui fit donner la sépulture aux trois Saints ci dessus, s'appelloit *Catulla*, ce qui pourroit bien être de l'invention de l'Abbé *Hilduin*, puisque ce n'est que depuis son tems que ce lieu se trouve appellé *Catulliacum*; étymologie dont les suites, dans le XIe. siècle, portèrent à faire une Sainte de la Dame *Catulle*; de sorte que dans les Litanies de l'Abbaye de Saint-Denis pour les Rogations, écrites alors, on lit cette invocation, *Sancta Catulla*; ce qui ne paroît point autre part. *L'Abbé le Beuf, Hist. de la Banlieue Eccl. pag.* 156.

nuelle, de même que dans le Monastère de Saint-Maurice d'Agaune : & enfin ce Prince y fut inhumé. Quoique cette Basilique existât avant lui, néanmoins il passe pour en être le Fondateur, parce qu'il fut le premier qui la combla de biens.

Pepin, père de Charlemagne, commença l'édifice d'une autre Eglise de Saint Denis, environ six-vingts ans après que Dagobert eût fait à celle de son tems les embellissemens dont nous venons de parler.

L'Abbé Suger, qui vivoit en 1130, ayant abattu une avance du portail, bâtie sur la sépulture de Pepin, entreprit un nouveau portail, qu'il acheva à peu de chose près ; & outre cela, il jetta les fondemens d'un nouveau chevet ou sanctuaire, dont il fit faire la Dédicace, le 11 juin 1144. Dans le portail qu'on voit aujourd'hui, il n'y a guère que le haut de la tour septentrionale, qui ne soit pas de son tems. Les portes mêmes paroissent en être aussi-bien que les deux premières arcades de la nef, contiguës au portail. Enfin, ce fut sous le règne de S. Louis, que l'on bâtit à neuf une grande partie de l'Eglise de S. Denis (peut-être sur les anciens fondemens de l'Eglise du VIIIe. siècle. Ce bâtiment, du tems de S. Louis, consiste dans les arcades & voûtes situées entre le portail & le chevet. Ce chevet fut aussi alors entièrement achevé, après que l'on y eût ajouté des piliers, dont les bases qui se voyent dans le souterrein du même chevet, les font paroître sensiblement bien plus nouveaux que les petites colonades & cintres de l'ancien édifice, que l'on apperçoit dans ce souterrein.

Il fallut, pour se déterminer à abattre l'ancienne Eglise, qu'on croyoit dédiée par Notre-Seigneur, que le Pape écrivit qu'on le pouvoit, & que cet édifice ne devoit pas être éternel. Les différentes reprises auxquelles on y a travaillé, sont cause qu'il n'est pas tiré en droite ligne ; car, si l'alignement du sanctuaire eût été suivi, la grande porte eût du être à l'endroit où est la tour méridionale ; mais en bâtissant, on réforma l'allignement dès la croisée, qui est entre le sanctuaire & le chœur. Il y a dans cette Eglise des vitrages, qui représentent quelques actions de Saint Louis. On y en voit aussi qui peuvent être plus anciens, & avoir été réservés de l'édifice précédent. Vers le fond, est représenté Saint Paul, tournant la meule d'un moulin, & les Prophètes qui apportent leurs sacs de bled, avec quatre vers dont le premier est :

Tollis agendo molam, de furfure, Paule, farinam.

Après la prise du Roi Jean, les Religieux travaillèrent à fortifier leur Eglise de murs & de fossés. Ce qui paroît ajouté aux tours du portail, vers la partie inférieure en forme de couronne & de creneau, peut avoir été construit alors.

Les principales richesses de cette Eglise étoient les reliques qu'elle possédoit, qui de tout tems ont été mises à couvert des mains des barbares, principalement celles de S. Denis & de ses Compagnons. Elles sont aujourd'hui en trois châsses d'argent, élevées au fond du sanctuaire ; mais d'argent si ancien, qu'il ressemble au plomb. Personne n'ignore que le corps de S. Louis est une des reliques les plus avérées de l'Eglise de Saint-Denis, que ses os y furent mis dans le tombeau en 1271, & qu'ils en furent tirés en 1298, après sa canonisation. Le châsse d'argent, où ils sont aujourd'hui, a été donnée par *Louis de Bourbon*, Abbé de ce Monastère, vers l'an 1550. Depuis la concession de la tête faite à la Sainte-Chapelle de Paris, & d'une côte à l'Eglise de Notre-Dame, la dernière distraction est celle d'une dent, avec un morceau de la mâchoire, faite par ordre du Roi, le 30 septembre 1707, pour l'Envoyé de l'Archevêque de Cologne, dont M. le Cardinal de Noailles fit la reconnoissance, le 29 d'octobre suivant.

Nous avons parlé du riche trésor de cette Abbaye. *Voy. Tom. I, pag. 35 & suiv.* Voyez aussi pour les sépultures de nos Rois & des personnes considérables, qui sont inhumées dans cette Eglise, *depuis la pag. 27 du même volume.*

Nos Rois venoient quelquefois résider à Saint-Denis, depuis que l'Abbé Fardulfe y eût bâti un Palais pour Charlemagne. On y lit du Roi Robert, *qu'il y tenoit chœur en chappe de soye, avec son sceptre, accompagné du Chantre, le jour de la Fête de S. Hippolyte, & que le Roi Philippe I, son petit-fils, donna à l'Abbaye le Palais où Robert avoit logé.*

Ce ne fut que sous le Pape Alexandre III, vers l'an 1179, que l'usage de la mître, de l'anneau & des sandales, fut accordé aux Abbés de Saint-Denis : *Guillaume de Gap* s'en servit le premier.

Le nombre des Dignités ou Offices claustraux étoit dans ce tems-là proportionné à celui des Religieux ; sous le règne de Louis-le-Débonnaire, il y en avoit 150. On en comptoit 200 sous Philippe-le-Bel. Après le Prieur & le sous-Prieur, étoit le tiers-Prieur, le quart-Prieur, le quint-Prieur, le grand Commandeur, le Chancelier, le Garde des Sceaux, le grand-Aumônier, l'Official, le grand-Pénitencier, le grand-Bouteiller. De plus, il y avoit le Chantre, le Cénier, dont la fonction étoit de fournir aux Religieux la réfection les soirs de l'été ; le Tréforier, le grand-Pannetier, le Célerier, & plusieurs Prévôts, qui avoient soin du revenu des terres selon leur district. Il paroît que la garde du Chartrier étoit aussi un Office en titre, & qui pouvoit se résigner. Plusieurs Papes sont venus loger à Saint-Denis ; savoir, Etienne II, qui y tomba dangereusement malade en 754, & qui, lors de son rétablissement, y consacra un autel à Saint Pierre. Innocent II, en 1131 ; & Calixte II, avant lui, y célébrèrent la Fête de Pâques. Eugène III y a logé en 1146, & en partit les Fêtes de Pâques, pour aller dédier l'Eglise de Montmartre. Alexandre III vint pareillement visiter cette Eglise vers l'an 1116. Il s'y est tenu aussi plusieurs Conciles, Assemblées & Conférences d'Evêques & de Prélats.

Ce seroit ici le lieu de parler des personnes remarquables, dont quelques-unes sont mortes ailleurs en odeur de sainteté, comme des Ecrivains illustres de cette Abbaye ; mais les bornes que nous nous sommes prescrites, ne nous le permettent pas ; nous renvoyons le Lecteur à l'Histoire de la *Banlieue Ecclésiastique*, *par le Beuf*, pag. 202. Le Lecteur y trouvera aussi tout le détail des Paroisses & Eglises de cette Ville, tout ce qui concerne ses Chapelles & celles des Fauxbourgs, les Communautés d'hommes & de femmes, & enfin des Observations civiles sur la ville de Saint-Denis : sa clôture ancienne & nouvelle, le commerce de ses habitans, leurs privilèges, les prises & reprises de ce lieu ; les derniers embellissemens ; les noms de quelques Notables qui y ont demeuré ; les anciens lieux du voisinage, &c. *Voy.* aussi ABBAYE DE SAINT-DENIS, *Tom. I*, *pag. 24*.

DENIS *de la Chartre*. (Saint) Cette Eglise a pris son nom de la cave qui est au-dessous, & dans laquelle on dit que *Sisinnius* fit enfermer Saint Denis, Saint Rustique & Saint Eleuthère*. Anfold & Reitrude, sa femme, fondèrent dans la

---

* La tradition de l'emprisonnement de Saint Denis & de ses Compagnons, dans l'endroit où est aujourd'hui Saint-Denis de la Chartre, n'est appuyée sur aucun monument digne de foi, non plus que l'histoire de la Communion administrée à ces Saints Martyrs par Jesus-Christ lui-même. Par rapport au premier fait, qui est le seul qu'on discutera ici, il paroît plus probable que Saint-Denis n'a jamais été enfermé dans cet endroit. Ces Saints Martyrs furent mis dans la prison de Paris ; or, cette prison

fuite une Eglise sur cette cave. L'acte de fondation est de 1122, (M. Jaillot prouve qu'elle est plus ancienne que ne le dit ici Piganiol) & porte :

Ecclesiam beati Dionisii de carcere fundaverunt, & Clericos instituerunt.

Voilà l'origine de l'Eglise haute & de l'Eglise basse de Saint-Denis de la Chartre. Sur la porte de cette dernière, il y a un grand cartouche ovale, soutenu par deux Anges, dans lequel est écrit en lettres d'or :

Ici est la Chartre en laquelle S. Denis fut mis prisonnier, où Notre-Sauveur Jesus le visita, & lui bailla son précieux Corps & Sang ; il y a grands pardons pour toutes personnes qui visiteront ce saint lieu ; spécialement chacun lundi & vendredi de l'année, & les jours & Octaves de Saint Denis & de Saint Mathias.

L'Eglise de Saint-Denis de la Chartre est double, comme il étoit anciennement l'usage de les bâtir. Dans un des côtés de la nef, étoit une Paroisse, sous le nom de *Saint-Gilles* &

étoit alors dans la partie méridionale de la Cité, à l'extrêmité intérieure du petit-Pont ; elle y resta jusqu'en 586, que le feu ayant pris dans ce quartier, comme le rapporte Saint Grégoire de Tours, les prisonniers s'évadèrent, &, gagnant le petit-Pont, allèrent se réfugier à Saint-Vincent, depuis Saint-Germain-des-Prés. La partie méridionale de la Ville ayant été ruinée par cet incendie, on transféra la prison publique dans la partie septentrionale, & vraisemblablement dans le quartier de la Chapelle de Saint-Denis. Le nom de prison servit alors de distinctif, pour désigner les édifices un peu remarquables du voisinage. De-là vinrent les noms de *Prison* ou de *Chartre* donnés à la Chapelle de Saint-Denis & à celle de Saint-Symphorien, appellées l'une & l'autre *de la Chartre* : on disoit Saint-Denis de la Chartre, Saint-Symphorien de la Chartre, sans que, de cette dénomination, on pût tirer plus davantage, pour prouver que c'eût été la prison de Saint-Denis, que de Saint-Symphorien, qui, ayant été martyrisé encore enfant à Autun, n'a jamais été mis en prison à Paris. De plus, dans les Titres, quand on dit *S. Dionisius de carcere*, on ajoute *Parisiaco*, c'est-à-dire, près de la prison de Paris ; comme on dit *S. Jacobus de Carnificaria*, Saint-Jacques de la Boucherie, parce que cette Eglise étoit dans le voisinage de la boucherie. Voyez l'*Abbé le Beuf, Hist. de Paris*, tom. II. pag. 335 & suiv.

Saint-Leu, dont l'origine est incertaine : la Cure étoit à la nomination du Prieur. Le Vicaire perpétuel qui la desservoit, ayant élevé différentes contestations, qui, fondées sur l'intérêt, ne pouvoient manquer de renaître souvent, la Cure fut transférée en 1618, dans l'Eglise de Saint-Symphorien, qui étoit voisine. C'est aujourd'hui la Chapelle de l'Académie de Saint-Luc, dans une petite rue qui a porté les noms de *Glatigny*, rue *neuve Saint-Denis*, & enfin rue des *hauts-Moulins*.

Quand on est entré dans la cave, on remarque une grosse pierre percée par le milieu, comme pour y mettre le col d'un homme, & ayant des trous aux côtés pour passer des cordes. On prétend que cette pierre a été un des instrumens des supplices qu'on a fait souffrir à Saint-Denis; & qu'après lui avoir mis le col dans le vuide de cette pierre, & avoir passé des cordes par des trous des côtés, & les avoir nouées sur les épaules du Saint, on l'avoit laissé long-tems accroupi, sans qu'il pût s'élever, ni s'étendre.

L'Eglise ou Chapelle-haute a été rétablie en 1665, par la libéralité de la Reine Anne d'Autriche, qui fit faire aussi le maître-autel, sur les desseins & sous la conduite de *Gabriel le Duc*, son Architecte. Il est décoré d'une grande niche ouverte en-dedans par le haut, pour recevoir du jour, & pour éclairer un excellent groupe de figure de stuc, dont celles de derrière tiennent au fond. Elles représentent S. Denis, S. Rustique, & S. Eleuthere dans la cave dont on vient de parler, dans le moment où l'on suppose qu'ils sont communiés par J. C. Ce morceau qui est de *Michel Auguière*, est d'une grande beauté. Cette sculpture sert de tableau au maître-autel, à côté duquel est l'inscription que voici :

Annæ Austriacæ Augustæ, Francorum, dùm viveret, Reginæ, Ludovici XIII conjugi integerrimæ, hujus Templi & altaris restauratrici magnificentissimæ, hoc grati animi monumentum apponebant & dicabant Religiosi Benedictini Cluniacenses Dionisiani carceris custodes, anno post obitum ejus quarto, reparatæ salutis 1670, debentur eidem quot annis sex Missæ privatæ per ipsos Religiosos hic celebrandæ ex fundatione Christianissimi Regis Ludovici XIV, feliciter regnantis.

Dans deux Chartes du Roi Robert, il est parlé des Chanoines de Saint-Denis de la Chartre : *Canonicis Sancti Dionisii de carcere Parisiaco*; & c'est encore une nouvelle preuve que cette Eglife étoit defservie par des Chanoines Séculiers ; car s'ils avoient été Réguliers, ce Roi auroit ajouté, *cœnobialiter viventibus*, ou *Regulari converfatione viventibus*.

Lorfque Louis-le-Gros eût refolu, à la prière de la Reine Adélaïde, fa femme, de fonder un Couvent de Religieufes à Montmartre, il donna aux Moines de Saint-Martin-des-Champs l'Eglife de Saint-Denis de la Chartre & fes dépendances, en échange de celle que ces Moines avoient à Montmartre. Cet échange fe fit en 1133, & depuis ce tems, l'Eglife de Saint-Denis de la Chartre a toujours appartenu aux Moines de Saint-Martin des Champs.

Le Prieuré de Saint-Denis de la Chartre a été long-tems Conventuel ; mais un Arrêt du Grand-Confeil de l'an 1636, le déclara fimple, & ordonna que le Prieur feroit néanmoins tenu d'y recevoir & entretenir deux Religieux Prêtres du Monaftère de Saint-Martin, avec un Frère Convers pour les fervir.

Aujourd'hui, ce Prieuré vaut 2000 liv. de rente à celui qui en eft pourvu, & il doit douze livres parifis par an à Saint-Martin-des-Champs, à caufe de fon droit de Patronage. Le Prieur a toute juftice dans fon territoire, comme auffi franchife & immunité pour tous les Artifans qui demeurent & travaillent dans les maifons de l'enceinte de ce Prieuré.

L'Eglife de Saint-Denis de la Chartre eft defservie par fix Religieux de l'Ordre de Clugny. La Manfe Priorale a été unie, par M. le Cardinal de Noailles, à la Communauté de Saint-François de Sales, par un Décret du 18 d'avril 1704, confirmé par Lettres-patentes du Roi du même mois ; mais quelque-tems après, on en céda le quart du revenu aux Religieux de Clugny, qui deffervent l'Eglife de ce Prieuré.

La principale porte de cette Eglife eft à un des bouts du pont Notre-Dame, & en face de la rue de la Lanterne, qui eft une continuation de celle de la Juiverie. Philippe-Augufte déclara, en 1204, qu'il devoit trente fols parifis de rente aux Prieur & Religieux de Saint-Denis de la Chartre, à caufe de la tour du Louvre qu'il avoit bâtie fur leur terre, & lui-même en chargea la Prévôté de Paris.

Cette Eglife eft beaucoup plus baffe que le pavé des rues, parce qu'on ne l'a point élevée en relevant le pavé public. Il y avoit une Confrèrie de Drapiers-Chauffetiers, qu'on appelloit la Confrèrie de *N. D. des Voûtes*, à caufe des voûtes fouterraines de cet édifice. *Voy.* auffi *pag.* 258. On peut voir, à l'occasion des chaînes qu'on y montre & qu'on dit avoir enchaîné Saint Denis, ce que *Sauval* a dit, tom. I, pag. 136, au sujet d'une autre chaîne qui étoit dans des prisons que les Dames de Montmartre avoient à Paris à leur *For*, cul-de-sac de la rue de la Haumerie. Les privilèges, immunités, franchises & exemptions de ce Prieuré lui ont été confirmés depuis par Charles V & Charles VI. Il y a un Arrêt du 26 mars 1401, dans lequel le *Prieuré de la Charte M. Saint-Denis* est dit de *Fondation Royale*; il jouissoit même d'une Prébende dans l'Eglise de Notre-Dame. Il paroît qu'il fut rebâti vers le milieu du XIVe. siècle, par *Hugues Seroti*, Prieur, ainsi qu'il est marqué dans son épitaphe.

DENIS-*du-Pas*, (Saint) est une Eglise située derrière celle de Notre-Dame. L'origine du surnom de cette Eglise occasionna une dispute dans le siècle dernier, entre M. Launoy & Adrien de Valois. Le premier soutint que l'Eglise de Saint-Denis-du-Pas étoit bâtie dans le lieu où Saint Denis avoit été martyrisé & enterré. Il fondoit son sentiment sur deux raisons principales : la première est prise du surnom de cette Eglise, qui lui avoit été donné *à passione*. L'autre est tiré du Martyrologe d'Usuard, où l'on lit : *Apud Parisium Sanctorum Martyrum Dionisii*, &c. M. de Valois, au contraire, soutint, conformément à la tradition, que Saint Denis avoit été martyrisé à Montmartre; car c'étoit la coutume, chez les Romains, de faire mourir les criminels hors des Villes; d'ailleurs, on ne trouve aucune mention de l'Eglise de Saint-Denis-du-Pas avant le XIIe. siécle, & encore n'étoit-elle alors qu'une petite Chapelle dotée pour deux Prêtres : ce qui ne répond guère à l'éclat, qui est inséparable d'une Eglise consacrée par le sang & par la sépulture de l'Apôtre de Paris. Quant aux preuves de M. Launoy, M. de Valois les a réfutées fort solidement, en disant qu'il est incertain si l'Eglise de Saint-Denis-du-Pas a pris son surnom *à passione* ou *à passu*, du degré qu'il falloit monter pour y arriver, comme on a surnommé depuis l'Eglise de Saint-Jacques-du-haut-Pas, au fauxbourg de la même Ville. Quand même il seroit certain que ce surnom lui a été donné, *à passione*, ce pourroit être, parce que Saint-Denis y auroit souffert quelque tourment, tel que la question qu'on donnoit dans les Villes, & souvent au milieu de la grande place. Enfin, le terme de *Parisium*, dont se sert Usuard, signifie les environs aussi-bien que l'enceinte de Paris; car les Martyrologes désignent ordinairement, par la Ville la plus proche, le lieu de la mort & de la sépulture des Saints dont ils parlent.

Nous dirons donc avec M. *Jaillot*, qu'il ne faut point chercher l'étymologie de ce surnom, ni dans la passion de Saint Denis, ni dans le *past* des Chanoines, ni d'un *pas* ou degré pour entrer dans cette Eglise, mais seulement de sa situation à l'endroit du passage de la rivière, qui peut elle-même y avoir contribué, puisqu'on appelle *pas* tout détroit qui est entre deux terres, & que dans notre ancien langage François, *pas* & *passage* sont synonymes.

Ce fut en 1148, que *Simon de Pecy* ou *Poissi*, Chanoine de Notre-Dame, y donna 30 liv. de rente pour la fondation d'une Prébende à Saint-Denis-du-Pas. L'an 1164, *Osmond de Poissi*, son frère, aussi Chanoine de la Cathédrale, y en fonda une autre. Ils s'étoient réservés le droit d'y nommer pendant leur vie ; & après leur décès, la nomination en étoit dévolue au Chapitre. Ainsi, ces deux Prébendes devinrent des annexes de Notre-Dame. *Simon de Saint-Denis*, autre Chanoine, en fonda deux autres en 1178. La cinquième fut fondée par *Barbedor*, Doyen de Notre-Dame, qui donna 60 liv. de rente.

Ces cinq Prébendes furent divisées en dix, par ordonnance du Chapitre de Notre-Dame, de l'an 1282, de sorte qu'il y a toujours aujourd'hui dix Chanoines, cinq Prêtres, trois Diacres & deux sous-Diacres, qui sont tous soumis à la Jurisdiction du Chapitre de la Métropolitaine.

Saint-Denis-du-Pas s'appelle aujourd'hui Saint-Denis & Saint-Jean-Baptiste, à cause de la réunion que l'on y a faite en 1749, du titre Paroissial de Saint-Jean-le-Rond, & cette Eglise est devenue, par cette raison, la Paroisse du cloître. Le Pape Luce III lui donne la qualité d'Eglise dans sa Bulle de 1182.

Au mois de mai 1757, fut inhumée dans cette Eglise *Marie-Anne de Paris*, fille de *Louis-Nicolas de Paris*, Correcteur des Comptes, & de *Marie-Anne-Ameline de Quincy*. Cette inhumation auroit dû se faire aux Jacobins de la rue Saint-Jacques, où MM. *de Paris* ont leur sépulture ; mais les père & mère de cette Demoiselle voulant être à portée d'arroser de leurs larmes précieuses, l'objet de leur tendresse, ont préféré de la faire enterrer dans l'Eglise de leur Paroisse.

DENRÉES. Nom qu'on donne aux plantes propres à notre nourriture, comme artichaux, carotes, navets, panets, choux, &c. & que les Paysans & Jardiniers des environs de Paris apportent tous les jours de très-grand matin à la Halle.

On peut distinguer de grosses & de menues denrées : les grosses, comme le bled, le vin, le foin, le bois : les menues, comme les fruits, les légumes, &c. Ce sont ordinairement les Regrattiers qui vendent les menues denrées. Les grosses ont des Marchands considérables qui en font le négoce.

DENTISTES. Chirurgiens-Experts reçus à Saint-Côme, seulement pour la partie de la dentition, pour l'exercice de laquelle ils subissent plusieurs épreuves.

DEPOT MILITAIRE *du Regiment des Gardes-Françoises.* Cette Ecole établie par Sa Majesté Louis XV, & formée en 1764, par M. le Maréchal *Duc de Biron,* Colonel de ce magnifique Régiment, pour l'éducation de Soldats capables de servir avec honneur dans cette Troupe, est situé sur le Boulevard du nord, auprès de la rue de la Chaussée-d'Antin.

On y reçoit indistinctement les jeunes-gens qui ont des dispositions pour le service militaire, jusqu'au nombre de 150 ou 200; & depuis l'âge de 10 ans, jusqu'à 16, époque où ils peuvent librement contracter un engagement, s'ils ont la taille; où se retirer, s'ils ne se sentent point portés au métier de la guerre.

On leur enseigne à lire, écrire, l'Arithmétique, la Langue Allemande, à faire des armes & généralement tous les exercices militaires. Ils sont nourris, habillés & entretenus de tout aux dépens de S. M. qui donne pour chacun d'eux huit sols par jour, même paye du Soldat de son Régiment des Gardes-Françoises.

Les Caporaux qui, ayant les qualités requises, aspirent à l'emploi de Sergent, sont admis au Dépôt, pour instruire dans l'Art Militaire ces jeunes Elèves, dont on leur confie une ou plusieurs classes. Ils sont tenus de les enseigner pendant plusieurs années; après lesquelles, s'ils sont jugés capables, par leur assiduité à tous leurs devoirs, leur intelligence, leur bonne conduite, l'honnêteté de leurs mœurs, &c. ils sont promus au grade de *Sergent.*

Les Elèves sont nommés par M. le Colonel & M. le Major. C'est un Officier du Corps qui en est le Commandant, aidé de quatre Sergens.

DEPOT PUBLIC *des choses perdues & recouvrées.* L'on n'avoit connu jusqu'en 1776, que la voie des affiches & cris publics, pour recouvrer les bijoux & effets de toute nature, même les animaux domestiques, qui se perdent ou s'égarent, soit dans l'intérieur de la Capitale, tel que dans les Eglises, les Spectacles, les Jardins, promenades, & autres lieux publics; soit dans les dehors de la Ville : mais l'expérience de tous les tems, a fait connoître l'insuffisance & la fragilité de ce moyen, non-seulement pour opérer la remise, mais encore pour assurer l'état de la chose recouvrée; en sorte que le précepte sacré de la restitution étoit presque méconnu; ou éprouvoit des obstacles qui en rendoient l'exécution impraticable. Or, pour venir au secours de ceux qui auroient eu le malheur de perdre ou égarer quelques effets, & remplir les vues de ceux qui seroient dans le cas de restituer ce qu'ils auroient trouvé, on a établi un Dépôt public, dont voici le régime.

1. Le Préposé au Dépôt tient un registre coté & paraphé, contenant l'apport de l'effet trouvé, sa description exacte, le jour & le lieu où il a été trouvé, avec le nom de la personne qui l'a apporté, qui signe l'enregistrement, si elle sait signer.

2. Ceux dont les maisons sont publiques, soit au-dedans soit au-dehors de la Ville, peuvent apporter au Dépôt tous les bijoux & effets de quelque nature qu'ils soient, laissés par oubli ou par inadvertance dans leurs maisons, par des étrangers, &c. & non reclamés.

3. Les personnes attachées au service des Eglises & Monastères, les Gardes ou Concierges d'Auditoire, des Spectacles, lieux d'Assemblées, Confréries, Séminaires, Collèges, Hôpitaux & Communautés, les Suisses & Portiers des Maisons Royales, les Cochers, Porteurs & Conducteurs des voitures publiques, par eau & par terre; les Patrouilles de jour & de nuit peuvent pareillement apporter au Dépôt les choses perdues ou égarées, lorsqu'ils les auront trouvées.

4. Toutes personnes de quelque état, qualité & condition qu'elles soient, qui auront trouvé des effets quelconques, sont priées de les apporter ou de les envoyer au Dépôt.

5. On accorde une récompense, dont la fixation est annoncée au tarif ci-après, à celui qui a apporté au Dépôt la chose

par lui recouvrée, & il est aussi pourvu à ses frais de dépense, si aucuns y a.

6. Le Réclamant est tenu de fournir toutes les preuves capables de justifier sa réclamation ; & lors de la remise qui lui sera faite de l'effet reconnu lui appartenir, donner, en marge de l'enregistrement, une décharge ou reconnoissance, laquelle contiendra ses nom, qualité & demeure.

7. Si deux personnes viennent réclamer à la fois le même effet, elles sont admises à justifier leur réclamation ; mais l'effet reste au Dépôt, jusqu'à la décision prompte & sommaire.

8. Toutes personnes sont admises à déclarer les bijoux & autres effets qu'elles auroient égarés, & qui n'auroient pas encore été portés au Dépôt ; & il est tenu, à cet effet un second regiftre coté & paraphé, contenant les nom, qualité & demeure du Réclamant, & les lieux où il soupçonnera l'avoir perdu ; la nature & description de l'effet réclamé, laquelle déclaration sera signée du Réclamant, s'il sait signer.

9. On y reçoit tous les bijoux & effets en nature, argent monnoyé, lingots & vaisselles, titres & papiers, portesfeuilles, hardes & porte-manteaux, linges, dentelles, marchandises de toutes espèces, oiseaux & animaux domestiques, & généralement tous autres objets de perte qui peuvent se faire dans la Ville, Fauxbourgs & Banlieue de Paris; Villes, Bourgs, Villages, Maisons Royales, & lieux de plaisance qui environnent la Capitale, même sur les routes adjacentes.

10. Chaque mois le Préposé présente au public, au lieu du Dépôt, un état à trois colonnes ; la première contenant l'énumération des effets apportés au Dépôt, réclamés & remis; la seconde indiquant, sans description, les effets apportés & non réclamés; & la troisième décrivant les effets réclamés & non apportés.

11. Il indique dans les papiers publics, par la voie des Bureaux, des Affiches & des Gazettes, sans description, les effets existans en nature au Dépôt, non réclamés depuis un an ; & les personnes qui ont perdu lesdits effets, sont invitées de les réclamer dans les six mois.

12. La Communauté des Orfèvres-Jouailliers & le Domaine du Roi sont conservés dans tous leurs droits, pour les bijoux relatifs à la Jouaillerie, non réclamés.

TARIF de ce qui est payé volontairement sur les choses perdues & recouvrées par la voie du Dépôt.

§. PREMIER.

Des Frais d'enregistrement & de publication.

1. Celui qui fait inscrire au Dépôt la perte qu'il a faite, de quelque nature ou valeur que soit l'effet perdu, paye 30 sols.

2. Si, outre l'enregistrement, il desire, pour plus grande sûreté, que l'effet perdu soit annoncé, il paye pour la publication, qui en est faite sur le champ par le Préposé au Dépôt, pour l'impression des affiches, depuis 5 liv. jusqu'à 8 du cent; pour l'Afficheur, 30 sols du cent, & quelque chose de plus pour la campagne.

3. Le Préposé peut faire publier dans le jour, sans description, l'effet perdu & recouvré; mais non encore réclamé, si sa valeur excède 150 liv.

4. Le droit d'enregistrement des choses apportées au Dépôt, n'est point payé par celui qui les apporte, mais par celui à qui elles sont remises.

§. SECOND.

De la Récompense.

1°. Sur les bijoux & effets en nature. 2°. Sur l'argent monnoyé, lingot ou vaisselle. 3°. Par rapport aux titres & papiers qui portent liquidation des sommes exigibles. 4°. Par rapport aux titres & papiers qui n'ont aucune valeur déterminée. 5°. Par rapport aux porte-feuilles fermés.

Observation générale concernant tous les Titres & Papiers.

La récompense n'en est accordée qu'après les diligences faites pour s'assurer de leur état & de leur valeur.

RÉCOMPENSE

En général sur les Bijoux & autres Effets.

	Sommes.	Quotités.
Depuis le commencement, jusqu'à	200 liv.	6 den. pr. liv.

Depuis 200 l. jufqu'à . . . 1000 liv. 3 den.
Depuis 1000 jufqu'à . . . 3000 . . 6
Depuis 3000 jufqu'à . . . 5000 . . . 4
Depuis 5000 jufqu'à . . . 8000 . . . 3
Depuis 8000 jufqu'à . . . 12000 . . . 2 & dem.

Et lorfqu'il excédera 12000 liv. jufqu'à quelque fomme qu'il puiffe monter, *fuppofé* 20000 liv. . . . 3 d. pour l.

Argent monnoyé.

Neuf deniers pour livre, depuis 1200 liv. jufqu'à quelque fomme que cela puiffe monter, & un fol pour livre fur la fomme qui fera au-deffous de 1200 liv.

TITRES ET PAPIERS

Portant liquidation de Sommes exigibles.

La récompenfe eft comme celle ci-deffus pour les bijoux, & fur les mêmes qualités.

§. TROISIEME.

Des frais de Garde.

1°. Par rapport aux effets réclamés.

(*Nota*. Ils font perçus dans le même ordre établi pour la récompenfe, & dans les mêmes proportions.)

2°. Par rapport aux effets non-réclamés dans les délais annoncés.

(*Nota*. Comme cette Garde eft de longue durée, les frais de Garde font du double.

DEPOTS & ARCHIVES. *En Chancellerie*: les anciennes minutes d'Arrêts du Confeil rendus en Finance, depuis 1583, jufqu'en 1728, des anciens Rôles d'amortiffemens, Francs-fiefs, ufages & nouveaux acquêts des baux des Fermes & fous-Fermes; des Comptes de toutes efpèces; les pièces concernant la recherche des faux-Nobles; les jugemens de Nobleffe pour le Franc-fief, avec les productions; celle des deux Chambres de Juftice; les adjudications du Domaine du Roi; les états concernant la capitation de la Cour; le Tréfor-Royal; les Parties casuelles, & la vente des Charges & Offices, &c. sont en dépôt au Louvre, & on y entre les mardis & vendredis, depuis neuf heures, jusqu'à midi.

Autres Dépôts.

Celui du Ministre, ayant le Département de Paris, est aux Grands-Augustins.

Le Dépôt de la Guerre est aux Invalides.

Le Dépôt des Affaires étrangères.

Les Titres, Pièces & Cartes de la Marine, ci-devant aux Petits-Pères, actuellement à Versailles.

Toutes les anciennes minutes d'Arrêts du Conseil rendus du propre mouvement de S. M. ou en commandement par le ministère de MM. les SECRÉTAIRES D'ETAT, & dont la date est antérieure à 1738, sont déposées cloître des Petits-Pères, près de la place des Victoires. Ce Dépôt est ouvert tous les jours.

Les minutes, dont les dates sont postérieures à l'année 1738, MM. les SECRÉTAIRES DU ROI en sont les dépositaires.

Les Lettres-patentes, Edits, Ordonnances, Déclarations, Arrêts enregistrés sont à la tour du Palais.

DESSINATEURS. Ce sont ceux qui ont l'art d'imiter la forme de tous les objets que la Nature offre à nos yeux, par de simples traits tracés avec la plume ou le crayon. Ils ne forment point un Corps de Communauté; ils sont au nombre des Arts libéraux, & réunis aux Peintres.

DEUIL. *Ménage* fait dériver ce mot du Latin *dolere*, s'affliger, s'attrister, &c.

A la Chine, on porte le deuil avec des habits blancs; il dure trois ans, & fait vaquer toutes sortes de Charges & de Magistratures.

En Turquie, on le porte en bleu.

Au Pérou, on le portoit de la couleur de gris de souris.

Rabelais le fait porter en verd.

Les Dames Argiennes & Romaines portoient le deuil en blanc; & les Romains le portoient en brun, tirant sur le noir.

En Castille, à la mort des Princes, on se vêtoit de serge blanche pour porter le deuil; on le fit pour la dernière fois en l'année 1498, à la mort du Prince *Dom Juan*, fils unique du Roi *Ferdinand* & d'*Isabelle*, comme le dit *Herrera*.

Mezerai remarque que la Reine *Anne de Bretagne* porta le deuil du Roi Charles VIII en noir, quoique les autres Reines eussent accoutumé de porter le deuil en blanc. Ce Prince mourut au château d'Amboise sans laisser d'enfans, le 7 avril 1497, après avoir régné 14 ans, 7 mois & 9 jours; âgé de 27 ans, 2 mois & 23 jours, selon le *P. Anselme, t. I, pag. 124. E.*

C'est une ancienne maxime que la veuve porte le deuil aux dépens de la succession de son mari, & les héritiers du mari sont obligés de lui fournir le deuil sur leur portion. En Droit, on appelle l'année du deuil, l'année de viduité, pendant laquelle une veuve doit s'abstenir de passer à un second mariage: les Loix ont voulu qu'elle rendît ce respect aux cendres de son mari, & que du moins elle honorât son tombeau de ses larmes & de ses regrets pendant la première année de son veuvage.

Par le Droit Romain, les veuves qui convoloient à de secondes noces, dans l'an du deuil, étoient privées de tous les avantages qu'elles avoient reçus de leurs maris, afin de les obliger à conserver le souvenir de l'amitié conjugale. Cela s'observe encore dans les Pays de Droit-écrit. Ailleurs, on suit plus communément le Droit-canonique, & l'an de viduité n'est qu'une loi de bienséance; seulement s'il y a soupçon de grossesse, la veuve ne doit pas précipiter son mariage, pour éviter la confusion du sang.

Au commencement du règne de Philippe-Auguste, on ne connoissoit point l'usage du deuil en France & dans les Royaumes voisins. Depuis, cet usage a été sujet à bien des variations; mais une Ordonnance du Roi Louis XV, de l'année 1716, après en avoir réduit les tems à la moitié, les a fixés de la manière suivante.

ETIQUETTES pour les Deuils.

On ne porte les grands deuils que pour père & mère, grand-père & grand-mère, mari & femme, frère & sœur, cousin & cousine. On appelle *grands-deuils* ceux qui se partagent en trois tems, la laine, la soie & le petit-deuil, ou les habits coupés. Les autres deuils ne se partagent qu'en deux tems, le noir & le blanc; jamais on ne drape dans ces sortes de deuils; & toutes les fois qu'on ne drape point, les femmes

peuvent

peuvent porter les diamans, & les hommes l'épée & les boucles d'argent.

Le deuil de pères & mères est de six mois; les trois premiers, la laine en papeline, ou raz de Saint-Maur; la garniture d'étamine, avec effilé uni; les bas & les gants de soie noire, les souliers & boucles bronzés. Si c'est un grand habit, on prend des bonnets d'étamine noire, les barbes plates garnies d'effilé uni, la coëffe pendante, les mantilles de même étoffe, ainsi que l'ajustement, les manches de crêpe blanc, garni d'effilé uni, pendant les six premières semaines. Si c'est en robe, on porte les bonnets, les barbes, les manches & le fichu de crêpe blanc d'effilé uni.

Au bout de six semaines, on quitte la coëffe, on prend les barbes frisées, & on peut mettre des pierres noires. Les trois mois finis, on prend la soie noire pour six semaines, le poil de soie en hiver, le taffetas de Tours en été, avec les coëffures, manches & fichu de gaze brochée, garnie d'effilé découpé, soit en grand habit, soit en robe. Les six dernières semaines sont de petit deuil; on porte le blanc avec la gaze brochée, & les agrémens pareils & les diamans.

L'étiquette des deuils des grands-pères & grandes-mères est la même; mais le deuil n'est que de quatre mois & demi; six semaines en laine, six semaines en soie, & six semaines en petit deuil.

Pour les frères & sœurs, la laine pendant trois semaines, 15 jours la soie, 8 jours le petit deuil.

Pour les oncles & tantes, le deuil est de trois semaines; il peut se porter en soie, 15 jours avec effilé, 7 jours avec gaze brochée ou blonde.

Le deuil des cousins-germains, 15 jours, 8 avec effilé, 7 en gaze brochée, ou en blonde.

Pour oncle, à la mode de Bretagne, 11 jours, 6 en noir, 5 en blanc.

Pour cousins issus de germain, 8 jours; 5 en noir & 3 en blanc.

Le deuil d'un mari est d'un an & six semaines: pendant les six premiers mois, les veuves portent le raz de Saint-Maur de laine, la robe à grande queue retroussée par une gance attachée au jupon sur le côté, & qu'on fait ressortir par la poche; les plis de la robe arrêtés par-devant & par-derrière; les deux devants joints par des agraffes ou des rubans, point de compères, les manches en pagode.

La coëffure de batiste à grands ourlets, les manches plates à un rang ourlet, le fichu de batiste aussi grand ourlet,

TOME II.

une ceinture de crêpe noir, agraffée par-devant, pour arrêter les plis de la taille, les deux bouts pendans jusqu'au bas de la robe.

Une écharpe de crêpe plissée par-derrière, comme on les portoit anciennement ; la grande coëffe de crêpe noir, les gants, les souliers & boucles bronzés, le manchon revêtu de raz de Saint-Maur sans garniture, ou l'éventail de crêpe. Les six autres mois, la soie noire, les manches & garnitures de crêpe blanc, & pierres noires si l'on veut. Pendant les six dernières semaines, le noir & le blanc uni, la coëffure & les manches de gaze brochée, les agrémens ou tout noirs ou tout blancs, au choix de la veuve. Les antichambres doivent être tendues de noir ; la chambre à coucher & le cabinet, de gris, pendant un an ; les glaces cachées pendant six mois. Les veuves ne peuvent paroître à la Cour, qu'au bout des premiers six mois.

Le deuil des femmes est de six mois ; l'homme veuf doit porter l'habit & les bas de laine, les manchettes de batiste à ourlet plat ; l'épée, les souliers & les boucles bronzés ; une cravate unie, les grandes & les petites pleureuses : on quitte les grandes après les trois premières semaines ; au bout de six semaines, les bas de soie noire, les manchettes effilées, mais toujours l'épée & les boucles noires. Les six semaines suivantes, l'habit de soie noire, l'épée & les boucles d'argent ; & pendant les six dernières, l'habit coupé, ou le petit deuil ; les bas de soie blancs. Les hommes peuvent paroître à la Cour dès les premiers jours de leur deuil.

Il n'y a d'exception à ces règles, que pour les deuils des parens dont on hérite. Le deuil d'un frère, par exemple, n'est ordinairement que de six semaines ; mais si l'on en hérite, il est de six mois, comme celui de père & mère.

Les usages généraux où l'on drape pour les deuils de Cour, sont partagés en trois tems, la laine, la soie, & les pierreries noires, le petit deuil & les diamans.

Dans ceux où l'on ne drape point, les femmes portent les diamans ; & les hommes les épées & les boucles d'argent. Dans les deuils où les jours sont pairs, on prend le noir pendant la première moitié, & le petit deuil pendant la seconde. Dans ceux dont les jours sont impairs, la plus forte moitié se porte en noir ; par exemple, si le deuil est de 15 jours, on porte le noir les huit premiers jours, & le blanc les sept jours suivans.

Les Reines de France, jusqu'à la Reine Anne de Bretagne, avoient toujours porté le deuil en blanc ; c'est ce qui fait que jusqu'à ce tems-là, on donna aux veuves de nos Rois le nom de *Reines blanches*. Anne de Bretagne pleura sincèrement Charles VIII, & en porta le deuil en noir. Louis XII, qui l'épousa après la mort de son Prédécesseur, en étant devenu veuf, en porta le deuil en noir, contre l'usage des Rois, qui le portent en violet, ainsi que les Cardinaux.

Le Chancelier est le seul dans le Royaume qui ne porte jamais le deuil, pour quelque sujet que ce puisse être, parce qu'il se détache en quelque sorte de lui-même, pour ne plus représenter que la Justice, dont il est le Chef.

Les Commensaux de la Maison du Roi, de la Reine, des Enfans de France, & des Princes du Sang, qui ont une maison couchée sur l'état du Roi, ont droit de manteaux ou habits de deuil, lors du décès des Rois & Reines. Les Officiers de la Chambre des Comptes & ceux de la Cour des Monnoies ont pareillement droit de deuil, comme étant réputés Commensaux de la Maison du Roi.

Il y a un Bureau des Annonces du deuil, où l'on s'abonne.

DEUIL ou DUEIL, *Paroisse & Prieuré*. Village distant de Paris de trois lieues. Il forme une espèce de triangle avec Montmorenci & Grolay, & n'est éloigné de chacun de ces endroits, que d'un quart de lieue.

Anciennement Deuil étoit un vignoble considérable. Il est fait mention des vignes que l'Abbaye de Saint-Denis y possédoit, dans le partage de ses biens en 862, du tems de l'Abbé Louis. Le Monastère avoit tant de vignes en ce lieu & à Grolay, que le vin qu'on y recueilloit, pouvoit servir pour la boisson quotidienne des Religieux, quoiqu'ils fussent alors en bien plus grand nombre qu'aujourd'hui. Aussi sont-ce les vignes qui font le principal bien des habitans de Deuil, quoiqu'une grande partie du territoire soit en plaine.

Les Auteurs des rôles de l'Election de Paris sont dans l'usage de joindre le nom d'Ormesson à celui de Deuil; de sorte qu'ils mettent Deuil & Ormesson, ou encore plus simplement Deuil-Ormesson.

L'ancienne Eglise Paroissiale de ce lieu est encore aisée à reconnoître par le goût d'architecture des piliers de la nef qui soutiennent les arcades qu'on y voit, car elle est sûrement du tems du Roi Robert, ou d'un an après. L'autel de la Paroisse est resté dans cette nef; il est sous le titre de la Nativité de la Sainte Vierge.

Saint Eugene, Compagnon de Saint Denis, y a souffert le

martyre; & il se faisoit à Deuil, au tombeau de ce Saint, un concours considérable de peuple; c'est-à-dire, dans le VIIIe. & IXe. siècle.

Hervé de Montmorenci, Seigneur de l'Eglise & du Village de Deuil, s'en dessaisit en 1060, en faveur des Moines de l'Abbaye de Saint-Florent en Anjou. La présentation à la Cure appartient au Prieur du lieu. On a travaillé à réunir ce Prieuré à la Communauté ou Prêtres de Saint-François de Salles, établie pour la retraite des Ecclésiastiques âgés.

DILIGENCES. *Voy.* VOITURES PUBLIQUES.

DISTILLATEURS. Ce sont ceux qui, par le moyen du feu & de quelques composés, ont l'art de tirer des mixtes, les eaux, les esprits, les essences, les sels, &c.

Les Maîtres Distillateurs sont tenus d'avoir un registre de la quantité d'eau-forte qu'ils vendent, & des personnes à qui ils les ont vendues, ne pouvant en délivrer plus de deux livres à la fois. Il leur est pareillement défendu de vendre les eaux régales, dont on pourroit se servir pour altérer la monnoie.

Les Distillateurs ne sont point un Corps de Communauté particulière; mais suivant l'Arrêt du Conseil d'Etat du Roi, du 23 mai 1746, rendu contradictoirement, il est défendu aux Distillateurs-Limonadiers de *s'immiscer dans aucunes des opérations appartenantes à l'art de la Chymie.* Ainsi, ceux qui distillent en Chymie, sont de la Communauté des *Apothicaires-Epiciers*; & ceux qui distillent les liqueurs de goût, sont de la Communauté des Limonadiers. *Voy.* LIMONADIERS. EPICIERS.

DOCTRINE CHRÉTIENNE, (la) ou *Notre-Dame de la Doctrine Chrétienne*, est une maison de Clercs-Réguliers, ou Pères de la Doctrine Chrétienne, située dans l'ancienne vallée de Fécamp, au haut de la rue de Berci, proche la grange aux Merciers, au haut du fauxbourg Saint-Antoine. Cette Maison tire son origine d'une autre, qui avoit été établie au Bourg-la-Reine en 1665, par *Jerôme Dufour*, Conseiller au Parlement. Ces Pères n'ayant pu s'accommoder dans ce lieu, se transportèrent, vers l'an 1675, avec le consentement du Fondateur, au fauxbourg Saint-Antoine, où *Jacques Champion*, Avocat au Parlement, & *Marie Duport*, sa femme, leur donnèrent la place qu'ils occupent.

DOCTRINE Chrétienne, ou *la Maison de Saint-Charles*, (les PP. de la) dans le haut de la rue des Fossés-Saint-Victor.

Cette Congrégation a été instituée par *César de Bus*, Ecuyer, natif de Cavaillon à Avignon, en 1562; & ensuite établie à Paris en 1628, dans un ancien hôtel, appellé l'hôtel de *Verberie*, où Childeric I avoit fait bâtir, en 577, un cirque, que l'on a appellé le *Clos des Arénes*. Ces Pères, par leur institution, doivent, à l'imitation des Apôtres, aller prêcher dans les campagnes, & y enseigner la Religion Catholique, Apostolique & Romaine, le Cathéchisme aux enfans, & faire des instructions familières aux personnes plus avancées en âge. Leur Congrégation, qui étoit autrefois unie à celle des Somasques en Italie, en a été détachée par Paul V, pour vivre particulièrement sous un Général François, qui réside à Paris. Il y a présentement dans le Royaume soixante Séminaires ou Maisons, ou Collèges de cette Institution, & ces Maisons sont divisées en Provinces, d'Avignon, de Paris & de Toulouse. Il y a dans la Maison de Paris 20 Prêtres & 20 Novices.

Le public peut jouir les mardi & vendredi d'une fort belle Bibliothèque, qui a été léguée à ces Pères, par *Jean Miron*, Docteur de la Maison de Navarre. L'ouverture s'en fit le 24 novembre 1718, par un discours qui fut prononcé par le P. *Baizé*, Bibliothécaire nommé, fort connu dans la République des Lettres, en présence de M. le Cardinal de Noailles, & de plusieurs autres personnes de distinction.

L'Eglise de cette Maison est fort petite. Le maître-autel est orné d'un très-beau tableau, peint par *Charles le Brun*, représentant, dans la grande manière, S. Charles Borromée, à qui cette Eglise est dédiée, offrant sa vie au Créateur pour le salut des pestiférés. On y voit aussi un petit morceau de la vraie Croix, dans une espèce de soleil de crystal de roche, dont l'Abbé le *Begue de Majainville* a fait présent à ces PP. La vue de cette Maison est la plus belle de Paris: cependant, on lui compare celle des Récollets. Leur enclos est de 120 pas, sur 100. Tous les ans on y célèbre, le Dimanche de la Passion, un Salut solemnel en l'honneur du *Bon Larron*, *Pénitent*, pour demander à Dieu, par son intercession, la grace de mourir saintement. Il y a Sermon & exposition du S. Sacrement.

La rue des Fossés-Saint-Victor étoit si escarpée, & si difficile aux voitures, qu'en 1685, M. *de Fourcy*, alors Prévôt des Marchands, la rendit plus pratiquable, en faisant couper les terres & combler les foſſés. On jugera de la grandeur de ce travail, en jettant la vue ſur les anciennes portes de la maiſon des PP. de la Doctrine, ſur celles du Collège des Ecoſſois & des autres habitations de cette rue, leſquelles ſervent aujourd'hui de fenêtres, par les repriſes qu'on a été obligé de faire au-deſſous, pour répondre au niveau de la rue.

DOMAINE *ancien*. C'eſt le Domaine du Roi, conſiſtant en ſeigneuries, terres, bois, forêts & autres héritages, & en droits domaniaux; tels que les tailles, gabelles, douanes, droits d'entrée, & autres, qui ſont auſſi anciens que la Monarchie, ou du moins qui, de tems immémorial, appartiennent à la Couronne; à la différence du *Domaine*, qui conſiſte dans ce qui eſt uni & réuni nouvellement, ſoit par droit de conquête, ſoit par aubaine, confiſcation, bâtardiſe & déshérence : ce qui forme un *Domaine* caſuel & nouveau, lequel, par ſucceſſion de tems, devient ancien.

DOMAINE *de la Couronne* : celui qu'on appelle auſſi *Domaine*, ou, par excellence, ſimplement le *Domaine*, eſt le patrimoine attaché à la Couronne. Il eſt auſſi ancien que la Monarchie, dès le moment de l'entrée des Francs dans les Gaules. Clovis devenu le Souverain des Gaules, entra en poſſeſſion des droits de ceux qui en étoient les Maîtres avant lui, & de tout ce dont y jouiſſoient les Romains, qui conſiſtoit en quatre ſortes de revenus.

La première eſpèce ſe tiroit des fonds de terre, dont la propriété appartenoit à l'Etat.

La ſeconde étoit l'impoſition annuelle que chaque Citoyen payoit à raiſon des terres qu'il poſſédoit, ou de ſes autres facultés.

La troiſième, le produit des péages & des traites ou douannes.

La quatrième, les confiſcations & les amendes.

Ces mêmes revenus, qui ne furent point détachés de la Souveraineté, formèrent la dot de la Couronne naiſſante de nos Rois, comme ils avoient formé le patrimoine de la Couronne Impériale; & telle fut l'origine de ce que nous appellons *Domaine de la Couronne*.

Ce Domaine s'eſt augmenté dans la ſuite; & les Loix qui lui ſont propres, ſe ſont établies peu-à-peu.

Les objets les plus importans à conſidérer, par rapport au

Domaine, font la nature & les différentes espèces de parties qui le composent, ses privilèges, la manière dont il peut être conservé, augmenté ou diminué; les formes successives de son administration & sa jurisdiction.

De tems immémorial, les biens du Domaine ont toujours été donnés à ferme au plus offrant & dernier enchérisseur, même les émolumens des Sceaux & ceux des écritures, c'est-à-dire, des greffes & de tabellionage.

Bureaux des Domaines du Roi.

Le 25 septembre 1774, en vertu de l'Arrêt du Conseil, dont le dispositif est ci-après, le Roi s'étant fait rendre compte des Arrêts, Lettres-Patentes & résultats de son Conseil, des 30 octobre & 27 juillet 1773, 12 juin & 24 juillet 1774, & autres concernant les baux de trente années de ses domaines, ainsi que des différens baux qui ont été passés au nommé *Saufferet*, & autres, en conséquence desdits Arrêts, pour ledit terme de trente années, qui doivent commencer au premier janvier prochain (1775): Et Sa Majesté ayant reconnu que la meilleure administration & la plus analogue à l'état actuel desdits Domaines, exige qu'ils soient mis en régie pour le terme qu'elle jugera à propos de prescrire, sauf à pourvoir au remboursement des frais & dépenses qui peuvent avoir été bien & légitimement faits par les cautions dudit *Saufferet* & autres, à l'occasion desdits baux, Elle auroit résolu de faire connoître ses intentions à ce sujet: A quoi voulant pourvoir; ouï le rapport du sieur *Turgot*, Conseiller ordinaire au Conseil Royal, Contrôleur-général des Finances, *le Roi étant en son Conseil*, a révoqué & révoque les Arrêts, Lettres-patentes & résultats de son Conseil, des 30 octobre & 27 juillet 1773, 12 juin & 24 juillet 1774, & autres concernant les baux de trente années de ses Domaines, ainsi que les différens baux qui ont été passés en conséquence audit *Saufferet* & autres, pour ledit terme & espace de trente années: ordonne Sa Majesté, que les cautions dudit *Saufferet* & autres, seront remboursés suivant la liquidation qui en sera préalablement faite, du montant des frais, avances & déboursés qu'ils pourront avoir bien & légitimement faits à l'occasion desdits baux; à l'effet de quoi, ils seront tenus de remettre, entre les mains du sieur Contrôleur-général des Finances, les Mémoires, états & pièces justificatives desdits frais, avances & déboursés; se réservant au surplus Sa Majesté, de faire connoître ses intentions sur les sous-baux qui pourront avoir été faits par les cautions dudit *Sausseret*, & qui n'excéderont pas le terme de 9 années. Et seront toutes Lettres nécessaires expédiées sur le présent Arrêt. FAIT au Conseil d'Etat du Roi, Sa Majesté y étant, tenu à Versailles, le 25 septembre 1774. (*Signé*) PHELIPEAUX.

En conséquence de cet Arrêt, M. *Turgot*, Contrôleur-général, à la place de la Ferme des Domaines, dont le bail a été cassé, a substitué une régie pour le compte du Roi. Elle est composée de 20 Directeurs, parmi lesquels ce Ministre a admis 12 Payeurs des rentes, du nombre de ceux dont les charges ont été supprimées en 1772, & qui étoient reconnus les plus capables.

Ces 20 Directeurs payent d'avance chacun 200000 liv. pour lesquelles il leur sera alloué neuf pour cent d'intérêts, & ils participeront de plus aux bénéfices des améliorations qu'ils pourront faire aux revenus de leur département pour le profit du Roi.

DOMINICAINS. Ordre Religieux, dont les Membres sont appellés en quelques endroits, *Frères Prêcheurs*, & plus communément *Jacobins*, parce que leur premier Couvent de Paris fut bâti dans la rue Saint-Jacques, où il subsiste encore aujourd'hui. *Voy.* JACOBINS.

DOMESTIQUES. *Voy.* BUREAU DE, *Tom. I, pag.* 701.

DOMONT. Paroisse éloignée de Paris de cinq lieues, peut-être ainsi appellée de sa situation sur le revers de la montagne de Montmorency, qui forme une espèce de dos.

On ne peut douter que ce Village ne soit très-ancien, puisque, dès le commencement du XIIe. siècle, il y avoit un peuple & une Eglise. L'Eglise du titre de Notre-Dame fut donnée au Prieuré de Saint-Martin-des-Champs, du temps du Prieur Thibaud, premier du nom; c'est-à-dire, vers l'an 1108, par *Radulfe le Bel* & *Lisvia*, sa femme; & les Religieux y établirent un Prieuré.

Il y a un autel dans la croisée du côté du septentrion, qui sert pour la Paroisse, & qui est sous l'invocation de Sainte Marie-Madeleine. Le chœur & la croisée démontrent une structure du XIIe. au XIIIe. siècle. On peut tourner derrière le sanctuaire, au-dessus duquel on voit un reste de galeries murées. La tour qui est du côté de l'autel paroissial, paroît avoir été bâtie au XIIIe. siècle. Au grand portail, est en relief une figure de l'entrée de Jesus-Christ en Jérusalem, si grossière, qu'on la croit du XIIe. Le portail septentrional n'est que de l'an 1574. Les vitrages de la nef sont du temps de François I. Le bâtiment du Prieuré est au midi de l'Eglise, & la maison seigneuriale est de l'autre côté, à l'angle du même portail.

La Cure est à la nomination du Prieur de Saint-Martin-des-Champs. On lit dans l'Histoire de ce célèbre Prieuré, que dans le Prieuré de Domont qui en dépend, il doit y avoir sept Religieux en comptant le Prieur. Il y est aussi fait mention de la Chapellenie de Saint-Jacques, qui y fut fondée en 1266, par *Jacques de Villers*. On voit par d'anciens titres, qu'il y avoit autrefois dans ce lieu plus de vignes, qu'il n'y en a aujourd'hui. L'exposition du côteau, sur lequel ce Village est situé, regardant le septentrion, n'est pas favorable à la maturité du raisin ; mais les fruits y viennent plus heureusement. Après les vergers & les bocages qu'on y voit, le reste est en terres labourées. Les femmes & les filles y travaillent à la dentelle.

On lit dans l'Armorial-général de M. d'Hozier, Registre 3, *pag. 102*, qu'il y a à Domont un fief appartenant à la maison de Braque. *Paul-Benoît Braque*, Gouverneur d'Auxerre, décédé en 1739, l'a possédé.

En 1511, l'hôtel qu'on appelle *l'hôtel d'Aumont*, situé sur la Paroisse de Saint-Paul, étoit nommé *l'hôtel de Daumont*.

DOREURS. Ce sont ceux qui ont l'art & le droit d'appliquer la dorure sur diverses matières, que l'on distingue en quatre sortes ; savoir, la dorure à l'huile, la dorure en détrempe, la dorure au feu, qui est propre aux métaux, & la dorure sur cuirs. Les Doreurs forment une Communauté qui est fort ancienne & fort nombreuse. Le brevet coûte 40 liv. La maîtrise, 500 liv. dont un Apprentif ne paye que moitié, s'il épouse une veuve ou fille de Maître. Patron, S. Eloi. Bureau, rue Bertin-Poirée.

DOUANE. C'est le nom que l'on donne aux principaux Bureaux des cinq grosses Fermes, établis dans le Royaume pour percevoir les droits suivant les tarifs arrêtés par le Conseil. Il y a trois Bureaux en France portant principalement le nom de Douane ; celui de Paris, celui de Lyon & celui de Valence.

La Douane de Paris obſerve les tarifs de 1664 & 1667, & autres Edits, Déclarations, Arrêts & Réglemens depuis intervenus, leſquels ſont auſſi communs aux autres Douanes. Ce Bureau eſt regardé comme le premier des Fermes du Roi, à cauſe de ce qu'il eſt dans la Capitale, & que ſon arrondiſſement comprend toutes les Provinces des cinq groſſes Fermes.

Les Marchands ou Voituriers qui amenent des marchandiſes, doivent les conduire directement au Bureau, pour y être viſitées, y repréſenter les acquits, congés & paſſavants, à peine de confiſcation des marchandiſes, & de l'équipage qui aura ſervi à les conduire. Si par la vérification des marchandiſes ſur les expéditions qui les accompagnent, il ſe trouve que les droits aient été mal perçus aux Bureaux d'entrée & ſur la route, on fait payer le ſupplément des droits ; on y perçoit auſſi les droits ſur les marchandiſes qui n'ont point été viſitées pendant leur route, & ont été expédiées par acquit à caution au premier Bureau.

On y perçoit pareillement les droits de ſortie ſur les marchandiſes qu'on va déclarer pour paſſer à l'étranger, ou aux Provinces réputées étrangères ; on y expédie par acquit à caution, celles deſtinées pour les quatre lieues des limites de la Ferme ; celles pour le commerce des Iſles Françoiſes de l'Amérique, de Guinée, ainſi que celles qui, dans les différens cas particuliers, doivent être de même expédiées par acquit à caution.

Tous les ballots, caiſſes ou valiſes, &c. contenant les marchandiſes ou autres choſes qui s'y expédient, ſoit par acquit à payement, ſoit par acquit à caution, y ſont plombés, & ne doivent être ouverts qu'au Bureau de la route, ſi ce n'eſt en cas de fraude.

Il eſt à obſerver qu'il n'y a pas d'obligation de la part des Négocians & autres Particuliers, d'aller faire leurs déclarations en ce Bureau, ni d'y conduire les marchandiſes qu'ils font enlever des Villes où ces Bureaux ſont établis ; c'eſt une choſe qui dépend de leur volonté : s'ils ne le font pas alors, il faut ſouffrir la viſite au premier Bureau de ſortie, y déclarer les marchandiſes, y acquitter les droits, & elles doivent être repréſentées & viſitées au dernier Bureau de ſortie, où l'acquit du premier Bureau doit être retenu par les Commis, qui délivrent un brevet de contrôle *gratis*, même de ceux du papier du timbre.

Les Voituriers sont tenus, à peine de confiscation & de 100 liv. d'amende, de conduire directement les marchandises à tous les Bureaux de la route, d'y représenter leurs acquits pour faire mettre le vu. Ils sont encore tenus de les représenter sur la route aux Commis & Gardes, qui peuvent les retenir, en délivrant *gratis* un brevet de contrôle, sans toutefois que la visite des ballots & ouverture en puisse être faite ailleurs que dans les Bureaux, au cas qu'elle n'ait point été faite ; car les marchandises une fois visitées, ne peuvent plus l'être qu'au dernier Bureau.

DOYENNÉS *de l'Archevêché de Paris*. Les trois Archidiaconés ; savoir, celui de Paris, celui de Josas & celui de Brie, sont divisés en sept Doyennés, sans y comprendre la Ville, les Fauxbourgs & Banlieue de Paris. Ces Doyennés sont celui de Montmorency, de Chelles, de Corbeil, de Lagny, de Champeaux, de Montlheri & de Château-Fort.

DRANCY. Village situé à une lieue par-delà Pantin, à demi-lieue de Bobigny, & à une grande lieue de l'Abbaye de S. Denis, vers l'orient, par rapport à cette Abbaye. Il est sur le bord de la plaine qu'on appelle la *France*, & qui comprend un grand nombre de Paroisses, même du diocèse de Meaux. Il n'est pas nombreux en habitans, quoiqu'il renferme aujourd'hui deux Paroisses réunies. Tout y est en labourages & en prés. Le surnom que le Dictionnaire universel lui donne, en l'appellant Dranci-les-Nouës, marque que quelque canton se ressent d'un reste de marécages ou joncheres. Drancy existoit au IXe. siècle.

La principale Eglise de cette Paroisse est titrée de Saint Germain d'Auxerre : elle est bâtie dans le canton qu'on appelle *Drancy-le-Grand*. Elle étoit autrefois plus spacieuse. Le chœur ayant été abattu, on a placé l'autel dans la croisée. On voit encore par quelques restes, que c'étoit un édifice du XIIe. ou XIIIe. siècle.

Il existoit à Drancy-le-Grand, dès le XVe. siècle, une Chapelle du titre de Notre-Dame.

La seconde Eglise de Drancy, qu'on appellera, si l'on veut, l'Eglise du *Petit Drancy*, étoit située avec son territoire au midi de Drancy-le-Grand, & portoit le nom de S. Silvain, Evêque Régionnaire des Pays-Bas, mort le 15 février 718. On la nommoit *Noes* ou *Nouës*. L'Official de Paris déclara cette Eglise simple Chapelle, & en unit les habitans au grand Drancy, du consentement du Curé. Elle fut rebâtie sous le même titre en 1620. Elle est seule au milieu des champs: il y a des terres qui en dépendent, & il n'y a de maisons que la Ferme du Marquis de Mailly, vis-à-vis de cette Chapelle, vers le couchant.

DRAVERN, & par abrégé *Dravé* ou *Dravet*, & que quelques-uns écrivent *Draveil*.

Ce Village est sur le rivage droit de la Seine, à 5 lieues ou environ au-dessus de Paris, entre l'orient d'hiver & le midi. Il a à son levant la forêt de Sénart, & à son couchant la rivière. Son territoire s'étend en longueur, & contient plusieurs écarts, dont le plus considérable est le hameau de Champ-Rosay, qui est compris nommément avec lui dans les rôles de l'Election de Paris. L'aspect favorable qu'ont les côteaux de cette Paroisse, vers le sud-est, a fait qu'on y a planté beaucoup de vignes. Toute la Paroisse ensemble formoit en 1709, 110 feux, suivant le dénombrement des Elections que l'on publia alors.

L'Eglise de Dravet n'a rien de fort ancien, à en juger par ce qui paroît à l'extérieur, c'est-à-dire, qu'elles n'a guère que deux ou trois siècles. *Charles-Boucher d'Orcey*, Abbé de Saint-Magloire de Paris & Evêque de Magarance ou de Mégare, commis par l'Evêque de Paris, en fit la Dédicace sous le titre de Saint Remy, le 3 septembre 1547, & en fixa l'Anniversaire au premier dimanche du même mois.

La tour qui soutient l'Eglise vers le midi, n'est que de la fin du dernier siècle. On lit sur l'entablement le chiffre 1696; & sur la tour de l'Eglise, ces trois lettres P. C. L. qui signifient *Pierre Charles*. Cette Eglise est couverte d'ardoise: ce qui est rare dans les Paroisses de Villages. La Cure est à la collation de l'Archevêque.

M. *Marin de la Haye*, Fermier-général, ayant acheté à Dravet, au canton de Monceaux, une maison de M. *le Maître*, beau-père du Président *le Camus*, y a bâti un Château magnifique, dont il a rendu les jardins spacieux par les acquisitions qu'il a faites de quelques fiefs & fermes des environs, comme celle d'un droit de Justice, avec le fief de Marcenon, qu'il a eu du Chevalier de Damas: ce qui servit extrêmement au soulagement des pauvres de ces quartiers-là, qu'il fit travailler & nourrir durant l'hiver de 1740. Dans l'annonce de son enterrement, du 4 octobre 1753, il est qua-

DRE

lifié de Seigneur de Draveil. Il a donné de quoi établir en ce lieu un Chirurgien & une sage-Femme. Il avoit projetté d'y faire d'autres établissemens.

Dravet & *Champrosay* sont du nombre des cantons du diocèse de Paris, où la cérémonie du *Baccara* duroit encore au commencement de ce siècle, c'est-à-dire, l'usage de créer des Officiers de vendanges, & de s'astreindre dans les pressoirs à certains termes, certaines salutations, dont quelques-unes paroissoient venir du Paganisme. On en a fait la remarque dans un des Mercures de France, il y a 30 ans ou environ.

DREUX. Ville située sur la rivière de Blaise, au pied d'une montagne, à l'ouest-sud-ouest de Paris, dont elle est éloignée de 17 lieues, au 19e. deg. 1 min. de longit. & au 48e. deg. 44 min. 36 sec. de latit. septentrionale. Il y a un Bailliage, une Maîtrise particulière des Eaux & Forêts, & un Grenier à sel.

L'Election de Dreux est placée entre celles de Mont-Fort & de Mantes, & les Généralités d'Orléans & d'Alençon. On lui donne onze lieues de long, sur neuf de large. Elle est arrosée par l'Eure, l'Aure, la Blaise & la Vègre.

L'espèce de ressemblance que l'on croit trouver entre le nom de Dreux & celui de nos anciens Druides, a fait imaginer que cette Ville fut bâtie par *Druis*, Roi des Gaulois & Instituteur des Druides. Il paroît plus certain qu'elle a été ainsi nommée à cause des *Durocasses*, dont il est fait mention dans l'itinéraire d'Antonin. Elle passe pour une des plus anciennes Villes des Gaules. *Richard II*, Duc de Normandie, donna une partie de Dreux à sa sœur Mathilde, femme d'*Eudes II*, & cette donation occasionna entr'eux une guerre sanglante. Il y a eu ensuite une longue querelle sur la seigneurie de cette Ville, entre la maison d'Albret & celle de Nevers; pendant le cours du procès, le Procureur-général intervint pour le Roi & réclama Dreux, comme faisant partie du Domaine de la Couronne. *François*, Duc d'Alençon, l'eut en apanage en 1584, & la fit ériger en Duché-Pairie : elle a appartenu à *Charles de Bourbon*, Comte de Soissons; à *Marie d'Orléans*, Duchesse de Nemours; & au Duc *de Vendôme*, qui la donna à la Princesse de Condé, son épouse.

Les dehors de Dreux sont fort agréables. Son commerce consiste principalement en laines & en draps, qui servent à l'habillement des Troupes. Il y a une Jurisdiction qui règle les Manufactures de la Ville & des environs, à 8 lieues à la ronde. On vante beaucoup les truites de sa rivière.

Il y a à Dreux plusieurs Maisons Religieuses, un Collège, un Hôpital & un Concert, qui se tient régulièrement deux fois la semaine. On conserve dans le trésor de l'Eglise du Chapitre, une Bible fort ancienne, & écrite à la main, dont les caractères approchent beaucoup de ceux de notre Imprimerie: on la dit du VIIIe. siècle.

On observe à Dreux un ancien usage, qui paroît être un reste du Paganisme. Il consiste à faire tous les ans, dans la nuit de Noël, le tour des Halles. Les Magistrats & le Peuple portent des flambeaux; on sonne pendant ce tems, la plus grosse cloche de la Ville.

La bataille de Dreux fut livrée auprès de cette Ville en 1562, dans la plaine de Marville. Le Prince de Condé s'étoit avancé vers Paris, à la tête de l'armée des Religionnaires; mais les Parisiens s'étant mis en état de le recevoir, il prit le parti de se retirer du côté de la Normandie: les *Triumvirs* l'atteignirent à Dreux, & le forcèrent d'en venir au combat. Dans le commencement de l'action, les troupes du Roi furent enfoncées & les équipages pillés. Mais ce fut cet événement qui sauva les Catholiques; ils tombèrent sur les Reîstres, qui ne songeoient qu'à se charger du butin, & les taillèrent en pièces: les Religionnaires furent poursuivis de toutes parts, & le Prince de Condé fait prisonnier. Le Maréchal *de Saint-André* y fut tué d'un coup de pistolet, par un Chevalier qui se plaignoit d'en avoir reçu quelque outrage.

On raconte qu'un Gentilhomme du Comté de Bigorre, nommé d'*Ossun*, prit la fuite au commencement du combat, & vint annoncer à Paris la déroute des Catholiques: ce qui fit dire à la Reine que l'*on en seroit quitte pour prier Dieu en François*. La hardiesse de ce Gentilhomme avoit passé jusques-là en proverbe, selon M. de Thou; mais pour se punir de cette foiblesse, il se condamna lui-même à mourir de faim, & il l'exécuta.

Les Huguenots avoient pendant le combat des casaques blanches; le Duc de Guise en avoit fait faire quatre de velours cramoisi, brodées en or; il en distribua trois, & se réserva la quatrième; ensuite faisant réflexion que cet habillement le rendroit trop reconnoissable, il la donna à *Epagny*, son Ecuyer, & il fit bien. Le Connétable qui en portoit une, fut fait prisonnier; elles coûtèrent la vie aux trois autres.

On a remarqué que le Prince de Condé, prisonnier &

obligé de partager le lit du Duc de Guife, y dormit avec autant de tranquillité, que s'il eût été à côté d'un ami.

En 1593, *Henri IV* affiégea & prit Dreux; le Château fe rendit à compofition; mais ce ne fut qu'après qu'il y eût eu beaucoup de fang répandu. Cette conquête fit comprendre aux Efpagnols que les affaires de la Ligue alloient en déclinant : ils crurent les rétablir, en faifant élire un Roi & propoferent le Duc de Guife, le même que la Duchesse, fon époufe, appelloit un *petit Garçon*.

M. *Godeau*, Evêque de Vence; le Poëte *Rotrou*; M. *Audiguier*; M. *Bourlier* & M. *Philidor* font nés à Dreux.

DROITS. (*Faculté des*) On ignore dans quel tems ont été bâties les Ecoles de Droit de Paris. Dans les Statuts, les plus anciens qu'on connoiffe de cette Faculté, & qui paroiffent avoir été faits vers le milieu du XIIIe. fiècle, environ l'an 1250, il eft parlé des leçons qui fe faifoient *in Vico clauſi Brunelli*. On fait que le clos-Bruneau étoit où eft aujourd'hui la rue Saint-Jean-de-Beauvais, &c. *Voy.* CLOS. Il en eft auffi parlé dans les Statuts faits par ladite Faculté, le 23 janvier 1370, ainfi que dans un procès qu'eut la Faculté avec le Chapitre de Notre-Dame, en 1380, au fujet des leçons de Droit-Canon, que le Chapitre vouloit faire donner dans fon cloître par un de fes Chanoines, & qui fut fini par tranfaction en 1383. Elles ont été réparées en 1410 ; c'eft la date que porte un vitrage de la falle de l'examen. Elles l'ont encore été depuis, & la chaire & les bancs de l'Ecole de la rue Saint-Jean-de-Beauvais, qui fubfiftent encore, furent faits en 1464. Aujourd'hui, ces Ecoles font fituées dans un magnifique bâtiment décoré de colonnes, en face du périftille de la nouvelle Eglife de Sainte-Geneviève. *Voy. Tom. I, pag.* 66.

Cette Faculté eft compofée de fix Profeffeurs, qui font nommés en Latin, *Anteceffores*, du nom que portoient à Rome, au tems du bas-Empire, ceux qui enfeignoient le Droit : d'un Profeffeur de Droit François & de douze Docteurs-Agrégés. Les chaires de cette Faculté fe donnent au concours, & c'eft la Faculté elle-même qui juge du mérite & de la capacité des Contendans, en préfence de deux Confeillers au Parlement, qui font commis par Arrêt pour affifter à l'élection, & qui reçoivent le ferment des Juges. Le Profeffeur de Droit François eft nommé par le Roi. Les places de Docteurs-Agrégés font auffi données au concours & en présence de Commissaires du Parlement; mais les actes de concours sont beaucoup moins nombreux.

Des douze Docteurs-Agrégés, il n'y a que les six anciens qui aient droit d'assister aux Assemblées de la Faculté, & qui y aient voix délibérative, au même nombre cependant que les Professeurs vivans.

Les Docteurs-Agrégés n'ont aucun droit d'assister à célles qui regardent le Corps des Professeurs, appellé dans les Statuts, le Collège *Sexviral*. C'est à cette Assemblée que se traitent les affaires qui concernent l'Université, la nomination aux Bénéfices, qui sont au tour de la Faculté; la nomination des places des Officiers, & leur destitution; les comptes des revenus des Ecoles & de la Faculté, &c.

Le Professeur de Droit François est Professeur-Royal, & est nommé par M. le Chancelier, sur la présentation que MM. les Gens du Roi lui font de trois Sujets tirés de l'Ordre des Avocats. Il a séance & voix délibérative dans toutes les Assemblées, après l'ancien des Professeurs présens à l'Assemblée; mais il préside toujours aux examens publics en Droit François.

Tous les Etudians sont tenus de prendre ses leçons; ceux qui font par Droit-commun, pendant leur troisième année de Droit; & ceux qui font par bénéfice d'âge, pendant deux mois au moins. Ce Professeur fait tous les jours sa leçon, à onze heures jusqu'à midi.

Les six Professeurs de Droit font tous les jours une leçon d'une heure & demie: deux expliquent les Instituts de Justinien; un donne des Paratitles sur les Décrétales de Grégoire IX, conformément aux mœurs & à l'usage de France; un autre explique le Décret de Gratien; deux autres enfin expliquent les Loix du Digeste, l'un explique les quatre premières parties du Digeste; & l'autre, les parties suivantes, à commencer à la cinquième.

L'étude du Droit, suivant le cours ordinaire, est de trois années qui se comptent par douze trimestres. Il faut avoir seize ans accomplis pour commencer son Cours & prendre sa première inscription au trimestre d'octobre, qui s'ouvre le lendemain de la S. Martin. Chaque trimestre, les Etudians sont tenus de s'inscrire de leur main sur les Registres de la Faculté, tenus par le Questeur, dont on dépose le double chez M. le premier Avocat-général. Il faut, outre cela, que les Etudians s'inscrivent sur le registre particulier des Professeurs, dont ils prennent les leçons, pour pouvoir en obtenir des attestations dans le quatrième trimestre. Au commencement du mois d'août, les Etudians de la première année, pourvus d'attestations, sont admis à supplier & à subir leur examen de Baccalauréat; & s'ils sont reçus à cet examen, ils peuvent soutenir leur acte de Baccalauréat dans le cinquième trimestre, dont ils doivent prendre un certificat du Questeur, pour le présenter au Syndic, lorsqu'ils lui font signer leurs positions. Ils sont tenus d'assister aux Thèses, & d'y disputer dans l'intervalle qui se trouve du Baccalauréat à la Licence. L'art. XIV du Réglement fait ensuite de l'Edit de 1673, appelle même cet intervalle l'année de Licence. La supplique pour la Licence ne se peut faire que la troisième année, dans l'onzième trimestre. Cette supplique s'ouvre tous les ans, après le 15 avril; les Etudians peuvent alors subir leur examen de Licence, & six semaines après leur supplique, soutenir leur Thèse. L'examen public en Droit-François, ne peut être soutenu que dans le douzième trimestre.

Nota. *Ceux qui n'ont pas soutenu leur Thèse de Baccalauréat, dans le cours de la seconde année, ne peuvent supplier pour la Licence, qu'ils n'aient pris trois inscriptions, c'est-à-dire, qu'ils n'aient étudié pendant deux trimestres, & commencé le troisième trimestre, depuis celui où ils ont subi l'acte de Baccalauréat.*

Par l'art. XXIII de la Déclaration du 6 août 1682, & par celle du 17 novembre 1690, le Roi a introduit ce qu'on appelle *Bénéfice d'âge*, c'est-à-dire, une étude de six mois, sur laquelle on confère les degrés de Bachelier & de Licencié, à ceux qui sont entrés dans leur 25e. année. Ceux qui jouissent de ce privilège, doivent avoir une étude de trois mois complets, avant d'obtenir le degré de Bachelier, & de trois mois aussi complets d'étude, à compter du jour de la Thèse du Baccalauréat, jusqu'à la Thèse de Licence: ils subissent les examens, & soutiennent les mêmes Thèses que ceux qui sont par Droit-commun; mais ils sont dispensés de l'examen public de Droit-François.

Les Etudians, soit par Droit-commun, soit par bénéfice d'âge, doivent, lors de la première inscription, justifier de leur âge, en présentant leur extrait de baptême légalisé par un Juge Royal (s'ils ne sont pas de Paris) au Questeur, qui en fait mention sur le Registre des inscriptions.

Pour obtenir le Doctorat, il faut garder une année d'interstice depuis la Licence ; & pour être reçu à suivre la Faculté & y disputer les places d'Agrégés, il faut assister aux Thèses, & y disputer pendant une année entière : ce qu'on appelle faire son *Stage*, après avoir préalablement supplié pour en obtenir la permission de la Faculté.

Il y avoit autrefois trois sortes de Docteurs en Droit ; savoir, des Docteurs en Droit-Civil, des Docteurs en Droit-Canon, & des Docteurs *in utroque jure*, c'est-à-dire, en Droit-Civil & Canon. Mais depuis la révocation de l'Edit de Nantes, on n'est plus admis à prendre des grades en Droit - Civil, quoiqu'on puisse en prendre en Droit-Canon seulement ; il y a pourtant une exception en faveur des Etrangers, faisant profession de la Religion Protestante, qui sont admis à prendre des degrés dans le seul Droit-Civil; ce qui paroît résulter d'une Déclaration du Roi, du 14 mai 1724 : au moyen de quoi, les Regnicoles ne peuvent être que Docteurs *in utroque jure*, ou bien seulement en Droit-Canon, supposé qu'ils soient Ecclésiastiques, & qu'ils ne prennent leurs degrés qu'en Droit-Canonique. Leur grade & leur titre dépendent des inscriptions qu'ils ont prises, & des actes qu'ils ont soutenus.

Ils reçoivent tous, par les mains du Professeur qui a présidé à l'acte de Doctorat, d'abord la robe d'écarlate, telle que les Docteurs la portoient anciennement, avec le chaperon herminé, aussi suivant l'ancienne forme, ensuite la ceinture; puis le Président leur remet entre les mains le Livre, ce que l'on appelle *Traditio Libri*, c'est-à-dire, le Corps de Droit-Civil & Canonique, qu'on leur présente d'abord fermé & ensuite ouvert : il leur donne, après cela, le bonnet de Docteur, leur met au doigt un anneau, embrasse le Récipiendaire, & déclare publiquement sa nouvelle qualité. Toute cette cérémonie est précédée d'un discours du Président ; lequel, en donnant au Récipiendaire la robe de Docteur, & les autres marques d'honneur, explique à mesure quel en est l'objet.

Le nouveau Docteur, après avoir été embrassé par le Président, va, à son tour, embrasser tous les autres Membres de la Faculté ; & à l'Assemblée suivante, il prête le serment de Docteur ; jusques-là, on ne le qualifie encore que de Licencié, quoique ses Lettres de Docteur qu'on lui délivre le même jour, portent la date du jour de son acte.

L'âge pour être élu Professeur est de 30 ans accomplis, & celui pour être élu Agrégé est de 25 ans aussi accomplis.

L'ancien des six Professeurs s'appelle *Primicerius*, & chacun d'eux acquiert, au bout de 20 années, la qualité de *Comes*, avec la Faculté, en conservant sa place, de faire faire ses leçons par un Docteur Agrégé.

La Faculté donne tous les ans *gratis* à quelques Sujets, dont les talens, les dispositions, l'application & la conduite sont connues, mais qui manquent du côté de la fortune, des secours nécessaires pour s'avancer.

Chaque Professeur donne une nomination, & celui à qui elle est accordée, ne paye que les droits dûs aux Agrégés.

Assemblées de la Faculté de Droit.

Il y a tous les ans deux Assemblées générales & ordinaires. La première se tient le 24 février, jour de S. Matthias, à onze heures. Cette Assemblée a pour objet principal l'élection des Officiers, c'est-à-dire, du Doyen d'honneur, du Doyen de charge, qui assiste au Tribunal de l'Université; du Syndic, du Questeur & du Censeur. Le Doyen d'honneur, qui se prend dans les douze Docteurs d'honneur, ne peut être continué plus de deux ans; le Doyen, Syndic & Censeur ne peuvent être continués dans ces charges, après leur année expirée. Les Professeurs nouvellement reçus commencent leur entrée aux charges, par deux années consécutives de Questure.

La seconde assemblée se tient le 24 juin, jour de Saint Jean-Baptiste, à onze heures, & a pour objet principal la distribution des matières des leçons des Professeurs pour l'année suivante. Cette distribution cependant se fait pour trois années consécutives, à moins que quelque cas particulier ne l'exige.

Ces deux Assemblées, comme ordonnées par les statuts, ne se convoquent point par billets; toutes les autres Assemblées générales & extraordinaires sont convoquées par billets signés par le Doyen d'honneur, ou le Doyen de charge.

Il y a, outre ces Assemblées, tous les jeudis de l'année, une Assemblée ordinaire, à neuf heures du matin en hiver; & depuis Pâques, à huit heures. Cette Assemblée se tient pour l'admission aux degrés des suppliques, & l'expédition des Lettres aux Candidats, & est suivie ordinairement de l'Assemblée du Collège Sexviral. Quand le jeudi est Fête, l'Assemblée est remise au lendemain, à la même heure.

Discours.

Il se fait tous les ans un Discours à la rentrée, c'est-à-dire, au commencement de décembre. Ce Discours est fait par un Professeur choisi par la Faculté en l'Assemblée du 24 juin : ordinairement le choix se fait à tour de rôle.

Il s'en fait aussi trois, qu'on appelle *Décrétales*, aux trois grandes Fêtes de l'année ; savoir, la veille de Noël, le Mardi-Saint & la veille de la Pentecôte, à dix heures, dans la salle des anciennes Ecoles.

Droits de la Faculté de Droit.

Les droits de la Faculté se montent pour les Professeurs, à la somme de	150 liv.
Pour les Docteurs Agrégés, à celle de	48
Pour le Professeur de Droit François, à celle de	6
Les droits du Doctorat, pour les Professeurs, sont de	150
Pour les Agrégés	18
Outre cela, quand un Docteur Agrégé préside un Baccalauréat en son nom	9

Ces droits se payent différemment par ceux qui font leur Droit-commun, & ceux qui le font par bénéfice d'âge.

Ceux qui font par Droit-commun, payent pour chaque inscription	8 l. 5 f.
Pour l'Extrait des inscriptions pour la supplique de Baccalauréat	6
Pour l'Examen de Baccalauréat aux Professeurs	16
Pour le même, aux Agrégés	3
Droits de la Thèse de Baccalauréat, aux Professeurs	33
Aux Agrégés, assistances	8
Quand un Agrégé est Président	9
Extrait des inscriptions pour la supplique de Licence	6
Pour l'Examen, aux Professeurs	16
Pour le même, aux Agrégés	3

Pour la Thèse de Licence, aux Professeurs,
  si l'on a douze inscriptions   00
Aux Agrégés, assistances   8
Au Professeur de Droit-François . . .   6
Examen François, aux Agrégés . . .   2

Nota. *Ceux qui ont changé ou interverti leurs noms dans leurs inscriptions, sont tenus de faire, en Faculté, une supplique pour le rétablissement de leurs noms, & payent le droit ordinaire d'une supplique, c'est-à-dire, 6 liv.*

Ces mêmes droits se payent par les Bénéficiers d'âge en cette manière :

Première inscription . . . .   8 l. 5 s.
Extrait d'icelle   6
Examen de Baccalauréat, aux Professeurs .   16
Aux Agrégés   3
Thèse de Baccalauréat, aux Professeurs . .   51 15
Aux Agrégés   11
Aux mêmes droits d'assistances   8
Lorsqu'un Agrégé est Président, de plus .   9
Seconde inscription 8 5
Extrait d'icelle   6
Examen de Licence, aux Professeurs . .   16
Aux Agrégés   3
Droits de Thèses, aux Professeurs . . .   41 15
Aux Agrégés   11
Aux mêmes, pour assistances   8
Au Professeur de Droit-François, à chaque
  première inscription   6

                Total . . . 213 liv.

Voy. ECOLE DE DROIT.

DUGNY. On n'est point instruit de l'origine du nom de ce Village, dont il est fait mention sous celui de *Tuni*, dans un ancien titre de l'Abbaye de Saint-Denis, de l'an 832. *Tum* ou *Dum*, anciens mots celtiques, signifioient quelque chose d'élevé.

Cette Paroisse est située à deux lieues & demie de Paris, sur le bord de la petite rivière de Crould, qui passe ensuite à Saint-Denis. C'est un pays purement de labourages & de prairies. Le Bourget, qui est sur cette Paroisse, à un quart de lieue de l'Eglise & sur le grand chemin de Senlis, rend Dugny considérable, ce Hameau étant comme un petit Bourg, suivant la dénomination. Le Blanc-Menil paroît aussi avoir été de la Paroisse de Dugny, avant qu'on l'érigeât en Cure.

Il paroît que ce fut l'Evêque Maurice de Sully qui ôta l'Eglise de Dugny au Prieuré de Saint-Martin. Le Pouillé Parisien d'environ le règne de Saint Louis, donne en conséquence au Prieur de Deuil la nomination de la Cure.

Il y avoit en 1423, à Dugny une maison considérable, que l'on appelloit *l'hôtel de la Pointe*, Henri, Roi d'Angleterre, l'ôta à *Jacques Luiller*, qui tenoit pour Charles VII, & le donna à un homme de son parti qui n'est pas nommé.

EAU

EAU. L'eau qu'on boit à Paris, & celle dont on se sert pour les usages ordinaires, est de l'eau de source, ou de celle de la rivière de Seine. La première est conduite à Paris par les différens aqueducs. *Voy.* AQUEDUCS, ARCUEIL, FONTAINES, POMPES.

Les eaux de la rivière de Seine sont élevées par les pompes qui sont au-dessous du pont Notre-Dame, & par celle de la Samaritaine, & distribuées ensuite à plusieurs fontaines de la Ville.

L'eau de cette rivière surpasse toutes les autres en salubrité. Elle est sur-tout salutaire dans les fièvres ardentes, & dans les maladies d'obstruction.

On a supputé qu'il y a pour la conduite des eaux dans Paris, onze mille huit cent quatorze toises de tuyaux de plomb sous le pavé des rues, & que les eaux qui viennent de la campagne étoient amenées dans des rigoles de pierre, qui ont six mille cinq cent toises de longueur.

L'on estime que 1000 habitans consument un pouce d'eau par jour, ce qui donne vingt pintes par jour par chaque personne. L'on compte communément à Paris 800000 habitans; il faut donc 800 pouces d'eau pour le seul besoin intérieur des maisons.

La pompe du pont Notre-Dame, selon que la Seine est

moyenne, haute ou basse, donne par jour 100 à 125 pouces
d'eau, ci 125
   L'aqueduc d'Arcueil donne 40 à 50 pouces 50
   La pompe de la Samaritaine, 25 à 30 pouces . . 30
   L'aqueduc des prés Saint-Gervais, 12 à 15 . . . 15
   L'aqueduc de Belleville 10

Pouces d'eau 230

Il faut donc croire que les voitures & les Porteurs d'eau portent & distribuent tous les jours dans cette Ville 570 pouces d'eau, faisant en totalité les 800 pouces qui se consument dans Paris.

Il y a beaucoup de particuliers dans cette Ville qui ont de l'eau chez eux. Ils l'ont achetée de la Ville, à raison de 200 liv. la ligne, revenant à 24000 liv. le pouce; à la charge par l'Acquereur de faire faire la conduite de la plus prochaine fontaine jusques chez lui.

EAU *Clarifiée*. Le sieur *Dufaud* a imaginé une machine pour clarifier l'eau de la Seine en assez grande quantité pour fournir abondamment & en tout tems la ville de Paris; non-seulement elle est dépouillée de son limon, mais écurée des immondices & matières qui s'y mêlent. Sur le rapport fait au Parlement par M. le Lieutenant-général de Police, le 17 mai 1768, au sujet de cette Compagnie, la Cour a homologué l'Acte de société, le 20 mai suivant: en conséquence, il a été permis à ladite Compagnie, de vendre & faire distribuer dans la ville de Paris de l'eau clarifiée, à raison de deux sols six deniers la voie, tenant 36 pintes d'eau, rendue chez les particuliers, à quelqu'étage que soient leurs demeures; & à l'égard des Fauxbourgs, elle augmente de six deniers, excepté le fauxbourg Saint-Germain, qui fait partie de la Ville.

A l'égard des Banlieues & Villages qui avoisinent le plus la Ville, la Compagnie traite du prix à proportion de leurs éloignemens. Cette Compagnie donne la facilité aux Citoyens de s'abonner avec le Bureau, pour telle grande & petite quantité d'eau qu'on juge à propos de prendre. Les tonneaux sont peints en dehors & marqués aux armes du Roi & de la Ville: ils sont en outre cadenacés; la clef desdits cadenats est toujours ès mains des Préposés à cet égard, chaque quartier ayant un Inspecteur pour veiller sur tout ce qui se passe. Les charretiers, ainsi que les Porteurs d'eau attachés au service de cette Compagnie, sont distingués par une veste & une culotte bleues, garnies de boutons jaunes, & sur leurs bonnets, il y a une plaque de cuivre, sur laquelle sont gravées les armes du Roi & de la Ville. Les Charretiers donnent du cors, pour avertir le public de leur passage dans les rues ; & ce, à l'instar des claquettes de la petite Poste de cette Ville.

Les sceaux destinés à porter l'eau dans les maisons, sont marqués de quatre clous jaunes en-dedans, pour marquer la mesure de trente-six pintes que contient la voie des Porteurs d'eau.

EAU *de Mélisse*. *Voy*. CARMES, *pag.* 70.

EAU *du Roi*. Ainsi nommée, parce qu'elle sert à l'usage de Sa Majesté. On la prend à Ville-d'Avray, près du parc de Saint-Cloud. La fontaine est cadenacée, mais les voyageurs peuvent s'y rafraîchir. Cette eau est estimée très-saine & pure, sa limpidité invite à la boire. Le Roi Louis XV en a permis la distribution à Paris, où on la trouve dans différens Bureaux de la Ville, à un prix modique.

EAU-FORTE. Il n'y a que six Fabricateurs d'eau-forte à Paris, & il n'y a point de Maîtrise.

EAUX ET FORÊTS. (les) Il y a en France 23 grandes Maîtrises des Eaux & Forêts : elles sont divisées en autant de Provinces ; il y a en outre, six Maîtrises particulières, qui ont chacune leur ressort. Il y a aussi 40 Receveurs des domaines & bois, établis dans chacune desdites Maîtrises, lesquels ont sous eux un Contrôleur-général des domaines & bois, un Inspecteur-général du domaine de la Ville & Généralité de Paris.

Les Officiers des grandes Maîtrises des Eaux & Forêts connoissent de ce qui concerne les rivières & bois ; c'est en leurs Sièges seuls que les appels des Maîtrises particulières, des Gruries, & de tous autres Juges particuliers des Seigneurs étant dans les ressorts des Parlemens, doivent être relevés tant au Civil qu'au Criminel, pour raison des matières d'eaux & forêts, pêche & chasse. Il est défendu aux Parties & à leurs Procureurs de relever lesdits appels en cette matière ailleurs qu'au Siège, à peine de nullité & d'amende contre les Procureurs. Messieurs les grands Maîtres du ressort du Parlement de Paris, ont séance à la Table de Marbre.

Les Audiences à l'ordinaire se tiennent dans la Grand-Salle du Palais, proche le Parquet des Gens du Roi du Parlement, le mercredi & le samedi; celles du Souverain, le lundi, jeudi & autres jours, selon qu'il plaît à M. le premier Président du Parlement qui y préside, avec sept des plus anciens Conseillers de la Grand'Chambre, les Lieutenans du Siège de la Table de Marbre & deux Conseillers.

La Maîtrise particulière des Eaux & Forêts tient ses Audiences dans une Chambre qui est dans la cour du Palais, le lundi & le vendredi. Elle est établie pour connoître en première instance, tant au Civil qu'au Criminel, de toutes matières d'eaux & forêts, pêche & chasse, dans l'étendue de son ressort. C'est en ce Siège que les appellations des Gruries Royales de son ressort doivent être portées. Tous les Gardes-bois, pêches & chasses, tant du Roi, que des Communautés & Seigneurs particuliers, y doivent être reçus & y faire leurs rapports, à peine de nullité, & ce à l'exclusion de tous autres Juges. Il est défendu aux Parties & à leurs Procureurs de se pourvoir ailleurs en première instance, à peine de nullité, & d'amende contre les Procureurs. La Maîtrise particulière des Eaux & Forêts de Paris est composée d'un Maître, d'un Lieutenant, d'un Procureur du Roi, d'un Garde-Marteau, d'un Greffier, d'un premier Huissier, d'un Huissier-Audiencier, &c.

EAUX *Minérales.* Il est à Paris un Bureau établi pour la vente & distribution des différentes eaux minérales provenant tant de l'intérieur du Royaume, que des Pays étrangers, & dont le privilège est affermé à une Compagnie, moyennant 40000 liv. par an.

Voici les noms des eaux que l'on trouve dans ce Bureau.

EAUX Minérales présentement en usage à Paris, & dont la taxe est faite par M. LIEUTAUD, *premier Médecin du Roi.*

Bouteilles de quatre pintes ou environ.

Balaruc	9 liv.	La Motte	8 liv.
Vals	9	Vichy	4
Cransac	9	Merlange	3

Bouteilles de trois chopines.

Sedlitz en Bohême 5 l. 5 f.   *Seydschulz en Bohême* 5 l. 1 of.

Bouteilles de pinte.

Bonne	2 l. 8 f.	*Buſſang*	1 l. 10 f.
Barege	2 8	*Bourbonné*	1 10
Cauteretz	2 8	*Vichy*	1
Balaruc	2 8	*Forges*	15
Vals	2 8	*Sainte-Reine*	15
Cransac	2 8	*Pougues*	
La Motte	2 3	*Luchon*	
Seltz	2	*Castra*	
Spa	2	*Aumale*	
Plombières	2	*Contrexeville*	

Eaux minérales de *Paſſy*, anciennes eaux . . . . *Voyez ci après.*

EAUX *Minérales de Paſſy.* (les anciennes & les nouvelles) L'ancienne ſource des eaux minérales de Paſſy n'étoit autrefois qu'un puits dont l'eau ne ſervoit qu'aux uſages les plus vils, & principalement à faire de la tuile. On ne ſait pas poſitivement à quelle occaſion & en quel tems l'on découvrit qu'elle étoit minérale. Un Médecin nommé *le Givre*, la connoiſſoit en 1658, & dit qu'elle rouilloit les pierres, qu'avec la noix de galle elle prenoit une teinture auſſi rouge que la Notre-Dame de Provins; qu'elle avoit le goût de fer, outre celui du moëllon qu'elle lave dans la montagne d'où elle deſcend; qu'elle couloit bien dans le corps, & qu'enfin elle lâchoit le ventre. Cette eau n'a ſervi qu'à diviſer les Médecins dans une infinité d'opinions. En 1667, M. *Duclos*, de l'Académie des Sciences, y apperçut un ſable fort fin, & il prit ce ſable pour un ſel nitreux, dont les eaux ſe chargent dans les carrières voiſines, & jugea qu'elles n'avoient que peu de vertu. En 1700, M. *Lemery*, le fils, y a vu, après lui, une matière qui renferme un ſel acide, une poudre très-fine de rouillure de fer, & un eſprit vitriolique. M. *Moulin de Marguery*, plus connu ſous le nom de *Dumoulin*, ayant examiné l'eau de l'ancienne ſource, pour la comparer avec celle des nouvelles, trouva en 1722, qu'elle avoit changé depuis l'examen qu'en avoit fait M.

Lemery. 1°. La limpidité ne lui parut pas plus grande dans aucune des deux sources anciennes, que dans l'eau commune. 2°. Aucune des anciennes sources ne prit avec la noix de galle une teinture noirâtre, dans la source la plus forte, mais une couleur trouble de vinaigre ; l'autre source se colora encore moins. 3°. La saveur ferrugineuse lui parut très-foible ; il sentit même dans la seconde une saveur très-dégoûtante, cette source étant assez voisine d'un lieu mal propre. Il se trouva à l'endroit le plus profond de la coline cinq couches de terres différentes, qui doivent porter à croire qu'il y a dans cet endroit une mine de fer, du salpêtre & du souffre. *Voir le rapport des anciennes eaux au Mercure de France, janvier* 1756.

Les nouvelles sources, ou les nouvelles eaux minérales de Passy, furent découvertes vers l'an 1719, * & sont situées sur le penchant méridional d'un côteau qui a environ 70 pieds de hauteur. Au commencement de l'année 1720, la Faculté de Médecine de Paris nomma quelques-uns de ses Membres pour aller faire l'examen de ces eaux sur les lieux, & après que ces Députés eurent fait leur rapport, la Faculté assemblée en Corps déclara d'une voix unanime, le 3 de février, que les nouvelles eaux de Passy étoient minérales, & en particulier ferrugineuses ; que la première de ces trois sources étoit ferrugineuse, la seconde vitriolique, & la troisième sulphureuse & balsamique. L'eau de ces trois sources a une limpidité parfaite & égale en tout tems. Elle est très-fraîche en été, & paroît un peu s'attiédir en hiver. Elle est pure & sans mélange d'aucune eau non minérale, ce qui est une qualité rare, mais démontrée par la teinture violette azurée qu'elle prend avec la noix de galle, sans perdre sa limpidité. Elle ne se trouble, & ne prend une teinture rouge que quand on y mêle de l'eau non minérale.

M. *Bolduc*, premier Apothicaire du Roi, & Membre de

---

* L'Abbé *le Ragois* en fit la découverte dans un fonds qui lui appartenoit, & il est parvenu à connoître leur propriété, en faisant des expériences sur l'eau du puits de la maison. On a pratiqué pour ces eaux des canaux, par lesquels elles vont se rendre dans la Seine en sortant du réservoir. Il y a dans le jardin où elles sont, un bois, des galeries, des terrasses & des promenades agréables pour ceux qui les viennent boire. On peut voir l'examen de ces eaux dans les Mémoires de l'Académie des Sciences, à l'an 1726.

l'Académie Royale des Sciences, après avoir fait une analyse exacte de ces eaux, conclut que les substances qu'elles contiennent, lorsqu'elles sont fraîches & non altérées, sont un vitriol naturel, du sel marin, un bitume liquide ou huile minérale, de la terre alkaline & de la sélénique, dont le mêlange également étendu dans une eau claire & bien filtrée au-travers de la terre, fait un composé merveilleux, travaillé par la nature, inimitable par l'art. Quelques Médecins les ont jugées propres à calmer les intempéries chaudes des visceres; d'autres leur ont attribué d'autres effets. Il est bon d'observer ici que les Carriers de Passy trouvoient autrefois beaucoup de pyrites, dont les Apothicaires de Paris composoient une espèce de vitriol, qui guérissoit les fièvres intermittentes.

En 1754, on trouva de nouvelles eaux minérales dans une maison appartenante à Madame *Casalbigi*, ci-devant veuve de M. le Général *la Motte*. Il y avoit dans cette maison un puits profond de 48 pieds, dont l'eau n'étoit nullement différente des autres puits voisins. Il tarit en 1754. On le creusa d'environ douze pieds, & l'on trouva une eau minérale qui porte 18 pieds de hauteur, sur trois de diamètre. Elle est très-claire en sortant de sa source, & n'a presque point de couleur; mais au bout de quelque tems, elle acquiert une foible couleur jaune, sans perdre de sa transparence. Cette eau a été examinée par les Médecins & Chymistes préposés à l'analyse des eaux minérales du Royaume, & il a été décidé qu'elle contenoit les trois acides minéraux connus, combinés ensemble, l'acide du sel marin, l'acide vitriolique & l'acide nitreux. On n'avoit pas encore découvert des eaux de cette espèce. *Voyez le Journal économique, novembre 1755, & juillet 1756.*

Autres Eaux Minérales près de Paris.

Du côté de Saint-Denis, à l'ouest de Clignancourt, est une fontaine dont l'eau paroît avoir servi aux bains que quelque Gaulois Romain avoit pratiqués dans sa maison de campagne. On y fit une fouille en 1738, & on y trouva la grille & les fourneaux dont les anciens se servoient, avec quelques fragmens d'inscriptions.

Le Marchais offre une singularité dont la recherche pourroit occuper quelque Physicien. Voici ce qu'en dit le savant M. *le Beuf* dans son Histoire de la Banlieue Ecclésiastique de Paris. » *Le Marchais* est un fief enclavé dans la terre de Groslay; il est cependant situé sur la Paroisse de Deuil, quoi-

» qu'il soit fort voisin du village de Grolay. Il est au milieu
» des vignes, dans un petit enfoncement; c'est un quarré
» d'environ un demi-arpent d'étendue, entouré de saules &
» rempli d'eau : il devient quelquefois à sec, & reste ainsi
» plusieurs années; après quoi il se remplit en une nuit par-
» dessous la terre. On tient à Dueil & à Grolay que ce fut dans
» cette pièce d'eau, que les Payens jettèrent le corps de S.
» Eugene, lorsqu'il eut souffert le Martyre ».

On sait que les eaux d'Arcueil forment des incrustations pierreuses, &c. *Voy. tom. I, pag. 288.*

L'eau du village de Senlices paroît minérale (*Mém. de l'Acad. des Scienc. 1712*). Elle est vive & limpide. Lorsqu'on la boit en sortant de la fontaine, elle porte dans la bouche une extrême fraîcheur; les alimens n'y cuisent qu'avec peine; elle donne des tranchées à ceux qui commencent à en faire usage; sa propriété est de faire tomber les dents sans causer la moindre douleur; on conjecture qu'elle pourroit passer en cet endroit sur une mine de mercure, qui lui fait opérer ce phénomène singulier; probablement elle borne sa malignité à cet effet désagréable, mais la nature l'a compensée par d'autres avantages précieux; cette eau est très-saine; ceux qui en boivent, sont vigoureux & robustes; elle perd son action sur les dents, lorsqu'on la fait bouillir; peut-être aussi l'ébullition lui enleve-t-elle ses autres propriétés, par l'évaporation des parties mercurielles.

La fontaine de *la Hacquinière* a trouvé des Ecrivains qui se sont efforcés de la tirer de l'obscurité, en publiant ses merveilles. En 1621, on examina dans une Thèse de Médecine la qualité de cette eau, & on conclut qu'elle avoit une vertu médicinale, qui différoit de celle des eaux de Forges & de Spa. Un an auparavant un Médecin avoit pris à tâche de la décrier, pour vanter celle de Ségray, proche Pluviers; c'est le tems auquel elle fut découverte. Un Auteur * prit en main sa défense, & prétendit faire connoître les *miraculeux effets qu'elle opéroit sur les malades*. Elle rendoit la vue aux aveugles, elle cassoit la pierre dans la vessie, elle dissipoit l'enflure des jambes, elle guérissoit de la fièvre, du tremblement des membres. Eh! quels miracles n'opéroit-elle pas ? Le pain qu'on y trempoit se chargeoit de la teinture du

---

* Les miraculeux Effets de la fontaine nouvellement découverte proche Saint-Clair, &c. chez Isaac Meunier, *in-8°*, à Paris, 1620.

vitriol; la noix de galle y prenoit la couleur du sang, les grenouilles ne pouvoient pas y séjourner; &, par une singularité unique, on ne pouvoit la conserver hors de sa source, qu'en suspendant en l'air le vase qui la renfermoit.

Les eaux du village *de Roquencourt* n'ont encore paru jusqu'ici renfermer aucune malignité nuisible; cependant les Académiciens nommés pour en faire la visite en 1683, jugèrent qu'elles n'étoient point propres à boire. Ils y apperçurent des concrétions; &, après avoir apporté dans cet examen toutes les lumières de la Physique, ils découvrirent que ce vice pouvoit provenir des matières hétérogènes, que l'eau charrie avec elle en passant sur l'aqueduc qui la porte à Versailles.

Auprès du jardin de l'Abbaye du *Val-Notre-Dame* est une fontaine, dont l'eau a une couleur rousse & un goût amer. Aux uns elle paroît salée, aux autres ferrugineuse.

La rivière d'*Hierre* reçoit une infinité de fontaines qui s'y jettent, ou dont la source est au fonds de son lit; & tandis que la Seine & la Marne sont entièrement couvertes d'une glace épaisse, ses eaux ne se ressentent point de l'effet du froid. Il est rare qu'elle déborde, & ses débordemens ne se font jamais avec ceux des autres rivières. Depuis sa source, jusqu'à l'endroit où elle se jette dans l'Yonne, il y a plusieurs endroits dans lesquels elle se perd sous le sable. On trouve dans les titres de l'Abbaye de Chaume, qu'*elle est aucunes fois bien dix ans sans courir, & le moulin sans tourner; & quand il échet, que la rivière court, elle ne dure point l'espace de trois mois*. Un de nos Poëtes, l'Abbé *Maumonnet*, a chanté ses agrémens.

EAUX de *Vaugirard*, près de Paris: elles sont dans le jardin du sieur *Meunier*, qui en a fait la découverte, chez lequel on va les boire, ou qui a soin de les faire distribuer dans la Ville.

EAUBONNE ou AUBONE. Paroisse du Doyenné de Montmorency, dans la plaine qui en fait partie, & située à trois lieues & demie de Paris. Il y a lieu de douter que ce soit à cause de la bonté des eaux, que ce lieu ait été ainsi appellé. C'est un pays assez sec, où les eaux ne sont pas même si bonnes qu'ailleurs, & où il ne coule aucun ruisseau, mais seulement des torrens qui viennent des montagnes après les orages. La culture du terrein est assez variée.

L'Eglise est sous l'invocation de la Sainte Vierge. Son édifice ne présente rien d'ancien, que la figure de son clocher de pierre, qui est octogone & placé sur le sommet du bâtiment, ainsi que cela se pratiquoit il y a 5 ou 600 ans. La Cure est à la pleine collation de l'Evêque. M. *Couet*, Sécrétaire du Roi, est possesseur de cette terre. Il n'y a qu'un fief appellé Meaux ou Monceaux.

EBENISTES. Le titre d'*Ebéniste* que l'on donne aux Menuisiers de placage & de marqueterie, pour les distinguer des Menuisiers d'assemblage, vient de ce qu'autrefois le bois d'ébene étoit celui qu'ils employoient communément pour leurs plus beaux ouvrages. Ils font partie de la Communauté des Menuisiers. *Voy.* MENUISIERS.

ECARLATE. *Voy.* GOBELINS. L'écarlate est la graine d'un arbre qui produit une sorte de couleur rouge fort belle. L'écarlate se faisoit autrefois avec le vermillon ou graine de kermès; on la fait aujourd'hui avec la cochenille. *Voy.* Ménage, *Orig. Franc. & Italien.*

ECHELLE *du Temple.* C'étoit une espèce d'échelle qui servoit de supplice aux criminels, & qui ressembloit à celui du pilori. Elle étoit placée au coin de la rue des vieilles Haudriettes, à droite en entrant dans la rue du Temple, & dépendoit de la Justice du Temple. *Voy.* CHELLES.

L'Archevêque de Paris avoit autrefois une échelle patibulaire dans le parvis de Notre-Dame, & une autre au port de Saint-Landri. Ces échelles étoient des marques de haute-Justice *. Ce fut près de l'échelle de Notre-Dame que l'on avoit dressé un échaffaud, pour y lire le décret du Pape Clément V, pour le procès des Templiers, & la déposition, tant du Grand-Maître de cet Ordre, que celle du Maître-d'Aquitaine, & de celui de Normandie, lesquels se rétractèrent, mais qui furent ensuite brûlés vifs par ordre de Philippe-le-Bel, derrière le jardin du Palais, dans une petite Isle qui maintenenant fait partie de la place Dauphine.

---

* Plusieurs Coutumes ont décidé que le haut-Justicier a droit d'avoir *piloris, échelles*, &c. Auxerre, art. 1. Nevers, ch. 1. art. 15. Coquille, &c. Loisel, *Instit. Coutum.* lib. 2. tit. 2 & 3. Du Breuil, *Antiq. de Paris*, le pilori est plus que l'*échelle*. Loisel & Baquet, *des droits de Justice*, chap. 9. n. 13. disent que le Seigneur Justicier ne peut avoir *pilori* où le Roi en a un ; mais il peut avoir *échelle* ou *carcan*.

ECHEVINS. Officiers qui font élus par les habitans d'une Ville, pour avoir foin des affaires & de la Police. Il y a à Paris quatre Echevins. Chaque année, le jour de Saint Roch, on en élit deux dans l'Hôtel-de-Ville. C'est aussi le même jour qu'on procède à l'élection du Prévôt des Marchands, qui ordinairement est élu pour huit années.

Pour être Echevin à Paris, il faut y être né, y exercer une profession honnête, & être d'une probité reconnue, & d'une conduite irréprochable. Le défaut de la moindre de ces conditions est exclusif, & rend même l'élection nulle. Le père, le fils, l'oncle, le neveu, les deux frères, ni les deux coufins-germains ne peuvent être Echevins en même-tems. Les Echevins de Paris font les feuls du Royaume qui ont l'honneur de prêter ferment entre les mains du Roi. En 1706, par Edit du mois de novembre, le Roi leur accorda les titres, honneurs, droits, privilèges, prééminences & prérogatives de Noblesse, à condition qu'ils ne pourront faire d'autre commerce que le commerce en gros; mais par l'article V de celui du mois d'août 1715, Sa Majesté révoqua ce titre de Noblesse, qui leur fut accordé de nouveau par Edit de Louis XV, du mois de juin 1716, avec effet rétroactif pour les anciens Echevins, depuis la première concession en 1706. Le Procureur du Roi de l'Hôtel-de-Ville, le Greffier & le Receveur font compris dans ce même Edit.

ECOLE DE CHIRURGIE, *dans l'ancienne maison dite de Saint-Côme.*

Cette Ecole, peut-être la plus ancienne du Royaume, & qui dans son espèce a produit certainement les Sujets les plus habiles, est située encore dans la rue des Cordeliers, & ci-devant auprès de l'Eglise Paroissiale de Saint-Côme.

Elle prétend avoir été établie en forme de Confrèrie, sous l'invocation de *S. Côme* & de *S. Damien*, par le Roi S. Louis, à la follicitation de *Jean Pitard* *, Chirurgien du Saint Monarque, de Philippe-le-Hardi & de Philippe-le-Bel. Cette Confrèrie eut d'abord deux objets, la perfection de

---

* Cet homme, également recommandable par sa probité & son habileté dans la Chirurgie, dressa des statuts & des réglemens, qui furent publiés sous Philippe-le-Hardi, vers l'an 1278, & confirmés par Philippe-le-Bel, & par les Rois, ses Successeurs.

l'Art, & l'exercice des œuvres de piété & de charité. Les Chirurgiens visitoient, les premiers lundis de chaque mois, après le Service divin, tous les pauvres malades qui se présentoient à Saint-Côme, & cette visite s'y continue encore avec d'autant plus de régularité & d'assiduité, qu'en 1555, *Nicolas Langlois*, un des anciens Prévôts, laissa un fonds dont le produit fournit une rétribution aux Officiers en charge, & aux douze plus anciens Maîtres qui y assistent, depuis dix heures du matin jusqu'à midi.

En 1437, les Maîtres Chirurgiens furent admis au nombre des Ecoliers & Suppôts de l'Université, pour jouir de toutes ses immunités & privilèges, à condition qu'ils assistèroient comme les autres Ecoliers, aux leçons qui se faisoient journellement aux Ecoles de Médecine, & qu'ils en prendroient des attestations des Professeurs. Ce décret de l'Université fut confirmé par un autre du 5 mai 1515; & la Faculté de Médecine en accorda un le 10 novembre suivant, par lequel elle reconnut les Chirurgiens de la Confrèrie de Saint-Côme pour ses Ecoliers, & promit de les faire jouir des immunités, exemptions & privilèges dont ses autres Ecoliers & Suppôts jouissoient. François I, par ses Lettres-patentes du mois de janvier 1544, ordonna que personne du Collège des Chirurgiens de Paris ne pourroit prendre les degrés de Bachelier, de Licencié & de Maître en Chirurgie, qu'il ne fût bien instruit des préceptes de la Grammaire & de la Langue Latine, & que les Maîtres Chirurgiens assistèroient tous les premiers lundis de chaque mois à la pieuse visite des pauvres malades. Henri III en 1576, & Louis XIII en 1611, confirmèrent, par Lettres-patentes, les anciens privilèges des Maîtres Chirurgiens de Paris, qui, en 1615, firent mettre cette inscription sur le bâtiment qu'on avoit construit dans l'Eglise de Saint-Côme, pour les visites & pansemens des pauvres malades.

Collegium Regium, M. M. D. D. Chirurgorum Parisiis Juratorum à Sancto Ludovico, anno Domini M. CC. LXVI instauratum. Gradatim à Philippis, Ludovicis, Carolis, Joanne, Franciscis & Henricis, Regibus Christianiss. conservatum. Modò sub auspiciis Christianissimi, justi, piique Regis Ludovici XIII, ob ejus natalis memoriam renovatum. Ann. salutis M. DC. XV.

Dans la suite, la Faculté de Médecine reçut au nombre de ses Ecoliers, les Barbiers-Chirurgiens, qui, à la barberie dont ils s'étoient seulement occupés jusques-là, avoient ajouté la saignée, & enfin avoient entrepris les grandes opérations de la Chirurgie. Ils avoient à leur tête *Jean de Précontal*, premier Barbier du Roi, en 1577. Ainsi la Faculté reconnut deux sortes de Chirurgiens, les uns de *Robe-longue* & les autres de *Robe-courte*. Cette reconnoissance fut la source d'un grand nombre de différends & de procès entre ces deux espèces de Chirurgiens, qui en étant à la fin fatigués, se réunirent pour n'en plus composer qu'une seule ; mais la Faculté de Médecine, le Recteur & l'Université obtinrent un Arrêt du Parlement, le 7 février 1660, qui défendoit aux Chirurgiens-Barbiers de prendre la qualité de *Bacheliers, Licenciés, Docteurs & Collège* ; mais seulement celle d'*Aspirans Maîtres & Communauté*, comme aussi de faire aucunes lectures & actes publics.

Cette Communauté est sous la direction du premier Chirurgien du Roi, de son Lieutenant, Prévôt perpétuel, & de quatre Prévôts électifs, dont la fonction ne dure que deux ans.

Les Aspirans ne parviennent à la qualité de Maîtres, qu'après un grand nombre d'examens & une Thèse publique, qu'ils soutiennent en Langue Latine, de laquelle les Aspirans sont tenus de remettre trois exemplaires au Doyen de la Faculté de Médecine, en invitant ladite Faculté audit acte & examen public, à l'effet par elle d'y envoyer trois de ses Docteurs. *Voy. Tom. I, pag.* 155.

Le bâtiment de l'ancien amphithéâtre de Saint-Côme, où est actuellement l'Ecole gratuite de Dessin, fut achevé en 1694. La porte de cet amphithéâtre est décorée d'un ordre ionique, & de quelques ornemens de sculpture symboliques de l'Art de Chirurgie. Sur un marbre étoient gravés ces deux beaux vers de *Santeul*.

Ad cædes hominum priscæ amphitheatra patebant,
Ut discant longum vivere nostra patent.

Voici la traduction de M. *Bosquillon*.

Si dans les siècles idolâtres,
Ces superbes amphithéâtres,
Où l'on admire encor la grandeur des Romains,
S'ouvroient pour avancer le trépas des humains,
Cette aveugle fureur ne se voit plus suivie ;
Les nôtres sont ouverts pour conserver la vie.

On lisoit sur la porte de l'autre corps de bâtiment où les Chirurgiens s'assembloient, cette devise du P. Menestrier, Jésuite : *Consilioque manuque*.

Voici l'inscription que l'on a gravée depuis peu à droite en entrant dans l'Académie Royale, nouvellement bâtie sur l'emplacement du Collège de Bourgogne ; celle que nous avons rapportée, *Tom. I*, *pag.* 259, n'ayant été que tracée au crayon, & mise provisoirement.

Du Regne de Louis XVI.

Le peu d'espace des Ecoles de Chirurgie,
trop resserrées pour le nombre des Elèves,
l'éloignement de l'Ecole-Pratique,
le défaut d'un lieu séparé pour l'instruction
des Femmes dans l'Art des accouchemens,
ont fait long-temps désirer un autre emplacement.

Louis XV, zélé pour le progrès d'un Art
si utile à l'humanité, ordonna de construire
sur le terrein de l'ancien Collège de Bourgogne,
un édifice assez spacieux pour remédier à ces
inconvéniens, & assez noble pour répondre
à l'importance de cet Art salutaire.

Ce projet, digne d'un Prince chéri de ses Sujets,
autant qu'il les aimoit lui-même, a été terminé
sous le règne de son Auguste Successeur.

Voy. Académie de Chirurgie.

ECOLE DE DROIT. (l') Le bâtiment de l'Ecole de Droit vient d'être construit dans la place de la nouvelle Eglise de Sainte-Geneviève, du côté de la rue Saint-Etienne-des-Grès. Cet édifice, qui s'est fait aux dépens de Sa Majesté, est décoré d'un très-beau portail orné d'un fronton, & de quatre colonnes & chapiteaux d'ordre ionique parfaitement bien faits. La porte d'entrée est couronnée d'un bas-relief représentant un médaillon du Roi Louis XV, au bas duquel est une table de marbre blanc, avec une inscription en lettres d'or, portant ces mots : *Scholæ Juris*. Ce corps de bâtiment est distribué en huit beaux appartemens, de chacun sept à huit pièces de plein-pied ; il y a tout au pourtour des galeries hautes & basses pour aller à couvert aux deux salles que l'on a pratiquées pour les Professeurs & pour les Assemblées publiques. Ces salles sont bien décorées de boiseries & de sculptures couvertes d'une peinture en petit gris & verni, qui font un très-bel effet.

Ces huit appartemens sont divisés de sorte qu'il y en a trois au rez-de-chaussée & trois au premier, où l'on monte par un bel escalier de pierre de taille, garni d'une belle rampe de fer en arcade avec ornemens. Le surplus du portail est continué par des bâtimens bien décorés, dont partie conduit d'un côté à la rue Saint-Jacques, & l'autre à la rue Saint-Etienne-des-Grès. Il doit y avoir un pareil bâtiment & mêmes décorations pour faire parallèle de l'autre côté, ils seront séparés par la nouvelle rue Royale, de cent quatorze pieds de largeur. Il y aura aussi deux autres bâtimens pareillement décorés en face du péristile de la nouvelle Eglise de Sainte-Geneviève. Ces derniers bâtimens n'ont point encore de destination, mais ils seront construits de manière que l'on pourra en disposer pour tel usage que l'on jugera à propos. La nouvelle Ecole de Droit, la nouvelle Eglise de Sainte-Geneviève, ainsi que les bâtimens qui restent à faire, sont & seront faits sur les plans & dessins de M. *Soufflot*, dont les talens sont connus, & sous la conduite de M. *de Puisieux*, Architecte.

Anciennes Ecoles du Droit.

On voit dans la rue Saint-Jean-de-Beauvais, & du même côté que le Collège de ce nom, l'ancienne Ecole de la Faculté de Droit. On ignore le tems que ces Ecoles ont été bâties. On apprend seulement de Dubreuil, qu'en 1464, elles furent réparées par les Docteurs-Régens de cette Faculté. On sait aussi que ces mêmes Docteurs-Régens achetèrent du Chapitre de Saint-Benoît, par contrat passé le 20 janvier 1475, deux petites maisons avec un jardin, situées auprès de ces Ecoles, pour le prix & somme de 60 écus d'or, de valeur de 24 sols parisis & trois deniers tournois pièce; que le Chapitre de Saint-Benoît en reçut, en outre, cinq sols parisis de cens, que les Docteurs-Régens promirent de payer tous les ans au même Chapitre, au jour & terme de S. Remi; ce qui fut encore ratifié & confirmé par acte du 15 juin 1542. On a toujours fait des leçons publiques de Droit-Canonique dans ces Ecoles; mais pour celles du Droit-Civil, elles ont été souvent interrompues & mêmes défendues. Louis-le-Grand rétablit l'étude du Droit-Civil ou Romain en France, par son Edit du mois d'avril de l'an 1679. Depuis ce rétablissement, on enseignoit l'un & l'autre Droit dans la salle-basse, qu'on nomma *Ecoles inférieures*, & l'on y soutenoit des Thèses; mais pour les Assemblées de la Faculté & l'examen des Candidats, qui aspirent aux grades, tout cela se faisoit dans la salle haute, ou *Ecole supérieure*. *Voy.* DROIT. (*Faculté de*)

La porte de cette Ecole du Droit a été rebâtie vers l'an 1675, & décorée d'un buste du Roi Louis XIV, peint en bronze, & d'une table de marbre noir, sur laquelle est écrit en lettres d'or :

SCHOLÆ JURIS.

ECOLE DE MÉDECINE, rue de *la Bucherie*, Quartier Saint-Benoît. Le terrein de ces Ecoles s'est formé par l'acquisition successive de cinq maisons, que la Faculté de Médecine fit aux environs, depuis 1469 jusqu'en 1568, & le bâtiment fut commencé en 1472, & achevé cinq ans après. Il y avoit anciennement un petit jardin de plantes, situé au coin de la rue des Rats, à la place d'une maison que les Médecins achetèrent, & qui se nommoit la maison du *Soufflet*. Dans ce tems-là, les Ecoliers, par respect pour leurs Maîtres, n'étoient point assis sur des bancs, mais sur de la paille ou du *fouarie*. *Voy.* ce mot, & le mot ECOLIERS.

L'amphithéâtre que l'on voit aujourd'hui, & qui a été rétabli à neuf en 1745, sert pour les leçons publiques qui y sont données par cinq Professeurs, trois le matin & deux l'après-midi. Les pauvres sont admis tous les samedis gratuitement à la visite & consultation de six Docteurs préposés à cet effet, auxquels les Bacheliers sont obligés d'assister pour écrire les ordonnances des mêmes Docteurs, concernant les maladies qui leur sont présentées.

―――――― DE PEINTURE. *Voy. Tom. I, pag.* 209.

―――――― DE THÉOLOGIE. *Voy.* THÉOLOGIE. (*Faculté de*).

ECOLES DES SAVOYARDS. En 1732, M. l'Abbé *de Pontbriand* établit, rue Saint-Etienne-des-Grès & ailleurs, dans Paris, des Ecoles de charité pour leur instruction. Il y distribua des prix pour la première fois, le 14 avril 1735. Une fois l'année, on leur fait des retraites dans le tems de Pâques. M. *de Pontbriand* fut principalement déterminé à cet établissement par l'événement que voici : il s'avisa d'interroger sur la Religion un de ces Savoyards déjà avancé en âge, qui venoit de lui rendre quelque service ; & l'ayant trouvé dans une ignorance presque totale, il résolut de travailler à l'instruction de ces pauvres gens. Il communiqua son dessein à d'autres Ecclésiastiques, qui non-seulement l'approuvèrent, mais même s'offrirent de partager avec lui les peines de l'exécution. Ils proposèrent leur dessein à feu M. de Valière, Curé de Saint-Benoît, qui leur donna dans sa Paroisse un lieu propre à exercer cette œuvre charitable. Il ne fut plus question que d'aller de rue en rue, annoncer aux Savoyards les instructions salutaires que la Providence leur offroit. Les Ecclésiastiques qui firent ces premières visites, ne purent s'empêcher d'admirer le bon ordre & la fidélité qui règnent parmi ces pauvres malheureux.

Ils logent dans des Fauxbourgs. Ceux de l'Evêché de Genève, dont est le plus grand nombre, logent dans le fauxbourg Saint-Marceau; ceux de Saint-Jean de Maurienne, dans le fauxbourg Saint-Laurent; & ceux de l'Archevêché de Moutier en Tarentaise, dans le Marais. Ils sont distribués par chambrées, dont chacune est composée de huit ou dix Savoyards, conduite par un chef, ou vieux Savoyard, qui est l'économe & le tuteur de ces jeunes enfans, jusqu'à ce qu'ils soient en âge de se gouverner par eux-mêmes. Chaque Savoyard a sa place marquée dans Paris, où il se rend le matin pour servir le public. Ils ne rentrent que le soir assez tard, & chacun apporte son petit gain qu'il met dans une petite boîte commune, qu'ils nomment *tirelire*. La boîte n'est ouverte que lorsqu'il y a une somme considérable pour en faire usage, suivant le conseil du chef de la chambrée.

Ce fut à ces chefs de chambrées que nos nouveaux Missionnaires s'adressèrent. Ceux-ci, après leur avoir témoigné beaucoup de reconnoissance de leur charité, leur promirent d'envoyer leurs enfans aux Catéchismes qu'ils devoient faire le jeudi & le dimanche de chaque semaine, à 5 heures du soir pendant l'hiver, & à 7 heures du soir pendant l'été. Les premiers Catéchismes se firent à Saint-Benoît; mais le grand éloignement des différens quartiers où ces Savoyards sont distribués, fit prendre le parti d'établir en plusieurs Paroisses de Paris des Catéchismes pareils à celui de Saint-Benoît. On en établit un à Saint-Merry pour les Savoyards du Marais; un au Séminaire des Missions étrangères, pour ceux du fauxbourg Saint-Germain; un à Saint-Sauveur, pour ceux du fauxbourg Saint-Laurent, de la place des Victoires & de la porte Saint-Martin. Cet établissement ayant produit un grand bien, ces pauvres enfans demandèrent avec instance aux Ecclésiastiques qui, par charité, se consacrent à leur instruction, de vouloir bien leur donner deux retraites par an, à la Toussaint & à Pâques, & ces Messieurs les leur accordèrent. Ils ont aussi acquitté la parole qu'ils leur avoient donnée, de faire habiller les quatre de chaque Catéchisme qui y auroient été les plus assidus; & comme il est dit, dès le 14 avril 1735, il y eut une distribution générale des Prix du Catéchisme, où il y eut 16 enfans habillés de neuf, & près de 150 à qui on distribua des Prix. Comme c'est dans l'ancien Collège de Lisieux, rue Saint-Etienne-des-Grès, que le dessein de cette instruction a été conçu, c'est aussi dans la Chapelle de ce Collège, que se fit pour lors la distribution générale des Prix. Toutes ces dépenses, qui ont été beaucoup augmentées depuis, ne roulent que sur la charité des gens de bien.

Le Catéchisme de Saint-Benoît demandoit depuis long-tems aux pieux Ecclésiastiques qui le dirigent, un Maître pour leur apprendre à lire & à écrire. Quoique cet établissement augmentât considérablement la dépense, ces Messieurs, pleins de confiance dans la Providence, établirent cette Ecole de charité dans la rue Saint-Etienne-des-Grès, & c'est elle qui donne lieu à cet article. Elle se tient tous les jours, matin & soir, depuis 6 heures jusqu'à 8.

Des personnes respectables ayant représenté qu'outre les Savoyards, il y avoit dans Paris plusieurs enfans de différentes Provinces du Royaume, dont la misère n'étoit pas moins grande, ni le salut moins négligé, nos zélés Missionnaires ne purent refuser à ces enfans des secours qu'ils donnoient à des étrangers; & firent savoir dans toutes les Paroisses de Paris, qu'à l'avenir ils réuniroient dans leurs instructions tous ceux qui sont réduits comme les Savoyards à gagner leur vie. Cette réunion rendit les Catéchismes plus nombreux, & les retraites aussi, & donna lieu d'établir un cinquième Catéchisme dans la Paroisse de la Madeleine, au fauxbourg Saint-Honoré. Nos Missionnaires se transportèrent aussi-tôt dans les endroits où se retiroient les Auvergnats, les Limousins, les Lyonnois & les Normands, dont tous les chefs les reçurent avec beaucoup de reconnoissance, & leur promirent non-seulement d'envoyer leurs enfans aux Catéchismes & aux retraites, mais aussi d'y venir eux-mêmes pour profiter de leurs instructions.

Les Savoyards sont Décroteurs, Scieurs de bois & Ramoneurs; les Limousins, Maçons; les Normands, Tailleurs de pierre, Paveurs & Marchands de fil; les Flamands & Allemands, Tailleurs d'habits; les Languedociens & les

Basques, Cordonniers; les Gascons, Barbiers, Perruquiers & Chirurgiens.

ECOLE ROYALE GRATUITE DE DESSIN (l'-) a été établie par le Roi en 1767, en faveur des métiers pour 1500 Elèves, à qui l'on enseigne les principes élémentaires de la Géométrie-Pratique, de l'Architecture, du trait, de la coupe des pierres, de la perspective & des différentes parties du Dessin.

Le Roi s'est déclaré Protecteur de cette Ecole. Le Lieutenant-général de Police est le Président & le Chef du Bureau d'administration. M. *Bachelier*, Peintre du Roi, Professeur de l'Académie Royale de Peinture, en est le Directeur.

Outre ce, il y a six Chefs de ce Bureau d'administration, un Sécrétaire-Archiviste & un Caissier; & pour l'étude, un Recteur de l'Ecole pour la Géométrie, un Inspecteur des études, trois Professeurs & trois Adjoints.

Cette Ecole dans son établissement fut ouverte dans la rue Saint-André-des-Arcs, au Collège d'Autun; elle est aujourd'hui à l'ancien amphithéâtre de Saint-Côme, rue des Cordeliers. *Voy.* COLLEGE D'AUTUN, pag. 446.

ECOLES DE CHARITÉ. *Voyez sous le nom de chaque Paroisse.*

ECOLE-ROYALE-MILITAIRE. Cet établissement concernant lequel Sa Majesté Louis XVI vient de donner un Réglement nouveau, non-seulement sur l'éducation que recevront à l'avenir les Eleves, mais encore touchant l'administration des biens de cette Ecole, fut fondé par Edit du mois de janvier 1751, pour l'éducation de cinq cent jeunes Gentilshommes, & placée dans la plaine de Grenelle. *Voy.* MONUMENS RÉCENS. L'objet d'une fondation si glorieuse, ne peut être mieux présenté, qu'en rapportant les propres de l'Edit. Louis XV s'y explique ainsi:

Après l'expérience que nos Prédécesseurs & nous, avons faite de ce que peuvent sur la Noblesse Françoise les seuls principes de l'honneur, que n'en devrions-nous pas attendre, si tous ceux qui la composent y joignoient des lumières acquises par une heureuse éducation? Mais nous n'avons pu envisager, sans attendrissement, que plusieurs d'entr'eux, après avoir consommé leurs biens à la défense de l'Etat, se trouvassent réduits à laisser sans éducation des enfans qui auroient pu servir un jour d'appui à leurs familles, & qui éprouvassent le sort de périr, & de vieillir dans nos armées, avec la douleur de prévoir l'avilissement de leur nom, dans une postérité hors d'état d'en soutenir le lustre.... Nous avons résolu de fonder une *Ecole Militaire*, & d'y faire élever, sous nos yeux, cinq cent Gentilshommes nés sans bien, dans le choix desquels nous préférerons ceux qui, en perdant leurs pères à la guerre, sont devenus les enfans de l'Etat. Nous espérons même que le plan qui sera suivi dans l'éducation des cinq cent Gentilshommes que nous adoptons, servira de modèle aux pères qui sont en état de la procurer à leurs enfans; en sorte que l'ancien préjugé qui a fait croire que la valeur seule fait l'homme de guerre, cède insensiblement au goût des études militaires que nous aurons introduit. Enfin, nous avons considéré que si le feu Roi a fait construire l'Hôtel des Invalides, pour être le terme honorable où viendroient finir paisiblement leurs jours ceux qui auroient vieilli dans la profession des armes, nous ne pouvons mieux seconder ses vues, qu'en fondant une Ecole, où la jeune Noblesse, qui doit entrer dans cette carrière, pût apprendre les principes de l'Art de la guerre.... C'est sur des motifs si pressants, que nous nous sommes déterminés à faire bâtir incessamment auprès de notre bonne Ville de Paris, & sous le titre d'*Ecole-Royale-Militaire*, un hôtel assez grand & assez spacieux pour recevoir non-seulement les cinq cent Gentilshommes nés sans bien, pour lesquels nous le destinons, mais encore pour loger les Officiers de nos troupes, auxquels nous en confierons le commandement; les Maîtres en tous genres, qui seront préposés aux instructions & exercices, & tous ceux qui auront une part nécessaire à l'administration spirituelle & temporelle de cette Maison. A CES CAUSES, &c.

Le Roi (par des vues & des considérations aussi sages que bien apperçues) partage les Prétendans en huit classes, dont la première doit être préférée à la seconde; la seconde, à la troisième; la troisième, à la quatrième; & ainsi des autres.

La première classe est celle des orphelins, dont les pères auront été tués au service, ou seront morts de leurs blessures, soit au service, soit après s'en être retirés à cause de leurs blessures.

La deuxième, des orphelins, dont les pères seront morts au service, d'une mort naturelle, & qui ne s'en sont retirés qu'après trente ans de commission, de quelqu'espèce que ce soit.

La troisième, des enfans qui seront à la charge de leurs mères, leurs pères ayant été tués au service, ou étant morts de leurs blessures, soit au service, soit après s'en être retirés à cause de leurs blessures.

La quatrième, des enfans qui seront à la charge de leurs mères, leurs pères étant morts au service d'une mort naturelle, ou s'étant retirés du service après 30 ans de commission, de quelque espèce que ce soit.

La cinquième, des enfans dont les pères se trouveront actuellement au service.

La sixième, des enfans dont les pères auront quitté le service par rapport à leur âge, à leurs infirmités, ou pour quelqu'autre cause légitime.

La septième, des enfans dont les pères n'auront pas servi; mais dont les ancêtres auront servi.

La huitième enfin, des enfans de tout le reste de la Noblesse, qui, par son indigence, se trouvera dans le cas d'avoir besoin de ce secours.

Les Prétendans seront tenus de faire preuve de quatre degrés de Noblesse du côté paternel. Ils seront reçus depuis huit à neuf ans, jusqu'à dix & onze, à l'exception des orphelins, qui peuvent être reçus jusqu'à treize ans. Ils doivent savoir lire & écrire, de façon qu'on puisse les appliquer tout de suite à l'étude des Langues. Leur éducation comprend toutes les sciences qui ont rapport à la guerre, & toutes celles qui doivent être de l'éducation d'un Gentilhomme.

Parvenus à l'âge de dix-huit à vingt ans, ils seront employés dans les troupes du Roi & dans les autres parties de la guerre, suivant leurs talens & leurs dispositions : ils jouiront alors d'une pension de 200 liv. sur les fonds de l'Ecole-Militaire.

Louis XV, dans sa Déclaration du 24 août 1760, explique plus précisément ses intentions sur l'ordre de préférence que Sa Majesté veut que l'on observe dans l'admission des enfans proposés, & sur quelques autres dispositions de son Edit du mois de janvier 1751. » Notre intention, dit ce Monarque,
» en instituant une Ecole Militaire pour l'éducation dans
» l'Art de la guerre, de 500 jeunes Gentilshommes, a été
» non-seulement d'en faire un moyen de soulagement pour
» les familles Nobles de notre Royaume, qui seroient hors
» d'état de donner une éducation convenable à leurs enfans,
» mais encore un objet de récompense pour celles de ces fa-
» milles qui se seroient vouées plus particulièrement à la
» défense de notre Etat : c'est ce double motif de grace & de

» justice, qui a déterminé l'ordre de préférence que nous
» avons voulu que l'on observât dans l'admission des enfans
» qui nous seroient proposés pour cet établissement. Il nous
» avoit paru juste en général que les enfans des pères actuelle-
» ment au service, fussent préférés à ceux dont les pères s'en
» seroient retirés, même par des causes légitimes; cepen-
» dant, comme il est différens cas où il pourroit être plus
» juste encore de les faire concourir ensemble dans le même
» ordre, sans donner aux services présens sur les services
» passés une préférence indéfinie, qui ne pourroit être due à
» ceux-là, qu'autant que la cessation de ceux-ci n'auroit pas
» été produite par l'impossibilité de les continuer, nous avons
» résolu d'expliquer plus précisément nos intentions, tant sur
» cette préférence, que sur quelques autres dispositions de
» notre Edit du mois de janvier 1751, portant création de
» ladite Ecole-Militaire, &c. *A ces Causes*, &c.

ARTICLE PREMIER.

Les enfans des pères que leurs blessures auront mis hors d'état de nous continuer leurs services, seront reçus dans notre Ecole Militaire concurremment, & dans le même ordre que les enfans dont les pères seront actuellement au service.

II. Ceux dont les pères n'auront quitté le service que par rapport à des infirmités ou des accidens naturels, qui ne leur auront absolument pas permis d'y rester, seront également reçus dans notre Ecole-Militaire concurremment, & dans le même ordre que les enfans des pères qui seront actuelle-ment au service.

III. Les uns & les autres ne seront toutefois admis à cette concurrence, qu'autant qu'ils rapporteront un certificat des Officiers des Corps dans lesquels leurs pères auront servi, lequel certificat spécifiera la qualité des blessures, des infir-mités, ou des accidens qui auront mis leurs pères dans la né-cessité absolue de se retirer.

IV. Indépendamment du certificat mentionné en l'article précédent, lesdits enfans rapporteront un procès-verbal, fait dans le lieu du domicile de leurs pères, par un Chirurgien-Juré, en présence de deux Gentilshommes du canton, qui signeront avec ledit Chirurgien au procès-verbal, par lequel l'état actuel des pères desdits enfans sera constaté dans la plus exacte vérité, & ledit procès-verbal sera légalisé par les Juges Royaux des lieux.

V. Les enfans des pères qui auront obtenu de nous la permission de se retirer, après 30 années au moins de services non interrompus, seront reçus dans notre Ecole-Militaire, concurremment avec les enfans des pères qui seront actuellement au service; & pour justifier desdites 30 années de services non interrompus, ils en rapporteront un certificat du Sécrétaire d'Etat ayant le Département de la guerre.

VI. Les demandes des parens qui proposeront leurs enfans pour l'Ecole-Royale-Militaire, seront adressées au Sécrétaire d'Etat ayant le Département de la guerre, par les sieurs Intendans & Commissaires départis dans les Provinces, chacun en ce qui concernera leur Département, & lesdites demandes seront accompagnées des extraits baptistaires desdits enfans, dûment légalisés par les Juges Royaux des lieux, & de toutes les pièces & actes nécessaires pour déterminer la classe dans laquelle lesdits enfans se trouveront, d'après l'article XIV de notre Edit du mois de janvier 1751, lequel article sera exécuté en ce qui n'y est pas dérogé par la présente Déclaration.

VII. Notre intention étant qu'il ne soit reçu dans notre Ecole-Militaire aucun enfant dont les parens pourroient se passer de ce secours pour l'éducation de leur famille, le bien des pères & mères desdits enfans, & celui des enfans eux-mêmes, dans le cas où ils auroient perdu leurs pères & mères, sera constaté par lesdits sieurs Intendans & Commissaires Départis, lesquels en délivreront leurs certificats détaillés & vérifiés sur les rôles des impositions.

VIII. Les certificats mentionnés en l'art. précédent seront signés & attestés conformes à la commune renommée, par deux Gentilshommes, les plus voisins du domicile des parens des enfans préposés. Les certificats seront de plus attestés par les Gouverneurs des Provinces, où ledit domicile sera situé, si lesdits Gouverneurs y résident; ou à leur défaut, par les Commandans desdites Provinces, ainsi que par l'Evêque Diocésain: invite S. M. les uns & les autres, à répondre à cette marque de confiance, en regardant comme un devoir d'empêcher les surprises qui pourroient lui être faites.

IX. Il ne sera reçu aucun Eleve dans l'Hôtel de notre Ecole-Militaire, qu'il n'ait fait preuve de quatre degrés de Noblesse de père au moins, y compris le Produisant; & lesdites preuves de Noblesse seront faites par titres originaux, & non par simples copies collationnées; dérogeant à cet égard à la disposition de l'article XVI de notre Edit du mois de janvier 1751; lequel, au surplus, sera exécuté selon sa forme & teneur, en ce qui n'y est pas dérogé par cette présente. Si donnons en Mandement, &c.

MEMOIRE instructif sur ce que les Parens doivent observer pour proposer leurs enfans pour l'Ecole-Royale-Militaire.

Quoique le Roi, en établissant cette Ecole, y ait eu en vue toute la Noblesse de son Royaume, S. M. y a cependant accordé aux enfans de celle qui suit la profession des armes, des préférences d'autant plus justes, qu'elles sont fondées sur le plus ou le moins de mérite des services militaires. Les degrés de ces préférences sont partagés en huit classes, dans l'Edit d'institution de cette Ecole.

SAVOIR:

Première Classe. Orphelins dont les pères ont été tués au service, ou qui sont morts de leurs blessures, soit au service, soit après s'en être retirés à cause de leurs blessures.

Deuxième Classe. Orphelins dont les pères sont morts au service d'une mort naturelle, ou qui ne s'en sont retirés qu'après trente ans de commission, de quelque espèce que ce soit.

Troisième Classe. Enfans qui sont à la charge de leurs mères, leurs pères ayant été tués au service, ou étant morts de leurs blessures, soit au service, soit après s'en être retirés, à cause de leurs blessures.

Quatrième Classe. Enfans qui sont à la charge de leurs mères, leurs pères étant morts au service d'une mort naturelle, ou après s'être retirés du service après trente ans de commission, de quelque espèce que ce soit.

Cinquième Classe. Enfans dont les pères sont actuellement au service.

Sixième Classe. Enfans dont les pères ont quitté le service par rapport à leur âge, leurs infirmités, ou pour quelqu'autre cause légitime.

Septième Classe. Enfans dont les pères n'ont pas servi, mais dont les ancêtres ont servi.

Huitième Classe. Les enfans de tout le reste de la Noblesse, qui, par son indigence, se trouve dans le cas d'avoir besoin des secours du Roi.

Tel est l'ordre que S. M. entend que l'on observe dans l'admission des enfans proposés pour l'Ecole-Royale-Militaire; de sorte que la première classe soit toujours préférée à la seconde; la seconde, à la troisième, & ainsi de suite jusqu'à la dernière.

Les enfans qui n'ont ni père ni mère peuvent être reçus depuis l'âge de huit à neuf ans, jusqu'à l'âge de treize; & ceux qui ont père ou mère, depuis huit à neuf ans, jusqu'à dix ou onze seulement.

La première condition exigée, est qu'ils fassent preuve de quatre degrés de Noblesse au moins, du côté du père seulement.

La seconde, qu'ils soient dans l'indigence.

La troisième, que leur conformation extérieure soit bonne, c'est-à-dire, qu'ils ne soient ni contrefaits ni estropiés.

La quatrième, qu'ils sachent lire & écrire, afin qu'on puisse les appliquer tout de suite à l'étude des Langues.

Il faut, au surplus, que ceux qui ont des enfans à proposer, s'adressent à MM. les Intendans des Généralités où les familles de ces enfans sont domiciliées, ou aux Subdélégués de MM. les Intendans, chacun pour ce qui concerne sa subdélégation : toute autre voie seroit inutile, & occasionneroit aux parens des peines & des démarches qu'ils doivent s'épargner.

Ils remettront à MM. les Intendans, ou à leurs Subdélégués, 1°. l'extrait baptistaire légalisé de l'enfant proposé, & ils feront attention que cet extrait fasse mention du jour de la naissance, ainsi que cela est prescrit par l'Ordonnance de 1667, & que les dates soient écrites en toutes lettres & non en chiffres ; il faudra aussi que le Diocèse y soit spécifié.

2°. Si le père est mort, on aura soin de produire son extrait mortuaire en bonne forme.

3°. On observera la même chose par rapport à la mère.

4°. La fortune des parens sera constatée par des certificats des Subdélégués des lieux, où les biens seront situés. Ces certificats seront vérifiés & visés par MM. les Intendans, & on aura soin qu'ils ne soient pas conçus en termes vagues & généraux, sans quoi on n'y auroit aucun égard.

5°. Pour constater la bonne conformation des enfans proposés, les parens en rapporteront certificat de Médecin ou de Chirurgien.

Les parens trouveront dans les mains de MM. les Intendans ou de leurs Subdélégués, des Mémoires, aux questions desquels ils répondront exactement, parce que c'est de leurs réponses que doivent résulter la distinction des classes, & les autres connoissances nécessaires pour rendre compte au Roi de leurs demandes.

Voici en quoi consistent ces questions.

1°. Sont-ils en état de faire preuve par titres de quatre degrés de Noblesse du côté du père seulement?

2°. Noms & surnoms du père.

3°. Son âge.

4°. Est-il au service, ou s'en est-il retiré? A-t-il été tué au service, où y est-il mort d'une mort naturelle?

Il faut détailler à cet endroit le tems où le père a commencé à servir, les grades par lesquels il a passé, les époques de ces grades, &c. afin que la vérification puisse s'en faire plus facilement au Bureau de la guerre.

5°. S'il a quitté le service, dans quel tems, & par quelles raisons?

6°. A-t-il reçu quelques graces du Roi dans le cours de ses services, ou en se retirant.

7°. Est-il Chevalier de Saint-Louis? S'il l'est, dans quel tems a-t-il été associé à cet Ordre?

8°. La mère est-elle vivante?

9°. Noms & surnoms des enfans proposés; produire leurs extraits baptistaires. (Les parens peuvent proposer plusieurs frères en même tems.)

10°. Quel est le nombre des frères & sœurs des enfans proposés?

11°. Ces enfans ont-ils des frères au service du Roi, des oncles, ou d'autres parens?

12°. Savent-ils lire & écrire?

13°. Sont-ils bien conformés? en rapporter le certificat.

14°. Quelle est leur occupation actuelle ?

15°. Sont-ils élevés dans la maison paternelle, dans des pensions ou des Collèges ?

16°. Quel est le lieu de l'habitation des parens, la Généralité, l'Election, la Subdélégation, où peut-on leur écrire ?

17°. Quel est l'état de la fortune des parens ? en rapporter le certificat tel qu'il est demandé ci-dessus.

Les parens auront attention de ne négliger aucuns de ces éclaircissemens, qui sont tous absolument nécessaires.

MEMOIRE des Titres qu'il est nécessaire de produire, pour être reçu au nombre des Elèves de l'Ecole-Royale-Militaire.

Pour être admis au nombre des Elèves de l'Ecole-Royale-Militaire, il faut prouver au moins quatre degrés de Noblesse du côté paternel seulement, aux termes de l'Edit de création de cette Ecole-Royale, du mois de janvier 1751.

Celui qui sera agréé pour y être reçu, doit représenter en original à M. *d'Hozier de Serigny*, Juge d'Armes de la Noblesse de France, & en cette qualité, Commissaire du Roi, pour certifier à Sa Majesté la Noblesse des Elèves de l'Ecole-Royale-Militaire.

1°. Son extrait baptistaire légalisé, dans lequel les dates seront en toutes lettres & non en chiffres; & si l'extrait baptistaire ne faisoit pas mention du jour de la naissance, il faudroit suppléer à cette omission par un acte de notoriété.

2°. Les contrats de mariage de son pere, de son aïeul & de son bisaïeul; & dans le cas où il n'y auroit pas eu de contrat de mariage, ni d'articles sous signatures privées, on y suppléera par l'acte de célébration de mariage, dûment légalisé.

3°. Joindre à chacun de ces contrats de mariage deux autres actes prouvans la filiation, comme extraits baptistaires, testamens, création de tuteles, garde-nobles, partages, transactions, Sentences, hommages, aveux & dénommens de fiefs, contrats d'acquisitions, de ventes ou d'échanges, procès-verbaux de Noblesse pour être reçu dans l'Ordre de Malthe, ou dans d'autres Ordres ou Chapitres Nobles, &c.

Il faut encore y ajouter les Arrêts, les Ordonnances, ou les

les Jugemens rendus sur la Noblesse dont on fait preuve, soit par le Conseil d'Etat, par les Commissaires-généraux du Conseil, & par les Cours des Aydes, soit par les Intendans, Commissaires Départis dans les Généralités du Royaume.

Les actes que l'on demande doivent être produits tous en *original*; & en cas que les originaux (qui sont les premières grosses) se trouvent perdus, on pourra y suppléer par de secondes grosses délivrées par les Notaires propriétaires des minutes, en observant que les Notaires se déclarent tels au bas de l'acte délivré, que leurs signatures soient légalisées par le principal Officier de la Justice d'où ressortit le lieu du domicile du Notaire, & que cette expédition sur la minute, soit attestée par ce même principal Juge-Royal, qui certifiera avoir vérifié mot à mot l'expédition sur la minute.

Il faut aussi fournir le blason peint des armes de la famille, & l'explication claire & exacte de ces armes.

Enfin, l'Elève agréé joindra à tous les actes de la production, qu'il fera devant M. *de Sérigny*, un inventaire de ces mêmes actes, qu'il faudra dresser suivant l'ordre des dates ou des degrés.

Le champ de Mars, attenant l'Ecole-Militaire, du côté de la rivière, est un nouvel emplacement construit par ordre du Roi. C'est un grand espace de terrein que l'on a applani, qui forme un quarré long, & renfermé par de grands & larges fossés revêtus d'une belle maçonnerie. Pour y donner accès, on a pratiqué des ponts de pierre & cinq grilles de fer. Il est destiné pour y faire les revues des troupes de la Maison du Roi en présence de Sa Majesté. Il peut contenir 10000 hommes en bataille.

La Garde de l'Hôtel-Royal-Militaire est composée d'une Compagnie de bas Officiers Invalides, de 70 hommes pour la Garde intérieure, & d'une Compagnie de simples Invalides pour les portes du-dehors. La machine hydraulique posée sur quatre grands puits couverts, donne une eau claire, légère & très-épurée: ces puits sont creusés 15 pieds plus bas que le dessous du lit de la rivière, bâtis de bonnes assises de pierre de taille. Cette machine est un pivot de fonte élevé en forme de pyramide ronde, sur lequel tourne une espèce d'arc de fer, au-dessus duquel sont ajustées quatre barres de fer, dont chacune répond à une bascule placée perpendiculairement sur chaque puits, auxquels est attaché le piston des pompes, lesquelles, par le tirage de deux chevaux seulement, font afpirer & fouler deux pompes à la fois, & tirent 44 muids d'eau par heure, qui fe décharge dans un réfervoir conftruit à côté defdits puits, qui contient 800 muids d'eau, d'où elle defcend par des tuyaux de plomb qui la diftribuent & fourniffent aux befoins, de même qu'à ceux des abreuvoirs pour les chevaux. Cette machine eft de l'invention & exécution de MM. *Laurent* & *Gilleron. Voy.* MONUMENS RECENS.

Avant que ces bâtimens fuffent en état de recevoir ces Gentilshommes, on établit provifoirement l'Ecole-Militaire au Château de Vincennes. Ce premier établiffement ne fut compofé alors que de 80 Elèves, qui y entrèrent au mois d'octobre 1753. Trois ans après, au mois de juillet 1756, ils furent transférés dans l'Hôtel qui fubfifte aujourd'hui : on a augmenté le nombre des Elèves, qui fe montoit, lors de leur tranfport dans les différens Collèges, à 260.

L'Ecole-Royale-Militaire, quant au fpirituel, eft abfolument fous les ordres de M. l'Archevêque de Paris. Ce Prélat donna au mois de février 1761, un réglement trèsétendu, concernant les fonctions & exercices fpirituels qui doivent être pratiqués par les Elèves de cet Hôtel. A l'égard des fonds néceffaires pour la conftruction des logemens, pour leur entretien, & pour la fubfiftance des Elèves, & de ceux qui veillent à leur éducation, S. M. a eu la bonté d'y pourvoir par différens moyens.

Après avoir accordé à cet Hôtel les mêmes franchifes & exemptions qu'à l'Hôtel-Royal des Invalides, le Roi aliéna en fa faveur le droit fur les cartes à jouer, par forme de première dotation, & ce Monarque l'augmenta même à fon profit, par une Déclaration donnée à Verfailles, le 13 janvier 1751, laquelle fut enregiftrée au Parlement, le 22 du même mois. Six ans après, le Roi accorda, en faveur de l'Ecole-Royale-Militaire, une Loterie compofée dans les mêmes principes que celles qui font établies à Rome, à Gênes, à Venife, à Milan, à Naples & à Vienne en Autriche. L'Arrêt du Confeil, qui porte cet établiffement, eft du 15 octobre 1757. En 1762, fut confommée l'affaire de la réunion de la manfe Abbatiale de Saint-Jean de Laon, Ordre de Saint-Benoît, à la Chapelle de l'Hôtel de l'Ecole-Royale-Militaire. La Bulle de Clément XIII, concernant cette union, fut donnée à Rome le 31 juillet 1760, & fulminée à Laon au mois d'octobre fuivant. Le Roi donna des Lettres-patentes en conféquence de la Sentence de fulmination, au mois de novembre 1761, lefquelles furent enregiftrées au Parlement au mois de juillet 1762. Pendant le cours des formalités qu'exigeoit cette réunion, les revenus de l'Hôtel-Royal-Militaire reçurent un nouvel accroissement par le don que lui fit feu M. le Maréchal *Duc de Belleisle*, des six charges d'Affineurs & Départeurs d'or & d'argent des monnoies de Paris & de Lyon, dont ce Seigneur avoit fait acquisition, & dont, par son testament, il fit présent au Roi, à condition que le produit en appartiendroit à l'Ecole-Militaire, après la mort du donataire. S. M. a confirmé ce don en faveur de cette Ecole-Royale, par des Lettres-patentes du mois de février 1760. Dans la même année, le 25 d'août, le Roi accorda à l'Ecole-Militaire deux deniers pour livre sur le montant des dépenses des marchés, concernant la subsistance, l'entretien & le service, tant des troupes, que des places appartenantes à Sa Majesté.

S. M. Louis XVI s'étant fait rendre compte des établissemens de son Ecole-Royale-Militaire, & du pensionnat formé au Collège de la Flèche, de la forme d'instruction qui y est suivie, des progrès des Elèves, &c. persuadée qu'un établissement qui fait tant d'honneur à mémoire de Louis XV, pouvoit encore être perfectionné, &c. & par d'autres considérations, vient de faire publier la Déclaration la suivante, portant réglement, non-seulement sur l'éducation que recevront à l'avenir les Elèves de l'Ecole-Royale-Militaire, mais encore touchant l'administration des biens de cet établissement. Cette Déclaration est du 1 février 1776, registrée en Parlement le 5 du même mois & de la même année.

LOUIS, par la grace de Dieu, Roi de France & de Navarre, à tous ceux qui ces présentes Lettres verront; SALUT. L'affection particulière que le feu Roi, notre très-honoré Seigneur & Ayeul, à toujours conservée pour la Noblesse, & sur-tout pour celle qui se destinoit à la profession des armes, l'ayant engagé à venir au secours des Gentilshommes qui n'avoient pas assez de fortune pour procurer à leurs enfans les instructions convenables à leur naissance, il auroit, par Edit du mois de Janvier 1751, fondé une Maison d'éducation, sous le nom d'Ecole-Royale-Militaire, pour y entretenir gratuitement cinq cent Gentilshommes, depuis l'âge de huit ans jusqu'à celui de dix-huit ou vingt, & ordonné que cette Ecole seroit placée aux environs de la Ville de Paris; mais ayant bientôt reconnu qu'une éducation toute militaire ne pouvoit pas convenir à un âge aussi tendre, non plus qu'à ceux desdits Elèves qui pourroient un jour se destiner à d'autres professions également utiles à l'Etat, il auroit, par sa Déclaration du 7 avril 1764, en divisant ce premier établissement, formé un Pensionnat au Collège de la Flèche, pour y placer lesdits Elèves, depuis l'âge de huit ans jusqu'à l'âge de quatorze, & ordonné qu'après qu'ils y auroient reçu les premières instructions communes à tous les états, on appelleroit à l'Ecole-Militaire ceux qui montreroient des dispositions pour la profession des Armes : animés des mêmes vues, héritiers de la même affection pour notre Noblesse, & persuadés que nous trouverons toujours en elle le zèle ardent pour la gloire de la nation & pour le service de ses Maîtres, dont elle a donné tant de preuves depuis l'origine de la Monarchie, nous nous sommes fait rendre compte desdits établissemens, de la forme d'instruction qui y est suivie, des progrès des Elèves qui y sont actuellement, & de ceux qui en sont sortis pour entrer dans nos Troupes, ainsi que de l'emploi des biens & revenus affectés par le feu Roi à cette fondation : la connoissance réfléchie que nous avons prise de ces différens objets, nous a persuadés qu'un établissement si respectable, & qui fait tant d'honneur à la mémoire de notre Aïeul, pouvoit encore être perfectionné, & qu'il deviendroit en effet bien plus utile à notre Noblesse, si les Elèves de la première classe, au lieu d'être réunis dans la Maison de la Flèche, étoient distribués dans plusieurs Collèges de plein exercice, situés en différentes Provinces de notre Royaume, où ils seroient plus à portée de leurs familles, & où ils recevroient la même éducation & les mêmes instructions que les autres Pensionnaires ; cette nouvelle forme nous a paru d'autant plus capable de remplir les vues du feu Roi, & d'autant plus avantageuse à nos sujets, & principalement à notre Noblesse, qu'outre les avantages si connus d'une éducation publique & commune à toutes les classes des citoyens, les mesures que nous nous réservons de prendre pour la plus grande perfection de l'enseignement dans les Collèges que nous aurons choisis, profiteront également & à nosdits Elèves, & aux enfans de ceux de nos Sujets qui seront élevés dans les mêmes Collèges : enfin, nous avons reconnu, avec la plus grande satisfaction, qu'en améliorant les revenus de l'Ecole-Militaire, & en les employant avec la plus grande économie, nous serons en état, non-seulement de porter jusqu'à six cents, & peut-être davantage, le nombre des Elèves de la première classe, qui n'étoit fixé qu'à deux cent cinquante par ladite Déclaration du 7 avril 1764, mais même d'entretenir au moins douze cent Cadets Gentilshommes, que nous nous proposons de former dans nos Régimens, pour servir de pépinière aux Officiers de nos Troupes : c'est dans cette Ecole, vraiment militaire, qu'éloignée de la Capitale notre jeune Noblesse recevra, sous les yeux des Chefs des Régimens où ils seront destinés à servir, les instructions & les exemples les plus capables d'élever l'ame, d'encourager les talens & de faire germer toutes les vertus. A CES CAUSES, & autres considérations à ce nous mouvant, de l'avis de notre Conseil & de notre certaine science, pleine puissance & autorité royale, nous avons, par ces Présentes, signées de notre main, dit, déclaré & ordonné, disons, déclarons & ordonnons, voulons & nous plaît ce qui suit :

ARTICLE PREMIER.

Nous avons confirmé & confirmons la fondation faite par le feu Roi notre très-honoré Seigneur & Aïeul, par son Edit du mois de janvier 1751, d'une Ecole pour l'éducation gratuite, instruction & entretien de cinq cent jeunes Gentilshommes de notre Royaume. Avons pareillement confirmé & confirmons toutes les donations, dotations, concessions & aliénations faites au profit de ladite fondation.

II. Le nombre desdits jeunes Gentilshommes, fixé, par l'article premier dudit Edit, à cinq cent, sera porté au moins à six cent. Ils seront placés dans différens Collèges des Provinces de notre Royaume que nous désignerons, & dans lesquels le plein exercice & le pensionnat sont ou seront établis ; sans néanmois qu'il puisse être placé dans chacun desdits Collèges plus de cinquante ou soixante Elèves, notre intention étant qu'il y soit reçu un nombre au moins égal d'autres Pensionnaires.

III. Lesdits Elèves seront logés, nourris & entretenus dans lesdits Collèges, tant en santé qu'en maladie, jusqu'à l'âge de quatorze ou quinze ans accomplis, au moyen de la pension qui sera payée pour chacun d'eux, suivant les conventions qui seront faites avec les Supérieurs desdits Collèges ; & ils y seront instruits comme les autres Pensionnaires, conformément au plan d'instruction & d'éducation que nous aurons approuvé.

IV. Ceux desdits Elèves qui, ayant atteint ledit âge, seront reconnus pour avoir profité des instructions qui leur auront été données, seront placés; savoir, les Elèves qui se destineront à la profession des armes, parmi les Cadets Gentilshommes que nous nous proposons d'établir dans les différens Corps de nos Troupes, au nombre de douze cent au moins; & à l'égard de ceux qui, par leurs dispositions particulières, se trouveroient appellés à l'état Ecclésiastique ou à la Magistrature, ils seront envoyés & entretenus, aux frais de ladite fondation, dans d'autres Collèges ou Ecoles publiques, pour y achever leur instruction; savoir, ceux qui se seront voués à l'état Ecclésiastique, jusqu'à ce qu'ils soient reçus Docteurs; & ceux qui se destineront à la Magistrature, jusqu'à ce qu'ils soient Licenciés en Droit; nous réservant de nous faire rendre compte de leurs progrès, afin que ceux qui, par leur négligence, prolongeroient le temps de leur instruction, cessent de jouir de nos bienfaits.

V. Voulons, en conséquence, que tous les biens-meubles & immeubles, fonds & revenus de ladite fondation, demeurent affectés à perpétuité à l'instruction & entretien desdits Elèves & Cadets Gentilshommes, sans que lesdits biens puissent être employés à aucun autre usage qu'à l'éducation & à l'avantage de la Noblesse de notre Royaume, conformément à la volonté du feu Roi.

VI. L'administration de tous les biens & revenus de ladite fondation, continuera d'appartenir au Secrétaire d'Etat ayant le Département de la guerre, & sera faite sous ses ordres par un Bureau auquel présidera ledit Secrétaire d'Etat; & sera ledit Bureau composé de quatre Administrateurs, que nous choisirons parmi les Membres de notre Conseil, ou d'autres personnes que nous nommerons à cet effet. Donnons pouvoir audit Bureau de régir lesdits biens & revenus par baux à ferme générale ou particulière, ou par forme de régie, ainsi qu'il sera jugé le plus convenable; dérogeant pour cet égard à la disposition de l'article XI dudit Edit, lequel fait défenses d'affermer le droit sur les cartes.

VII. Les Elèves qui sont actuellement tant à l'Hôtel de l'Ecole-Royale-Militaire, qu'au Collège de la Flèche, seront placés dans le cours du mois d'avril prochain, soit parmi les Cadets Gentilshommes des Régimens de nos Troupes, pour y être entretenus aux frais de ladite fondation, jusqu'à ce qu'ils aient le grade d'Officier, soit dans les Collèges que nous aurons choisis, & qui seront le plus à portée de leur famille ; le tout, suivant l'âge & les dispositions desdits Elèves.

VIII. Au moyen de ce que dessus, autorisons le Bureau d'administration à vendre & aliéner ledit Hôtel ou autrement en disposer, ensemble les maisons & terrains en dépendans, conjointement ou séparément ; comme aussi à disposer du mobilier étant dans ledit Hôtel par vente ou autrement, à l'effet de quoi il en sera préalablement fait inventaire après l'enregistrement de la présente Déclaration ; nous réservant de nous expliquer sur ce qui concerne l'ancienne fondation du Collège de la Flèche, & tous les biens appartenans audit Collège, d'après les Mémoires qui nous seront envoyés incessamment par notre Cour de Parlement.

IX. Les deniers provenans des ventes ordonnées par l'article précédent, seront versés entre les mains du Trésorier* de l'Extraordinaire de nos guerres, en exercice pendant l'année courante, pour être lesdits deniers employés par le Bureau d'administration, d'abord à l'acquittement des dettes de l'Ecole-Militaire, & le surplus en acquisition de rentes,

---

* La charge de Trésorier-général de l'Ecole-Militaire n'étant point supprimée, S. M. lui continue la perception des deniers, &c. ainsi, il ne faut plus entendre ici le Trésorier de l'Extraordinaire des guerres en exercice. Il en est de même à l'égard du Sécrétaire-Archiviste, qui continuera, comme par le passé, de remplir ses fonctions sous les mêmes titres & aux mêmes privilèges, gages & appointemens qui y étoient attachés ; & de l'ancien des Chapelains de l'Hôtel, qui continuera de desservir la Chapelle, d'acquitter les fondations qui y ont été faites, & d'y célébrer ou faire célébrer la Messe chaque jour de la semaine ; les autres Officiers, Employés, Militaires ou Civils, établis tant à l'Ecole de Paris qu'au Collège-Royal de la Flèche, pour l'éducation, instruction & service desdits Elèves, demeurants supprimés, à compter du jour de l'évacuation desdites maisons ; S. M. se réservant de régler le traitement de chacun d'eux, suivant leur talent, leur âge & le temps de leurs services. *Ordonnance du Roi du 25 mars 1776, portant suppression du Conseil actuel de l'Ecole-Royale Militaire, &c.*

de la nature de celles dont l'acquisition est permise aux gens de main-morte, par l'Edit de 1749. Voulons qu'il en soit usé de même à l'égard des deniers provenans de tous remboursemens qui pourroient être faits de capitaux, contrats ou autres effets actifs, appartenans à ladite fondation.

X. N'entendons rien innover touchant le choix & l'admission des Elèves jeunes Gentilshommes. Voulons que tout ce qui a été prescrit pour leur réception à l'Ecole-Militaire, par les dispositions de l'Edit de janvier 1751, & de la Déclaration du 24 août 1760, soit également observé pour leur réception dans lesdits Collèges. Seront au surplus lesd. Edit, Déclaration, exécutés suivant leur forme & teneur, en tout ce qui n'est pas contraire aux Présentes. SI DONNONS EN MANDEMENT à nos amés & féaux Conseillers les Gens tenant notre Cour de Parlement à Paris, que ces Présentes ils aient à faire lire, publier & registrer, & le contenu en icelles garder & observer selon leur forme & teneur : CAR tel est notre plaisir; en temoin de quoi nous avons fait mettre notre sceau à cesdites Présentes. DONNÉ à Versailles le premier jour du mois de Février, l'an de grace mil sept cent soixante-seize, & de notre règne le second. *Signé.* LOUIS. *Et plus bas*: par le Roi, SAINT-GERMAIN. Et scellée du grand sceau de cire jaune.

Ordonnance du Roi, du 25 mars 1776, pour la suppression du Conseil actuel de ladite Ecole, celle des Officiers & autres personnes employées dans les maisons de Paris & de la Flèche, & pour la création d'un Inspecteur-général, & d'un sous-Inspecteur des Ecoles-Royales-Militaires.

Autre Ordonnance du même jour & an, portant création de Cadets Gentilshommes dans les Troupes de Sa Majesté, par laquelle le Roi se réserve (*Article V*) de placer par préférence & à tour de rôle, dans tous les Régimens, les Elèves que S. M. tirera de ses nouvelles Ecoles-Militaires, &c.

Règlement concernant les nouvelles Ecoles-Royales-Militaires, du 28 mars 1776, par lequel les Elèves jeunes Gentilshommes seront répartis à l'avenir dans les dix Maisons suivantes, que Sa Majesté a honorées de son choix.

SAVOIR:

Collèges de	Diocèses.	Tenus par les
Soreze	Lavaur	Bénédictins.
Brienne	Troyes	Minimes.
Tiron	Chartres	Bénédictins.
Rebais	Meaux	*Idem.*
Beaumont	Lisieux	*Idem.*
Pont-le-Voy	Blois	*Idem.*
Vendôme	Blois	Oratoriens.
Effiat	Clermont	*Idem.*
Pont-à-Mousson	Toul	Chanoines Rég. du Sauveur.
Tournon	Valence	Oratoriens.

Ces deux derniers Collèges ne seront établis qu'au mois d'octobre prochain ; & dans le cas où Sa Majesté jugeroit à propos de porter jusqu'à douze le nombre desdits Collèges, Elle se fera rendre compte des Mémoires qui lui ont été présentés en faveur des Collèges d'Auxerre & de Dôle.

Lesdits Collèges devant remplir l'objet des établissemens de l'ancienne Ecole-Militaire, tant à Paris qu'à la Flèche ; & l'institution de ladite Ecole, subsistant en effet partiellement dans chacun desdits Collèges, l'intention de S. M. est que ces Collèges portent à l'avenir le nom d'*Ecole-Royale-Militaire*, & que ce titre soit inscrit sur la porte principale desdits Collèges. Ce Réglement comprend six titres. Le premier traite de la disposition & formation des nouvelles Ecoles-Militaires, & contient 15 articles. Le second traite de l'admission & envoi des Elèves dans les nouvelles Ecoles-Militaires, & renferme 12 articles. Le troisième, contenant 6 articles, roule sur l'éducation des Elèves. Le quatrième, conçu en 22 articles, établit un concours annuel & la répartition des Elèves dans les Régimens en qualité de Cadets

Gentilshommes. Le cinquième touchant les Elèves qui se destineront à l'état Ecclésiastique ou à la Magistrature, est en 4 articles; & le sixième comprenant aussi 6 articles, traite de la discipline & police intérieure des Collèges, de la correspondance desdits Collèges avec le Sécrétaire d'Etat ayant le Département de la guerre, & des visites desdits Collèges par l'Inspecteur & le sous-Inspecteur-général.

ECOLE-ROYALE-VÉTÉRINAIRE. Cette Ecole établie par le Roi Louis XV, depuis plusieurs années, sous la direction de M. *Bertin*, Ministre d'Etat, sert à former des Elèves dans la connoissance des maladies des chevaux & des bestiaux, & à les instruire dans toutes les parties de la grande Maréchalerie. Elle est située au Château d'Alfort, près de Charenton.

On y démontre non-seulement l'anatomie du cheval & des autres animaux, mais on y enseigne aussi la curation de leurs maladies. Le Cabinet anatomique est des plus complets. Les Elèves y sont encouragés par des récompenses; & lorsqu'ils sont devenus habiles, S. M. les envoie dans les Provinces du Royaume, où règnent les maladies épizootiques, pour les suivre & traiter; ce qu'ils ont fait jusqu'à présent avec beaucoup de succès.

M. *Bourgelas*, Commissaire-général des haras, est chargé de la direction particulière de cette Ecole, ainsi que de celle de Lyon.

ECOLIERS *de l'Université*. Les Ecoliers des Ecoles des Quatre-Nations, bâties des deux côtés de la rue du Fouarre, se servoient de paille pour joncher les Ecoles les jours de leurs assemblées & actes publics. La même chose se pratiquoit aux Ecoles de Médecine, *voy.* ECOLE DE MÉDECINE, pour y asseoir les Ecoliers, car ils étoient assis à terre, ce qu'on faisoit pour leur inspirer plus de respect pour leurs Régens, & pour les Docteurs qui étoient tous assis dans des chaires. Le Pape Urbain V approuva cet usage en 1366. *Scholares Universitatis Parisiensis*, dit-il, *audientes suas lectiones, sedeant in terra coram Magistris, non in scamnis vel sedibus elevatis à terra; ut occasio superbiæ à juvenibus secludatur.*

ECONOME *Général du Clergé. Voy.* BUREAUX ECCLÉSIASTIQUES, *Tom. I, pag. 714 & 715.*

ECOUEN. Bourg situé au septentrion de Paris, à deux lieues par-delà Saint-Denis & à quatre de la Capitale, sur un côteau assez élevé qui regarde aussi le septentrion. L'air y est vif & pur, & le territoire fertile en tous biens.

Dès le XIe. & le XIIe. siècle, les Barons *de Montmorenci* jouissoient de la terre d'Ecouen, & même sous le règne de Louis-le-Gros, ils se disoient possesseurs de l'Eglise de ce lieu. En conséquence, *Burchard de Montmorenci* accorda cette Eglise avec toute sa dîme au Prieuré de Saint-Martin-des-Champs. On voit aux vitrages les chiffres 1544 & 1545, aussi-bien que le mot Απλως, qui étoit familier aux *Montmorenci* de ces tems-là, pour montrer qu'ils ne s'étoient jamais écartés de leurs devoirs ; leurs armes se voient pareillement aux voûtes. Le Patron de l'Eglise est S. *Acceul* ou *Axele*; la nomination de la Cure appartient au Prieur de Saint-Martin-des-Champs.

Le Château d'Ecouen consiste en quatre gros corps-de-logis, qui forment un corps quarré, aux angles duquel sont quatre pavillons quarrés, plus élevés d'un étage que le reste de l'édifice. Dans leurs angles rentrans sont des tourelles qui se terminent en cône. On voit au milieu de la principale façade, un corps avancé, orné en bas d'un péristile décoré d'un ordre dorique : le second ordre est ionique, & forme trois arcades : le troisième est un attique, aux angles duquel sont des thermes sortans de leurs gaines : le tout terminé par un campanile, au pied duquel est une balustrade. Au-devant de cet édifice, règne une grande esplanade en forme de terrasse, aux angles de laquelle sont deux petites guérites rondes, qui forment la porte. La façade opposée présente aussi un avant-corps composé de deux ordres, l'un ionique & l'autre corinthien. Il est terminé par un grand fronton triangulaire. La porte de la terrasse est décorée d'un avant-corps composé de deux ordres ; le bas est dorique & le haut ionique : le tout surmonté d'un petit pavillon quarré, dont chaque face est ornée de trois pilastres & de deux arcades. Il faut encore remarquer les belles proportions des colonnes qui sont dans la cour, du dessin de *Jean Bullan*.

On y voyoit des vitres peintes en camaïeux, d'après les dessins de *Raphaël*: une table faite d'un sep de vigne, d'une grandeur démesurée : l'Abbé *le Beuf*, qui la vit environ l'an 1700, dit qu'elle avoit autour de trois pieds de long, sur deux pieds & demi de large : la Chapelle environnée d'un lambris de rapport & de différentes couleurs, mais plus admirable encore ci devant pour quelques buftes & figures antiques, & par ces deux captifs de marbre, du deffin & de la main même de *Michel-Ange*, qu'*Henri*, dernier Duc de Montmorenci, donna en mourant, l'an 1632, au Cardinal de Richelieu.

D'autres y ont remarqué un Chrift mort que le *Roffo* avoit peint pour le Connétable *Anne*, avec beaucoup d'étude & de perfection. Ce Peintre Italien étant venu en France, fit plufieurs tableaux des actions de François I, & le Prince lui fit donner un Canonicat de Notre-Dame de Paris. Il mourut en 1541. Comme le Connétable vécut dans un tems où l'on commença à voir beaucoup de remuemens, on lui fuggéra de faire mettre, fur la principale porte de ce Château, ce commencement d'une Ode d'Horace, dont le premier mot faifoit une allufion, mais puérile, au nom d'Ecouen.

Æquam memento rebus in arduis
   Servare mentem....

On croiroit plus volontiers que le Connétable *Anne de Montmorenci* ayant bâti ou rétabli le Château d'Ecouen au tems de fa difgrace, qui dura depuis 1540, jufqu'à la mort de François I, voulut fe rappeller ce vers d'Horace, pour s'animer à foutenir fon exil avec dignité.

Le pavé de la cour étoit autrefois fort eftimé pour fa beauté, & par une efpèce de labyrinthe qu'on y avoit formé de pierres de diverfes couleurs. Ce Château appartient à M. le Prince de Condé, dans l'augufte Maifon duquel, la fucceffion des Ducs de Montmorenci a paffé.

Ce fut à Ecouen que fut donné le fameux Edit du mois de juin 1559, qui punit de mort les Luthériens. Les Ducs de Bourgogne & de Berry furent reçus en ce Château par M. le Prince, le 6 juin 1705, & y dînerent. Cette terre eft l'une de celles fur lefquelles les *Montmorenci* affignèrent le plus de revenus pour les Monaftères & pour les Pauvres.

Il y a des vignes au voifinage d'Ecouen, en tirant fur le chemin de Villiers-le-Bel, & fur le même chemin fe voit une jolie Chapelle du titre de Sainte Anne.

ECRITAUX *du nom de chaque rue*. Pour donner la facilité aux étrangers de fe reconnoître dans les rues de Paris, M. *Hérault*, Lieutenant-général de Police, fit, en 1728, mettre deux feuilles de fer blanc au coin de chaque rue, & une à chaque cul-de-sac, sur lesquelles sont marqués leurs noms en gros caractères. Depuis ce temps, on a reconnu que plusieurs de ces feuilles périssoient par les injures des tems; au lieu d'y en remettre d'autres, on a gravé ces noms sur les murailles, & à mesure qu'il se fait des bâtimens neufs dans chacune des encoigneures des rues & culs-de-sacs, on en use de cette manière.

ECRIVAINS. Ce sont ceux qui ont le droit & possédent l'art de former & d'enseigner à tracer sur le papier, les caractères d'une Langue, de les assembler & d'en composer des mots, d'une manière distincte & élégante.

Un Faussaire, que la Justice fit punir en 1569, pour avoir contrefait la signature de Charles IX, donna lieu à l'érection de cette Communauté.

Les premiers Statuts de cette Communauté ont été dressés par M. *Miron*, Lieutenant-Civil, renouvellés & autorisés par Lettres-patentes registrées en Parlement en 1728.

Les Jurés-Experts-Ecrivains-Vérificateurs s'étant proposé, par délibération, d'établir une Académie, firent des Réglemens, qui furent agréés & autorisés en 1762. *Voy.* ACADEMIE D'ECRITURE, *Tom. I, p. 275.*

ECRIVAINS *Publics*. Ce sont ceux qui ont des échopes dans la plûpart des rues, pour la commodité du Public & de ceux qui ne savent point écrire. Ils sont en très-grand nombre dans les cours & salles du Palais, & sous les charniers des Innocens.

ECURIE *du Roi.* (la Grande) Elle est située derrière le grand pavillon du Château des Tuileries, du côté de la rue Saint-Honoré, entre cette rue & le logement du Grand-Ecuyer. C'est un vieux bâtiment qui n'est en rien comparable aux Ecuries superbes que Louis XIV a fait bâtir à Versailles. Au-dessus de la porte, est une figure de cheval qui est très-mutilée, & du ciseau de Maître *Paul-Ponce*, Sculpteur Florentin.

ECURIES *du Roi.* (Petites) Elles sont situées, rue du fauxbourg Saint-Denis, entre la rue d'Enghien & la rue de la Michodière nouvellement formées.

ECURIES *de S. A. S. Mgr. le Duc d'Orléans.* Rue neuve des Petits-Champs, vis-à-vis la petite porte du jardin du

Palais-Royal. Cette maison fut bâtie par *Guillaume de Bautru*, Seigneur du Comté de Serrant, Introducteur des Ambassadeurs, Ambassadeur lui-même vers l'Archiduchesse de Flandres, Envoyé du Roi en Espagne, en Angleterre & en Savoie, & l'un des 40 de l'Académie Françoise. Après sa mort, elle fut vendue à M. *Colbert*, Contrôleur-général des Finances, qui l'aggrandit de celle de *Bruant des Carrières*, premier Commis de M. *Fouquet*, & qui lui fit porter le nom de *petit-hôtel Colbert*. En 1713, elle fut vendue à la Marquise *de la Carte*, qui, en 1720, la vendit à *Philippe, Duc d'Orléans*, Régent du Royaume, qui y mit ses Ecuries. Les Connoisseurs estiment la porte de cette maison, qui seroit de très-bon goût, si elle n'étoit trop basse pour sa largeur.

ECUYERS-ACADÉMISTES, ou *Maîtres d'Equitation*. Ce sont ceux qui enseignent l'Art de se tenir à cheval sûrement & avec grace, & de dresser & gouverner un cheval, de manière à en tirer les plus grands avantages. *Voy.* ACADÉMIE D'EQUITATION, *Tom. I, pag. 177.*

EDUCATION. Il faut considérer l'éducation sous trois points de vue différens : l'éducation *nécessaire*, *l'utile & l'agréable*. Toutes dans cette Capitale, ou se payent ou sont gratuites. La première classe *nécessaire* de celle qui se paye, comprend les Maîtres & Maîtresses d'Ecole, qui enseignent à lire & à écrire par des méthodes ordinaires ; & les autres Maîtres, dont les méthodes sont singulières, comme celle du Bureau typographique, celle de faire parler les sourds, les begues & les muets, &c. La seconde classe nécessaire ou gratuite comprend les écoles de charité, établies dans chaque Paroisse pour les garçons & les filles, & les places d'enfans de chœur ; sortes de fondations qui doivent être envisagées, pour la plûpart, comme faites pour procurer aux enfans, outre l'éducation gratuite, quelquefois même un établissement : on peut regarder aussi comme faisant partie de cette éducation, les enfans qui sont employés dans un grand nombre de Couvents & Communautés, pour le service des sacristies & pour celui des Messes ; l'école des Savoyards, dont nous avons fait un article particulier, est comprise aussi dans cette classe.

L'éducation *utile* qui se paye, comprend les grands Collèges de l'Université, où l'on reçoit des Pensionnaires ; les Couvents, Communautés & Maisons Religieuses pour les filles, où elles sont reçues en pension même dès le bas âge, ou seulement pour les préparer à faire leur première communion. Cette même éducation se trouve aussi renfermée dans la classe des Maîtres de Pension, qui sont ou de l'Université, ou de la Jurisdiction de M. le Chantre de Notre-Dame, ou Permissionnaires. Les premiers sont les *Maître-ès-Arts*, au nombre de quarante, auxquels, indépendamment des examens que l'on subit pour acquérir ce grade, le Tribunal en joint un autre, en particulier, sur les Belles-Lettres, la Langue Grecque, &c. Ils ont leur salle d'assemblées au College de Louis-le-Grand, où le nouveau reçu fait un discours Latin d'inauguration, qui dure une demi-heure. *Voyez* PENSION.

Les seconds Maîtres de Pension ne sont point reçus par l'Université. M. le Chantre est leur Supérieur, en qualité de Collateur des *petites Ecoles*; il leur confère un quartier dans la Ville où ils peuvent enseigner; mais ils ne sont assujettis à aucun examen sur les Belles-Lettres, & cependant ils enseignent ou font enseigner le Latin, le Grec, &c. &c. Ce privilège, cette immunité ne seroient-ils point dangereux pour l'éducation?

Les troisièmes Maîtres de Pension sont les Permissionnaires dudit sieur Chantre, qui ne doivent enseigner qu'à leurs Pensionnaires, & ne sauroient avoir d'Externes: on n'exige point d'eux non plus d'examen de Littérature, ce qui doit les faire considérer plutôt comme Entrepreneurs que comme Maîtres de Pension d'éducation.

L'éducation *utile-gratuite* est celle qui se donne aux garçons seulement, aux filles seulement, & celle qui est commune aux deux sexes. 1°. Les Ecoliers peuvent en qualité d'Externes, participer, sans aucune dépense, aux leçons que l'on donne dans les grands Collèges, ou même être logés, nourris & instruits à la faveur des Bourses fondées dans tous les Collèges, réunies aujourd'hui à celui de Louis-le-Grand. *Voy.* BOURSES, COLLEGES.

Ces instructions *gratuites* sont dues à la libéralité des Rois, qui ont accordé à l'Université, ou confirmé, sur la ferme des Postes, un revenu qui tient lieu des émolumens que les particuliers payoient autrefois. Les Etudians peuvent aussi profiter des leçons publiques & gratuites, que d'habiles gens de Lettres donnent uniquement par zèle dans cette Capitale. Nous voyons de nos jours M. *Philippe de Pretot*, Censeur Royal, donner, depuis 30 ans régulièrement, ses Cours d'Histoire. M. *Maclot*, ses Cours de Mathématiques, de Géographie, &c. & plusieurs autres Professeurs privés, non moins habiles pour les Langues étrangères. *Voy.* Leçons ou Cours Publics.

2°. Les jeunes filles, sans payer, peuvent être reçues dans les Couvents, Communautés & Maisons Religieuses, où elles sont élevées, instruites, & formées au travail sans qu'il en coûte rien à leur famille, ou tout au plus en donnant une pension si peu considérable, que leur éducation, leur instruction & leur subsistance peuvent être, en quelque sorte, envisagées comme gratuites. Ces Maisons sont les filles de Sainte-Geneviève, près de Saint-Etienne-du-Mont ; la petite Communauté de Sainte-Anne, rue neuve Saint-Roch ; la Communauté des Dames de Sainte-Agnès, rue Platrière ; l'Enfant-Jesus ; l'Hôpital de Notre-Dame de Miséricorde ; celui de Sainte-Catherine ; les Orphelines du Saint Nom de Jesus ; les Filles Pénitentes du Sauveur ; le Bon-Pasteur ; Sainte-Valere, & les Filles de Saint-Joseph. *Voy. ces différens mots.*

A l'égard de l'éducation *agréable*, à laquelle, dans l'usage du monde, on a attaché un prix peut-être un peu trop haut, nous ne la plaçons ici que dans le dernier rang, parce que philosophiquement, on ne sauroit guères envisager les talens agréables que comme le luxe de l'éducation ; luxe néanmoins politiquement desirable, puisqu'il procure la richesse & le goût d'une Nation.

La *Danse* est la première des instructions agréables. Nous avouons toutefois qu'elle n'est point à certains égards une éducation nécessaire, ni même d'un certain degré d'utilité : cet Art étant, sans doute, du nombre de ceux qui ne constituent point le vrai mérite, mais des premiers principes duquel le mérite ne sauroit entièrement se passer. On sera convaincu de cette vérité, pour peu qu'on fasse réflexion que quand bien même le développement des différentes parties du corps ne seroit pas physiquement propre à maintenir la bonne constitution, & souvent même à réparer la mauvaise, il reste à celui qui apprend cet Art, l'heureux avantage que donne dans le monde une manière de s'y présenter, noble, honnête & facile ; & c'est un mérite que tout homme bien né ne doit pas négliger d'acquérir. Les Maîtres les plus célèbres sont ceux qui composent l'Académie Royale de Danse, sans prétendre enlever aux autres la justice qui est due à leurs talens.

A cet exercice, on pourroit joindre (dans cette partie d'éducation) ceux de la *paulme*, du *billard* & du *mail* ; mais avec quelques réflexions sur ces sortes de jeux.

Le

Le premier s'est le mieux conservé dans toute sa perfection & dans tous ses droits.

Le second s'est insensiblement avili, & ne s'est maintenu dans une certaine classe d'amusement, que dans quelques maisons particulières.

Et par rapport au troisième, il est presque entièrement oublié : on y jouoit cependant encore quelquefois dans le mail, près de l'Arsenal ; mais depuis plusieurs années on l'a détruit, pour élever sur son terrein, plusieurs hôtels magnifiques.

Relativement à la *Musique*, Paris est aujourdhui une nouvelle *Athènes*, où, parmi les progrès des différens Arts, celui-ci faisoit une partie essentielle de l'éducation : en effet, il est peu de talens agréables qui procurent aussi facilement l'entrée des meilleures maisons. Nous ne donnons point à la Musique Françoise aucune sorte de préférence, sur toute autre Musique ; & en n'indiquant l'Italienne qu'après la Françoise, nous n'avons point dessein de la soumettre aux autres genres, ne voulant point renouveller la célèbre dispute, dans laquelle on n'auroit peut-être jamais dû faire une querelle sérieuse d'une chose de pur agrément : il est vraisemblable qu'indépendamment des préjugés de chaque Nation, il n'y a jamais eu qu'une seule Musique vraiement bonne, celle que la nature, & que le savoir a perfectionnée. On trouve à Paris d'excellens Maîtres & Maîtresses en Musique vocale Françoise & Italienne, sur-tout pour le goût du chant ; en Musique instrumentale, pour le clavessin, violon, violoncelle, vielle, contre-basse, par-dessus de viole, guitarre, harpe, mandoline, flûtes & haut-bois, tambourin de Basque & Provençal, basson, musette, cors-de-chasse, trompettes, timballes, clarinettes, &c. &c. d'excellens Facteurs d'orgues, de clavessins, &c. & pour se perfectionner dans ces différens talens, on peut fréquenter un grand nombre de Concerts particuliers gratuits, qui sont par rapport à la Musique, ce que sont pour la danse les Assemblées particulières, & que plusieurs Amateurs dans l'un & l'autre genre, tiennent chez eux régulièrement dans le cours de l'année & principalement en hiver. *V.* ACADÉMIE DE DANSE, CONCERTS, DANSER.

L'étude du *Dessin*, de la *Peinture*, &c. considérés ici comme faisant partie d'une éducation agréable & recherchée, est suivie & approfondie par les personnes qui la regardent comme servant de base & d'introduction à des professions utiles ; alors il faut placer ces différens Arts au rang des ins-

Tome II. Z z

tructions & des connoissances nécessaires. Dans l'un & l'autre cas, on ne sauroit mieux faire que de prendre pour Maîtres & pour Maîtresses de *Dessin*, de *Peinture*, de *Gravure*, &c. les personnes de l'un & de l'autre sexe, que l'on voit exercer à Paris ces Arts avec tant de succès.

La *Déclamation* a des Maîtres qui l'enseignent dans cette Capitale. La nature donne le vrai talent dans ce genre, & l'art le perfectionne : il ne suffit pas, il ajoute. Il faut d'abord posséder une ame qui sente, un esprit qui décide ; l'art les seconde, mais il ne les remplace pas. Le défaut de succès dans le talent de la Déclamation, ne pourroit donc être raisonnablement imputé à ceux qui l'enseignent. Ce talent ne doit pas d'ailleurs être renfermé dans les connoissances nécessaires (en ce genre) à ceux qui parlent dans la Chaire, au Barreau, sur le Théâtre : on ne déclame pas ; on ne représente pas toujours ; mais on a toujours besoin d'observer une prononciation correcte, & de supprimer un geste peu convenable, & c'est ce qu'enseigne très-bien l'art de la Déclamation : on peut y donner quelque attention, moins peut-être pour acquérir des perfections d'apparat & de représentation, que pour éviter des défauts assez communs dans la Société.

Les Maîtres qui excellent en ce genre, sont les sieurs *Grandval*, le *Kain*, *Préville*, *Molé*, &c. & les Demoiselles *Dumesnil*, *Clairon*, *Grandval*, &c. tous l'ornement du Théâtre François, dignes organes des Pièces des *Corneilles*, des *Racines*, des *Crébillons*, des *Voltaires*, des *Molières*, des *de la Chaussées*, des *Regnards*, des *Destouches*, &c. &c.

Les *Cours publics*, les *Bibliothèques*, les *Séances Académiques*, les *Journaux*, &c. peuvent naturellement être envisagés comme constituant dans Paris une dernière branche de l'éducation, qui semble se joindre à toutes les autres connoissances pour les multiplier, les étendre & les perfectionner. Ce sont autant de secours différens, propres à former la raison, le jugement, l'esprit, le goût & les mœurs. *Voyez* tous ces objets sous les dénominations de BIBLIOTHÈQUES, JOURNAUX, LEÇONS *ou* COURS PUBLICS, SÉANCES, &c.

EFFETS *à vendre à prix fixe*. Il est un établissement dans cette Ville, où l'on procure aux Citoyens la facilité de se défaire d'effets de peu de volume, après qu'ils ont servi, & une voie prompte pour les vendre.

Conditions.

1°. Chaque effet apporté au Bureau pour y être vendu, sera inscrit sur deux Registres, jour par jour, & numéro par numéro. L'un de ces Registres contiendra l'énonciation de l'effet, le nom, l'adresse du vendeur, & le prix auquel il consent que son effet soit vendu. L'autre Registre ne contiendra que l'énonciation de l'effet, & le prix auquel le vendeur l'aura lui-même fixé. Ce second Registre sera toujours ouvert aux Acheteurs ; mais le premier ne leur sera pas montré, en sorte que les noms des vendeurs ne seront pas connus.

2°. Il sera délivré au vendeur un récépissé, qui contiendra la date, le numéro de l'enregistrement & le prix qu'il aura fixé pour la vente de l'effet.

3°. En déposant chaque effet, on payera 12 sols au Buraliste, pour le dédommager d'une partie de la perte réelle qu'il souffrira, lorsque les effets resteront invendus, en frais de magasinage, Commis, impression, distribution de listes, &c. Mais lorsqu'un effet aura été vendu, ces 12 sols seront rendus au vendeur, qui ne payera rien autre chose que la commission fixée ci-après.

4°. Pour faciliter les ventes, on fera annoncer chaque effet avec son numéro, & son prix pendant quatre semaines consécutives, sur des listes hebdomadaires imprimées & affichées. Le vendeur sera le maître, pendant cet intervalle, de modérer son premier prix, sans rien payer de plus au Bureau, & cette modération sera marquée sur le Registre, sur le récépissé donné au vendeur, & sur les listes qui n'auroient pas encore été livrées à l'impression.

5°. Après l'expiration de la quatrième semaine, si les effets n'ont pas été vendus, les vendeurs seront tenus de les retirer dans la semaine suivante ; & après cette cinquième semaine, ceux qui n'auront pas retiré les effets, payeront un sol par semaine pour droit de magasinage de chaque effet.

6°. Les effets qui n'auront pas été retirés dans l'année, seront vendus à l'enchère après l'expiration de l'année, par le ministère d'un Huissier-Priseur ; & le prix de la vente sera remis aux vendeurs, ou à leurs ayants cause, lorsqu'ils se présenteront au Bureau, déduction faite du droit de magasinage d'un sol par semaine, des frais de vente & du droit de commission.

7°. On ne se chargera ni d'un effet, ni de plusieurs effets sous un seul numéro, d'un volume de plus de deux pieds cubes, ou qui tiennent sur les listes imprimées plus de deux lignes d'énonciation, & l'on se réserve la liberté d'accepter, ou non, (suivant les circonstances) ceux qui paroîtront trop fragiles.

8°. On ne recevra au Bureau aucun effet, dont la valeur ne paroîtroit être au moins de 30 liv. excepté dans le cas ou un même vendeur y en apporteroit plusieurs qu'il voudroit vendre ensemble ; comme un éventail, un couteau-de-chasse, une estampe, &c. qui vaudroient plus de 30 liv. alors la vente ne s'en faisant pas séparément, on réuniroit le tout sous un même numéro, & le vendeur ne payeroit que 12 sols comme pour un seul objet.

9°. On recevra tous les effets neufs, dont, après avoir suspendu l'usage, on se dégoûteroit, & qu'on voudroit revendre, en exceptant de cet article tous les objets qui concernent la manipulation, ou le commerce des Orfèvres & Joailliers.

10°. Le droit de commission sera de quatre pour cent, jusqu'à 300 liv. de deux pour cent, de 300 liv. à 600 : d'un pour cent, de 600 liv. à 1200 : & seulement de demi pour cent, au-dessus de 1200 liv. Ainsi, pour toutes les ventes qui n'excéderont pas 300 liv. on prendra quatre pour cent pour le droit de commission. Pour les ventes de 300 liv. à 600, on prendra quatre pour cent sur les premières 300 liv. & deux pour cent sur le surplus du prix. Pour les ventes de 600 liv. à 1200, on prendra quatre pour cent sur les premières 300 liv. deux pour cent sur les 300 liv. suivantes, & seulement un pour cent sur le surplus. Et pour toutes les ventes au-dessus de 1200 liv. il sera payé quatre pour cent sur les premières 300 liv. deux pour cent sur les secondes, un pour cent sur les 600 liv. suivantes, & demi pour cent seulement, après ces premières 1200 liv. sur tout excédent possible. Dans le cas, par exemple, d'une vente en dentelles, diamans, déjà employés, ou effets d'argenterie, revêtus de leurs marques & poinçons, & qui eussent déjà servi, laquelle vente montât à 4000 liv. on payeroit :

Quatre pour cent sur les premières, 300 liv. montant à ... 12 liv.
Deux pour cent sur les secondes, 300 .. montant à ... 6
Un pour cent sur les suivantes, 600 .. montant à ... 6
Demi pour cent sur les restants, 2800 .. montant à .. 14

Sur 4000 liv. Total des droits, 38 liv.

Ce qui ne revient pas même à un pour cent, sur la totalité du prix de la vente, & si elle étoit plus considérable, on voit que les frais seroient toujours moindres proportionnellement.

11°. Pour que cet établissement, bien loin de favoriser l'infidélité, puisse souvent lui servir de frein, on ne livrera les effets aux acheteurs que le lendemain de la distribution de la seconde liste, où ces effets auront été annoncés; ainsi, les Maîtres des effets qui auroient été volés, auront plus de huitaine pour les réclamer.

EFFETS *publics*. La place du Commerce, que l'on appelle *la Bourse*, est située dans l'enceinte de l'hôtel de la Compagnie des Indes, *rue Vivienne*, *quartier du Palais-Royal*. Elle est ouverte tous les jours, depuis midi jusqu'à une heure, excepté les Dimanches & Fêtes. Cette Place fut établie en 1724. C'est où l'on négocie tous les effets royaux & publics, & où l'on traite des affaires de commerce, tant de l'intérieur, que de l'extérieur du Royaume. *Voy.* BOURSE.

EGOUT *général de Paris*. L'ancien égout général de Paris commençoit au bout de la rue du Calvaire au Marais, & se continuoit en traversant les fauxbourgs du Temple, de Saint-Martin, de Saint-Denis, de la Nouvelle-France, de Montmartre, des Porcherons, de la Ville-l'Evêque, du Roule, les Champs-Elisées, & le bas de Chaillot, jusqu'à la rivière. Cet égout n'étoit formé que par une tranchée fouillée dans des marais, sans aucune maçonnerie ni pavé, ce qui avoit beaucoup contribué à son encombrement, à lui faire perdre sa pente, & faire regonfler les eaux dans Paris; de manière qu'en 1715, la Ville fut obligée de détourner les eaux des égouts de la vieille rue du Temple, qui rentroient plutôt qu'elles ne sortoient. On pratiqua une ouverture dans le fossé, qui va depuis la rue du Calvaire, jusqu'à la rivière, près le bastion de l'Arsenal. Ce remede occasionnoit un grand mal, qui arrivoit par les grandes averses, lesquelles, en fournissant des eaux en abondance, entraînoient avec elles dans la rivière, des immondices capables de fournir une eau malsaine dans les pompes du pont Notre-Dame. Ce fut pour remédier à tous ces inconvéniens, qu'en 1737, la Ville prit la résolution non-seulement de reconstruire ce grand égout général dans toute sa longueur, mais encore de faire construire un réservoir, dans lequel on garderoit de l'eau pour rincer cet égout.

Ce nouvel égout, pour la plus grande partie, a été fait dans un terrein nouveau, pour conferver un écoulement aux eaux defcendantes des différens embranchemens qui y aboutiffent, & en même-tems afin d'éviter, autant qu'il feroit poffible, les fouilles à travers les vafes & les terres infectées. Le fieur *Beaufire*, le fils, Architecte du Roi, Maître-général, Contrôleur, Infpecteur des bâtimens de la Ville, fut chargé de lever les plans, de marquer les profils généraux & les nivellemens, pour connoître le nouvel alignement qui pourroit être donné à un ouvrage de cette conféquence, pour examiner la pente actuelle, & celle qu'on pourroit régler. La longueur, fuivant le plan général, a été arrêtée à 3066 toifes depuis fon commencement, à la fortie de l'égout de la vieille rue du Temple, au bout de la rue des Filles du Calvaire, jufqu'à la rivière, près & au-deffus de la Savonnerie. L'ancien égout avoit 3166 toifes. La diminution de la longueur du nouvel égout fur l'ancien, a produit une augmention de pente proportionnée à la diminution de la longueur.

Le nivellement a été fait plufieurs fois, vérifié, avec la dernière exactitude, par MM. *le Camus*, de l'Académie Royale des Sciences, & *Beaufire*; ils trouvèrent 17 pieds, 11 pouces, 10 lignes de pente, depuis le fonds de l'égout du Calvaire à fa chûte dans le grand égout, jufqu'à la furface des baffes eaux de la rivière de Chaillot, obfervée en 1719. Cette longueur & fa pente ont été divifées en quatre parties différentes.

1°. Depuis la tête au bout de la rue du Calvaire au Marais, jufqu'au Ponceau du fauxbourg de la Nouvelle-France, qui contient 985 toifes deux pieds, il a été donné trois pieds dix pouces de pente, à raifon de quatorze lignes par quinze toifes de longueur, ce qui fait plus d'une demi-ligne par toife.

2°. Depuis ce pont jufqu'à celui du fauxbourg Saint-Honoré, près du Roule, qui eft de 1383 toifes deux pieds, il a été donné fept pieds deux pouces cinq lignes de pente, à raifon de trois quarts de ligne par toife.

3°. Depuis le Roule jufqu'à la fortie de la voûte, au quai de Chaillot, qui eft de 737 toifes de longueur, il a été donné cinq pieds un pouce de pente, à raifon d'une ligne par toife.

4°. Depuis la fortie de la voûte au quai de Chaillot, jufqu'au bout du Radier qui introduit les eaux dans le courant de la rivière, il a été donné environ deux pieds de pente. Ces pentes ont été diftribuées inégalement pour augmenter la pente d'en bas, du côté proportionnellement à l'augmentation d'eau provenant des embranchemens, & aux immondices qu'elles y amenent.

Cet égout a été conftruit en maçonnerie dans toute fa longueur, avec des dalles de pierre en caniveau au fond, pofées fur des plates-formes de pierre, au lieu de maffif, à caufe de l'abondance des fources qui l'auroient empêché de faire corps. Les murs des deux côtés ont quatre ou cinq pieds de haut; les couronnemens fervent encore de trottoirs à quelques endroits, la majeure partie ayant été accordée par la Ville à différens particuliers pour bâtir deffus, fous la condition de voûter en pierre de taille toute la furface de l'égout, en proportion du terrein qu'ils employeroient en bâtiffe ou jardin. On a pris un efpace de 36 pieds de large fur toute la longueur; le vuide de l'égout en prend 6 pieds, l'épaiffeur des murs 5 pieds, les talus 6 pieds de chaque côté, & les chemins au-deffus ont chacun 6 pieds de large; les talus ont été réglés pour leur hauteur & leur pente, fur la proportion de la diagonale du quarré.

On a abandonné l'efpace de l'ancien égout aux propriétaires des marais, en échange du terrein qu'on leur a pris pour les nouveaux ouvrages. Cet égout étoit entièrement découvert d'un ponceau à l'autre, avant que la Ville eût accordé la permiffion de bâtir deffus. C'eft fous chacun des ponceaux, que les coudes font perdus, à l'exception de celui de la voierie, entre le fauxbourg Saint-Denis & la Nouvelle-France. La tranchée qu'on y auroit ouverte, auroit caufé une trop grande infection, qui auroit pu occafionner des maladies dans ces cantons. Les lignes font droites d'un ponceau à un autre, & fous chacun d'eux, il y a une banquette pour que les Balayeurs n'aient pas le pied dans l'eau. Ceux des ponceaux, qui n'étoient qu'en charpente, ont été refaits en pierre; on a raccommodé les uns, on a élargi les autres, pour la commodité des voitures publiques.

Il y a quatorze vannes dans cet égout, efpacées à peu-près également, pour retenir les eaux qu'on lâchera par éclufées, pendant qu'on nétoyera l'égout, ou qu'on y fera quelques réparations, ou pour fournir de l'eau, s'il arrivoit quelqu'incendie aux environs de ces quartiers-là.

On trouve la première vanne fous l'extrêmité de la voûte

de l'égout du Calvaire, pour empêcher que les eaux n'y entrent au sortir du réservoir. La seconde est au-dessus, & près l'entrée de la partie voûtée, en descendant la barrière du Temple. La troisième, sous l'extrêmité de la partie voûtée, près la Barrière. La quatrième, près & au-dessus de la chûte de l'embranchement de l'égout de la Croix. La cinquième, près & au-dessus du ponceau Saint-Martin. La sixième, près & au-dessus du coude que forme l'alignement de l'égout, près de la voierie du fauxbourg Saint-Denis. La septième, près & au-dessus du ponceau de la rue de la Nouvelle-France. La huitième, près & au-dessus du ponceau de Montmartre. La neuvième, près & au-dessus du ponceau du chemin de la grande-Pinte. La dixième, près & au-dessus du ponceau de la rue de l'Arcade, derrière la Ville-l'Evêque. La onzième, environ au milieu de la largeur, entre les ponceaux de la Madeleine, & celui du fauxbourg Saint-Honoré. La douzième, près & au-dessus du ponceau du Roule. La treizième, près & au-dessus du ponceau de l'avenue des Champs-Elisées. La quatorzième, près & au-dessus de l'entrée de la partie voûtée, aux murs des Fermiers-généraux, à la ruelle de Chaillot.

Chaque ponceau a des escaliers de pierre pour descendre dans l'égout, & des gargouilles pour l'écoulement des eaux. Les sources qu'on a découvertes en fouillant les terres, sont d'un bon secours pour l'égout; elles le rafraîchissent continuellement par une nouvelle eau; on leur a laissé des barbacanes dans les assises courantes pour les y recevoir.

C'est à la tête de cet égout général, c'est-à-dire, vis-à-vis la rue des Filles du Calvaire, qu'on a bâti le réservoir, dans lequel on garde l'eau pour rincer l'égout. Ce bâtiment est situé sur deux arpens de marais, qui appartenoient au Grand-Prieuré de France, & dont la Ville a fait l'acquisition. Elle les a fait entourer de murs, & y a fait élever trois corps de bâtimens détachés, & d'une architecture fort simple. Celui du milieu est pour serrer le foin, & pour la manœuvre des machines du puits qui y est renfermé : celui du côté du rempart, est pour loger le Concierge. Le troisième est du côté des marais, & est pour loger les Domestiques & pour les écuries, tant des chevaux travaillans, que des chevaux malades. On y a construit aussi deux belles glacières à l'usage de la Ville, au-dessus desquelles est un hangard destiné à serrer tout ce qui est nécessaire pour le travail du réservoir.

Ce réservoir a 35 toises 5 pieds 4 pouces de longueur, sur 17 toises 5 pieds 4 pouces de largeur. Il est revêtu de murs & de contremurs, & est garni dans le fond d'un massif de maçonnerie, fur lequel il y a une forte épaiſſeur de glaiſe fous une forme de ſable qui la couvre, avec un pavé de grès. Le mur intérieur eſt couronné d'une tablette de pierre. Le réſervoir contient 22112 muids d'eau. Dans le fond, on a obſervé une retraite d'un pied de large, dont la ſurface ſert de repaire ou de marque pour ne point vuider toute l'eau, & en conſerver toujours huit pouces ſur la ſurface du pavé.

Vers le milieu, du côté du rempart, il y a un balcon ſaillant ſur l'eau, au bord duquel ſont deux clefs qui deſcendent juſqu'à deux ſoupapes pour les ouvrir, afin de laiſſer couler l'eau dans l'égout. Une des ſoupapes a dix-huit pouces d'ouverture, & ſe raccorde ſur un tuyau de fer de même diamètre, qui ſort par un aqueduc voûté ſur l'alignement droit de l'égout. L'autre ſoupape n'a que 6 pouces de diamètre, & eſt auſſi raccordée ſur un tuyau de fer, qui a ſa ſortie dans le foſſé, le long du rempart, afin de le nétoyer juſqu'à la rivière, à cauſe des égouts de la rue Saint-Claude & de la Roquette qui s'y déchargent. Ainſi, on n'éprouve plus le déſagrément de la mauvaiſe odeur, ſoit à droite, ſoit à gauche, depuis l'entrée de la rivière dans Paris, juſqu'à ſa ſortie.

Les deux clefs s'ouvrent avec des tourniquets, & il y a une décharge de ſuperficie qui vient aboutir ſur le grand égout.

Comme les eaux des ſources de Belleville n'auroient pas ſuffi pour fournir la quantité d'eau néceſſaire, afin de remplir le réſervoir dont il faut faire un fréquent uſage, ſur-tout dans les tems de ſécherſſe, on a conſtruit un puits de 12 pieds de diamètre, dont le deſſus du rouet qui porte la maçonnerie, eſt de ſix pieds plus bas que la ſurface des baſſes eaux de la rivière, meſurées ſur celles de 1731. Les ſources qui s'y rendent, ſont ſi abondantes, qu'elles y entretiennent toujours près de 17 pieds de profondeur d'eau. Les épuiſemens qu'il a fallu faire pour ſa conſtruction & ſa perfection, ont donné beaucoup de peine.

Aux deux côtés du puits, on a bâti deux machines hydrauliques, compoſées chacune d'un rouet, d'un arbre debout, & d'un autre couché avec ſa lanterne, de deux manivelles de bronze, qui font mouvoir ſix corps de pompes aſpirantes & refoulantes, de 9 pouces de diamètre.

Lorſque ces machines ſont en mouvement, par le moyen de deux chevaux de chaque côté, elles donnent 75 coups de piſton par minute; & les piſtons en ſont ſi fidèles, que ſur la levée de 14 pouces, ils rendent 18 pintes & demie d'eau, mesure de Paris, par chaque coup de piston, & par-conséquent 7000 muids d'eau par 24 heures. Ces machines aussi simples que solides, sont de la composition de M. *Petitot*, ancien Secrétaire du Gouvernement de Lyon, qui a fait aussi celle des Invalides. On y a posé les deux inscriptions ci-après :

DU REGNE DE LOUIS XV.

De la quatrième Prévôté de Messire Michel-Etienne Turgot, *Chevalier, Marquis de Sousmons, Seigneur de Saint-Germain-sur-Eaulne, Vaterville, & autres lieux, Conseiller d'Etat*; de l'Echevinage de Pierre-Jacques Coucicault, *Ecuyer, Conseiller du Roi, Quartinier*; Charles l'Evêque, *Ecuyer*; Louis-Henri Verron, *Ecuyer, Conseiller du Roi & de la Ville*; Edme-Louis Meny, *Ecuyer, Avocat au Parlement, Conseiller du Roi, Notaire*; étant Antoine Moriau, *Ecuyer, Procureur & Avocat du Roi & de la Ville*; Jean-Baptiste-Julien Taibout, *Chevalier, de l'Ordre du Roi, Greffier en Chef*; Jacques Boucaut, *Chevalier de l'Ordre du Roi, Receveur*.

Le grand égout général de Paris, qui n'étoit formé que par une tranchée, a été commencé en pierre en 1737, dans un nouveau terrain, depuis la rue du Calvaire au Marais, jusqu'à la rivière, près Chaillot, ainsi que ses embranchemens, les pompes, & le réservoir pour laver cet égout, qui a été achevé en 1740.

De la cinquième Prévôté de Messire Michel-Etienne Turgot, *Chevalier, Marquis de Sousmons*; & de l'Echevinage de Louis le Roi de Feteüil, *Ecuyer, Conseiller du Roi, Quartinier*; Thomas Germain, *Ecuyer, Orfèvre ordinaire du Roi*; Jean-Joseph Sainfray, *Ecuyer, Conseiller du Roi & de la Ville, Notaire*; Michel l'Enfant, *Ecuyer*; étant Antoine Moriau, *Ecuyer, Procureur & Avocat du Roi & de la Ville*; Jean-Baptiste-Julien Taitbout, *Greffier en Chef*; Jacques Boucaut, *Chevalier de l'Ordre du Roi, Receveur.*

Cet ouvrage a été exécuté sur les desseins & sous la conduite de M. Jean-Baptiste-Augustin Beausire, *Conseiller, Architecte du Roi, Maître-général, Contrôleur, Inspecteur des bâtimens de la Ville*.

Seconde inscription. Les 12, 14 & 16 juillet 1740.

Le Roi, la Reine & Monseigneur le Dauphin, allant à Com-

piegne, sont venus visiter le réservoir & les ouvrages du grand égout, ont vu ensuite l'eau du réservoir entrer dans l'égout & y couler avec une grande rapidité. Leurs Majestés & Monseigneur le Dauphin s'étant arrêtés à la grille du fauxbourg Saint-Martin, ont vu l'effet des vannes & la force de l'écoulement de l'eau.

Voy. ENCEINTE DE PARIS.

EGOUT *des Halles. Voy.* PONT-ALAIS.

ELECTION DE PARIS. Elle est placée entre celles de Beauvais, de Senlis, de Mantes, de Montfort-l'Amaury, de Meaux, de Rosoy, d'Etampes & de Melun. On lui donne dix-huit lieues de long, & à peu-près autant de large dans certains endroits. Les rivières qui l'arrosent sont la Seine, la Marne, l'Ivette, l'Orge, la Juine, le Crould, l'Oise & l'Estampes. *Voy.* PARIS.

Les environs de Paris sont ornés d'une infinité de Châteaux & de Maisons de plaisance, qui rendent ce séjour un des plus délicieux de l'Univers. Le Château de *Versailles* tient, sans contredit, le premier rang parmi les Maisons Royales qui sont dans cette Election. *Voy.* VERSAILLES.

Principaux endroits de l'Election de Paris.

Saint-Germain-en-Laye a une Prévôté, une Capitainerie des chasses, une Maîtrise particulière des Eaux & Forêts, un Hôpital & quelques Maisons Religieuses. *Voy.* GERMAIN-EN-LAYE. (S.)

Meudon a un Bailliage Royal & un superbe Château. *Rabelais* a été Curé de cette Paroisse. Le Couvent des Capucins a été fondé par le Cardinal de Lorraine, & augmenté par M. de Louvois.

Saint-Cloud est un ancien Bourg qui portoit le nom de *Nogent* sous les Rois de la première race. *Voy.* CLOUD. (Saint)

Sèves a une Verrerie & une Manufacture de porcelaine, que l'on met à côté de celle de Saxe pour la finesse de la pâte & la beauté du travail. Son pont est de bois : on a attaché à ses arches des filets où s'arrêtent les corps des malheureux qui se sont noyés dans la Seine. La galiote qui va & revient tous les jours de Paris à Sèves, lorsque la rivière est navigable, s'arrête à ce pont. M. *Perrault* avoit proposé d'en construire un d'une seule arche de trente toises de diamètre. C'est à Sèves qu'un parti ennemi d'environ trente Officiers déguisés qui s'étoient glissés adroitement dans le Royaume, enleva, en 1707, M. *de Beringhen*, premier Ecuyer du Roi. Ils croyoient avoir entre leurs mains M. le Dauphin même. Le lendemain ils furent atteints auprès de Ham en Picardie, & M. *de Beringhen* délivré.

Bellevue, Château charmant, ainsi nommé sans doute, parce que de cette hauteur on découvre tout Paris & une campagne très-vaste. Les richesses & le goût s'y sont réunis pour en faire un bâtiment d'une propreté admirable. *Voy.* BELLEVUE.

Madrid. Château situé dans le bois de Boulogne, & bâti par François I. *Voy.* MADRID.

La Muette. Maison Royale, où le Roi va quelquefois. Elle est à l'entrée du bois de Boulogne, du côté de Passy. *Voy.* MUETTE. (*la*) Le Père *Noel*, Bénédictin, en a enrichi le Cabinet de Physique de plusieurs belles machines de son invention.

Surêne. Petit Bourg situé agréablement sur le bord de la Seine. En 1592, cet endroit fut choisi par les Seigneurs Royalistes & par ceux de la Ligue, pour y délibérer sur le parti qu'ils avoient à prendre. Comme on différoit d'entrer en matière, parce que la Duchesse de Guise vouloit en exclure *Rambouillet*, qu'elle accusoit d'avoir été complice de la mort de son mari, ce Seigneur se justifia : mais ce qu'il y a de remarquable, c'est que Henri IV prit la peine d'écrire à l'Assemblée, pour lui montrer qu'on avoit tort de l'en soupçonner lui-même ; qu'il n'étoit point l'*Auteur d'un si malheureux Conseil*, & qu'*Henri III* lui racontant un jour qu'un Grand lui avoit écrit ces quatre mots Latins, *mors Conradini, vita Caroli*, il lui avoit répondu en présence de plusieurs gens d'honneur : *Oui ; mais, Sire, celui-là ne vous a pas dit toute l'histoire ; car la mort de Conradin fut la ruine de Charles.* Les intrigues du Duc de *Féria*, Ambassadeur extraordinaire d'Espagne, & la fureur des Seize rendirent les conférences de Surêne infructueuses : cependant la fermeté des Catholiques ébranla Henri IV ; ce Monarque donna sa parole positive de se convertir, & demanda quelques jours pour s'instruire. *Voy.* SURENE.

Saint-Denis a un Bailliage, un Hôtel-Dieu, un Chapitre Royal, plusieurs Paroisses, plusieurs Maisons Religieuses & une célèbre Abbaye de Bénédictins, où sont les tombeaux de nos Rois. *Voy.* DENIS. (S.) On joint à Saint-Denis de l'exemption des tailles ; quelques personnes ont voulu en faire une Capitale de France, précisément parce qu'elle est la moindre petite Ville de celles qui se trouvent dans ce qu'on appelle l'Isle de France, & qu'elle paroît avoir été placée comme au centre de ce pays ; mais cette opinion n'a pas prévalu.

Vincennes est une maison Royale, commencée par *Philippe de Valois*, & achevée sous *Charles-le-Sage*. Louis XIV y a ajouté de beaux bâtimens ; plusieurs Rois y ont fait quelque résidence ; le bois fut abattu & même dessouché dans les guerres civiles. On ne loge plus dans les tours du Château, que quelques prisonniers d'Etat. Vincennes a un Bailliage & un Gouvernement militaire distingué de celui de l'Isle de France. On y trouve des terres propres à faire de la porcelaine. Il y en a même eu une Manufacture, dont les ouvrages sont encore connus sous le nom de *terres de Vincennes*. *Voy.* VINCENNES.

Charenton, au confluent de la Seine & de la Marne, avec un fort beau pont sur cette rivière. En 1649, les Parisiens enlevèrent ce Bourg au Prince de Condé, & y mirent une garnison de trois mille hommes. Le Prince n'en avoit que sept mille, qu'il amenoit de Flandres dans le dessein d'assiéger Paris. Il ordonna au Duc *de Châtillon* de reprendre Charenton : ce Duc fut tué dans l'attaque, & le Marquis *de Chanleu*, qui étoit à la tête de la garnison, périt dans la défense. Le Prince fit de nouveaux efforts, & enleva Charenton avec une poignée de soldats, à la vue de dix mille Frondeurs, qui étoient venus pour le défendre. Avant que les Carmes se fussent établis entre Charenton & Conflans, on y entendoit un écho admirable, qui répétoit, dit-on, jusqu'à dix fois. *Voy.* CHARENTON, *Tom. I*, *pag. 272 & suiv.*

Conflans n'est remarquable que par le Château qu'y ont les Archevêques de Paris. *Voy.* CONFLANS, *Tom. I*, *pag. 533.*

Choisi-le-Roi, Château Royal, situé sur le bord de la Seine. *Voy.* CHOISI, *Tom. I*, *pag. 335.*

Cachant, Village où Pepin avoit fait bâtir un fort beau Château, & où l'on prétend que plusieurs de nos Rois ont fait leur résidence. On y a vu une Léproserie assez bien bâtie & assez vaste pour y contenir tous les Députés des Etats qui s'y assemblèrent sous le Roi *Jean*. Les Bénédictins de Saint-Germain-des-Prés sont Seigneurs de Cachant, & y ont une fort belle maison.

Arcueil est sur une coline, au bas de laquelle passe la petite rivière de Bièvre. *Voy.* ARCUEIL.

Arpajon, ci-devant Châtres, porte ce nom depuis 1721. *Voy.* ARPAJON.

Montlheri. Son Château fut rasé par l'ordre de Louis-le-Gros, indigné de ce que le Seigneur du lieu eût eu l'audace de se liguer contre lui. Louis XIII l'érigea en Comté. En 1465, il se donna une bataille sanglante entre Louis XI & le Duc de Berry, son frère, auprès de Montlheri, dans une plaine que l'on nomme encore *le Chantier de la bataille.* Les deux armées s'y firent beaucoup de mal sans avoir rien décidé pour la victoire : le Roi coucha dans le Château de Montlheri, son armée le crut perdu ; mais le lendemain il se montra & soupa dans Paris avec les principales Dames de la Ville. En 1418, *Philippe de Villiers-l'Isle-Adam* entra dans Paris à la tête de 800 chevaux, criant la *Paix & Bourgogne* : le Duc de Bourgogne lui-même rougit des horreurs que cette licence faisoit commettre ; & pour se débarrasser des factieux, il en envoya 6000 au siège de Montlheri : en même-tems, il fit pendre & jetter à l'eau plusieurs de ces scélérats ; surtout, il n'oublia pas le bourreau *Capeluche*, qui s'étoit fait Chef de faction, & avoit eu l'audace de lui toucher dans la main.

Poissy, ancienne Ville où Charles-le-Chauve mit son Parlement, dans le IXe. siècle. S. Louis y est né ; & l'on y montre encore les fonts sur lesquels il fut baptisé ; ce Prince aimoit quelquefois à s'appeller lui-même *Louis de Poissy*. On connoît le fameux Colloque de Poissy, tenu en présence de Charles IX. Le Chancelier en fit l'ouverture ; on y traita les matières de la Religion avec les Protestans, dans l'espérance de les ramener : comme la dispute se faisoit par argumens, *Théodore de Beze* s'abandonna à son emportement, & dit des choses dont il eut honte lui-même. Le Père *Leinez*, Espagnol, traita les Religionnaires de *loups*, de *singes*, de *serpens* : la Reine réprima sagement ce zèle amer & déplacé ; mais quelque douceur que cette Princesse apportât pour faire rentrer les Protestans dans le sein de l'Eglise, elle eut la douleur de ne pouvoir opérer cette conciliation si desirée, & de voir la Conférence rompue par l'animosité des Parties plus forte que son autorité. La Collégiale est un monument de la piété du Roi *Robert*. Il y a à Poissy un Marché de bœufs, qui est le plus considérable du Royaume. Il paroît destiné à l'approvisionnement de Paris.

Lagny. Ainsi nommé à cause de ses laines, a une fort belle Abbaye de Bénédictins & un Hôtel-Dieu. Il y a, dans cette petite Ville, deux Foires & des Marchés considérables pour les grains. C'est vouloir piquer les gens de Lagny, que de leur demander *combien vaut l'orge ?* La plaisanterie vient, dit-on, de ce que la ville de Lagny s'étant révoltée, le Maréchal *de l'Orge* se présenta brusquement devant ses murs, l'enleva d'assaut & châtia les habitans. On a tenu un Concile à Lagny dans le XIIe. siècle. Les Anglois s'en emparèrent en 1432. Après la bataille d'Azincourt, *Jean,* Duc de Bourgogne, crut avoir trouvé un moment favorable pour rentrer en grace & se saisir du Gouvernement. Il demanda au Roi la permission de se rendre à la Cour, & ne pouvant pas l'obtenir, il se rendit à Lagny. Là, il passa son tems inutilement à espérer ; il ne fit que ruiner ses affaires par ses lenteurs ; & lorsqu'il se détermina à se retirer dans les Pays-Bas, qui lui appartenoient, le peuple l'appella, par dérision, *Jean de Lagny qui n'a jamais hâte*.

Montmorenci a été érigé en Duché-Pairie pour l'illustre Maison de ce nom, que l'on sait avoir exercé les premières Charges de la Couronne, depuis le commencement de la troisième race de nos Rois. Cette Ville a passé dans la Maison de Condé. On y tient tous les mercredis un Marché franc. Il y a un Hôtel-Dieu, une Maison de Trinitaires, un Chapitre qui a été donné aux Oratoriens, & un Bailliage, où le Parlement est venu quelquefois tenir ses Assises, au mois de juin. On voit dans les environs un fort bel étang, dont le poisson est estimé. Les cerises de Montmorenci sont excellentes. *Voy.* MONTMORENCI.

Nanterre. Lieu de la naissance de Sainte Geneviève, Patrone de Paris. Il y a un Collège de Chanoine Réguliers. *Voy.* NANTERRE.

Le *Mont-Valérien* a une Communauté d'Hermites, qui ne font point de vœux, & qui cependant vivent sous une règle fort austère, que leur donna M. *Hebert,* Grand-Pénitencier de Paris. *Voy.* MONT-VALERIEN.

Gonesse. Bourg situé sur le Crould, avec Prévôté & Châtellenie. On y tient une Foire par an & deux Marchés par semaine, *Voy.* GONESSE.

Amboile, Andrezy, Antony. Voy. ces mots chacun à son article.

La Bretonniere. Hameau où l'on voit un Château, qui, selon la tradition du pays, fut bâti par la Reine *Blanche,* pour y renfermer les blasphémateurs.

Aubervilliers, ou *Notre-Dame-des-Vertus*; *Aulnay*, Marquisat. *Voy. ces mots.*

Bagneux; *Bagnolet.* Il y a dans les environs de ce dernier Village, une terre propre aux ouvrages de porcelaine. *Voy. ces articles.*

Monteclair, Hameau; *Bondies*, & sa forêt; le *bois de Boulogne*; le *Bourg-la-Reine*, où l'on voit une maison bâtie par Henri IV, pour la *Belle Gabrielle*, & où le Roi vint au-devant de l'Infante d'Espagne, en 1722. *Voy.* MONTECLAIR; BONDIES; BOULOGNE. (*Bois de*) REINE. (*Bourg-la-*)

Brie-Comte-Robert; *Bris*; *Brou*; *Brunoy.* Voyez ces *mots.*

Erblai, qui fournit beaucoup de plâtre; *Deuil*, où est un écho, qui, dit-on, répète sept fois pendant le jour, & quatorze fois pendant la nuit; *Essone*, où est une Manufacture de fer laminé. *Vilbelin*, de la Paroisse de Fouju; le Seigneur de ce Château est obligé de promettre, en rendant foi & hommage au Chapitre de Champeaux, qu'*il aura soin de faire baisser le pont-levis, quand les Chanoines voudront y entrer.* *Fourqueux*, Capitainerie, avec haute, moyenne & basse-Justice; *Goussainville*, terre érigée en Marquisat. *Voy. tous ces mots.*

Les Abbayes d'*Hérivaux*, d'*Hermières*, & de *Jarcy. Voy. ces mots.*

Issy, où il y a une maison appartenante au Séminaire de Saint-Sulpice, dans laquelle le Cardinal de Fleury est mort. *Ivry*, où est une statue de Louis XIV, avec cette inscription.

Hostem, aras, populum, victorque, ultorque, paterque,
  Sterno; tego, cumulo, vi, pietate, bonis.

Voy. ISSY. IVRY.

Leuville. Terre érigée en Marquisat en 1640, & dont le Château fut pris par les Royalistes en 1692. *Limoux*, avec Capitainerie Royale, Prévôté, Bailliage, Sénéchaussée & un mauvais Château. *Livry*, avec une Abbaye de l'Ordre de S. Augustin. *Voy. ces mots.*

Longjumeau a deux Foires par an, & un Marché par semaine. La terre de *Morangis*, érigée en Comté en 1693. *Lusarches*, où se tiennent deux Foires par an pour les bestiaux & les étoffes, & un Marché tous les vendredis. *Marcoucy*, où sont des Célestins. *Marly-la-Ville*, renommé par
ses

ses dentelles. *Menons*, où se tient le jour de Saint-Denis une Foire de bestiaux, & tous les mardis un Marché privilégié pour le bled. *Voy. ces mots*.

On peut voir les articles de *Saint-Maur-des-Fossés*, de *Buc*, dans le parc de Versailles; de *Chaillot*, de l'*Abbaye de Chelles*, de *Chilly*, dont le Château offre de très-belles peintures sur ses plafonds, & où *Théodore de Beze* a possédé le bénéfice de Saint-Eloi: l'article de *Chessy*, dont la terre a été érigée en Comté, en faveur de M. *de Fourcy*, Prévôt des Marchands, & dont les appartemens sont ornés de tableaux de *Vouet*, & où se trouve un pressoir bannal: auprès de Chévreuse, la Chapelle de *S. Lubin*, dont la seigneurie appartient aux Dames de Chévreuse, & où se tient une Foire le jour de la Fête; l'article de *Colombes*, où mourut, en 1669, Henriette, Douairière d'Angleterre, fille d'Henri IV, & où se tiennent deux Foires par an, & un Marché par semaine: les articles de *Conflans-Sainte Honorine*, de *Corbeil*, de *Coubert*, sépulture de la maison de l'Hôpital; de *Creteil*, *Chalandray*, *Mont-Rouge*, *Neuilly-sur-Marne*, *Orly*, *Ozoir*, *Passy*, &c.

Crône a donné naissance à *Boileau*. *Cramoyel*, Hameau de la Paroisse de Moissy-l'Evêque, & qui passe pour avoir les meilleurs fromages de la Brie.

Palaiseau a vu camper dans ses environs l'armée que Louis XIV envoya contre les Princes en 1652. Son Château a des vues qui s'étendent fort au loin sur la campagne. Le *Plessis-Piquet* a un Château, un Couvent de Feuillans & une très-belle fontaine. Le Château de *Roissy* en France, qui a appartenu au fameux *Law*. Le *Trou-Vasson* est à Romainville; c'est un gouffre fait en forme de cône renversé, où les eaux se précipitent & se perdent. *Sarris*, dont la terre est régie suivant la coutume du Bailliage de Meaux. *Sceaux*, renommé par sa belle Manufacture de porcelaine, & par son superbe Château, où les peintures sont de *le Brun*, & les jardins de *le Nostre*. *Senlices*, *Saint-Sulpice de Favières*, *Torcy*, où se tiennent trois Foires par an; la Chapelle de *Thorigny*, où le peuple va en pélerinage pour la guérison de la fièvre; *Tremblay*, où se tiennent deux Marchés par semaine, & deux Foires par an; *Vanvres*, renommé par son beurre; *Val-Grand*, érigé en Baronnie; *Val-Petit* a titre de Marquisat; *Ville-d'Avray*, dont l'eau est très-légère & très-saine.

Ville-Juif, dans le terrein duquel on recueille un vin blanc fort estimé; *Villeneuve-le-Roi*; *Ville-Preux* a une Foire par an, & un Marché par semaine; la célèbre tour de

TOME II. Aaa

Mont-Jai, dont relèvent tant de fiefs qui appartiennent à M. le Duc de Tresmes, est dans la Paroisse de *Ville-Vaudé*; la terre de *Saint-Verain*, érigée en Marquisat, & achetée depuis deux ans, par Madame la Comtesse du Barry : il s'y tient un Marché par semaine & deux Foires par an. *Villeneuve-Saint-Georges*, dont les habitans, autrefois esclaves, furent affranchis en 1249, par *Thomas*, Abbé de Saint-Germain-des-Prés.

Marly, où se voit l'admirable machine, ouvrage du Chevalier *de Ville*.

Bicêtre & la *Salpétrière*, Maisons de force, dans lesquelles on renferme des libertins & des fous. *Clichy-la-Garenne*, où le Roi *Jean* avoit un Palais, dans lequel il institua l'Ordre de l'Etoile. Il y a une pépinière royale. En 628, on y tint les Etats de Neustrie & de Bourgogne. Deux ans auparavant, on y avoit célébré solemnellement les noces du Roi *Dagobert*. Le Château de *Beauté* sur Marne, où Charles V mourut, & que Charles VII donna à la belle Agnès. Voy. BEAUTÉ. *Tom. I*, *pag. 553*.

Gentilly étoit considérable sous nos Rois de la première & de la seconde race ; il a été abandonné sous ceux de la troisième. Henri IV, écrivant au Roi d'Espagne, signa ainsi : *Henri, par la grace de Dieu, Roi de Gentilly*.

On trouve de belles maisons de campagne aux environs d'*Auteuil*, de *Bagnolet*, d'*Asnières*, de *Fontenay-aux-Roses*, de *Limay*, de *Chatenay-les-Bagneux*, de *Surène*, &c. &c.

ELECTION *de Paris*. (Tribunal de l') Cette Jurisdiction tient son siège en la Cour du Palais. Ses Officiers sont, un Président, un Lieutenant, un Assesseur, vingt Conseillers élus, un Avocat & un Procureur du Roi, un Substitut, un Greffier, un premier Huissier, trois Huissiers-Audienciers, huit Huissiers des tailles, huit Procureurs, deux Receveurs & deux Contrôleurs des tailles.

MM. de l'Election donnent audience depuis 9 heures jusqu'à midi : savoir, les mercredis & samedis, pour les tailles ; les lundis & jeudis, pour les fermes : les mardis & vendredis on y travaille de rapport.

Cette Jurisdiction a ses Féries & ses vacations particulières, notamment à l'ouverture de la moisson & pendant sa durée, de même pour les vendanges.

ELISÉES. (*les Champs*) C'étoit anciennement une plaine

qu'on voyoit à main droite du Cours-la-Reine, dans laquelle on passoit de ce Cours par un petit pont de pierre. En 1670, elle fut plantée d'ormes qui formoient quantité de belles allées jusqu'au Roule, & aboutissoient en forme d'étoile à une hauteur, d'où l'on découvroit une partie de la Ville & de la campagne des environs; ce qu'on nomma les Champs-Elifées. La grande allée étoit plus spacieuse que les autres, & aboutissoit d'un côté à la grande esplanade, qui fait face au Pont-tournant des Tuileries, dont on a fait depuis la place de Louis XV, & de l'autre à l'Etoile. Elle étoit traversée par une arche ou espèce de pont bâti en 1717, & qu'on nomma le *pont d'Antin*, parce qu'il fut construit par ordre du Seigneur qui portoit ce nom ; depuis il a servi à la conduite du grand égout, qui règne depuis les fossés de la porte Saint-Antoine, jusqu'au bas du village de Chaillot, où les immondices tombent dans la rivière de Seine.

En 1764, M. le Marquis *de Marigny*, Directeur des bâtimens, a fait arracher tous les arbres plantés en 1670, & afin de rendre le point de vue plus étendu, depuis le Château des Tuileries jusqu'au bois de Boulogne & plus loin encore, il a fait couper la hauteur qui étoit près de la partie qu'on appelle l'*Etoile*, & a fait exhausser les parties plus basses, afin de rendre la route plus douce & plus uniforme qu'elle n'étoit ; & dès l'année 1765, il a commencé à faire replanter d'arbres toute cette partie des Champs-Elifées, & ces arbres aujourd'hui font le plus bel effet du monde. Il a été obligé d'exhausser à l'endroit où étoit la grille ; en sorte que cette grille est reposée aujourd'hui sur une espèce d'aquéduc de pierre à six pieds plus haut qu'elle n'étoit auparavant.

ELOI. *Voy.* CHAPELLE *de Saint*. PRISONS.

EMAILLEURS. Ce sont ceux qui ont l'art de couvrir d'une matière vitrifiée, une autre matière qui ne l'est pas.

Les Emailleurs font un Corps qui doit sa création à Charles IX, par un Edit du 6 juillet 1556, renouvellé en 1571, confirmé sous Henri III, Henri IV, & registré au Châtelet en 1600.

Enfin, sur les Requêtes respectives des Maîtres de cette Communauté & des Maîtres Verriers-Fayenciers, Louis XIV les réunit par un Arrêt du Conseil en 1706, pour ne faire à l'avenir qu'un seul & même Corps, sans toutefois

A a a ij

déroger à leurs statuts, ni qualité particulière. *Voy.* FAYEN-CIERS.

EMBALLEURS. Ce sont ceux qui, après que les marchandises ont été rangées dans des balles ou caisses, les couvrent d'une toile, & y écrivent les numéros & adresses de ceux à qui cesdites marchandises sont envoyées.

Leur création est du règne de Louis XIV, & leur Office coûte 3 à 4000 liv.

Ils sont érigés en cette Capitale, en titre d'Office, payent la paulette au Roi, ont des droits réglés par un tarif, & font bourse commune; ils forment Corps de Communauté, & ont leur Bureau rue du Bouloy. Patron, S. Nicolas.

EMERAINVILLE. Village à quatre lieues ou un peu plus de Paris, vers l'orient, entre Combeaux & Beaubourg petites Paroisses; ou entre la Queue & Torcy. C'est un pays plat couvert de bois & de bocages. Cette Paroisse est composée d'environ 25 feux, dont 6 ou 7 sont proche de l'Eglise, & le reste à Malnoue.

L'Eglise n'est qu'une petite Chapelle du titre de S. Eloi. La Cure est à la nomination de l'Abbesse de Malnoue. Le Curé est gros Décimateur. Jacques-Auguste de Thou, Président à Mortier, si illustre par ses ouvrages, étoit Seigneur de cette terre, lors de son décès arrivé en 1617. En 1700, elle appartenoit à Madame *de Méruvillette*.

ENCEINTE *de Paris*. Voici ce qu'on lit dans le Mercure de France, *Ann.* 1760, *fév. pag.* 119.

» Toutes les Descriptions de Paris disent bien où passoient
» les différentes enceintes de cette Ville. Celle de *Philippe-*
» *Auguste* étant la plus célèbre, on en indique quelques
» restes; & cela se borne à ce qui se trouve le long de la rue
» des fossés Saint-Victor, dans le Couvent des Jacobins, &
» dans celui des Cordeliers. Les deux premiers sont bien
» vrais; mais le dernier, tel qu'on l'indique, en disant que
» c'est le mur qui termine leur jardin, du côté de la rue des
» fossés de M. le Prince, me paroît douteux; & je crois que je
» le prouverai ci-après.

» Passant un jour par le jeu de Boules, * qui donne dans

---

* Nous avons dit, (pag. 597) à l'article COUR DU COMMERCE, sur

» la rue de la Comédie & dans celle de Saint-André-des-
» Arcs (aujourd'hui la Cour du Commerce); je vis une
» tour, ou plutôt une demi-tour, collée contre un long
» mur. L'un & l'autre me paroissant très-vieux, & me rap-
» pellant que l'enceinte avoit passé par là, tant par ce que j'en
» avois lu, que par les inscriptions de la rue Saint-André &
» de la rue des Cordeliers, je pensai que cela pouvoit bien
» être des restes de l'enceinte de *Philippe-Auguste* ; & cela
» me porta à voir si je n'en trouverois pas d'autres dans le
» quartier, qui en marquassent exactement la suite. Voici la
» route que vous devez tenir.

» Etant dans la rue des Cordeliers, on voit, tout près de
» l'égout, une inscription en marbre, qui dit que la porte
» étoit là, & le marbre est sur la coupure même du mur,
» dont on voit encore un reste dans l'allée à côté. Il y a de
» l'autre côté de la rue, presque vis-à-vis cette inscription,
» une porte cochere : entrez-y, vous verrez au fonds de la
» cour, dans le coin à droite, le haut d'une tour. Vous ver-
» rez, au milieu du fonds de cette cour, une porte-chartière :
» poussez-la (pourvu que ce soit un jour de travail), vous
» vous trouverez dans le chantier d'un Charron ; & dans le
» coin à droite, vous verrez le bas de la même tour, dont
» vous venez de voir le haut. Elle & le mur, qui est le long
» du chantier, sont de l'enceinte. Etant arrivé au bout de ce
» chantier, ouvrez deux portes, l'une après l'autre, & vous
» vous trouverez dans le jeu de Boule, dont j'ai parlé, tout
» le long duquel règne encore le même mur ; & vous ver-
» rez une tour, vers le milieu, qui sépare le jeu de Boule
» en deux. Si vous continuez votre chemin, vous passerez
» dans une allée, qui vous mettra dans la rue Saint-An-
» dré. (Toute cette disposition a été changée en 1776.) En
» chemin faisant, vous remarquerez des *regards*, ou grilles
» de puisard, sous vos pieds, qui donnent dans un
» égout, qu'on a construit dans le fossé même de la Ville ;
» qui, prenant l'eau de la rue des Cordeliers, va prendre
» celle de la rue Saint-André, & passant ensuite sous les
» maisons de la rue Contrescarpe, traverse le dessous de
» la rue Dauphine, passe sous les cours des maisons de la rue
» Mazarine, prend les eaux de la rue Guénégaud ; & conti-

---

l'emplacement de plusieurs jeux de Paume ; cette faute nous est échapée,
par distraction ; il faut lire Boules, au lieu de Paume.

» nuant en droite ligne, passe sous les cours du Collège des
» Quatre-Nations, & finit dans la rivière.

» Le local, par lequel vous passerez pour aller de la rue
» des Cordeliers à la rue Saint-André, vous fera conclure
» que la maison par laquelle vous êtes entré par la rue des
» Cordeliers, sa cour, le chantier du Charron, le jeu de
» Boule & la maison du Marchand de vin, par laquelle vous
» arrivez à la rue Saint-André, & celle à côté, occupent la
» place du fossé de la Ville, & marquent sa largeur, ou à
» peu-près: ce qu'il faut remarquer pour ce que j'ai à dire
» sur le jardin des Cordeliers. Il étoit tout naturel de se servir
» de la fouille du fossé, qui se trouvoit toute faite pour
» construire l'égout. J'ajouterai même que c'est le fossé qui
» a occasionné l'égout, dont on auroit pu se passer, si on avoit
» voulu, & on auroit beaucoup mieux fait.

» Ces remarques m'engagèrent à voir si je ne trouverois
» pas d'autres restes de cette enceinte, le long de la rue Maza-
» rine. J'entrai dans le fonds des cours, que je voyois profon-
» des: je trouvai le même mur presque par-tout, & une
» tour dans le fonds de l'écurie du deuxième Loueur de car-
» rosse, à l'*image S. Louis*. Le mur ne continue plus jusqu'à
» la rue Guénégaud, où l'on en voit les arrachemens à côté
» de l'égout. En entrant chez le Sellier-carrossier, qui est au-
» près de cet égout, vous verrez encore une autre tour de la
» même enceinte, dans le coin de son hangar. L'on voit ici,
» comme dans le jeu de Boule, la séparation des maisons bâties
» les unes dans la Ville & les autres dehors.

» Si vous entrez dans la maison de la rue Guénégaud, qui
» est de l'autre côté & dans l'alignement, vous verrez que
» le Collège des Quatre-Nations est hors de l'enceinte, ex-
» cepté le pavillon de la Bibliothèque; que la même enceinte
» le sépare exactement du jardin & d'une portion de l'hôtel
» de Conti, (aujourd'hui l'hôtel des Monnoies) & des mai-
» sons qui sont sur la place; & qu'ainsi la porte de Néelle
» n'étoit pas où est la première cour du Collège, comme il
» est dit dans quelques Descripteurs de Paris; mais dans le
» mur mitoyen, avec les maisons qui sont sur la place. Vous
» verrez de même que le marbre qui est dans la rue Saint-
» André, pour marquer où étoit le mur, est mal placé: il
» marque le milieu du fossé, & non la place où étoit le mur.
» Cette inscription devroit être entre la maison du Marchand
» de vin & celle de l'Epicier.

» Je viens aux Cordeliers; & je dis, que le mur qui sépare
» leur jardin des maisons de la rue des fossés de M. le Prince,

» n'est pas celui de l'enceinte, comme on le dit ; mais un mur
» fait de l'autre côté du fossé, ou à la rue Contrescarpe. Ce
» qui me le fait croire, c'est une tour qu'on voit dans un
» petit jardin, qui est celui de l'Apothicaire du Couvent, qui
» a tout l'air d'une tour de la même enceinte dont il est ques-
» tion. En effet, entrez dans l'Apothicairerie & dans le petit
» jardin ; vous verrez que cette tour est très-ancienne ; vous
» verrez, sur le côté, la marque ou coupure d'un mur fort
» épais qu'on a coupé, qui se continuoit de côté & d'autre. La
» distance qu'il y a de cette tour au mur qui termine le jardin,
» qui est la même, ou à peu près, que la largeur du jeu de
» Boule, dont on a parlé ci-devant, fait penser que la tour
» étoit de l'enceinte, & la muraille le bord du fossé. Aussi,
» voit-on qu'aucun de leurs vieux bâtimens ne va, à ce
» qu'on dit, être de l'enceinte. On la prend donc mal : car
» il est dit, dans toutes les Annales de Paris, que leur Couvent
» tenoit aux murs de la Ville. L'Apothicairerie est un de leurs
» plus vieux bâtimens ; & cette tour en fait partie : donc,
» &c. l'enceinte étant devenue inutile par la quantité de mai-
» sons qui étoient dehors, on leur aura donné le fossé, &
» permis d'abattre le mur. La jonction de leur bâtiment
» neuf, avec le vieux (qui est ce qui compose leur Chapi-
» tre & ce qui est derrière) est une forte conjecture de ce que
» j'avance.

» Il est bien dit par-tout que les limites de Paris passoient
» par-là, ou à peu près : mais un peu plus de précision ne
» gâteroit rien ; & l'indication de ces restes pourroit faire
» plaisir à bien des Lecteurs.

» Tout le monde a vu ce qu'on a découvert de cette encein-
» te, dans le jardin de l'hôtel de Soissons ; mais tout le monde
» ne connoît pas une tour qui reste encore en entier dans
» l'hôtel de Grammont, entre le vieux Louvre & les Pères
» de l'Oratoire ; & encore une autre, rue Mauconseil. On
» voit encore une belle tour dans le même quarré ; mais elle
» appartenoit à l'hôtel de Bourgogne & non à l'enceinte de la
» Ville. Les armoiries & autres sculptures qu'on voit dans
» l'intérieur de cette tour, & la propreté avec laquelle elle
» a été bâtie, le font voir. Elle mérite d'être vue par les Cu-
» rieux en ce genre. On y entre par la rue du petit Lion.

ENCLOS. *Voy.* COURS.

ENFANT-JESUS. *Voy.* HÔPITAUX.

ENFANS *de Langues.* Jeunes-gens entretenus par le Roi, ci-devant au Collège des Jésuites, pour y être instruits dans les Langues orientales; & aujourd'hui dans le Collège de Louis-le-Grand, chef-lieu de l'Université de Paris. Voici ce que l'on trouve à ce sujet à la fin du second volume de l'Histoire de Paris.

» Par Arrêt du Conseil, du 18 novembre 1669, *disent les*
» *Historiens de Paris*, il avoit été ordonné que pendant trois
» ans on enverroit, chaque année, six jeunes garçons nés
» François, aux Capucins de Constantinople & de Smyrne,
» pour y être instruits dans la connoissance des Langues orien-
» tales, & se rendre capables de servir de Drogmans aux
» Consuls de la Nation Françoise dans les Echelles du Levant.
» Un autre Arrêt du 31 octobre 1670, avoit réglé qu'il ne
» seroit plus envoyé que six jeunes garçons de trois ans en
» trois ans; & par autre Arrêt du 17 juin 1718, le nombre
» de ces Enfans de Langues envoyés aux Capucins de Cons-
» tantinople, avoit été fixé à douze, & la pension de chacun
» réglée à 350 liv. outre 120 liv. pour son habillement, une
» fois seulement. Le Roi fut informé que quelques-uns de
» de ces Enfans envoyés à Constantinople, manquoient des
» dispositions naturelles pour apprendre les Langues orien-
» tales, & qu'après une longue & inutile instruction, l'on
» étoit obligé de les renvoyer en France. On n'étoit pas plus
» content de douze jeunes Orientaux qu'on avoit fait élever
» aux Jésuites de la rue Saint-Jacques, depuis l'an 1700. On
» crut que les libéralités du Roi seroient mieux employées
» à faire instruire dans le même Collège des Jésuites, dans la
» Langue Turque & Arabe, dix Enfans François. C'est
» pourquoi, par Arrêt du Conseil du 20 juillet 1721, il fut
» ordonné qu'on éleveroit à Paris, au Collège des Jésuites,
» dix Enfans François, de l'âge de huit ans, ou environ,
» choisis alternativement dans les familles du Royaume, &
» dans celles des Drogmans & Négocians François établis
» dans les Echelles du Levant, auxquels deux Maîtres des
» Langues Arabe & Turque iroient tous les jours donner
» des leçons, & qu'ils seroient ensuite envoyés au Collège
» des Capucins de Constantinople, pour s'y perfectionner
» dans les Langues Orientales. Défendu de plus recevoir au
» même College d'Enfans orientaux, & permis néanmoins
» à ceux qui y étoient actuellement, d'y achever leurs études,
» pour être, après cela, renvoyés dans leurs pays.

ENFANS-ROUGES. *Voy.* HÔPITAUX.

ENFANS-TROUVÉS. *Voy.* HÔPITAUX.

ENLUMINEURS. Ce font ceux qui favent l'Art d'enluminer ; ceux qui couchent des couleurs claires ou épaisses fur des estampes, ou autres ouvrages qu'on peut enluminer, & qui enfuite liffent avec la dent de loup, l'or & l'argent des estampes enluminées. L'Enlumineur peut graver, ou faire graver toutes fortes de tailles-douces. Il peut imprimer & faire imprimer toutes fortes de planches, & vendre des estampes de toutes manières, enluminées ou non. Les Enlumineurs ne font pas érigés en Corps de Métier. *Voy.* IMAGERS.

ENSEIGNES. Par Ordonnance de Police, du 17 feptembre 1761, concernant les enfeignes & étalages des Marchands & Artifans, & autres Particuliers de la Ville & Fauxbourgs de Paris, il a été ordonné que dans un mois, pour toute préfixion & délai, à compter du jour de la publication de la préfente Ordonnance, tous Marchands & Artifans, de quelque état & condition qu'ils foient, & généralement toutes perfonnes qui fe fervent d'enfeignes, pour l'exercice & l'indication de leur commerce dans la Ville & Fauxbourgs de Paris, feront tenus de faire appliquer lefdites enfeignes en forme de tableau contre le mur des boutiques ou maifons, par eux occupées, lefquelles enfeignes ne pourront avoir plus de quatre pouces de faillie d'épaiffeur du nud du mur, en y comprenant les bordures ou tels autres ornemens que le Propriétaire jugera à propos d'y ajouter, tant pour la décoration de fadite enfeigne, ou de fa profeffion. Ordonne pareillement que tous les étalages fervant à indiquer tel commerce ou telle profeffion, & qui feront pofés au-deffus des auvents, ou au-deffus du rez-de-chauffée des maifons qui n'auront point d'auvents, feront également fupprimés & réduits à une avance de quatre pouces du nud du mur; comme auffi que tous maffifs & toutes figures en relief fervant d'enfeignes, feront fupprimées, fauf aux Particuliers, Marchands ou Artifans qui les auront, à réduire lefdites figures & maffifs à un tableau qu'ils feront de même appliquer aux façades des boutiques & maifons par eux occupées; à la charge, par lefdits Particuliers, Marchands ou Artifans, d'obferver la forme & la réduction ci-deffus prefcrites pour les autres enseignes ou tableaux; ordonnant en outre, que lesdits tableaux servant d'enseignes, ainsi que les massifs, étalages & figures en relief, dont la suppression a été ordonnée pour être réduite en tableaux, seront attachés avec crampons de fer, haut & bas, scellés en plâtre dans le mur, & recouvrant les bords du tableau, ou des susdits étalages, & non simplement accrochés ou suspendus; que tous Particuliers seront tenus dans ledit tems prescrit, d'ôter & d'enlever en totalité les potences de fer qui servoient à suspendre leurs enseignes, ou à soutenir leur massifs & figures en relief, & que la présente Ordonnance aura lieu pour toutes enseignes qui se trouvent suspendues dans tous les endroits qui servent de voie ou de passage public, comme le long des piliers des halles & marchés, quai de Gêvres & Charniers des Innocens, lesquels endroits seront tenus de se conformer aux dispositions d'icelle, à peine d'amende, si le cas y échet, &c. Fait & donné par M. *Antoine-Raymond-Jean-Gualbert-Gabriel de Sartine*, Chevalier, &c. Lieutenant-général de Police, &c.

Tous les habitans se sont conformés à cette Ordonnance; & depuis cette époque, on peut aller & venir dans la Ville, sans crainte d'être écrasé par la chûte de quelqu'une de ces enseignes, dont un grand nombre étoit d'un volume colossal.

EPERONNIERS. Ce sont les Artisans qui ont le droit de forger, construire & vendre des éperons, mors & bossettes de toutes espèces, bridons, étrilles, &c. & d'étamer & mettre en couleur d'eau leurs ouvrages.

La Communauté des Eperonniers a été divisée de celle des Selliers en 1678; cependant ces deux Communautés suivent les mêmes statuts, qui leur furent donnés en 1577, par Henri III, & confirmés par Henri IV, en 1595.

L'apprentissage est de quatre ans, & cinq ans de compagnonage. Le brevet coûte 40 liv. & la maîtrise 750, avec chef-d'œuvre. Patron, Saint Eloy. Bureau, rue Saint-Denis.

EPIERS ou EPIAIS, en Latin *Spicarium*, nom de la moyenne & basse Latinité, qui signifioit une grange dans la Loi Salique.

Ce Village est éloigné de Paris de cinq lieues, & placé à l'orient d'hiver du Bourg de Louvres. C'est un pays de labourages & sans vignes.

La bâtisse de l'Eglise paroît être du XIVe. siècle, ou d'environ l'an 1350. Elle est sous le titre de la Sainte-Vierge, & située dans une plaine comme tout le Village, ce qui la rend humide. La Cure est à la collation de l'Archevêque.

On assure que M. *Couturier*, Président aux Enquêtes, Seigneur de Mauregard, étoit Seigneur du territoire où l'Eglise d'Epiers est bâtie. Les autres Seigneurs d'Epiers sont le Chapitre de Paris, Madame *Charlet* & Madame le *Merat*. M. Couturier étant mort depuis, cette Seigneurie a passé à la veuve de M. *Desvieux*, Fermier-général, sa tante paternelle.

EPINAY-LEZ-LUZARCHES *ou* EPINAY-LE-SEC. Village situé sur une éminence, à six lieues ou environ de Paris, un peu en-deçà de Lusarches, sur la gauche. Son territoire consiste en labourages, avec beaucoup de fourneaux à plâtre. La Cure est à la présentation du Chapitre de Lusarches. Il paroît que cette Cure existoit du règne de Saint Louis, puisqu'elle se trouve dans le Pouillé de Paris rédigé un peu avant ce tems-là; & que ce lieu tire son nom, comme plusieurs autres, des buissons & broussailles qui s'y trouvent; aussi ces lieux sont-ils nommés en Latin *spinolium*, ou *spinoilum*, & quelquefois *spinetum*.

EPINAY-LEZ-SAINT-DENIS. Ce Village est situé sur le rivage droit de la Seine, à une lieu ou environ de la Ville de Saint-Denis, & à trois petites lieues de Paris, dans une plaine cultivée de différentes façons. C'est le grand passage pour Pontoise, Rouen, &c.

L'Eglise a été rebâtie entièrement à neuf par M. le Prince de Condé, & la Dédicace en fut faite le 21 avril 1743, par l'Evêque de Bethléem. On y reconnoît trois Saints Patrons, qui sont Saint Georges, Saint Médard, & Saint Silvain de Levroux en Berry. La Cure est à la pleine collation de l'Evêque.

Des trois Villages nommés Epinay, qui sont dans chacun des trois Archidiaconés de Paris, celui-ci est le plus célèbre, & connu depuis un plus grand nombre de siècles. Ce nom n'a été donné à ce lieux, que par rapport à la quantité de buissons qui en couvroient le terrein primitivement. M. *la Live de Bellegarde*, Fermier-général, en est le Seigneur.

EPINAY-SOUS-SÉNART, est à cinq lieues & demie de Paris, vers l'orient d'hiver, dans un vallon, sur le rivage gauche de la rivière d'Hières, un peu par-delà Brunoy. Il est situé entre Villeneuve-Saint-Georges & Brie-Comte-Robert, à distance égale, qui est de cinq quarts de lieue ou d'une lieue & demie. C'est un pays de labourages; les vignes sont de l'autre côté de la rivière, & sur un territoire différent. Pour le distinguer de tous les autres Villages du même nom, on joint à Epinay le nom de Quincy, ce dernier étant un Hameau considérable ou succursale du premier. On l'appelle aussi Epinay-sous-Sénart, à cause d'un territoire nommé *Sénart*, différent de la forêt qui porte le même nom, & qui pourroit bien lui avoir par la suite communiqué le sien.

L'Eglise est du titre de Sainte Geneviève. Elle est représentée au tableau du grand autel, avec S. Guillaume de Danemarck, à genoux devant elle. C'étoit une Prévôté dépendante des anciens Chanoines *Séculiers* de l'Eglise Collégiale de Sainte-Geneviève-du-Mont à Paris. Elle avoit été confiée à ce même S. Guillaume, qui étoit natif de Paris & Chanoine de Sainte-Geneviève, & que l'on n'appella Guillaume de Danemarck, que parce qu'il mourut dans ce Royaume, où il demeura long-tems. La Cure & le Prieuré appartiennent à l'Abbaye de Sainte-Geneviève; les Religieux en sont non-seulement les Patrons, mais aussi les gros-Décimateurs.

Quincy étoit compris dans la Seigneurie d'Epinay, & son territoire fait partie de cette dernière Paroisse. Il en est éloigné d'une demi-lieue par rapport à Paris, mais toujours entre le rivage gauche de l'Hières & la Forêt de Sénart. *Voy.* QUINCY.

EPINAY-SUR-ORGE. Village à quatre lieues & demie ou environ de Paris, sur le rivage gauche de la rivière d'Orge, qui vient de Châtres, & sur le rivage droit de celle d'Ivette, qui vient de Longjumeau; ce qui fait qu'il est presque tout entouré de vallons formés par la jonction de ces deux petites rivières, & que les côteaux qui se sont trouvés dans une exposition favorable, ont été plantés en vignes, malgré les rochers qu'on a rompus le plus qu'on a pu. La partie supérieure du Hameau de Villiers est de la Paroisse d'Epinay, & le reste est de Longpont.

L'Eglise est sous l'invocation de Saint Lou ou Loup, Evêque de Sens, dont elle conserve un doigt dans un reliquaire moderne.

La Cure est à la pleine collation Episcopale.

EPINGLIERS. Artisans qui ont le droit de faire & vendre

toutes sortes d'aiguilles, épingles, clous d'épingles, &c. Cette Communauté se gouverne par d'anciens Statuts, qui furent renouvellés par Henri IV en 1602.

En 1695, on a réuni à cette Communauté, celle des Aiguilliers, revêtue des Lettres-patentes de Louis XIV.

L'apprentissage est de quatre ans & autant de compagnonage. Le brevet coûte 30 liv. la maîtrise, 6 à 700 liv. avec chef-d'œuvre, qui est communément un millier d'épingles présenté aux Maîtres pour en dire leur avis. Patron, la Nativité de la Sainte Vierge. Bureau, rue Saint-Germain-l'Auxerrois. *Voy.* AIGUILLIER-EPINGLIER-CHAINETIER.

ERAGNY. Village situé à un quart de lieue de Saint-Oüen, dans un vallon presque sur le bord de l'Oise, & à environ une demi-lieue de Pontoise, vers le midi.

L'Eglise est sous le titre de Saint-Germain de Paris.

Le terroir ne paroît pas être d'une grande fécondité. Il y a des vignes dans le territoire sablonneux & des bosquets de bois de bouleau, du bled sarrasin, du tremble & des osiers; à l'approche d'Erblai, ces marques de terrain ingrat disparoissent.

Eragny & Neuville sont de l'Election de Paris, mais du Bailliage & de la Coutume de Senlis. La terre d'Eragny relève de Conflans Sainte-Honorine. Les Seigneurs sont tous de la famille d'*Alesso*. Le premier *Jean d'Alesso* étoit arrière-petit-fils d'une sœur de S. François de Paule. Le nom de *François* a été plus usité parmi ces Seigneurs.

ERBLAI ou ARBLAI, & *plus nouvellement* HERBLAY.

Ce Village est situé sur la Seine, dans une plaine, au bord d'un vignoble, à cinq lieues de Paris, ce qui rend cette situation fort agréable. Autrefois, toutes les maisons étoient autour & aux environs de l'Eglise & du Presbytère, au haut de la côte: mais depuis l'an 1450, ou environ, la plûpart des Paroissiens s'en sont éloignés, & ont cherché une situation plus propre à avoir un puits chez eux; de sorte qu'on voit seulement une trentaine de maisons au Val d'Erblai, proche la rivière; quelques autres au lieu appellé le Puits-l'Evêque, à trente pas de l'Eglise, & à deux ou trois assez près du Presbytère. L'amas le plus considérable de maisons qui s'étoit fait dans le bas, avoit été fermé de murs, sur la fin de l'avant-dernier siècle, comme on voit par des restes de portes & de tourelles: c'est cette clôture qui fit donner à certains quartiers qui n'y étoient pas compris, les noms de fauxbourg du Puits-l'Evêque, &c.

L'Eglife eft fituée fur une petite éminence, vers le fud-eft, par rapport au Village : elle eft fous l'invocation de S. Martin. Il y a pour la fonnerie qui eft confidérable, un gros clocher quarré bâti environ fur le milieu de cette Eglife, lequel paroît être du XII. fiècle. On remarque au faîte de la flèche, entre le coq & la girouette, un croiffant de plomb, qui étoit ci-devant accompagné d'une vignette de petits croiffans de même métal. L'ancien chœur étoit fous ce clocher, entre les quatre piliers qui le fupportent; & tout de fuite étoit un petit fanctuaire voûté en forme de calotte, à la manière des Anciens, du XI. & du XIII. fiècle. La nef contient auffi quelques indices de conftruction du XII. fiècle. Les chapitaux des piliers font tous compofés de pièces de la fantaifie des Sculpteurs. Au-deffus de chacune des fix arcades de chaque côté, font figurés des cadres de fix pieds de haut, dans lefquels font peints à frefque des Rois, Reines, Prêtres & Prophètes de l'Ancien Teftament, avec quelques Apôtres & Evêques. Il femble même qu'on y voie la Reine de Saba, ou Reine Pédauque. On pourroit croire qu'on les peignit là, dans l'impoffibilité de placer leurs ftatues au portail, fuivant le plus ancien ufage.

Anciennement, le côté gauche de cette nef n'étoit pas plus grand que l'eft le côté droit d'aujourd'hui. Elle fut élargie en cet endroit l'an 1701, fous la direction du Frère *Romain*, Jacobin, célèbre Architecte.

Le chœur & fes collatéraux forment un édifice qui fut commencé vers l'an 1500 & fini en 1535, aux dépens des habitans qui payoient deux fols pour la journée de chaque Ouvrier. L'Evêque de Valence, *Antoine de Vefe*, qui avoit pofé une première pierre en 1534, confacra cette nouvelle Eglife deux ou trois ans après. On peut dire que l'architecture a fon mérite. On n'épargna pas même les décorations extérieures qui confiftent en des galeries autour de la couverture avec des baluftrades ou appuis, felon le goût de ces tems-là. Le portail eft d'une conftruction du même tems que la nef, & travaillé avec les ornemens de fculpture qu'on apperçoit dans le frontifpice des Eglifes bâties avec foin au XIIIe. ou XIVe. fiècle. Mais ce qui n'eft pas commun, & qui doit être obfervé, eft la manière dont la porte eft garnie de fers-à-cheval : cela fuppofe une dévotion particulière pour ce lieu de la part de ceux qui voyageoient à cheval, afin d'obtenir, par l'intercession de Saint Martin, d'être préservés d'accidens; ou bien cela doit être pris pour une espèce de marque de reconnoissance de la part de ces personnes au retour de leur voyage.

Au fonds de l'ancien bas-côté septentrional fut construit au XIVe. siècle, un autel de Notre-Dame, avec un bénéfice fondé par Guillaume Barois ou de Barois, pour deux Messes par semaine : ce Fondateur ordonna pareillement la sonnerie du couvre-feu, qu'on appelloit le pardon du soir; il fut enterré devant cet autel, l'an 1333. Dans l'ancienne aîle, du côté méridional, étoit l'autel de Sainte-Catherine, devant lequel *Etienne de Barois*, son fils, fut enterré, le 30 octobre 1351. Il est le Fondateur de cet autel. De ces deux bénéfices fondés par le père & le fils, Pierre d'Orgemont, Evêque de Paris, décédé en 1409, n'en fit qu'un seul, en l'absence des sieurs de Beauvais, héritiers de la famille de Barois, dans le tems qu'ils étoient à la guerre pour le Roi. L'Archevêque de Paris en a la collation de plein droit, par Sentence des Requêtes du Palais. Le Fondateur avoit donné pour la fondation, une portion de bois enclavés dans la forêt de Saint-Germain-en-Laye, & dans celle de Saint-James, près de Marly, qui sont encore appellés aujourd'hui coupes d'Herblay, de Sainte-Catherine d'Herblay & de Poissy; ce qui auroit pu produire au Titulaire une somme considérable. Ces bois furent réunis au Domaine, sous le règne d'Henri IV, & on donna au Chapelain, en dédommagement, les profits du marché de Montlhery, qui, tous frais faits, produisent, à ce qu'on dit, au moins 4500 liv.

La Cure d'Erblai est à la nomination pure & simple de l'Evêque de Paris. Les Décimateurs sur cette Paroisse sont l'Abbé de Saint-Denis & le Chapitre de Notre-Dame de Paris.

On dit qu'il y a eu en ce lieu un Hôpital situé proche le vivier. C'est apparemment le même dont il ne reste plus qu'un mur & une petite fenêtre de la Chapelle. Il étoit pour les troupes, sur-tout pour celles qui campoient au camp de Saint-Sébastien, entre la forêt de Saint-Germain-en-Laye & la rivière de Seine.

L'Eglise ou Fabrique jouit d'un modique revenu. Elle avoit le produit des prés dits Communaux; mais depuis 1682, ils sont possédés par les habitans, qui, en conséquence, sont tenus de faire les réparations de l'Eglise & du Presbytère, & autres, & même en partie celles du clocher, en vertu d'un

Arrêt du grand Conseil, obtenu contre eux par l'Abbaye de Saint Denis.

Le territoire est vaste : il s'étend du côté du couchant, à gauche, jusqu'à un quart de lieue de Conflans-Sainte-Honorine, & d'un autre côté, jusqu'à un demi-quart de lieue de Saint-Oüen-l'Aumône. Il s'y trouve beaucoup de terres sablonneuses hors d'état de rien produire, & fort peu de terres à froment. Le vin dans les bonnes années gardé en vieux, peut passer pour du vin de Bourgogne. Le meilleur de Conflans, dont les habitans possédent une partie du canton de vignes appellé Gaillon audit territoire, est vin d'Erblai. Une preuve que les habitans de ce Village ont été curieux de passer pour vignerons, est un écusson qui se voit dans l'Eglise du lieu, sur une pierre qui supportoit apparemment autrefois une statue de Saint-Vincent, lequel y est encore spécialement honoré. Cet écusson est chargé en chef d'un raisin de sable à deux feuilles de sinople, & a en pointe deux serpettes de sable posées en pal.

On tire d'Erblai beaucoup de plâtre, qu'on voiture par eau à Compiegne, à Rouen & ailleurs. Il y a aussi une carrière de belle pierre le long des prés assez près du bord de la Seine. C'est d'elle qu'on a tiré la pierre pour bâtir en 1739 à Paris, la fontaine de la rue de Grenelle au fauxbourg Saint-Germain, & le portail de l'Eglise de Saint-Louis de Versailles, commencé en 1743. Quoique *pierre d'Erblai*, on l'appelle *pierre de Conflans*, parce que le sieur *Nicolas le Noir*, Lorrain, Architecte, qui l'a fait tirer, demeuroit à Conflans.

Il y a à Erblai trois Seigneurs, tous hauts, moyens & bas Justiciers, chacun dans son canton. Le Chapitre de Paris est seul Seigneur de l'Eglise. A lui seul appartiennent tous les droits honorifiques, comme prieres nominales au prône, &c. Ses Officiers seuls président, quand ils se présentent, aux assemblées de Communauté, qui se tiennent sous le porche de l'Eglise, même au ban des vendanges. Le Chapitre a le tiers des grains sur le territoire d'Erblai, & dîme en total sur son fief, qui n'est pas fort étendu.

Il est fait mention dans Doublet de deux Arrêts du Parlement ; l'un de 1346, l'autre de 1372, qui reconnoissent la Justice de l'Abbaye de Saint-Denis dans Erblai ou Arblay : il y est ainsi écrit diversement. Aussi, dans le procès-verbal de la Coutume de Paris, de l'an 1580, les Religieux de Saint-Denis sont-ils qualifiés Seigneurs d'Erblai, & l'Arrêt du Grand-Conseil,

Grand-Conseil, du 31 décembre 1677, reconnoît qu'ils y ont une Seigneurie. Ce Monastère dîme à Erblai pour les deux tiers. Il a aussi toute la paille. Il est obligé de donner tous les ans à la Fabrique du lieu, 200 bottes de paille du poids de 22 liv. & demie chacune. Cette paille servoit autrefois aux habitans pour les éclairer, allant & revenant de la Messe de minuit.

Le plus ancien Seigneur Laïque d'Erblai, & dont on ne peut point douter, est Christophe *de Chumont* ou *de Rhumont*, Maître des Requêtes, qui vivoit en 1498. Depuis lui, cette seigneurie passa dans la famille des *Allegrins* de Paris; ensuite à *Charles le Prevost*, Conseiller au Parlement de Paris, qui obtint du Roi Henri III, la permission d'entourer de murs le bourg d'Erblai, & qui vivoit en 1624; & enfin aux MM. *Boissoret*, entre la seigneurie desquels & les Religieux de Saint-Denis il fut fait un bornage, qui fut homologué le 4 septembre 1693.

ERMENOUVILLE, *aujourd'hui* ERNOUVILLE, *ou* ARNOUVILLE.

Village situé à trois lieues & demie de Paris, vers le nord. Saint-Denis est le Titulaire de cette Paroisse. La Cure est à la présentation du Prieur de Saint-Martin.

M. *Machault*, Garde-des-Sceaux de France, & Contrôleur-Général des Finances, a fait dans cette terre tant d'embellissemens, que la face de ce lieu est changée entièrement; comme on peut le voir dans la nouvelle Carte des environs de Paris, par M. *le Rouge*. *Voy.* ARNOUVILLE.

ERMON *ou* ORMON. Paroisse située dans la vallée de Montmorency, à quatre lieues de Paris, & à une seulement de Montmorenci, vers le couchant, aussi-bien que la Paroisse de Cernay qui en dépend. Ces deux lieux renferment quelque peu de vignes.

L'Eglise reconnoît deux Patrons: S. Etienne, premier Martyr, & S. Flaive. Il y a sur la Paroisse de Sannoy, à demi-lieue de-là, une fontaine qui porte le nom de ce dernier Patron. La Cure est à la pleine collation de l'Archevêque. M. *Melchior Blair*, Fermier-Général, y a fait bâtir un beau Château.

ESANVILLE. Village situé sur une petite éminence qui est fort dominée par les montagnes d'Ecouen & autres; on n'y voit point de vignes, tout y est cultivé en grain ou autre-

Tome II. B b b

ment. Delà à Villiers-le-Sec, est une plaine d'une grande lieue, presque entièrement en bleds. Ce lieu est à une demi-lieue d'Ecouen, & placé un peu plus haut sur le ruisseau de Rône.

L'Eglise est sous le titre de l'Assomption de la Sainte Vierge. Il y a un Chapelain titré, qui a le chœur à lui, mais qui ne peut pas exercer les fonctions curiales. La desserte de la Succursale se fait dans la nef par un Prêtre, que le Curé d'Ecouen y commet pour prêcher & administrer les Sacremens.

ESCALIERS *curieux*. *Voy*. BERNARDINS, *Tom. I*, *pag. 588*. CHAMBOR, *pag. 165*. HALLE NOUVELLE.

ESCHARCON. Village situé à huit lieues de Paris, à deux ou environ de Corbeil, au soleil couchant d'hiver de cette dernière Ville, sur un côteau qui est au rivage gauche de la rivière d'Etampes. La vue de cette pente est fort variée en bocages & en vignes. Les terres sont dans la plaine au-dessus.

L'Eglise paroissiale est sous le titre de Saint-Martin. Elle est d'une assez juste longueur. Le chœur est accompagné d'une aile vers le septentrion, & d'une tour terminée par un pavillon couvert d'ardoise, au bas de laquelle, par le dedans de l'Eglise, sont des restes de sculpture du XIIIe. siècle. Proche de-là est la Chapelle seigneuriale, où est enterré M. *Bouguier*, Conseiller au Parlement, ancien Seigneur, avec une épitaphe qui finit par trois distiques.

La Cure est à la pleine collation de l'Archevêque.

Cette terre est l'une de celles qui composent le Duché de Villeroy; elle est même avec Menecy la plus voisine du Château, ce Village n'en étant pas éloigné d'une demi-lieue.

ESCORCHI ou **ESCORCY**. *Voy*. SAINT-VRAIN.

ESPIONS *de Police*, (les) sont de l'imagination du Père *Joseph*, Capucin, si fameux sous le ministère du Cardinal de Richelieu. Les premiers espions soudoyés par la Police, furent établis en 1629. Aujourd'hui Paris en fourmille.

En 1637, un homme qui paroissoit assez à son aise, devint amoureux & épousa une fille que la mort de ses parens & la misère avoient jettée dans le libertinage. Au bout de quelques mois, elle sut que son mari étoit espion de la Police : *Apparemment*, lui dit-elle, *que vous n'avez pris ce métier qu'après* avoir réfléchi qu'on risque sa vie à faire celui de voleur & d'assassin. Elle sortit & fut se précipiter du Pont-Royal dans la Seine, où elle se noya.

ESSONE, *Exona*, *Axona*, Bourg à sept lieues de Paris, sur la grande route de Lyon, & de l'Auvergne, à un quart de lieue de la ville de Corbeil, & à moitié chemin de Fontainebleau. Son territoire consiste en prairies, vignes & terres labourables. Il est situé dans un vallon, au milieu duquel coule une petite rivière qui a pris le même nom, à cause de la célébrité du lieu. Corbeil nouveau, contenu dans la Paroisse de Notre-Dame, est au levant de ce Bourg, à l'embouchure de la petite rivière dans la Seine. Le principal revenu de la Paroisse est en vignes.

L'Eglise est sous le titre de Saint Etienne. La nomination appartient au Prieur de Gournay.

Il ne reste plus du Prieuré d'Essone fondé par *Suger*, Abbé de Saint-Denis, sous le titre de Notre-Dame des Victoires en 1121, que l'Eglise qui est située sur le bord du grand-chemin, au sortir d'Essone, à gauche, en allant à Fontainebleau, laquelle n'a plus que l'air d'une grande Chapelle toute nue, & peu solidement construite, où il y avoit une Chapelle du titre de la Madeleine.

De nos jours on a établi à Essone une Manufacture de fer laminé, dont on fait des lits & divers meubles.

Ce lieu subsistoit déjà du tems de *Clovis*, puisque Fortunat, contemporain de Grégoire de Tours, en fait mention dans la vie de S. Germain, Evêque de Paris. Il appartenoit au fisc ou domaine du Roi, & l'on y battoit monnoie avec cette légende, *Exona*, ou *Axsona fisci*. Un titre du Roi Pepin, daté de la quinzième année de son règne, confirme la donation que Clotaire III avoit fait d'Essone à l'Abbaye de Saint-Denis : *Villa cognomine Exona, sita super fluvium Exonæ, in Pago Parisiaco*. Voyez M. *de Valois*, dans sa Notice des Gaules ; & M. *le Blanc*, dans son Traité historique des Monnoies, *pag. 48, de l'édit. de Hollande*.

ESTAMPES. Ville considérable de France dans la Beauce, Election de la Généralité de Paris, avec Bailliage, Prévôté & deux Collégiales ; un Hôtel-Dieu & un Collège qui est entre les mains des Barnabites. Elle est sur la Juine, où l'on pêche beaucoup d'écrevisses, dans un pays assez fertile, à 12 lieues, Est de Chartres ; 13, sud de Paris. Longit. 19'. 49". Latit. 48'. 26". 6 s.

Cette Ville est un ancien Domaine de la Couronne; elle étoit connue dès le VIIe. siècle. Quelques Auteurs la trouvent dans les Itinéraires Romains, sous le nom de *Salioclita*. Elle a appartenu à Hugues Capet: en 1237, elle fut érigée en Comté; quelques années après, Philippe-le-Bel la donna à *Louis*, Comte d'Evreux, son frère; en 1450, on la réunit à la Couronne. François I la donna ensuite à *Jean de Brosse*: elle a été ensuite à *César de Vendôme*, qui la tenoit d'Henri IV. Elle a une Coutume particulière, qui fut rédigée en 1556. Le Roi Robert fonda son Chapitre dans le Xe. siècle, pour un Chantre & dix Chanoines.

On a tenu à Estampes plusieurs Conciles, tant Provinciaux que Nationaux: celui de 1130, fut convoqué à l'occasion de la division que formoit dans l'Eglise l'élection des deux Papes, *Innocent II* & *Anaclet II*. Innocent excommunia son Concurrent à Pise; il se rendit en France, & lança contre lui une nouvelle excommunication à Clermont en Auvergne. Louis VII assembla à Estampes les Prélats de son Royaume, pour prononcer sur le parti qu'il y avoit à prendre entre les deux Pontifes. *S. Bernard* entraîna les suffrages par son éloquence, en faveur d'Innocent II; mais le Roi ayant changé d'avis quelque tems après, le même *S. Bernard* lui annonça, en présence de plusieurs Evêques, la mort de son fils aîné: on veut que l'événement ait justifié la prédiction.

Le second Concile fut tenu 30 ans après, pour un sujet à peu près semblable. Les Cardinaux & le Peuple Romain avoient élu à la fois les Papes *Alexandre III* & *Victor*. L'Eglise Gallicane assemblée à Estampes se déclara pour *Alexandre*; le Roi le reconnut; & tout l'Occident, à l'exception de l'Empereur *Frédéric*, suivit son exemple.

En 1147, le Parlement fut assemblé à Estampes, pour y créer un Régent du Royaume, pendant le tems que le Roi devoit employer à la conquête de la Terre-Sainte. La Régence fut donnée à *Raoul*, Comte de Vermandois, & à l'Abbé *Suger*. Louis VII vint ensuite prendre à Saint-Denis le bourdon, la malete & l'étendard de l'oriflamme; mais le succès de sa Croisade ne répondit pas aux espérances que *S. Bernard* avoit fait naître dans l'esprit du Prince & du Peuple.

La situation de la Ville est fort agréable. Son commerce consiste en laines & en bled. On vante beaucoup le poisson de sa rivière, dont on desireroit qu'il fût possible de rétablir la navigation.

On compte dans l'Election d'Estampes, 47 Paroisses & 3854 feux. Elle produit beaucoup de bled.

Lieux remarquables de cette Election.

La terre de *Mérenville* érigée en Marquisat, a un Prieuré de l'Ordre de Saint-Benoît, qui est à la collation de l'Abbé de Bonneval. Cet Abbé nomme alternativement à la Cure avec l'Archevêque de Sens.

Estrechy, Bourg fort agréable, qui renferme dans l'enceinte de la Paroisse, un Prieuré de l'Ordre de Saint-Benoît.

Le Fief de Quincampoix est situé sur la Paroisse d'Abbeville.

Auvers, endroit assez considérable. *Voy.* AUVERS.

Boissy-le-Curé. Voy. ce mot.

La terre *de Champigny* a plusieurs fiefs, dont le principal est Ville-Martin. Il relève du Roi, à cause de la grosse tour d'Estampes, dont le Bailliage y a la haute-Justice; la moyenne & la basse appartiennent au Seigneur, avec les droits honorifiques. Le Prieuré de Notre-Dame du Cré est sur cette Paroisse.

La Commanderie de *Chauffourt*, que l'on regarde comme un membre de celle de Saint-Jean de Latran, est auprès d'Estampes, dans le Diocèse de Sens.

Maisse a une fort bonne Cure, qui est à la nomination du Prieur de Saint-Eloi de Paris. Il y a de même un Prieuré de l'Ordre de Saint-Benoît, sous le titre de Saint-Médard.

Menil-Broglie a un fort beau Château.

La terre de *Mespuis* a plusieurs Fiefs qui suivent la Coutume d'Estampes.

La Baronnie de *Bouville* & de *Farcheville* relève du Roi. *Voy.* BOUVILLE.

L'Abbaye de *Villiers* est sur la Paroisse de Cernay. Il y a des Religieuses de l'Ordre de Cîteaux.

Le principal Fief de la terre de *Valpuiseau* est *Beauvais*. Ce Fief relève du Roi; il y a haute, moyenne & basse Justice: on y suit la Coutume de Paris, & les appels ressortissent au Bailliage de la Ferté-Alais.

Il y a un Château à *Vaines*; la Cure de cet endroit est à la nomination du Chapitre de Sens.

La Paroisse de *Saclas* reconnoît pour Seigneurs les Célestins de Marcoussy.

Girouville-sous-Buno a un Château.

Le Chapitre de Sainte-Croix d'Orléans a la collation de la

Cure de la Forêt Sainte-Croix. Les Chartreux d'Orléans font Seigneurs de Boisseaux.

ESTRAPADE, (Place de l') *Quartier Saint-Benoît, rue des Fossés Saint-Jacques.*

Cette place a été ainsi nommée de la machine appellée *estrapade*, qui servoit à la punition des soldats Gardes-Françoises. De-là elle fut transférée au Marché aux chevaux. Cette Place a servi depuis à passer les soldats par les armes, & dont l'exécution s'est faite ensuite dans la place des Capucins, jusqu'à son abolition, que S. M. Louis XVI vient enfin de prononcer d'établir cette année 1776, en ordonnant qu'il seroit formé une chaîne, où les Déserteurs seroient attachés, & envoyés aux différens travaux du Royaume comme Forçats, pendant certain nombre d'années.

ETALEURS. *Voy.* ENSEIGNES.

ETANG *de Vernouillet.* (l') Vernouillet étoit un Château seigneurial sur la Paroisse d'Andresselles, accompagné d'un étang à côté duquel étoient aussi quelques habitans qui reconnoissoient la même Paroisse.

Louis Longuet, Grand Audiencier de France, étoit Seigneur de tout ce terrein en 1667. Il représenta de concert avec les habitans d'auprès de l'Etang, ses voisins & Vassaux, à M. Péréfixe, Archevêque de Paris, la difficulté qu'il y avoit de se rendre à Andresselles par les mauvais tems, & qu'il seroit bon d'ériger une Paroisse proche de l'Etang, s'offrant de la faire construire, ainsi que le Presbytère, demandant seulement que la Cure qu'il étoit prêt de doter, fût à sa nomination, & que l'Eglise fût sous le titre de S. Louis. Sa requête ayant été entérinée le 12 mai, dès la même année au mois d'août, l'Eglise se trouva achevée & fut bénite le jour de S. Louis sous l'invocation de ce même Saint, avec des fonts baptismaux & un cimetière.

Le Curé reçoit cent écus du Seigneur, qui d'ailleurs indemnise le Curé d'Andresselles.

ETANG (l') LA VILLE. Ainsi nommé à cause d'un étang qui étoit devant lui, à l'endroit où est maintenant un pré. Ce Village est situé dans un fond entre deux montagnes; on pourroit dire dans un demi-cercle de montagnes, vu que du côté du couchant on monte aussi pour en sortir.

Qu'un Village ait été formé en cet endroit qui ne paroissoit pas fort sain, on n'en voit guères de raison, sinon celle de loger les Vignerons qui cultivoient les vignes plantées en assez grand nombre entre ce lieu & Mareil, sur la côte qui regarde le midi, jusqu'aux bords de la forêt de Cruie.

Ce lieu qui d'abord fut nommé simplement l'Etang, a depuis été appellé l'Etang-sous-Marly; à cause de sa situation; ou l'Etang-la-Ville, par rapport au Village, pour le distinguer d'un autre lieu dit l'Etang, situé vers Marne & la Marche, du côté de Saint-Cloud, qui n'est qu'un petit Hameau.

Cette Paroisse est à quatre lieues de Paris, & à une lieue de Saint-Germain-en-Laye.

On voit dans l'Eglise de ce lieu, qui est sous le titre de Notre-Dame, de quoi appuyer l'antiquité de ce Village. Dans le chœur qui est voûté, sont des piliers qui paroissent être d'environ la fin du XIIe. siècle. Le portail est d'un goût du XIIIe. La nef est récente. La nomination de la Cure appartient de plein droit à l'Archevêque.

On voit dans la partie de la forêt de Cruie, qui est située sur la Paroisse de l'Etang, les restes d'un petit Monastère appellé communément Chevaudeau ou Chevaudos, & une maison qui en est voisine, appellée aujourd'hui la Maison-Rouge.

La Chapelle de Chevaudeau sous le titre de Saint Michel, subsistoit encore en 1714, mais en très-mauvais état; & il y avoit vingt ans qu'on n'y avoit dit la Messe. Sur le rapport de M. de Benoît, Curé de Saint-Germain, Doyen Rural, M. le Cardinal de Noailles ordonna le 21 mai, qu'elle seroit détruite, & les matériaux employés pour les réparations de la Paroisse où l'Office seroit transféré, & qu'il seroit élevé une Croix à la place de cette Chapelle.

A l'égard de la Maison-Rouge, qui a transmis jusqu'à nos jours l'ancien nom du Village de Maisons situé en la forêt de Cruie, on lit qu'en 1724, le Duc d'Antin la céda au Roi à titre d'échange avec 52 arpens & demi de terre, dont 30 en fief & le reste en roture, compris dans le nouveau parc de Marly : au lieu de quoi le Roi lui donna des Domaines dans la Généralité de Montauban.

ETANG & VILLENEUVE. (l') Ces lieux ont été de la Paroisse de Garches, jusqu'au commencement de ce siècle. *Voy.* MARNES.

ETAPE, ou *Marché au vin.* Les caves, celliers, ou magasins, dans lesquels les Marchands resserrent les vins qu'ils font arriver, sont situés à la grève, sous les bâtimens de l'Hôtel-de-Ville; on peut aller s'y approvisionner. Cette étape a été établie par Charles VI.

ETHIOLES. Village situé à six lieues & demie de Paris, à demi-lieue de la Ville de Corbeil, & à un quart de lieue ou environ du rivage droit de la Seine. Le Ru appellé Haude, y passe après avoir arrosé Moissy-l'Evêque, &c. La position du gros du Village avec l'Eglise, est dans un enfoncement au milieu de quelques collines garnies de vignes & arbres fruitiers: les terres labourables sont sur le haut des côtes dans la plaine.

L'Eglise est sous le titre de Saint Martin. La Cure est à la pleine collation de l'Archevêque. Le Curé est gros-Décimateur avec MM. de Malthe. *François Foncher*, qui mourut Evêque de Paris en 1532, avoit été Curé d'Ethioles en 1507. L'Ecole a été fondée par une Dame des *Brosses*.

M. *de Meulan*, Receveur-Général des Finances de la Généralité de Paris, acquit à Ethioles, en 1746, la belle maison de feu M. *Bertin de Blagny*.

ETIENNE-DES-GRÉS. (Saint) Cette Eglise Collégiale située dans la rue Saint-Jacques, vis-à-vis le grand Couvent des Jacobins, est une des plus anciennes de Paris, & la première des quatre que le Roi Henri I donna à Imbert, Evêque de Paris, & à l'Eglise de Notre-Dame, par sa Charte rapportée dans le Pastoral de Paris.

Le surnom de cette Eglise lui a été donné à *gressibus*, de quelques marches qu'il y avoit à la porte, & non pas à *Græcis*, comme quelques-uns l'ont prétendu, voulant faire croire qu'elle avoit été bâtie par S. Denis l'Aréopagite, natif de Grèce; ni *ab egressu Urbis*, *de la sortie de la Ville*, comme d'autres l'ont voulu persuader. Selon M. l'Abbé le Beuf, ce surnom peut venir des grès ou bornes posées dans cette rue, pour marquer les limites des seigneuries du Roi, de l'Abbaye Sainte-Geneviève & autres; ou d'une famille de *Grez*, connue au XIIIe. siècle, qui possédoit, au nom du Roi, un pressoir & un vignoble sur le bord de la rue Saint-Etienne. On trouve le nom de *Renaud des Grez* dans le cartulaire de Sainte-Geneviève de 1243; & dans celui de Saint-Martin-des-Champs, Henri *de gressibus*, &c.

On apprend d'un cartulaire de cette Eglise de l'an 1203, qu'il n'y avoit eu pendant long-tems que deux petites Prébendes; mais qu'un Prêtre nommé *Amicus*, pourvu de l'une de ces Prébendes, avoit donné soixante livres pour en fonder une troisième, & qu'une femme nommée *Masceline* avoit légué la somme de cent livres pour en fonder une quatrième.

Nous apprenons d'un réglement fait en 1219 par le Doyen & le Chapitre de Notre-Dame, à qui l'Eglise de Saint-Etienne étoit soumise, qu'alors il y avoit huit Prébendes dans cette dernière. Il paroît par cet acte & par plusieurs autres, que le Chapitre de Notre-Dame commettoit quelqu'un de son Corps pour conférer les Prébendes de Saint-Etienne, & pour régler ce qui concernoit cette Eglise, & que cette commission se nommoit la *Précaire de Saint-Etienne*.

La Chefcerie fut instituée en 1250, par le Doyen & le Chapitre de Paris, & fut annexée à une Prébende, qui étoit pour lors vacante. Depuis ce tems-là on a fondé quatre autres Prébendes; mais on en ignore la date & les noms des Fondateurs. Ainsi, il y a aujourd'hui dans cette Eglise, douze Prébendes, y compris la Chefcerie, qui sont d'un revenu modique; & un Chapelain, à la nomination du Chapitre de cette Collégiale. Deux Chanoines de Notre-Dame, en vertu du droit attaché à leurs Prébendes, nomment aux Canonicats.

Dans la Chapelle de la Vierge, qui est dans cette Eglise, il y a eu une Confrèrie sous le titre de *Notre-Dame de Bonne-Délivrance*, laquelle avoit été instituée l'an 1533, & à laquelle les Papes Grégoire XIII & Clément VIII avoient accordé de grandes indulgences en 1581 & 1601. Elle fut supprimée par Arrêt du Parlement du 6 février 1737.

On remarque dans la vie de Saint François de Sales, que pendant qu'il faisoit ses études dans l'Université de Paris, il alloit souvent faire ses prières dans cette Chapelle de la Vierge, pour obtenir de Dieu, par son intercession, le don de continence.

Il y a dans cette Eglise un bénitier, où est gravée une inscription Grecque, que jusqu'à présent l'on a cru un vers tiré de l'Anthologie; mais qui n'est ni un vers, ni de l'Anthologie; en voici la traduction littérale en Latin :

Lava iniquitates, non solam faciem.

On lisoit anciennement cette inscription au bénitier de la belle Eglise de Sainte-Sophie à Constantinople. Elle est rétrograde, c'est-à-dire, qu'on peut la lire de droite à gauche, au lieu de gauche à droite.

Cette Eglise donne son nom à une rue qui va droit à Sainte-Geneviève. *Sauval* assure que dès l'an 1219, elle se nommoit la rue des *Grès*; d'autres l'ont nommée la rue Saint-Etienne *des Grecs*, dont il ne faut point s'étonner, ajoute le même Auteur, puisque Raoul de Presles a bien osé lui donner le nom de *Saint-Etienne des Gueux*, & prétendre même que si on l'appelle autrement, c'est par corruption.

ETIENNE-DU-MONT. (Saint) Cette montagne étoit anciennement peu ou point habitée, & ce ne fut qu'après que Sainte Geneviève y eût été enterrée, que les Parisiens, par la dévotion qu'ils avoient à cette Sainte, commencèrent à bâtir des maisons auprès de cette Eglise. Dès que les Normands eurent abandonné les environs de Paris, les peuples n'étant plus retenus par la crainte, bâtirent ici une quantité de maisons assez considérable, pour qu'il fût nécessaire d'y construire un Oratoire, où l'on mit un Prêtre pour la desservir, & pour administrer les Sacremens aux habitans; mais cet Oratoire ou Chapelle étoit encore renfermé dans l'Eglise basse de Sainte-Geneviève. Philippe-Auguste ayant fait clorre de murs la Ville de Paris, du côté de l'Université, & fait faire une partie des murs au milieu du clos de cette Abbaye, son territoire se trouva divisé en deux parties, l'une dans la Ville & l'autre hors de la Ville. Ce rempart donna lieu à plusieurs personnes de tous les ordres, de bâtir des maisons dans la partie qui étoit renfermée dans la Ville: & ce fut environ vers ce tems-là qu'on établit les écoles de la rue du Fouarre, & qu'on bâtit la plûpart des Collèges qui sont presque sur la Seigneurie de Sainte-Geneviève.

Par une transaction passée au mois de juin 1202, entre l'Evêque de Paris & les Religieux de Sainte-Geneviève, les Parties convinrent que l'Evêque aura tout droit Episcopal en la Paroisse *du Mont*; que le Curé de cette Paroisse, quoique Chanoine Régulier, sera présenté à l'Evêque, & prendra de lui la charge des ames; que l'Evêque ne pourra, sans le consentement des Chanoines, bâtir aucune Eglise ou Chapelle dans le *Bourg de Sainte-Geneviève*, ni les Chanoines sans le consentement de l'Evêque, & plusieurs autres clauses moins importantes; & en conséquence de cette transaction, l'Evêque donna, pour l'augmentation de cette Paroisse, sa vigne du Clos Bruneau, & consentit que ceux qui y habitoient, seroient de la Paroisse *du Mont*. L'Abbé de Sainte-Geneviève céda de son côté, à l'Evêque de Paris, la Cure de Sainte-Geneviève de la Cité, dite des Ardens, & la Prébende ou Vicairerie qu'il avoit dans l'Eglise de Paris. *Voy*. CLOS BRUNEAU.

Le Clos Bruneau appartenoit aussi à l'Abbaye de Sainte-Geneviève, qui le donna en fief, en 1202, à *Matthieu de Montmorenci*, à la charge que ceux qui bâtiroient dans ce Clos, seroient de la Paroisse du Mont. C'est sur ce Clos qu'ont été bâties les rues de Saint-Julien-le-Pauvre, du Fouarre, des Rats, des trois-Portes, de la Bucherie & partie de la rue Galande. Cet agrandissement du territoire de la Paroisse de Saint-Etienne-du-Mont rendit le peuple si nombreux, qu'il ne pouvoit plus tenir dans l'Eglise de Sainte-Geneviève; ce qui fit qu'en 1221, l'on pria l'Evêque de Paris de donner son consentement pour la construction d'une nouvelle Eglise; & en conséquence de ce consentement, l'Abbé & les Chanoines Réguliers bâtirent dans leurs propres enclos, une Eglise Paroissiale sous l'invocation de *Saint Etienne*.

L'édifice fut pour lors proportionné au tems & aux facultés de l'Abbaye, & contigu à l'Eglise de Sainte-Geneviève. Il n'y eut pas même d'autre porte pour y entrer, que par l'Eglise de l'Abbaye; ce qui paroît par deux arcades qu'on remarque encore dans le mur de l'aile droite de l'Eglise de Saint-Etienne: elles furent ainsi pratiquées, afin que cette Eglise Paroissiale demeurât toujours incorporée à celle de l'Abbaye, où étoient les fonts-baptismaux, qui n'en ont été ôtés qu'en 1624.

Le bâtiment de l'Eglise de Saint-Etienne-du-Mont demeura en cet état jusqu'en 1491, qu'il fut augmenté par les Paroissiens, du côté du chœur, sur la place & bâtiment de l'infirmerie, qui furent cédés à cet effet par ladite Abbaye. L'an 1538, elle fut encore agrandie des Chapelles & de toute l'aile de la nef, du côté de l'Eglise de Sainte-Geneviève; en 1605 & 1606, de la Chapelle de la communion & des charniers; en 1609, du grand & du petit-portail; enfin, en 1618, des perrons & des escaliers. Tous ces différens morceaux, quoique construits en divers tems, ne laissent pas de faire un assez bel ensemble, & de rendre cette Eglise une des plus belles, eu égard à ces tems. Le portail a de l'apparence.

La Reine Marguerite de Valois, première femme d'Henri

IV, donna 3000 liv. pour sa construction, & en posa la première pierre, le 2 août 1610. Les armes de cette Princesse sont gravées sur cette pierre, & sont accompagnées de cette inscription :

Deo favente, S. Stephano deprecante, & auspiciis Margaretæ Valesiæ Reginæ, anno Domini 1610, 2 augusti.

Quatre colonnes d'ordre composite, bandées & sculptées, qui portent un fronton, forment l'architecture de ce portail, que la profusion & la pauvreté des ornemens rendent d'un très-mauvais goût.

Cette Eglise fut commencée dans le XIIIe. siècle, & achevée dans le XVIIe. La partie du rond-point est remarquable par sa singularité, & mérite d'être examinée. Les voûtes de la nef & des bas-côtés sont extrêmement élevées, & soutenues par des espèces de colonnes, ou piliers ronds d'environ cinq pieds de diamètre, dont les bases, qui sont assez correctes, portent sur un piedestal d'environ trois pieds de hauteur. Du sommet de ces piliers très-exhaussés, naissent des faisceaux d'arêtes, qui forment celle de la voûte. A ces gros piliers ronds, & au tiers de leur hauteur, sont appuyés des arceaux surbaissés, de deux pieds seulement d'épaisseur, qui soutiennent un passage de la même largeur pour un homme seul, & qui peut faire le tour de la nef. Cet étroit passage est fermé des deux côtés par des balustres de pierre fort massifs, & qui font un retour circulaire en-dehors de la nef, dans l'endroit de ces piliers. L'on monte à cette espèce de galerie, par deux escaliers, dont les portes sont dessous le jubé.

Ce jubé, qui est fort orné par des sculptures gothiques, n'est point assez élevé, & il est porté par une voûte en ceintre très-surbaissé. On y admire un Crucifix qui a de la beauté, & qui est l'ouvrage de *Biart*, le père, habile Sculpteur de son tems. Mais ce qui frappe le plus en entrant dans cette Eglise, ce sont les deux tourelles à jour, qui sont aux deux extrêmités de ce jubé, & qui s'élèvent d'environ trente pieds au-dessus de son niveau. Elles renferment les deux escaliers pour arriver à la galerie dont on vient de parler, & ce qui en rend l'aspect si surprenant, c'est qu'étant à jour, on voit le dessous des marches portées en l'air par encorbellement, & dont le mur de leurs têtes n'est soutenu que par une foible colonne d'un demi-pied de diamètre, placée sur le bord extérieur de l'appui de la cage, tournée en limaçon. L'Architecte de ces deux escaliers a voulu étonner par la hardiesse & la science de cette construction.

Derrière le chevet du chœur, on a construit nouvellement les Chapelles du rond-point. Celle de la Vierge est dans le milieu, & dans un renfoncement hors du rond-point. Elle est grande & bien éclairée par six vitraux. Son plafond est en demi-coupole alongée & ornée de bandeaux en relief, qui se terminent à une espèce de rose en sculpture. Cette Chapelle a été bâtie aux dépens de la Fabrique, & bénite en 1661, par le P. *Paul Beurrier*, Curé de cette Eglise; & c'est sous M. *Méneftrier*, Deffervant, qu'elle a été ornée telle qu'on la voit aujourd'hui, d'un autel, dont les colonnes font de bois veiné, & le deffin d'affez mauvais goût.

Vis-à-vis de cette Chapelle, l'on a incrufté au mur du derrière du chœur, trois bas-reliefs du célèbre *Germain Pilon*, qui ont été long-tems fort négligés & expofés aux injures de l'air. Celui du milieu repréfente Jefus-Chrift au Jardin des Olives & fes Apôtres endormis; il eft d'une fingulière beauté. Les deux autres à côté, qui font beaucoup plus petits, repréfentent S. Pierre & S. Paul. En revenant dans la nef, on pourra remarquer dans la voûte du plafond de la croifée, une clef pendante, qui a plus de deux toifes de faillie hors du nud de la voûte, & où viennent aboutir plufieurs de fes arêtes.

Le pourtour du chœur eft orné des figures des douze Apôtres, parmi lefquelles celles de S. Philippe, de S. André & de S. Jean l'Evangelifte, fe diftinguent par leur beauté; auffi font-elles de *Germain Pilon*. La chaire du Prédicateur eft un chef-d'œuvre de fculpture en bois: une grande & belle ftatue de Samfon femble foutenir le corps en maffe de cette chaire, dont le pourtour eft orné de plufieurs Vertus affifes & féparées les unes des autres par d'excellents bas-reliefs dans les panneaux. Sur le dais eft un grand Ange, qui tient deux trompettes pour appeler les fidèles. Cet ouvrage a été fculpté par *Claude l'Eftocart*, fur les crayons de *Laurent de la Hire*, Peintre habile.

On eftime encore beaucoup les peintures des vitres des charniers, qui repréfentent plufieurs traits de l'ancien & du nouveau Teftament. On y voit auffi le miracle de la Sainte Hoftie des Carmes-Billettes, &c. Les couleurs en font admirables, & le tems femble avoir augmenté leur vivacité; mais toutes les figures péchent par le défaut de correction dans le deffin. Nous devons bien regretter la perte du fecret de cette peinture, & il eft étonnant que depuis trois fiècles, l'on n'ait point cherché à le recouvrer.

Les tapifferies de cette Eglife, qui repréfentent la vie de S. Etienne, méritent particulièrement l'attention des Connoiffeurs. Bien de perfonnes ont cru qu'elles avoient été faites fur les deffins de *le Sueur*; mais on affure que c'eft d'après ceux de *Laurent de la Hire*.

Voilà ce que l'on a jugé de plus remarquable dans l'intérieur de cet édifice, où l'Architecte ayant voulu éviter le matériel des arcades, & de leurs épais maffifs dans la plûpart des Eglifes gothiques, leur a fubftitué, pour plus de légereté, des piliers ronds trop exhauffés, pour féparer la nef des bas-côtés, auxquels font appuyés deux étages d'arceaux très-légers, dont l'afpect n'eft point agréable, & qui l'ont forcé d'élever fi haut les vitraux, que les jours y font très-foibles. Il fait voir par cet édifice, qu'il étoit plus verfé dans la fcience du trait, que dans la compofition d'un bel enfemble.

Les Curieux doivent enfuite parcourir les tombeaux de l'Eglife & du cimetière, où font les cendres d'un grand nombre d'Illuftres & de Savans.

Blaife Vigenere étoit de Saint-Pourçain, & fut Sécrétaire du Duc de Nevers; il acquit de la réputation par fon favoir & par fon goût. Il traduifit en François un grand nombre d'Ouvrages des Anciens, & quoique fes Traductions foient aujourd'hui gauloifes, elles font cependant encore eftimées pour leur fidélité, l'érudition & le difcernement qu'on trouve dans les remarques qui les accompagnent. *Vigenere* mourut à Paris en 1596, & fut inhumé en cette Eglife.

Derrière la chaire du Prédicateur, fut inhumé un Chirurgien fameux, nommé *Nicolas Thognet*, qui mourut le 29 décembre 1642. Son mérite n'eft aujourd'hui connu que par fon épitaphe, qui eft ridiculement avantageufe. La voici:

> Paffant, qui que tu fois, arrête & confidère
> Qui gift fous ce tombeau;
> Tu fçauras que *Thognet*, par un fecret myftère,
> Ce monde abandonna pour en prendre un plus beau.
> Son Art & fon favoir garantiffoient les hommes
> Bien fouvent de mourir.
> Mortels, penfez à vous, dans le fiècle où nous fommes
> Puifque *Thognet* n'eft plus, qui pourra vous guérir?

Dans l'enceinte du chœur, à droite, au premier pilier, vis-à-vis l'autel, il y a une table de marbre noir, sur laquelle est écrit :

D. O. M.

Joannes Perrau, *Philosophiæ Professor Regius in Academia Parisiensi, hîc expectat resurrectionem mortuorum. Docte viator, seu collem hanc Musarum incolas, seu lustres nonnunquam doctorum hominum funera, exemplis nostris parùm didicisse puta, ni mori christianè & catholicè didiceris. Obiit anno ætatis 56, mens. 4 dieb. 6 salut. 1645, die 16 martii.*

Un peu plus loin, est une table de marbre blanc, soutenue par un génie en pleurs, & qui tient d'une main un flambeau renversé. Ce petit monument, dont la sculpture est de *François Girardon*, est sur le tombeau de Pierre Perrault, Avocat au Parlement, originaire de Tours, & père de MM. Perrault, si connus par leur habileté dans les Sciences & dans les Beaux-Arts. Ce sont eux qui ont fait mettre cette table de marbre, & l'inscription qui y est gravée :

D. O. M.

Petrus Perrault, *causarum in supremo Senatu Patronus, hîc sepultus est anno Domini 1652, quocum* Paschasia le Clerc, *conjux amantiss. post annum duodecim deposita est ; ibidem* Maria *filia jucundissima antè annum decimum quartum condita fuerat ; his* Nicolaus, Presbyter, Doctor & Socius Sorbonicus, Mariæ *frater, adjungi peroptavit anno 1662 ; ejusdem voti impos* Joannes, *causarum Patronus frater natu major, Burdigalæ jacet, ubi obiit anno 1669 ;* Petrus, *vectigalium Quæstor generalis apud Parisienses ;* Claudius, *Medicus Parisiensis ;* & Carolus, *Regiorum Ædificiorum Cognitor, piis parentum, fratrum & sororis manibus benè precantes, titulum sepulcro posuêre anno 1674.*

Eustache le Sueur, Peintre fameux, né à Paris en 1617, & mort au mois de mai 1655, âgé de 38 ans. Quoiqu'il n'eût jamais vu l'Italie, qui se vante d'être la seule école de la Peinture, & qu'il n'eût pas même quitté Paris, la Nature lui avoit donné ce goût si rare du vrai & du sublime, (qui consiste dans le beau simple) & qui lui a mérité d'être appellé le Raphaël de la France, par la ressemblance de ses ouvrages à ceux du Prince de la Peinture. Eh ! à quel degré de perfection n'eut-il pas porté son talent, si la mort ne l'eût enlevé au milieu de sa carrière! Les vers suivans donnent une légère idée du mérite de cet Apelle :

> Telle est de son pinceau la savante magie,
> Qu'il donne à ses Sujets la pensée & la vie,
> Et maîtrise les cœurs par ce puissant attrait.
> *Le Brun* tu peins aux yeux le fier & le terrible ;
> Mais *le Sueur* peint l'ame ; il nous la rend visible ;
> Et tout cède à l'effort d'un si rare portrait.

Les tableaux de la vie de Saint Bruno, qui sont dans le petit cloître des Chartreux de cette Ville, sont admirables, & au sentiment des Connoisseurs, ce qu'il a fait de plus beau.

Jean-Baptiste Morin, Médecin & Professeur Royal en Mathématiques à Paris, étoit né à Ville-franche en Beaujolois, le 22 février 1583, & mourut à Paris le 6 novembre 1656. Il étoit savant & homme d'esprit ; mais quelques prédictions qu'il avoit faites, & qui, par hasard, furent justifiées par l'événement, furent cause qu'il s'infatua de l'Astrologie judiciaire, & le mirent aux prises avec plusieurs Savans, entre autres *Gassendi*, qui lui objecta tant de bévues, que tout autre que lui auroit reconnu la fausseté de cette prétendue science.

Antoine le Maître, né à Paris d'*Isaac le Maître*, Maître des Comptes, & de *Catherine Arnaud*, parut dans le monde avec tous les avantages de l'esprit & du corps, & exerça la profession d'Avocat, dans laquelle son éloquence le fit admirer pendant dix ans. A l'âge de 25 ans, M. *Séguier*, Chancelier de France, lui fit donner le brevet & la pension de Conseiller d'Etat ; mais, ni cette récompense, ni les grands applaudissemens du public ne purent le retenir dans le monde. Il le quitta en 1637, étant âgé de 30 ans, pour aller pleurer ses péchés dans la solitude, où il mourut le 4 novembre 1658, âgé de 50 ans. Il fut enterré à Port-Royal-des-Champs, où il étoit mort ; mais cette Maison ayant été détruite, son corps fut exhumé comme les autres, & on le transporta avec ceux de M. *le Maître de Saci*, son frère, & de M. *Racine*, dans l'Eglise de Saint-Etienne-du-Mont, où ils furent mis dans la cave de la Chapelle de S. Jean-Baptiste.

Isaac le Maître de Saci qu'on vient de nommer, étoit un

Prêtre

Prêtre de beaucoup de savoir & de vertu. Le surnom de *Saci* étoit l'anagramme du nom d'Isaac. Il mourut le 4 février 1884, âgé de 71 ans.

Jean Racine, Trésorier de France en la Généralité de Moulins, Sécrétaire du Roi, Gentilhomme ordinaire de Sa Majesté, & un des plus grands Poëtes Dramatiques qu'il y ait eu, mourut le 29 avril 1699. L'affection singulière qu'il avoit pour Port-Royal-des-Champs, où il avoit été élevé, lui fit souhaiter d'être enterré dans le cimetière de cette Maison, & il l'ordonna ainsi par son testament.

Derrière le chœur, auprès de la Chapelle de la Vierge, à main droite, est la tombe sous laquelle fut inhumé *Blaise Pascal*. Il y avoit sur cette tombe une épitaphe qui étoit effacée : on l'a gravée sur un marbre blanc, & attachée à l'un des piliers du chœur au même endroit. Ce grand & sublime génie mourut à Paris le 19 août 1662, âgé de 39 ans & deux mois. Voici cette épitaphe :

Hic Jacet

Blasius Pascal, *Claromontanus*, Stephani Pascal, *in suprema apud Arvernos subsidiorum Curia Presidis filius ; post aliquot annos in severiori secessu & divinæ legis meditatione transactos, feliciter & religiose in pace Christi vita functus anno 1662, ætatis 39, die 19 augusti.* Optasset ille quidem piæ paupertatis & humilitatis studio etiam his sepulchri honoribus carere, mortuusque etiamnum latere ; verùm ejus hac in parte votis cedere non potuit Florinus Perrier, *in eadem subsidiorum Curia Consiliarius, ac sorori* Gilbertæ Pascal *matrimonio junctus, qui hanc ipsi posuit indicem sepulchri, & suæ in illum pietatis ; parcet tamen laudibus, quas ille summoperè semper aversatus est, & Christianos ad Christiana precum officia, & sibi & defuncto profutura cohortari satis habebit.*

Les curieux d'une épitaphe digne d'un homme si rare & d'un génie si sublime, liront avec plaisir la suivante, qui peut passer pour un chef-d'œuvre en ce genre, & un modèle par sa simplicité, son énergie & sa vérité.

Nobilis Scutarii Blasii Pascalis Tumulus.

D. O. M.

Hic jacet. Pietas si non moritur, æternùm vivet vir conjugii nescius, *Religione sanctus*, *virtute clarus*, *doctrinâ celebris*; *ingenio acutus*, *sanguine & animo pariter illustris*, *doctus*, *non Doctor. Æquitatis amator*, *veritatis defensor*, *Virginum ultor*, *Christianæ moralis corruptorum acerrimus hostis. hunc Rethores amant facundum*, *hunc Scriptores norunt elegantem*, *hunc Mathematici stupent profundum*, *hunc Philosophi quærunt sapientem*, *hunc Doctores laudant Theologum*, *hunc pii venerantur austerum*, *hunc omnes mirantur omnibus ignotum*, *licet omnibus notum. Quid*, *plura*, *viator*, *quem perdidimus* Pascalem *is* Ludovicus *erat* Montaltius *? Heu! satis dixi*, *urgent lacrymæ sileo. Et qui benè precaberis*, *benè tibi eveniat*, *& vivo*, *& mortuo. Vixit annos* 39, *obiit an. rep. sal.* 1662, 14 *kal. sept.*

ὤλετο ΠΑΣΧΑΤΟΣ. ΦΕΥ, ΦΕΥ, ΠΕΝΘΟΣ ΟΣΟΝ.*

Posuit A. P. D. C. *mœrens Aurelian. Canonisa.*

Pierre Barbay, Professeur en Philosophie dans l'Université de Paris, a été aussi inhumé dans cette Eglise; c'étoit un fidèle & zélé partisan de la Philosophie d'Aristote, dont il a laissé un Cours qui n'est aujourd'hui connu que de quelques Hibernois. Voici l'épitaphe qu'on lit près de la Chapelle Saint-Roch.

D. O. M.

Magistro Petro Barbay *Abbavillæo sui sæculi genio*, *Academiæ Principis ornamento*, *Philosophiæ*, *Medecinæ*, *Matheseos*, *Theologiæ*, *doctrinarum ferè omnium laude celebri*, *qui postquam Parisiis Philosophiam per annos quatuordecim summo cum honore*, *maximâ auditorum frequentiâ publicè docuit*, *confectis tandem stipendiis miles emeritus cum summo omnium bonorum dolore migravit ad superos. Die* 2 *sept. ann.* 1664. *Sui mœrentes posuêre.*

François Pinsson, Avocat au Parlement de Paris, & connu par plusieurs Ouvrages qu'il a donnés au public, étoit né a Bourges, le 5 août 1612, & mourut à Paris le 10 octobre 1691. Il étoit fils de *François Pinsson*, Professeur de Droit à Bourges, & de *Marie Bengi*, fille d'*Antoine Bengi*, aussi

---

* *Cecidit Paschalis. Heu! heu! luctus quantus!*

Professeur de Droit en la même Université. Les principaux Ouvrages de *Pinsson* sont un Traité des Bénéfices en Latin, que *Bengi*, son grand-père maternel, avoit enseigné & dicté dans les écoles de Bourges, & que son petit-fils continua, & fit imprimer à Paris en 1654: la *Pragmatique Sanction de Charles VII*, avec la Glose de *Guimière*, & que *Pinsson* fit imprimer à Paris en 1666, en 2 vol. des Notes sur *les Indults* accordés au Roi, ou à d'autres à sa recommandation, par les Papes Alexandre VII & Clément IX, Ouvrage imprimé en 1673; un *Traité singulier des Régales*, imprimé à Paris, en 2 vol. in-4°. l'an 1688; & quelques autres Ouvrages, &c. François Pinsson laissa un fils nommé François Pinsson des Rioles, qui étoit aussi Avocat au Parlement; mais qui, au lieu d'en exercer la profession, s'étoit entièrement attaché à l'étude des Belles-Lettres & des Sciences. Il a continué les vies des anciens Jurisconsultes, qu'*Antoine Dadin d'Hauteserre*, fameux Professeur de Droit à Toulouse, avoit entrepris.

Jean Gallois, Abbé de Saint-Martin de Core, l'un des quarante de l'Académie Françoise, Pensionnaire de celle des Sciences, & Professeur en Langue Grecque au Collège-Royal de France, étoit né à Paris le 14 juin 1642. Il possédoit les Langues savantes, la Philosophie, la Théologie & les Mathématiques. Tant de belles connoissances le rendoient fort propre à travailler au Journal des Savans; aussi soutint-il seul ce pénible Ouvrage, depuis l'année 1665, jusqu'à l'année 1673. M. *Colbert*, Contrôleur-général des Finances, Ministre & Sécrétaire d'Etat, l'honora de son estime, de sa familiarité & de ses bienfaits. Il mourut le 19 avril 1707, & fut inhumé dans cette Eglise.

Jean Miron, Docteur en Théologie de la Faculté de Paris, de la Société de Navarre, a été aussi inhumé dans cette Eglise. Il a mérité du public en donnant sa bibliothèque aux Pères de la Doctrine Chrétienne de la Maison de Saint-Charles, à condition qu'elle seroit publique deux jours de la semaine.

Dans le cimetière, ont été inhumés *Simon Pietre*, Médecin fameux de la Faculté de Paris, qui, par son testament, défendit qu'on l'enterrât dans l'Eglise, de peur de nuire à la santé des vivans. On mit ces deux épitaphes sur son tombeau:

Simon Pietre, *Docto*, *Medicus Parisiensis*, *vir pius & probus, hic sub d. ò sepulcri voluit, ut ne mortuus cuiquam noceret, qui vivus omnibus profuerat.*

>Simon Pierre, qui fut jadis
>Docteur Médecin de Paris,
>D'une probité singulière,
>A voulu que son corps fut mis
>Au milieu de ce cimetière,
>Craignant ailleurs de faire tort
>Dans une place mieux choisie,
>Et qu'ayant fait à tous du bien
>   Pendant sa vie,
>Il ne put nuire après sa mort.

Pierre Petit naquit à Paris, où son père étoit Greffier de la Justice de l'Abbaye de Saint-Victor. Il étoit né Poëte, & devint savant & habile dans la Littérature. Il y eut un tems dans sa vie où il crut avoir de la vocation pour la Médecine & il se fit même recevoir Docteur dans la Faculté de Montpellier; mais son génie pour la Poésie, & l'attrait qu'il trouvoit dans l'étude des Belles-Lettres, le ramenèrent à son goût naturel presque aussi-tôt, & se l'attachèrent tellement, qu'il n'a jamais pratiqué la Médecine. Content d'un patrimoine au-dessous du médiocre, quoiqu'augmenté par les petites épargnes qu'il avoit faites chez le Président *de Nicolaï*, des enfans duquel il avoit été Précepteur, il s'enveloppa dans sa propre vertu, & se livra sans réserve au talent qu'il avoit pour la Poésie Latine, à l'étude des Belles-Lettres & de la Philosophie. Ses vers lui méritèrent une place dans l'Académie de Padoue, & le firent mettre au nombre des sept Poëtes Latins, dont on composa la Pléïade Parisienne sur la fin du XVIIe. siècle. Ces sept Poëtes étoient les PP. *Rapin*, *Commire*, & *la Rue*, Jésuites; *Ménage*, *Santeul*, Chanoine Régulier de Saint-Victor; M. *du Perier*, Gentilhomme Provençal; & M. *Petit*, Docteur en Médecine. Celui-ci a fait imprimer un grand nombre d'Ouvrages sur différents sujets, & mourut le 12 décembre 1687, âgé d'environ 71 ans.

Dans le petit cimetière qui est derrière la Chapelle de la Vierge, a été inhumé un vertueux Ecclésiastique, dont on voit l'épitaphe dans l'Eglise, laquelle est attachée au premier pilier, à gauche de ladite Chapelle. Elle est historique, & digne, par sa simplicité, de celui pour qui elle a été faite.

Dans le cimetière qui joint cette Chapelle, repose le corps de

Messire Nicolas le Fevre, *sous-Précepteur du Roi d'Espagne & de Messeigneurs les Ducs de Bourgogne & de Berry*, qui, pendant sa vie, a mis à profit les rares talens que Dieu lui avoit confiés, pratiqué toutes les vertus Chrétiennes, principalement la charité, qu'il a exercée abondamment envers les Filles de Sainte-Aure, dont Monseigneur le Cardinal de Noailles l'avoit chargé, & est mort dans l'exercice de ces mêmes vertus, le 24 août 1708, âgé de 64 ans.

Joseph Pitton de Tournefort, né à Aix en Provence, le 5 juin 1656, de *Pierre Pitton*, Ecuyer, Seigneur de Tournefort, & d'*Aimare de Fagoue*, d'une famille noble de Paris, se sentit Botaniste dès qu'il vit des plantes, & ce goût n'a fait qu'augmenter tous les jours de sa vie. Sa réputation étant parvenue jusqu'à M. *Fagon*, alors premier Médecin de la Reine, il résolut de l'attirer à Paris, & y réussit en 1683. Dès la même année, M. *Fagon* lui procura la place de Professeur en Botanique au Jardin-Royal des Plantes, & lui laissa la liberté de faire différens voyages, qui pouvoient perfectionner la grande connoissance qu'il avoit des plantes. L'Académie Royale des Sciences ayant été mise en 1692, sous l'inspection de M. l'Abbé *Bignon*, il y fit entrer, deux mois après, M. *de Tournefort*, qui se fit ensuite recevoir Docteur en Médecine de la Faculté de Paris, & dédia à M. *Fagon*, pour lors premier Médecin du Roi, une thèse qu'il soutint le 29 novembre 1695, avec beaucoup de capacité & d'éclat. A son retour d'un voyage qu'il avoit fait par ordre du Roi en Grèce, en Asie & en Afrique, on lui donna en 1702, une place de Professeur en Médecine au Collège-Royal. Il mourut le 28 décembre 1708, en réputation d'un des des plus savans Botanistes qu'il y eut en Europe, & fut inhumé dans ce cimetière, ainsi qu'il l'avoit ordonné par ses dernières volontés. Les Ouvrages qu'il a donnés au public, sont si connus, qu'on se croit dispensé de les rappeller.

La Cure de Saint-Etienne-du-Mont est à la nomination de l'Abbé de Sainte-Geneviève, qui y nomme toujours un Religieux de sa Congrégation.

La Paroisse de Saint-Etienne-du-Mont est d'une grande étendue, non-seulement dans la Ville & les Fauxbourgs, mais même dans la campagne, derrière les Chartreux, entre le chemin du Bourg-la-Reine & de Vaugirard ; & depuis le chemin de Vaugirard, jusqu'à la rivière de Seine, dans le territoire de Grenelle.

ETOILE. (Ordre de l') *Jean*, Roi de France, qui régnoit en 1350, voulant faire revenir à lui les Seigneurs de sa Cour, dont il n'étoit pas aimé, institua cet Ordre pour les en décorer, & lui donna pour devise ces mots, MONSTRANT REGIBUS ASTRA VIAM, (*les Etoiles dirigent la marche des Rois*. Cette devise qui faisoit allusion au voyage des Mages à Bethléem, devoit paroître d'autant plus flatteuse aux nouveaux Chevaliers, que le Roi, en les représentant sous l'emblême des astres, sembloit leur promettre de les consulter désormais, & de les prendre pour guides. La chartre d'établissement de cet Ordre, est datée de *Saint-Christophe* en *Hallate*, autrefois petite Ville & Abbaye du même nom, sur une haute & longue montagne, diocèse de Senlis. *Voy.* SAINT-OUEN. On multiplia tellement le nombre des Chevaliers de l'*Etoile*, que cet honneur cessa d'en paroître un, & enfin l'Ordre s'éteignit en 1460, où du moins il n'existe plus que dans trois Chevaliers, qui sont l'un à la tête du Guet de *Paris*, l'autre de celui de *Lyon* & le troisième de celui d'*Orléans*. A l'Ordre de l'*Etoile*, a succédé celui de Saint-Michel.

ETUVES. Lieux échauffés par des fourneaux, où l'on trouve des bains. Le droit d'en avoir chez soi est spécialement attaché au Corps & Communauté des Maîtres Perruquiers, qui ne laissent rien à desirer chez eux pour les soins, les attentions & les commodités. On les nomme *Baigneurs-Etuvistes*.

Une ancienne étuve est celle de la rue Pierre-Sarrasin, située dans la maison d'un Bourgeois qui portoit ce nom, & qui s'appelloit, en 1252, la rue *des Etuves*. *Voy.* le mot BAINS, *Tom. I*, pag. 523.

EUDISTES. Nom que l'on donne à une Congrégation de Prêtres Séculiers, instituée sous le nom de *Jesus* & de *Marie*, par le Père *Eudes*, frère de l'Historien *Eudes de Mezerai*. Son père étoit Chirurgien de Village. Il eut trois garçons. L'aîné fut *Jean Eudes*, (celui dont nous parlons) qui se fit Oratorien, sortit de cette Congrégation, prêcha avec succès, & fonda à Caen une Congrégation de Prêtres Séculiers, dont l'institut est de diriger les Séminaires & de faire des Missions.

Ce projet fut autorisé par Lettres-patentes du 26 mars 1643. Ces Prêtres, sous le nom d'Eudistes, sont fort répandus sur-tout en Normandie. Le second prit le nom de *Mezeray*, d'un petit canton de terre, ainsi appellé en la Paroisse de Ri, entre Argentan & Falaise, où il étoit né, il s'est rendu célèbre dans la Littérature par son Histoire de France. Le troisième s'ap-pelloit d'*Ouay* ; c'est le nom d'un Hameau, où le père de *Eudes* possédoit la principale ferme. Ce d'*Ouay*, habile Chi-rurgien-Accoucheur avoit aussi beaucoup d'esprit & de fer-meté dans l'ame. En voici un exemple : le Gouverneur d'Ar-gentan voulut faire abattre une tour où étoit l'horloge de la Ville. Tous les habitans murmuroient ; mais aucun n'osoit se plaindre. D'Ouay fut le seul qui protesta contre cette démo-lition. Le Gouverneur le fit venir, & lui demanda qui il étoit pour oser résister à sa volonté. D'*Ouay*, sans se troubler, lui répondit : *Nous sommes trois frères adorateurs de la vérité. Le premier la prêche, le second l'écrit, & moi je la soutiendrai au péril de ma vie.* Ils avoient aussi des sœurs ; de l'une d'elles descend M. *Lautour*, Lieutenant-général des Eaux & Forêts en la Table de Marbre du Palais à Rouen. Sa mère étoit par conséquent petite nièce de *Mezeray*. Son père étoit frère de M. *Lautour du Châtel*, Avocat au Parlement de Nor-mandie.

Des personnes pieuses appellèrent les Eudistes à Paris. M. de Harlai approuva, le 28 mars 1671, la donation qu'on leur avoit faite d'une partie de maison près de Saint-Josse, Paroisse à laquelle ils s'attachèrent, & dont l'un deux fut nommé Curé. En 1703, ils acquirent la maison qu'ils occupent au-jourd'hui, pour leur servir d'hospice seulement ; car, à cette époque, ils vinrent demeurer cour du Palais, étant alors chargés du soin de desservir la basse Sainte-Chapelle ; & en 1727, ils vinrent s'établir définitivement dans ce même hos-pice, rue des Postes. Le décret de M. l'Archevêque du 28 juillet 1773, les y maintient, sous le titre de Communauté, & de Séminaire pour les jeunes-gens de leur Congrégation ; en conséquence, il leur a été permis d'acquérir jusqu'à 6000 liv. de rente.

EUSTACHE. (*Saint*) L'origine de cette Eglise n'est pas bien connue. Nous lisons dans le Livre de la vie de Saint Eus-tache, Moine de Luxeu, qu'il logeoit sur le chemin de Montmartre, en une maison où l'on bâtit depuis une Cha-pelle sous l'invocation de Saint Enstase, que le vulgaire de Paris appelloit *Eustache*. Cette Chapelle étoit différente de celle de Sainte-Agnès, qui en étoit proche, & vers l'orient. D'autres veulent qu'il n'y ait eu ici que la Chapelle de Saint-Agnès, laquelle fut bâtie sur la fin du XII. siècle. Cette Chapelle prit bientôt, à ce que prétendent quelques-uns, le nom de *Saint Euſtache*, Martyr, & fut auſſi bientôt érigée en Paroiſſe.

L'Egliſe qu'on voit à préſent, fut commencée le 19 d'août 1532; & ce fut *Jean de la Barre*, Comte d'Eſtampes, Prévôt & Lieutenant-général au Gouvernement de Paris, qui y mit ce jour-là la première pierre. Ce bâtiment ne fut achevé qu'en 1642. Il ne l'auroit pas même été ſi-tôt, ſi le Chancelier *Séguier* & *Claude Bullion*, Sur-intendant des Finances, n'avoient donné des ſommes très-conſidérables pour ſa perfection.

Cet édifice a été juſqu'ici le plus ſpacieux qu'il y eut à Paris, après l'Egliſe Métropolitaine. On peut ajouter qu'il eſt le plus mal entendu pour la commodité des Paroiſſiens, & du plus mauvais goût pour l'architecture. Ce qu'il y a de plus hardi, eſt le petit clocher qui ne porte que ſur des pieux ſoutenus ſur quatre piliers, c'eſt-à-dire, ſur les deux de la porte du chœur, & ſur les deux qui ſont vis à-vis, à droite & à gauche, ſans porter en aucune manière ſur la voûte de l'Egliſe.

Au-deſſus de la Chaire du Prédicateur, eſt un grand tableau de *le Brun*, donné à cette Egliſe par *Jean-Baptiſte Colbert*, Contrôleur-général des Finances & Miniſtre d'Etat.

L'œuvre eſt du deſſin de *Cartauld*, & de l'exécution de *le Pautre*. Elle eſt d'un goût très-médiocre. Le gros pavillon qu'on y voit ſuſpendu, fait un aſſez mauvais effet. Cette œuvre a coûté 20000 liv. que M. le Duc d'Orléans, Régent du Royaume, donna à cette Egliſe, pour un tableau de S. Roch, qui ornoit une de ſes Chapelles, & dont ce Prince enrichit ſon Cabinet.

Sur la grande grille de fer qui ſépare la nef du chœur, eſt un grand Crucifix de bronze, qu'on fit tomber l'an 1726, en voulant raccommoder quelques-uns des chaînons qui l'attachoient. En nétoyant la figure du Chriſt, on apperçut, ſous la plante de ſes pieds, ces deux inſcriptions: *Etienne la Porte m'a fait*, & *Rufinus Presbyter ſollicitus eſt mei*. Ce morceau de ſculpture eſt aſſez eſtimé des Connoiſſeurs pour le deſſin. C'eſt peut-être la plus grande figure en ce genre qui ſoit en France. Elle peſe ſeule 622 livres, & avec la Croix & l'écriteau, 1054 livres.

Le maître-autel est décoré d'un corps d'architecture, soutenu par quatre colonnes de marbre d'ordre corinthien. Les six statues de marbre qui ornent cet autel, sont des chefs-d'œuvre de *Jacques Sarrasin*, un des habiles Sculpteurs du dernier siécle. *Sarrasin* a donné à la statue de S. Louis, la ressemblance de Louis XIII. Celle de la Vierge est le portrait d'Anne d'Autriche, & le petit Jesus qu'elle tient entre ses bras, ressemble à Louis XIV. Plus haut sont les statues de Saint Eustache & de Sainte Agnès, & au-dessus, deux Anges en adoration. Les tableaux sont de *Simon Vouet*. Le chœur fut commencé en 1624, & achevé en 1633. Il est aussi haut que la croisée, & aussi large que la nef. Il est garni de quatre rangs de stalles, pour y placer plus de 120 personnes. Aux Fêtes du S. Sacrement, on y voit un petit dais, donné par la Reine Anne d'Autriche; il est enrichi de perles & de pierreries d'un grand prix. Le Saint Sacrement repose derrière le maître-autel, dans un tabernacle de menuiserie dorée, & enrichie de colonnes de marbre.

Au chevet de cette Eglise est la Chapelle de la Vierge. Son plan est assez bien entendu, & ses ogives bien conduites; mais sa hauteur n'est pas proportionnée à la largeur & à la hauteur de l'Eglise.

Sous un grand arc, à côté de cette Chapelle, est le tombeau de *Jean-Baptiste Colbert**, mort le 6 de septembre 1683,

---

* *Jean-Baptiste Colbert* étoit sans contredit un des plus grands Ministres que la France ait jamais eus. Un Officier Gascon ayant obtenu de Louis XIV, en 1680, une gratification de 1500 liv. alla trouver M. Colbert, pour qu'il lui fît compter cette somme. Ce Ministre étoit à dîner avec trois ou quatre Seigneurs. Le Gascon, sans se faire annoncer, entra dans la chambre où l'on mangeoit, avec l'effronterie qu'inspire l'air de la Garonne, & avec un accent qui ne démentoit pas son pays. Il s'approcha de la table, & dit tout haut: *Messieurs, avec votre permission, lequel de vous autres est Colbert? C'est moi, Monsieur*, dit M. Colbert; *qu'y a-t-il pour votre service? Hé! pas grand chose*, dit l'autre; un petit ordre du Roi pour me compter cinq cents écus. M. Colbert qui étoit d'humeur de se divertir, pria le Gascon de se mettre à table, lui fit donner un couvert, & lui promit de le faire expédier après le dîner. Le Gascon accepta l'offre, sans faire de façon, mangea comme quatre, après quoi M. Colbert fit venir un de ses Commis, qui mena M. l'Officier au Bureau, où l'on lui compta cent pistoles; & comme il dit qu'il en devoit toucher 150, le Commis lui répondit: il est vrai, mais on en retient 50 pour votre dîner. *Cadédis*, s'écria le Gascon, 50 pistoles un dîner! je ne donne que

âgé de 64 ans. Ce monument qui est un des plus beaux qu'il y ait eu en France, est du dessin de *le Brun*, & de l'exécution de *Baptiste Tuby* & d'*Antoine Coizevox*. M. Colbert est représenté à genoux sur un sarcophage, ou tombeau de marbre noir. Un Ange tient devant lui un Livre ouvert, dans lequel ce Ministre semble prier Dieu. La Religion & l'Abondance assises, & grandes comme nature, servent d'accompagnement. La figure de M. Colbert & celle de l'Abondance ont été sculptées par *Coizevox*; celles de l'Ange & de la Religion, par *Tuby*. Les unes & les autres sont d'un choix & d'une correction de dessin admirables. Du côté de l'Abondance, on lit ce passage de l'Ecriture :

Acceptus est Regi Minister intelligens. Prov. 14.
Quæ sunt Cæsaris, Cæsari.

Du côté de la Religion, on lit celui-ci :

Culpa & suspicio non est inventa in eo. Daniel, 6.
Quæ sunt Dei, Deo.

Sur les jambages de ce tombeau sont des cartouches de bronze, sur le pied desquels Joseph est représenté occupé à faire distribuer du bled au peuple d'Egypte. *Genese*, 14. avec cette inscription :

Fidelis Dispensator & prudens. Lucæ, 12.

Dans le second, on voit *Daniel* donnant les ordres du

---

vingt sols à mon auberge. Je le crois, dit le Commis; mais vous ne mangez pas avec M. Colbert, & c'est cet honneur-là qu'on vous fait payer. Oh bien, répondit le Gascon, puisque cela est ainsi, gardez tout, ce n'est pas la peine que je prenne cent pistoles; j'emmenerai demain un de mes amis diner ici, & cela sera fini. On rapporta ce discours à M. Colbert, qui admira cette gasconnade, & fit compter les 500 écus à ce pauvre Officier, qui n'avoit peut-être pour lors que cela pour tout bien, & lui rendit mille bons offices dans la suite. On en fit l'histoire au Roi Louis XIV, & l'on convint qu'il n'y avoit qu'un Gascon qui fût capable d'une pareille chose.

Roi *Darius* aux Satrapes & aux Gouverneurs de Perse. Daniel 6.

Piè Agentibus Deus dedit sapientiam. Eccles. 43.

Ces emblêmes sont de l'Abbé *Jean Galois*, de l'Académie Françoise & de celle des Sciences, lequel avoit été attaché à feu M. Colbert, dont il avoit reçu des bienfaits considérables. Au bas de ce tombeau, du côté de la Chapelle qui lui est adossée, on lit l'épitaphe suivante :

D. O. M.

Præclará ac pernobili stirpe Equitum Colbertorum qui anno Domini 1285, ex Scotiá in Galliam transmigraverunt ortus est vir magnus, Joannes-Baptista Colbertus, *Marchio de Seignelai, &c. Regi Adminifter; Ærarii rationes in certum & facilem statum redegit; rem navalem instauravit. Promovit commercium. Bonarum Artium studia fovit, summa regni negotia pari sapientiâ & æquitate gessit : fidus, integer, providus Ludovico Magno placuit. Obiit Parisiis, anno Domini 1683, ætatis 64.*

Jean-Baptiste Colbert, Marquis de Seignelai, fils aîné de Jean-Baptiste Colbert, mourut le 3 de novembre 1690, & fut inhumé dans le tombeau de son père.

Vis-à-vis de ce monument, on voit un bas-relief de marbre blanc sur un fond noir, médaillon d'une grande beauté, que l'Immortalité tient dans ses mains, & qui représente *Martin Cureau de la Chambre*, Médecin ordinaire du Roi, & l'un des quarante de l'Académie Françoise. On lit dans un cartouche au-dessus :

Spes illorum Immortalitate plena est.

Et plus bas :

Martinus de la Chambre, Archiater, obiit 1669, ætatis 75.

Ce précieux morceau de sculpture est de l'invention du *Chevalier Bernin*, & de l'exécution de *Baptiste Tuby*, Sculpteur très-habile.

D'autres personnes illustres ont été inhumées dans cette Eglise : tels sont, *René Benoît*, Angevin, Docteur de Sorbonne & Curé de Saint-Eustache. Il fut un de ceux qui, en 1593, furent appellés pour instruire le Roi Henri IV, avant que ce Prince embrassât la Religion Catholique, Apostolique & Romaine. Ce Prince fut fi content de Benoît, qu'il le nomma à l'Evêché de Troyes en 1594 ; mais malgré tous les mouvemens que fe donna le Cardinal d'Offat, il ne put jamais obtenir de Bulles, & René Benoît fut obligé de renoncer à cet Evêché, l'an 1604. Il mourut le 10 mars 1608, & fut inhumé dans cette Eglife. *Etienne Tonnellier*, fon Coadjuteur & Succeffeur, lui confacra une épitaphe, qu'il fit graver auprès de fon tombeau.

Bernard de Girard, Seigneur du Haillan, natif de Bordeaux : il fut Hiftoriographe de France, Sécrétaire des Finances, & le premier pourvu de la Charge de Généalogifte de l'Ordre du Saint-Efprit, par Lettres du 9 janvier 1595. Il a écrit l'Hiftoire générale de France. Il mourut à Paris le 23 novembre 1610.

Marie Jars de Gournay, née à Paris d'une famille diftinguée, cultiva les fciences & fut en relation avec les plus favans hommes de fon fiècle. C'eft à elle que le public eft redevable de la compilation des Effais de Montaigne. L'épitaphe qu'on fit pour mettre fur fa tombe, nous apprend les principales circonftances de fa mort. La voici.

Maria Gornacenfis, quam Montanus ille filiam, Juftus Lipfius adeòque omnes docti fororem agnoverunt. Vixit annos 80, devixit 13 jul. an. 1645. Umbra æternùm victura.

Vincent Voiture, fi connu par l'efprit qui eft répandu dans fes Lettres, cependant inférieur en goût, fi l'on compare fes Lettres avec celles de Madame *de Sévigné*, modèle achevé du ftyle épiftolaire, étoit né à Amiens, & paffa prefque toute fa vie à Paris & à la Cour. Il fut l'un des Quarante de l'Académie Françoife, Maître-d'Hôtel chez le Roi, & Introducteur des Ambaffadeurs chez M. le Duc d'Orléans. Il mourut à Paris dans la rue Saint-Thomas du Louvre, le 27 mai 1648, âgé de 50 ans.

Claude Favre, fieur de *Vaugelas*, l'un des Quarante de l'Académie Françoife, & un de ceux à qui notre Langue doit le plus, mourut à Paris au mois de février 1650, âgé d'environ 65 ans.

François de la Motte le Vayer, l'un des Quarante de l'Académie Françoife, Confeiller d'Etat ordinaire, Précepteur de Philippe de France, Duc d'Orléans, étoit né à Paris, en 1588 ; mais il étoit originaire du Mans. Il mourut en 1672.

Amable de Bourzeys, Abbé de Saint-Martin des Cores, l'un des Quarante de l'Académie Françoise, étoit né à Volvic, près de Riom en Auvergne, & mourut à Paris le 2 août 1672.

Antoine Furetière, de l'Académie Françoise, connu par ses démêlés avec cette Compagnie, & par l'excellent Dictionnaire qu'il a donné au public, mourut le 14 mai 1688, âgé de 68 ans.

François d'Aubusson de la Feuillade, Pair & Maréchal de France. Il mourut subitement la nuit du 18 au 19 septembre 1691, laissant un fils unique nommé *Louis d'Aubusson*, qui est mort aussi Maréchal de France.

Isaac de Benserade, Gentilhomme, naquit, en 1612, à Lyons, petite Ville de la haute Normandie. Il eut à la Cour de Louis XIV tous les agrémens qu'un Poëte y peut avoir, & en reçut des bienfaits qui alloient à 12000 l. de revenu. Les ballets faisoient alors un des principaux divertissemens de cette Cour, & Benserade fut, durant plus de 20 ans, chargé de composer les vers qui s'y récitoient. Il sut finement y confondre le caractère des personnes qui y dansoient, avec celui des personnages qu'elles représentoient. Il avoit été reçu à l'Académie Françoise le 17 de mai 1674; il mourut le 19 octobre 1691, par la faute d'un Chirurgien, qui, en le saignant, lui piqua l'artere. C'étoit le Poëte le plus galant & le plus ingénieux de son tems.

Anne Hilarion de Constantin, Comte de Tourville, Vice-Amiral & Maréchal de France, a passé pour un des plus grands hommes de mer qu'il y ait jamais eu. Il mourut la nuit du 27 au 28 mai 1701, âgé de 59 ans, & fut enterré dans cette Eglise, sous une simple tombe & sans épitaphe.

Guillaume Homberg naquit le 8 janvier 1652, à Batavia, dans l'île de Java, où Jean Homberg, son père, Gentilhomme Saxon, avoit le commandement de l'Arsenal de cette Place. Celui-ci ayant quitté les Indes, vint s'établir à Amsterdam avec toute sa famille, & pour lors Guillaume Homberg commença à s'appliquer à l'étude, ce que les chaleurs excessives & perpétuelles du climat qu'il venoit de quitter, l'avoient empéché de faire plutôt. Il étudia en Droit à Yene & à Leipsic; & en 1674, fut reçu Avocat à Magdebourg. Cependant il ne suivit pas cette profession; car peu de tems après il s'appliqua à la Botanique, à l'Anatomie, à la Médecine, à la Physique expérimentale, à la Chymie, &c. & parcourut les parties de l'Europe, où les Sciences sont cultivées avec le plus de succès. Il prit à Wittemberg le degré de Docteur en Médecine, & alla voir encore les Savans de l'Allemagne & du Nord. Un second voyage qu'il fit en France pensa l'y fixer ; mais le moment n'en étoit pas encore venu, M. Colbert attentif à tout ce qui pouvoit orner la France, lui fit, de la part du Roi, des offres si avantageuses, qu'il les accepta en 1682. Il eut même le bonheur de quitter la Religion Protestante, dont il avoit jusqu'alors fait profession, & embrassa la Catholique Romaine. M. Homberg ayant perdu M. Colbert en 1683, & ayant été déshérité par son père, à cause de son changement de Religion, s'attacha à l'Abbé de Chalucet, depuis Evêque de Toulon, fort curieux de Chymie. Il fit en 1685, un second voyage en Italie, & ne revint à Paris qu'au bout de quelques années. Dès que M. l'Abbé Bignon eut en 1691 la direction de l'Académie des Sciences, il y fit entrer M. Homberg. M. le Duc d'Orléans, Régent du Royaume, n'ayant point, en 1702, de fonctions dignes de sa naissance, se livra au goût & au talent qu'il avoit pour les Sciences, & aux mystères de la Chymie, prit M. Homberg auprès de lui, & lui donna une pension & le laboratoire le mieux fourni & le plus superbe. En 1704, le même Prince, le nomma son premier Médecin. En 1708, M. Homberg épousa *Marguerite-Angelique Dodart*, fille de M. *Denis Dodart*, Médecin & Académicien fameux. Il mourut le 24 septembre 1715, après avoir reçu plusieurs fois les Sacremens. *Voyez* son éloge par M. de Fontenelle.

Charles de la Fosse, un des grands Peintres de notre tems, Directeur, Chancelier & Recteur de l'Académie Royale de Peinture & de Sculpture ; il mourut le 13 décembre 1716, âgé de près de 80 ans.

Claude Genest natif de Paris, mais d'une famille obscure ; il parut Poëte tout-à-coup, & célébra avec succès les conquêtes de Louis XIV. Son esprit & ses amis lui procurèrent la charge d'Aumônier de S. A. S. Madame la Duchesse d'Orléans ; le Sécrétariat des Commandemens de M. le Duc du Maine, pour le Gouvernement de Languedoc ; l'Abbaye de Saint-Vilmer, & une place à l'Académie Françoise, où il fut reçu en 1698. Il mourut en 1719, âgé de 80 ans ou environ.

Gabriel Claude, Marquis d'O, Lieutenant-général des Armées navales du Roi, Commandeur de l'Ordre de Saint-Louis, mort le 17 mars 1728, dans la 73e. année de son âge.

Gabriel Simon, Marquis d'*O*, fils de *Gabriel Claude*, dont on vient de parler, & de *Marie-Anne de la Vergne de Guilleragues*, Dame du Palais de feue Madame la Dauphine, mère du Roi Louis XV. Le Marquis d'*O* étoit Colonel Lieutenant du Régiment de Toulouse Infanterie, & Brigadier des Armées du Roi. Il mourut le 28 d'octobre 1734, âgé de 37 ans, n'ayant laissé de son mariage avec *Anne-Louise de Madaillon de Lesparre de Lassay*, qu'une fille unique nommée *Adélaïde-Geneviève-Félicité d'O*, mariée à *Louis de Brancas*, nommé le Duc *de Lauragais*, fils du Duc de *Villars-Brancas*, & en lui est finie la maison d'*O*, l'une des plus anciennes de Normandie.

Contre un des piliers du chœur, mais en dehors, & presque vis-à-vis la Chapelle Sainte-Marguerite, on lit l'épitaphe de M. *de Callières*, Seigneur de la Rochechellay, &c. mort le 5 mars 1717, âgé de 71 ans.

A côté du chœur, à main droite, est la Chapelle de Sainte-Marguerite, où l'on remarque deux petits monumens construits de marbre & de bronze doré; l'un est érigé à la mémoire d'*Hilaire Rouillé du Coudray*, & l'autre à celle du Marquis *de Vins*. On peut voir leurs épitaphes.

Pierre Rouillé qui a été enterré en cet endroit, étoit frère puîné d'Hilaire Rouillé, & avoit été Président au Grand-Conseil, & Ambassadeur extrordinaire en Portugal.

La Chapelle de Saint-Jean-Baptiste est auprès, & du même côté que celle de Sainte-Marguerite. Deux Ministres d'Etat, père & fils, y ont été inhumés. Le premier est *Joseph-Jean-Baptiste Fleuriau d'Armenonville*, mort le 27 du mois d'octobre 1728, dans la 68e. année de son âge. Il avoit été reçu Conseiller au Parlement de Metz en 1680; Intendant & Conseiller d'Etat, en 1690; Directeur des Finances, en 1701; Sécrétaire d'Etat sur la démission de M. Colbert de Torcy, en 1718; Grand-Croix & Sécrétaire de l'Ordre Militaire de Saint-Louis, au mois d'avril 1719; Garde des Sceaux de France, en 1722; Commandeur des Ordres du Roi, dont il avoit été Grand-Trésorier. Il remit les Sceaux à Sa Majesté le 15 août 1727, & se retira au Château de Madrid, dont il étoit Capitaine & Gruyer du bois de Boulogne. Il mourut dans ce Château, le 27 octobre 1728.

Charles-Jean-Baptiste Fleuriau, Comte de Morville, fils du précédent, étoit né le 30 d'octobre 1686, fut reçu Avocat du Roi au Châtelet de Paris, le 19 d'août 1705; Conseiller au Parlement de Paris, le 10 janvier 1709; Procureur-général au Grand-Conseil, le 14 mars 1711; nommé Ambassadeur en Hollande, en 1718; reçu Conseiller d'honneur au Grand-Conseil, le 8 mars de la même année; Grand-Croix & Secrétaire de l'Ordre Militaire de Saint-Louis, sur la démission de M. d'*Armenonville*, son père, le 24 d'avril 1719; Plénipotentiaire au Congrès de Cambrai; Secrétaire d'Etat sur la démission de M. d'*Armenonville*, son père, en 1722; reçu à l'Académie Françoise, la même année; fait Ministre d'État & Chevalier de la Toison, en 1724; disgracié le 19 d'août 1727; enfin mort à Paris le 3 de février 1732, dans la 47e. année de son âge. Il dut son élévation & sa disgrace à M. d'Armenonville, son père.

On voit attenant la porte d'entrée, à gauche, le lieu de la sépulture de M. *de Chevert*, & son épitaphe qui est très-simple.

Parmi les reliques qu'on garde dans cette Eglise, on en voit une de Saint-Eustache, enfermée dans une châsse d'argent. Elle lui fut envoyée sous le Pontificat de Grégoire XV, par le Cardinal d'Est, & par le Chapitre de Saint-Eustache de Rome. Etienne Tonnelier, pour lors Curé de cette Paroisse, en remercia Sa Sainteté, le Cardinal d'Est & le Chapitre de l'Eglise de Saint-Eustache de Rome, par un Imprimé qu'il leur adressa quelque-tems après.

La Cure de Saint-Eustache est à la nomination du Chapitre de Saint-Germain-l'Auxerrois, aujourd'hui réuni à Notre-Dame, & de l'Archevêque de Paris alternativement. On dit en proverbe que personne ne peut être Curé de Saint-Eustache, s'il n'est fou: *Mém. de Bruys.* Cependant M. *Tonnelier* étoit très-sage, & ses successeurs l'ont toujours aussi été.

En 1408, le 30 octobre, il se fit entre le Curé de cette Paroisse & l'Abbé *Nacart*, un des premiers Curés de Saint-Sauveur une transaction. Ce dernier étoit en même-tems Curé & Procureur au Parlement; singularité unique.

Le grand *Colbert* ayant donné de son vivant à cette Eglise, plusieurs chandeliers d'argent, & fait la dépense de la grille du chœur, légua, par son testament, la somme de 40000 liv. à la Fabrique, pour faire construire un nouveau portail à la place de l'ancien, dont le goût barbare choquoit les yeux, & n'étoit pas même achevé *. M. Colbert ayant jugé que

---

* Cette description historique rapportée par Piganiol, est contredite

cette somme n'étoit pas suffisante à beaucoup près pour sa construction, permit de la différer jusqu'au tems où les intérêts des 40000 liv. pourroient y suppléer. M. *Secousse*, Curé de cette Paroisse, & les Marguilliers empressés de remplir les intentions de ce grand Ministre, voyant les intérêts de la somme léguée monter à plus de 50000 écus, en l'année 1752, résolurent d'en commencer l'édification. On abattit l'ancien portail, & les deux Chapelles attenantes, dont on a parlé ci-dessus. Le sieur *Mansard de Joui*, dont le mérite & les talens, sur-tout l'exacte probité, étoient généralement connus, fut choisi pour en être l'Architecte. Il en fit le dessin, & le modèle qu'il exposa au jugement du public, & qui éprouva selon la coutume des approbations & des Censeurs. Enfin, la première pierre fut posée en 1753, avec beaucoup d'appareil par M. le *Duc de Chartres*, aujourd'hui d'Orléans. Plusieurs médailles furent frappées à ce sujet en argent & en bronze, & encastrées dans les premières assises, avec ces inscriptions :

D. O. M.

Sereniss. Princ. Carnut. Dux opt. Parent. jussu & vice extruend. hujus Basil. fronti, prim. lapid. posuit. 1753.

Au revers :

Ejusd. Eccl. S. Eust. Paroc. Rector J. F. Secousse, Doct.

---

par M. Jaillot dans ses *Recherches sur Paris*, quart. Saint-Eustache, p. 31. Voici ses propres termes :

» Le portail de cette Eglise étoit d'un mauvais goût & n'étoit pas
» même achevé. M. Colbert fit remettre à la Fabrique une somme de
» vingt mille livres, pour en faire construire un nouveau : cette somme
» fut déposée dans son trésor le 22 décembre 1688 ; mais comme elle ne
» pouvoit pas suffire, il ordonna qu'il en seroit fait un fonds jusqu'à ce que
» les intérêts qui en proviendroient, fussent assez multipliés pour pouvoir
» remplir ses intentions. En 1752, le Curé & les Marguilliers destinè-
» rent à ce nouveau portail une somme de 111147 liv. 13 s. 4 d. que le
» don de M. Colbert avoit produite : M. le Duc *de Chartres* en posa la pre-
» mière pierre au nom de M. le Duc d'Orléans, son père, le 22 mai
» 1754. Il a été élevé jusqu'au premier ordre, & suspendu depuis faute
» de moyens; mais on a repris les travaux en 1772, & on les continue avec
» ardeur ; &c.

TOME II. Ddd

Theol. Parif. ædit. honor. Lud. Phelippeaux, Comes à S. Florent. Regni administro. J. Masson de Pliffay, Reg. ord. Equite, æditius G. Raph. Boscheron, H. Chabouillé. L. C. Vieillard.

M. le Curé & MM. les Marguilliers s'étant flattés que la plus grande partie des Paroissiens étant opulens, fort nombreux, & zélés pour la décoration du Temple du Seigneur, ajouteroient par leurs libéralités, à la somme insuffisante qu'ils avoient entre les mains, & qui ne montoit qu'à la quatrième partie de celle qui étoit nécessaire, firent élever ce portail dans l'état où l'on le voit aujourd'hui, jusques & compris le premier ordre. Mais la guerre & la rareté de l'argent ayant fermé les bourses & diminué par les impositions les biens des particuliers, on attend pour l'achever des tems plus heureux.

On n'oubliera point un trait de générosité du sieur *Mansard*, qui prouve son désintéressement & sa piété. C'est qu'avant de travailler à ce portail, il dit à la Fabrique, qu'il ne prétendoit retirer aucune rétribution pour ses honoraires, qui auroient montés à plus de 40000 liv. s'estimant heureux d'employer son tems & ses talens à la décoration de l'Eglise de sa Paroisse. Les Marguilliers touchés d'un tel acte de générosité, lui ont assuré son logement *gratis* pendant sa vie dans une maison qui leur appartient sur cette Paroisse, rue Montmartre.

Bien des Pasteurs n'eussent pas laissé cet ouvrage imparfait, soit par le bénéfice d'une Lotterie, auquel M. Secousse s'est fait un scrupule d'avoir recours, soit par des quêtes & des pressantes sollicitations entièrement opposées au caractère de celui-ci; scrupule néanmoins déplacé. Combien verrions-nous d'édifices qui n'existeroient pas, (& qui font tant d'honneur à la Capitale du Royaume) sans ces moyens?

L'ancien portail étoit formé par six piliers butans, d'environ 30 pieds de saillie au-delà du pignon, dont deux aux encoignures, de sept pieds d'épaisseur: deux autres de 13 pieds, servoient à soutenir la poussée des arcades intérieures, qui exigeoit une grande solidité. Ces quatre piliers formoient trois travées. Dans celle du milieu, étoit la porte d'entrée: les deux autres avoient été construites pour porter deux tours, & dans l'intérieur M. *Colbert* avoit fait construire les deux Chapelles, dont on a parlé ci-dessus, l'une pour les fonts, l'autre pour les mariages. Mais l'Entrepreneur de ces Chapelles ne fut pas prévoir que les renfoncemens pratiqués dans ces piliers butans par leur agrandiffement, affoibliroient un jour néceffairement la folidité de cet édifice. On s'apperçut de ces altérations au commencement de ce fiècle, & elles augmentèrent au point qu'en 1753, on fut forcé d'apporter un prompt fecours à la ruine entière dont elles menaçoient. Cette réparation exigeoit la rédification de cette façade, & fit prendre le parti de conftruire un frontifpice fur un nouveau plan, dont la diftribution procurât une entrée plus commode & plus décente à l'Eglife. Le fieur *Manfard*, l'aîné, fut chargé de l'exécution, & il a déjà fait élever prefque les deux premiers ordres. L'attention qu'il a apportée pour la précifion de l'appareil de chaque pierre, eft fingulière & bien rare dans la plûpart des Architectes.

Ce frontifpice fera décoré de deux ordres l'un fur l'autre, attendu la hauteur très-confidérable de la nef, qui ne lui a pas permis de n'en employer qu'un feul. Elle a cent un pieds fous clef, & plus de cent vingt, non compris les combles.

L'ordre au rez-de-chauffée eft dorique, & le fupérieur eft ionique. Sur ces deux ordres, feront élevés deux tours aux deux extrêmités, qui feront ifolées, & en retraite de toute la faillie de l'ordre inférieur, décorées d'un premier ordre de colonnes corinthiennes ifolées, avec pilaftres fur un attique fervant de focle, & la partie au-deffus de cet ordre ne fera qu'en fimples pilaftres d'ordre compofé portant fur ceux de l'ordre inférieur. Le tout couronné d'un entablement avec confoles dans la frife, & terminé par une grande baluftrade. Le premier ordre au rez-de-chauffée eft diftribué en deux portiques aux extrêmités de l'édifice, & trois entre-colonnes; le tout régnant fur une même ligne de colonnes, & fous un même entablement, dont celles des portiques aux extrêmités font couplées en leur face; celles du périftile le font dans fa profondeur, & correfpondent à des pilaftres de même ordre. Les colonnes de ce périftile portent fur un ftilobate de la hauteur du rez-de-chauffée de l'Eglife, à laquelle on montera par un perron de fept marches, qui comprendra les trois entrées de la façade. Ce périftile conduira à un veftibule placé à l'entrée de la nef, décoré de quatre colonnes dans les angles, au-deffus duquel fera la tribune de l'orgue, dont la baluftrade portera fur la vouffure de la baie dudit veftibule. Aux deux côtés du périftile, deux veftibules correfpondront aux bas-côtés de la nef, & auront leurs prin-

D d d ij

cipales entrées dans les portiques des extrêmités, & deux autres par les rues Traîsnée & du Jour, ce qui formera cinq entrées dans cette façade.

On a conçu le deffein d'une place devant ce portail, qui feroit un grand embelliffement pour ce quartier, & en même-tems un grand dégagement pour contenir les carroffes qui ne peuvent aujourd'hui s'y loger nulle part. L'abord de ce Temple feroit plus commode, plus décent & plus augufte par l'élargiffement des rues qui y aboutiroient. La place feroit décorée d'un ordre de colonnes doriques, de même propor-tion que celles du portail, & engagées d'un fixième dans les murs de face, pour leur donner plus de folidité avec moins d'épaiffeur, ce qui a déjà été pratiqué entre les rues Traîs-née & du Four. Les colonnes portent fur un focle à la hauteur du ftilobate du portail de l'Eglife, & comprennent en leur hauteur fous entablement, un rez-de-chauffée avec entre-fols, & un premier étage. La hauteur de l'entablement com-prendra le fecond, & au-deffus un étage en attique terminé par une baluftrade. Sur la corniche de l'entablement de l'ordre, régnera un balcon continu de fer, qui donnera beaucoup d'agrémens aux appartemens fur la place.

EVENTAILLISTES. Ce font ceux qui font certains inf-trumens à l'ufage des Dames, pour agiter l'air & le rafraî-chir. Leurs ftatuts font de 1714. L'apprentiffage eft de quatre ans, avec chef-d'œuvre, dont font exempts les fils de Maî-tres, ainfi que les Compagnons qui époufent une veuve ou fille de Maître.

Le brevet coûte 45 liv. & la maîtrife, 550 liv. Patron, S. Louis. Bureau, rue Saint-Denis, vis-à-vis la rue aux Ouës.

EVRON, qu'on appelle aujourd'hui AVRON, faifoit une portion confidérable de la terre de Neuilly-fur-Marne. Sa fi-tuation au faîte d'une montagne, & au-delà d'un écart ap-pellé *la Montagne*, étoit caufe qu'il y étoit refté beaucoup de bois, qui s'étendoient prefque jufques dans Villemomble, à la diftance de près d'une lieue de Neuilly, & une partie de ce bois-là s'appelle encore aujourd'hui le *bois de Neuilly*. Quel-ques Nobles ou Chevaliers du voifinage y avoient certains droits de gruerie & de juftice.

En 1424, l'hôtel d'Avron étoit fitué au Village de même nom. Il avoit terres, prés, bois & vignes, & étoit tenu en fief de l'Abbaye de Saint-Maur, moyennant 72 sols parisis. Cet Hôtel étoit situé dans un Hameau qui portoit le même nom, & qui ne subsiste plus.

EVRY-EN-BRIE, *ou* EVRY-LES-CHATEAUX. Cette Paroisse est à sept lieues de Paris, une lieue par delà Brie-Comte-Robert, sur la route, qui, au sortir de cette petite Ville, conduit à Melun. Sa position est sur une côte élevée, que l'on monte après être descendu dans le vallon où est construit un pont sur le lit de la rivière d'Hières : mais depuis Evry, la plaine continue jusqu'à Melun durant trois lieues. On voit quelques vignes sur le côteau, en venant de Brie-Comte-Robert ; presque tout le reste est en labourages, & agréablement diversifié par le moyen des Fiefs, Châteaux, ou Fermes, en tirant à l'orient, du côté de Sognoles & de Limoge.

L'Eglise est sous le titre de S. Germain, Evêque de Paris. Le bâtiment est un assemblage de structures de différens tems ; il est fort petit pour une Paroisse nombreuse.

Dans le chœur, est inhumé le cœur de *René de Villequier*, ancien Seigneur d'Evry, Lieutenant-général, Gouverneur de l'Isle de France, Comte de Clervaux, & Baron d'Aubigny, décédé en 1590. Au même endroit, sont les entrailles de Jacques d'Aumont, qui avoit épousé *Charlotte-Catherine de Villequier*, sa fille unique, lequel mourut en 1614, & deux de leurs enfans morts en bas âge.

Cette terre a appartenu, vers le commencement du siècle précédent, à M. *Brunet de Rancy*, & depuis à *Gilles Brunet*, Maître des Requêtes, Honoraire de l'Hôtel du Roi, & auparavant Intendant en Auvergne & à Moulins.

EVRY-SUR-SEINE, *anciennement* AIVRY. Village situé au-dessous de Corbeil, à une demi-lieue sur la rive gauche de la Seine, ainsi nommé pour le distinguer d'Evry-en-Brie. Il est sur un côteau qui regarde l'orient. Son paysage est fort agréable, & très-diversifié, quoiqu'il n'y ait pas tant de vignes qu'en d'autres Villages, dont le sol est plus chaud. Il est éloigné de six lieues de Paris, ou un peu plus. En y allant par eau, on voit un grand nombre de Châteaux & de très-belles Maisons de campagne.

L'Eglise est sous l'invocation de S. Pierre. On y voit la sépulture de *Jean Bachot*, natif de Sens, Curé de Mormant en Brie, Auteur de Poésies Françoises & Latines, imprimées en 1651, chez Denis Thierry, sous le titre de *Nodes Mormantinæ*, gros *in-*4°. & dédiées à M. Claude le Bouthillier. Il s'étoit exercé à faire son épitaphe en dix distiques, que l'on voit en lettres d'or auprès de sa sépulture. En voici les deux premiers tirés de son Livre:

Procubuit capulo Janus Bachotius isto;
Jam vermis, nuper nomine dictus homo.
Ac veluti multis in eo dormivit ab annis
Condidit hæc pariter sanus, & antè diem.

La Cure est à la pleine collation de l'Archevêque, depuis la réunion de la Manse abbatiale de Saint-Maur à l'Archevêché. Il y a dans la même Eglise une Chapelle du titre de S. André, fondée en 1626, par *André Courtin*, Chanoine de Paris, Seigneur du lieu, & qu'on a cru devoir appeller en Latin, *de parvo Burgo*, à condition que le Chapelain feroit les écoles, & feroit à la préfentation des Seigneurs de petit-Bourg. Proche cette Eglise, étoit autrefois une espèce de petit Séminaire, où l'on élevoit de jeunes Ecclésiastiques, pour les disposer aux Missions étrangères. Le Curé de ce lieu, nommé *Romain Jobard*, s'étoit démis le 14 mai 1694, afin que sa Cure fût unie au Séminaire de ces mêmes Missions; M. le Cardinal de Noailles en fit la réunion le 26 avril 1698.

La seigneurie d'Evry a appartenu à M. le Duc d'*Antin*, & à Madame *Pécoil*, mère de la Duchesse *de Brissac*, qui y a fait bâtir un Château. Cette terre est chargée de 100 liv. de redevance aux Chapelains du Roi, & de 49 liv. aux Marguilliers de la Paroisse.

EXAMINATEURS *des Maîtres-ès-Arts.* Les Candidats subissent le premier examen dans leur Nation, en préfence du Censeur. Cet examen roule sur les Belles-Lettres, la Rhétorique & les quatre parties de la Philosophie. On y fait expliquer différens Auteurs Latins & Grecs à Livre ouvert. Le second examen se fait par le concours de quatre Examinateurs tirés des quatre Nations, en préfence du Chancelier ou sous-Chancelier de Notre-Dame ou de Sainte-Geneviève, qui donnent le bonnet de Maître-ès-Arts, après que les Candidats, à genoux, ont prêté les fermens ordinaires. Ce second examen n'a pour objet que les quatre parties de la Philosophie seulement. *Voy.* ARTS. (*Faculté des*)

EXEMTS *de la Prévôté Générale des Monnoies & Maréchaussées de France.* Cette Compagnie fait Corps de la Gendarmerie & Maréchaussée de France, & jouit des mêmes privilèges. Elle est fixée à 130 Archers Cavaliers, qui ont le droit d'exploiter dans tout le Royaume, où ils sont divisés en Brigades, pour veiller sur la fabrication & exposition de fausse monnoie, & sur les abus & malversations dans le commerce des matières d'or & d'argent, dont le Prévôt-général & ses Lieutenans connoissent jusqu'à Sentence définitive inclusivement, ensemble & de tous les cas prévôtaux, même des duels, comme les autres Prévôts des Maréchaux; & les Exemts peuvent informer, décréter & constituer prisonnier, lors d'un flagrant délit. Les Procureurs au Parlement occupent à ce Siège. *Voy.* PRÉVÔTÉS.

EXEMTS *de Robe-Courte au Châtelet de Paris.* Cette Compagnie fait Corps de la Gendarmerie & Maréchaussée de France, & jouit des mêmes privilèges, & a sa compétence dans l'étendue de la Ville, Prévôté & Vicomté de Paris. *Voy.* PRÉVÔTÉS.

EXPERTS. Ce sont des personnes qui ont acquis, par une longue pratique, la connoissance de certaines choses; en sorte que, lorsqu'il s'agit de décider des questions de fait, on nomme des Experts pour en dire leur sentiment, & instruire les Juges qui doivent décider la difficulté. Les Experts sont convenus par les Parties; & en cas de contestations, les Juges en nomment d'office, que les Parties peuvent contredire, si elles le trouvent à propos. Leur rapport doit être fait sur les titres & pièces communiquées, & les Parties peuvent y être présentes, & se faire assister d'un Conseil. Si les Experts conviennent, ils ne font qu'un acte, dans lequel ils expliquent leur sentiment; & s'ils sont contraires, chacun fait son rapport en particulier, & en ce cas, on nomme un tiers. Il arrive souvent que pour un plus grand éclaircissement, il faut faire un plan ou figure des lieux, avec tous les confins, tenans & aboutissans, afin d'en faire une juste application sur les lieux contentieux. La manière de faire ces plans, se trouve suffisamment expliquée dans un Traité intitulé: *Pratique regulière pour l'instruction des Matières censives.* Paris, 1691, où il est aussi traité de l'arpentage.

EXPERTS-*Jurés des bâtimens.* Ils ont été créés par Edit du mois de mai 1690, pour faire les rapports, visites, prifées, estimations de tout ce qui concerne les bâtimens, ensemble les licitations, servitudes, alignemens, cours d'eau, chauffées, arpentages; comme aussi de tout ce qui a rapport aux bâtimens, tels que maçonnerie, charpenterie, menuiserie, serrurerie, couverture, carrelage, vitrerie, peinture, &c.

Ces Offices coûtent 6000 liv. chacun. Il y a bourse commune entre ces Officiers sur certaines parties. Nul n'est admis dans ce Corps, qu'à la pluralité des voix, & après avoir donné des preuves de son expérience & capacité.

Ces Officiers sont divisés en deux colonnes. La première est composée des Architectes-Experts-Bourgeois, au nombre de trente. La seconde est composée des Experts-Entrepreneurs, au nombre aussi de trente, qui deviennent Honoraires. Leur Bureau est rue de la Verrerie. Il y a aussi quinze Greffiers des bâtimens à Paris, pour recevoir les rapports des Experts.

EXPERTS-*Jurés-Ecrivains.* V. ACADÉMIE D'ECRITURE.

Fin du second Volume.

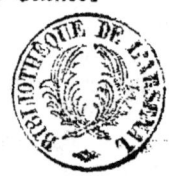

www.ingramcontent.com/pod-product-compliance
Lightning Source LLC
Chambersburg PA
CBHW061732300426
44115CB00009B/1187